基层儿科医生必读

第 2 版

主　编｜易著文　吴小川

副主编｜陈　鹏　刘利群

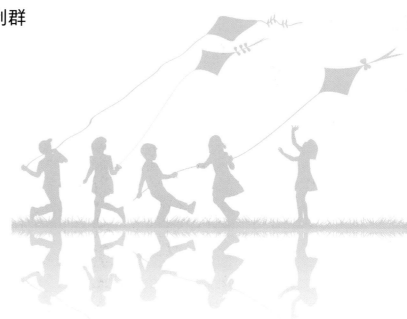

人民卫生出版社
·北 京·

图书在版编目（CIP）数据

基层儿科医生必读 / 易著文，吴小川主编 . -- 2 版 . --
北京 ： 人民卫生出版社，2025. 1. -- ISBN 978-7-117
-37599-3

I. R72

中国国家版本馆 CIP 数据核字第 2025GE3410 号

| 人卫智网 | www.ipmph.com | 医学教育、学术、考试、健康，购书智慧智能综合服务平台 |
| 人卫官网 | www.pmph.com | 人卫官方资讯发布平台 |

基层儿科医生必读
Jiceng Erke Yisheng Bidu
第 2 版

主　　编：易著文　吴小川
出版发行：人民卫生出版社（中继线 010-59780011）
地　　址：北京市朝阳区潘家园南里 19 号
邮　　编：100021
E - mail：pmph @ pmph.com
购书热线：010-59787592　010-59787584　010-65264830
印　　刷：三河市宏达印刷有限公司
经　　销：新华书店
开　　本：889×1194　1/16　印张：38　插页：2
字　　数：1124 千字
版　　次：2018 年 11 月第 1 版　2025 年 1 月第 2 版
印　　次：2025 年 3 月第 1 次印刷
标准书号：ISBN 978-7-117-37599-3
定　　价：158.00 元

打击盗版举报电话：010-59787491　E-mail：WQ @ pmph.com
质量问题联系电话：010-59787234　E-mail：zhiliang @ pmph.com
数字融合服务电话：4001118166　E-mail：zengzhi @ pmph.com

编　者（按姓氏汉语拼音排序）

曹　贝	南华大学儿科学院 / 湖南省儿童医院	汤学专	湖南师范大学附属湖南省人民医院
曹　艳	中南大学湘雅二医院	唐红平	常德市中心医院
陈　鹏	南华大学儿科学院 / 湖南省儿童医院	田　彧	中南大学湘雅二医院
党西强	中南大学湘雅二医院	田继东	中南大学湘雅二医院
丁　颖	中南大学湘雅医院	万伍卿	中南大学湘雅二医院
董丽芬	唯嘉儿科长沙医院	王　成	中南大学湘雅二医院
高　璐	唯嘉儿科长沙医院	王　玲	北海市人民医院
何静波	南华大学儿科学院 / 湖南省儿童医院	王　薇	衡阳市中医医院
何笑兰	唯嘉儿科长沙医院	王曼知	南华大学附属长沙市中心医院
贺湘玲	湖南师范大学附属湖南省人民医院	王伟红	北京京都儿童医院
黄希勇	南华大学儿科学院 / 湖南省儿童医院	文　川	中南大学湘雅二医院
蒋　屏	湖南中医药大学附属第一医院	文　敏	中南大学湘雅三医院
金　科	南华大学儿科学院 / 湖南省儿童医院	吴小川	中南大学湘雅二医院
康美华	湘潭市中心医院	向　俊	中南大学湘雅医院
雷晋莉	西安交通大学附属西安儿童医院	肖云彬	南华大学儿科学院 / 湖南省儿童医院
李　博	湖南省妇幼保健院	谢小红	会同县人民医院
李　娜	唯嘉儿科长沙医院	熊　晏	石门县人民医院
李　云	湖南师范大学附属湖南省人民医院	颜　华	南华大学儿科学院 / 湖南省儿童医院
李君伟	南华大学儿科学院 / 湖南省儿童医院	杨　径	长沙市第八医院
李双杰	南华大学儿科学院 / 湖南省儿童医院	杨　舟	南华大学儿科学院 / 湖南省儿童医院
李志辉	南华大学儿科学院 / 湖南省儿童医院	杨明华	中南大学湘雅三医院
刘　宏	湖南师范大学附属湖南省人民医院	易晓盼	湖南中医药大学附属第一医院
刘　静	南华大学儿科学院 / 湖南省儿童医院	易宇欣	中南大学湘雅医院
刘　潇	南华大学儿科学院 / 湖南省儿童医院	易著文	中南大学湘雅二医院
刘利群	中南大学湘雅二医院	尹　飞	中南大学湘雅医院
刘平波	南华大学儿科学院 / 湖南省儿童医院	游洁玉	南华大学儿科学院 / 湖南省儿童医院
罗如平	南华大学儿科学院 / 湖南省儿童医院	禹　虹	湖南省妇幼保健院
罗雪梅	中南大学湘雅二医院	余知影	湖南中医药大学附属第一医院
廖艳娥	湖南航天医院	岳少杰	中南大学湘雅医院
欧正武	湖南中医药大学附属第一医院	张　涤	湖南中医药大学附属第一医院
欧阳文献	南华大学儿科学院 / 湖南省儿童医院	张　晶	南华大学儿科学院 / 湖南省儿童医院
裴智勇	南华大学儿科学院 / 湖南省儿童医院	张惠佳	南华大学儿科学院 / 湖南省儿童医院
彭　镜	中南大学湘雅医院	张新萍	南华大学儿科学院 / 湖南省儿童医院
彭丽霞	湖南旺旺医院	张星星	中南大学湘雅二医院
钱红艳	长沙市妇幼保健院	曾舒婷	唯嘉儿科长沙医院
钱素琴	长沙爱尔眼科医院	钟　燕	南华大学儿科学院 / 湖南省儿童医院
邱　婷	湖南旺旺医院	钟礼立	湖南师范大学附属湖南省人民医院
邵湘宁	湖南中医药大学附属第一医院	周　斌	南华大学儿科学院 / 湖南省儿童医院
宋元平	石门县中医院	周　瑜	长沙市妇幼保健院
苏林雁	中南大学湘雅二医院	周小渔	南华大学儿科学院 / 湖南省儿童医院
孙正香	南华大学儿科学院 / 湖南省儿童医院	朱德胜	南华大学儿科学院 / 湖南省儿童医院
汤　伟	湖南中医药大学附属第一医院	朱力逢	娄底市中心医院
汤建萍	南华大学儿科学院 / 湖南省儿童医院	祖建成	南华大学儿科学院 / 湖南省儿童医院

主编助理　文　敏　刘　潇

主编简介

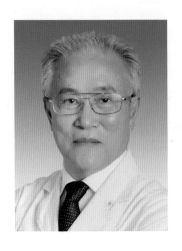

易著文,1946年出生,1969年本科毕业于湖南医学院,1981年研究生毕业于湖南医学院儿科学专业,获医学硕士学位。现为中南大学儿科学二级教授,一级主任医师,博士生导师。曾任国际儿科肾脏病学会理事、中国医师协会儿科医师分会副会长、中华医学会儿科学分会常务委员/肾脏学组副组长、湖南省医学会儿科学专业委员会主任委员、湖南省中西医结合肾脏病专业委员会主任委员、湖南省防痨协会副会长。荣获中南大学首批湘雅名医、国之名医等荣誉称号,享受政府特殊津贴专家,全国优秀教师,湖南省普通高等学校首届教学名师。

从事儿科专业55年,一直致力于儿科临床、教学、科研、人才培养及学科建设。历任中南大学儿科学研究所所长、中南大学第二临床学院儿科学教研室主任、湘雅二医院儿科主任/小儿肾脏病研究室主任和湖南省小儿肾脏病临床中心主任。

主编《儿科学(第6版)》《图表儿科学》《疑难儿科学》《小儿内科特色诊疗技术》《儿科诊疗精粹》《儿科疾病诊疗常规》《小儿临床肾脏病学》《儿童肾脏病学》《儿科临床思维》《实用小儿肾脏病手册》《实用小儿结核病学》《儿科临床技能》《儿科血液净化技术》《儿科学临床教学方法研究》《基层儿科医生必读》等教材和专著。

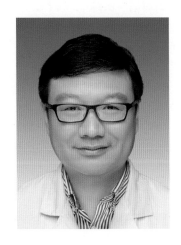

吴小川,医学博士,教授,主任医师。现任中南大学湘雅二医院儿童医学中心主任、儿科学教研室主任、儿童肾脏专科主任,湖南省小儿肾脏病临床中心主任;中华医学会儿科学分会免疫学组副组长,中国医师协会儿科医师分会委员/风湿免疫学组副组长,北京医学奖励基金会中国儿童与免疫健康联盟副主席,湖南省健康服务业协会儿童健康分会理事长;湖南省医学会儿科学专业委员会肾脏病学组组长,湖南省医师协会儿科医师分会副会长/疾病与免疫学组组长。

主要研究方向为儿童肾脏及风湿免疫性疾病,重点研究儿童肾脏病及风湿免疫性疾病发生中的免疫学机制。担任《中华儿科杂志》《中国循证儿科杂志》《中华实用临床儿科杂志》《中国当代儿科杂志》《中国实用儿科杂志》等期刊编委。

前　言

《基层儿科医生必读》出版以来，在培训基层儿科医生的过程中，深受基层儿科医生和儿童健康工作者的青睐，发行到全国二十多个省市地区，与基层儿科医生一道"赋能基层社区，守护儿童健康"，为实现"健康儿童，健康中国"的中国战略梦想迈出了可喜的一步。为基层儿科医生提供了一本实用全面的参考书。为适应新时期基层儿科医生、全科医生、住院医师规范化培训的需求，我们及时组织专家对本书进行修订，旨在为服务基层儿童健康贡献力量。

《基层儿科医生必读》第2版内容仍然分为基础篇和临床篇。根据收集的广大读者的意见，本次修订对全书体量作了压缩，删除了那些不符合基层需求的内容，并精简了文字。其中基础篇共七章，覆盖了儿科医生必须掌握的儿科学基础知识和进行儿科诊疗的基本技能。临床篇共二十三章，在上版基础上增加了推拿疗法、基层儿科适宜技术、健康体检三章。使本书内容更加符合基层儿科、全科医生对儿科基础知识和临床基本技能应用的需求。另外，在各系统疾病的防治和管理中仍然坚持中西医结合、医教结合、医体结合、医养结合之路。意在践行以健康为中心的理念，在"一切为了孩子健康"的一站式、全方位、全生命周期为儿童健康服务的征程中，完善儿童健康服务体系，充分提升我国基层儿科医生的服务能力，加强儿童健康管理，加强儿童生长发育监测，做好疾病预防接种和儿童早期发展干预，夯实营养指导，做好儿童心理咨询和儿童慢病管理，为我国儿童的健康切实保驾护航。

本书第2版的编写过程中，有一批新编者加入了编写团队。他们都是工作在三级医院的儿科专家，大多都有过基层医疗卫生工作的经历，对修订本书内容提出了很有实际意义的建议。在此一并感谢所有编者和审定专家对本书所付出的艰辛劳动及贡献！

本书出版之际，恳切希望广大读者在阅读过程中不吝赐教，欢迎发送邮件至邮箱 renweifuer@pmph.com，或扫描下方二维码，关注"人卫儿科学"，对我们的工作予以批评指正，以期再版修订时进一步完善，更好地为大家服务。

易著文　吴小川
2024 年 10 月

目 录

上 篇 基 础 篇

下 篇 临 床 篇

赋能基层社区　守护儿童健康

上 篇
基 础 篇

第一章

儿科学的特点

第一节　儿科学的定义和特点

一、儿科学的定义

儿科学是研究人类生命早期，即从生命形成开始（受精卵形成）到成人期前这个特定生命阶段的疾病和健康的医学。儿科学包含儿童期的疾病防治、健康管理，以及促进儿童生长发育三个基本领域；同时，成人疾病的儿童期预防也已经成为儿科学的重要内容。但儿童绝非成人的缩影，因为儿童时期是机体处于连续的、动态的生长发育阶段。在医学上，儿童与成人相异之处甚多，年龄越小，差别越大，其主要表现在三个方面：其一，儿童处于不断生长发育过程之中，除了个体差异之外，还有明显的性别差异和年龄差异。因此，无论是对健康状态的评价，还是对疾病的临床诊断和疗效评估都不宜用单一标准来衡量。其二，儿童对疾病造成损伤的恢复能力强，对比较严重的损伤实现自然改善和修复的机会大。其三，儿童自我保护意识及能力薄弱，易受各种不良因素影响而导致疾病发生发展和性格行为偏离，并且一旦造成损伤，往往影响一生，因此应特别注意预防保健工作。

二、儿科学的特点

（一）基础儿科学特点

1. 解剖　儿童的五脏六腑，各个解剖器官，在整个生长发育阶段，都会由小长大。儿童时期的体重、身长、头围、胸围、身体各部的比例及颜面的外形等都随年龄的增长而发生变化。例如儿童按一定的年龄长出乳牙，以后乳牙脱落，换出恒牙。内脏的位置也随年龄增长而不同，如肝脏右下缘位置在 3 岁前可在右肋缘下 2cm 内，3 岁后渐上移，6~7岁后在正常情况下右肋缘下不应触及；儿童肾脏的重量与体重相比，相对地较成人的肾脏为重，肾的位置较成人时期低，所以在腹部按扪时较成年人容易触及。因此，在体格检查时，必须充分认识各年龄儿童的体格生长发育规律，熟悉儿童不同时期解剖学特点，才能正确判断和处理临床问题。

2. 机能　由于儿童各器官功能处于发育之中，因此不同年龄儿童的生理、生化功能正常值各不相同，如心率、呼吸频率、血压、血清和其他体液的生化检验正常值随年龄而不同。年龄越小，生长越快，因而所需营养物质和液体总量，相对比成人高。但此时胃肠消化吸收功能相对不成熟，极易出现消化不良，多见呕吐、腹泻，甚至脱水和酸中毒。小年龄儿童的非特异性免疫、体液免疫和细胞免疫功能都不成熟，抗感染免疫能力比成人和年长儿低下，如婴幼儿时期 sIgA 和 IgG 水平均较低，容易招致呼吸道和消化道感染。因此，适当的预防措施对小年龄儿童特别重要。

3. 病理　儿童机体在受到各种致病因素的打击下，其病理变化往往和年龄有关，同一致病因素所致的病理反应儿童与成人有所不同，不同年龄的儿童之间也会出现差异。如维生素 D 缺乏时，婴幼儿可引起佝偻病，而成人则表现为骨软化病。肺炎球菌所致的肺部感染，在婴儿表现为支气管肺炎，而在年长儿和成人则表现为大叶性肺炎。儿童结核病为原发综合征的病理改变居多，而成人则不然，多为浸润性肺结核或纤维空洞性肺结核。

4. 心理行为　儿童时期是心理、行为形成的基础阶段，同时儿童的心理行为发育也是儿科学的基础。关于儿童心理行为发育的推动力，普遍认为儿童是以其不断成熟的心理及体质潜能，积极地了解和作用于环境，此即个体与环境相互作用论。儿童心理行为发育既是连续的过程,即延续性;也呈阶段性,即不同年龄段能力区的发育有不同的侧重。如新生儿期以哭、笑、注视母亲吸引母亲爱抚的社会性行为为主;1~8月龄主要是平衡、捏弄等简单运动和依恋感情的初步建立;9~18月龄是移动及手的技能和理解语言的发展;1~3岁是精细运动及表达语言迅速发育和表现自我意识及想象力的阶段;进入青春期,儿童出现一系列巨大的体格和生理变化。在个体与环境相互作用过程中,儿童心理及行为有巨大的可塑性,在接受环境影响的同时,或是改变环境,或是选择适合自己的环境。儿科临床工作者应根据不同年龄儿童心理行为的延续性、阶段性和可塑性特点,从生物因素和家庭、学校及社会环境等因素方面给予耐心的引导和正确的调适及教养,培养儿童良好的个性和行为习惯。

(二)临床儿科学特点

1. 疾病种类及疾病谱 儿童中疾病发生的种类及疾病谱与成人有非常大的差别,如新生儿先天性疾病及高胆红素血症较多见,婴幼儿有热性惊厥,这些疾病在成人则少见;儿童心脏病主要以先天性心脏病为多,而成人则以冠状动脉粥样硬化性心脏病为主;儿童白血病中以急性淋巴细胞白血病占多数,而成人则以粒细胞白血病居多。此外,不同年龄儿童的疾病种类也有相当差异,如新生儿疾病常与先天遗传和围生期因素有关,婴幼儿疾病中以感染性疾病居多。不同时期,儿童的疾病谱也有明显差异。不同地区,儿童疾病种类也发生变化,如在缺碘地区,儿童常发生先天性甲状腺功能减退症;饮水中含氟过低或过高地区,均可出现影响儿童牙齿及骨骼发育的疾病;近年来,公共卫生事件多发生在毒物暴露集中的地方,儿童意外伤害(如地震)也多发生在局部地区。人类罕见病约2/3发生在儿童。

2. 病因 病因不同使儿童与成人或儿童不同时期的发病率及死亡率表现各异。儿童的发病率较成人高,年龄越小发病率越高。5岁以下儿童的发病率约为10岁以上儿童的2倍,婴儿、新生儿又各约加倍。呼吸道感染最常见,其次为消化系统疾病,以各种原因所致的腹泻最多发。各种传染病小儿时期最多,经疫苗预防,全球皆逐年减少。经济发展,营养改善后,肥胖等"富贵病"发病率大幅增加,儿童患成年病者增多,影响一生健康。儿童死亡率也超过成年时期,年龄越小死亡率越高。近年来,由于卫生管理和自动免疫的改进,小儿急性传染病和肠胃病的发病比例显著减少,因而主要死亡原因有所改变。其他小儿疾病如呼吸道感染、先天畸形、心脏病、血液病、恶性肿瘤、急性中毒、意外事故等的人口发病率则相应跃居重要地位,应引起儿科界的高度重视。

3. 临床表现 儿童病情变化快,易反复,并且变化多端,临床表现的特殊性主要集中在低龄儿童。年龄越小,患病时临床表现越不典型。因此,儿科医生需要更加仔细严密地观察。新生儿患感染性疾病时常不发热,而仅表现为反应差、黄疸。年幼体弱儿对疾病的反应差,往往表现为体温不升、不哭、纳差、表情淡漠,且无明显定位症状和体征。小儿患感染性疾病时,由于机体抵抗力低下,容易发展为脓毒血症,原发感染灶反而不易发现。

4. 诊断 儿童一般不会主动诉说病情,也不能正确描述症状,儿科医生在诊断疾病的过程中,除必须根据家长陈述病史和流行病学资料、体征和实验室资料进行综合分析外,还需考虑患儿年龄因素。不少病症可因年龄差别而大不相同,例如杆菌痢疾在成人危重病例较少,而在幼儿及较小儿童往往急骤起病,容易发生感染性休克,需要及时抢救;甚至先呈高热和惊厥而无泻痢,增加诊断上的困难。又如小儿惊厥,发生在早期新生儿时,首先要考虑产伤、缺氧缺血性脑病和颅脑出血等;发生在婴幼儿时,首先要考虑手足搐搦症或热性惊厥;发生在年长儿时,则要考虑癫痫。发病的季节及流行病学史往往有助于某些疾病的诊断,应特别注意。另外,由于缺乏适合不同年龄阶段疾病诊断辅助检查的各种设备,如各种微量标本的生化、病理检查设备,各种大小型号的导管、腔镜、内镜,以及各种影像学检查的设备,使儿童疾病的辅助检查水平滞后于成年人,造成某些儿童疾病早期诊断、及时诊断的困难。

5. 治疗 儿科的治疗具有独特性,有些治疗方法为小儿所特有,例如蓝光与换血治疗为治疗新生儿溶血症的特有方法。小儿患病时容易发生水、电解质平衡紊乱,在实施液体疗法时需要精确定量、定性和定速。儿科治疗应强调综合治疗,不仅要重视对主要疾病的治疗,也不可忽视对各类并发症的治疗,并发症有时可能是致死的原因。由于小儿发育不成熟,机体抵抗力差,患病时往往累及多个系统,如肺炎时易发生腹泻和惊厥,因此在处理原发病的同时,也要积极处理并发症。儿童患者的药物治疗,药物剂量需要精确计算,多按公斤体重或按体表面积计算。由于儿童时期肝肾功能处在发育阶段，容易受到药物的损害，故对儿童用药时要避免对儿童肝肾功能的损害。目前，我国还需要加强儿科用药品种和剂型的开发、研制和生产，以满足儿科用药的需求。对患儿不仅要进行临床的药物治疗，还要重视护理和营养支持治疗。护理工作在儿科治疗中占有重要地位，小儿缺少独立生活能力，生病后更需精心的护理。对患儿不仅要进行躯体治疗，还要加强心理治疗。

6. 预后　小儿病情变化多样，具有正反两方面的作用。正面上讲，由于小儿处于不断生长时期，组织修复能力强，生命力旺盛，虽然起病急，来势猛，变化快，但只要诊断及时，处理得当，往往迅速见愈，后遗症少，有时可以超过一般的预测。如骨折之后易于矫正及恢复；又如急性白血病的长期缓解较成人高；脑炎恢复期较短，后遗症较成年人少。反面上讲，小儿危重病症可在显著症状出现前而猝然死亡。这种猝死多见于急性脓毒血症；或由于喉痉挛或气管异物所致的呼吸道完全性梗阻；或高温进行手术而发生的高热和脱水等情况。因此，在判断小儿预后时应特别小心谨慎。

7. 预防　古代"上医治未病"的预防原则，在儿科工作中具有重要的实际意义。不少小儿疾病可以预防，甚至以前认为无法防治的疾病，可在胎儿和新生儿期及早进行防治。已有不少严重威胁人类健康的急性传染病可以通过计划免疫得以避免。通过生长发育各项指标的动态监测，可早期发现问题，及时纠治。遗传性疾病通过遗传咨询和新生儿筛查可防止其发生发展。高脂血症、动脉粥样硬化、高血压、糖尿病及慢性肾损伤等起源于儿童时期的成人疾病的预防也较前明显受重视。注意儿童心理卫生有助于防止某些成年心理问题的发生。发育儿科学和儿童保健学迅速发展的趋势，必将在儿童疾病的防治上发挥着举足轻重的作用。

（易著文）

第二节　儿童年龄分期

儿童的生长发育是一个连续渐进的动态过程，不应被人为地割裂认识。但在这个过程中，随着年龄的增长，儿童的解剖、生理和心理等功能确实在不同的阶段表现出与年龄相关的规律性。因此，在实际工作中将其分为若干期，以便熟悉掌握。

一、胎儿期

从受精卵形成到胎儿出生为止，共40周。胎儿的周龄即为胎龄。母亲妊娠期间如受外界不利因素影响，包括感染、创伤、滥用药物、放射性物质、毒品等，以及营养缺乏、严重疾病和心理打击等都可能累及胎儿的正常生长发育，导致流产、畸形或宫内发育不良等。

二、新生儿期

按年龄划分，此期实际包含在婴儿期内，自胎儿娩出脐带结扎时开始至28天之前。由于此期在生长发育和疾病方面具有非常明显的特殊性，且发病率高，死亡率也高，因此将婴儿期中的这一个特殊时期单独列为新生儿期。在此期间，小儿脱离母体转而独立生存，所处的内外环境发生根本的变化，但其适应能力尚不完善。此外，分娩过程中的损伤、感染延续存在，先天性畸形也常在此期表现。

三、婴儿期

自出生到1周岁之前为婴儿期。此期是生长发育极其旺盛的阶段，因此对营养的需求量相对较高。此时，各系统器官的生长发育虽然也在持续进行，但是不够成熟完善，尤其是消化系统常常难以适应对大量食物的消化吸收，容易发生营养和消化紊乱。同时，婴儿体内来自母体的抗体逐渐减少，自身的免疫功能尚未成熟，抗感染能力较弱，易发生感染和传染性疾病。

四、幼儿期

自 1 岁至满 3 周岁之前为幼儿期。体格生长发育速度较前稍减慢,而智能发育迅速,同时活动范围渐广,接触社会事物渐多,语言、思维和社交能力的发育日渐增速。此阶段消化系统功能仍不完善,营养的需求量仍然相对较高,而断乳和其他食物添加须在幼儿早期完成,因此适宜的喂养仍然是保持正常生长发育的重要环节。此期小儿对危险因素的识别和自我保护能力都有限,因此意外伤害发生率非常高,应格外注意防护。

五、学龄前期

自 3 周岁至 6~7 岁入小学前为学龄前期。此时,体格生长发育已经减慢,处于稳步增长状态。而智能发育更加迅速,与同龄儿童和社会事物有了广泛的接触,知识面能够得以扩大,自理能力和初步社交能力能够得到锻炼。

六、学龄期

自入小学始(6~7 岁)至青春期开始之前为学龄期。此期儿童的体格生长速度相对缓慢,除生殖系统外,各系统器官外形均已接近成人。智能发育更加成熟,可以接受系统的科学文化教育。

七、青春期

青春期年龄范围一般为 10~20 岁,女孩的青春期开始年龄和结束年龄都比男孩早 2 年左右。青春期的进入和结束年龄存在较大个体差异,约可相差 2~4 岁。此期儿童的体格生长发育再次加速,出现第二次高峰,同时生殖系统的发育也加速并渐趋成熟。在这一时期情绪多变且不稳定,精神、行为和心理问题开始增加。

(易著文)

第二章

生长发育

第一节　生长发育规律

生长和发育是儿童不同于成人的重要特点,是指从受精卵到成人的成熟过程。生长是指身体各器官、系统的长大,可由相应的测量值来表示其量的变化;发育是指细胞、组织、器官的分化与功能成熟。儿童时期生长和发育两者紧密相关,生长是发育的物质基础,生长的量的变化可在一定程度上反映身体器官、系统的成熟状况。生长发育,不论在总的速度上或各器官、系统的功能发育顺序上,都遵循一定的规律。认识总的规律性有助于儿科医生对儿童生长发育状况的正确评价与指导。

一、一般规律

生长发育遵循着由上到下、由近到远、由粗到细、由低级到高级、由简单到复杂的规律。如出生后运动发育的规律:先抬头、后抬胸,再会坐、立、行(从上到下);从臂到手,从腿到脚的活动(从近到远);从全掌抓握到手指拾取(从粗到细);先画直线后画圈、图形(简单到复杂);先会看、听、感觉事物,认识事物,逐步发展到有记忆、思维、分析、判断(低级到高级)。

二、连续性和阶段性

整个儿童时期生长发育都在不断进行,体现了生长发育的连续性,但不同年龄阶段生长速度不同,如生后的第一个生长高峰在第一年,体重和身长快速生长,尤其是前 3 个月增加最快,之后生长速度逐步递减;第二年以后生长速度减慢并趋于平稳,至青春期生长速度再次加速,出现第二个生长高峰,以后逐渐下降。

三、器官发育的不平衡性

人体各器官系统的发育顺序遵循一定规律,如神经系统发育较早,脑在生后 2 年发育较快;儿童期淋巴系统迅速生长,生殖系统发育较晚,心、肝、肾、肌肉的发育基本与体格生长相平行;各系统发育速度的不同与其在不同年龄的生理功能有关。

四、个体间存在差异性

儿童生长发育遵循总的发展规律,但在一定范围内还受遗传、环境因素影响,存在着相当大的个体差异,每个个体的生长"轨道"不完全相同。儿童的生长发育水平有一定的参考正常范围,但参考值只是相对的,评价每个个体时必须考虑个体的不同影响因素,才能作出正确的判断。

(钱红艳,钟燕)

第二节　影响生长发育的因素

儿童的体格生长及发育从受精卵开始到生后都受到体内外各种因素的影响,遗传决定了生长发育的潜力,但这种潜力也会受到环境因素的作用与调节,生长发育水平在遗传与环境的共同作用下呈现出个人的生长发育模式。

一、遗传及性别因素

细胞染色体所载基因是决定遗传的物质基础，父母双方的遗传因素决定小儿生长发育的"轨道"、生长发育的特征、潜力、趋向；种族、家庭的遗传信息也对个体影响深远，如皮肤、头发的颜色、面部特征、身材、性成熟的迟早、对营养素的需要量、对传染病的易感性等。在异常情况下，遗传代谢的异常如遗传代谢缺陷病、内分泌障碍、染色体畸形等可严重影响生长。

男女儿童的生长发育也各有特点，除青春期外，女童的平均身高(长)、体重一般较同龄男童要小。

二、营养因素

儿童的生长发育过程中，无论宫内胎儿生长发育还是出生后的生长发育均需充足的营养素供给，年龄越小，营养因素对生长发育的影响越明显；在不同的年龄阶段为儿童提供合适的营养素是保证良好营养的关键，如早期提倡母乳喂养，不能母乳喂养的儿童应选择配方奶喂养，4~6 月龄及时添加辅食，随着儿童咀嚼吞咽能力的提高，逐渐增加各种富含营养素的食物满足儿童的营养需求；营养充足、营养素供给比例恰当，可使生长潜力得到最好的发挥。宫内营养不良的胎儿可使体格生长落后，

严重时还影响脑的发育；生后早期营养不良，特别是出生后第 1~2 年的严重营养不良，可影响体重、身高及智能的发育，机体的免疫、内分泌、神经调节等功能也趋于低下。

三、疾病因素

母亲妊娠早期的病毒性感染可导致胎儿先天畸形；妊娠期严重营养不良可引起流产、早产，以及胎儿体格生长及脑的发育迟缓；妊娠早期受到某些药物、X 线照射、环境中毒物和精神创伤的影响，可使胎儿发育受阻。

疾病对生长发育的阻扰作用十分明显，急性感染可使体重减轻，长期慢性疾病则影响体重和身高的增长；内分泌疾病常可影响骨骼生长和神经系统发育；先天性疾病如先天性心脏病，可使生长迟缓。

四、养育环境

养育环境对儿童的生长及健康成长有着非常重要的作用，良好的居住环境，如阳光充足、空气新鲜、水源清洁、无噪声、居住条件舒适，配合良好的生活习惯、科学护理、良好教养、体育锻炼、完善的医疗保健服务等都是促进儿童生长发育达到最佳状态的重要因素。随着社会的进步、生命质量的提高，生活环境的好坏在一定程度上决定儿童生长发育的状况。

（钱红艳，钟燕）

第三节　体格生长的测量及评估

儿童的生长发育具有快速、连续、阶段性的特点，机体的形态及各部分比例变化较大，为了更好地充分了解各阶段儿童的生长发育是否符合一般规律及特点，及早发现问题，应对儿童各阶段生长发育进行正确评价，根据个体的具体情况及时给予适当的生长发育指导和必要的干预，对促进儿童的健康生长发育十分重要。

正确评价儿童体格生长状况，必须注意采用准确的测量用具及统一的测量方法，定期纵向观察。

一、体格生长常用指标

一般常用的形态指标有体重、身高(长)、头围、胸围、上臂围、皮下脂肪等。

1. 体重　体重代表的是机体各器官、系统、体液的总重量，反映了体格生长及营养状况，是最易取得的重要指标；体重在儿科临床中也常被用于计算奶量、药物剂量、静脉输液量等。

出生时体重受宫内因素影响较大,新生儿出生时的体重与胎次、胎龄、性别及宫内营养状况有关。出生后则与营养、疾病等因素密切相关。出生后1周内由于摄入不足,加之水分丢失、胎粪排出,可出现暂时性体重下降也称生理性体重下降,生后3~4天达最低点,约下降3%~9%,以后逐渐回升,至生后第7~10天大多数能恢复到出生时的体重;如果体重下降超过10%或10天还未恢复到出生时体重,则为认为是病理状态,应积极分析查找原因。生后及时合理喂哺,可减轻或避免生理性的体重下降。

正常足月婴儿生后第一个月体重增长可达1~1.5kg,生后3个月体重约等于出生时的体重的2倍;第一年内,婴儿前3个月的体重增加值约等于后9个月的体重增加值,到12个月龄时婴儿体重约为出生时的3倍(9kg),是生后体重增长最快的时期,为第一个生长高峰期。

生后第二年体重增加2.5~3.5kg,2岁时体重约为出生时的4倍(12kg);2岁至青春前期体重增长趋于平缓,年增长值约2~3kg。

体重粗略估计公式:

3~12个月:体重(kg)=[月龄+9(kg)]/2

1~6岁:体重(kg)=年龄 ×2(kg)+8(kg)

7~12岁:体重(kg)=年龄 ×3(kg)+2(kg)

2. 身高(长) 身高(长)指头部、脊柱与下肢长度的总和;头、躯干(脊柱)和下肢的增长速度并不一致;第一年头部生长最快,躯干次之;青春期身高增长以下肢为主,各年龄阶段头、躯干和下肢占全身长的比例各不相同。

某些疾病可使身体各部分比例失常,需要测量上部量及下部量长度进行判断及比较。出生时上部量大于下部量,中点在脐上,随着下肢长骨增长,中点下移,2岁在脐下,6岁时在脐与耻骨联合上缘之间,12岁恰位于耻骨联合上缘,此时上部量与下部量相等(图2-3-1)。

身高(长)的增长规律与体重相似,年龄越小增长越快,存在婴儿期和青春期两个生长高峰。3岁以下儿童立位测量不易准确,可采取仰卧位测量,称为身长;立位与仰卧位测量值相差0.7~1cm;出生时身长平均为50cm,出生后前3个月身长增长约11~12cm,约等于后9个月的增长值,生后第一年身长增长最快,约为25cm;1岁时身长平均可达到75cm;第二年身长速度减慢,约10cm左右,2岁时身长平均可达到85cm;2岁以后身高增长趋于稳定,平均每年增长5~7cm。

2~12岁身高粗略估计公式:身高(cm)=年龄 ×7+77(cm)或

2~6岁身高(cm)=年龄 ×7+75(cm)

7~10岁身高(cm)=年龄 ×6+80(cm)

3. 胸围 胸围代表肺与胸廓的生长,3岁以下取卧位测量,3岁以上取立位测量;出生时胸围32cm,略小于头围1~2cm;1岁左右胸围约等于头围,1岁至青春前期胸围超过头围的厘米数约等于小儿岁数减1。

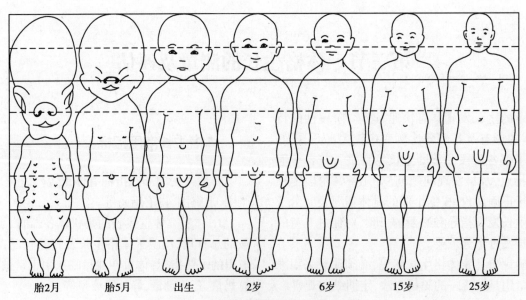

图 2-3-1 胎儿时期至成人身体各部分比例

胎2月   胎5月   出生   2岁   6岁   15岁   25岁

4. 上臂围 可取仰卧位、坐位、立位测量,测量位置为左上臂肩峰至鹰嘴连线的中点为测量点;上臂围代表肌肉、骨骼、皮下脂肪和皮肤的生长;1 岁以内上臂围增长迅速,1~5 岁增长缓慢约 1~2cm。

有人认为在无条件测体重和身高的地方,可用左上臂围测量法筛查 5 岁以下儿童营养状况。评估指标:>13.5cm 为营养良好;12.5~13.5cm 为营养中等;<12.5cm 为营养不良。

二、体格生长常用指标测量

儿童体格生长常用的测量指标:体重、身长(高)、头围、胸围、臂围和坐高。为了更好地判断营养状况及骨骼发育,还可测量皮下脂肪、上部量、下部量及指距。

1. 体重测量 婴儿期取卧位测量;1~3 岁儿童取坐位测量;3 岁以上儿童取站位测量,儿童站立在踏板中央部位,两手自然下垂,不可摇动或接触其他物体,以免影响准确性。

采用杠杆式体重计测量时放置的砝码应接近儿童体重,先加砝码于横杆的自由端,测量时应迅速调整油锤,直到杠杆呈正中水平位。将砝码及游锤所示读数相加,即是儿童目前的体重数。

目前常用电子秤,使用时应注意待电子秤显示的数据稳定后,准确读数;

儿童体重记录以千克(kg)为单位,准确读取至小数点后 1 位。

体征测量注意事项:

(1)测量前,被测者应先排大小便,然后脱去鞋、袜、帽子和外面衣服,仅穿背心(或短袖衫)、短裤衩。

(2)初生新生儿及婴儿用婴儿磅秤,最大载重限 15kg,准确读数至 10g;亦可用特制木杠式市秤,最大载重限 10kg,准确读数至 50g(可用目测估计使读数至 10g)。

(3)若用木杆式市秤,可将吊绳固定于支架(柱)上,以利工作。当横杆与地面或桌面平行时,秤盘不可远离地面或桌面,以防在调整秤锤时发生意外跌伤。

(4)量具应经常检修,保证各部件灵活准确,大数量测量前必须经衡器厂检修站检修合乎标准。测量时应将体重计平稳地放在地上,查看底踏板下的挂钩是否联结好,再检查零点,当体重计没有任何移动时,其"0"点应不会改变。在每天上、下午

测量前及测量中均应检查"0"点一次。

2. 身长(高)测量 身长(高)指从头顶到足底的全身长度。

(1)3 岁以下小儿量卧位身长:小儿去鞋、袜、帽,仅穿单裤,仰卧于量床底板中线上,助手固定儿头使其接触头板,儿童面朝上,两耳在同一水平上,两侧耳郭上缘和眼眶下缘的连接线构成与底板垂直的想象平面。测量者位于小儿右侧,左手握住两膝,使两下肢互相接触并贴紧底板,右手移足板,使其接触两侧足跟;两侧有刻度的量床应注意两侧读数一致;若用无围板的量床或携带式量板,应注意足板底边与量尺紧密接触,使足板面与后者垂直,读刻度,记录到 0.1cm。

(2)3 岁以上小儿和青少年量立位身高:测量时被测者脱去鞋、袜、帽子和衣服,仅穿背心和短裤衩,立于木板台上,取立正姿势,两眼直视正前方,胸部稍挺起,腹部微后收,两臂自然下垂,手指并拢,脚跟靠拢,脚尖分开约 60°,脚跟、腿部和两肩胛角间(如利用墙壁钉软尺测量时,则是两肩胛角)几个点同时靠着(接触)立柱,头部保持正直位置。测量者手扶滑测板,使之轻轻向下滑动,直到板底与颅顶点(颅顶部正中线之最高点)恰相接触,此时再观察被测者姿势是否正确,待校正符合要求后读取滑测板底面立柱上所示数字,以厘米(cm)为单位,记录至小数点后一位。注意测量者的眼睛要与滑测板在一个水平面上。

测量时注意事项:

量具的木材应为不受热胀冷缩影响及不易裂缝的材料,软尺宜用布质涂漆的材料,不宜用伸缩性较大的纯塑料。

用前应检查量床有无裂缝,头板是否与底板呈直角,足板是否歪斜。

检查身长计的立柱与木板台是否固定牢靠,木板台是否放置平稳,立柱与滑测板的位置是否正确,并用标准尺(2m 长,有精确到毫米刻度的钢尺)检查量床及立柱上的刻度是否准确,若全长(2m)和标准尺相差 0.05m 以上则不能使用。选择软尺时亦同此要求。

3. 头围测量 被测儿童取坐位或立位,测量者立于被测者前方或右方,左手拇指将软尺零点固定于儿童头部右侧齐眉弓上缘处,软尺从头部右侧经右眉弓上缘过枕骨粗隆最高处而回至零点,读至 0.1cm。测量时软尺应紧贴皮肤,左右对称,长发者应先将头发在软尺经过处向上下分开;所用软尺要

求同前,每测 500 人左右即用标准尺校正一次,不合要求者应该立即换用新尺。

4. 胸围测量 所用软尺要求同头围测量;3 岁以下儿童取卧位,3 岁以上儿童取立位;被测儿童两手自然平放或下垂,两眼平视,测量者立于其前或右方,用左手拇指将软尺零点固定于被测者胸前乳头下缘(男及乳腺尚未突起的女孩),乳腺已突起的女孩,可以胸骨中线第 4 肋间高度为固定点,右手拉软尺使其绕经右侧后背以两肩胛下角下缘为准,经左侧而回至零点,注意前后左右对称,各处软尺轻轻接触皮肤(1 岁以下皮下脂肪松厚小儿宜稍紧),取平静呼气、吸气时的中间读数至 0.1cm。

5. 上臂围测量 被测儿童上肢自然平放或下垂,取左上臂肩峰及鹰嘴连线的中点位置进行测量,测量时软尺只须紧贴皮肤即可,勿压迫皮下组织。

6. 坐高测量 3 岁以下儿童量顶臀长,即坐高;取卧位测量,助手固定小儿头及身体、测量者位置均同测身长的要求。测者左手提起小儿下肢,膝关节屈曲,同时使骶骨紧贴底板,大腿与底板垂直,移动足板使其压紧臀部,读刻度至 0.1cm。

3 岁以上儿童量坐高,被测者取坐位,坐于测量计的坐盘或有一定高度的矮凳上,先使身躯前倾,骶部紧靠墙壁或立柱,然后坐直,两大腿伸直面与身躯成直角或与地面平行,两大腿互相靠拢,膝关节屈曲成直角,足尖向前,两脚平放在地面上(可用木板放在脚下调整高低),头及肩部位置同测身长的要求。令被测者挺身,移下头板使与头顶接触,读刻度至 0.1cm。注意坐凳高度要合适,过高或过低均会影响读数。

7. 上部量、下部量测量 在卧位或立位,用软尺或硬尺测量自耻骨联合上缘至足底的垂直距离为下部量,读刻度至 0.1cm;身长或身高减去下部量即为上部量。

8. 指距测量 小儿两手向两侧平伸,手掌向前,臂长轴既与地面平行,又与身体的矢状面垂直,此时两手中指间的距离为指距;指距用直脚规测量;先让小儿一手中指指尖(先修指甲)顶住规的固定脚,然后调节活动脚,使其内侧紧靠另一手的中指指尖,这时小儿两臂应尽力向两侧伸直,活动脚所指的刻度就是指距,记录至 0.1cm。

9. 皮下脂肪测量 测量时用左手拇指及示指在测量部位捏起打褶皮肤,捏时两指的距离为 3cm。右手提量具,张开两钳,使其从捏皮褶的两旁伸下并钳住皮褶两面。由表面上的指针或在刻度上读数至 0.5mm。若用工业式卡尺,由 2 人协作进行,助手在测量部位用两手同时捏起皮褶,测量者先旋开卡尺至适当距离,提尺使两钳在助手两手的指间垂直往下,直至皮褶的底部。然后一手提尺柄,另一手旋转精微旋头,直至不再转动为止。读刻度。在取开卡尺时应先旋开两钳,以免引起疼痛。

量具可用工业用精密卡尺,或带有百分表的 Harpenden 式量具,或有适当明显刻度的带有弹簧的普通小卡尺。任何式样量具,其钳住皮肤的钳板大小均应为 0.6cm×1.5cm,平面应在任何厚度时均能互相平行,以利于均匀地接触皮肤。带有弹簧的量具,弹簧的牵力应保持恒定,约 15g/mm^2。测量前应检查量具的钳板是否灵活。有百分表的量具,在使用前调整指针至"零",扳开及放回两钳反复三次,放回时指针应回至零点。不同部位捏起皮褶的方向如下:

(1)面颊部:拇指固定于小儿嘴角外侧,示指对着耳垂,两指相距约 3cm,捏起皮褶,捏得稍紧一些,但不应过重,以免引起疼痛。

(2)腹部:锁骨中线上平脐处,皮褶方向与躯干长轴平行,指距与测法同上。

(3)背部:在肩胛下角下稍偏外侧处,皮褶自下侧至上中方向,与脊柱约成 45° 角。

(4)腰部:侧卧或直立位,在腰部,沿腋中线,在髂峰与第 12 肋之间,皮褶自后上向前下方向,与腋中线约成 45° 角。

(5)大腿部:大腿屈曲外展,在其内侧上 1/3 及中 1/3 交接处捏起皮褶,方向与大腿长轴平行。

三、体格生长评价的常用方法

1. 离差法(标准差法)评价 是我国最常用的体格生长的评价方法,适用于常态分布,以均值为基值,以标准差为离散值,根据离差范围的不同分级。

2. 百分位数法 适用于正态与非正态分布状况,第 3 百分位数值相当于离差法的均值减 2 个标准差,第 97 百分位数值相当于离差法的均值加 2 个标准差。目前,对儿童常用的体格发育的评价方法主要是利用均值加减标准差或直接用百分位数进行分级,据要求的不同可分为三等、五等级等。临床最常用的为五等级划分方法(表 2-3-1)。

表 2-3-1　五等级划分方法

等级	离差法	百分位数法
上	$>\overline{X}+2S$	$>P_{97}$
中上	$\overline{X}+(1S\sim2S)$	$P_{75\sim97}$
中	$\overline{X}\pm1S$	$P_{25\sim75}$
中下	$\overline{X}-(1S\sim2S)$	$P_{3\sim25}$
下	$<\overline{X}-2S$	$<P_3$

3. 曲线图　是根据不同性别的各年龄组正常儿童的体格生长资料制成的体格生长参考曲线(生长发育图),可连续观察儿童生长速度,方法简便。

四、体格生长常用评价指标

1. 年龄的体重(W/A)　体重变化主要反映短期的营养状况,用于近期营养状况的监测。

2. 年龄的身高(H/A)　婴儿早期身长生长主要与营养有关,婴儿后期与幼儿早期身高的变化反映长期营养状况,用于远期营养状况的监测。

3. 身高的体重[W/L(H)]　即每厘米身高的标准体重,代表身高、体重的匀称性或比例。判断儿童近期营养状况的常用参数,避免年龄别体重、年龄别身高中矮胖、瘦高体型的误导因素。

4. 年龄的头围　2 岁以下儿童应定期测量头围,掌握头围生长速度,在大脑发育不良时常呈头小畸形,头围过大常见于脑积水。

五、生长曲线图

根据世界卫生组织 2006 年或我国城市 2005 年不同性别的各年龄组正常儿童的体格生长数据制成参考曲线图,在儿童每次测量后,及时、准确地将测量日期、儿童的体格发育测量数值标记在曲线图上,有利于对体格生长的对比及动态监测(图 2-3-2~图 2-3-11)。

1. 体重 / 年龄生长曲线　体重曲线可动态观察儿童营养状况及发展变化趋势;随年龄增长,儿童的体重生长水平在正常范围内呈上升趋势,提示儿童营养状况良好;若体重生长曲线低于 P_3(即正常范围以下),或 2 次连续体重测量值不增、曲线持平或下降,提示儿童存在营养不良或有潜在营养不良的危险因素;若连续体重测量值高于 P_{97}(即正常范围以上),提示可能有营养过剩的趋势。

2. 身长 / 年龄生长曲线　随年龄增长,儿童的身长(身高)生长曲线应在正常范围内呈上升趋势,表示生长状况良好;若儿童身长(身高)生长曲线低于生长参数曲线 P_3,或身长(身高)生长曲线有下降的趋势,提示儿童存在生长迟缓或有潜在生长迟缓的危险因素;若连续 2 次身长(身高)测量值相等或此次身长(身高)测量值低于前次,提示测量错误(图 2-3-2)。

3. 体重 / 身长曲线　随年龄增长,儿童的体重 / 身长生长曲线应处于稳定水平;在正常范围内呈上升趋势,表示儿童生长状况良好;若体重 / 身长水平低于生长参数曲线的 P_3(正常范围以下),提示儿童存在消瘦或营养不良危险因素,若体重 / 身长曲线超过生长参数曲线的 P_{97}(正常范围以上),提示儿童存在超重或肥胖的不良危险因素。

4. 体块指数 / 年龄生长曲线　2 岁以上儿童也可应用体块指数 / 年龄评价身长、体重发育匀称状况。若儿童体块指数 / 年龄曲线低于生长参数曲线的 P_5 提示消瘦,超过生长参数曲线的 P_{85} 提示超重。

5. 头围 / 年龄曲线　头围生长曲线可动态观察儿童颅骨与大脑发育变化趋势;随年龄增长,2 岁前儿童的头围应与体重、身长发育平行,曲线在正常范围内呈上升趋势,若头围生长水平低于生长参数曲线的 P_3(正常范围以下),提示可能有小头畸形,超过生长参数曲线的 P_{97} 曲线(在正常范围以上),要警惕或颅内病变,如脑积水、肿瘤等。

生长曲线图是根据不同阶段体格发育指标绘制的图,在散居儿童保健中正确使用生长监测图,可以纵向了解个体儿童的生长发育情况,及时发现其生长偏离并给予指导。

六、体格生长评价内容

包括生长水平(growth level)、生长速度(growth velocity)及匀称程度(body proportion)三方面评价。对个体儿童体格生长评价时应按临床需要进行全面评估,生长水平是基本评估内容;群体儿童体格生长评价仅为生长水平。

1. 生长水平　将某一年龄时点所获得的某一项体格测量值(反映从受精到某个年龄阶段生长的总和)与标准值(参照值)比较,得到该儿童在同年龄同性别人群中所处的位置,即该儿童生长的现实水平。

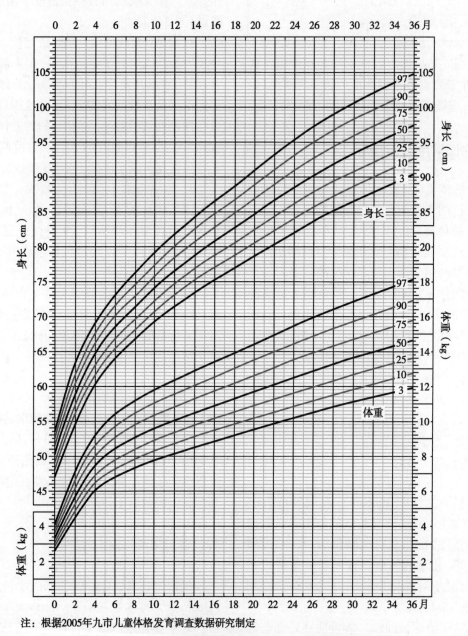

注：根据2005年九市儿童体格发育调查数据研究制定

图 2-3-2　中国 0~3 岁男童体重 / 年龄、身长 / 年龄曲线图

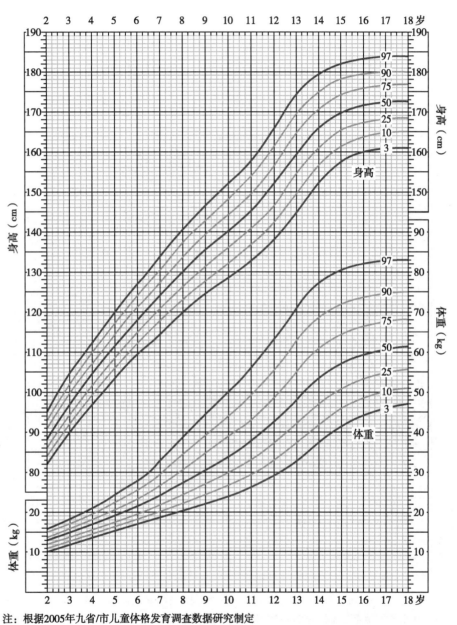

注：根据2005年九省/市儿童体格发育调查数据研究制定

图 2-3-3 中国 2~18 岁男童体重 / 年龄、身长 / 年龄曲线图

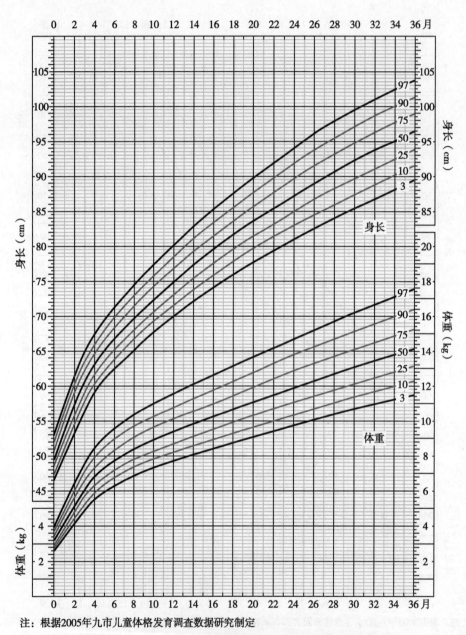

注：根据2005年九市儿童体格发育调查数据研究制定

图 2-3-4　中国 0~3 岁女童体重 / 年龄、身长 / 年龄曲线图

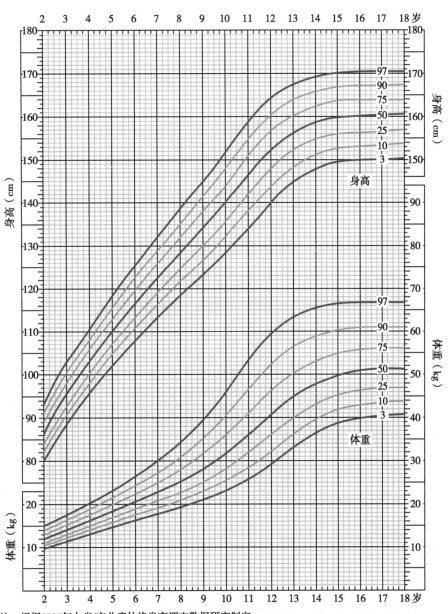

注：根据2005年九省/市儿童体格发育调查数据研究制定

图 2-3-5　中国 2~18 岁女童体重 / 年龄、身长 / 年龄曲线图

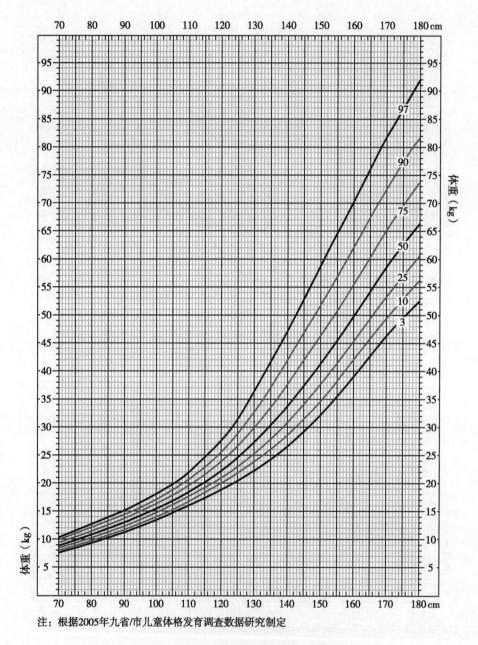

注：根据2005年九省/市儿童体格发育调查数据研究制定

图 2-3-6   中国 2~18 岁男童体重 / 身高曲线图

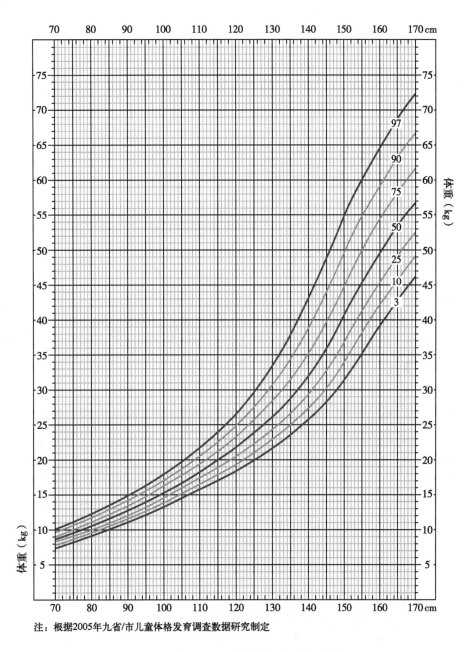

注：根据2005年九省/市儿童体格发育调查数据研究制定

图 2-3-7　中国 2~18 岁女童体重 / 身高曲线图

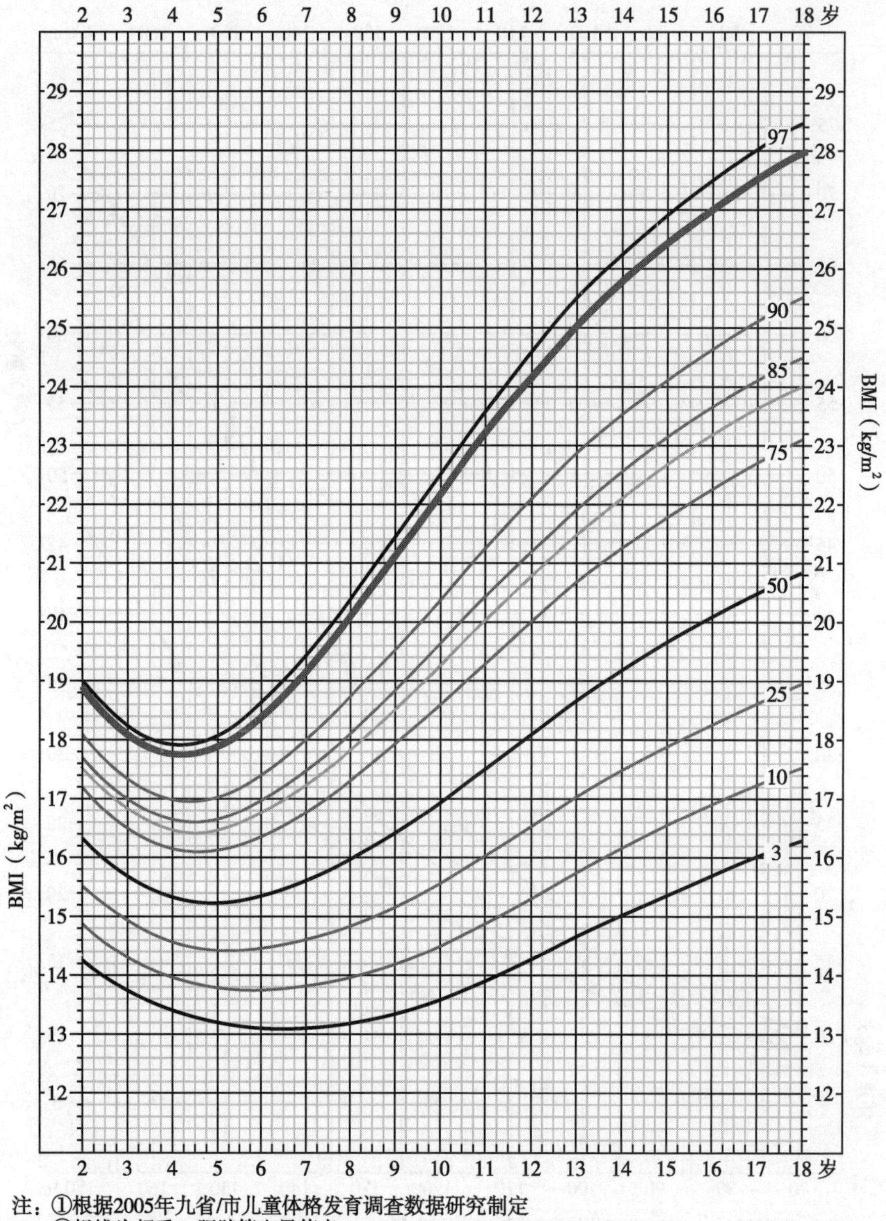

注：①根据2005年九省/市儿童体格发育调查数据研究制定
②粗线为超重、肥胖筛查界值点

图 2-3-8　中国 2~18 岁男童 BMI 百分位数曲线图

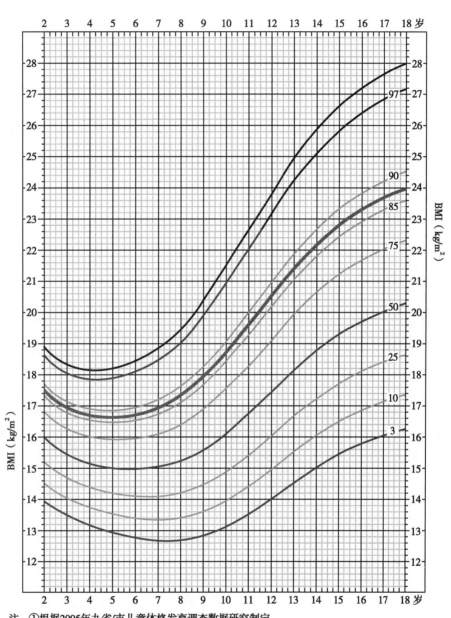

注：①根据2005年九省/市儿童体格发育调查数据研究制定
　　②粗线为超重、肥胖筛查界值点

图 2-3-9　中国 2~18 岁女童 BMI 百分位数曲线图

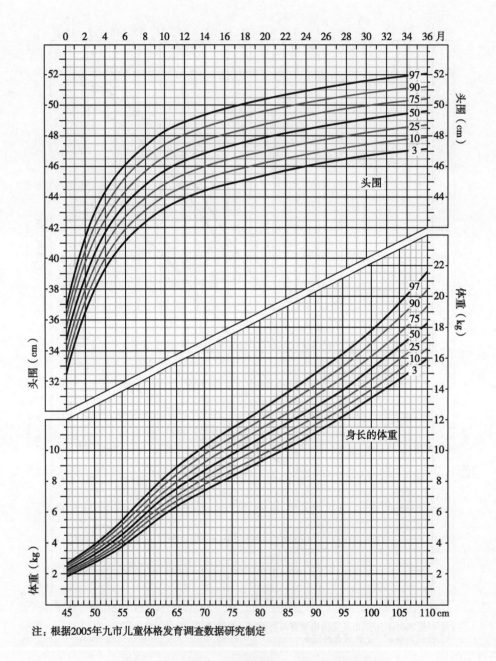

注：根据2005年九市儿童体格发育调查数据研究制定

图 2-3-10　中国 0~3 岁男童头围、身长的体重曲线图

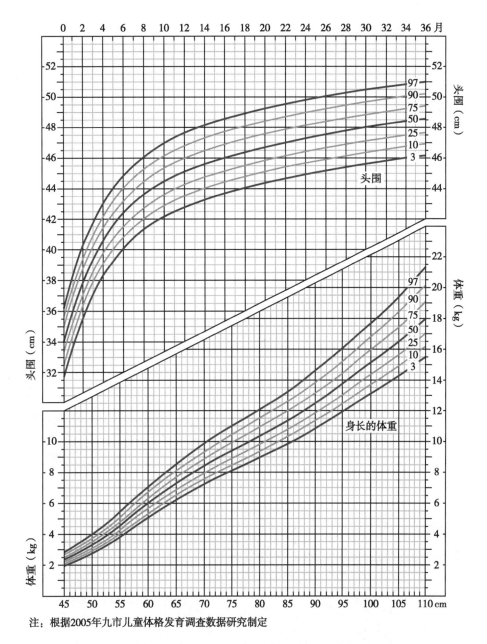

注：根据2005年九市儿童体格发育调查数据研究制定

图 2-3-11　中国 0~3 岁女童头围、身长的体重曲线图

生长水平为单项指标评估，生长水平评价简单易行、直观形象，可较准确地反映个体或群体儿童的体格生长水平，评价结果以等级表示；一次的生长水平评价不能反映儿童的生长变化过程或"轨道"。早产儿体格生长评估需矫正年龄后评估。

有些评估发育成熟度的指标也有生长水平的意义，如骨龄、齿龄、体重的年龄、身长（高）的年龄等；如一个 2 岁男童身高 76cm，身高发育水平<P_3（82.05cm），等级评估为下等（异常）；或身高的发育年龄相当于 1 岁（1 年 /76cm）。

2. 生长速度　即对某一单项体格生长指标进行定期连续测量（纵向调查）所获得的该项指标在某一时间段中的增长值为该项指标的生长速度（如cm/ 年）；如出生时身长为 50cm，1 岁时为 75cm，第一年身长的生长速度是 25cm/ 年（y）；儿童期不同年龄阶段生长速度不相同，定期连续的生长测量值可计算儿童生长速度，间隔时间可以是月、年。

儿童定期连续测量获得的生长数据在生长曲线上为生长趋势，如采用体重、身长（高）、头围生长曲线可较直观发现个体儿童生长速度的变化，但无具体数据;如生长曲线上某儿童定期测量值各点均在同一等级线,或在 2 条主百分位数线内波动说明儿童生长正常;向上或向下超过 2 条主百分位数线,或连续 2 次点使曲线变平或下降提示儿童生长出现异常现象。临床上将生长速度计算值与参照人群相应的生长速度值比较,可判断个体儿童在一段时间内生长的趋势,以正常、下降(增长不足)、缓慢、加速等表示即可。

3. 匀称度　为体格发育的综合评价指标,儿童体格生长发育过程各项体格生长指标间存在一定的联系,可用回归分析方法研究部分体格生长指标的相互关系。

(1)体型匀称:实际工作中采用体重 / 身高与体重指数(body mass index,BMI)表示体型(形态)发育的比例关系,即代表一定身高的相应体重增长范围。体重 / 身高实际测量与参照人群值比较,结果以等级评估。BMI 以 $P_5 \sim P_{95}$ 为正常范围。体型匀称度表示人体各部分之间的比例和相互关系,判断儿童营养状况、体型。

(2)身材匀称:以坐高(顶臀高) / 身高(长)的比值(sitting heigh/height ratio,SH/H)或躯干 / 下肢比值(trunk-leg ratio)从婴儿的 0.68 逐渐下降至青少年的 0.52,提示青春期前下肢较躯干生长快,SH/H 与身高有显著的负相关关系(图 2-3-13)。

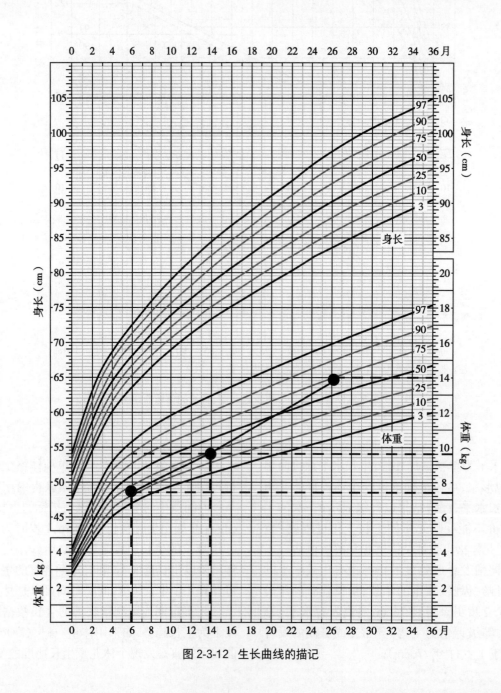

图 2-3-12　生长曲线的描记

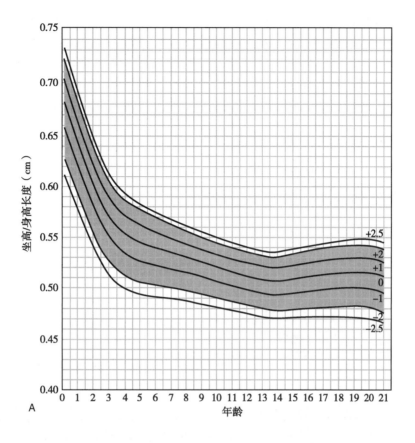

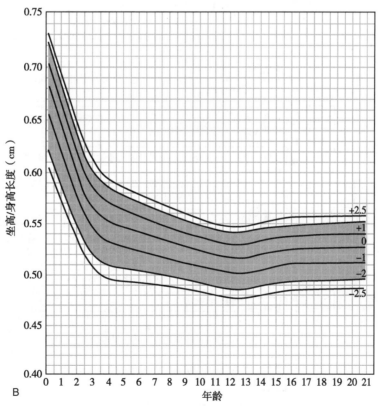

图 2-3-13 丹麦儿童、青少年坐高／身高生长曲线$(\overline{X} \pm S)$
A. 男童；B. 女童。

2005年荷兰儿科教授Fredriks研制0~21岁儿童、青少年坐高、身高测量值获得以标准差表示的坐高/身高生长曲线用以评估身材匀称状况,正常范围为+2.5S~-2.2S(图2-3-7)。临床上,可按实际测量坐高、身高的测量值计算比值与参照人群值坐高、身高的比值比较,实际比值≤参照人群值为身材匀称,实际比值>参照人群值为不匀称。评估身材匀称的最重要问题是坐高与身长的测量,易出现误差,影响结果的判断。身材匀称的评价结果可帮助诊断内分泌及骨骼发育异常疾病。

儿童体格生长评价是一个比较复杂的临床问题。儿童体格生长状况与疾病有关,如遗传代谢、内分泌、营养及炎症慢性重要脏器疾病。体格生长评估有助临床筛查营养性疾病、与遗传或内分泌有关的身材异常(矮小、超高)、与头围发育有关的神经系统疾病。按2015年《中华儿科杂志》发表的中华医学会儿科学分会儿童保健学组的《中国儿童体格生长评价建议》中建议的评估流程包括:体格生长测量→采用参数生长水平评估→发现高危儿童→生长速度与匀称状况评估+临床资料(病史、体格检查)→初步诊断→选择实验室方法或转诊。

七、体格生长评估流程

体格生长评估流程,见图2-3-14。

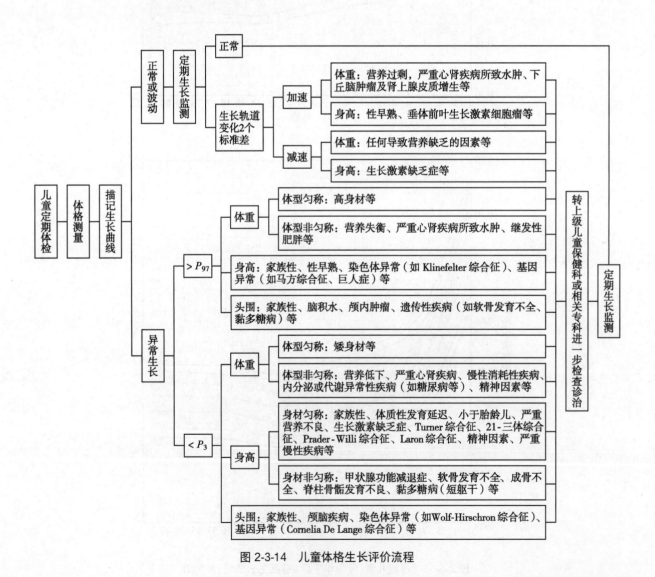

图 2-3-14　儿童体格生长评价流程

（钱红艳,钟燕）

【专家点评】

　　生长发育是儿童最基本的特征,掌握儿童各阶段生长发育的规律非常重要。正确评价儿童生长发育,及早发现生长发育偏离,给予适当的指导与干预,对促进儿童的健康成长十分重要。正确评价儿童体格生长状况,必须注意采用准确的测量用具及统一的测量方法,定期纵向观察。儿童生长存在个体差异,也有阶段性波动,不要追求生长指标的高值,平稳生长是最佳的生长模式。

第四节　儿童心理发育的评估

　　心理发展是儿童生长发育过程中非常重要的方面,随着儿童神经系统的发育,脑的形态发育和结构功能的逐渐成熟,儿童的神经心理行为和认知能力逐步发展。儿童神经心理发育评定是对其感知、运动、语言、情绪和社会交往等各种能力进行评定,以判断其发展水平,及时筛查出发育偏离儿童,予以早期干预和康复。

一、儿童正常心理行为发育进程

　　儿童正常心理行为发育进程,见表2-4-1。

表 2-4-1　儿童正常心理行为发育进程

年龄阶段	发育进程				
	感知觉发育	大运动发育	精细动作发育	语言发育	个人-社会能力发育
新生儿	瞳孔对光反射、听力发育	踏步反射、立足反射、拥抱反射			注视、听、愉快表情
1~2个月	出现头眼协调	竖头片刻		大人逗引发"啊"	
2~3个月		踏步反射消失	一只手触另一只手		认识父母
3~4个月	头随物体水平转动180°,头可转向声源	颈紧张反射消失、抬头	用手一把抓握物体		大笑
4~5个月		拥抱反射、觅食反射、吸吮反射消失	以指掌握物	咿呀学语	
5~6个月		握持反射消失、翻身	大拇指参与握物		
6~7个月		双手向前撑坐	持物到中线	"ma-ma""ba-ba"	认生
7~8个月	喜欢红色、头眼协调转向声源并注视	独坐较稳	用拇指和其余4指抓物		
8~9个月		用双上肢向前爬;扶站片刻			
9~10个月			拇、示指抓物,喜欢撕纸		喜照镜子
10~12个月		独站片刻		"爸爸""妈妈"	
12~18个月	区别形状	独走	用匙,用蜡笔乱涂		指、说出要的东西

续表

年龄阶段	发育进程				
	感知觉发育	大运动发育	精细动作发育	语言发育	个人 - 社会能力发育
18~24 个月		会跑	搭 2~3 块积木	有目的说再见	成人在附近时独自玩耍
24~30 个月		单足站立,原地跳;扔球	搭 6~7 块积木	说 3 个字的句子	自我进食、如厕、学习
30~36 个月		上下楼梯		知道颜色	收拾玩具
3 岁		自己吃饭好,骑三轮车		900 字词汇,唱简单的歌	玩简单游戏、建立生活规律
4 岁		手举过肩扔球,跳远		连续重复几个数字	穿脱衣服和鞋子
5 岁		跳绳,唱歌、跳舞较好		重复十个或以上音节的句子	喜欢扮演角色游戏、帮助成人做简单家务
6 岁		身体平衡有改善,手脚仍轻度不灵活		理解左右,读简单的句子	控制冲动、用语言表达情绪

二、心理行为发育评估

(一) 早期识别

1. 了解母孕期情况及儿童出生时情况　儿童生长发育史;儿童认知能力(运动、语言、交往及适应能力等),行为能力(进食行为、排便控制、睡眠节律等),情感发育情况;既往喂养、患病、生活环境;家族史(遗传病史、父母身心健康状况及人格特点、家庭结构等),儿童在家中、幼儿园、学校的表现及教师的反馈等。

2. 发现可疑或异常表现　婴儿早期表现过多的睡眠,不易唤醒;3 月龄不会微笑;哭声异常,表现为哭声无力或发直,有时为尖叫;吸吮能力差,6、7 月龄仍不会咀嚼或吞咽困难;姿势异常,表现为 3 月龄后双手仍为握拳状,"注视手"的动作 6 月龄后仍不消失,经常头向后仰,8、9 月龄时仍不能坐稳,站立时脚尖着地;对周围不关心,不与人对视,对声音无反应,不与小朋友玩耍,情绪异常等。

(二) 心理发育行为测试

判断儿童是否有心理行为问题,需遵循三个原则:①行为表现是否与年龄、性别和环境一致;②行为表现是经常反复出现还是偶尔出现;③行为表现是否影响儿童的生长发育、心理及社会适应,如造成躯体疾病、意外伤害(自伤或伤害别人)、社交困难和适应困难。

心理发育行为测试可选用心理测试量表进行,发育量表的测定可分为筛查性和诊断性。筛查方法较为快速而简便,可在基层单位进行。筛查出可疑或异常的应转诊至开展诊断性测试的上级机构进一步确诊。注意量表的测试结果仅反映儿童当时的情况,不能代表其永久不变的智能水平。对于筛查阳性的儿童应进行初步诊断和初步干预。对于诊断、干预有困难的基层单位,筛查后可向有条件的医院进行转诊。

1. 心理测试的定义　儿童神经心理发育的水平是表现在感知、运动、语言和心理等发育过程中的各种能力,对这些能力的评价称为心理测试。通常心理测试是在一种标准情景下进行的,其施测和评分有严格的规则,所以也叫标准化测验。

2. 心理测试的分类(表 2-4-2)

(1)两类法

1)能力测试:筛查性测试:DDST、绘人测验、图片词汇测验;诊断性测试:Gesell 发育量表、贝利婴儿发展量表、斯坦福 - 比奈智力量表、韦氏学前儿童 / 儿童智力量表。

2)适应性行为测试:儿童适应行为评定量表、婴儿初中学生社会生活能力量表。

(2)按测试的功能分 5 类:发展量表、智力量表、成就测验、人格测验、神经心理测验。

表 2-4-2 心理测验的分类

分类	测验名称	适用年龄	我国应用情况
发展量表	丹佛发展筛查测验	2 月龄至 6 岁	我国修订,区域常模
	格塞尔发展诊断量表	4 周至 6 岁	我国修订,区域常模
	贝利婴儿发展量表	2 月龄至 2 岁半	我国修订,全国常模
智力测验	韦氏学前儿童智力量表	4~6 岁半	我国修订,全国常模
	韦氏儿童智力量表	6~16 岁半	我国修订,全国常模
	斯坦福 - 比奈智力量表	2 岁至成人	无我国常模
	麦卡锡儿童智能量表	2 岁半至 8 岁半	我国修订,全国常模
	瑞文渐进模型测验	5~16 岁	我国修订,全国常模
	图片词汇测验	4~8 岁	我国修订,区域常模
	绘人测验	4~12 岁	我国修订,区域常模
	智力测验 40 项	7~14 岁	我国修订,区域常模
	中小学团体智力筛选测验	小学 3 年级至高中 2 年级	我国修订,区域常模
	儿童适应行为评定量表	3~12 岁	我国修订,全国常模
	婴儿初中学生社会生活能力量表	6 月龄至 14 岁	我国修订,全国常模
	儿童社会适应行为评定量表	3~7 岁	我国修订,区域常模
成就测验	广泛成就测验	5 岁至成人	无我国常模
人格测验	明尼苏达多项人格问卷	14 岁至成人	我国修订,全国常模
	艾森克个性问卷	7 岁至成人	我国修订,全国常模
	洛夏测验	5 岁至成人	我国修订,全国常模
	儿童统觉测验	4 岁至成人	无我国常模
神经心理测验	HR 神经心理成套测验	9 岁至成人	我国修订,全国常模
	鲁利亚神经心理成套测验	8 岁至成人	我国修订,区域常模
	Bender 格式塔测验	5 岁至成人	我国修订,区域常模
	Benton 视觉保持测验	5 岁至成人	我国修订,区域常模
	快速神经心理甄别测验	7~15 岁	无我国常模

(三)常用心理测验简介

1. 贝利婴儿发展量表(BSID)

(1)目的:评估婴幼儿的认知功能、运动及社会技能发展水平,确定偏离正常水平的程度,诊断发展迟滞,并帮助制订相应的早期干预措施。

(2)适用年龄:2~30 个月。

(3)测试时间:45 分钟。

(4)测试内容

1)心理量表(163 个项目):测查知觉的敏锐性和准确性、记忆能力、语言发展、初步解决问题的能力。

2)运动量表(81 个项目):测查身体的粗大运动、手的精细运动及动作的协调性。

3)婴儿行为记录(30 个项目):测查婴幼儿的社会化、注意持久性、个人取向、情绪发展、兴趣、合作性行为。

2. 格塞尔(Gesell)发展诊断量表

(1)目的:用于婴幼儿心理发展的诊断。

(2)适用年龄:4 周至 6 岁。

(3)测试时间:60 分钟左右。

(4)测试内容

1)适应行为:测查对物体和背景的精细感知觉及手眼协调能力。

2)大运动:测查对身体的粗大运动控制能力。

3)精细运动行为:测查手指的抓握和操纵物

体的能力。

4）语言行为：测查语言表达及理解简单问题能力。

5）个人 - 社交行为：测查对居住的社会文化环境的反应。

DQ 分级：正常　　　　>85

边缘水平　　76~85

轻度低下　　52~75

中度低下　　36~51

重度低下　　20~35

极重度低下　<20

3. 丹佛发育筛查测验（DDST）

（1）目的：早期发现哪些儿童有发育迟滞或异常的高度可能性。

（2）适用年龄：2 个月至 6 岁。

（3）测试时间：10 分钟。

（4）测试内容

1）个人 - 社交技能：测查早期社会交往及自助行为。

2）精细运动：测查手操作及手眼协调等。

3）粗大运动：测查坐、立、走、跑、跳等身体粗大运动控制能力。

4）语言：测查语言理解及表达能力。

4. 中国韦氏儿童 / 幼儿智力量表（C-WISC/C-WYCSI）

（1）目的：用于智力评估和智力低下儿童诊断的主要方法。

（2）适用年龄：中国韦氏儿童智力量表：6 岁半 ~16 岁 11 月龄；

中国韦氏幼儿智力量表：4 岁 ~6 岁 9 月龄。

（3）测试时间：90 分钟左右。

（4）测试内容：见表 2-4-3。

IQ 分级：极超常　　　　>130

超常　　　　120~129

高于平常　　110~119

平常　　　　90~109

低于平常　　80~89

边界　　　　70~79

轻度缺损　　69~55

中度缺损　　54~40

重度缺损　　39~25

极重度缺损　<25

5. 瑞文渐进模型测验（RPM）

（1）目的：评估受试者的非言语智力功能。

表 2-4-3　中国韦氏儿童 / 幼儿智力量表

测验项目		中国韦氏儿童智力量表	中国韦氏幼儿智力量表
言语量表		知识测验	知识测验
		领悟测验	领悟测验
		算术测验	算术测验
		分类测验	图片概括
		词汇测验	图片词汇测验
		背数测验	
操作量表		积木图案测验	积木图案测验
		填图测验	填图测验
		译码测验	动物下蛋
		图片排列测验	视觉分析测验
		拼物测验	迷津
			几何图形测验

（2）适用年龄：5~16 岁。

（3）测试时间：20 分钟。

（4）测试内容：系列图案组成，每幅图案缺少某一部分，要求受试者在 8 个或 6 个类似的备选图中选择一个填补所缺少的部分。

6. 儿童适应行为评定量表

（1）目的：评估儿童适应行为发展水平，协助诊断或筛选智力低下儿童，以及帮助制订智力低下儿童特殊训练计划。

（2）适用年龄：3~12 岁。

（3）测试时间：30 分钟。

（4）测试内容

1）独立功能因子（感觉运动、生活自理、劳动技能、经济活动）。

2）认知功能因子（语言发展、时空定向）。

3）社会 / 自制因子（个人取向、社会责任）。

7. 艾森克个性问卷（EPQ）

（1）目的：测查儿童的人格特征。

（2）适用年龄：7 岁至成人。

（3）测试时间：30 分钟。

（4）测试内容

1）神经质纬度。

2）内 - 外向纬度。

3）精神质纬度。

4）掩饰纬度。

（四）心理测试的注意事项

1. 心理测验环境要求安静、照明充足、室内陈设要简单。

2. 测验者人格应健全,应具有与儿童心理评估有关的背景知识,特别是对儿童生长发育和心理发展方面知识有全面深入的了解;须经过严格的心理学训练,充分掌握测验方法。

3. 受测者应处于身体、精神良好的状态。

4. 与受测者建立友好信任的关系。例如,年幼的儿童在陌生场合或与父母分离会产生焦虑,可能抑制测验的反应,通过让儿童慢慢熟悉环境或采用游戏的方式进行测验,以增加儿童的兴趣,减轻焦虑。学龄儿童更关心测验时回答的正确与否,关注父母对其测验结果的反应,可在测验前将测验的目的、意义告诉家长,请父母离开测验室,测验中采取中性态度。青少年开始关心自己的隐私是否受到侵犯,在测验中会抱怨父母或其他权威,同时担心测验成绩会对其将来的前途产生影响,可与他就关心的问题直接交流,减少他的顾虑,保证测验顺利进行。

5. 结果解释。心理测验和其他实验方法一样会有误差,解释结果时应加以考虑,并结合其他临床资料(表 2-4-4)。

表 2-4-4 常用儿童神经心理评估方法及用途

测验名称	适应年龄	我国应用情况
发育量表		
丹佛发育筛查测验(DDST)	2 个月至 6 岁	我国修订,全国常模
儿童智能筛查测验量表(DST)*	0~6 岁	我国修订,全国常模
格塞尔发育诊断量表	4 周至 6 岁	我国修订,区域常模
贝利婴儿发育量表	2 个月至 2.5 岁	我国修订,全国常模
0~6 岁神经发育量表	0~6 岁	我国编制,全国常模
智力测验		
韦氏学前儿童智力量表(WPPSI)	4~6.5 岁	我国修订,全国常模
韦氏儿童智力量表(WISC)	6~16 岁	我国修订,全国常模
麦卡锡儿童智能量表(MSCA)	2.5~8.5 岁	我国修订,全国常模
瑞文渐进模型测验(RPM)*	5~16 岁	我国修订,全国常模
图片词汇测验(PPVT)*	4~8 岁	我国修订,区域常模
绘人测验*	4~12 岁	我国修订,区域常模
学前儿童 50 项智力测验*	4~7 岁	我国修订,区域常模
中国比内智能量表	2.5~18 岁	我国修订,全国常模
希 - 内学习能力测验	3~17 岁	我国修订,区域常模
适应行为量表		
儿童适应行为评定量表	3~12 岁	我国修订,全国常模
婴儿~初中学生社会生活能力量表	6 个月至 14 岁	我国修订,全国常模
其他量表		
Achenbach 儿童行为量表(CBCL)*	4~16 岁	我国修订,全国常模
Rutter 儿童行为量表*	学龄儿童	我国修订,全国常模
Conner 儿童行为量表*	学龄儿童	我国修订,全国常模
中国婴儿气质量表(CITS)	4~8 个月	我国修订,全国常模
中国幼儿、学龄前儿童、学龄儿童气质量表(CTTS、CPTS、CSTS)	1~12 岁	我国修订,全国常模
艾森克儿童个性问卷(RPQ)	7~16 岁	我国修订,全国常模
幼儿社会情绪评价量表(CITSEA)	2~3 岁	我国修订,全国常模
儿童抑郁障碍自评量表(DSRSC)*	8~16 岁	我国修订,全国常模
儿童焦虑情绪障碍筛查量表(SCARED)*	9~18 岁	我国修订,全国常模

续表

测验名称	适应年龄	我国应用情况
症状量表		
孤独症筛查量表（M-CHAT）		
孤独症儿童行为检查量表（ABC）*		我国修订,全国常模
克氏孤独症行为量表		我国修订,全国常模
儿童孤独症评估量表（CARS）*		我国修订,全国常模
Conner 简明症状问卷*		我国修订,全国常模
学习障碍筛查量表（PRS）*		

注:* 为筛查量表。

（苏林雁,钟燕）

【专家点评】

1. 只有掌握了正常儿童神经心理发育的进程,才能有效识别发育偏离。

2. 评估儿童心理发育的过程中,一定要结合生长发育史及体格检查综合判断。

3. 正确解释心理测试的结果,对可疑或异常的儿童及时干预,并动态观察。

4. 心理测试的结果只反映所测试儿童当时的表现,并且与儿童的状态有关,因此,测试不要选择儿童饥饿、睡眠不足或急性疾病时进行。

5. 任何一种评定都有其目的性和适应范围,选用某种评定需要认真取舍,并需经过专门训练的专业人员进行操作,不可盲目滥用。

第三章

儿童营养

第一节　儿童基础营养

儿童营养指小儿摄取体外物质,供给能量和各种营养素以保证机体维持生命,维持生命的生理活动,组织增生、损伤及消耗的修补,满足生长发育的营养需求。

一、儿童的能量代谢特点

能量是营养的基础,机体通过碳水化合物、脂肪、蛋白质氧化代谢的过程释放能量,以满足机体各项生理功能的耗能需求;儿童的能量代谢除了满足基础代谢、活动消耗、食物的热力作用、排泄消耗外,还需满足儿童的生长发育所需。能量不足,各种生理活动功能受阻,可使营养素无法发挥营养作用。

二、儿童营养素的需求

(一)宏量营养素

1. 蛋白质　是构成人体组织细胞的基本物质,是体液、酶和激素的重要组成部分,参与体液渗透压调控,与各种生命功能及活动息息相关。蛋白质供能约占总能量的 8%~15%。

蛋白质由 20 种基本氨基酸组成,亮氨酸、异亮氨酸、缬氨酸、苏氨酸、蛋氨酸、苯丙氨酸、色氨酸、赖氨酸、组氨酸等 9 种氨基酸为人体必需的氨基酸,4 月龄内婴儿肝脏内半胱氨酸亚磺酸脱羧酶发育不成熟,不能合成牛磺酸,故婴儿期还需要外源性提供一些婴儿期条件性必需的氨基酸,如牛磺酸、半胱氨酸、酪氨酸、精氨酸等。提供的各种必需氨基酸在相互比例上合适且在同一时间段提供才能达到最高的利用率,从而提高蛋白质的生理价值。乳类、蛋类蛋白质所含各种氨基酸配比具有最适合构成人体蛋白质的氨基酸模式,能完全为人体所利用,生理价值高。

婴儿期及儿童快速生长期较快,按每公斤体重的蛋白质的需求量较成人高,蛋白质长期摄入不足或过多均影响碳水化合物和脂肪的代谢,导致生长发育迟滞、组织功能异常,甚至危及生命(表 3-1-1,表 3-1-2)。

表 3-1-1　建议的氨基酸需要量模式与蛋白质的模式比较(mg/g 蛋白质)

氨基酸	建议需要量			FAO 提出模式	比值	食物模式					
	婴儿	儿童	成人			母乳	比值	牛奶	比值	全蛋	比值
组氨酸	14	/	/	/	/	26	/	27	/	22	/
异亮氨酸	35	37	18	40	3	46	2.4	47	3.4	54	3.2
亮氨酸	80	56	25	70	2.4	93	5.5	95	6.8	86	5.1
赖氨酸	52	75	22	55	3	66	3.0	78	5.6	70	4.1
蛋氨酸 + 胱氨酸*	29	34	24	35	3	42	2.5	33	2.4	57	3.4
苯丙氨酸 + 酪氨酸*	63	34	25	60	4	72	4.2	102	7.3	93	5.5

续表

氨基酸	建议需要量			FAO 提出模式	比值	食物模式					
	婴儿	儿童	成人			母乳	比值	牛奶	比值	全蛋	比值
苏氨酸	44	44	13	40	2	43	2.5	44	3.1	47	2.8
色氨酸	8.5	4.6	6.5	10	1	17	1.0	14	1.0	17	1.0
缬氨酸	47	41	18	50	3	55	3.2	64	4.6	66	3.9

* 胱氨酸及酪氨酸量按母乳中蛋氨酸 / 胱氨酸及苯丙氨酸 / 酪氨酸比值估算。

表 3-1-2　儿童、青少年蛋白质的参考摄入量

年龄（岁）	FDCAAS 法				代谢体重法				修订值（g/d）			
	男		女		男		女		男		女	
	EAR	RNI	EAR	RNI	EAR	RNI	EAR	RNI	EAR	RNI	EAR	RNI
1~	15	20	15	20	20	25	20	25	20	25	20	25
2~	15	25	15	25	25	30	20	25	20	25	20	25
3~	15	25	15	25	25	30	25	30	25	30	25	30
4~	15	30	15	30	25	30	25	30	25	30	25	30
5~	20	30	20	30	25	35	25	30	25	30	25	30
6~	20	35	20	35	30	35	25	35	25	35	25	35
7~	25	35	25	35	35	40	30	40	30	40	30	40
8~	30	40	30	40	35	45	30	40	30	40	30	40
9~	35	45	30	45	40	50	35	45	40	45	40	45
10~	40	50	35	50	40	50	40	50	40	50	40	50
11~	40	50	40	50	45	55	40	50	45	55	40	50
12~	45	55	45	55	50	60	45	60	50	60	45	55
13~	50	65	45	60	55	65	50	60	55	65	50	60
14~	55	70	50	60	60	70	45	60	60	70	50	60
15~	60	70	50	50	60	75	45	55	60	75	50	60
16~	60	75	50	50	60	75	45	55	60	75	50	60
17~	60	75	50	60	65	80	45	60	60	75	50	60

引自：中国营养学会 . 中国居民膳食营养素参考摄入量：2013 版 . 北京：科学出版社，2014：109-110.

2. 脂类　包括脂肪与类脂。脂肪由甘油和脂肪酸组成三酰甘油酯，脂肪酸包括饱和脂肪酸、单不饱和脂肪酸、多不饱和脂肪酸，人体可合成饱和脂肪酸、单不饱和脂肪酸，不能合成必需脂肪酸 n-3 系（亚麻酸）、n-6 系（亚油酸）；类脂包括磷脂、糖脂、脂蛋白、类固醇。脂类是人体能量主要来源和储存形式，1g 脂肪体内产能是碳水化合物、蛋白质产能的 2 倍，婴幼儿生长发育快，胃容量小，脂肪提供能量需求非常重要；脂肪除了供给能量，还具有构成人体重要组织、促进脂溶性维生素吸收、维持体温、保护体内脏器起固定、缓冲外界冲击力、提供人体必需脂肪酸的作用（表 3-1-3）。

3. 碳水化合物　由碳、氢、氧三种元素组成，是自然界最丰富的能量物质；主要以葡萄糖、糖原和含糖的复合物形式存在，也称糖类，是人类膳食能量的主要来源。主要生理功能包括供给能量、构成组织结构及生理活性物质、调节血糖、节约蛋白质等。碳水化合物提供合适比例的能量来源非常重要，高于 80% 或低于 40% 的碳水化合物产能都不利于健康。6 月龄内婴儿碳水化合物来源主要是乳糖、蔗糖、淀粉。

表 3-1-3 儿童和青少年、成人膳食脂肪及脂肪酸参考摄入量

年龄(岁)	总脂肪	SFA		n-6 PUFA		n-3 PUFA		
	AMDR (%E)	U-AMDR (%E)	LA AI (%E)	AMDR (%E)	ALA AI (%E)	AMDR (%E)	EPA+DHA	
							AI (mg)	AMDR (g)
0~	48(AI)	—	7.3(ARA 150mg)	—	0.87	—	100(DHA)	—
0.5~	40(AI)	—	6.0	—	0.66	—	100(DHA)	—
1~	35(AI)	—	4.0	—	0.60	—	100(DHA)	—
4~	20~30	<8	4.0	—	0.60	—	—	—
7~	20~30	<8	4.0	—	0.60	—	—	—
18~	20~30	<10	4.0	2.5~9.0	0.60	0.5~2.0	—	0.25~2.0

注:AMDR.宏量营养素可接受范围;U-AMDR.宏量营养素可接受范围上限;SFA.饱和脂肪酸;PUFA.多不饱和脂肪酸;ARA.花生四烯酸;LA.脂肪酸;ALA.α-亚麻酸;EPA.二十碳五烯酸;DHA.二十二碳六烯酸;AI.适宜摄入量;%E 代表占总能量的百分数。

引自:中国营养学会.中国居民膳食营养素参考摄入量:2013 版.北京:科学出版社,2014:136.

【关键点】

1. 儿童生长发育迅速,所需蛋白质量相对较多;尤其是婴儿优质蛋白质需要量较成人高,人乳和婴儿配方乳中含有所有的必需氨基酸,包括半胱氨酸、酪氨酸、精氨酸;4~6 月龄婴儿在乳量充足的情况下,不必额外增加蛋白质的摄入。

2. 合理的碳水化合物产能比例非常重要。

3. 蛋白质、脂肪、碳水化合物分别约占总能量 8%~15%、35% 及 50%。

(二)微量营养素

1. 维生素 指机体不能合成、存在于食物中、有生物活性、参与人体新陈代谢、维持人体正常生理功能所必需的一类有机物质;其需要量甚微,既不参与身体构成,也不能供能,但具有多种特殊生理功能。

(1)脂溶性维生素:包括维生素 A、维生素 D、维生素 E、维生素 K,可溶于脂肪或脂肪溶剂,在体内可储存,过量可中毒。主要作用机制是改变复合分子及细胞膜的结构,是高度分化组织的发育所必需的。具有共同特点:分子特异性不高,均有前体;高度疏水;不用进行化学修饰即可被机体利用。

1)维生素 A:指视黄醇及衍生物,主要功能是维持视觉、上皮细胞完整、调节糖蛋白合成和细胞分化。缺乏可引起皮肤干燥、毛囊角化、毛发干枯等皮肤黏膜改变,角膜软化、夜盲等眼部症状,干扰肝脏储存铁利用,造成儿童贫血;生长发育迟缓;亚临床型的维生素 A 缺乏则在出现以上症状前,就已对人体免疫功能造成损害,使感染性疾病易感性上升,显著增加儿童患病率和死亡率。维生素 A 主要来源于肝、乳类、奶油、鱼肝油、鸡蛋等动物性食物;绿叶蔬菜以及黄色或橙色水果和蔬菜中富含各种 β-胡萝卜素,可在体内转变为维生素 A;强化维生素 A 和 β-胡萝卜素的食品也提供部分维生素 A。

2)维生素 D:为一组固醇衍生物,属前激素,已知的维生素 D 至少有 10 种,但以维生素 D_2(麦角骨化醇)、维生素 D_3(胆骨化醇)最重要;维生素 D 活性形式 1,25-$(OH)_2$D 具有激素样作用;主要功能是维持人体内钙的代谢平衡及骨骼形成,通过调节钙磷代谢,促进肠道对钙的吸收,维持血液钙浓度,有利骨骼矿化。主要来源于鱼肝油、肝、蛋

黄、皮肤日光合成等。

维生素 D 缺乏性佝偻病是由于维生素 D 缺乏,引起体内钙磷代谢异常,导致生长期骨组织矿化不全,产生以骨骼病变为特征的全身慢性营养性疾病,也是维生素 D 缺乏的最严重阶段。维生素 D 缺乏还与人体免疫功能异常、心血管疾病、代谢性疾病、自身免疫性疾病、肿瘤等密切相关。

WHO 及中国营养学会对儿童维生素 D 的膳食推荐摄入量见表 3-1-4。

3)维生素 K:又叫凝血维生素,肝脏利用维生素 K 合成凝血酶原,是四种凝血蛋白在肝脏内合成必不可少的物质,包括维生素 K_1、维生素 K_2、维生素 K_3、维生素 K_4 等几种形式,其中维生素 K_1、维生素 K_2 是天然存在的,具有防止新生婴儿出血疾病、预防内出血、促进血液正常凝固等生理作用;肠道细菌合成维生素 K_2,食物中来源主要是维生素 K_1,在绿叶蔬菜中含量高,其次是奶及肉类,水果及谷类中含量低。

表 3-1-4 儿童、青少年脂溶性维生素参考摄入量

年龄(岁)	维生素 A(μgRAE/d)		维生素 D(μg/d)		维生素 E(mgα-TE/d)		维生素 K (μg/d)
	RNI	UL*	RNI	UL	AI	UL	AI
0~	300(AI)	600	10(AI)	20	3	—	2
0.5~	350(AI)	600	10(AI)	20	4	—	10
1~	310	700	10	20	6	150	30
4~	360	900	10	30	7	200	40
7~	500	1 500	10	45	9	350	50
11~	670(630)	2 100	10	50	13	500	70
14~	820(630)	2 700	10	50	14	600	75

注:UL* 不包括来自膳食维生素 A 原类胡萝卜素的 RAE(retinol activity equivalents,视黄醇活性当量);表中括号内数值为女童参考摄入量。

引自:中国营养学会. 中国居民膳食营养素参考摄入量:2013 版. 北京:科学出版社,2014:28.

(2)水溶性维生素:主要参与辅酶的形成,除碳、氢、氧外,还常含有氮、硫、钴等元素;易溶于水,多余部分可迅速从尿中排泄,不易储存,需每日供给;缺乏后迅速出现症状,过量不易发生中毒。

1)维生素 B 族:公认的有 9 种,在体内糖、脂肪、蛋白质代谢中有重要的辅酶作用,摄入后在体内停留的时间只有数小时,故必须每天摄入。

维生素 B_1:又称硫胺素,参与能量代谢,尤其是碳水化合物代谢,是氧化脱羧酶系统的辅酶成分。需要量取决于能量代谢。

维生素 B_2:又称核黄素,是人体很多重要酶的组成成分,参与体内细胞呼吸的氧化还原过程及糖类中间代谢。

维生素 B_3:又称烟酸,乳类中含量丰富,肉类、肝脏、花生、酵母中也较多,也可体内合成;是体内脱氢酶的辅酶 I、II 的重要组成部分。

维生素 B_5:又称泛酸,参与蛋白质、脂肪、碳水化合物的代谢,缺乏时可引起机体代谢障碍。

维生素 B_6:包括吡哆醛、吡哆醇、吡多胺,参与脂肪、碳水化合物代谢,红细胞合成,也是蛋白质代谢的重要辅酶。

维生素 B_7:又称生物素,参与脂肪、蛋白质代谢,是合成维生素 C 的必要物质。

维生素 B_9:又称叶酸,参与合成嘌呤和胸腺嘧啶,是人体细胞生长和繁殖所必需的物质。与维生素 B_{12} 共同促进红细胞的生成与成熟。胎儿期缺乏引起神经管畸形,在绿叶蔬菜、肝、肾、酵母中较丰富。

维生素 B_{12}:又称钴胺素,以辅酶的形式参与机体生化反应,缺乏时可致巨幼红细胞性贫血。

2)维生素 C:是人体重要的水溶性抗氧化营养素之一,在体内参与神经递质的合成、类固醇的羟

化、氨基酸的代谢、抗体及红细胞的生成等；主要来源于水果和蔬菜。日常饮食中缺乏维生素 C，可导致坏血病的发生。

2. 矿物质　矿物质来源于食物，包括无机盐和微量元素，需要量最多的无机盐是钙、磷、镁，最容易缺乏的微量元素是铁、碘、锌，推荐量多采用适宜摄入量（appropriate intake，AI）表示。

重要矿物质 AI：

1）钙：以人乳为基础计算推荐 0~12 个月龄婴儿 AI 为 200~250mg/d，各年龄段膳食矿物质推荐摄入量（recommended intake，RNI）分别为 1~6 岁600~800mg/d，7 岁以上 1 000~1 200mg/d。

2）磷：以人乳为基础计算推荐 0~12 个月龄婴儿磷的 AI 为 100~180mg/d；1~6 岁磷的 RNI 为300~350mg/d；7~17 岁为 470~710mg/d。

3）铁：健康母亲乳汁铁可维持 0~6 个月龄婴儿生长发育需要，铁的 AI 为 0.3mg/d，7~12 个月龄婴儿与年长儿铁的预计平均需要量（estimated average requirement，EAR）为 7mg/d，RNI 为 10mg/d；11~17 岁是生长加速期，铁需要量加大。

4）碘：以人乳为基础计算推荐 0~12 个月龄婴儿碘的 AI 为 85~115μg/d；儿童青少年碘的 RNI 为90~120μg/d。

5）锌：以人乳锌含量推算 0~12 个月龄婴儿锌的 AI 为 2.0~3.5mg/d；1~6 岁儿童锌的 RNI 为4.0~5.5mg/d；7~17 岁为 7.0~11.5mg/d。

【关键点】

微量营养素在维持人体正常生理功能方面发挥重要作用，是体内激素、酶的重要组成部分或催化剂；由于微量营养素缺乏可对儿童生长发育和健康造成不良影响，了解其各种功能特点、食物来源、药理作用非常重要。

（三）膳食纤维

膳食纤维为 10 个或 10 个以上聚合度的碳水化合物聚合物，且物质不能被人体小肠内的酶水解，对人体具有健康意义；小婴儿的膳食纤维来源乳汁中未完全被消化吸收的乳糖、低聚糖或食物中的淀粉；膳食纤维的营养素参考摄入量（dietary reference intakes，DRI）建议<14 岁儿童为10g/1 000kcal。

（四）水

水是人体必不可少的膳食成分，个体对水的需要量与性别、年龄、代谢、气候、环境温度、湿度、身体活动、膳食等诸多因素有关；推荐 0~12 个月龄婴儿水的适宜摄入量为 0.7~0.9L/d；1~6 岁的适宜摄入量为 1.3~1.6L/d；7~17 岁的适宜摄入量为1.8~2.5L/d；儿童、青少年体内水含量随着年龄增大而降低，但仍高于成人。

（王玲，钱红艳）

【专家点评】

营养素需要量是维持人体正常生理功能，使身体处于“适宜营养状况”所需营养素的最低量，或预防营养缺乏性疾病的最低量，并非越多越好。预计平均需要量是制订推荐摄入量的基础；推荐摄入量是预防营养缺乏的最基本水平，可用于个体每日摄入营养素的目标值；适宜摄入量可用于膳食指导和膳食规划，判断营养素不足风险时应注意适宜摄入量与推荐摄入量的差别。微量营养素在人体内含量低、分布广、种类繁多、功能各异，各种微量营养素之间又存在相互联系和制约，难以采用单一的实验室指标判断其需求与摄取状况。

第二节　婴儿喂养

婴儿喂养是儿科营养学领域里一个极其重要的课题,决定婴儿生存质量、营养状况、生长发育、潜能表达和能力获得水平。

一、母乳喂养

1. 母乳喂养的优点　营养丰富,生物效价高,各种成分比例适当,易被婴儿吸收;母乳凝块小、富含消化酶、对胃酸中和作用弱,有助于消化吸收,有利于某些益生菌生长;母乳钙磷比例适当,有利于钙吸收;维生素 A、C、E 及微量元素充足。母乳有不可替代的免疫球蛋白和大量免疫活性细胞、溶菌酶等,可降低婴儿发生感染、过敏及免疫性疾病的患病风险。通过母乳喂养可增进母子情感交流,促进正常心理神经及认知发育;同时也可促进母亲产后康复,减少并发症。

2. 母乳喂养的方法　正常新生儿应在生后15 分钟至 2 小时内尽早开奶、早吸吮;出生第 1、2 个月应遵循"按需哺乳",婴儿出现明显觅食反射或发出"吧唧"唇音提示饥饿即应哺乳;每次哺乳时间以婴儿吃饱为准,约哺乳 15~20 分钟为宜,次数不限;2 个月以上婴儿可根据睡眠时间或规律,逐渐延长哺乳时间;5 个月后减少夜间哺乳次数至停夜间哺乳。通过母乳喂养,可刺激婴儿口腔动力,有利于吸吮;通过婴儿吸吮,可刺激乳头,使乳母产生泌乳反射,有利于乳汁产生;喂哺婴儿时宜采用使母婴都感到放松自如的哺乳姿势。

3. 乳量充足情况判断　每次哺乳前乳母乳房充盈,婴儿吸吮时可听到持续的吞咽声;哺乳后婴儿感到满足或常需唤醒哺乳;尿量适当 6~8 次以上或 3~5 个被尿浸透的"尿不湿";婴儿体重增长满意,睡眠状况良好。

4. 乳头及乳房护理　哺乳前可用清水毛巾擦洗乳头;哺乳后可挤出少许乳汁涂抹在乳头上,待其自然晾干,可预防乳头皮肤皲裂,避免使用化学用品涂抹乳头;如哺乳前可做乳房局部热敷及乳房局部按摩,确保婴儿含接姿势正确,频繁哺乳,促进乳房排空,可预防乳房结节或乳腺炎发生。

5. 母乳喂养的持续时间　婴儿至 6 个月后,若反复夜间惊醒或睡眠不安、体重增长不足、每次哺乳时间过长者过短、婴儿每次哺乳间隙过短都提示母亲乳汁质与量逐渐下降,在配合其他食物引入时考虑择时断乳。在采用配方乳代授逐渐增加至800ml/d 即可断乳,一般婴儿 12 个月左右可以断乳。部分 6 个月后母乳喂养婴儿生长发育良好,可按常规引入其他食物同时,母乳喂养可持续至 2 岁左右。

6. 以下情况不宜哺乳　母亲感染人类免疫缺陷病毒(human immunodeficiency virus,HIV)及其他严重疾病(如糖尿病、恶性肿瘤、慢性肾炎、精神病、癫痫或心功能不全等)、工作环境中存在放射性物质、接受抗代谢及化疗药物、吸毒、活动性肺结核治疗期间、乙肝病毒"大三阳"等不宜哺乳。母亲急性传染病时可将乳汁消毒后哺喂;乙肝病毒慢性携带、HBsAg 及 HBeAg 阳性、巨细胞病毒血清阳性者可继续哺乳。母亲乳房疼痛或感染时,可暂停哺乳。

二、配方乳喂养

(一) 配方奶的选择

市面上常用的婴儿配方奶包括牛奶、羊奶、以大豆为基础的配方奶及低敏配方奶、特殊医学指征配方奶。

牛乳为基础配方脂肪含量较低,碳水化合物、蛋白质、矿物质则高于人乳,主要用于无法进行母乳喂养或在婴儿期母乳不足、或逐渐断乳的代授用乳。其他动物配方乳如羊乳配方,因铁、各种维生素、叶酸等营养素不足而不推荐使用,目前也有强化配方增加维生素和叶酸。

治疗性配方主要用于婴儿某些疾病可选用的特殊配方,如深度水解蛋白或游离氨基酸配方、无乳糖配方、低苯丙氨酸配方等,用于治疗牛奶过敏、乳糖不耐受、苯丙酮尿症等。

(二)配方奶的喂养方法

1. 正确的喂哺技巧 包括正确喂哺姿势、唤起婴儿最佳进奶状态;选择适合婴儿个体的奶嘴、奶瓶;喂哺时注意奶瓶位置,防止吸吮过多空气。注意奶液温度与口温适当,奶液保存质量安全,不宜添加米粉或其他食物而增加吮乳难度。

2. 配方奶的调配 规范的调配方法对保证配方营养及婴儿摄入安全至关重要。专用配方勺均以平勺为准,按照重量(W)/容积(V)比为1:7的标准,先在奶瓶中添加45~50℃所需量的温开水,再添加相应量的奶粉,摇匀奶液,最后将奶液滴在哺喂者手背试探奶温。过度稀释的奶液可导致婴儿营养不良;过浓的奶液可导致婴儿消化不良,出现大便干结或较多奶瓣,使肾脏负荷过重,造成肾损害。

(三)摄入量评估

6个月内婴儿以配方奶为主要食物来源时,摄入量可根据体重、能量需要(每天80~95kcal/kg,1kcal=4.184kJ)计算奶量,也可根据婴儿喂哺后精神状况良好、体重增长满意、睡眠良好、尿量正常等作为摄入量适当的参考。

三、混合喂养

母乳与配方乳同时喂养,4~6个月婴儿母乳喂养时,母乳不足可补充配方乳,在每次哺乳时应先喂哺母乳,再用配方奶补充不足部分,补授乳量由婴儿食欲及母乳量多少而定,即"缺多少补多少";6个月以内婴儿可从乳汁和其他食物中获取充足液体量,为避免加重胃肠道负担,无须额外给婴儿过多水或果汁。

6个月后婴儿因母乳不能维持生长发育速度和满足食欲需求,在添加辅食的同时也可补充配方奶。

四、辅食添加

是指婴儿满6月龄后,在继续母乳喂养的同时,为了满足营养需要而添加的其他各种性状的食物,包括家庭配制的和工厂生产的。

1. 辅食添加的时间 纯母乳喂养到6月龄,是食物引入的"关键窗口期",且在孩子健康时添加辅食,引入其他食物的月龄不宜早过4月龄,也不宜迟于8月龄。婴幼儿进餐时间应逐渐与家人一日三餐时间一致。同时,继续母乳,建议母乳喂养到2岁左右。

2. 辅食添加的原则

(1)辅食引入的顺序:强化铁的米糊多为引入的第一种食物,易消化又不易过敏,可及时满足婴儿铁的需求;其次逐步添加其他食物,包括满足能量、宏量营养素、铁、锌、维生素等微量营养素需求及婴儿咀嚼、吞咽能力需求的各种食物,如果泥、根茎或瓜豆蔬菜类,除可补充少量维生素、矿物质营养和增加膳食纤维摄入外,主要帮助训练婴儿的咀嚼、吞咽技能及刺激味觉发育;7~8个月龄后逐渐引入较丰富的动物性食物,如鱼类、蛋类、肉类和豆制品。为保证主要营养素和高能量密度,7~12个月龄婴儿仍需要保持乳量在800ml/d左右。

(2)食物的添加及转换:每种食物的引入均采用单一食物引入法,可通过食物刺激婴儿味觉发育和帮助了解婴儿是否对该食物存在过敏或不良反应。婴儿接受一种新食物需要适应的过程,因此每种宜尝试10~15次(3~5天)至其接受后再尝试另一种;新食物的添加应秉承由一种到多种、由少量到多量、由细到粗、由稀到稠的原则进行;即从1勺开始逐渐加量,逐渐增加辅食种类,最终达到每天摄入七类常见食物中的四类及以上。随着婴幼儿口腔及胃肠等器官结构和功能的发育,辅食性状和质地应由稀到稠、由细到粗,从泥糊状食物开始,逐步增加食物硬度和颗粒大小,过渡到碎末、颗粒样半固体或固体食物。

(3)食物转换注意点

1)引入其他食物原则是在维持原乳量基础上补充,但有个体差异。喂养过程中,应及时感知婴儿发出的饥饿和饱足反应,并做出恰当地回应,应耐心鼓励和协助婴儿进食;随月龄增长乳类占总能量比例逐渐减少,谷类食物则逐渐增加成为主要基础食物,但摄入量存在个体差异。

2)虽然鸡蛋、水果富有营养,但不是婴儿的基础食物;引入食物并非是两次哺乳之间的"辅食",不能占据乳量或哺乳时间。患病期间应暂停添加新的辅食。

3)辅食应保持原味,12月龄内不宜添加盐、糖及刺激性调味品。1岁后逐渐尝试淡口味的膳食。

4)从食品准备到制作、存储、喂食各个环节,应使用清洁安全卫生的食材和餐用具进行,避免食物或进食行为导致进食意外。

5) 婴儿出生头 3 个月进食乳类液体食物,4~6 个月进食泥糊状食物是过渡固体食物的衔接喂养,是三级喂养方式中重要的"承上启下"阶段。

6) 工业生产的市售泥糊状食物必须符合营养和卫生标准。合格标签必须清晰。醒目标注以下内容:食品名称、配料清单、能量与营养素含量、净含量、保质期、生产与存储说明、食用方法和适宜人群,以及制造商和经销商的名称、地址、产品标准号。日期标识不得另外加贴、补印或篡改。

7) 婴儿辅食一般包括七类常见食物。辅食添加应逐渐达到每天摄入以下七类食物中的四类及以上:谷物、根茎类和薯类,如面粉、大米、小米、红薯、土豆等;肉类,如畜肉、禽类、鱼类及其动物内脏等;奶类,如牛奶、酸奶、奶酪等;蛋类,如鸡蛋、鸭蛋、鹌鹑蛋等;维生素 A 丰富的蔬果(不包括果汁),如胡萝卜、羽衣甘蓝、南瓜、小白菜、杧果、蜜橘等;其他蔬果(不包括果汁),如小油菜、娃娃菜、花椰菜、西蓝花、苹果、梨等;豆类及其制品 / 坚果类,如黄豆、豆腐、花生仁、核桃仁、腰果等。

五、进食安排与技能培养

1. 进食安排　定时进食的餐次多少与婴儿月龄、胃容量、食物的能量密度及每餐进食量有关。一般为每天 5~6 次,有利于培养良好的进食与睡眠习惯。

0~3 月龄婴儿应按需哺乳;4~6 月龄婴儿可逐步定时哺乳,每 3~4 小时 1 次,每天 5~6 次,逐步减少夜奶次数。

7~12 月龄婴儿应逐步培养定时进餐的饮食习惯,乳类由每天 4~6 次逐步减至 2~4 次。

2. 进食技能与习惯培养

(1) 4~6 月龄婴儿在添加辅食的同时,可培养学用勺子取食,并逐步断夜奶;7~9 月龄婴儿可训练用杯喝水;10~12 月龄婴儿可训练用手抓食并逐步断奶瓶,手抓食物宜让婴儿易于抓、拿,易于咀嚼,如指状食物包括小面条、小块水果、饼干面包和馒头等,帮助婴儿进食和增加进食兴趣,有利于眼手动作协调和培养独立进食能力。

(2) 家长的适宜喂养行为

1) 回应式的喂食:耐心的喂食过程通过对孩子说话,保持目光接触,鼓励进食而不要强迫喂食,细心观察其食欲和饱感,在最佳时间段喂食,避免忽视所导致的喂养障碍。

2) 激发孩子的食欲:引导孩子对食物外观颜色、味觉的兴趣,培养对食物的色香味与质地形状感受,以愉悦心情的尝试食物开始,学会从拒绝到接受,再到自然进食,避免发生感觉性拒食行为。

3) 创造良好的进餐环境和氛围:切忌发生强行喂食、诱哄、逼迫、惩罚及边玩边逗等分散婴儿注意力的错误喂食方法;辅食喂养阶段,尽量与家人饮食时间、环境同步,避免情绪、状态调节所导致的喂养障碍。

(王玲,钱红艳)

【专家点评】

婴儿喂养包括母乳(奶妈)和奶瓶、动物乳、配方喂养。喂养过程必须经过其他食物引入,过渡期泥糊状食物喂养非常重要。引入其他食物时间、种类根据婴儿发育状况而定,不可一概而论。从单一食物引入开始,帮助了解是否出现过敏反应。注意逐渐培养婴儿进食时间与习惯、学习与训练其进食技能。家长适宜的喂养行为对婴儿喂养非常重要。

第三节 幼儿营养与膳食安排

一、幼儿的营养需求特点

幼儿期生长发速度减慢,但仍处在快速生长发育的时期,而且活动量较婴儿期增多,仍需要保证充足的能量和优质蛋白质;此期儿童消化代谢功能仍不成熟,乳牙陆续萌出,但咀嚼功能尚不成熟;胃容量较婴儿增加,但进食量仍有限;幼儿所摄取食物正从乳类为主逐渐过渡到以谷类为主,加上蛋、动物肉类、蔬菜水果等混合固体食物等。根据2013年版《中国膳食推荐指南》,1~3岁儿童能量推荐量为1 100~1 200kcal/d,膳食蛋白质为25~30g/d。膳食蛋白质、脂肪和碳水化合物占总能量比例分别是12%~15%、30%~35%及50%~60%,优质蛋白质供给量占每天蛋白质总量的35%~50%。

二、幼儿膳食安排

1. 平衡膳食 膳食所供给的营养素不仅要满足其需要量,而且营养素之间的比例也要合适,蛋白质、脂肪与碳水化合物的供能比例最好保持1∶1.2∶4;选择合适食物品种,以优质且易消化蛋白质为主。

2. 食物种类应多样化 幼儿膳食逐渐以谷类为主食,能接受全谷物和系列加工食品,选择时令新鲜蔬菜和水果;豆制品、肉、鱼、乳是优质蛋白质、B族维生素、铁和锌的来源;母亲乳汁充足、幼儿不眷恋人乳、生长正常者可继续给予人乳喂养至2岁,或每天500ml配方奶或鲜奶。如幼儿牛奶蛋白过敏可选择低敏配方奶;零食尽可能与加餐相结合,以不影响正餐为前提,尽量选择奶制品、水果、蛋类及坚果类等,不宜选用油炸食品、膨化食品。

3. 充足的水分 幼儿每日需水量约为1 250~2 000ml,最好的饮料是白开水、奶类,而不是饮料;幼儿食物摄入可参考2010年中国营养学会妇幼分会发布的《中国孕期、哺乳期妇女和0~6岁儿童膳食指南》,见表3-3-1。

表 3-3-1 幼儿、学龄前儿童食物参考摄入量(日)表

食物种类	1~3岁	3~6岁
谷类(g)	100~150	180~260
蔬菜类(g)	150~200	200~250
水果类(g)	150~200	150~300
鱼虾类(g)	100	40~50
禽畜肉类(g)		30~40
蛋类(g)		60
液态奶(g)	350~500	300~400
大豆及豆制品(g)	—	25
烹调油(g)	20~25	25~30

4. 食物制备与安全 幼儿膳食质地较成人食物软,但不宜过碎煮烂,采用蒸、煮、炖、煨等烹调方式,以清淡为宜。少用或不用含味精或鸡精、色素、糖精的调味品,注意食物多样化和色香味更换。避免幼儿摄入引起窒息和伤害的食物,如小圆形糖果和水果、坚果、果冻、爆米花、口香糖,以及带骨刺的鱼和肉等。

5. 饮食安排

(1)保持适当的界限:父母决定儿童吃饭的地点、时间和吃什么,吃多少由儿童自己决定。

(2)应为幼儿提供适合年龄的食物,提供与儿童口腔运动发育相称的食物,将食物切碎、小块状等。接纳新食物应尊重儿童的"新恐惧症"倾向并重复提供食物10~15次;对新食物摄取进行恰当鼓励或奖励。

(3)定点、定时用餐:鼓励儿童在用餐期间有固定的餐椅餐桌;避免分心,创造没有噪声的喂养环境,避免分心;使用高脚椅帮助将幼儿限制在喂养环境中;两餐之间间隔3~4小时;避免吃果汁和牛奶等零食,幼儿主餐用餐频率应与父母的膳食时间一致,可按照三餐三点或三餐两点安排。

(4)就餐时间:引导儿童在提供食物后15分钟内开始进食,每次用餐时间不应超过30分钟;如果儿童在合理的时间内没有开始或完成,应该停止进餐。

(5)鼓励独立进食:幼儿应该有自己的勺子或餐具;允许与年龄相符的狼藉满地,每次漱口后用餐巾擦拭口腔,不要刺激幼儿。

【关键点】

1. 幼儿进餐应有规律,包括定时、定点、适量进食,仍以每天 4~5 餐为宜,即早、中、晚正餐及点心 1~2 次。

2. 进餐时间每次 20~25 分钟为宜,培养儿童自我进食技能的发展,不规定进食方法(手抓、勺、筷)。

3. 不强迫进食,2 岁后应自我、自由进食。

4. 家长给儿童制作可口的营养、平衡的食物,使儿童能选择有利自己健康的食物。

(王玲,钱红艳)

【专家点评】

幼儿胃肠道功能已趋于成熟,是以乳类为主食物逐渐向成人谷类为主的食物过渡的重要时期。从幼儿期培养和建立良好的进食氛围、进食技能和习惯,是儿童营养的重要环节。多样、营养丰富的饮食和定期体育活动对儿童青少年健康生长发育非常重要,有助于减少肥胖与贫血的发生,最重要的是可预防成年后的慢性疾病。

第四节　儿童营养状况评估

儿童营养状况评估是指对儿童从饮食中摄取的营养物质与儿童的生理需求之间是否合适的评价,也是医师评价儿童或患儿的营养状态以维持正常生长和健康的工具,包括评价疾病的危险因素及早期发现和治疗营养缺乏或过剩。通过营养评估及时发现问题,调整饮食加以纠正,使儿童能获得足够、合适的营养,维持生命活动和正常的生长发育,保证儿童身心健康。

一、营养评估方法

儿童营养状况临床评估是最常用、最基本的评估方法,可协助医务工作者了解幼儿大致的营养状况,为幼儿营养指导提供参考依据,是每个儿科医务工作者必须掌握的。

(一)病史询问

1. 详细询问饮食史(如食欲好坏、所吃食物种类、数量、烹调方式、进食习惯等),了解儿童进食情况,初步估计营养摄入是否足够、合适。

2. 询问目前和以往患病状况(如了解有无某些营养素缺乏症状,如口角炎、皮肤干燥、夜盲、出牙延迟、前囟迟闭、牙龈出血史等),了解是否存在营养素缺乏症的常见疾病。

3. 家庭养育环境也有一定的参考价值。

(二)体格检查

营养素缺乏和过量常出现相应体征,如维生素 A 缺乏有皮肤粗糙、角膜溃疡;维生素 D 缺乏婴儿有颅骨乒乓感体征、肋缘外翻、O 型腿或 X 型腿等;消瘦、营养不良的儿童常有多种营养素缺乏并存;肥胖儿童常存在代谢异常等;体格检查时应仔细查找有无相关营养性疾病的相关体征,有助于协助营养性疾病的诊断。

(三)治疗性试验

某些营养素缺乏,给予补充后效果良好。当临床上未能确诊时,可先给予治疗以观察效果,如维生素 A、B_1、B_6、C 等缺乏都可先开始补充治疗,观察其症状和体征是否消失,有助于诊断。

二、体格生长指标测量和评估

(一) 生长指标测量

通过测量儿童体格生长常用指标,如体重、身高(长)、头围、胸围、中上臂围、皮下脂肪厚度(皮褶厚度)等,能了解儿童一般营养状况。单次测量只能反映幼儿目前生长状态下的营养状况及是否存在营养风险,帮助医务人员决定是否需要行更深入地评估;对于生长期的儿童进行生长指标的连续监测更能反映生长趋势及生长问题。定期系统地测量、监测以上指标,将自身前后测量数值进行比较或与全国或当地同龄同性别儿童的平均值相比较,对估计个体儿童或某一群体儿童的营养状况客观实用。

测量时需注意,在比较不同时间获得的测量值时,可能会因方法及设备问题造成评价错误,因此测量时要求方法规范,数据准确,有疑问时要复测。

(二) 生长指标评估

体格生长指标与营养状况的等级评估及判断标准详见第二章生长发育章中"体格生长的评估"包括以下方法:

1. 标准差法 通常采用以下三种常用指标评估营养不良。

体重/年龄(W/A)$<\overline{X}-2S$:体重不足(低体重);身高(身长)/年龄(H/A)$<\overline{X}-2S$:生长迟缓;体重/身高(身长)(W/H)$<\overline{X}-2S$:消瘦。

2. 营养状况偏差严重度划分:

	营养不良	肥胖
中度	$<\overline{X}-2\sim3S$	$>\overline{X}+2\sim3S$
重度	$<\overline{X}-3S$	$>\overline{X}+3S$

3. 百分位数法 百分位数法评估营养状况见表3-4-1。

表3-4-1 营养状况百分位数法评估表

百分位	等级	营养状况
$<P_3$	下	
$P_{3\sim10}$	下	营养不良
$P_{10\sim25}$	中下	
$P_{25\sim75}$	中	营养中等
$P_{75\sim90}$	中上	
$P_{90\sim97}$	上	营养上等
$>P_{97}$	超	超重~肥胖

三、实验室检查

(一) 生化指标

1. 采用生物化学方法测定儿童体液或排泄物及组织中各种营养素或其代谢产物或其他有关化合物的水平,了解食物中营养素的吸收利用情况,以评估儿童的营养状况。实验室生化指标异常往往早于临床症状或体征,有利于早期诊断。

2. 测定血液中总蛋白、白蛋白、维生素、矿物质、微量元素等水平,低于正常值表示有该营养素缺乏的可能。

3. 测定某些相关酶活力高低也可反映营养素代谢情况,如维生素B_1缺乏时则红细胞中转酮醇酶活力降低等。

4. 如需了解蛋白质营养状况可进行氮平衡试验。

5. 组织中营养素测定可提示营养状况,如测头发中微量元素锌、铜等,但因头发易污染,准确性也较差,故仍以测血液中水平为好。

常用生化指标的参考正常值见表3-4-2。

(二) 生理功能测定

生理功能异常在营养状况变化时,往往出现于实验室生化检查改变之后,但可在临床症状出现之前,如维生素A缺乏时可出现视力暗适应功能减弱的生理改变,但此时血液中维生素A水平已有下降。而夜盲症状可能尚未引起注意。生理功能测定需要一定设备仪器,且其结果特异性也较差,故不常应用。

四、膳食调查和评估

膳食摄入不足或过量是造成营养低下和营养过剩的常见原因,可导致体格生长受到影响,或是出现临床缺乏或过量表现、生化指标的改变等。

(一) 膳食调查

每种膳食调查方法都有不足和局限,并且很难真正对食入量及质量进行准确评价。因此,在某些情况下,应结合几种方法以提供更全面和准确的膳食评价。重点应强调仔细询问和准确详细的摄入记录。常用的膳食调查方法的优劣及适用对象见表3-4-3。

表 3-4-2　评估营养状况的生化指标参考正常值

项目	正常值
1. 血液（血清）	
蛋白质	
总蛋白	60~80g/L
白蛋白	40~50g/L
球蛋白	20~30g/L
运铁蛋白（血浆）	2 650~4 300mg/L
脂肪	
胆固醇	3.4~5.7mmol/L（130~220mg/dl）
三酰甘油	0.51~1.7mmol/L（50~150mg/dl）
矿物质	
铁	9~32μmol/L
锌	7.69~22.95μmol/L
钙	2.2~2.7mmol/L（9~11mg/dl）
磷	1.3~1.9mmol/L（4.0~6.0mg/dl）
维生素	
维生素 A（血清视黄醇）	0.5~2.1μmol/L
叶酸	>7.5nmol/L
维生素 C（血浆）	23~85μmol/L
维生素 E	11.6~16.9μmol/L
维生素 D	25-OHD$_3$（血浆）35~200nmol/L
	1,25-(OH)$_2$ 二羟维生素 D$_3$（血清）
碱性磷酸酶	62~156pmol/L
	12~20 金氏单位
尿素（全血）	5~15 布氏单位
尿酸（全血）	3.2~7.0mmol/L（19~42mg/dl）
肌酸（全血）	120~357μmol/L（2~6mg/dl）
丙酮酸（全血）	88~177μmol/L（1~2mg/dl）
2. 尿液	80~135μmol/L（0.7~1.2mg/dl）
维生素 B$_1$（口服 5mg 后 4 小时尿）	>0.82μmol/4h
维生素 B$_2$（口服 5mg 后 4 小时尿）	>2.20μmol/4h
维生素 C（口服 500mg 后 4 小时尿）	>17.05μmol/4h

表 3-4-3　膳食调查方法总结表

方法	优点	缺点	适用对象
24 小时回顾调查	省时、易行	不够准确 有随意性 取决于记忆 摄入量的估计不可靠	学龄期或青春期儿童
日常饮食调查	简便易行	不准确 取决于记忆	幼儿期至青春期
3~7 天回顾调查	准确 适合规律性的日常饮食调查	需要良好的合作人员及培训	所有的年龄组儿童
食物频次调查	适合较长时期的膳食调查	比较费时 不适宜调查特殊的营养素 容易过度估计摄入量	学龄期或青春期儿童
菜单调查	省时、易行	仅适用团体伙食人群	所有年龄组儿童
分类计数	适合不同年龄组各种特殊要求的膳食调查需要确认		

（二）进食行为评价

1. 进食状态评价　观察儿童进食状态评价其进食困难的原因，包括进食技能情况，如咀嚼、吞咽等口腔运动功能问题；喂养亲子互动情况，如强迫进食等。

2. 进食动力评价　进食频繁(每天>7次)、进食时间过长(>45分钟)、进食时干扰过多(玩玩具、看电视)等，使儿童无饥饿感而缺乏进食动力。

3. 食物不良反应评价　包括对某些食物过敏、不耐受的评价。

通过营养调查及评估，对调查对象提出膳食改进和调整意见。针对个别儿童的膳食和进食行为问题可进行个别咨询及指导。

（王玲，钱红艳）

【专家点评】

儿童营养评估需结合临床评估、体格测量、膳食调查及实验室检查结果进行综合判断。每一单项评价反映的可能是营养状态的不同方面，故均不能获得令人满意的敏感性和特异性。膳食评估可早期发现营养素不足的高危因素，及时矫正可避免儿童原发性营养不良。实验室检查是身体营养状况的重要参考依据，但可受某些非营养因素影响其客观准确性。

第四章

儿童用药

第一节　儿童药物治疗的特点

儿童的解剖、生理和生化功能与成人差异很大,药效学和药物动力学有其自身规律。由于儿童处于生长发育阶段,各年龄段体内的生理生化过程有所不同,同一药物在儿童体内的吸收、分布、代谢及排泄过程不仅与成人不同,而且在儿童各年龄阶段也有所不同。儿童在疾病发生的种类、临床表现及预后与成人不尽相同,在对儿童使用药物治疗时要考虑以下特点:

一、生长发育特点

生长和发育是儿童区别于成人的基本特征,也是影响药动学和药效学最重要的因素之一。

二、解剖生理和病理特点

从出生到成人,儿童在外形上不断变化,组织器官和内脏功能也在不断发生变化,对药物的反应不尽相同。此外,儿童期易患疾病的种类、临床表现与成人有很大的不同,儿童对于同一致病因素的反应因年龄的不同也有差异,熟悉并掌握小儿正常发育规律,对正确诊断疾病,选择给药剂型、治疗方法等有重要意义。尤其在使用未经过儿童临床试验的药物尝试治疗儿童疾病时要特别慎重,因其在儿童中的效果反应可能与成人完全不同。

三、免疫特点

小儿的皮肤屏障功能差,淋巴系统未发育成熟,体液和细胞免疫都不如成人健全,易发生感染。婴幼儿因免疫系统功能不完善,感染易扩散,起病急、进展快,容易出现各种并发症。了解这些特点对决策治疗方案有重要作用。

四、心理特点

年幼儿尚不具备语言表达能力或表达能力差,儿童期认知能力不成熟;再加上患病时临床表现常不典型,临床资料往往要通过家长而获得,所以治疗时应密切观察药物治疗反应,及时调整治疗方案和处理可能发生的药物不良反应。

色彩鲜艳、形状可爱、味感良好的制剂可提高儿童服药的依从性;对于学龄儿童,缓释片和控释片等剂型可减少其服药次数和避免在学校服药带来的不利心理影响。此外,对患儿和家长的态度及进行用药指导也十分重要。

五、药代动力学特点

儿童由于解剖、生理、生化的特点,尤其是心肝肾和内分泌功能与成人差异较大,药代动力学有其自身独特的规律。

1. 吸收　儿童对药物的吸收速率取决于给药方式及药物的性质。如新生儿、婴幼儿因胃蠕动差,胃排空时间长,所以口服药物吸收的量难以预料,而对经皮肤给药的吸收则较迅速而广泛。婴幼儿因胃酸缺乏或过低,所以对酸不稳定的药物如青霉素类口服时吸收增强,而对弱酸性药物如苯巴比妥等则吸收减少。对于呕吐的婴儿和不愿口服药物的幼儿适用直肠给药,但由于直肠静脉回流的个体差异很大,使药物吸收出现差异,可引起治疗剂量不足或超量导致药物中毒。如对乙酰氨基酚,虽可直肠给药,但吸收并不稳定,疗效得不到保证。

2. 分布 影响儿童药物分布的主要因素有体液量、体重与体液的比例、血浆蛋白及血脑屏障，其中最重要的因素是药物与血浆蛋白的结合。

儿童体液占体重的百分率高，水盐转换率快，易造成水、电解质失衡，直接影响药物吸收和代谢。新生儿脂肪含量低，因此脂溶性药物（如地高辛）不能充分与之结合，而血中游离药物浓度则升高。儿童的细胞外液较多，水溶性药物可在细胞外液被稀释而使药物浓度降低。新生儿及婴幼儿期的血浆总蛋白和白蛋白浓度均较低，与药物的结合力弱，因此当血液药物总浓度不变时，由于游离药物量增加可使药物作用强度增加和药物半衰期缩短。故蛋白结合率高的药物如磺胺类、水杨酸类、苯妥英钠和地西泮应慎用于高胆红素血症及酸中毒的患儿。此外，婴幼儿尤其是新生儿的血脑屏障不完善，一些药物对血脑屏障的通透性增加。

3. 代谢 儿童肝药酶发育尚未成熟，酶的活性较低，对大多数药物的代谢能力较差。尤其是新生儿，某些药物代谢酶量少、活性低，甚至缺如，某些主要经肝脏代谢的药物应谨慎使用，如因体内高铁血红蛋白还原酶活性较低，某些有氧化作用的药物（磺胺、氯丙嗪等）可能引起新生儿高铁血红蛋白血症。

4. 排泄 影响药物排泄的主要因素有药物脂溶性、解离度、尿 pH 值及肾功能。大多数药物经肾脏排泄，少部分通过胆道、肠道及肺排出。由于婴幼儿体表面积相对较成人小，其肾血流量、肾小球滤过率、肾小管的排泄功能均远远低于成人，因此婴幼儿肾脏对药物的清除能力明显低于成人和年长儿，出生体重越低、年龄越小，药物半衰期就越长。因此婴幼儿，尤其是新生儿中的早产儿用药剂量宜小、给药的间隔时间宜长。一般出生 1 周内的新生儿，尤其是早产儿，多主张每隔 12 小时给药一次，出生 1 周后的新生儿其肾小球滤过率迅速增加，肾脏对药物的排泄功能已经改善，且随日龄的增加，药物的半衰期也缩短，因此 1 周后的新生儿药物剂量应增加至每 8 小时给药 1 次，如仍用原剂量则疗效降低。

六、药效学特点

不同年龄的人，对于药物的反应可能有所不同，特别是儿童，与成人差别较大。在药物的作用机制中，受体占有重要地位，因此，近年来发育对受体的影响不断受到重视，但对此方面的研究还处于起始阶段。如胰岛素受体在胎儿、新生儿和成人有明显的发育性关系，胎儿、新生儿脐带血中的红细胞和单核细胞与胰岛素结合比成人多，而且胎儿比新生儿多，早产儿比足月儿多。

《中华人民共和国药典临床用药须知（2015年）》规定新生儿期禁止使用的抗生素如下：四环素类、磺胺类（复方磺胺甲基异噁唑例外）、硝基呋喃类、多黏菌素类、第一代和第二代喹诺酮类、耳毒性较大的氨基糖苷类，以及新生霉素、杆菌肽、乙胺丁醇等。

（张晶，刘潇）

【专家点评】

儿童用药具有特异性，为达到用药安全有效的目的，作为一名合格的儿科医生，必须熟悉儿童药物动力学特点及儿童用药常见的毒副作用，严格掌握用药指征和药物剂量，合理用药。

第二节 儿科给药方法

给药途径关系到药物的吸收、分布，以及发挥作用的快慢、持续时间，还关系到儿童患者对药品的依从性。给药途径不同，可因其吸收、分布、代谢、排泄的不同而使药物的效应强弱不同，甚至可以改变效应的质,如硫酸镁,肌内注射可以产生中枢抑制,而口服则导泻。应根据患儿的病情和药物的特点采用不同途径给药。常用的儿科给药方法:

一、胃肠道给药

药物进入胃肠道后,可经过胃肠吸收而作用于全身,或留在胃肠道对胃肠局部产生治疗效果。

1. 口服 对于婴幼儿,口服是最安全方便的用药方法,也是最常用的方法。近年来,世界各国努力都在研制适合儿童使用的口服制剂,如糖浆、口服溶液剂、颗粒剂、滴剂、混悬液、咀嚼片剂、泡腾片等,以减少注射剂的使用,减轻患儿痛苦,降低成本,减少不良反应。目的是既提高用药的依从性,又能降低幼儿在医院的暴露时间而减少感染其他疾病的风险。

口服药物在肠胃道的吸收程度,受胃内酸度、胃排空时间、病理状态、药物性质及个体差异的影响。儿童在生长发育不同时期药物吸收存在差异,随年龄增长,儿童胃肠道对药物的吸收逐渐接近成人,但首过消除能力强,对于首过效应较强的药物(如普萘洛尔等)生物利用度低,个体差异大。

2. 直肠给药 直肠注入法适用剂型为栓剂及部分灌肠剂,大都用于较大儿童,婴儿在注入药物时不能自觉控制肛门括约肌容易排出,吸收不佳。直肠给药并非所有的药物都适用,药物从直肠下部吸收后,不经过肝直接进入体循环,从而可保证肝代谢药物的有效性。脂溶性药物在直肠易于吸收,即分子型比离子型更容易吸收。如地西泮用于治疗儿童癫痫发作推荐直肠给药。

对于新生儿,胃肠道给药并非适宜的给药方式。刚出生的足月新生儿胃液接近中性,其 pH 值达 6~8,但生后 24~48 小时 pH 值下降至 1~3,然后又回升到 6~8,直到生后 2 周左右其胃液仍接近中性。早产儿生后胃液 pH 值没有下降的过程,而且生后 1 周内几乎没有胃酸分泌,随着胃黏膜的发育,胃酸分泌才逐渐增多,2 岁后达成人水平。加之新生儿胃排空时间延长达 6~8 小时(约 6~8 个月才接近成人水平),小肠液 pH 值也较高,肠蠕动又不规则,因此很难估计新生儿口服给药的吸收量。有的新生儿由于存在胃食管反流或不同的喂养方式(如持续胃管滴注等),均可影响药物的吸收和改变药物的生物利用度。直肠给药对于新生儿来说也不可能达到预期的吸收效果,治疗作用有限。

二、胃肠道外给药

以下几种情况可用胃肠道外给药:①病情严重的患儿需要速效药物时;②昏迷或呕吐不能服药时;③患消化道疾病不易吸收药物时;④由于药物本身性质不宜在胃肠中吸收或能被胃肠道消化液灭活,或与胃肠道内分泌物结合影响吸收。采取注射给药法时,注射途径有皮下、肌内、静脉、鞘内、胸腔内及呼吸道给药等。抽取注射溶液前须反复查看标签是否为所需之药品。静脉或鞘内注射更要认真考虑所用药品是否合宜,应加强审查药物标签及核对剂量。

1. 雾化吸入 雾化吸入疗法是胃肠道外给药方法之一,适用于呼吸道疾病。首选适应证是阻碍性气道疾病,尤其是哮喘急性发作。目前主要的小容量雾化吸入装置有射流雾化器和超声雾化器两种,两者之间各有优缺点,其中射流雾化器在临床中更为常用。目前临床最常用的雾化吸入药物为糖皮质激素,其次为 β_2- 受体激动剂、抗胆碱能药物、黏液溶解剂及其他。布地奈德、丙酸氟替卡松是常用的雾化吸入糖皮质激素。对呼吸道刺激性较强的药物不宜雾化吸入,油性制剂也不能以吸入方式给药,以免引起间质性肺炎。

2. 透皮给药 透皮给药也是常用的胃肠道外给药方式,除作为皮肤患处的局部给药以外,还可以作为全身性给药。药物可直接由皮肤透入皮下,某些药物还可通过口腔、鼻、眼、舌下、直肠等黏膜吸收,再进入毛细血管,经体循环分布于全身。透皮给药具有方便、简单和副作用小等优点,其可以在特定时间内持续的释放药物,维持恒定持久的血药浓度,无须频繁给药且可随时中断,避免了胃肠道及肝脏的首过效应,提高了生物利用度与疗效。但应注意新生儿、婴幼儿体表面积相对较大,皮肤角化层薄,故药物经皮肤吸收较成人迅速而广泛,尤其在皮肤有炎症或破损时,吸收更多。有的药物(如碘酊、硼酸、糖皮质激素等)经皮吸收过多可发生药物不良反应,甚至中毒,故透皮给药在新生儿的应用比较有限。

3. 肌内或皮下注射 肌内注射具有药物吸收快速、完全的特点,是临床重要的给药途径之一。但肌内注射后可能会出现疼痛、药液外溢、局部红肿和硬结等不良反应,儿童患者肌内注射给药后尤需注意。由于学龄前儿童因臀部肌肉不发达、皮下脂肪少及局部血流量少,所以对肌内注射和皮下注射的药物尤其是油脂类药物吸收较差;过多注射,可导致药物局部贮积、刺激,易造成局部非化脓性炎症,甚至继发感染。

新生儿由于肌肉组织和皮下脂肪少、局部血流灌注不足而影响药物的吸收,尤其在低体温、缺氧或休克时,肌内注射药物的吸收量更少。如给早产儿肌内注射易形成局部硬结或脓肿。此外,由于药物吸收缓慢,可在局部逐渐蓄积而产生"储库效应",使血药浓度在较长一段时间内缓慢升高。因此,应尽量避免给新生儿尤其是早产儿行肌内注射或皮下注射。

4. 静脉给药 临床上,当需要尽可能快速和完全地给药时,静脉途径是最常用、最可靠的途径,药物可直接进入血液循环,常作为急症治疗和危重症抢救的给药途径,但低龄儿童对于静脉注射的顺应性较差。

(张晶,刘潇)

【专家点评】

1. 儿童用药应合理选择给药途径:能口服给药的,不选用注射给药;能肌内注射给药的,不选用静脉注射或滴注给药;必须选用静脉注射或滴注给药时,应加强监测。

2. 儿童生理状态的改变影响着药物的疗效、毒性和给药方案。单一给药途径可能达不到预期的疗效,可进行多种给药途径的联合。

第三节 儿科药物剂量计算

处于生长发育阶段的儿童,特别是新生儿,无论在生理方面还是药物代谢水平上,均与成年人存在较大的差异。由于药物清除率较低,药物中毒的风险更大,因此儿童用药剂量更须准确。用药剂量应按药品说明书推荐的儿童剂量,根据儿童体重或体表面积计算。如果药品说明书中儿童剂量没有确定,可参考国内外相关诊疗指南或从儿科权威书籍,从中寻求建议;或参考成人剂量,根据儿童年龄、体重、体表面积进行推算,目前多采用后两者。具体计算方法如下:

一、根据小儿体重计算

(一)根据药品说明书推荐的儿童剂量按儿童体重计算

儿童每次(日)计量 = 儿童体重(kg)× 每次(日)药量/kg。

此方法方便、实用,为临床常用的基本的计算方法。

(二)根据成人剂量按儿童体重计算

儿童剂量 = 成人剂量 × 儿童体重(kg)/70kg。

此方法简单易记(仅用于药品说明书中未提供儿童剂量时),但对年幼儿剂量偏小,而对于年长儿,特别是体重过重儿,剂量偏大。因此,计算剂量时应同时考虑年龄因素,年龄越小所需剂量应相对大些,故常以高限数值计算。

(三)公式计算

若不知患儿准确体重,实际称量又有困难时,可按下列公式推算:

1~6个月儿童体重(kg)=3(或出生时体重)+月龄 × 0.6

7~12个月儿童体重(kg)=3(或出生时体重)+月龄 × 0.5

1岁以上儿童体重(kg)= 年龄 × 2+8

注:用本法推算的儿童体重应视儿童营养状况适当增减。如某些药物要求计算准确,或由于营养问题导致体重与年龄不相符时,则需具体称出实际体重。

二、根据体表面积计算

该方法计算剂量最为科学、合理,适用于各个年龄段。但以体表面积计算剂量比较繁琐,临床使用不便,主要适用于安全范围窄、毒性较大的药物,如抗肿瘤药、激素等。

(一) 可以用下列公式之一进行计算

1. 儿童剂量 = 儿童体表面积(m^2) × 每次(日)剂量 /m^2

2. 儿童剂量 = 成人剂量 × 儿童体表面积(m^2)/成人体表面积($1.73m^2$)

(二) 根据体重计算儿童体表面积(BSA)

1. 体重低于 30kg 儿童的体表面积(m^2)=(年龄 +5) × 0.07 或体表面积(m^2)=0.035 × 体重 +0.1。

2. 体重在 30~50kg 者,则不用以上公式,在 30kg 体重的体表面积 =$1.15m^2$ 的基础上,按体重每增加 5kg,体表面积增加 $0.1m^2$,如表 4-3-1 数字依次递增。

3. 体重超过 50kg 时,则每增加体重 10kg,体表面积增加 $0.1m^2$。

表 4-3-1　根据体重估算儿童体表面积

体重(kg)	体表面积(m^2)
35	1.2
40	1.3
45	1.4
50	1.5

三、按儿童年龄计算

有时只得到成人剂量参数,而不知每千克体重用量时,可采用如下方法计算给药剂量:

1. 1 岁以内剂量 = 0.01 × (月龄 +3) × 成人剂量
   1 岁以上剂量 = 0.05 × (年龄 +2) × 成人剂量

2. Fried 公式　婴儿剂量 = 月龄 × 成人剂量 /150。

3. Young 公式　儿童剂量 = 年龄 × 成人剂量 /(年龄 +12)。

根据年龄计算剂量的方法不太实用,很少被儿科医师采纳。但对于某些剂量不需十分精确的药物,如止咳化痰药、助消化药,可以考虑用此方法计算。

(张晶,刘潇)

【专家点评】

以上的药物剂量计算方法各有一定的缺点,在实际工作中,药物有效剂量可能受各种因素的影响,且儿童年龄不同,对各种药物的吸收、代谢及排泄亦各不相同,即使是同一年龄的儿童其发育水平也可能相差较大,因此不能机械地用一种公式来决定给药剂量,还需斟酌具体情况,根据临床经验作出具体决定。

第四节　药物不良反应的处理

世界卫生组织对药物不良反应(adverse drug reaction,ADR)的定义是:在预防、诊断、治疗疾病和调节生理功能过程中,给予正常剂量的药物时出现的任何有害和与作用目的无关的反应。我国对药物不良反应定义为:合格药品在正常用法用量情况下出现的与治疗目的无关的有害反应。

药物不良反应包括过度作用、首剂效应、副作用、毒性反应、撤药反应、继发反应、后遗效应、耐药性、药物依赖性、变态反应、特异质反应、致癌致畸致突变反应等。近年来,药物不良反应给儿童健康和生命安全带来的危害正日益受到人们的关注。

一、儿童发生药物不良反应的原因

1. 个体差异 儿童生理病理的特点导致儿童对某些药物的耐受性较成人差,对药物的敏感性、反应性也与成人大不相同,这是儿童药物不良反应发生率较成人高的一个重要原因。如新生儿肝肾功能不成熟,尤其是早产儿血浆蛋白亲和力低、红细胞缺乏葡萄糖-6-磷酸脱氢酶(G-6-PD)和谷胱苷肽还原酶,应用对乙酰氨基酚、磺胺类药物、过量维生素K_3等可引起高胆红素血症和核黄疸。婴幼儿血-脑屏障发育不完善,地西泮、麻醉剂、吗啡类药等容易透过血-脑屏障,进入中枢神经系统,可能导致呼吸中枢抑制。而儿童新陈代谢旺盛,体液所占的比例较大,因此儿童对影响水盐代谢或酸碱代谢的药物较成人更加敏感,如应用利尿药后极易产生低钠血症或低钾血症。

2. 用药信息缺乏 国内外多项对药品说明书中儿童用药信息的调查显示,临床用于儿童的药品中有超过50%的品种缺乏儿童用药信息。由于儿童用药信息缺乏,导致大部分药物在缺乏儿童药代动力学数据和多中心验证资料的情况下在广大儿童群体中"试用",这是引起儿童药物不良反应发生的另一个重要原因。

3. 其他 包括药物服用方法不当、剂型选择不当、药物的不合理联用等。

二、药物不良反应的临床表现

1. 神经系统受损 主要表现为头晕、头痛、嗜睡、口唇麻木、言语不清、肌肉震颤、肢体抽搐、角弓反张、神志昏迷等。

2. 循环系统受损 主要表现为胸闷、心悸、面色苍白、血压下降、心律不齐、心率过快,甚至可引起心搏骤停、心源性休克等。

3. 呼吸系统受损 主要表现为口唇发绀、声音嘶哑、呼吸急促、咳嗽、气喘、呼吸困难,严重者可抑制呼吸中枢,导致呼吸衰竭而引起死亡。

4. 消化系统受损 主要表现为恶心、呕吐、呕血、腹胀、腹痛、腹泻、食欲下降、便秘,严重者可出现出血性坏死性肠炎及肝功能异常、中毒性肝炎、肝硬化、肝昏迷等。

5. 泌尿系统受损 主要表现为尿量减少,甚至尿闭,或尿频而量多、蛋白尿、管型尿、血尿、腰痛或肾区叩击痛、水肿,严重者可出现肾衰竭、尿毒症等。

6. 血液系统受损 主要表现为急性粒细胞缺乏、血小板减少、皮肤出现瘀斑瘀点、牙龈出血或鼻出血时间延长,严重者可出现溶血性贫血、再生障碍性贫血等。

7. 过敏反应 过敏反应是机体与某些特定的抗原物质所发生的剧烈特异反应,与过敏体质有关。这类反应常引起皮肤瘙痒和各类皮疹,严重的可引起过敏性休克。

8. 其他不良反应
(1)药物热:临床表现为寒战、发热。
(2)静脉炎:临床表现为注射部位血管肿胀、发热、疼痛。
(3)药物依赖性:临床表现为停药不适、病情反跳、症状加重等。

三、药物不良反应的处理措施

临床治疗中,当怀疑是药物不良反应又不能确定时,如果病情允许,最可靠的方法是先停用可疑药物,这样可以及时中止致病药物对机体的继续损害,并有助于诊断。停药后如临床症状消失或减轻,提示属于药源性疾病。当确诊或疑为药源性疾病时,应积极采取措施挽救。一般来说,由于药物的药理作用所致的不良反应(如过度作用、副作用、毒性反应、首剂效应、继发反应、停药综合征、后遗效应等),可以通过调整药量、用另一种药理作用相似的药物替代或加用具有拮抗作用的药物来处理。而与药品的正常药理作用完全无关的不良反应(如遗传药理学不良反应和变态反应)则必须停药,必要时应立即去医院就诊。此外,以下措施可供参考:

1. 及时停药,祛除病因 正确、及时停药,祛除病因是药源性疾病最根本的治疗措施。因为用药时间、发病时间与预后有着密切关系。因此,要了解不良反应与药物相互关系,尽快找到致病药物并停用,防止药物蓄积中毒并产生依赖性、成瘾性。绝大多数轻型患者在停用相关药物后疾病可以自愈或停止进展。

2. 加强排泄,延缓吸收 对于一些与剂量相关的药源性疾病的治疗,可通过利尿、导泻、洗胃、催吐、毒物吸附剂,以及血液透析等方法加速药物的排泄,延缓和减少吸收。

3. 使用拮抗药　利用药物的相互拮抗作用来降低药理活性,减轻药物不良反应。例如,鱼精蛋白能与肝素结合失去抗凝活性,可用于肝素过量引起的出血。

4. 对症处理　如对过敏性皮肤损害可对症局部用药,缓解瘙痒症状;对恶心、呕吐等消化道反应可给予止吐剂和胃黏膜保护剂治疗;对药物热可用解热镇痛药治疗等。需要注意的是,有不少患者可能对多种药物敏感。因此,在进一步治疗和选择药物时,应尽量简化治疗,避免重复使用同类药物而加重已经发生的不良反应。

四、儿童药物不良反应的预防

为减少药物不良反应的发生,儿科用药要考虑下列几点:

1. 根据儿童特点,合理选药　儿童用药除需全面了解所用药物及患儿的情况外,还必须熟悉儿科用药的药物选择、药物适应证、药代动力学、药效学、给药方法、剂量计算、药品不良反应及儿童禁用、慎用等方面的知识,以期取得最好治疗效果的同时尽可能避免或减少不良反应和药源性疾病。如需联合用药时,则应熟悉有关药物的相互作用。

2. 严格掌握剂量,适当调整　用药剂量应随儿童年龄(日龄、月龄)及病情不同而变化,不能将儿童视为缩小的成人,按照成人剂量进行简单换算,而应该根据儿童的生理特点和药物在儿童体内的代谢动力学特点,确定用药剂量和用药间隔。多数药物的代谢受到患儿肝肾功能的影响,加之儿童期个体肝肾功能不成熟,因此要密切关注患儿的肝肾功能,必要时要调整用药剂量。对于一些个体差异大、治疗窗比较窄的药物应在血药浓度监测下使用。

3. 根据年龄,选择剂型和给药途径　适宜于儿童的剂型是口服液、糖浆剂、混悬剂、吸入剂、贴剂、栓剂及注射剂等。对婴幼儿,应选用液体制剂、颗粒剂、注射剂等,同时要注意到药物色泽、形状和味道对儿童依从性的特殊影响。

给药途径不仅影响药物的吸收,还关系到药物的分布和发挥作用的快慢、强弱及作用时间的长短。应根据儿童各生长发育阶段的生理特点、病情需要、用药目的,以及药物本身的性质,选择适当的给药途径。并遵循能不用就不用、能少用就不多用,能口服不肌内注射、能肌内注射不输液的用药原则,以减少药物不良反应的发生。

4. 密切观察疗效和不良反应　由于年幼儿童不具备语言表达能力或表达能力差,用药时应密切观察药物疗效和不良反应。监测药物不良反应是保证用药安全一个重要举措,目前我国已实行药物不良反应监测和报告制度,开展儿童药物不良反应监测和报告工作,有助于及时了解异常的或严重的不良反应,提高儿科药物安全性评价的整体水平。

(张晶,刘潇)

【专家点评】

1. 药物作用具有两面性,即用药后机体可产生治疗作用和不良反应,几乎所有的药物作用于机体时都呈多种效应,加之存在个体差异,药物在产生有益的治疗作用的同时,常伴随不良反应的发生。

2. 药物不良反应不包括因药物滥用、超量误用、不按规定方法使用药品及药物本身质量问题等情况所引起的有害反应。

3. 儿童尤其是新生儿较成人更易发生药物不良反应,故儿童用药更应特别注意其敏感性和反应性。

第五章

预防接种

第一节　预防接种疫苗的种类

预防接种是指利用人工制备的抗原或抗体通过适宜的途径对机体进行接种，使机体获得对某种传染病的特异免疫力，以提高个体或群体的免疫水平，预防和控制针对传染病的发生和流行。它包括主动免疫和被动免疫。

预防接种的免疫制剂有人工主动免疫制剂和被动免疫制剂。主动免疫制剂具有抗原性，通过适当的途径接种到机体产生特异性自动免疫力，称为疫苗，包括灭活疫苗、减毒活疫苗、组分疫苗（亚单位疫苗）、基因工程疫苗、合成疫苗。被动免疫制剂属特异性免疫球蛋白，具有抗体属性，使机体产生被动免疫力，达到预防疾病的目的，包括抗毒素、抗血清和特异性免疫球蛋白。

我国将疫苗分为第一类疫苗和第二类疫苗。

一、第一类疫苗

第一类疫苗是指政府免费向公民提供，公民应当依照政府规定受种的疫苗，包括国家免疫规划确定的疫苗，省、自治区、直辖市人民政府在执行国家免疫规划时增加的疫苗，以及县级以上人民政府或者卫生主管部门组织的应急接种或者群体性预防接种所使用的疫苗。包括卡介苗、乙肝疫苗、脊髓灰质炎疫苗、百白破混合制剂、麻腮风疫苗、乙型脑炎疫苗（简称乙脑疫苗）、流行性脑膜炎 A+C 疫苗（简称流脑疫苗）、甲肝疫苗等 11 个种类，在 12 月龄内完成。

（一）卡介苗

卡介苗（Bacille Calmette-Guérin vaccine，BCG）系用人工减毒的牛型结核杆菌制成的活疫苗，无致病力，保留产生免疫力的抗原性，为冻干剂型。卡介苗接种为诱导机体 T 细胞免疫反应，新生儿细胞免疫发育成熟，接种卡介苗反应好。卡介苗特异性免疫建立约需 3 个月。

1. 接种　皮内注射 0.1ml；新生儿和未接种过卡介苗的儿童。结核病流行和高发国家应在出生后接种卡介苗，至少在 1 岁以内完成。3 个月到 3 岁儿童初种应先做结核菌素试验，阴性反应方可接种，阳性反应者无须接种，4 岁以上不予以补种，不推荐复种。

2. 禁忌证　结核病、急性传染病、肾炎、心脏病、免疫缺陷病，以及接种部位皮肤感染、湿疹等皮肤病变。

（二）重组酵母乙型肝炎病毒疫苗

是利用现代基因工程技术，构建含有 HbAg 基因的重组质粒，经重组质粒转化的酵母能够在繁殖过程中产生 HbAg，经纯化、灭活，加佐剂制成。乙肝疫苗的接种对象是出生正常新生儿，早产儿体重应大于 2 000g。

1. 接种　右上臂三角肌或大腿前外侧中部肌内注射，全程免疫为 0、1、6 个月 3 针；母亲 HbsAg 阳性的婴儿出生后 24 小时内应注射高效丙种球蛋白 1 针，再注射 3 针乙型肝炎病毒疫苗。第 1、2 针为基础免疫，第 3 针为加强免疫。

2. 禁忌证　患有肝炎、急性传染病或其他严重疾病者不宜进行免疫接种；对酵母过敏或疫苗中任何成分过敏者。

（三）脊髓灰质炎三型混合疫苗

我国使用的脊髓灰质炎减毒活疫苗是将具有高度抗原性脊髓灰质炎 Ⅰ、Ⅱ、Ⅲ 型病毒减毒株分别接种于猴肾细胞或人二倍体细胞培养制成单价或多价疫苗，有口服脊髓灰质炎减毒活疫苗（OPV）、注射型脊灰灭活疫苗（IPV，包括含 IPV 成分的联合疫苗）。

1. 接种　2016 年 6 月 1 日起，我国开始在全国范围内实施2剂次脊髓灰质炎灭活疫苗和2剂次脊髓灰质炎减毒活疫苗的免疫程序。具体来说，适龄儿童将在2月龄和3月龄各接种1剂次脊髓灰质炎灭活疫苗，4月龄和4周岁各接种1剂次2价脊髓灰质炎减毒活疫苗。

2. 禁忌证　免疫缺陷病者或接受免疫抑制剂治疗期间。

(四) 吸附百日咳、白喉、破伤风类毒素混合制剂

含有百日咳死菌苗、精制白喉类毒素和精制破伤风类毒素。

1. 接种　外侧三角肌或臀部肌内注射；3月龄初次免疫，间隔1个月(4~6周)完成3针免疫；1.5~2岁强化免疫；大多数国家使用WHO推荐的6月龄内完成3针。由于4岁以上小儿患百白破机会减少，6岁时加强免疫不再使用百白破三联制剂而用白破疫苗强化注射。

2. 禁忌证　因百日咳菌苗偶可产生神经系统严重并发症，故本人及家庭成员有惊厥病史者禁忌使用；急性传染病期、发热者暂缓。

(五) 麻腮风减毒活疫苗

麻腮风减毒活疫苗是用麻疹病毒减毒株、腮腺炎病毒减毒株分别接种鸡胚细胞，风疹病毒减毒株接种人二倍体细胞，经培养、收获病毒液，三种病毒按比例混合，加适宜稳定剂冻干后制成。为乳酪色疏松体，复溶后为橘红色或淡粉红色澄明液体。冻干保护剂主要成分为人血白蛋白、明胶和蔗糖。

1. 接种　0.5ml上臂外侧三角肌下缘附着处皮下注射。

2. 禁忌证　已知对该疫苗的任何成分，包括辅料及抗生素过敏者。患急性疾病、严重慢性疾病、慢性疾病的急性发作期和发热者；免疫缺陷、免疫功能低下或正在接受免疫抑制治疗者；患脑病、未控制的癫痫和其他进行性神经系统疾病者。

免疫前血清抗体阴性的接种者，全程接种后麻疹抗体阳转率为98.0%，流行性腮腺炎抗体阳转率为96.1%，风疹抗体阳转率为99.3%。

(六) 乙脑疫苗

乙脑减毒活疫苗是用流行性乙型脑炎减毒株病毒经过培养后增加保护剂冻干而成。

1. 接种　上臂外侧三角肌附着处皮下注射0.5ml，基础免疫出生满8月龄时接种第1针，2岁时注射第二针加强免疫。

2. 禁忌证　对该疫苗所含任何成分(包括辅料及抗生素)过敏者、急性疾病、严重慢性疾病和慢性疾病的急性发作期或发热者、免疫缺陷、免疫功能低下或正在接受免疫抑制剂治疗者、惊厥史、脑病、未控制的癫痫和其他进行性神经系统疾病者。

(七) 流脑疫苗

预防脑膜炎球菌感染的疫苗有多糖疫苗和结合疫苗2种，多糖疫苗有A群、A+C群、A+C+Y+W135群3个品种，结合疫苗有A+C群结合疫苗。国家免费提供的流脑疫苗主要有A群流脑多糖疫苗和A+C群流脑多糖疫苗。

1. 接种　于上臂外侧三角肌附着处皮下注射。由于流脑多在冬季发病，且疫苗接种后需待1个月余才可产生抗体而发挥抗病作用，故流脑疫苗的接种需提前至10月份，最晚不得迟于11月份。

2. 禁忌证　急性传染病发作期、肾脏病、心脏病及活动性结核等急慢性疾病；癫痫、癔症、抽搐(热性惊厥)、脑炎后遗症等神经系统疾病，以及过敏患儿。

(八) 甲肝疫苗

2008年5月甲肝疫苗被列入计划免疫，甲肝疫苗主要有甲肝灭活疫苗和减毒活疫苗两大类。我国使用的是甲型肝炎减毒活疫苗。

1. 接种　皮下注射0.5ml或1.0ml。在基础免疫之后6~12个月进行一次加强免疫，以确保长时间维持抗体滴度。

2. 禁忌证　患病毒性肝炎及急性传染病的恢复期患者；有发热或有严重的心脏病、肾脏病、活动性结核病、重度高血压患者；有免疫缺陷和正在应用肾上腺皮质激素等免疫抑制剂患者；过敏体质者。

二、第二类疫苗

第二类疫苗是指由公民自费并且自愿受种的其他疫苗。接种第二类疫苗由受种者或者其监护人承担费用。包括流感嗜血杆菌疫苗、肺炎球菌疫苗、流感疫苗、轮状病毒疫苗、水痘疫苗等。

(一) 流感嗜血杆菌 b 多糖疫苗 (Hib)

b型流感嗜血杆菌疫苗，是由纯化的Hib荚膜多糖与破伤风类毒素共价结合生产的Hib结合疫苗。

1. 接种　大腿前外侧或上臂外侧0.5ml肌内注射。2~6个月儿童，接种3剂，间隔2个月，并推荐于第2年加强1剂。完成基础免疫后1个月，

95%~100% 的婴儿抗体滴度 ≥0.15μg/ml。加强免疫 1 个月后,100% 的婴儿抗体滴度 ≥0.15μg/ml,94.7% 的婴儿抗体滴度 ≥1.0μg/ml。

2. 禁忌证 急性严重发热性疾病患者应推迟接种。已知对疫苗中任何成分过敏者或既往接种 Hib 疫苗过敏者。

(二)肺炎球菌疫苗

肺炎球菌疫苗是采用常见的、最具侵袭性的肺炎球菌血清型,通过培养、提纯多糖制成的多糖疫苗或将多糖与载体蛋白结合吸附制成的结合灭活疫苗。肺炎疫苗主要有 7 价和 23 价两种。7 价疫苗主要包括 4、6B、14、19F、23F、18C 及 9V 七种血清型;23 价疫苗包括 1、2、3、4、5、6B、7F、8、9N、9V、10A、11A、12F、14、15B、17F、18C、19A、19F、20、22F、23F 及 33F 二十三种血清型,临床中最常见的致病菌株主要是 19F、23F、6B、14、4、9V、18C,因此一般来说接种 7 价疫苗可以起到很好的预防作用,但随着社会条件的改变,致病菌株也在变化,如果经济条件允许,建议接种 23 价疫苗。

1. 接种 0.5ml 肌内注射。3~6 月龄婴儿在 3、4、5 月龄分别接种 1 次为基础免疫,12~15 月龄再接种 1 次为加强免疫。7~11 月龄婴儿基础免疫 2 次,12 月龄以后接种第 3 次,与第 2 次接种至少间隔 2 个月。12~23 月龄婴幼儿接种 2 次,每次接种间隔至少 2 个月。2~5 岁接种 1 次。

2. 禁忌证 对于疫苗的任何成分过敏者禁用。

(三)流感疫苗

流感疫苗是流感病毒灭活疫苗,由 1 个 H3N2 病毒株(甲型)、1 个 H1N1 病毒株(甲型)和 1 个乙型病毒株 3 种病毒组成。

1. 接种 上臂外侧三角肌肌内注射。每年 9、10 月为最佳接种时间。6 月龄至 8 岁儿童接种 2 针,每针剂量为 0.25ml;8 岁以上儿童接种 1 针,每次接种剂量为 0.5ml。

2. 禁忌证 对鸡蛋或疫苗中任何其他成分(包括辅料、庆大霉素、甲醛、卡那霉素、裂解剂、赋形剂等),特别是对卵清蛋白过敏者;患急性疾病、严重慢性病的急性发作期和发热者;未控制的癫痫和其他进行性神经系统疾病,有吉兰-巴雷综合征病史者;患有高热性疾病或急性感染时,建议症状消退至少 2 周后接种疫苗。

(四)轮状病毒疫苗

轮状病毒疫苗为 A 群轮状病毒减毒重组疫苗。

1. 接种 6 个月至 3 岁以下婴幼儿,口服一次 3ml,每年一次。

2. 禁忌证 发热时腋下温度达 37.5℃以上者、急性传染病或其他严重疾病者、有免疫缺陷和接受免疫抑制剂治疗者、有消化道疾病胃肠功能紊乱者、严重营养不良、过敏体质者、先天性心血管系统畸形患者,以及血液系统疾病、肾功能不全患者不宜接种。

(邱婷,王曼知)

【专家点评】

预防接种是预防和控制传染病发生及流行最行之有效的手段。目前使用的疫苗都是针对最常见的致病菌株或血清型,正确接种合适种类的疫苗对人群流行性疾病的控制至关重要。

第二节 现行儿童计划免疫程序

计划免疫是指根据传染病疫情监测和人群免疫水平分析,按照国家规定的免疫程序,有计划地利用疫苗进行预防接种,以提高人群免疫水平,达到控制乃至最终消灭针对传染病的目的。

一、我国现行儿童计划免疫程序

我国现行儿童计划免疫程序,见表 5-2-1。

表 5-2-1　国家免疫规划疫苗儿童免疫程序表（2021 年版）

可预防疾病	疫苗种类	接种途径	剂量	英文缩写	接种年龄														
					出生时	1月	2月	3月	4月	5月	6月	8月	9月	18月	2岁	3岁	4岁	5岁	6岁
乙型病毒性肝炎	乙肝疫苗	肌内注射	10 或 20μg	HepB	1	2					3								
结核病¹	卡介苗	皮下注射	0.1ml	BCG	1														
脊髓灰质炎	脊灰灭活疫苗	肌内注射	0.5ml	IPV			1	2											
	脊灰减毒活疫苗	口服	1 粒或 2 滴	bOPV					3								4		
百日咳、白喉、破伤风	百白破疫苗	肌内注射	0.5ml	DTaP				1	2	3				4					
	白破疫苗	肌内注射	0.5ml	DT															5
麻疹、风疹、流行性腮腺炎	麻腮风疫苗	皮下注射	0.5ml	MMR								1		2					
流行性乙型脑炎²	乙脑减毒活疫苗	皮下注射	0.5ml	JE-L								1			2				
	乙脑灭活疫苗	肌内注射	0.5ml	JE-I								1,2			3		4		
流行性脑脊髓膜炎	A 群流脑多糖疫苗	皮下注射	0.5ml	MPSV-A							1		2						
	A 群 C 群流脑多糖疫苗	皮下注射	0.5ml	MPSV-AC												3			4
甲型病毒性肝炎³	甲肝减毒活疫苗	皮下注射	0.5 或 1.0ml	HepA-L										1					
	甲肝灭活疫苗	肌内注射	0.5ml	HepA-I										1	2				

注：1. 主要指结核性脑膜炎、粟粒性肺结核等。

2. 选择乙脑减毒活疫苗接种时，采用 2 剂次接种程序；选择乙脑灭活疫苗接种时，采用 4 剂次接种程序。乙脑灭活疫苗第 1、第 2 剂间隔 7~10 天。

3. 选择甲肝减毒活疫苗接种时，采用 1 剂次接种程序；选择甲肝灭活疫苗接种时，采用 2 剂次接种程序。

二、特殊人群的预防接种

(一) 早产儿、低体重儿的疫苗接种

1. 除乙肝疫苗外,大多数早产儿可按实际月龄及常规程序接种疫苗,无须纠正胎龄延迟接种,选用灭活疫苗更为安全。早产儿胎龄大于31孕周且医学评估稳定后,可以接种BCG。胎龄≤31孕周的早产儿,医学评估稳定后可在出院前接种BCG。

2. 乙型肝炎疫苗接种 早产儿与早产儿母亲乙型肝炎病毒表面抗原情况及出生体质量有关,母亲乙型肝炎病毒表面抗原阳性或状况不明,无论出生体质量多少,都必须在出生12小时之内接种乙型肝炎疫苗及乙型肝炎免疫球蛋白,然后出生1、2、7个月分别接种3次乙型肝炎疫苗,共计4次(表5-2-2)。乙型肝炎病毒表面抗原阴性且出生体质量>2kg可在出生0、1、6个月进行乙型肝炎疫苗接种,而出生体质量<2kg的早产儿在出生1个月或出生体质量>2kg后进行乙型肝炎疫苗接种,然后在第2个月及第7个月分别进行乙型肝炎疫苗接种。

(二) 先天性心脏病儿童的疫苗接种

1. 简单无分流或左向右分流先天性心脏病,血流动力学稳定,不合并心力衰竭,可按计划正常接种。

2. 左向右分流先天性心脏病,并显著肺动脉高压、血流动力学障碍及心力衰竭,短期内需行体外循环下心血管手术的患儿,暂缓接种。

3. 发绀型先天性心脏病血流动力学及心功能稳定,行择期手术的患儿,可按计划正常接种;合并显著低氧血症、血流动力学障碍及心力衰竭,短期需行体外循环下心血管手术的患儿,暂缓接种。

4. 合并无脾综合征、DiGeorge综合征等免疫受损儿童,参考免疫功能异常接种建议相关章节;慢性心血管疾病并严重肺动脉高压、心力衰竭患儿,暂缓接种;心脏手术(体外循环或心内植入物)后3个月,血流动力学及心功能稳定,可按计划正常接种。

(三) 特殊心脏疾病患儿

1. 川崎病 确诊川崎病患儿,病情稳定6个月后,可预防接种,建议谨慎接种减毒活疫苗。接受静脉用丙种球蛋白治疗的患儿,参考免疫功能异常接种建议相关章节。

2. 病毒性心肌炎 确诊心肌炎患儿,病情稳定6个月后,可预防接种,建议谨慎接种减毒活疫苗;接受激素冲击治疗的患儿,参考免疫功能异常接种建议。

(四) 免疫缺陷儿童的疫苗接种

原则上免疫缺陷者不接种活疫苗;应用免疫抑制剂者至少3个月不接种活疫苗,化疗停止至少3个月可考虑接种活疫苗。

表 5-2-2 早产儿预防接种建议

病种	乙型肝炎疫苗	卡介苗	其他疫苗	接种建议
正常/高危新生儿	无禁忌	无禁忌	无禁忌	按照国家规定进行接种
急性疾病新生儿	暂缓接种	暂缓接种	暂缓接种	疾病好转后出院前可进行接种或补种
早产儿	母亲乙型肝炎(+)或情况不详:无论体质量出生后立即接种乙型肝炎丙种球蛋白+乙型肝炎疫苗	暂缓接种	暂缓接种	(1)出生体重<2kg,至体重≥2kg或出生1个月后进行乙型肝炎疫苗接种 (2)出生体重≥2.5kg和纠正胎龄≥37周后进行卡介苗接种 (3)住院期间暂缓接种其他疫苗,出院后按照实际年龄进行补种 (4)超早产儿(<28周)/超低出生体重儿(<1 500g)由于其免疫系统不完善,建议出院后由专科医师进行评估后提出预防接种建议
	母亲乙型肝炎(−):出生体重≥2kg可进行接种;出生体重<2kg,暂停接种	暂缓接种	暂缓接种	

(五) 患有神经系统疾病儿童的疫苗接种

1. 癫痫患者不应是常规疫苗接种的禁忌对象。但对诊断尚未确定,或癫痫发作尚未完全控制,或病情呈进行性加剧的患儿,应等待疾病诊断明确,或癫痫发作完全控制 0.5 年以上,或原发病情稳定后再恢复正常疫苗接种程序。在可能情况下,尽量选用无细胞疫苗。已经控制的癫痫,或具有癫痫家族史,或病情已经稳定的其他神经系统疾病患儿不是疫苗接种的禁忌证,可以接种疫苗。

2. 热性惊厥不是预防接种的禁忌证,可以接种疫苗。

3. 神经系统感染性疾病患儿急性感染期、神经系统感染进展期不宜接种疫苗;感染治愈后或后遗症期(病情已稳定)可以进行预防接种。脑炎患儿,须治愈后间隔半年以上再接种预防非神经系统疾病的疫苗,再接种乙脑、流脑类疫苗。

4. 神经系统损伤、先天性神经系统发育不全及脑血管病、神经系统代谢病及遗传性疾病、孤独症不是疫苗接种的禁忌证。

(六) 肿瘤患儿的预防接种

1. 接受化疗前的患儿　肿瘤患儿应在放疗、化疗前及接受其他免疫抑制剂治疗前接种所有需要接种的疫苗。灭活疫苗应在化疗、放疗 2 周前接种,活病毒疫苗应在放疗、化疗 4 周前接种。一般无须在放疗、化疗后再次接种,但造血干细胞移植受者除外。

2. 接受放疗、化疗且在肿瘤确诊前未完成初免计划的患儿　接受免疫抑制治疗的患儿和 / 或恶性肿瘤控制不佳的患儿禁止接种活疫苗。如果恶性肿瘤已缓解,则建议在化疗结束 3 个月后,或抗 B 淋巴细胞免疫治疗 6 个月后,对血清学阴性者接种上述疫苗(条件不允许可不进行血清学检测直接接种)。推荐在放疗、化疗及免疫抑制的间歇期和维持期使用灭活疫苗。

3. 放疗、化疗期间曾接种灭活疫苗患儿的疫苗复种方案　对于放疗、化疗期间曾接种灭活疫苗的恶性肿瘤缓解期患儿,在化疗结束 3 个月后或抗 B 淋巴细胞抗体(如利妥昔单抗等)治疗结束 6 个月后,应检查抗体滴度,对于血清学阴性患儿,建议采用以下疫苗复种方案,且可同时接种(亦可无须事先检测抗体效价即可接种以下大多数疫苗)。

(1) 单剂量麻腮风疫苗(MMR)、脊髓灰质炎灭活疫苗(IPV)、乙型肝炎疫苗。

(2) 1 剂 13 价肺炎链球菌结合疫苗(PCV13) (前提是以往未接种与年龄相适应的剂次)。

(3) 1 剂或多剂 23 价肺炎链球菌多糖疫苗(PPV23)(在 PCV13 后接种)。

(4) 1 剂 b 型流感嗜血杆菌(Hib)疫苗(前提是年龄<5 岁,或年满 5 岁但无脾)。

(5) 1 剂流行性脑脊髓膜炎(简称流脑)疫苗(无脾者可接种 ACYW 流脑多糖疫苗)。

(6) 4 价人乳头状瘤病毒疫苗(4vHPV): 前提是年龄>9 岁,如果已完成初免,则再接种 1 剂;如果以往未预防接种,则采取 3 剂次方案(0、2 和 6 个月)。

(7) 若有条件,应在接种麻腮风疫苗(MMR)后 6~8 周检测麻疹和风疹抗体状态,未实现血清学转化者应再次接种。水痘病毒血清学阴性者应在停止化疗至少 6 个月后接受 2 剂次水痘疫苗接种程序。

(七) 其他血液系统疾病的预防接种

1. 出血性疾病及接受抗凝治疗患儿

(1) 出血性疾病患儿(如血友病)存在疫苗注射后局部血肿的风险,应在接受凝血因子替代疗法或类似治疗后,尽快安排肌内注射接种疫苗。

(2) 对于接受抗凝治疗的患儿应明确抗凝治疗的持续时间,如为短期可推迟接种。在预防接种前应进行抗凝水平检测,如果国际标准化比值(INR)>3.0(华法林)或给药后 4 小时的抗 Xa[低分子肝素(LMWH)]水平>0.5U/ml,应延迟肌内注射。

(3) 出血性疾病患儿或接受抗凝治疗者,亦可考虑皮下接种途径减少出血及血肿(肱三头肌上外侧,23G 或 25G 针头,与皮肤 45° 进针)。但通过皮下途径接种疫苗,可能导致免疫应答下降,需要接种额外的剂次,因此如果疫苗接种仅有肌内注射模式,仍首选肌内接种。

2. 有血小板减少症病史患儿　有血小板减少症或血小板减少性紫癜病史的儿童接种 MMR 疫苗后,可能出现临床意义的血小板减少,应根据风险和效益的评估结果来酌情决定是否接种此类疫苗。

3. 脾功能受损、脾切除患儿　脾切除及明显脾功能损伤可导致荚膜微生物感染及相关脓毒症、死亡风险增加,包括肺炎链球菌、脑膜炎奈瑟菌和 Hib,应积极接受相应细菌疫苗的预防接种。

(八) 输注免疫球蛋白和其他血液制品后的预防接种

接受任何血液制品(包括免疫球蛋白、血浆

或血小板)后再接种胃肠外减毒活疫苗仍需间隔3~11 个月,二者的间隔时间取决于所给予的免疫球蛋白的类型和半衰期。血液制品不影响口服活疫苗(脊髓灰质炎病毒疫苗和轮状病毒疫苗)的接种。在使用肠胃外活病毒疫苗后的 14 天内,如需要使用含抗体的产品,应在一定时间间隔后重复使用疫苗剂量。

(九)激素所致免疫功能低下患儿的预防接种

1. 接受小到中等剂量全身性糖皮质激素治疗［泼尼松及其等效药物<2mg/(kg·d)或患儿体质量>10kg,<20mg/d,治疗<1 周;或日剂量较低(1mg/kg)及隔日给药方案,治疗<4 周］,灭活疫苗接种不受影响,也可接种减毒活疫苗。

2. 接受中等或大剂量全身性糖皮质激素治疗［泼尼松或其等效药物≥2mg/(kg·d)或患儿体重>10kg,≥20mg/d］。

(1)灭活疫苗:可接种(免疫功能抑制,免疫应答降低,预防接种的效果因人而异)。

(2)减毒活疫苗:停用激素治疗>3 个月,可接种。

(十)肾脏病及肾移植患儿的预防接种

1. 肾脏病和肾移植中重度免疫功能低下的患儿　重度免疫功能低下患儿禁忌接种活疫苗。

2. 免疫抑制剂治疗患儿的预防接种

(1)接受免疫抑制剂治疗的肾脏患儿可接种灭活疫苗。

(2)减毒活疫苗应在停用环磷酰胺>3 个月,停用钙调磷酸酶抑制剂(如环孢素 A、他克莫司)、来氟米特、吗替麦考酚酯>1 个月后再接种。

(3)免疫功能抑制,免疫应答降低,预防接种的效果因人而异。

3. 生物制剂治疗患儿预防接种　接受生物制剂,如利妥昔单抗治疗的肾脏病患儿建议停药 6 个月后再接种疫苗,因利妥昔单抗治疗 6~10 个月患儿的体液免疫功能才逐渐恢复。

4. 肾移植患儿预防接种　接受肾移植的患儿应在移植前完成相应的疫苗预防接种。移植后禁止接种。减毒活疫苗、灭活疫苗可在移植后 6 个月再接种。

(十一)过敏

过敏性体质不是疫苗接种的禁忌证。对已知疫苗成分严重过敏或既往因接种疫苗发生喉头水肿、过敏性休克及其他全身性严重过敏反应的,禁忌继续接种同种疫苗。

(邱婷,王曼知)

【专家点评】

特殊人群的疫苗接种需注意接种的时机和禁忌证,接种前详细地询问病史是疫苗接种过程中必不可少的环节。

第三节　疫苗接种不良反应及处理

疫苗是免疫原,其工作原理是用含有减毒或灭活的致病细胞悬注液注入人体,刺激免疫系统产生特异性抗体,获得免疫力,抵御特定的病原体,从而预防相应的疾病。大量的事实证明疫苗是安全有效的。疫苗的生物学特征、制作工艺、疫苗中的附加剂、疫苗污染外源因子等因素都可不同程度引起接种反应。

疫苗接种的异常反应按其发生原因可分为不良反应,又分为一般不良反应及异常反应;疫苗质量事故;接种事故;偶合反应;心因性反应。

一、不良反应

(一)一般不良反应

是因疫苗固有特异性所引起的,对机体只会造成一过性生理功能障碍的反应。主要表现为发热、局部红肿、乏力、倦怠、食欲减退等一些综合性症状，一般 2~3 天好转，不需要特殊临床处理。

（二）异常反应

是指合格的疫苗在实施规范接种过程中或者实施规范接种后造成受种者机体组织器官、功能损害，相关各方均无过错的药品不良反应。较常见的有过敏性反应和无菌性脓肿。在过敏性反应中，过敏性皮疹较多见，其次是过敏性紫癜、血小板减少性紫癜、血管性水肿及癫痫、惊厥、多发性神经炎、脑炎等神经系统疾病；卡介苗接种引起淋巴结炎、骨髓炎和全身播散性感染等。异常反应在临床发生率比较低，但病情相对较重，多需做临床处理。常见预防接种异常反应有：

1. 无菌性脓肿

（1）临床表现：注射局部先有较大红晕，2~3 周后接种部位出现大小不等的硬结、肿胀、疼痛。炎症表现并不剧烈，可持续数周至数月。轻者可在原注射针眼处流出略带粉红色的稀薄脓液；较重者可形成溃疡，溃疡呈暗红色，周围皮肤呈紫红色。溃疡未破溃前有波动感。轻者经数周至数月可自行吸收。严重者破溃排脓，创口和创面长期不能愈合，有时表面虽然愈合，但深部仍在溃烂，形成脓腔，甚至经久不愈。

（2）治疗：干热敷以促进局部脓肿吸收，每日 2~3 次，每次 15 分钟左右。脓肿未破溃前可用注射器抽出脓液，并可注入适量抗生素；不宜切开排脓，以防细菌感染和经久不愈。脓肿如已破溃或发生潜行性脓肿且已形成空腔需切开排脓，必要时还需扩创，将坏死组织剔除。有继发感染时，先根据以往经验选用抗生素，然后对分泌物进行细菌培养，按照药敏培养实验结果，选用敏感的抗生素；换药时用 3% 硼酸溶液冲洗伤口，引流通畅。

2. 过敏反应

在预防接种反应中过敏反应最常见，它是受同一种抗原（致敏原）再次刺激后出现的一种免疫反应，可引起组织器官损伤或生理功能紊乱，临床表现多样化，轻则一过即愈，重则救治不及时或处理措施不当可危及生命。

（1）过敏性皮疹：接种疫苗后无其他原因而出现的皮疹。常见荨麻疹、麻疹样皮疹、猩红热样皮疹，严重者可出现大疱性多性红斑。

（2）其他系统过敏症状

1）呼吸系统：呼吸困难，哮鸣、咽喉水肿，声音嘶哑，鼻眼症状如鼻塞、流涕、喷嚏、发痒和结膜充血、流泪、眼痒。

2）消化系统：恶心、呕吐、腹泻、腹痛。

3）神经系统：头晕、头痛、抽搐、意识丧失等。

（3）过敏性休克：临床表现为以周围循环衰竭为主要特征的症候群，发病呈急性经过，一般在输入抗原后数分钟至 1 小时内发病，出现胸闷、气急、面色潮红、皮肤瘙痒，全身出现皮疹，甚至由于喉头水肿、支气管痉挛而导致呼吸困难、缺氧、发绀，面色苍白，四肢冰冷，脉搏细而弱，血压下降，呈昏迷状。

（4）治疗

1）过敏性皮疹轻症仅口服抗组胺药物，如氯苯那敏 0.1~0.2mg/kg，每天 2~3 次；苯海拉明：每次 0.5~1mg/kg，每天 2~3 次；异丙嗪每次 1mg/kg，每天 2~3 次，也可用氯雷他定、阿司咪唑治疗。

2）重症皮疹，立即皮下注射 1:1 000 肾上腺素，小儿为 0.01ml/kg，最大量 0.33ml。如体重不明，用量：2 岁以下 0.062 5ml；2~5 岁 0.125ml；5~11 岁 0.25ml；11 岁以上 0.33ml（注意，如受种者有心脏病史，应请专科医生会诊处理）。必要时，10% 葡萄糖酸钙 10ml，加于 25% 葡萄糖液 20ml 中缓慢静脉注射。

3）静脉输液急救，吸氧，也可使用肾上腺皮质激素，如静滴氢化可的松，每天 5~10mg 溶于 10% 葡萄糖液中 500ml，7~10 天为一个疗程，以后改为口服泼尼松每天 1~2mg/kg，同时使用大剂量维生素 C。

4）过敏性休克：①患儿应平卧、头部放低，保持安静，注意保暖。②用肾上腺素 15~30 分钟后，血压仍不回升者宜用地塞米松，儿童 5mg 或每次 0.1~0.3mg/kg 稀释于 10% 葡萄糖水 10ml 后静脉注射，并补充血容量；儿童可用阿托品 0.03mg/kg，或 654-2 每次 0.3~1mg/kg 稀释于 5~10ml 的 10% 葡萄糖或生理盐水中静脉注射，必要时每隔 15~30 分钟后重复应用，至病情稳定。为阻止组胺释放，可给予氢化可的松 4~8mg/kg，稀释于 5%~10% 葡萄糖液静脉滴注。③发生呼吸衰竭者，有条件可给予气管插管给氧或肌内注射洛贝林 30mg 或尼可刹米 250mg，呼吸停止立即进行人工呼吸和胸外心脏按压，心搏停止立即心室内注射异丙肾上腺素 1.0mg，儿童 <1 岁 0.25mg，1~4 岁 0.5mg，5~8 岁 0.75mg，≥9 岁同成人。喉头水肿阻碍呼吸应吸氧，并做气管插管。

5）烦躁不安者可肌内注射镇静剂，如苯巴比妥,小儿 5~9mg/kg,每次最大量不超过 0.1g。

6)出现以下情况应给予特殊处理:伴支气管痉挛应吸入或口服支气管扩张剂,喉头水肿者立即喷入或雾化 1:1 000 肾上腺素,并可考虑糖皮质激素治疗,抽搐者应尽快使用适当镇静药物。

7)基层单位作上述处理后,待病情稍有好转立即转院以便进一步处理,或至少留观 12 小时,以防晚期过敏反应的出现。

3. 热性惊厥

(1)临床表现:热性惊厥是指先发热后有惊厥,体温一般在 38℃以上,惊厥多发生在发热开始 12 小时之内,体温骤升之时。发作突然,时间短暂,肌肉阵发性痉挛,四肢抖动,两眼上翻,牙关紧闭,口吐白沫,呼吸不规则或暂停,面部与口唇发绀,可伴有短暂意识丧失,大小便失禁。预防接种引起的惊厥,多数只发生 1 次,发作持续时间数分钟,很少有超过 20 分钟。有些儿童可表现为多次短暂惊厥。无中枢神经系统病变,预后良好,不留后遗症。惊厥应与脑炎、脑膜炎、破伤风等感染性疾病,以及脑水肿、癫痫、癔症发作等疾病鉴别。

(2)治疗:静卧于软床上,用压舌板使口张开,并放上下牙齿之间以防咬伤舌头。保持呼吸道通畅,必要时给氧。止痉,苯巴比妥 5~8mg/kg 肌内注射,也可用 10% 水合氯醛 0.5ml/kg 灌肠。可用物理降温和药物退热治疗。

4. 过敏性紫癜

(1)临床表现

1)一般在接种某些疫苗 1~7 天在接种部位发生紫癜。

2)皮肤紫癜多对称分布于双下肢,双膝关节以下为多,也可见于双上肢、臀部。

3)也可以出现腹部症状、关节及肾脏损害。

4)血小板计数及出凝血时间均正常,嗜酸性粒细胞可增高。

(2)治疗:同过敏性皮疹。

5. 血小板减少性紫癜

(1)临床表现:一般在接种疫苗后 2 周左右发生。主要表现为皮肤黏膜广泛出血,多为针尖大小出血点,也可见皮肤淤点或瘀斑。重者有消化道、泌尿道或颅内出血。出血严重者可有贫血或失血性休克表现。

(2)治疗

1)适当限制活动,避免外伤。

2)糖皮质激素一般选用泼尼松,1~2mg/(kg·d),

也可用氢化可的松静滴,每天 4~9mg/kg。泼尼松用药一般 4~6 周,用药时间短易复发,病情稳定可逐步减量。

3)严重出血者可用丙种球蛋白,每天 400mg/kg,连用 3~5 天,或 2g/kg 用 1 天。

4)难治性血小板减少性紫癜可用免疫抑制剂,硫唑嘌呤、环磷酰胺、长春新碱等。

5)危及生命的严重出血可以输注血小板。

6. 局部过敏反应

(1)临床表现

1)重复注射某种疫苗后易于发生。

2)在注射局部发生急性小血管炎症为特征,其表现为局部组织变硬,并有明显红肿,轻者直径 5.0cm 以上,严重者扩展到整个上臂,一般持续时间可达月余,预后不留痕迹。

3)严重者在注射部位有轻度坏死,深部组织变硬。

4)个别严重者局部组织、皮肤和肌肉发生坏死和溃烂。

(2)治疗

1)反应范围小,仅有红肿或硬块,一般不需处理,可以逐步消退。

2)症状较重者可给予抗过敏药物治疗。可用氢化可的松每天 0.5~2mg/kg,分 3 次口服,局部可用氢化可的松乳膏。

3)若坏死,局部应保持清洁,防止感染,促使坏死组织更新。

7. 血管性水肿

(1)临床表现

1)注射疫苗后不久或最迟于 1~2 天内发生。

2)注射局部红肿范围逐渐扩大,皮肤光亮,不痛,仅有瘙痒、麻木、胀感。重者肿胀范围可以显著扩大至肘关节及整个上臂。

3)水肿在全身各个部位均可发生,出现部位不同可引起不同的症状和后果。发生在皮肤表现为荨麻疹或水肿;发生在眼睑或眼结膜则严重妨碍视觉;发生在周围神经可导致视力减退或暂时性失明;发生在尿道可引起尿闭;发生在咽喉或气管可引起窒息;发生在肠壁、肠系膜可引起腹痛等症状。

4)如无其他症状,一般不会造成严重的或持久的损害,消退后不留痕迹。

(2)治疗

1)用干净毛巾热敷。

2)抗过敏药物治疗,口服苯海拉明每次 1mg/kg,

每天 2~3 次。很快痊愈,预后良好。

8. 卡介苗接种后异常反应

(1)淋巴结炎

1)临床表现:卡介苗接种后同侧局部淋巴结肿大超过 1cm 或者发生脓疡破溃,淋巴结可一个或数个肿大。分泌物涂片检查可发现抗酸杆菌,培养阳性,菌型鉴定为卡介菌株,淋巴结组织病理检查为结核病变。

2)治疗:若局部淋巴结继续增大,可口服异烟肼或加用利福平,局部用异烟肼粉末或利福平涂敷,最好采用油纱布,起初每天换药 1 次,好转后改为每 2~3 天换药一次。大龄儿童可采用链霉素局部封闭。脓疡有破溃趋势,应及早切开,用 20% 对氨基水杨酸油膏纱布或利福平纱条引流。若脓疡自发破溃,用 20% 对氨基水杨酸软膏或利福平粉剂涂敷。

(2)骨髓炎

1)临床表现:本病好发部位以四肢长骨,尤以股骨、胫骨、骨骺及胫骨颈为多见,可单发也可多发,有的病例可形成脓肿。呈慢性良性过程,症状一般轻微,可有轻度发热、病变部位胀痛和功能障碍,患儿全身健康状况良好。

2)治疗:用异烟肼和利福平口服治疗,疗程一般至少 6 个月。因为卡介菌株对吡嗪酰胺存在天然耐药性,故联用时不加吡嗪酰胺。

(3)全身播散性卡介苗感染

1)临床表现:卡介苗接种后出现局部淋巴结肿大破溃、愈合慢,同时合并全身淋巴结结核、肺结核和 / 或肝脾结核、腹腔结核和 / 或脑膜炎等其他部位结核。一般表现为长期发热、体重下降或不增,易合并机会性感染。诊断依赖于体液标本培养有结核杆菌生长,组织活检可查到结核杆菌和结核病变,菌型鉴定为卡介苗株。

2)治疗:联合抗结核治疗,一经发现,转上级有关医疗单位诊治。

9. 其他异常反应　疫苗接种后还可能出现多发性神经炎、臂丛神经炎、癫痫、脑炎和脑膜炎等罕见异常反应。

二、下列情形不属于预防接种异常反应

根据 2005 年 3 月国务院发布的《疫苗流通和预防接种管理条例》,下列情形不属于预防接种异常反应:

1. 因疫苗本身特性引起的接种后一般反应。

2. 因疫苗质量不合格给受种者造成的损害。

3. 因接种单位违反预防接种工作规范、免疫程序、疫苗使用指导原则、接种方案给受种者造成的损害。

4. 受种者在接种时正处于某种疾病的潜伏期或者前驱期,接种后偶合发病。

5. 受种者有疫苗说明书规定的接种禁忌,在接种前受种者或者其监护人未如实提供受种者的健康状况和接种禁忌等情况,接种后受种者原有疾病急性复发或者病情加重。

6. 因心理因素发生的个体或者群体的心因性反应。

(邱婷,王曼知)

【专家点评】

　　正确识别预防接种过程发生的各种反应,及时判断不良反应,尤其是危及生命的不良反应,作出正确处理,可减轻患者的痛苦和损失。有关预防接种异常反应的报告、调查、诊断、鉴定和处理,国家均有相关的法律、法规,如 2008 年《预防接种异常反应鉴定办法》、2010 年《全国疑似预防接种异常反应监测方案》等,都是必须严格遵守执行的。

第六章

液体疗法

第一节　儿童体液平衡的特点

人体新陈代谢是一系列复杂的反应过程,这些过程都离不开体液。体液是人体的重要组成部分,保持体液的生理平衡是维持生命所需的必要条件。体液平衡包括维持水、电解质、酸碱度和渗透压的正常。体液中水、电解质、酸碱度、渗透压等的动态平衡依赖于神经、内分泌、肺,特别是肾脏等系统的正常调节功能。由于儿童体液占体重比例较大、儿童器官功能发育尚不成熟、体液平衡调节功能差等儿童生理特点,这些系统的功能易受疾病和外界环境的影响而失调,容易发生体液平衡失调。由于这些生理特点,在儿科临床中极易发生水、电解质和酸碱平衡紊乱,因此液体疗法是儿科治疗中的重要内容。

一、体液的总量与分布

人体总体液量分布于细胞内、血浆及组织间隙中,后两者合称为细胞外液。在儿童,年龄越小体液总量就越多,主要是因为间质液比例较高,而血浆和细胞内液量的比例则与成人相近。在胎儿期,25 周时体液占体重的 85%,其中细胞体液占 60%;28 周时占体重的 80%;在足月儿,体液总量占体重的 72%~78%。在新生儿早期,常有体液的迅速丢失,可达体重的 5% 或更多,导致生理体重下降,此时婴儿逐渐适应宫外的生活。经此调节后,体液约占体重的 65%,在 8 岁时达成人水平(60%)。体液占体重的比例在婴儿及儿童时期相对保持恒定。在青春期,开始出现因性别不同所致的体内成分不同。正常性成熟男性成人肌肉总量较多而脂肪较少,而女性则有较多的脂肪、较少的肌肉组织。由于体内脂肪在男女性别间的差异,体液总量在男性占体重的 60%,而在女性为 55%。

二、体液的电解质组成

细胞内液和细胞外液的电解质成分具有显著差别。细胞外液的电解质成分能通过血浆精确地测定。正常血浆阳离子主要为 Na^+、K^+、Ca^{2+} 和 Mg^{2+},其中 Na^+ 含量占该区阳离子总量的 90% 以上,对维持细胞外液的渗透压起主导作用。血浆主要阴离子为 Cl^-、HCO_3^- 和蛋白,这 3 种阴离子的总电荷与总阴离子电位差称为未确定阴离子(undetermined anion,UA),主要由无机硫、无机磷和有机酸(如乳酸、酮体)等组成。组织间液的电解质组成除 Ca^{2+} 含量较血浆低一半外,其余电解质组成与血浆相同。细胞内液的电解质测定较为困难,且不同的组织间有很大的差异。细胞内液阳离子以 K^+、Ca^{2+}、Mg^{2+} 和 Na^+ 为主,其中 K^+ 占 79%。阴离子以蛋白质、HCO_3^-、HPO_4^{2-} 和 Cl^- 等离子为主。

三、儿童水的代谢特点

虽然健康儿童每天摄入水和电解质的量波动很大,但体内液体和电解质含量维持相对稳定,即水的摄入量大致相当于排泄量。

(一)水的需要量相对较大、交换率高

水的需求量与多种因素相关,包括新陈代谢、摄入热量、食物性质、经肾排出溶质量、不显性失水、活动量及环境温度等。儿童由于新陈代谢旺盛,排泄水的速度较成人快。年龄越小,出入水量相对越多。婴儿每天水的交换量为细胞外液量的 1/2,而成人仅为 1/7,因此婴儿体内水的交换率比成人快 3~4 倍;并且,儿童体表面积大,呼吸频率快使不显性失水较成人多,故年龄越小水的需要量越大,

对缺水的耐受力越差,因此较成人更易发生脱水。

(二) 水的排出

机体主要通过肾(尿)途径排出水分,其次为经皮肤和肺的不显性失水和消化道(粪)排水,另有极少量的水贮存体内供新生组织增长。正常情况下,水通过皮肤和肺的蒸发,即不显性失水,主要用于调节体温。每天人体产生热量的 1/4 左右是通过皮肤和肺蒸发水分而丧失的,且往往是失去纯水,不含电解质。小婴儿尤其是新生儿和早产儿要特别重视不显性失水量,新生儿成熟度越低、体表面积越大、呼吸频率快、体温及环境温度高、环境的水蒸气压越小以及活动量大,不显性失水量就多。不显性失水量不受体内水分多少的影响,即使长期不进水,机体也会动用组织氧化产生和组织中本身含有的水分来抵偿,故在供给水分时应将其考虑在常规补液的总量内。

(三) 水平衡的调节

肾脏是唯一能通过其调节来控制细胞外液容量与成分的重要器官。蛋白质的代谢产物尿素、盐类(主要为钠盐)是肾脏主要的溶质负荷,必须有足够的尿量使其排出。肾脏水的排出与抗利尿激素(ADH)分泌及肾小管上皮细胞对 ADH 反应性有密切关系。正常引起抗利尿激素分泌的血浆渗透压阈值为 280mOsm/L,血浆渗透压变化 1%~2% 即可影响抗利尿激素分泌。当脱水达 8% 或以上时抗利尿激素分泌即显著增加,严重脱水使抗利尿激素增加呈指数变化。

小儿的体液调节功能相对不成熟。肾功能正常时,摄水多尿量即多;如摄水少或体液额外丢失(如腹泻、呕吐等)且液体补充不足时,人体便通过肾功能调节来提高尿比重、减少尿量等方式来排泄代谢废物,最终减少水的丢失。小儿年龄越小,肾脏的浓缩和稀释功能越不成熟。新生儿和幼婴由于肾小管重吸收功能发育尚不够完善,其最大的浓缩能力只能使尿液渗透压浓缩到约 700mOsm/L(比重 1.020),在排出 1mmol 溶质时需带出 1.0~2.0ml 水;而成人的浓缩能力可使渗透压达到 1 400mOsm/L(比重 1.035),只需 0.7ml 水即可排出 1mmol 溶质,因此小儿在排泄同量溶质时所需要水量较成人为多,尿量相对较多。当入水量不足或失水量增加时,易超过肾脏浓缩能力的限度,发生代谢产物滞留和高渗性脱水。另一方面,正常成人可使尿液稀释到 50~100mOsm/L(比重 1.003)。新生儿出生 1 周后肾脏稀释能力虽可达成人水平,但由于肾小球滤过率低,水的排泄速度较慢,若摄入水量过多又易致水肿和低钠血症。年龄越小,肾脏排钠、排酸、产氨能力也越差,更容易发生高钠血症和酸中毒,因此对于年幼儿童,在病理状态下其体液平衡纠正尤其重要。

(文川,田继东)

【专家点评】

体液是人体的重要组成部分,保持体液的生理平衡是维持生命的重要条件。小儿的水、电解质、酸碱度和渗透压的调节易受疾病及外界环境的影响而失调。由于这些生理特点,在临床工作中一定不能忽视儿童的水、电解质、酸碱平衡紊乱。

第二节 水与电解质、酸碱平衡失调

一、脱水

脱水是指水分摄入不足或丢失过多所引起的

体液总量减少,尤其是细胞外液量的减少。脱水时除丧失水分外,还伴有钠、钾和其他电解质的丢失。体液和电解质丢失的严重程度取决于丢失的速度及幅度,而丢失体液和电解质的种类反映了水和电解质(主要是钠)的相对丢失率。

(一)脱水的程度

指患病后累积的体液丢失量。脱水的程度常以丢失液体量占体重的百分比来表示。因患儿常有液体丢失病史和脱水体征,通常体重下降百分比可通过病史询问和体格检查来估计,一般根据前囟、眼窝的凹陷与否、口唇干燥与否、皮肤弹性、循环情况和尿量等临床表现综合分析判断,常将脱水程度分为三度:

1. 轻度脱水 表示有 3%~5% 的体重减少或相当于体液丢失 30~50ml/kg。

2. 中度脱水 表示有 5%~10% 的体重减少或相当于体液丢失 50~100ml/kg。

3. 重度脱水 表示有 10% 以上的体重减少或相当于体液丢失 100~120ml/kg。

中度与重度脱水的临床体征常有重叠,有时使估计单位体重的液体丢失难以精确计算。

(二)脱水的性质

指现存体液渗透压的改变。脱水的性质常常反映了水和电解质的相对丢失量,临床常根据血清钠及血浆渗透压水平对其进行评估。血清电解质与血浆渗透压常相互关联,因为渗透压在很大的程度上取决于血清阳离子,即钠离子。因此,临床上常用血清钠的浓度来判断脱水性质。低渗性脱水时血清钠低于 130mmol/L;等渗性脱水时血清钠在 130~150mmol/L;高渗性脱水时血清钠大于 150mmol/L。临床上等渗性脱水最为常见,其次为低渗性脱水,高渗性脱水少见。但在某些情况下,如糖尿病酮症酸中毒时因血糖过高或在患者应用甘露醇后,血浆渗透压异常增高,此时的高渗性脱水也可能发生在血清钠水平低于 150mmol/L。

脱水的不同性质与病理生理、治疗及预后均有密切关系。详细的病史常能提供估计失水性质与程度的信息,故应详细询问患者的摄入量与排出量、体重变化、排尿次数及频率、一般状况及儿童的性情改变。

(三)临床表现

在等渗性脱水,细胞内外无渗透压梯度,细胞内容量保持原状,临床表现视脱水的轻重而异,临床表现在很大程度上取决于细胞外液的丢失量。应注意,在严重营养不良儿往往对脱水程度估计过重。眼窝凹陷常被家长发现,其恢复往往是补液后最早改善的体征之一。

1. 轻度脱水 患儿精神稍差,略有烦躁不安;体检时见皮肤稍干燥,弹性尚可,眼窝和前囟稍凹陷;哭时有泪,口唇黏膜略干,尿量稍减少。

2. 中度脱水 患儿精神萎靡或烦躁不安;皮肤苍白、干燥、弹性较差,眼窝和前囟明显凹陷,哭时泪少,口唇黏膜干燥;四肢稍凉,尿量明显减少。

3. 重度脱水 患儿呈重病容,精神极度萎靡,表情淡漠,昏睡,甚至昏迷;皮肤发灰或有花纹、弹性极差;眼窝和前囟深凹陷,眼闭不合,两眼凝视,哭时无泪;口唇黏膜极干燥。因血容量明显减少可出现休克症状,如心音低钝、脉搏细速、血压下降、四肢厥冷、尿极少,甚至无尿。

二、电解质失衡

(一)低钠血症

血清钠低于 135mmol/L 时,称为低钠血症。低钠血症只表示血清中钠的浓度减低,不等于体内钠的总含量降低。分为:①缺钠性低钠血症;②稀释性低钠血症;③消耗性低钠血症。

1. 病因与发病机制

(1)缺钠性低钠血症:本型体内钠总含量减少,常伴有失水,且失钠多于失水故引起低渗性失水,常见的失钠原因有:

1)尿中丢失钠

利尿剂的应用:特别是过度使用呋塞米等襻利尿剂。

失盐性肾炎:如慢性肾盂肾炎、肾髓质囊性病、先天性多囊肾等,但最常见于慢性肾衰竭。上述疾患损害了肾小管上皮细胞,使肾小球对醛固酮的反应不敏感,肾小管回收钠的能力差,故从尿内丢失钠。

严重糖尿病,因原尿中糖分高,故渗透压增高,影响肾小管重吸收钠。同时患者多尿,可排出大量的水和钠。

肾上腺皮质功能减退症,钠重吸收减少。

2)肾外丢失钠

消化道丢失:各种原因引起的呕吐、腹泻、胃肠减压或肠、胆、胰瘘等丢失消化液,是最常见的缺钠原因。

皮肤丢失:大量出汗,往往伴随饮水过多故而发生低钠血症。

局部丢失:大面积烧伤、剥脱性皮炎、反复大量腹水、胸水形成和放液等。

(2)稀释性低钠血症:体内并未失钠或缺钠,

有时甚至有钠潴留,但因水潴留过多而引起血钠稀释。可见:①入水量过多;②慢性充血性心力衰竭、肝硬化腹水、肾病综合征及急性肾衰竭;③高血糖或使用甘露醇等药物时,因细胞外液呈高渗,使细胞内水移向细胞外,以致血钠稀释;④机体缺钾时钠进入细胞亦可引起低钠血症。

(3) 消耗性低钠血症(特发性低钠血症):各种慢性消耗性疾病,如结核、肿瘤、营养不良、肝硬化晚期及体弱者。除原发病之症状外,血钠轻度降低,目前病因未明。

2. 诊断要点

(1) 临床表现:以神经系统的功能障碍为主。因细胞外渗透压低,水向细胞内转移,引起脑细胞水肿。临床表现的严重程度不仅与血钠水平的高低有关,还与血钠降低的速度有关。

1) 血钠高于 125mmol/L 时,临床症状轻微或无临床表现。

2) 血钠若低于 125mmol/L 时,出现食欲不振、恶心、呕吐、疲乏无力。

3) 若血钠为 120mmol/L 时,出现表情淡漠、嗜睡、意识模糊。

4) 血钠为 115~110mmol/L 时,表现为凝视、共济失调、惊厥、木僵。

5) 血钠低于 110mmol/L 时,表现为昏睡、抽搐、昏迷。由于有脑细胞水肿,故有颅压增高的征象。肌无力、腱反射减低或消失,并可出现病理反射。

(2) 实验室检查:①尿常规、血常规检查;②平均红细胞容积(MCV)、平均红细胞血红蛋白浓度(MCHC);③24 小时尿钠、钾、氯测定;④血钠、钾、氯、二氧化碳结合力(CO₂CP)测定;⑤血浆胶体及晶体渗透压测定:血浆胶体渗透压(mmHg)=A(g/dl)×5.54+G(g/dl)×1.43〔血浆白蛋白(A),球蛋白(G)〕,正常值为 3.3kPa(25mmHg)左右;⑥血尿酸、尿素氮(BUN)、肌酐、血浆脂蛋白、血浆蛋白。

(3) 诊断与鉴别诊断:主要依靠其病史、体征及化验检查,综合分析对低钠的病因及分类做出正确判断。必要时还应检查肾上腺及甲状腺功能。低钠血症的临床表现多不具特征性,常被原发疾病掩盖。故当出现突发性中枢神经系统功能损害时,尤其在难治性心衰、肝硬化腹水或静脉大量补液时,低钠血症必须加以考虑和处理。

(二) 高钠血症

血清钠浓度升高>145mmol/L 称为高钠血症,分为浓缩性高钠血症和潴留性高钠血症两大类。

1. 病因与发病机制

(1) 浓缩性高钠血症:见于各种原因所致的高渗性失水。

1) 水摄入不足:见于上消化道疾病、肿瘤、口渴感减退、极度虚弱,以及战争、灾害等情况。

2) 水丢失过多:见于各种原因所致的尿崩症、渗透性利尿、尿浓缩机制障碍及大量出汗等情况。

(2) 潴留性高钠血症

1) 肾上腺皮质功能亢进:如皮质醇增多症、原发性醛固酮增多症。

2) 潴钠药物的应用:如服用 11- 去氧皮质酮、甘草次酸等。

3) 外源性过多补钠:如低钠血症时补钠过多、应用高渗碳酸氢钠进行复苏、透析液中钠浓度过高等。

4) 其他:如颅脑外伤、脑血管意外、泻药过量,以及部分母乳喂养婴儿。

2. 诊断要点

(1) 高钠血症的症状和体征易被原发疾病所掩盖,且其临床表现的严重程度与血清钠的水平、发病的缓急、年龄的大小有密切的关系。

急性高钠血症患者,最初为口渴、淡漠、嗜睡、易激动,然后进行性肌张力增高、颤抖、反射亢进、运动失调、偏瘫、惊厥、昏迷,甚至死亡。儿童对高血钠反应敏感,在中度高血钠时即可出现恶心、呕吐、发热、呼吸困难及神经系统症状。严重高血钠时可发生肌溶解,导致急性肾衰竭;脑脊液呈血性改变,蛋白含量增加。慢性高钠血症,一般症状较轻。脑电图表现为慢波增加,可有癫痫发作时的脑电图改变。在低血容量高血钠时,可发生直立性低血压、心率快、颈静脉下陷、皮肤干皱。在高血容量高血钠时,则发生皮肤水肿、肺水肿。

(2) 实验室检查:①测定血钾、钠、钙、氯;②禁水试验;③静脉滴注高张盐水试验;④血中 ADH 的测定;⑤加压素试验;⑥血肾素、血管紧张素Ⅱ、醛固酮、ACTH 等测定。其他实验室检查可参见低血钠症。

(3) 诊断与鉴别诊断:临床表现主要为神经系统的症状及体征,在诊断时需结合病史、症状及体征、实验室检查综合分析。其中还应包括病因及分型,对于原发性尿崩症及肾性尿崩症患者进行加压素试验有助于其鉴别。

注意:高钠血症者皆有血浆渗透压升高,且多伴有高血氯、高血钾及低血钙，同时有轻度高氯性代谢性酸中毒。

(三) 低钾血症

当血清钾浓度低于 3.5mmol/L 时，称为低钾血症。

1. 病因　低钾血症在临床较为多见，其发生的主要原因有：

(1) 钾的摄入量不足：长期不能进食，液体疗法时补钾不足。

(2) 消化道丢失过多：呕吐、腹泻、各种引流或频繁灌肠而又未及时补充钾。

(3) 肾脏排出过多：酸中毒等所致的钾从细胞内释出，随即大量的由肾脏排出，临床常遇到重症脱水、酸中毒患儿血清钾多在正常范围内，缺钾的症状也不明显。当输入不含钾的溶液后，由于血浆被稀释，钾随尿量的增加而排出；酸中毒纠正后钾则向细胞内转移；糖原合成时可消耗钾。由于上述原因，使血清钾下降，并出现低钾症状。此外，肾上腺皮质激素分泌过多如库欣综合征、原发性醛固酮增多症、糖尿病酮症酸中毒、低镁、甲状腺功能亢进、大量利尿、碳酸酐酶抑制剂的应用和原发性肾脏失钾性疾病如肾小管性酸中毒等也可引起低钾。

(4) 钾在体内分布异常：如家族性周期性麻痹，由于钾由细胞外液迅速地移入细胞内而产生低钾血症。

(5) 各种原因的碱中毒。

2. 临床表现　低钾血症临床表现不仅取决于血钾浓度，更重要的是缺钾发生的速度。一般血清钾低于 3mmol/L 时即可出现症状，包括：

(1) 神经肌肉：神经肌肉兴奋性降低，表现为骨骼肌、平滑肌及心肌功能的改变，如肌肉软弱无力，重者出现呼吸肌麻痹或麻痹性肠梗阻、胃扩张；膝反射、腹壁反射减弱或消失。

(2) 心血管：出现心律失常、心肌收缩力降低、血压降低，甚至发生心力衰竭；心电图表现为 T 波低宽、出现 U 波、Q-T 间期延长、T 波倒置及 ST 段下降等。

(3) 肾损害：低钾使肾脏浓缩功能下降，出现多尿，重者有碱中毒症状。长期低钾可致肾单位硬化、间质纤维化，在病理上与慢性肾盂肾炎很难区分。此外，慢性低钾可使生长激素分泌减少。

(四) 高钾血症

血清钾浓度 ≥5.5mmol/L 时称为高钾血症。

1. 病因

(1) 实验室误差：标本溶血，抽血时局部组织缺血，血小板增多症，白细胞增多症。

(2) 钾摄入量过多：静脉或口服摄入过多，如输液注入钾过多过快，静脉输入大剂量青霉素钾盐，输入库存过久的全血。

(3) 钾分布异常：休克、重度溶血，以及严重挤压伤等使钾分布异常。

(4) 肾脏排钾减少：肾衰竭、肾小管性酸中毒、肾上腺皮质功能低下等使排钾减少。

2. 临床表现

(1) 心电图异常与心律失常：高钾血症时心率减慢而不规则，可出现室性早搏和心室颤动，甚至心搏停止。心电图可出现高耸的 T 波、P 波消失或 QRS 波群增宽、心室颤动及心脏停搏等。心电图的异常与否对决定是否需治疗有很大帮助。

(2) 神经、肌肉症状：高钾血症时患儿精神萎靡、嗜睡、手足感觉异常、腱反射减弱或消失，严重者出现弛缓性瘫痪、尿潴留，甚至呼吸麻痹。

(五) 低钙血症

血清钙浓度低于 2.25mmol/L（9mg/dl）时，称为低钙血症。

1. 病因及发病机制　低蛋白血症时，蛋白结合钙下降，总钙量也降低，但离子钙浓度正常。在补充蛋白以后，血浆蛋白浓度增加，结合钙增加，离子钙降低而出现低钙抽搐。

甲状旁腺有关的疾病：①甲状旁腺素（PTH）的缺乏或减少，常见于甲状旁腺功能减退症，可为原发性或继发于甲状腺或甲状旁腺手术后，急性胰腺炎及由于低镁血症而使 PTH 分泌减少而致低钙血症；②假性甲状旁腺功能减退症；③分泌无生物活性的 PTH。

维生素 D 的异常代谢：①维生素 D 缺乏，包括维生素 D 摄入不足、阳光照射不足，使皮肤合成的内源性维生素 D 减少以及肠道吸收障碍性疾病，均可导致维生素 D 缺乏；此外，肝和胰腺的疾病可干扰 25-(OH)D$_3$ 的合成，长期服用泻药可妨碍小肠对维生素 D 及代谢产物的吸收和肠肝循环，均能引起体外维生素 D 不足，而导致低钙血症。② 25-(OH)D$_3$ 的 1α- 羟化减弱。慢性肾衰竭、低血磷性佝偻病、维生素 D 依赖性佝偻病Ⅰ型、某些恶性肿瘤等均可出现 25-(OH)D$_3$ 的 1α- 羟化减弱，致活性维生素 D 的生成减少而出现低钙血症。③靶器官对 1,25-(OH)$_2$D$_3$ 的反应不良，抗惊厥药物可干扰 1,25-$(OH)_2D_3$ 在周围血中活性而导致低钙血症和骨质疾病,维生素 D 依赖性佝偻病 Ⅱ 型,由于靶细胞受体部位发生基因位点突变,而 1,25-$(OH)_2D_3$ 的反应差,致低钙血症和骨质病变。

其他因素:①尿钙排出增多,在肾小管性酸中毒,长期应用利尿药物,尿内排泄钙增加,可引起低钙血症;②急性坏死性胰腺炎时,由于组织分解、坏死,血中钙与脂肪分解后产生的脂肪酸结合产生皂钙,而致低钙血症;③慢性肾衰竭引起低血磷或用磷酸盐纠正低血磷或高钙血症时,可因钙沉着于软组织导致低钙血症。

2. 诊断要点

(1)临床表现

1)手足抽搐最常见并具有特征性。小婴儿可表现为惊厥、手足搐搦或喉痉挛窒息等。轻症仅有感觉异常,手、足、口唇周围麻木。

2)消化不良、恶心、呕吐、腹泻、小肠吸收不良和脂肪痢。

3)心律失常,心电图可有 Q-T 间期延长、S-T 间期延长、T 波改变等。

4)其他表现,如白内障、皮肤角化、牙齿发育不全、指/趾甲变脆、毛发脱落等。

(2)诊断及鉴别诊断:血钙低于正常(2.25mmol/L),即可诊断为低钙血症,但低钙血症常继发于某些特殊的疾病,故重要的是鉴别低钙血症的病因。临床上常通过一些实验室检查来帮助诊断。一般检查:①尿常规;②尿电解质(钾、钠、钙、镁、氯化物);③肾功能;④血钙(总钙、离子钙);⑤血浆蛋白。进一步实验室检查:①血清镁:当血清镁低于 0.4mmol/L,认为是由于低镁血症所致低钙血症;如血镁正常,考虑可有甲状旁腺功能减退或维生素 D 缺乏。②血清磷:高血磷常提示有甲状旁腺功能减退存在,低血磷则符合维生素 D 缺乏所致继发性甲状旁腺功能亢进的改变。③PTH 或尿 cAMP 的测定,将有助于区分是因 PTH 缺乏,还是因骨拮抗而引起的低钙血症。④肾源性 cAMP、25(OH)D_3、1,25-$(OH)_2D_3$ 的测定,可提高对低钙血症的诊断率。

三、酸碱平衡紊乱

正常儿童血 pH 值与成人一样,均为 7.4,但其范围稍宽,即 7.35~7.45。

酸碱平衡是指正常体液保持一定的[H^+]浓度。机体在代谢过程中不断产生酸性和碱性物质,必须通过体内缓冲系统以及肺、肾的调节作用使体液 pH 值维持在 7.40(7.35~7.45),以保证机体的正常代谢和生理功能。细胞外液的 pH 值主要取决于血液中最重要的一对缓冲物质,即 HCO_3^- 和 H_2CO_3 两者含量的比值。正常 HCO_3^- 和 H_2CO_3 比值保持在 20/1。当某种因素促使两者比值发生改变或体内代偿功能不全时,体液 pH 值即发生改变,超出 7.35~7.45 的正常范围,出现酸碱平衡紊乱。肺通过排出或保留 CO_2 来调节血液中碳酸的浓度,肾负责排酸保钠,肺的调节作用较肾为快,但两者的功能均有一定限度。当肺呼吸功能障碍使 CO_2 排出过少或过多、使血浆中 H_2CO_3 的量增加或减少而引起的酸碱平衡紊乱,称为呼吸性酸中毒或碱中毒。若因代谢紊乱使血浆中 H_2CO_3 的量增加或减少而引起的酸碱平衡紊乱,则称为代谢性酸中毒或碱中毒。出现酸碱平衡紊乱后,机体可通过肺、肾调节使 HCO_3^-/H_2CO_3 的比值维持在 20/1,即 pH 值维持在正常范围内,称为代偿性代谢性(或呼吸性)酸中毒(或碱中毒);如果 HCO_3^-/H_2CO_3 的比值不能维持在 20/1,即 pH 值低于或高于正常范围,则称为失代偿性代谢性(或呼吸性)酸中毒(或碱中毒)。常见的酸碱失衡为单纯型(呼吸性酸中毒、呼吸性碱中毒、代谢性酸中毒、代谢性碱中毒);有时亦出现混合型。

(一)代谢性酸中毒

代谢性酸中毒是由于固定酸的相对或绝对增加引起血浆 H^+ 浓度增高,血 pH 值降低,二氧化碳结合力减低的一组临床症状。

1. 病因及发病机制

(1)有机酸产生过多:①乳酸酸中毒,多见于组织缺氧时;②脂类氧化不全,如糖尿病酮症酸中毒、饥饿性酮症等;③先天性代谢缺陷,如丙氨酸血症、异戊酸血症等。

(2)酸性物质进入体内过多:水杨酸盐、甲醇、乙烯乙二醇及副醛中毒等。

(3)酸排泄障碍:急性或慢性肾衰竭时,肾小球滤过酸性物质减少致磷酸根、硫酸根和有机酸潴留,同时,肾衰时肾小管排 H^+、制造 NH_3 及排出 NH_4^+ 的能力降低,以及滴定酸的排泌功能障碍。

(4)碱性物质丢失过多:腹泻、长期胃肠减压、肠瘘、肾小管酸中毒、碳酸酐酶抑制剂的应用等。

(5)稀释性酸中毒:大量静脉注射不含 HCO_3^- 溶液时致血碳酸氢盐被稀释使其降低。

(6)其他:高钾血症时肾小管 Na^+-K^+ 交换增

加, H^+-Na^+ 交换受抑制, HCO_3^- 重吸收减少, 而致代谢性酸中毒。甲状旁腺功能亢进症、维生素 D 缺乏及低磷血症可致肾近端小管重吸收 HCO_3^- 减少, 利尿剂影响远端小管 Na^+ 的重吸收及 H^+、K^+ 的分泌导致高钾、高氯性代谢性酸中毒。

2. 诊断要点

(1)临床表现:代偿期及轻度代谢性酸中毒常无症状,严重代谢性酸中毒时表现:①心血管系统:心肌收缩力下降,外周血管阻力降低致低血压,肺水肿及心律失常,尤其是心室纤颤;②呼吸系统:呼吸加深伴呼吸频率轻微改变,当血浆[HCO_3^-]<15mmol/L 时可出现明显的 Kussmaul 呼吸;③中枢神经系统:头痛、躁动不安,严重者意识模糊,甚至惊厥、昏迷;④消化系统:食欲不振、腹痛、恶心、呕吐等;⑤骨骼系统:慢性代谢性酸中毒时,由于骨组织中碳酸钙参与对 H^+ 的缓冲作用,导致骨质疏松,引起骨病。此外,慢性代谢性酸中毒还可引起小儿生长发育不良。

(2)实验室检查:动脉血气分析血 pH 值、二氧化碳结合力(CO_2CP)、实际碳酸氢盐(AB)、标准碳酸氢盐(SB)及缓冲碱(BB)均降低,特别是剩余碱(BE)负值增大。此外,还需测血液电解质浓度,并以此计算阴离子间隙(AG)。

(3)诊断与鉴别诊断:在确定原发病的基础上,根据临床表现及化验结果,特别是血气分析结果可作出诊断。此外,可根据血 HCO_3^- 来评价酸中毒的程度:HCO_3^- 在 18~13mmol/L 为轻度,13~9mmol/L 为中度,<9mmol/L 为重度。

(二)代谢性碱中毒

代谢性碱中毒是由于血浆碳酸氢盐浓度原发性增加,致血 pH 值升高的一种酸碱代谢失衡。临床上根据代谢性碱中毒能否为补充 Cl^- 所纠正而分为对氯反应性及对氯耐受性两大类。

1. 病因及发病机制

(1)对氯反应性代谢性碱中毒,指经补充 Cl^- 后可以被纠正者。以细胞外液容量降低伴继发性醛固酮增多为特征。除应用利尿剂引起者外,患者尿中氯化物浓度降低,大多小于 20mmol/L,肾小球滤过率测定常略降低。常见于以下几种情况:

1)胃肠道 H^+ 的丢失:①呕吐或胃肠引流致大量酸性胃液丢失;②先天性氯化物腹泻。

2)肾脏 H^+ 的丢失:噻嗪类和襻利尿剂应用后造成细胞外液容量减少,HCO_3^- 从近端肾小管重吸收增加而造成碱血症。另外,利尿剂应用后可导致

K^+ 丢失,后者刺激氨的形成也可同时使 HCO_3^- 形成增加。细胞外液量减少及继发性醛固酮分泌增多又使远端肾小管 H^+-Na^+ 交换增加,后者更促使 HCO_3^- 生成过多。

(2)高碳酸血症后碱中毒:慢性呼吸性酸中毒时,肾脏代偿性排 H^+ 增多,当使用机械通气后,$PaCO_2$ 迅速下降,肾脏未能及时停止排 H^+,可以在 3~4 天内血 HCO_3^- 仍然保持高水平。

(3)对氯耐受性代谢性碱中毒:指经补充 NaCl 或 KCL 不能被纠正者。常由于原发性盐皮质激素过量(内源性或外源性),致细胞外液容量扩张为特征,伴高血压,尿氯化物浓度超过 20mmol/L。常见病因为原发性或继发性醛固酮增多症、糖皮质激素过多综合征、肾素分泌瘤、滥用甘草,以及 Batter 综合征、镁缺乏等。在上述绝大多数情况下,由于盐皮质激素过度活动,到达皮质集合管中的 Na^+、Cl^- 被重吸收,代之以 H^+、K^+ 的分泌。大量 K^+ 的排泄造成低钾血症,后者刺激肾脏合成大量 NH_3 之后以 NH_4^+ 方式排出而致 HCO_3^- 生成增多,诱发碱中毒。

2. 诊断要点

(1)临床表现:常被原发病掩盖。可有血容量过低的表现,如肌无力、体位性眩晕;伴低钾血症时表现出心律失常,易出现洋地黄中毒,多饮多尿、肌麻痹等。pH 值升高,血游离钙降低出现手足抽搐,反射亢进。

(2)实验室检查:动脉血气分析示血 pH 值、SB、BB、BE 正值及 CO_2CP 升高。而 $PaCO_2$ 则很少超过 50mmHg,因为肺泡 $PaCO_2>50$mmHg 时将降低动脉氧张力,PaO_2 降低刺激化学感受器,恢复肺通气使动脉氧含量趋向正常。血电解质测定常有低氯血症及低钾血症。尿氯化物测定对临床区分两大类代谢性碱中毒很重要。在分析尿氯化物浓度时应注意 24~28 小时有无应用利尿剂治疗,如果有,则不能区分。

(3)诊断与鉴别诊断:代谢性碱中毒主要根据血气及血、尿电解质结果并结合原发病因及临床表现作出诊断。有呕吐、胃肠引流、利尿治疗、肌肉疼挛及无力或伴低钾血症的高血压患者应疑及本病。由于 CO_2CP 升高也可见于呼吸性酸中毒,且 pH 值改变仅见于失代偿期,而 pH 值正常也可能是代偿性碱中毒或混合性酸碱平衡失调,故应参考 SB、BB,特别是 BE 正值增大,对确立诊断有帮助。

（三）呼吸性酸中毒

呼吸性酸中毒为动脉血 CO_2 张力的原发性增加，血 H_2CO_3 增多，导致 pH 值降低的一种酸碱平衡失调。各种原因引起肺通气障碍，使肺泡换气减少，均可导致 $PaCO_2$ 增加（高碳酸血症），常伴 PaO_2 降低（低氧血症）。临床根据发病快慢可分为急性和慢性呼吸性酸中毒。

1. 病因及发病机制

（1）急性呼吸性酸中毒：气道阻塞（包括气道内异物、肿物、喉头水肿及气管外压迫）、肺或胸壁疾病、呼吸中枢受抑、肌肉或神经肌肉疾病致呼吸肌麻痹等凡能引起肺急性通气和／或换气功能不足，致 CO_2 排出障碍的各种原因均可引起急性呼吸性酸中毒。

（2）慢性呼吸性酸中毒：见于各种肺部慢性疾病，如慢性支气管炎、肺气肿、支气管肺发育不良、肺纤维化等。

2. 诊断要点

（1）临床表现：高碳酸血症伴低氧血症是本症的主要临床特征。急性呼吸性酸中毒以呼吸困难和缺氧为主，表现为呼吸窘迫，明显烦躁不安、气促。起始时有头痛，视野模糊，进一步可发展为震颤、神志模糊，以致谵妄，严重者可发展至完全昏迷。眼底检查可发现视乳头水肿，脑脊液检查压力明显上升。上述症状是由于 CO_2 很易透过血脑屏障，脑脊液 pH 值急剧下降，造成脑细胞内严重酸中毒所致。酸中毒时，因心肌收缩力降低，以及肺和外周血管阻力增加，致心衰及酸中毒伴高钾血症导致心律失常。

慢性呼吸性酸中毒远不如急性者严重，由于大多数是因慢性阻塞性肺疾病及肺纤维化等引起，以这些病的相关表现为主，包括气促、呼吸困难、咳嗽及其他慢性缺氧症状等。

（2）实验室检查：动脉血气分析 $PaCO_2$ 明显升高，血 SB 中度增加，PaO_2 降低。在急性呼吸性酸中毒时，pH 值常降低，可达 7.0，$PaCO_2$ 常高于 6.7kpa（50mmHg），但血 SB 很少超过 30mmol/L，常伴高钾血症。慢性呼吸性酸中毒，由于肾的代偿作用，血 pH 值可正常，SB 可高达 40mmol/L。慢性呼吸性酸中毒时血 Cl^- 降低，血 HCO_3^- 上升，Cl^- 的降低常伴有低血钾，故可有低氯、低钾性代谢性碱中毒。血钙升高。大多数急性呼吸性酸中毒时尿 pH 值呈酸性，慢性呼吸性酸中毒尿 pH 值可呈酸性或碱性。

（3）诊断与鉴别诊断：呼吸性酸中毒诊断结合病因、临床表现及实验室检查即可确立。血 pH 值、$PaCO_2$ 检查对诊断意义较大。呼吸性酸中毒还须与代谢性碱中毒鉴别，除临床表现和病因外，血 pH 值降低和 CO_2CP 升高有助于呼吸性酸中毒的诊断。

（四）呼吸性碱中毒

呼吸性碱中毒是由于各种原因导致过度通气，CO_2 排出过多，$PaCO_2$ 降低，血 pH 值升高的一种酸碱平衡失调。

1. 病因及发病机制　常见的有急性高山病、癔病、高热、剧烈运动、不恰当的机械通气、肺间质病变等引起肺部过度通气，CO_2 排出过多所致。

2. 诊断要点

（1）临床表现：呼吸急促、浅快，可有头晕、视力不清、手足麻木、肌肉抽动、抽搐。

（2）实验室检查：血 $PaCO_2$ 降低，pH 值升高，CO_2CP 降低，血氯、血钙降低。

（3）诊断与鉴别诊断：根据有过度通气的病因及临床表现，动脉血 $PaCO_2$ 明显降低，血 pH 值偏高即可诊断。CO_2CP 降低时，需排除代谢性酸中毒方可诊断。

（五）混合性酸碱平衡紊乱

两种以上原发性酸碱平衡失调同时并存者，称为混合性酸碱平衡失调。因为这些失衡可使 pH 值向同一方向或相反方向变化，而致 $[H^+]$ 极度偏移或变化极轻。凡 pH 值向同一方向变化者称之为相加性酸碱平衡失调；pH 值向相反方向变化者称为相抵消性酸碱平衡失调。所以混合性酸碱平衡失调可大致分为相加性、相抵消性及三元性酸碱平衡失调。具体包括七种：①呼吸性酸中毒加代谢性酸中毒；②呼吸性碱中毒加代谢性碱中毒；③呼吸性酸中毒加代谢性碱中毒；④呼吸性碱中毒加代谢性酸中毒；⑤代谢性碱中毒加代谢性酸中毒；⑥呼吸性碱中毒加代谢性碱中毒加代谢性酸中毒；⑦呼吸性酸中毒加代谢性碱中毒加代谢性酸中毒。

诊断要点

（1）临床表现及实验室检查：除原发病表现外，在相加性酸碱平衡失调可出现明显酸中毒或碱中毒的表现。上述三大类情况及临床改变的特点见表 6-2。

（2）诊断：根据实验室检查结果与机体发生单纯性酸碱平衡失调后，机体代偿的预计化验结果之间的差异，再结合临床表现进行综合分析后获得。

所以,诊断混合性酸碱平衡失调时,首先必须确定原发性酸碱平衡失调的诊断,其次是确定继发性改变是否超过预计代偿的范围,并须了解预计代偿公式及其代偿界限(表6-2-1)。将实验结果,根据病情代入有关预计代偿公式,视其是否超过应代偿的限度,然后确定混合型酸碱失衡的类型。

表 6-2-1　酸碱失衡代偿预计公式

类型		代偿值预计计算公式	代偿时间	最大代偿值
代谢性酸中毒		$PaCO_2 = 40-(24-HCO_3^-) \times 1.2 \pm 2$ 或 $1.5 \times HCO_3^- + 8 \pm 2$	12~24 小时	10
代谢性碱中毒		$PaCO_2 = 40+(HCO_3^- 24) \times 0.9 \pm 5$ 或 $0.9 \times HCO_3^- + 9 \pm 2$	12~24 小时	60~70
呼吸性酸中毒	急性	$HCO_3^- = 24+(PaCO_2-40) \times 0.07 \pm 1.5$ 或 $0.1 \times \Delta PaCO_2 \pm 3$	几分钟	30
	慢性	$HCO_3^- = 24+(PaCO_2-40) \times 0.07 \pm 1.5$ 或 $0.1 \times \Delta PaCO_2 \pm 3$ $HCO_3^- = 24+(PaCO_2-40) \times 0.4 \pm 3$ 或 $0.35 \times \Delta PaCO_2 \pm 3$	3~5 天	45
呼吸性碱中毒	急性	$HCO_3^- = 24-(40-PaCO_2) \times 0.2 \pm 2.5$ 或 $0.2 \times \Delta PaCO_2 \pm 2.5$	几分钟	8
	慢性	$HCO_3^- = 24-(40-PaCO_2) \times 0.5 \pm 2.5$ 或 $0.5 \times \Delta PaCO_2 \pm 2.5$	2~3 天	12~15

(六) 阴离子间隙

在诊断单纯或混合性酸中毒时,阴离子间隙常有很大的帮助。阴离子间隙是主要测得的阳离子与阴离子的差值。测得的阳离子为钠和钾,可测得的阴离子为氯和碳酸氢根。因钾离子浓度相对较低,在计算阴离子间隙时常忽略不计。

阴离子间隙 $=Na^+-(Cl^-+HCO_3^-)$,正常为 12mmol/L(范围:8~16mmol/L)。

由于阴离子蛋白、硫酸根和其他常规不测定的阴离子的存在,正常阴离间隙为 (12 ± 4) mmol/L。AG 的增加几乎总是由于代谢性酸中毒所致。但是,不是所有的代谢性酸中毒均有 AG 增高。AG 增高见于代谢性酸中毒伴有常规不测定的阴离子如乳酸、酮体等增加。代谢性酸中毒不伴有常规不测定的阴离子增高时 AG 不增高,称为高氯性代谢性酸中毒。在高氯性代谢性酸中毒,碳酸氢根的降低被氯离子所替代,而后者可通过血清电解质的测量获得。计算阴离子间隙可发现常规不测定的阴离子或阳离子的异常增高。

当代谢性酸中毒由肾小管酸中毒或大便碳酸氢盐丢失引起时,阴离子间隙可以正常。当血浆碳酸氢根水平降低时,氯离子作为随钠在肾小管重吸收的主要阴离子,其吸收率增加了。由于酸中毒时碳酸氢根浓度降低、血浆氯增高,使总阴离子保持不变。

肾衰竭时血磷、硫等有机阴离子的增加,糖尿病患者的酮症酸中毒、乳酸性酸中毒、高血糖非酮症性昏迷、未定名的有机酸血症、氨代谢障碍等均可使阴离子间隙增加。阴离子间隙增加也见于大量应用青霉素后、水杨酸中毒等。

阴离子间隙降低在临床上较少见。可见于肾病综合征,此时血清白蛋白降低,而白蛋白在 pH 值为 7.4 时属阴离子;多发性骨髓瘤时由于阴离子蛋白的产生增加,也可使阴离子间隙降低。

(文川,田继东)

【专家点评】

水、电解质、酸碱平衡紊乱在儿童疾病中较常发生,早期识别体液失衡类别并及时纠正,对疾病的转归至关重要。

第三节　液体疗法的常用液体

溶液张力一般是指溶液中电解质所产生的渗透压,与血浆渗透压相等时为 1 个张力,即等张。低于血浆渗透压为低张,高于血浆渗透压为高张。葡萄糖液虽也有张力,但输入体内后葡萄糖逐渐氧化成水和 CO_2,液体渗透压消失,故在液体疗法时把各种浓度的葡萄糖液视为零张力溶液。临床常用液体包括非电解质溶液和电解质溶液。常见溶液成分见表 6-3-1。

一、非电解质溶液

常用 5% 和 10% 葡萄糖溶液。前者为等渗溶液,后者为高渗溶液,仅用于补充水分和部分热量,不能维持血浆渗透压。

二、电解质溶液

用于补充体液容量,纠正体液渗透压、酸碱和电解质失衡。电解质溶液包括氯化钠、氧化钾、乳酸钠、碳酸氢钠和氯化铵等。

三、混合溶液

为适用于不同情况的补液需要,常把各种不同渗透压的溶液按不同比例配制混合溶液使用。

四、口服补液盐

口服补液盐(oral rehydration salts,ORS)是世界卫生组织推荐用以治疗急性腹泻合并脱水的一种溶液,经临床应用取得了良好效果,对发展中国家尤其适用。其理论基础是基于小肠的 Na^+-葡萄糖偶联转运吸收机制,即小肠上皮细胞刷状缘的膜上存在着 Na^+-葡萄糖共同载体,此载体上有 Na^+-葡萄糖两个结合位点,当 Na^+-葡萄糖同时与结合位点相结合时即能运转,并显著增加钠和水的吸收。

表 6-3-1　常用溶液成分

溶液	每100ml 含溶质或溶液	Na^+	K^+	Cl^-	HCO_3 或乳酸根	Na^+/Cl^-	渗透压或相对与血浆的张力
血浆		142	5	103	24	3:2	300mOsm/L
①0.9% 氯化钠	0.9g	154		154		1:1	等张
②5% 或 10% 葡萄糖	5g 或 10g						
③5% 碳酸氢钠	5g	595			595		3.5 张
④1.4% 碳酸氢钠	1.4g	167			167		等张
⑤11.2% 乳酸钠	11.2g	1 000			1 000		6 张
⑥1.87% 乳酸钠	1.87g	167			167		等张
⑦10% 氯化钾	10g		1 342	1 342			8.9 张
⑧0.9% 氯化铵	0.9g	NH^+167		167			等张
1:1 含钠液	①50ml ②50ml	77		77			1/2 张
1:2 含钠液	①35ml ②65ml	54		54			1/3 张
1:4 含钠液	①20ml ②80ml	30		30			1/5 张
2:1 含钠液	①65ml ④或⑥35ml	158		100	58	3:2	等张
2:3:1 含钠液	①33ml ②50ml ④或⑥17ml	79		51	28	3:2	1/2 张
4:3:2 含钠液	①45ml ②33ml ④或⑥22ml	106		69	37	3:2	2/3 张

标准 ORS 是基于霍乱患者肠道丢失电解质较多的特点设置而成,具体配方为:氯化钠 3.5g,碳酸氢钠 2.5g,氯化钾 1.5g,葡萄糖 20.0g,加水至 1 000ml,各种电解质浓度为 Na^+ 90mmol/L,K^+ 20mmol/L,Cl^- 80mmol/L,HCO_3^- 30mmol/L,电解质的渗透压为 220mOsm/L(2/3 张),总渗透压为 311mOsm/L,适用于纠正累积损失量和类便中的电解质丢失量。而后推出的 ORS Ⅱ 采用枸橼酸钠取代碳酸氢钠,电解质浓度及渗透压无明显改变,在口感上有一定提升,更适合小儿补液。随着 ORS 的应用经验不断增多,其局限性也逐渐出现,因其钠的渗透压较高,而普通非霍乱的腹泻病患儿钠丢失量常低于此,故如出现过量服用可能引起全身水肿、口渴、大便量增多等症状,同时高渗溶液也易引起肠黏膜损伤。故 2002 年,WHO 颁布新一代 ORS 配方,即低渗 ORS(245mOsm/L,ORS Ⅲ),其具体配方为:氯化钠 2.6g,氯化钾 1.5g,枸橼酸钠 2.9g,葡萄糖 13.5g,加水至 1 000ml,各种电解质浓度为 Na^+ 75mmol/L,K^+ 20mmol/L,Cl^- 65mmol/L,HCO_3^- 30mmol/L,总渗透压为 245mOsm/L。2006 年 WHO 及 UNICEF 在"腹泻治疗指南(第 2 版)"中推荐低渗 ORS 全面替代 ORS Ⅰ/Ⅱ,作为腹泻病首选药。ORS Ⅲ 与传统的 ORS 相比:①减少了钠和葡萄糖的含量,更利于钠和水的双重吸收,降低高钠血症的发病率;②用枸橼酸钠替代碳酸氢钠,

口感更好,适合小儿服用;③渗透压由 311mOsm/L 降至 245mOsm/L,能够更有效地预防和治疗脱水,提高补液效果,同时能够减少粪便量、呕吐次数和静脉输液需求,更适合婴幼儿预防脱水和轻中度无循环衰竭的脱水的液体补充。

ORS 的剂量用法应视情况而定,对于暂无脱水症状的腹泻患儿可根据不同年龄在每次稀便后补充适量液体以预防脱水:<6 个月每次 50ml,6 个月至 2 岁每次 100ml,2~10 岁每次 150ml,10 岁以上能喝多少就喝多少。对于已经出现轻中度脱水的患儿应根据体重计算,一般需补充 50~75ml/kg,在 4 小时内饮完,再次评估脱水情况。对于重度脱水的患儿可在静脉补液的同时给予 ORS。配制口服补液盐时需注意:严格按照说明书配比用准确的水来溶解,避免太稀或太浓;不能在口服补液盐中添加果汁、牛奶、糖等,以免改变渗透压及电解质浓度;配制好的溶液应避免污染,可以冰箱冷藏保存 24 小时。

(文川,田继东)

【专家点评】

根据水、电解质、酸碱平衡紊乱的类型,合理使用口服补液盐或静脉补液。

第四节 儿科常用的液体疗法

体液是人体的重要组成部分,液体疗法是儿科临床医学中的重要内容,其目的是维持或恢复正常的体液容量和成分,以保证正常的生理功能。液体疗法包括了补充生理需要量、累积损失量及继续丢失量。上述每一部分都可独立地进行计算和补充。例如,对于空腹将接受外科手术的儿童,可能只需补充生理需要量和相应的电解质;而对于腹泻患者则需补充生理需要液、累积损失量和继续丢失量。由于体液失衡的原因和性质非常复杂,在制订补液方案时必须全面掌握病史、体检和实验资料及患儿的个体差异,分析三部分液体的不同需求,确定合理正确的输液量、速度、成分及顺序。一般情况下,肾、肺、心血管及内分泌系统对体内液体平衡有较

强的调节作用,故补液成分及量如基本合适,机体就能充分调整,以恢复体液的正常平衡;但如上述脏器存在功能不全则应较严格地选择液体的成分,根据其病理生理特点选择补液量及速度,并根据病情变化而调整。

一、补充生理需要量

生理需要量涉及热量、水和电解质。维持液量和电解质直接与代谢率相关,代谢率的变化可通过碳水化合物、脂肪和蛋白质氧化影响内生水的产生。肾脏的溶质排出可影响水的排出。由于 25% 的水是通过不显性失水丢失的,能量的产生

必然会影响到水的丢失,故正常生理需要量的估计可按能量需求计算,一般按每代谢100kcal能量需100~150ml水;年龄越小需水量相对越多。

生理需要量的需求取决于尿量、大便丢失及不显性失水。大便丢失常可忽略不计,不显性失水占液体丢失的约1/3,在发热时增加(体温每增加1℃,不显性失水增加12%),肺不显性失水在过度通气,如哮喘、酮症酸中毒时增加,在有湿化功能的人工呼吸机应用时肺不显性失水降低。在极低体重儿,不显性失水可多达每天100ml/kg以上。

电解质的需求包括每日出汗、正常大小便、生理消耗的电解质等,变化很大。平均钾、钠、氯的消耗量约2~3mmol/100kcal。生理需要量应尽可能口服补充,不能口服或不足者可以静脉滴注1/4~1/5张含钠液,同时给予生理需要量的钾。发热、呼吸加快的患儿应适当增加进液量;营养不良者应注意能量和蛋白质补充;必要时用部分或全静脉营养。

二、补充累积损失量

根据脱水程度及性质补充:即轻度脱水约为30~50ml/kg;中度为50~100ml/kg;重度为100~150ml/kg。通常对低渗性脱水补2/3张含钠液;等渗性脱水补1/2张含钠液;高渗性脱水补1/3~1/5张含钠液,如临床上判断脱水性质有困难,可先按等渗性脱水处理。补液的速度取决于脱水程度,原则上应先快后慢。对伴有循环不良和休克的重度脱水患儿,开始应快速输入等张含钠液(生理盐水或2∶1等张液)按20ml/kg于30~60分钟输入。其余累积损失量补充常在8~12小时内完成。在循环改善出现排尿后应及时补钾。酸碱平衡紊乱及其他电解质异常的纠正见本章(酸碱平衡紊乱)。对于高渗性脱水,需缓慢纠正高钠血症(每24小时

血钠下降<10mmol/L),也可在数天内纠正。有时需用张力较高,甚至等张液体,以防血钠迅速下降出现脑水肿。

三、补充继续丢失量

在开始补充累积损失量后,腹泻、呕吐、胃肠引等损失大多继续存在,以致体液继续丢失,如不予以补充将又成为新的累积损失。此种丢失量依原发病面而异,且每日可有变化,对此必须进行评估,根据实际损失量用类似的溶液补充。

四、常用补液方法

1. 口服补液　适用于中度以下脱水、呕吐不严重的患儿。有明显休克、心肾功能不全或其他严重并发症者及新生儿不宜口服补液。口服补液主要用于补充累积损失量和继续损失量。补给累积损失量轻度脱水50~80ml/kg,中度脱水80~100ml/kg。在无静脉输液的情况下,也可用于重度失水,按100~120ml/kg补给。ORS电解质的渗透压为220mmol/L(2/3张),因含电解质较多,久用易引起电解质过量,一旦脱水被纠正,即停服。在口服补液过程中要随时注意观察病情变化,如病情加重,则随时改用静脉补液。

2. 静脉补液　适用于严重呕吐、腹泻,伴中、重度脱水的患儿。主要用以快速纠正水电解质平衡紊乱,临床往往难以将补充累积损失、继续损失和生理需要三部分截然分开实施,事实上在补充累积损失时,同时也存在继续损失和生理需要量的补充,因此宜将这三部分的需要量综合后制订方案,并根据病情随时进行评估和调整。

(文川,田继东)

【专家点评】

在静脉补液的实施过程中需做到三定(定量、定性、定速)、三先(先盐后糖、先浓后淡、先快后慢)及两补(见尿补钾、惊跳补钙)。各种原因引起的脱水情况不尽相同,应当根据具体情况加以调整补液方案。

第七章

影像学检查在儿科临床的应用

第一节　超声成像检查

超声医学影像诊断学是以电子学与医学工程学相结合，以解剖学、病理学等形态学为基础，与临床医学密切相结合的一门科学；它既可非侵入性地获得器官和组织的精细切面解剖，观察到器官大体病理形态学改变，又可使用介入性超声或腔内超声探头深入人体内获得更为清晰的超声图像，通过对所获得的影像学信息综合分析使得很多疾病能得到早期的诊断。近二十年来，随着超声仪器设备的不断更新，超声诊断技术的飞速发展，超声医学发展十分迅速，已成为一门比较成熟的医学影像学科。

一、医学超声原理

1. 声波　是一种机械振动波。人耳可以听到的声波频率一般在每秒 20~20 000Hz 之间，频率低于 20Hz 的称为次声波，高于 20 000Hz 的称为超声波。声波在不同介质中的传播速度是不同的，声源发射出来的声波在组织中传播时由于不同的组织介质其声学参数不一样，可得到与光学、X 射线、γ 射线不同的信息，这些接收回来的信息通过换能器转换计算机处理后可得到与人体组织结构相一致的影像学资料。

2. 声源　能发生超声的物体称为声源（sound source）。超声声源又称为超声换能器（transducer）。用超声换能器做成的器件称为超声探头。超声探头可分为单晶片机扫型、多晶片电子扫描型、多晶片相控扇扫型、相控环阵机扫型等，此外，还有单平面、双平面、腔内探头、术中探头等多种专用探头。

（一）超声波的基本特性

1. 方向性　超声从换能器发射出来，由于它的频率特别高，波长又十分短，因此具有成束状直线传播的特性。超声频率越高，波长越短，束射性越强，方向性越显著。

2. 反射与折射　超声的反射与折射是声波传播过程中的物理现象。超声波在均匀的介质中传播。其各部位的声阻抗相同，则不存在声学界面，也无任何反射；超声波入射到两种不同声阻抗的介质分界面上，且其界面的长度大于波长时，超声束的部分声能就会在这个界面上返回，这种现象叫反射。如果入射到界面上的声束与界面不垂直时，则透射过界面的声束方向会发生改变，这种现象叫折射。

界面反射是超声诊断的主要基础，如果没有界面反射就得不到所需要的诊断信息。在超声的传播过程中，当界面与入射波垂直时，可以收到反射回声；相反，如果入射波不垂直于界面时，则部分不能收到反射回声。因此，在实际操作过程中，探头要尽量与皮肤垂直接触。

3. 绕射与散射　入射超声遇到小界面障碍物直径小于 1/2 波长时，声束会越过或绕过物面继续前行，这种现象叫绕射。

超声在介质中传播如遇凹凸不平欠规则的小界面，声波向许多方向发生不规则的反射、折射或绕射现象，统称为散射。

人体血流中的红细胞和脏器内部的微细结构就是超声发生散射的基本来源。

4. 吸收与衰减　超声波透射入介质后在介质中传播，由于介质的黏滞性和导热性等因素的影响，会使声能耗损，这种现象称为吸收。介质对部分声能的吸收，超声束在远场的扩散和界面上的反射与折射等，使声能在介质中随着传播距离的增加会逐渐减弱，这种现象叫衰减。

5. 多普勒效应　超声波由声源发射在介质中

传播,如遇到与声源做相对运动的接收器或界面,或当声源、声接收器和声传播介质的界面做相对运动时,其发射的超声波频率或接收器所接收到的声波频率会随界面运动的情况而发生变化,这种现象称为多普勒效应。当声源与声接收器互相接近作相对而来的运动时,发射声波频率即接收器所接收到的声波频率增高;反之,当两者是背离而去的运动时,接收的声波频率减低。声源与接收器相对运动的速度越大,其频率改变量也越大。发射声波与入射声波之间的频率之差称为多普勒频移。心脏壁、瓣膜、血管壁的活动,以及血液中红细胞的流动等都可以引起超声多普勒效应。

(二) 分辨率

分辨率(resolution power)在超声诊断中是一个极为重要的技术指标,可分为基本分辨率和图像分辨率。

1. 基本分辨率 为单一声束线上所测出的分辨两个细小目标的能力。

(1)轴向分辨率(axial resolution):为沿声束轴线方向的分辨率。一般来说,3~5MHz探头其轴向分辨率在1mm左右。

(2)侧向分辨率(lateral resolution):指在与声束轴线垂直的平面上,在探头长轴方向的分辨力。在声束聚焦区,3~3.5MHz的侧向分辨率在1.5~2mm左右。

(3)横向分辨率(transverse resolution):指在与声束轴线垂直的平面上,在探头短轴方向的分辨率(又称为厚度分辨率)。横向分辨率越好,超声图像上反映组织的切面情况越真实。

2. 图像分辨率 指构成整幅图像的目标分辨率。

(1)细微分辨率:用来显示散射点的大小。

(2)对比分辨率:用来显示回声信号间的微小差别。

3. 多普勒超声分辨率 为多普勒系统测定流向、流速及与之相关方面的分辨率。

(1)多普勒侧向分辨率:同于基本分辨率。

(2)多普勒流速分辨率:在声速轴线上,于距离取样区内在瞬时内能对各种不同流速同时处理、显示的能力。

(3)多普勒流向分辨率:在声速轴线距离取样区内,能敏感的显示血流方向的能力。

(4)多普勒最低流速分辨率:在脉冲多普勒系统中,能预测出最低流速的能力。

4. 彩色多普勒分辨率 彩色多普勒系统是将心血管腔内的血流状态用彩色编码标识并完全重叠在实时灰阶声像图上。

(1)空间分辨率:彩色血流信号的边缘光滑程度及这种彩色信号能在解剖学的管腔内显示的能力,包括能同时准确地在空间清晰显示几条血管中的血流方向、流速及血流状态。

(2)时间分辨率:彩色多普勒系统能迅速反映实时成像中不同彩色及彩色谱的能力。

二、人体组织的声学参数

1. 密度(ρ) 各种组织、脏器的密度为重要的声学参数中声特性阻抗的基本组成之一。

2. 声速(c) 指声波在介质(或媒质)内的传播速度。单位m/s。各种不同组织内的声速不同。

3. 声特性阻抗(acoustic impedance)(Z) 简称声阻抗,为超声诊断中最基本的物理量。为密度与声速的乘积。单位$g/(cm^2 \cdot s)$。声像图中各种回声显像主要是由于声阻抗差造成的。

4. 界面(boundary) 两种声阻抗不同物体接触在一起时,形成一个界面。接触面大于超声波长时,称为大界面;接触面小于超声波长时,称为小界面。

均质体与无界面:在一个脏器、组织中如由分布十分均匀的小界面所组成,称为均质体;无界面区仅在清晰的液暗区中出现。液暗区内各小点的声阻抗完全一致。

超声对于人体软组织有良好的分辨能力,其高达120dB以上动态范围的有用信号能很好地识别生物组织的微细改变,不需进行任何染色处理即可得到与解剖组织结构相一致的超声图像。

三、超声仪器种类与扫描方法

(一) A 型超声

A型超声是在示波器上表现出扫描调制幅度,根据波形的多少、高低及分布状态等来诊断疾病。

(二) B 型超声

B型超声是采用辉度调制显示,以不同辉度的光点表示界面反射信号的强弱。运用连续方式扫描显示出脏器的二维切面图像,根据图像的外形、轮廓、内部回声及结构特征等诊断疾病。

(三) M 型超声

M型超声是应用单轴声波探测距离随时间变

化的曲线,垂直方向代表距离和深度变化,水平方向代表扫描时间,从光点的移动及其状况来观察检测脏器的深度与病变情形。

(四) D 型超声

D 型超声是超声多普勒诊断法。利用超声多普勒效应,以各种方式显示多普勒频移的频谱图,通过分析多普勒频谱及音响信息,了解血流动力学的情况,对心血管和其他脏器的生理病理做出判断。

(五) CDF 型超声

CDF 型超声是彩色多普勒血流显示,采用自相关技术获得并处理血流多普勒信息,经过彩色编码,再组合或实时的叠加到二维灰阶图像上,形成彩色多普勒血流声谱图,实时直观显示心脏和血管内的血流,直接检测到血流速度轮廓信息,给临床诊断提供重要信息与依据。

(六) 三维成像

随着超声诊断在临床的深入应用,需要更全面、更直观、形象显示人体的脏器结构,近年超声影像不仅在平面上扩展了视野(超宽视野),还可在立体空间上进行显示。由于三维图像比二维图像显示更为直观、信息更为丰富、病灶的空间定位和容积测量更为准确,因此备受临床的关注。

三维成像图像好坏的关键在于高质量的三维数据采集。它要求采集速度足够快,采集二维图像定位足够准,还需操作方便。

1. 三维数据采集方式和类型　自由臂式和非自由臂式。

2. 三维图像重建与显示

(1)重建方法:①基于特征的三维图像重构法;②基于体素的三维图像重构法。

(2)显示方式:①表面三维成像:从图像数据中选取部分构造轮廓,显示感兴趣结构的立体形态、表面特征、空间位置关系的显示方式,对显示感兴趣结构的容积或体积进行测量;②透明成像:显示实质性脏器内部结构的三维成像:最大回声模式、最小回声模式及 X 线模式。

3. 静态、动态和实时三维成像

(1)静态三维成像:采用自由臂扫查方式的声束扫查和三维数据的采集需要一定的时间,每扫查一次只能重建一幅静止图像的成像模式。

(2)动态三维成像:采用非自由臂方式扫查速度较快,三维数据采集时间较短,可以实现三维数据的动态显示,这种能连续显示脏器的三维成像方式为动态三维成像。当三维成像速度达到每秒 24 幅时,称为实时动态三维成像。

(七) 弹性成像

利用超声对组织进行激励,提取与组织弹性有关的参数并通过图像反映出来的成像方法,称为超声弹性成像。

四、超声显像的诊断基础

应用超声诊断仪,采用各种不同的扫查方法,将超声波发射进入人体内,并在组织中传播。人体组织结构异常复杂,不同组织与结构的正常组织都具有各自不同的声学特征,因而其声阻抗也存在一定差异;另外,正常组织与病理组织之间的声阻抗也明显不一样。超声在传播过程中,遇到不同声阻抗的组织结构就会发生反射、折射、散射和吸收衰减等现象。显示出各种不同类型或不同声像特征的声像图。由于人体组织界面的形态、器官的运动状态和对超声波的吸收程度的各不相同,所以在声像图上除了可以显示出其共性外,还存在一定的特异性表现。在观察和分析人体正常组织器官或病理改变的图像时,要注意各组织器官的内部回声特征、病理声像的表现及区分各种伪像。

(一) 人体组织的回声类型

由于人体组织具有不同声阻抗、组织结构的均质性,以及红细胞在血管内运动的方向与速度不同等,我们将声像图大致分为几种类型。

1. 无回声型　体内的液性物质,是均质性介质,内部不存在声阻抗差。超声在液性组织内传播时,由于没有声阻抗差别也没有反射界面,因此,声学图上显示出无回声暗区;如膀胱内的尿液、胆囊内的胆汁、血管内的血液、体腔积液、羊水、肾积水、前房及玻璃体等。

2. 低回声型　在人体实质性器官中,有许多脏器的内部是均质的组织结构,内部界面较少,声阻差小,反射也少,回声弱,表现出均匀的低回声图像。如肝脏、脾脏、肾脏、淋巴结及以肌性为主的组织结构。

3. 强回声型　某些组织器官内部结构复杂,成分不一,组织排列不规律,相互之间存在明显的声阻差,超声波在组织内反射强而多,呈现出多反射的强回声。如乳腺、肾集合系统、心内膜与心脏瓣膜,以及眼球后脂肪垫等。

4. 全反射型　含气组织与邻近组织间声阻抗

差几百倍,超声波遇到它们形成的界面几乎产生全反射。显示屏上表现为强回声的含气型或全反射型声像。如肺组织和胃肠道内的气体回声。

5. 混合型　某些组织是由多种成分的复杂结构组成的,既有液性又有实性,甚至还同时含有气体成分,于是在一定的范围内就会同时出现无回声、实质回声和含气性的强回声,形成几种类型的回声交杂在一起的混合型回声。

6. 管腔型　较大的管道、管壁与管腔内容物,以及管壁与周围组织之间存在一定的声阻差,于是管壁出现平行的两条带状强回声,内腔为无回声或低回声的管腔型声像。如血管、胆管与主胰管等。

7. 多普勒声像中的层流频谱　血液在正常管道内流动,红细胞运动的方向和速度几乎一致,多普勒频谱的增减与大小相似,速度分布剖面图上呈一中央处靠前、两侧在后的抛物线状,频谱表现为狭带状、光点密集和中央缺损的特征。

(二) 病变性状切面声像的主要表现

1. 实质性回声　病变部位表现出实质性致密组织的回声,其回声强度与正常实质性组织相比可出现与正常组织水平等或低、高或强,以及高低回声在一起的多种样回声。

(1)等或低回声:病变区的回声水平与正常组织相同或低于正常组织回声。如结节性肝癌等。

(2)高或强回声:病理改变的组织回声高于正常组织的回声水平。如肝脏血管瘤。

(3)"牛眼症":病变区内即有高于或等于正常组织的回声,又有比正常组织回声水平低的回声。并且形成病变中心部分回声水平与正常组织相同或稍高,而周围则为低回声区,形成类似于牛眼睛一样的"牛眼症"声像。如转移性肝癌的图像。

2. 无回声区　人体的一定区域或范围内表现出没有任何回声的液暗区,此病变多为体腔积液。如胸膜腔内积液、心包腔积液和腹腔积液等。

3. 囊泡状回声　病理性质为含液性物质,表现出圆形或椭圆形的无回声区,有包膜,后壁回声增强,无声衰减,部分有侧壁声影。如肝囊肿。

4. 强回声　病变区的病理组织密度高,声束垂直投射其上时,其声发射、声吸收与声衰减的强度较大,表现出比正常组织高或强的回声。该强回声后方还伴有声影或声尾的特征。如胆囊结石。

5. 混合回声　在病变区域内即有实质性组织,又有液性组织等。两种或两种以上的病理组织在一起,表现出实质性与液性等交杂在一起的混合

回声图像。如肝脓肿、皮样脓肿等。

6. 多普勒中的湍流与涡流频谱　在应用多普勒检测异常血流时,常得到的多普勒频谱是湍流频谱或涡流频谱。

(1)湍流多普勒声像:血流出现异常流动时,红细胞的运动方向与速度表现不一致,多普勒频移表现出正负不一与大小不均匀。湍流的多普勒频谱为宽带形,光点稀疏,包络线毛刺,充填完满。

(2)涡流多普勒声像:在人体内某些异常部位的血液流动出现许多大小不等的旋涡或双向离散的紊乱血流。多普勒频移的频谱呈双向形,无明确主峰,起止不清,离散度大与主峰全充填。

(三) 超声显像中的伪像

在超声显像过程中,由于超声波旁瓣过大,声束成像中的几何位置误差、仪器的增益抑制,以及人体内声束传播中的混响等造成的假信息并不代表真实的声学界面的特征,而是声像图中的伪像。这些伪像必须充分认识,以免误诊。

1. 多重反射　超声波声束垂直入射人体反射界面时,探头从发射的声束遇到人体界面后的反射回声,被探头接收形成的声像是真实的物像。但探头在接收的回声中还有部分从探头面对组织界面反射,并且这种反射遇到人体界面时又会在界面上产生反射,反射回来的回声又被探头接收,并且在显示器上产生一个距离是原来真像两倍的假象。这种假象可以往返多次,因此在图像上也可看到多次等距离的回声。多重反射形成的假象容易误诊某些疾病,但也可有助于某些疾病的诊断与鉴别诊断,如胆囊腺肌症中的壁内结石,表现为胆囊的部分壁内出现"彗星样"的冰柱状声像就是诊断这种疾病的特殊声像表现。

2. 旁瓣效应　超声波声源发出主瓣之外,在主瓣的周围存在有数对旁瓣,它围绕主瓣呈放射状分布。当主瓣声束检测物体时,旁瓣也同时检测,两者的回声互相重叠而形成伪差。由于主瓣与旁瓣所产生的回声不能用仪器识别,不过旁瓣传播途径较主瓣长,并且能量小,于是在同一方向上的旁瓣便产生一些浅淡的弧状线条样假象。如膀胱在适当充盈时,常在膀胱后壁出现"纱状披肩"样图像就是旁瓣效应的结果。

3. 部分体积效应　超声波声束检测器官时,当邻近的两个目标并列于超声束下,在显示器上就会显示出两者重叠的声像伪差。

4. 棱镜效应　超声在人体内传播与检测到的

某些组织或部位,有些部位的组织会出现声学中棱镜或透镜作用,出现异常的非真实声像则为棱镜伪差。

5. 镜面现象　超声波在一定的范围内如直线传播与反射等特性与光线相似。从探头发射的超声波束在膈肌和肝内病变部位等处反射,而反射的回声又经相同的途径发射,再返回探头。探头接收到的回声是描写出第二次入射声束的延长线上的图像,这种现象称为镜面现象。

五、超声检查在儿科中的应用

(一)儿科超声检查的特点

儿科超声诊断几乎具备所有成人超声检查的内容,由于小儿的组织器官较小,结构没有成人那么清晰,因此要求超声医务人员应具有更为全面的医学知识和更为细致的检查能力。

由于儿童时期是一个生长发育的过程,其躯体和脏器发育上与成人有一定的差别,也造成了超声诊断的区别。这一点年龄越小表现得越为突出。如婴幼儿骨骼含钙较少,对超声的衰减没那么明显,使得我们能应用超声对婴幼儿骨骼系统的一些疾病进行诊断;由于婴幼儿前囟未闭,能通过该处进行颅脑超声的诊断等。

由于不同年龄组的发育情况与对检查的态度,而形成操作上的不同,为检查者带来一定的困难,需要我们用其他的方法解决。小儿腹壁较薄,胃内气体相对成人较少,因此,利用高频超声,能较清晰地显示小儿胃肠道的结构,在检查过程中,首先使用普通凸阵探头扫查,然后改为高频线阵探头扫查,使用缓慢加压法,通过外力的作用将肠道内的气体及内容物推开,可更为清晰地显示胃肠道内的病变。

(二)儿科超声检查的注意事项

新生儿及婴儿期,由于其体格及器官较小,超声探头常采用 5~7.5MHz 高频率,可更为清晰地显示细小的组织结构,动作要轻柔,对于新生儿的心脏检查,最好配备专门的心脏探头。幼儿期,患儿多不能主动配合检查,在检查前需家长给患儿准备一些玩具、奶瓶或零食等,在较为安静的状态下检查。2~5 岁年龄组,是最不配合检查的时期,在检查前,家长要做好患儿的思想工作,准备一些玩具或零食。5 岁以后,绝大多数儿童均能配合检查。

1. 肝胆胰脾腹部超声检查,检查前需禁食,

婴幼儿需禁食 3~4 小时、学龄儿 4~6 小时、青少年 6~8 小时,以减少气体对超声的干扰,而影响检查结果。

2. 盆腔检查和泌尿系超声检查,需适当充盈膀胱,婴幼儿不能准确掌控,宜在喂奶或饮水 30~40 分钟后检查。

3. 心脏、甲状腺、眼及血管瘤检查,需要在患儿安静状态下检查,检查前可适当与患儿沟通,消除患儿顾虑,配合医生检查;如实在不能配合,则需使用适量镇静剂在睡眠下进行,以确保超声检查的准确性。

4. 胃肠道超声检查,除需禁食外,还需准备适量糖水,在空腹检查后,部分病例需饮水后观察胃肠充盈及排空情况。

5. 颅脑超声检查,在前囟未闭的患儿,可以通过前囟进行颅脑超声检查,检查前要先观察前囟处头皮是否胎脂过厚,适当清洗前囟处头皮,以免过厚的胎脂影响超声的穿透而导致图像不清晰,影响检查结果。

(三)儿科超声检查的临床应用

1. 颅脑超声　颅脑超声检查是一项无创检查方法。超声波通过前囟作为声窗进行颅内结构扫查,以观察脑组织由于疾病或先天畸形所致的颅内声像和结构的改变,通过分析得出结果为临床提供有效的诊断依据,同时可以监测康复治疗后儿童脑组织的恢复情况,为临床提供帮助。

(1)颅脑超声检查的适应范围:颅脑超声检查主要适应于前囟未闭的婴幼儿。临床上主要是对早产儿进行常规筛查,新生儿窒息、临床疑新生儿缺氧缺血性脑病、颅内出血、颅内感染、颅内占位性病变、脑积水、颅脑先天畸形等均可进行超声检查。

(2)颅脑超声检查的影响因素

1)前囟局部头发浓密、胎脂较厚都可能直接影响超声的穿透而不能得到满意的图像。

2)小头畸形及前囟早闭的患儿检查不能获得满意的图像。

3)月龄过大及头围过大的患儿,由于脑袋较大,部分结构位置较深,探头不能探及过深而影响检查结果。

遇到以上这种情况,在超声检查报告时,要加以注明:前囟近闭或头发浓密或前囟胎脂过厚可探及切面图像显示欠清,超声检查结果仅供参考。

(3)颅脑超声检查的局限性:颅内结构部分神经核团没有明显分界,探查时部分解剖结构定位不

明显,因此导致部分颅内病变定位不是很准确,只能估计大概位置。由于超声不能穿过颅骨,而超声探头是通过前囟进行扇形扫描,近颅骨处病变结构不能完全扫查清晰,因此部分病变可能会遗漏。对于蛛网膜下腔出血、小脑出血等,颅脑超声敏感性较差。

鉴于以上原因,在颅脑超声检查结果与临床不能完全相符时,建议行 CT、MRI 检查。

2. 眼部疾病的超声检查

(1)眼部超声检查的适应范围:应用高频超声探头,可以对眼部疾病进行超声诊断,临床上主要应用于先天性小眼畸形、先天性白内障、先天性晶状体异位、永存原始玻璃体增生症、晶状体后纤维增生在、巩膜后葡萄肿、视网膜母细胞瘤、视网膜脱离、玻璃体异物、出血、球后肿瘤及眼球周围血管瘤、脂肪瘤、皮样囊肿等疾病。通过普通高频超声还不能明确诊断的疾病,可通过超声生物显微镜行进一步检查。必要时行 CT、MRI 检查。

(2)眼部超声检查的影响因素及注意事项:由于眼球是一个非常精细的器官,对于超声仪器的要求较高,仪器要求具有较高的分辨率,探头频率常在 8~10MHz,甚至更高,否则可能导致漏诊。在检查过程中,要求患儿高度配合,在绝对安静状态下进行,必要时使用适量镇静剂在睡眠状态进行检查。检查时要注意发现病变时要应用"十字交叉扫查法"来测量病变的大小;在检查过程中要应用"双侧眼球对比"法,双侧对照检查是诊断和鉴别诊断的基础。通过对照检查和比较,对于不确定的结构可以进行仔细辨别。

3. 颈部疾病的超声检查　由于颈部器官较为表浅,超声应用相对较广,颈部儿童先天性疾病较为多见,而这些疾病大部分都可以通过高频超声检查进行诊断。如甲状舌管囊肿和甲状舌管瘘;鳃裂囊肿和鳃源性瘘管;先天性颈静脉扩张症;颈部淋巴结肿大、颈部淋巴瘤;颈部淋巴管瘤;异位甲状腺、甲状腺发育不良、甲状腺肿和甲状腺功能亢进;先天性肌性斜颈;急慢性腮腺炎、腮腺血管瘤;颌下腺炎、唾液腺囊肿;梨状隐窝瘘等。

值得注意的是:对于甲状舌瘘、鳃源性瘘管没有合并感染时,其瘘管较小,不易探及,易导致漏诊,此时需将探头频率调高或换用更高频率的探头,从瘘孔处向内追查其长度与深度;对于梨状隐窝瘘的患儿,发现颈部混合性包块后要向气管后方追寻其起源;对于颈部淋巴管瘤的患儿,一定要注意观察肿块是否向气管后方延伸,以及延伸致气管后方肿块对于气管压迫的程度,以指导临床医师是否需要紧急手术治疗。

4. 心脏疾病的超声检查　彩色多普勒超声是诊断心脏疾病的重要检查手段。从出生到 18 岁均可进行心脏彩超检查。临床所有怀疑的心脏疾病几乎均可应用彩色多普勒超声检查,并能为临床提供有力的诊断依据。

值得注意的是:不同年龄的心脏彩超需要使用不同频率的探头,特别是新生儿、早产儿,由于心脏很小,最好能使用新生儿专业探头才能获得更为清晰的超声图像。由于心脏位于胸腔内,周围的肺组织为含气组织,常由于肺气干扰而显示不清,如患儿哭吵则更加难以显示,因此,心脏彩超需要在安静的状态下进行,必要时口服适量镇静剂;但对于发绀型先天性心血管病患儿要慎用镇静剂。

5. 腹部疾病的超声检查　腹腔内实质性脏器疾病均可用超声进行检查,临床怀疑肝胆胰脾的疾病,首选超声检查。由于进食后胃肠道内食物及气体会影响对脏器的显示,因此,对于腹部超声检查需禁食(乳)3~4 小时后检查。对于临床疑为胆道闭锁的患儿,需严格禁乳 3~4 小时进行第一次检查,进乳后 1 小时再次检查观察胆囊收缩功能,以帮助辨别胆道闭锁。对于外伤的患儿,除了常见的肝胆脾肾较易破裂外,在儿童胰腺较成人更容易受损伤破裂,需仔细探查;要特别注意的是,部分患儿外伤第一天可能裂口较小,不易被发现,因此,外伤患儿当第一次检查没有发现脏器破裂时,一定要在第二天进行追踪复查,以免遗漏。

6. 胃肠道疾病的超声检查　正常胃肠道为部分含气脏器,超声检查受到一定限制;因小儿腹壁薄、腹肌不发达,正常胃肠腔适当充盈或适当加压时,利用超声检查的意义较成人明显增大。在一些正常情况下我们发现如新生儿胃内充满气体,小婴儿小肠内也含有较多的气体;而儿童和成人仅胃和结肠含有气体,小肠无大量气体。由此可见:当新生儿小肠不充气、大儿童的小肠胀气则有疾病发生的可能。由于小儿腹壁较薄,高频超声能较清晰地观察到胃肠道的一些细微结构,在检查过程中同时使用缓慢加压法,能得到更为清晰的图像。实时超声检查能够动态观察到胃肠充盈、蠕动、排空状态,CDFI 能直接观察到胃肠壁及病变组织的血流状态。

超声检查可发现先天性消化道畸形:食管裂

孔疝、膈疝、部分食管闭锁、先天性幽门肥厚并狭窄、先天性肠道闭锁并狭窄、先天性肠旋转不良、先天性直肠肛门畸形；肠道息肉、肠套叠、肠重复畸形、梅克尔憩室；肠梗阻、肠道蛔虫症、急性阑尾炎、肛周脓肿；腹型过敏性紫癜、部分胃十二指肠炎症或溃疡、慢性结肠炎等。当临床出现相应症状时可应用超声检查进行筛查，必要时进行消化道造影或内镜检查进行明确诊断。

值得注意的是：在进行胃肠检查前时，婴幼儿需禁食(乳)3~4 小时，儿童禁食 4~6 小时；由于胃肠道内气体较多，在检查过程中应使用缓慢加压法；先使用普通探头扫查，然后改用高频探头缓慢加压扫查；检查过程中为了将肠道内结构显示较为清晰，必要时，要在饮用适量水的过程中或饮水后30 分钟左右再行超声检查。对于反复不明原因的肠套叠，要在套叠时和套叠解除后认真仔细排查有无肠道息肉的可能，必要时进行纤维肠镜检查。对于大量鲜血便的患儿，除考虑常见原因的消化道出血外，还需通过超声排除梅克尔憩室并出血的可能。对于腹痛的患儿，一般来说，急性腹痛以外科性腹痛为主，但腹型过敏性紫癜的患儿其腹痛的程度常与急性阑尾炎所致腹痛相似，在检查时要仔细观察并注意进行鉴别。

7. 腹腔及腹膜后疾病的超声检查　腹腔是人体最大的浆膜腔，腹膜很薄，由一层扁平的间质细胞组成。腹膜是体内面积最大分布最为复杂的浆膜，分为脏层和壁层，其壁层附于腹壁、盆底和横膈；其脏层除覆盖在内脏表面外，还形成不同形状的韧带，如大网膜、小网膜等。大网膜有包围、粘连、阻止炎症扩散的作用。儿童由于大网膜发育不完善，对抗感染扩散的屏障作用较差，当腹腔出现炎症时较成人更易发生全腹膜炎。

检查前的准备同腹部检查，值得注意的是，胃肠道内的液气回声及肠道内容物易与腹膜腔内的积液、积脓相混淆，此时，应通过改变体位如仰卧位、侧卧位或坐位进行探查，必要时适量饮水后检查，探查盆腔时适当充盈膀胱。

腹膜后间隙，上起横膈，下至盆腔，两侧相当于腰方肌外缘，前为腹后壁腹膜，后为腰大肌。腹膜后间隙内主要有腹主动脉、下腔静脉及其分支，部分肝脏裸区、胰腺、大部分十二指肠、肾上腺、肾、输尿管，以及淋巴结和淋巴管。部分还有原始泌尿生殖嵴残留部分及胚胎残留部分，这些组织可能会成为肿瘤的来源。以上部分出现病变，均可应用超声进行检查。

在儿童较为常见的腹膜后疾病主要是肾上腺肿瘤，如肾上腺出血、肾上腺皮质肿瘤、嗜铬细胞瘤及肾上腺皮质增生症。腹膜后肿瘤临床多见的为神经母细胞瘤、淋巴瘤、畸胎瘤、神经纤维瘤、淋巴管瘤等。在检查过程中，对于肾上腺出血的患儿要仔细观察肿块内是否有彩色血流并密切追踪复查。腹膜后恶性肿瘤早期绝大部分都没有明显的临床表现与症状，一旦出现往往肿瘤已经较大，因此在给儿童进行超声检查时一定认真仔细扫查，以免遗漏。

8. 泌尿系疾病的超声检查　儿童常见的泌尿系疾病有先天性发育畸形：肾脏畸形(肾发育不全和发育异常、先天性孤立肾、融合肾、异位肾、肾旋转不良等)、肾盂输尿管移行部梗阻、输尿管畸形(重复肾并重复输尿管、输尿管囊肿、先天性巨输尿管、输尿管异位开口等)、膀胱畸形(脐尿管畸形、膀胱憩室、重复膀胱等)、先天性尿道畸形(尿道瓣膜、尿道憩室等)；尿路梗阻(先天性和后天性)；肾脏的炎症、结核、脓肿等；泌尿系结石；泌尿系肿瘤(肾母细胞瘤、膀胱横纹肌肉瘤、膀胱炎性增生结节等)；肾囊性病变(婴儿型多囊肾、肾脏囊肿等)；髓质海绵肾、肾钙质沉着症、左肾静脉压迫综合征；肾脏损伤及膀胱异物等绝大多数是可以通过超声进行诊断。

值得注意的是，在检查前要求适当充盈膀胱，婴幼儿可在适量饮水 30~40 分钟后检查，对于尿道畸形者必要时可边排尿边检查，以便清晰观察尿道病变情况；对于肾盂积水者，在测量肾皮质厚度时，可在膀胱充盈前后各测量一次，以为临床提供更为准确肾皮质厚度数据。临床疑为左肾静脉压迫综合征时，超声一定要进行平卧位和后伸位的检查，以求准确无误。

9. 阴囊睾丸腹股沟的超声检查　阴囊睾丸腹股沟由于位置较为表浅，应用高频超声检查能清晰显示该处的组织结构。在婴幼儿期易发生腹股沟斜疝、睾丸精索鞘膜腔积液、腹股沟囊肿、急性睾丸及睾丸附件扭转、急性睾丸炎、睾丸微石症、睾丸肿瘤、睾丸损伤等，超声检查是诊断上述疾病的首选检查方法。需要注意的是，急性睾丸扭转与急性睾丸附睾炎症在发病初期超声声像上极为相似，在检查过程中一定要认真仔细，准确判断，以免延误治疗。对于腹股沟疝并嵌顿的患儿，一定要注意疝囊内肠管肠壁的厚度与彩色血流情况，为临床提示有无肠坏死的可能。

10. 女性生殖系的超声检查　近年来由于食物与环境因素的影响，儿童生殖系统疾病在逐年上升，儿童生殖系统畸形（先天性子宫阴道畸形、先天性卵巢发育异常、真性与假性两性畸形及阴道闭锁等）、儿童性早熟、卵巢肿瘤及阴道异物等疾病较为多见，超声检查是诊断这些疾病的首选检查方法之一。在检查前应适当充盈膀胱，部分发育异常子宫需仔细寻找，以免遗漏。新生儿由于受母体雌激素的影响，部分患儿会出现卵巢增大，并可见增大增多的卵泡回声，属于正常现象，不要误诊为盆腔囊性肿瘤。

11. 骨骼肌肉的超声检查　由于超声技术的不断发展，高频探头对肌肉及软组织有较好的显示率，发育性髋关节脱位、先天性髋关节脱位、滑膜炎、骨髓炎、肌肉损伤、骨质破坏甚至骨折均可通过超声进行诊断。由于小儿骨质钙化不完全，肌肉、软组织较薄，超声检查较成人更为清晰，因此应用范围较成人更为广泛。

综上所述，小儿超声由于无辐射，检查时无痛苦、操作方便，价格便宜，现已成为儿科影像学中最常用的检查方法，由于其检查结果的准确率较高已成为临床医生不可缺少的诊断依据。在进行超声检查时，儿童与成人在操作手法上及图像分析上都与成人有较大的不同，因此对于超声医务工作者提出了更高的要求。基层超声医务工作者要努力提高自己的诊断水平，必须熟练掌握超声仪器的操作技能，全面了解儿童的生长发育的规律，了解常见病的病理生理过程，了解疾病在不同时期病理生理改变所致不同的声像改变，结合临床实验室检查进行综合分析，才能对疾病的声像改变进行判断并给出较为准确的诊断报告。

（何静波）

第二节　X线检查技术

X线检查技术是利用X线的穿透能力、荧光作用、感光效应等特性，并根据临床要求，对患者实施的各种技术操作，以显示人体结构和病变。X线检查技术是传统放射学的重要组成部分，也是疾病检查的基本方法之一。

一、特点

X线图像的特点：X线穿过人体后，由于人体不同组织器官的密度、厚度、吸收能力不同而形成不均匀吸收，经模拟或数字转换变成可以观察的图像。X线图像是由黑到白不同灰度的影像所组成，这些不同灰度的影像反映了人体组织结构的解剖及病理状态。对于缺乏自然对比的组织器官，可人工地引入一定量的在密度上高于人体的物质，产生人工对比，称造影检查。

X线检查的特点：①操作简便；②检查速度快；③经济。

二、主要用途

X线检查主要用于：①骨关节疾病的诊断，如骨折、炎症、结核、肿瘤；②胸部疾病诊断，如肺炎、肺脓肿、肺结核，以及肺、纵隔、乳腺肿瘤等；③心脏大血管疾病，各种类型心脏病、动脉硬化、动脉瘤、动脉夹层、心包积液等；④胃肠道疾病诊断，胃肠道穿孔、肠梗阻等疾病，通过消化道造影检查可显示息肉、肿瘤、炎症、结核病等；⑤泌尿系统疾病中，结核、钙化、结石，造影检查可显示肾盂、肾盏、输尿管、膀胱、结肠形态和功能变化。

三、主要内容

X线检查技术可分为普通X线检查技术、数字X线成像检查和造影检查三方面。

（一）普通X线检查

透视：透视是利用X线的穿透性和荧光作用，X线穿过人体之后在荧光屏（或影像增强器）上形成可见影像并进行视读的检查方法。优点：①简便、经济、省时，立刻得到检查结果；②可以同时观察器官的形态和功能状态，从不同的角度和方向观察器官的形态和动态变化；③若需要记录病变影像时，可以在透视下选择最佳观察角度进行点片摄影，供复查对照或作为教学、科研资料保存；④使用影像增强器透视,将荧光影像亮度输出增强几千倍,在明室下进行,图像用阴极射线管(CRT)显示。影像分辨力较荧光屏透视有很大提高,可观察细小结构和较厚的部位,适于造影检查和介入治疗等工作的开展。所用管电压较高,管电流较小,利于患者和医务工作者的防护。

影像增强透视图像目前已数字化,由于数字化图像可存储于光盘、硬盘并可连续摄影及进行图像后处理,使检查者能细致观察、分析、了解被检查的器官功能变化和发现早期病变,提高诊断正确率,也可通过远程医疗系统会诊。不需要胶片冲洗,减少了费用和污染。透视的缺点是影像细节显示不够清晰。若用荧光屏透视不能留下永久记录且辐射剂量较大,现已少用。

(二) 数字 X 线成像检查

数字 X 线成像检查技术是指 CR、DR 和 DSA 等获得数字影像的 X 线检查技术。从广义上讲,CT 也属于此技术。传统的 X 线透视(或影像增强器)与屏 - 片组合获得的影像是由 X 线透过人体内部器官和组织后形成的模拟影像。

DR:是将 X 线穿过人体后由 FPD 探测的模拟信号直接数字化而形成数字影像的检查技术。优点:①影像清晰度高;②噪声少;③检查速度快;④减少曝光量;⑤改善了影像细节的显示;⑥可根据观察者视觉特性来处理影像。不足之处是空间分辨力不如屏 - 片组合。

(三) 造影检查

造影检查是将对比剂引入人体器官内或其周围,造成密度差别而形成影像对比的检查技术,以显示人体内的组织器官的形态及功能。对比剂分为两大类:易被 X 线穿透的称阴性对比剂,不易被 X 线穿透的称阳性对比剂。目前,在临床上广泛开展的造影检查有胃肠道造影、心血管造影、静脉肾盂造影等。

(四) 限度

X 线检查技术应用也有限度:① X 线照片是二维影像,组织结构互相重叠,易漏诊;② X 线的密度分辨力有限,密度差异较小的组织和器官、病变不容易分辨;③造影检查时,少数患者对对比剂有不良反应;④ X 线有辐射损伤作用,对于剂量过大,或检查频率过多、检查时间长的项目受到严格的限制。

(金科,李君伟)

第三节 CT 检查技术

CT 检查技术自 20 世纪 70 年代初开始在临床应用以来,经过多次升级换代,其结构和性能不断完善和提高,由最初的普通头颅 CT 机发展到现在的多层螺旋 CT 和双源 CT。

一、特点

CT 是以 X 线束环绕人体某部一定厚度的层面进行扫描,透过该层面的 X 线部分被吸收,穿透人体后未被吸收的 X 线被探测器接受转变为可见光,由光电转换器变为电信号,再经模 / 数转换器转为数字输入计算机进行处理,重建成图像。CT 与普通 X 线检查比较,具有以下优势:①横断层面成像,图像清晰逼真,影像无前后重叠;容积数据可重组得到矢状层面、冠状层面或任意斜层面及三维立体图像,不同密度的组织可以用不同的伪彩色显示,使正常组织器官与病变组织的解剖结构显示较清晰,病变定位更准确。②密度分辨力较 X 线照片高,能够分辨普通 X 线无法分辨的密度差异较小的组织结构,并能进行密度测量,提高了病变的检出率,对病变的定性诊断明显提高。与 MRI 比较,CT 的优势:①成像速度快;②对骨骼和钙化显示较清晰,诊断病变内的骨化、钙化和骨骼畸形有较大的优势;③对冠状动脉及病变的显示;④可以检查带有心脏起搏器或体内带有铁磁性的物质;⑤ CT 检查价格相对低廉。

二、主要用途

CT 可用于身体任何部位组织的检查,已成为临床常规影像检查方法。

（一）颅脑

对颅内肿瘤、脑出血、脑梗死、颅脑外伤、颅内感染及寄生虫病、脑先天性畸形、脑萎缩、脑积水和脱髓鞘疾病等具有较大的诊断价值。CTA 可以获得较精细和清晰的血管 3D 图像，但对于某些脑血管畸形的诊断，CT 则不如 DSA、MRI，对于颅底及颅后窝病变显示不如 MRI。

（二）头颈部

对眼眶和眼球良恶性肿瘤、眼肌病变、乳突及内耳病变、耳的先天发育异常、鼻窦和鼻腔炎症及肿瘤、鼻咽部肿瘤尤其是鼻咽癌、喉部肿瘤、甲状腺肿瘤及颈部肿块等，有较好的定位、定量和定性能力。

（三）胸部

可用于诊断气管、肺、纵隔、胸膜、膈肌、心脏、心包和主动脉疾病等。CT 对于支气管肺癌的早期诊断和显示肺癌的内部结构，观察肺门和纵隔有无淋巴结转移，对淋巴结结核及纵隔肿瘤的准确定位等，较普通 X 线具有显著的优越性；可较好显示肺间质和实质性病变。CT 对于观察心包疾病、显示主动脉瘤和主动脉夹层的真假腔等亦有较大的优势，同时还可较好地显示冠状动脉斑块和心瓣膜的钙化，大血管壁的钙化，也可较好地显示心肌、心腔的病变。

（四）腹部和盆腔

可用于肝、胆、胰腺、脾、肾、肾上腺、膀胱、前列腺、子宫及附件、腹腔及腹膜后病变的诊断，对于明确肿块性病变的部位、大小，以及与邻近组织结构的关系、淋巴结有无转移等具有重要的作用。对于炎症性和外伤性病变亦能较好显示。对于胃肠道病变，CT 可较好地显示肿瘤向胃肠道外侵犯的情况，以及向邻近和远处转移的情况，CT 对腹部、盆腔肿瘤的术前分期有重要作用。

（五）脊柱和骨关节

可用于脊柱退行性病变，如椎管狭窄、椎间盘病变，以及脊柱外伤和脊椎肿瘤的诊断，但显示脊髓病变不如 MRI 敏感。对于骨关节病变，CT 可显示骨肿瘤的内部结构和肿瘤对软组织的侵犯范围，补充普通 X 线检查的不足。

三、主要内容

CT 检查常规采用轴位即横断层面扫描，颅面部尚可作冠状层面扫描。患者摆好位置后先扫定位图以确定扫描范围，然后按设定好的扫描程序开始扫描。CT 常用的检查技术有平扫、增强扫描、灌注 CT，以及 CT 容积扫描和 3D 重组等，根据不同的检查部位和目的采用不同的检查方法。

四、限度

CT 的临床应用其优点越来越明显，但也存在一些不足和限度：①空间分辨力不及普通 X 线照片；②CT 是依据密度的差异区分正常和病变，但病变的密度与周围正常组织密度相近或相等时，CT 难以发现；③由于部分容积效应和周围间隙现象的作用，一些微小病变 CT 扫描可能会遗漏，两种组织间的密度差异较大时，小于扫描层厚的病变密度和边缘失真；④CT 增强扫描使用的是碘对比剂，用量较大，注射速度快，可引起对比剂不良反应，甚至过敏反应；⑤X 线对组织有电离辐射作用，对人体造成伤害。

（金科，李君伟）

第四节　MRI 检查技术

磁共振成像（magnetic resonance imaging，MRI）检查技术是在物理学领域发现核磁共振现象的基础上，于 20 世纪 70 年代末，借助电子计算机技术和图像重建数学的进展和成果而发展起来的一种新型医学影像技术。

一、特点

MRI 是通过对静磁场中人体施加特定频率的射频脉冲，使人体组织中的氢质子受到激励而发生磁共振现象,当停止发射射频脉冲使,利用氢质子在弛豫过程中感应出的 MR 信号而成像的。与包括 CT 在内的其他影像技术相比,MRI 具有以下显著特点:①无电离辐射;②对脑和软组织分辨力极佳,能清楚地显示脑灰质、脑白质、肌肉、肌腱、脂肪等软组织,以及软骨结构;③多方位成像,能对被检查部位进行轴、冠、矢状位,以及任何倾斜方位的层面成像;④多参数成像,通过分别获取 T_1 加权像(T_1WI)、T_2 加权像(T_2WI)、质子密度加权像(PDWI),以及 T_2^*WI、重 T_1WI、重 T_2WI 等,取得组织之间、正常组织与病变之间在 T_1、T_2、T_2^* 和质子密度等的信号对比,对显示解剖结构和病变敏感;⑤除了能进行形态学研究外,还能进行功能、组织生化成分等方面的研究。正是由于上述特点,使该项技术在较短的时间得到了广泛的应用。由于该技术所具有的潜力,也使它成为目前发展速度最快的医学影像技术之一。

二、主要用途

在中枢神经系统,MRI 对诊断脑瘤、脑血管病、感染性疾病、脑变性疾病和脑白质、颅脑先天发育异常等,均具有很高的临床实用价值,在发现病变方面优于 CT。对于颅颈交界区、颅底、颅后窝及椎管内病变和脊髓病变则为首选检查技术。MRI 还是目前唯一能在体对存活性、白质纤维束的走行、脑功能活动定位和脑组织生化成分变化进行显示和研究的影像技术。

在头颈部,MRI 的应用改善了眼、鼻窦、鼻咽腔,以及颈部软组织病变的检出、定位、定量与定性。MRA 已成为头颈部以及全身其他部位血管病变的主要检查技术之一。

在肌肉骨骼关节系统,MRI 对诊断软组织病变、关节及关节周围病变(包括肌肉、肌腱、韧带)、骨骼的缺血性坏死、松质骨细微结构的破坏、骨小梁骨折以及骨髓腔内病变,均有重要临床实用价值。

在心血管系统,可用于评价心脏大血管解剖学形态、心肌与瓣膜功能、血流动力学变化、心肌存活性,是理想的无创性检查心血管系统疾病的影像技术;可对大血管病变如主动脉瘤、主动脉夹层、大动脉炎、肺动脉栓塞,以及大血管发育异常进行诊断;也用于诊断心肌病、心脏大血管肿瘤和心包病变。

MRI 技术对乳腺肿瘤、纵隔肿块、腹腔及盆腔器官如肝、胰、脾、肾、肾上腺、子宫、前列腺病变的诊断与鉴别诊断也具有临床实用价值。

术中 MRI 和介入性 MRI 目前已应用于临床,特别是在中枢神经系统,已成为介入放射学领域中新技术。

三、主要内容

MRI 检查技术内容十分丰富,可分为影像显示、功能成像和生化代谢分析三个方面。影像显示技术主要由脉冲序列、成像参数的选择和图像质量控制、流动现象的补偿技术,伪影补偿技术、对比剂应用技术和一系列特殊成像技术所组成。其中主要的特殊成像技术包括 MRA、MR 水成像、MR 心脏成像、磁敏感性加权成像(SWI)等。MR 功能成像主要包括 MR 灌注加权成像(PWI)、弥散加权成像(DWI)和弥散张量成像(DTI),脑功能定位成像即功能性 MRI(fMRI)等。在检查方法上还分为普通扫描和静脉内注入对比剂后的增强扫描。此外,MRI 检查技术还涉及心脏门控、呼吸门控,以及各种线圈的应用等。生化代谢分析技术是指磁共振波谱学(MRS)分析。

四、限度

随着 MRI 设备硬件。软件的迅速发展,MRI 检查技术日趋完善,但目前仍存在一定限度。主要表现在:对带有心脏起搏器或体内带有铁磁性物质的患者的检查受到限制;危重症患者不宜进行检查;对钙化的显示远不如 CT。对以病理性钙化为特征的病变诊断困难,对质子密度低的结构如肺、致密骨的细节显示不佳;超高场强设备的噪声、伪影和特殊吸收率引起的问题有待进一步克服,检查时间相对较长;设备昂贵,检查费用高。

(金科,李君伟)

第五节 儿科影像学检查的选择

一、儿童胸部检查技术

(一) 儿童胸部影像学检查方法

儿童胸部疾病主要包括肺部、气管支气管、纵隔、心影及胸廓的病变,用于儿童胸部疾病的影像学检查方法主要有 X 线平片、X 线透视计算机断层扫描(CT)、磁共振成像(MRI)、X 线造影检查等。

(二) 儿童胸部疾病影像学的正确检查流程

在了解了各种儿童胸部疾病的影像学检查方法以及其成像原理、优缺点和新进展后,我们认为每种影像学检查方法都有其固有的长处和不足,充分了解各种技术的优缺点,扬长避短,方能提高儿童胸部疾病的诊断水平。对于最常见的儿童胸部感染性疾病,如无特殊情况,胸部 X 线平片即可满足诊断,一般不必做 CT,也不提倡用胸部 X 线透视来做诊断。对于儿童胸部占位性疾病,如囊肿和肿瘤等,单摄胸部 X 线平片是不够的,应当常规做 CT 检查。对于儿童纵隔病变,除胸部 X 线平片外,也应常规做 CT 检查,而且必须做增强扫描。对于儿童胸壁软组织疾病,可用超声和 MRI 来诊断,MRI 的脂肪抑制序列,对胸壁软组织疾病的诊断很有帮助。儿童食管疾病主要依靠食管吞钡造影来诊断。儿童气管支气管疾病现在可以通过螺旋 CT 三维重建图像和薄层高分辨率 CT 来诊断,必要时也可做支气管造影。儿童心脏病应当首选做胸部 X 线平片和超声检查,对于超声检查不能明确的心外大血管异常等病变,可做 MRI 或多层螺旋 CT 心脏扫描,一般而言,MRI 检查与超声检查的互补性要比多层螺旋 CT 更好一些,对于仍难以确诊者,可做心导管心血管造影检查。

1. 先天性呼吸系统畸形 包括先天性大叶性肺气肿、先天性支气管囊肿、先天性肺囊腺瘤畸形、支气管肺隔离症、肺不发育和发育不全、先天性肺动静脉畸形、先天性气管和支气管病变。

儿童先天性呼吸系统畸形并不罕见,可按照其发生部位分为先天性肺发育异常和先天性气管支气管发育异常等,也可按照其血液供应情况分为两大类,一类为伴有正常供血动脉和引流静脉的病变,而另一类为伴有异常血管结构的病变。尽管近年来影像学检查方法有了飞跃发展,胸部 X 线平片在发现和筛查儿童先天性呼吸系统畸形方面仍起着至关重要的作用,部分先天性呼吸系统畸形单凭 X 线平片检查即可确诊,大多数的先天性肺和气管支气管发育异常依靠 CT 检查明确诊断,CTA 磁共振血管造影对于伴有异常血供的先天性呼吸系统畸形的诊断有一定的帮助。以往常用的支气管造影和 X 线血管造影,由于为创伤性检查,现已很少再用来诊断儿童先天性呼吸系统畸形。由于相当多的儿童先天性呼吸系统畸形可以通过手术治疗,临床儿科医生应当了解并在日常工作中想到这些较常见的儿童先天性呼吸系统畸形,在胸片发现异常后及时做 CT 检查来明确诊断,以使患儿得到更好的治疗。

2. 先天性心脏病 先天性心脏病是儿童最常见的心脏疾病,用于儿童先天性心脏病诊断的影像学方法有 X 线平片、超声、CT、MRI、心血管造影等,对于临床医生而言,掌握最基本的 X 线平片诊断,了解其他各种影像学方法的优缺点和检查指征,有助于在诊断过程中充分利用各种影像学技术,迅速、有效地得到可靠的诊断。X 线平片曾经是先天性心脏病唯一的非创伤性形态学诊断手段,在相当长一段时期内,听诊、心电图和 X 线平片是诊断先天性心脏病最主要的方法。如今这三项手段仍是诊断先天性心脏病最基本的方法,但随着二维超声心动图的出现,X 线平片在先天性心脏病形态学诊断方面的功用已有很大改变,判断哪个房室增大已不再是 X 线平片诊断的最主要任务。但在观察胸廓、脊柱、肺、支气管、肝、胃、脾等其他脏器的形态和位置方面,在观察心脏、主动脉弓的位置方面,在观察肺血的多少方面,在测算心胸比值方面,X 线平片仍有不可替代的作用。X 线平片检查简单方便,成本低,为每例先天性心脏病都必做的第一项影像学检查,充分理解其提供的信息,对于先天性心脏病的进一步影像学检查与正确诊断有着至关重要的作用。

3. 肺炎 儿童肺部影像诊断最常用的方法是 X 线胸片,儿童 X 线胸片摄片宜采用直立后前位胸片。一般 X 线胸部检查即可对大叶性肺炎作出明确诊断,很少做 CT 检查。而对于小叶性肺炎、间质性肺炎,CT 特别是高分辨率 CT 能清晰显示小叶性肺炎、间质性肺炎的各种病变,包括小叶间隔增厚及网状结节状改变,累及肺小叶时可呈小片状磨玻璃样实变。CT 尤其是增强 CT 可对肺脓肿做出准确诊断。

4. 肺结核　肺结核严重威胁人民健康,20 世纪 50 年代后在我国发病率逐年下降,近年来又有上升趋势。肺结核是由人型或牛型结核杆菌引起的慢性传染病。1978 年全国结核病防治工作会议将肺结核病分为原发性、血行播散型、浸润型、慢性纤维空洞型和结核性胸膜炎 5 型,儿童肺结核以原发性、血行播散型多见。掌握其影像学表现对诊断和治疗有重要意义。影像学检查中,胸片可基本解决肺结核的大部分诊断问题。CT 可发现难以显示的隐蔽病灶,对于急性粟粒型肺结核可早于 X 线发现。尽管 CT 有很多优点,但目前仍以胸部 X 线片为基本检查方法,CT 作为补充手段。MRI 对肺部病灶的显示不如 CT,临床应用较少。

5. 支气管异物　支气管异物是小儿常见急症,75% 发生于 2 岁以下的儿童,异物可见可存留在喉咽腔、气管及支气管内,引起声嘶、呼吸困难等。怀疑异物吸入史及咳嗽、发热经久不愈的患儿,临床上常先查胸部 X 线透视及 X 线平片,可能有纵隔摆动、肺不张、肺气肿,异物如为金属即可诊断。

二、儿童腹部检查技术

儿童腹部疾病主要包括消化系统、泌尿生殖系统、腹膜后间隙及腹腔脏器外的病变。检查方法涉及 X 线平片、X 线造影、计算机体层摄影(CT)、磁共振(MRI)等。随着多层螺旋 CT(MSCT)、MRI 等影像检查技术在儿科的应用,使儿童腹部疾病的诊断水平不断提高。

(一)腹部影像学检查方法

1. X 线平片检查　是小儿急腹症最常用的检查方法。腹部需要常规立、卧位摄片,必要时加照侧位;怀疑肠梗阻的患儿宜摄腹部正立、侧卧位片,明确梗阻的部位,以及是否完全梗阻;怀疑消化道穿孔、气腹者应摄腹部立位或水平侧卧位片,观察是否有游离气体;怀疑先天性肛门闭锁的患儿应摄倒立正侧位片,了解闭锁端与肛穴的距离。

2. 腹部 X 线造影检查　对诊断小儿腹部空腔脏器病变有重要的价值。主要有消化道造影和泌尿道造影。前者包括上消化道钡餐造影和钡灌肠检查;后者最常用的是静脉尿路造影(IVU)、经引流管造影、排泄性膀胱尿道造影(VCUG)等。静脉尿路造影检查除急诊外,一般造影前需要做好准备,以便顺利检查。要求检查前 2~3 天禁服重金属药物,检查 1 天前吃少渣食物,检查前 1 天晚上服缓泻剂,因清洁洗肠易导致肠道积气、积液,影响诊断而不宜使用。新生儿、婴幼儿消化道钡餐造影前需禁食、水 3~4 小时,儿童要空腹。钡灌肠检查除怀疑先天性巨结肠的患儿外,检查前一般需做清洁洗肠,尤其对有血便怀疑结肠息肉的患儿更为必要;怀疑先天性巨结肠的患儿则不洗肠,是为了在造影检查前保持自然状态以保证诊断的准确性。消化道造影中还包括使用阴性对比剂(空气),如空气灌肠,不仅对肠套叠有诊断价值,而且可以进行复位。近些年来,随着超声医学的发展,这种无射线、无创性的检查方法在小儿肠套叠的诊断与复位中发挥越来越重要的作用。静脉尿路造影常用于检查肾积水或泌尿系畸形;对肾结核的显示较其他检查敏感,由于儿童肾结核几乎全由血行播散而来,原发病灶主要是肺,所以平片检查肺部也非常重要。当巨大肾积水肾功低下、甚至丧失时,行静脉尿路造影检查肾脏常不显影或显影极淡,此时可采用静脉尿路造影后 CT 检查,其重建图像有利于疾病的诊断。患儿对造影剂敏感或肾功能不佳时,可采用磁共振尿路造影(MRU)检查。

3. CT 检查　尽管不是胃肠道疾病的首选检查方法,但它可以对某些消化道疾病,如恶性肿瘤有无向腔外侵犯及程度,与周围组织、脏器间的关系,淋巴结和远隔脏器的转移与否等有较高的价值,不仅有利于对肿瘤进行分期、制订治疗方案,还可以估计预后,常常被应用于恶性肿瘤治疗后的随诊复查。对于泌尿系统病变(包括肿瘤、结石、炎症、外伤和先天性畸形)、肾上腺病变、腹膜后间隙的常见病变(炎症、肿瘤、腹主动脉和下腔静脉病变),CT 能明确病变位置、大小和侵犯范围,做出准确诊断,并有助于临床治疗及评价疗效。

4. MRI 检查　由于 MRI 检查无射线损伤,更适用于生殖系统疾病的检查(包括子宫或卵巢病变、睾丸恶性肿瘤的腹膜后淋巴结转移、隐睾等)。MRI 水成像技术可用于腹部含液空腔脏器病变的诊断。磁共振胰胆管成像(MRCP)可清晰显示主胰管、胆囊和胆管,对于胆系的病变及胰管阻塞性病变有很高的敏感性,尤其是对于诊断胆总管囊肿、先天胆管闭锁等有重要的价值,由于其无创、无须对比度等优点,磁共振胰胆管成像将在诊断方面部分取代内镜逆行性胰胆管造影(ERCP)。磁共振尿路造影(MRU)其表现类似逆行性尿路造影,在小儿尿路梗阻、泌尿系畸形诊断中价值较大,对于碘过敏、肾功差等原因不能行 CT、静脉尿路造影检查的患儿尤为有利。磁共振肾脏灌注成像还可以了解肾脏的功能。

(二) 腹部疾病影像学的正确检查流程

由于儿童常见病和多发病的构成均与成人有所不同,所以对于来诊患儿,临床医师一定要根据其临床症状和体征选择合适的影像学检查方法,以及时、有效地对患儿病变作出正确的判断。

1. 呕吐 呕吐是小儿常见的症状之一,其中部分与腹部器质性病变有关。新生儿及婴幼儿呕吐应首选腹部正立位片检查,在排除消化道闭锁等先天畸形和胎便性肠梗阻等病变后可行钡餐造影,观察有无胃食管反流、先天性肥厚性幽门狭窄、食管裂孔疝、肠旋转不良和中肠扭转等。有消化道闭锁或狭窄的患儿应接受钡灌肠检查(不用洗肠),明确是否为幼稚结肠、肠旋转不良等。怀疑食管闭锁时应先使用空气对比造影,对显示不明确的病例对比剂要采用水溶性或非离子型,以显示食管闭锁端及食管上段有无与气管相交通。学龄前及学龄儿童期呕吐应先行腹部正立、卧位片检查,目的是排除阑尾炎、肠梗阻、肠套叠、腹膜炎等急腹症,其中阑尾炎、肠套叠还可行超声检查。对于呕吐同时伴有剧烈腹痛的儿童还应注意肠道蛔虫症,排除上述病变后可行胃肠道造影检查。对于与体位有关的呕吐还应排除肠系膜上动脉压迫症。对于肠系膜上动脉压迫症的进一步检查为 CT 或 MR,MSCT 三维重建对显示肠系膜上动脉与腹主动脉的夹角以及对肠管的压迫尤为有益。

2. 呕血 儿童呕血常见的原因为门静脉高压和上消化道溃疡,食管和胃肠钡餐检查对其诊断有帮助,此外,超声和 CT 检查能明确肝脏的病变。

3. 腹痛 腹痛中有器质性病变的多为急腹症,须紧急处理,误诊、漏诊可危及患儿生命。来诊患儿可先行腹部立卧位平片检查,以排除尿路阳性结石、肠坏死、胃肠道穿孔、肠梗阻、嵌顿疝、肠套叠,行超声检查排除肝炎、胆囊炎、胰腺炎、尿路结石等原因。超声和 CT 检查对观察腹部器官的炎性病变,如胰腺炎、胆囊炎相当有效,而且能非常客观地评价其发展和预后。对腹痛伴有血便的患儿应高度怀疑肠套叠,需先行空气灌肠造影,确诊后可继续加大空气压力以复位,有条件的单位可行超声引导下注水法复位。有时腹部平片对胆管蛔虫症有一定的意义,但确诊的影像检查手段为胃肠道造影。

4. 腹胀 腹胀是患儿另外一种常见器质性病变的临床体征。正常情况下,新生儿小肠内均应充气,2 岁以上的小儿与成人一样,除胃和结肠外,小肠内无气体。腹胀的主要病因为机械性肠梗阻和反射性肠淤张(全身感染、败血症、毒血症、腹膜炎、腹部手术等原因所致),两者均以 X 线立位、卧位平片为首选。此外,新生儿肠道内气体分布较均匀成蜂窝状,一旦发现积气的肠管呈"香肠"状,应进一步检查是否有梗阻或其他原因。

5. 便秘和腹泻 肛门狭窄、先天性巨结肠是导致患儿便秘的器质性因素。钡灌肠检查不仅可以发现病变,还可测量狭窄段的长度,为外科手术治疗提供重要信息,但在钡灌肠检查前切勿洗肠,以免掩盖病变的征象。急性胃肠炎、各种脏器炎症或腹腔脓肿刺激等感染性因素是导致腹泻的主要原因。胃肠炎一般通过临床表现可诊断,其他感染性病变可行超声检查发现病灶,必要时也可行 CT 扫描确诊。

6. 血便 导致患儿血便的原因很多,要根据血便的性质和临床表现选用适当的影像学检查手段。上消化道出血首选钡餐造影,主要目的是排除消化性溃疡、过敏性紫癜引发的肠道水肿狭窄、肠重复畸形等原因。下消化道出血的检查首选钡剂灌肠,患儿的肠道需作充分的准备,尽量行结肠双对比造影,主要用于诊断溃疡性结肠炎、结肠息肉、血管瘤等。对伴有腹痛的"果酱样"便患儿需行空气灌肠或超声引导下的注水复位。SPECT 检查能找到胃肠道造影不易发现的梅克尔憩室、与消化道没有交通的肠重复畸形,以及明确消化道出血的部位。

7. 血尿 对于血尿的患儿也可先行腹部卧位平片或超声检查以排除泌尿系结石,进一步检查需行泌尿系造影。怀疑阴性结石、可疑阳性结石的患儿采用 IVU、CT 尿路造影或 MRU 检查价值较大,临床需了解肾脏功能以确定手术方式者,IVU、对比增强 MRU 和肾图对诊断有一定的帮助。超声对于肾脏及膀胱的病变有很高的诊断价值,但由于腹部气体的干扰对于输尿管病变的诊断有一定困难。逆行性肾盂造影在儿童期较少使用,尤其是低年龄段。

8. 排尿困难、尿路梗阻 引起排尿困难、尿路梗阻主要原因有神经源性膀胱、尿道结石、膀胱畸形、尿道狭窄、憩室、先天性尿道瓣膜等。后尿道瓣膜是引起患儿排尿困难和尿路梗阻最常见的原因,排泄性膀胱尿道造影是首选的影像检查方法。排泄性膀胱尿道造影可了解膀胱、下尿路的解剖,观察梗阻的部位、形态,并能观察是否有膀胱输尿管反流及其反流的程度等。患儿对造影剂过敏或肾功能不佳时,MRU 是首选的检查方法。肿瘤累及泌尿系的观察以超声、CT 或 MRI 为佳。CT 检查对于确诊髓质海绵肾、肾结核意义较大。由于儿童肾结核几乎全由血行播散而来,原发病灶主要是肺,所以平片检查肺部也非常重要。DSA 是诊断肾动脉狭窄的金标准,超声、CT(尤其是 MSCT)、MRI 可提供重要的信息,并逐渐成为广受欢迎的无创性检查方法。

9. 尿淋漓 尿后滴沥或其他位置漏尿的主要原因有肾盂和输尿管重复畸形、异位输尿管开口、膀胱外翻、尿道憩室、尿道裂等。怀疑肾盂和输尿管重复畸形应选用 IVU,可以观察重复畸形的肾盂和输尿管、有无输尿管囊肿等的情况,多层 CT 重建图像对观察输尿管汇合部的位置、输尿管异位开口,开口的位置有独到之处,能为确定手术方式提供重要信息。

10. 腹部包块 腹部包块应首选超声检查,以明确包块的性质。囊性包块多为良性,如胆总管囊肿、胰腺囊肿、大网膜囊肿、淋巴管囊肿、脐尿管囊肿、卵巢囊肿及积水的肾脏等。对疑有肾积水的患儿可以做静脉尿路造影、CT 尿路造影、排泄性膀胱尿道造影检查,明确积水的原因。MRI 的水成像及任意角度的扫描对脐尿管囊肿诊断价值较大,尤其是矢状位扫描能显示与膀胱顶相连的囊腔。实性包块多为恶性肿瘤所致,超声检查一般能够定性,但有时需进一步明确肿瘤的范围及其与周围器官的关系或与其他病变鉴别时,尚需补充增强 CT 和 MRI 检查。总之,腹部平片操作简便,是 X 线检查的基本方法,可达到及时诊断的目的,小儿急腹症最常使用;消化道造影是胃肠道病变的首选检查方法;超声检查简便易行,为实体器官、腹膜后或腹腔脏器外病变的首选,CT、MRI 可提供必要的帮助。静脉尿路造影、CT 尿路造影、排泄性膀胱尿道造影

检查对诊断泌尿系结石、结核、先天性畸形的价值较大。SPECT、DSA 价值有限,主要作为某些疾病的辅助诊断或治疗的手段。

三、中枢神经检查技术

近 30 年来,数字 X 线、CT、MRI 和超声设备在不断地改进和完善,检查技术和方法也在不断地创新,中枢神经系统的影像诊断已从单一依靠形态变化进行诊断发展成为集形态、功能和代谢改变为一体的综合诊断体系。对神经系统某一类疾病或某一种疾病,就可以运用不同的成像技术进行检查,即使是同一成像技术,还可选用不同的检查方法。作为临床医生不但需要熟悉和掌握各种疾病在不同成像技术和检查方法中的异常表现和诊断要点,而且更重要的是应该了解和比较不同成像技术和检查方法的各自优势和限度,明确它们的适应范围、诊断能力和价值。只有这样,才能针对某一疾病,合理、有序、有效地选用一种或综合应用几种成像技术和检查方法,使疾病在最低花费、最小耗时的情况下获得准确的影像学诊断。

(一)神经系统影像检查方法

1. X 线平片检查 X 线平片检查方法简单、经济、无创,用于临床已有百年历史。而脑与脊髓等的诊断目前主要靠现代影像学检查,如 CT 和 MRI,颅骨平片的诊断价值有限。但对颅骨和脊柱骨折、颅骨先天性发育异常等的诊断有时 X 线平片也能提供有价值的信息;颅内及椎管占位性病变有时需要平片了解骨质结构的浸润情况。在平片无阳性发现或不能做出肯定性诊断时,需要选择 CT 或 MRI 检查。

2. CT 检查 常规 CT 检查对中枢神经系统疾病的诊断具有较高的价值,应用相当普遍。对颅内肿瘤、脑脓肿及炎性肉芽肿、脑寄生虫病、颅脑外伤、脑先天性畸形及椎管内肿瘤等能够很好地做出定位和定性诊断。进行增强扫描,通过病变的强化特征判断血脑屏障的破坏程度,进行疾病的诊断和鉴别诊断。但 CT 对于后颅窝、脑干及鞍区病变易受周围较厚颅板的影响,诊断价值受限。随着影像技术的发展,多层螺旋 CT(MSCT)已开始应用于儿童神经系统的检查。与传统的单层螺旋 CT 相比,除了扫描速度快、低剂量扫描及儿童扫描序列使 X 线剂量大大下降以外,主要优势体现在 CT 血管成像(CTA)及功能性成像技术等方面。CTA 与

常规的血管造影相比,具有快速大容量扫描、创伤小、无动脉损伤和继发中风的危险、能从各个角度观察血管细微改变等优点,可同时提供血管内外的影像信息,同时显示血管与邻近组织的关系,对于小儿常见的颅内血管畸形及烟雾病等可以得到很好的显示。此外,应用MSCT进行灌注成像,动态分析对比剂在脑内随时间的灌注分布,为小儿外伤性脑梗死的早期诊断及脑肿瘤的病理学分级的评定能够提供有价值的信息。

3. MRI检查　常规MRI检查在中枢神经系统的应用较为成熟。三维成像和流空效应使病变定位诊断更为准确,可观察病变与血管的关系。对脑干、幕下区、枕骨大孔区及脊髓病变的显示明显优于CT。对脑代谢性疾病及脑白质病、脑脱髓鞘性疾病、脑血管性疾病、脑与脊髓肿瘤、血肿、脊髓先天异常与脊髓空洞症的诊断也有较高价值。

与CT相比,MRI的多参数、多序列及功能性成像是其在神经系统诊断中的一大优势。磁共振血管成像(MR angiography,MRA)已成为MRI检查的常规技术之一。与血管造影相比,具有无创、简便、无须对比剂等优点,MRA对脑血管的主干及主要分支疾病的初步诊断具有重要的意义;液体衰减反转恢复(fluid attenuated inversion recover,FLAIR)序列可对液体的信号进行压制,用于发现脑室内及其周围的病变,对显示脑白质病等髓鞘脱失及发育不良等病变有一定的价值;弥散加权成像(diffusion weighted imaging,DWI)是研究水分子微观运动的成像方法,可显示细胞内水肿胀,对早期脑梗死、肿瘤等疾病的诊断与鉴别诊断有很高的实用价值;弥散张量成像(diffusion tensor imaging,DTI)是在DWI的基础上同时可显示水分子弥散方向的一种成像方法,多用示踪技术来三维显示脑白质纤维束的走行;磁共振灌注成像可用来反映生理和病理情况下脑组织血流动力学改变的一种快速成像技术,在早期脑梗死及脑肿瘤的诊断中能够提供一定的帮助作用;氢质子磁共振波谱(proton magnetic resonance spectroscopy,^{1}H-MRS)技术是目前唯一的活体检测脑内生化代谢变化的技术,对于脑内正常和异常代谢变化的判断提供帮助;MR脑功能成像(functional MRI,fMRI)是利用与脑活动生理过程中,脑血流、血液氧含量等微弱的能量代谢过程来成像的。目前,fMRI在神经科学领域的应用日趋广泛,对疾病机制的研究、治疗方案的评估,以及疾病恢复和预后的功能评估能够提供有

价值的信息;在感觉运动活动、语言活动、记忆活动及神经精神方面均显示出其他检查手段无法比拟的优势。

(二)神经系统疾病影像学的正确检查流程

1. 颅脑先天畸形　对于颅脑和脊髓的先天畸形,首选MRI检查。CT横断面断层显示的畸形形态学往往不完全。MRI多方向断层可更为清楚地显示畸形的形态学改变,为畸形的准确诊断和分类提供可靠的证据。

2. 脑血管性疾病　脑出血的急性期,CT检查最为敏感,可做出明确诊断,无须做MRI检查。亚急性期和慢性期,MRI检查更敏感,能提供更多的诊断和鉴别诊断信息。儿童脑梗死多由外伤所引起,应首先行CT检查,多可明确诊断,但在超急性期需行MRI检查,在常规MRI检查的基础上加扫弥散加权成像可有利于缺血6小时以内病灶的检出。同时,采用灌注成像对判断和鉴别濒临梗死的脑组织即所谓的缺血半暗带具有重要的诊断意义。对于颅内动脉瘤、静脉发育异常及血管畸形等,除CT、MRI提供常规的断层影像学改变外,CTA、MRA,尤其是MRA无须对比剂的注入即可显示大部分病变的血管改变。血管造影检查目前仍为脑血管性疾病诊断的金标准。但由于该方法创伤性较大、价格昂贵,因此,该方法只在上述检查不能明确诊断或需介入治疗时进行。

3. 炎症、脑白质病和脱髓鞘性疾病　CT平扫和增强扫描可以解决大部分颅内炎症性病变的诊断。但对于可疑性病变和后颅窝的炎症仍需做MRI检查。MRI能更敏感地显示炎症的范围、病变内部改变及周围组织的改变,对于脑白质病和脱髓鞘性疾病,CT大多只能起到提示作用,需要做MRI检查。MRI可以显示脑白质病和脱髓鞘性疾病的分布、范围及病变的发展阶段。除常规MRI检查手段以外,MRI新技术在诊断中也具有重要的作用。如加扫液体衰减反转恢复序列(FLAIR)可更有利于病变的检出,特别是对于脑室旁病变的显示更为敏感,避免脑室内水的干扰;质子磁共振波谱更有利于脑白质病的诊断和鉴别诊断;加扫弥散加权成像可更敏感地检测出细胞内水含量的增多,对于炎症基础上所并发的梗死具有一定的诊断价值。弥散张量成像可有利于同时观察疾病对脑白质纤维束的侵袭情况,如观察脑白质束的走向、绕行、交叉及中断、破坏等,对于疾病的预后判断能够提供依据。

4. 颅脑外伤　对于颅脑外伤，虽然 X 线平片能显示颅骨骨折、移位，但由于儿童颅缝较多可干扰细微骨折线的显示，同时不能了解颅内情况。因此，大部分患儿仍需行 CT 检查，也可同时了解颅内有无出血及出血的详细情况。所以，近年的观点更倾向于颅脑外伤直接行 CT 检查。由于 MRI 对少量蛛网膜下腔出血的敏感程度不如 CT，同时 MRI 对骨骼显示能力差，不利于细微骨折的检出，加之 MRI 成像时间长、对躁动的患儿难以应用、许多急救设施不能进入 MRI 检查室等原因，急性期颅脑外伤的患者多不首选 MRI 检查。但对于评价亚急性、慢性脑损伤和白质轴索或脑干损伤的患儿有帮助。一般而言，MRI 检查对患儿预后的判断较 CT 检查为佳。

5. 脊柱外伤　首先，行脊柱 X 线平片检查，明确脊柱骨质的骨折、椎体序列的移位等。其次，还需要做外伤节段的脊柱 CT 检查，进一步明确骨折块移位对脊髓的压迫和椎管内出血等改变。一般情况下，X 线平片和 CT 检查能满足脊柱外伤的诊断。当脊柱严重外伤，已有的影像学信息与临床不相符时，可考虑行 MRI 检查，有利于脊髓内病变的显示。

6. 颅内肿瘤　颅内肿瘤是儿童中枢神经系统较为常见的疾病。临床上要求能确定肿瘤的位置、大小、范围、数目和性质。颅骨 X 线平片诊断价值有限，少数较大并伴钙化的肿瘤 X 线平片仅能起到定位的作用，部分肿瘤需明确颅骨的改变时可做 X 线平片检查；脑血管造影可有利于肿瘤的血供及邻近脑内血管受侵的检查，较大的肿瘤可做出定位诊断。颅内肿瘤多选择 CT 和 MRI 检查。CT 和 MRI 检查多在常规扫描的基础上经静脉注入对比剂后行增强扫描。幕上的肿瘤，CT 平扫和增强扫描多可做出诊断。当 CT 诊断困难，或肿瘤位于大脑表面、颅底、鞍上或后颅窝时，需做 MRI 平扫及增强检查。MRI 新技术在脑肿瘤的诊断和鉴别诊断方面也具有重要的价值。如质子磁共振波谱可根据脑内不同代谢物峰值的变化对肿瘤的鉴别诊断提供帮助；磁共振灌注成像可有利于评价肿瘤的血供，特别是增强扫描未强化肿瘤的良恶性的鉴别；功能磁共振检查用以确定脑组织的功能定位，识别并保护功能区，有利于脑肿瘤术前计划的制订等。椎管内肿瘤应优先选择 MRI 检查。MRI 检查对椎管内肿瘤可以起到准确定位，甚至定性的作用。

7. 新生儿脑疾病　新生儿脑疾病的影像学检查方法很多，主要包括超声、CT、MR 等。经颅超声，通过囟门"窗"可发现新生儿较严重的急性、亚急性颅内出血、脑积水等，但对于新生儿缺氧缺血性脑病的显示不敏感。CT 对于新生儿缺氧缺血性脑病所引起的脑白质水肿及新生儿颅内血肿的判断能够提供有价值的信息，但对于细小的脑内出血点及淤血斑的显示能力不如 MRI。MRI 可进行任意切面，脑组织解剖细节的显示能力明显优于 CT 和超声，对怀疑围产期颅内有病变的新生儿均可采用。同时，MRI 新技术的采用更大大提升了 MRI 的诊断价值，如弥散加权成像可有利于早期缺氧缺血病灶的准确检出；质子磁共振波谱可有利于 HIE 病情程度及其预后的判定；DTI 可有利于同时观察疾病对脑白质纤维束的侵袭情况等。因此，笔者推荐应以 MRI 诊断为主、CT 和超声为辅来诊断新生儿脑疾病。

四、骨关节检查技术

儿童骨关节系统（包括软组织）疾病，主要包括骨的生长发育和骨关节发育障碍和畸形、骨关节创伤（骨折、脱位）、骨关节感染性疾病（化脓性骨髓炎、关节炎、骨关节结核）、骨软骨病变、骨关节肿瘤及肿瘤样病变、代谢性和内分泌性骨病（包括黏多糖病和类脂质病）、血液和淋巴系统疾病，以及软组织病变等八大类病变。影像学检查方法有 X 线、CT、MR、DSA、核素检查等。综合运用不同的检查手段，可以对小儿骨关节系统的病变作出正确的诊断。

（一）骨关节系统影像学检查方法比较

1. X 线平片检查　是小儿骨关节系统最常用的影像学检查方法，不仅可以显示病变的程度和范围，还可以作出定性诊断，尤其是显示骨质断裂、增生、钙（骨）化和骨质的破坏，以及对患儿随诊复查非常有价值。由于患儿的普通 X 线平片是二维重叠图像，为了全面了解病变的位置和形态，常需要行正位及侧位检查，当受体位限制或观察的需要，有时可行斜位、切线位、轴位检查，甚至需要两侧对比时可加摄对侧正常骨进行对照。有条件的医院可选用 CR 或 DR 摄片，后两种摄片对骨关节细节上的分辨率基本与平片持平，它们的优势是图像动态范围宽、图像分辨率高、后处理功能强大，可以将影像资料存档并且能进行多种后处理，最重要的是对于正处于生长发育期的儿童来讲,可以降低投照曝光剂量。

2. CT 检查 可以弥补 X 线摄影影像重叠、软组织分辨率低的缺点,全面、准确地检出病灶。可以清晰显示皮肤、皮下脂肪、筋膜、肌肉,甚至某些血管神经、皮松质骨和骨髓,对于骨质破坏、增生,骨皮质的细微改变、细微钙化、骨化都能清晰显示,还可以显示较为复杂的解剖结构,以及重叠较多处的病变、关节内的游离体、骨质碎片等,非常有价值。尤其是多层螺旋 CT(MSCT)扫描速度快,图像分辨率高,具有强大的图像后处理功能,固定患儿轴位扫描,即可根据需要重建冠状、矢状、斜位图像,以及三维成像来满足临床需要。MSCT 多平面重组及三维重建可以多平面、多角度立体显示病变及与周围组织的关系,对术前诊断和手术方案的制订很有价值。而且 MSCT 具有优良的低剂量扫描软硬件,可以大幅度地降低患儿接受的曝光剂量,现在越来越受到临床的重视。对于骨的生长发育和骨关节发育障碍和畸形、骨关节创伤等疾病一般行 CT 平扫就可以达到临床要求;对于其他感染性、肿瘤等大多数骨关节病变,需常规行 CT 增强扫描,以便了解病变的血供情况,确定病变的范围,作出定性的诊断。CT 血管造影(CTA),可以显示肿瘤内的血管,正在逐渐取代 DSA 的诊断作用。

3. MRI 检查 优点是对软组织分辨率最高,可以多方位、多序列成像,显示骨关节内部结构和软组织病变。尤其是对于显示软组织病变范围、内部组织成分较 CT 有明显的优势。而且无射线损害,较适于儿童检查。其不足之处是 MRI 对钙化、细小骨化、骨皮质的显示不如平片和 CT。而且价格昂贵,对于患儿需较长时间的固定,容易产生幽闭综合征等不足。MRI 平扫是显示关节结构、软骨、半月板、韧带和滑膜的首选影像学检查方法。MRI 在儿童骨骺和生长板损伤的诊断中有特别的作用,能显示骨髓水肿、隐性骨折及生长板本身的损伤。MRI 增强扫描可了解肿瘤的血供情况,进一步划分病变与水肿的界限,区分肿瘤实性成分与坏死,是判断肿瘤治疗前后疗效的最好方法。MR 血管造影(MRA)不需要对比剂就可以获得血管的三维图像,应用对比剂则血管成像(CEMRA)可以媲美 DSA,用于观察肿瘤的供血血管,以及有无血管发育异常,特别是四肢血管的发育情况。

(二)骨关节系统疾病影像学的正确检查流程

1. 骨的生长发育、骨关节发育障碍和畸形、代谢性和内分泌性骨病(包括黏多糖病和类脂质病) 此类常是多骨发病,一般需要多骨摄片,如头颅、胸部、脊柱正侧位及骨盆、双手正位平片。其他部位则需更加临床肢体变形程度,加摄上肢、下肢的正侧位平片,最后综合判断。脊柱畸形矫形术前,有条件的医院可行 MSCT 检查,多平面重组和三维重建非常有助于手术方式的制订。骨龄的判定常规行腕部正位平片和蝶鞍侧位平片,12~18 岁者则需加摄肘关节、肩关节、骨盆和踝关节正位平片。

2. 骨关节创伤(骨折、脱位) 来诊通常先摄平片,以初步排除有无骨折、关节脱位。对于解剖结构重叠部位的骨折,以及复杂的骨折或关节脱位,X 线平片很难显示清楚,这时需行 MSCT 扫描,按需要采用不同的重建方法,显示骨折和脱位的情况。骨折外固定术后的复查,由于石膏的阻挡,往往平片不能清晰显示骨折愈合情况,也可行 MSCT 检查,通过后处理去除体外异物后清晰显示骨骼本身的情况。关节部位的损伤为明确骨折是否累及关节软骨及骺板,行 MRI 检查可以见到软骨及骺板损伤的程度。隐匿性骨折及长骨疲劳性骨折在 X 线平片上显示不清,疲劳性骨折有时 X 线平片只能看到骨内密度轻微改变,有骨膜增生,颇似骨肉瘤,此时行脂肪抑制 T_2WI 序列 MRI 成像,这时可见到骨小梁中断及骨髓水肿或皮质断裂。脊柱骨折除了首选 X 线平片外,需行 CT 检查,以了解游离骨质碎片对椎管的压迫情况。对于怀疑先天性髋脱位的小婴儿或需行手法复位的患儿应首选 MRI 检查,可以明确脱位的关节内有无异常组织,避免复位失败,也可以弥补 X 线平片、CT 无法观察未骨化的股骨头骨骺的不足。

3. 骨关节感染性疾病(化脓性骨髓炎、关节炎、骨关节结核) 炎症早期应首选 MRI 检查,因为 MRI 对骨髓水肿和软组织改变非常敏感。CT 检查对于骨髓内的早期小脓肿的显示也要优于 X 线平片检查。对于急性进展期及慢性期的炎症 X 线平片是首选的检查方法,对于骨质破坏、骨膜增生和死骨的显示有重要的诊断价值。慢性期 MRI 的诊断价值高于 CT 和平片,对病变范围的界定和病变性质的鉴别非常有用。关节感染性疾病 X 线平片的作用有限。CT 可以清晰显示关节肿胀、积液的征象。MRI 不仅可以见到滑膜肿胀、增厚,还可以显示关节软骨和关节面下骨质的破坏,对于周围软组织肿胀的显示也是最重要的手段。早期脊柱结核宜首选 CT 增强或 MRI 检查，可以更早地发现骨质破坏和椎旁脓肿等软组织改变，MRI 较 CT 能更早发现椎体终板下的骨质异常。

4. 骨关节病变、骨软骨病变　首选 X 线平片进行筛查，通常能够全面地了解关节间隙与关节面骨质的改变。CT 检查可以显示关节面下骨质改变优于平片，可作为 X 线平片的补充。MRI 检查适宜用于早期病变的检查及观察关节软骨。

5. 骨关节肿瘤及肿瘤样病变　平片是首选检查方法，是诊断骨关节肿瘤及肿瘤样病变必不可少的影像学方法，大部分病变可以得到定性诊断。但对于骨质重叠位置的病变、肿瘤边缘的骨质改变 CT 检查可以有更好地显示，而且 CT 可以发现溶骨性骨肉瘤软组织肿块内的少量肿瘤骨，对于骨肉瘤的确诊有不可替代的作用。MRI 检查对于观察肿瘤的侵犯范围、跳跃性病灶、确定肿瘤的分期、肿瘤与周围组织结构的关系、神经血管的侵犯程度，以及判断是否有软组织肿块意义重大。

6. 血液和淋巴系统疾病及软组织病变　以 MRI 检查为首选，平片和 CT 检查可作为重要的补充。

总之，儿童骨关节系统疾病的影像学检查应首选 X 线平片，再根据需要酌情选择 CT、MRI、核素等检查。观察重叠复杂部位的骨的细微改变首选 CT，观察骨髓、软组织改变、半月板、韧带、软骨等关节病变首选 MRI，对于骨的恶性肿瘤应尽量在 X 线平片的基础上应用 MRI 检查，以明确其在骨髓内的跳跃性子灶和软组织的侵犯范围。

（金科）

下 篇
临 床 篇

第八章

新生儿疾病

第一节 概 述

新生儿学是研究新生儿生理、病理、疾病防治及保健等方面的学科。新生儿学属儿科学范畴。新生儿系指从脐带结扎到生后28天内的婴儿，新生儿是胎儿的继续，与产科密切相关，因此，又是围生医学的一部分。

围生医学是研究影响胎儿和新生儿健康的一门学科，涉及产科、新生儿科和相关的遗传、生化、免疫、生物医学工程等领域，是一门边缘学科，并与提高人口素质、降低围产儿死亡率密切相关。围生期是指产前、产时和产后的一个特定时期。目前国际上有四种定义：①自妊娠28周（此时胎儿体重约1 000g）至生后7天；②自妊娠20周（此时胎儿体重约500g）至生后28天；③妊娠28周至生后28天；④自胚胎形成至生后7天。我国目前采用第一种定义。围生期的婴儿称围生儿（包括胎儿和新生儿），由于经历了宫内迅速生长、发育，以及从宫内向宫外环境转换阶段，因此，其死亡率和发病率均居于人的一生之首，尤其是生后24小时内。

一、新生儿分类

不同胎龄和不同出生体重的新生儿病理生理特点不同，处理方法也完全不同，因此需要对不同胎龄、体重及日龄的新生儿进行分类。新生儿分类有不同的方法，分别根据胎龄、出生体重、出生体重和胎龄的关系及出生后周龄等。

1. 根据胎龄分类 胎龄（gestation age，GA）是从最后1次正常月经第1天起至分娩时为止，通常以周表示。①足月儿：GA ≥37周 ~<42周（259~293天）的新生儿；②早产儿：GA<37周（<259天）的新生儿；③过期产儿：GA ≥42周（≥294天）的新生儿。

2. 根据出生体重分类 出生体重（birth weight，BW）指出生1小时内的体重。根据出生体重不同，可分为以下几类。①正常出生体重儿：BW ≥2 500g~ ≤4 000g的新生儿；②低出生体重儿（low birth weight，LBW）：BW<2 500g的新生儿，其中BW<1 500g称极低出生体重儿（very low birth weight，VLBW），BW<1 000g称超低出生体重儿（extremely low birth weight，ELBW）。LBW儿中大多是早产儿，也有足月或过期小于胎龄儿；③巨大儿（macrosomia）：BW>4 000g的新生儿。

3. 根据出生体重和胎龄的关系分类 ①小于胎龄儿（small for gestational age，SGA）：婴儿的BW在同胎龄儿平均出生体重的第10百分位数以下；②适于胎龄儿（appropriate for gestational age，AGA）：婴儿的BW在同胎龄儿平均出生体重的第10至第90百分位数之间；③大于胎龄儿（1arge for gestational age，LGA）：婴儿的BW在同胎龄儿平均出生体重的第90百分位数以上。我国不同胎龄新生儿体重值见表8-1-1，新生儿胎龄与出生体重的百分位数曲线见图8-1-1。

4. 根据出生后周龄分类 ①早期新生儿（early newborn）：出生后1周以内的新生儿，也属于围生儿。其发病率和死亡率在整个新生儿期最高，需要加强监护和护理。②晚期新生儿（late newborn）：出生后第2周至第4周末的新生儿。

5. 高危儿（high risk infant） 将存在高危因素的新生儿分类为高危儿。存在下列情况的新生儿均属高危儿：①母亲因素：母患糖尿病、感染、慢性心肺疾患，有吸烟、吸毒或酗酒史，母亲为Rh阴性血型，过去有死胎、死产或性传播病史、母年龄>40岁或<16岁，孕期有阴道流血、妊娠高血压、先兆子痫、子痫、胎膜早破、胎盘早剥、前置胎盘等；②产

时因素:难产、手术产、急产、产程延长、分娩过程中使用镇静和止痛药物史、羊水胎粪污染、产钳助产、胎膜早破>18小时等;③新生儿因素:窒息、宫内窘迫新生儿、多胎儿、早产儿、小于胎龄儿、巨大儿、宫内感染、出生后存在呼吸困难和先天畸形等。

表 8-1-1　中国不同胎龄新生儿出生体重百分位数参考值(g)

出生胎龄(周)	例数	P_3	P_{10}	P_{25}	P_{50}	P_{75}	P_{90}	P_{97}
24	12	339	409	488	588	701	814	938
25	26	427	513	611	732	868	1 003	1 148
26	76	518	620	735	876	1 033	1 187	1 352
27	146	610	728	860	1 020	1 196	1 368	1 550
28	502	706	840	987	1 165	1 359	1 546	1 743
29	607	806	955	1 118	1 312	1 522	1 723	1 933
30	822	914	1 078	1 256	1 467	1 692	1 906	2 128
31	953	1 037	1 217	1 410	1 637	1 877	2 103	2 336
32	1 342	1 179	1 375	1 584	1 827	2 082	2 320	2 565
33	1 160	1 346	1 557	1 781	2 039	2 308	2 559	2 813
34	1 718	1 540	1 765	2 001	2 272	2 554	2 814	3 079
35	2 703	1 762	1 996	2 241	2 522	2 812	3 080	3 352
36	4 545	2 007	2 245	2 495	2 780	3 075	3 347	3 622
37	11 641	2 256	2 493	2 741	3 025	3 318	3 589	3 863
38	29 604	2 461	2 695	2 939	3 219	3 506	3 773	4 041
39	48 324	2 589	2 821	3 063	3 340	3 624	3 887	4 152
40	40 554	2 666	2 898	3 139	3 415	3 698	3 959	4 222
41	12 652	2 722	2 954	3 195	3 470	3 752	4 012	4 274
42	1 947	2 772	3 004	3 244	3 518	3 799	4 058	4 319

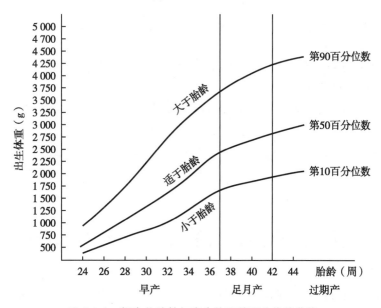

图 8-1-1　新生儿胎龄与出生体重的百分位数曲线

二、新生儿胎龄评估

胎龄系指胎儿在宫内生长发育的周龄或日龄。由于对新生儿分类的进展,早产、足月和过期产系根据出生时胎龄而定:小于胎龄、适于胎龄和大于胎龄是根据胎龄和体重的关系而定,判断是否发生宫内生长迟缓也需要胎龄,因此胎龄越来越显得重要。胎龄计算评估方法:①胎龄计算:如果孕母月经规则,是以最后一次月经的第一天算起至出生时的一段时间作为胎龄;②胎龄评估:是根据生后48小时内新生儿的外表特征和神经系统检查所估计的胎龄,用于母亲月经不规则或因其他原因不易计算胎龄者。

胎龄评估的方法比较多,有 Dubowitz 法、Finnstrom 法和简易评估法。简易评估法(表 8-1-2)由于检查项目少,操作简单,评估的胎龄与 Dubowitz 法相仿,且不受检查者用力大小和婴儿疾病的影响,因此在国内得到了广泛的应用。使用简易胎龄评估法时应在新生儿生后 12~48 小时,且应在新生儿清醒安静、不烦躁时检查,最好在喂奶后 2 小时进行,应注意保暖。

表 8-1-2　简易胎龄评估法(胎龄周数 = 总分 +27)

体征	0	1	2	3	4
足底纹理	无	前半部红痕、褶痕不明显	红痕>前半部褶痕<前 1/3	褶痕>前 2/3	明显的深褶痕>前 2/3
乳头形成	难认,无乳晕	明显可见,乳晕淡、平,直径<0.75cm	乳晕呈点状,边缘不突起,直径<0.75cm	乳晕呈点状,边缘突起,直径>0.75cm	
指甲		未达指尖	已达指尖	超过指尖	
皮肤组织	很薄,胶冻状	薄而光滑	光滑,中等厚度,皮疹或表皮翘起	稍厚,表皮皱裂翘起以手足最为明显	厚,羊皮纸样,皱裂深浅不一

注:各体征的评分如介于两者之间,可用其均数。

（丁颖,岳少杰）

【专家点评】

1. 新生儿时期是人一生开始的时期,对未来影响巨大,新生儿学是近年来发展迅速的热门学科。

2. 新生儿有不同的分类方法,各类新生儿有其自身特点,根据各分类方法对新生儿进行分类可迅速对新生儿状态进行初步判断。

3. 胎龄对新生儿的状态判断至关重要,胎龄评估是临床重要的病史采集内容。

第二节　正常足月儿和早产儿的特点及护理

正常足月儿(normal term infant)是指胎龄≥37 周~<42 周,出生体重 ≥2 500g~≤4 000g,无畸形或疾病的活产婴儿。早产儿(preterm infant; premature infant)即指胎龄<37 周的活产婴儿,又称未成熟

儿。每孕期感染、吸烟、酗酒、吸毒、外伤、生殖器畸形、过度劳累及多胎等是引起早产的原因。另外，种族和遗传因素与早产也有一定的关系。近年来，全球早产儿的发生率有逐年上升趋势，全球早产儿发生率平均约为10%，全球每年有1 500万早产儿出生，在全世界儿童中早产儿占11.1%。

我国早产儿的发生率呈逐年上升趋势：1985年为4.5%，1998年为5.87%，2005年为8.1%，而2012年上升至9.9%，即我国每年约有180万早产儿出生。其死亡率约为12.7%~20.8%，且胎龄越小，体重越轻，死亡率越高。

一、正常足月儿和早产儿外观特点

不同胎龄的正常足月儿与早产儿在外观上各具特点（表8-2-1），因此可根据初生婴儿的体格特征和神经发育成熟度来评定其胎龄。目前国际上有数种评分方法，最常用的是Ballard评分法。

表 8-2-1　早产儿及足月儿的外观特点

项目	早产儿	足月儿
皮肤	绛红、水肿和毳毛多	红润、皮下脂肪丰满和毳毛少
头	头更大（占全身比例1/3）	头大（占全身比例1/4）
头发	细而乱	分条清楚
耳壳	软、缺乏软骨、耳舟不清楚	软骨发育好、耳舟成形、直挺
乳腺	无结节或结节<4mm	结节>4mm，平均7mm
外生殖器（男婴）	睾丸未降或未全降	睾丸已降至阴囊
外生殖器（女婴）	大阴唇不能遮盖小阴唇	大阴唇遮盖小阴唇
指/趾甲	未达指/趾端	达到或超过指/趾端
跖纹	足底纹理少	足纹遍及整个足底

二、正常足月儿和早产儿生理特点

1. 呼吸系统　胎儿肺内充满液体，足月儿约30~35ml/kg。产程启动后儿茶酚胺释放使肺液分泌减少，出生时经产道挤压，约1/3肺液由口鼻排出，其余在建立呼吸后由肺间质内毛细血管和淋巴管吸收。如肺液吸收延迟，则可引起湿肺发生。新生儿呼吸表浅，但呼吸频率较快，正常呼吸频率为35~45次/min，呼吸50~60次/min为呼吸增快，而呼吸>60次/min为气促，常由呼吸系统或其他系统疾病所致。新生儿胸廓呈圆桶状，肋间肌薄弱，呼吸主要靠膈肌的升降，呈腹式呼吸。呼吸道管腔狭窄，黏膜柔嫩，血管丰富，纤毛运动差，易致气道阻塞而出现呼吸困难。

早产儿呼吸系统及呼吸中枢发育尚不成熟，呼吸更浅表、更快且不规律，易出现周期性呼吸及呼吸暂停。呼吸停止>20秒、伴心率减慢（<100次/min）及发绀即为呼吸暂停，其发生率与胎龄有关，胎龄越小发生率越高，且常于生后第1天出现。根据引起呼吸暂停的原因分为中枢性、阻塞性和混合性。若呼吸停止<20秒，且不伴心率减慢及发绀则称为周期性呼吸。早产儿由于肺发育不成熟、肺泡表面活性物质不足，生后易发生呼吸窘迫综合征。由于长时间高浓度吸氧和机械通气，易引起支气管肺发育不良，即慢性肺疾病。

2. 循环系统　出生后血液循环动力学发生重大变化，由胎儿循环向成人循环转变：①脐带结扎，胎盘-脐血液循环终止；②生后呼吸建立，肺循环阻力下降，肺血流增加；③回流至左心房血量明显增多，左心房压力增加使卵圆孔功能性关闭；④动脉氧分压增高，动脉导管功能性关闭。若出现严重缺氧和酸中毒时，可引起肺血管收缩，当肺血管压力等于或超过体循环时，可致卵圆孔、动脉导管重新开放，出现右向左分流，称持续胎儿循环或持续肺动脉高压。新生儿心率波动范围较大，通常为90~160次/min。足月儿血压在50~80/30~50mmHg的范围。早产儿心率偏快，血压较低，部分可伴有动脉导管开放。

3. 消化系统　足月儿出生时吞咽功能已经完善，但由于食管下部括约肌松弛，胃呈水平位，幽门括约肌较发达，易发生溢乳，甚至呕吐。消化道面积相对较大，管壁薄、黏膜通透性高，虽有利于乳汁中营养物质的吸收，但肠腔内毒素和消化不全产物也容易进入血液循环，引起中毒症状。除淀粉酶在生后4个月才达到成人水平外，消化道已能分泌充足的消化酶，因此不宜过早喂淀粉类食物。胎便由胎儿肠道分泌物、胆汁及咽下的羊水等组成，呈墨绿色糊状。足月儿在生后24小时内排胎便，约2~3天排完。若生后24小时不排胎便，应排除肛门闭锁或其他消化道畸形。因肝内尿苷二磷酸葡萄糖醛酸基转移酶的量及活力不足,生后多出现生理性黄疸,同时也易发生药物中毒。

早产儿吸吮力差,吞咽反射弱,胃容量小,贲门括约肌松弛,常出现哺乳困难,更易发生溢奶及胃食管反流或引起吸入性肺炎。虽消化酶含量接近足月儿,但胆酸分泌不足,对脂肪的消化吸收较差。喂养不当、缺血缺氧或感染等不利因素易引起坏死性小肠结肠炎。由于肝功能更不成熟,生理性黄疸程度较足月儿重,持续时间更长,同时肝脏合成蛋白能力差,糖原储备少,易发生低蛋白血症、水肿和低血糖。

4. 泌尿系统 足月儿出生时虽肾结构发育已完成,但功能仍不成熟。肾稀释功能与成人相似,但肾小球滤过率低,浓缩功能差,故不能迅速有效地处理过多的水和溶质,易发生水肿或脱水。新生儿排磷功能差,人工喂养者易出现血磷增高。新生儿一般在生后 24 小时内开始排尿,少数在 48 小时内排尿,48 小时后仍不排尿应进一步检查。1 周内每天排尿可达 20 次。新生儿一般排尿量为 40~60ml/(kg·d)。

早产儿肾浓缩功能更差,肾小管对醛固酮反应低下,排钠分数高,易出现低钠血症。因葡萄糖阈值低,易发生糖尿。由于肾小管排酸能力差和碳酸氢根阈值极低,易出现晚期代谢性酸中毒,表现为面色苍白、反应差、体重不增,特别是用普通配方奶喂养者更常见。因此,早产儿进行人工喂养时应采用早产儿配方奶粉。

5. 血液系统 新生儿血容量的多少与脐带的结扎时间有关,生后立即结扎血容量为 85ml/kg,延迟脐带结扎可从胎盘多获得 35% 的血容量,血容量增加至 126ml/kg。足月儿出生时红细胞、血红蛋白和网织红细胞含量高,血红蛋白约 170g/L(140~200g/L)。生后 2 周内静脉血血红蛋白 ≤130g/L 或毛细管血红蛋白 ≤145g/L 可诊断贫血。血红蛋白中胎儿血红蛋白占 70%~80%,5 周后降至 55%,随后逐渐被成人型血红蛋白取代。网织红细胞数初生 3 天内为 0.04~0.06,4~7 天迅速降至 0.005~0.015,4~6 周回升至 0.02~0.08。白细胞数生后第 1 天为 $(15\sim20)\times10^9$/L,3 天后明显下降,5 天后接近婴儿值;出生 4 天内分类中以中性粒细胞为主,4~6 天中性粒细胞与淋巴细胞相近,以后淋巴细胞占优势。血小板数出生时已达成人水平。由于胎儿肝脏维生素 K 储存量少,凝血因子 II、VII、IX、X 活性较低。生后应常规补充维生素 K。

早产儿血容量为 89~105ml/kg,周围血中有较多的有核红细胞,白细胞和血小板稍低于足月儿。大多数早产儿第 3 周末嗜酸性细胞增多,并持续 2 周左右。由于早产儿先天性铁储备少、血容量迅速增加,"生理性贫血"出现早,而且胎龄越小,贫血持续时间越长,程度越严重。

6. 神经系统 新生儿头相对大,约占体重的 10%~12%(成人为 2%),但脑沟、脑回仍未完全形成。足月儿大脑皮层兴奋性低,睡眠时间长,觉醒时间一昼夜仅为 2~3 小时,大脑对下级中枢抑制较弱,且锥体束、纹状体发育不全,神经髓鞘未完全形成,常出现兴奋泛化反应,出现不自主和不协调动作。脊髓相对长,其末端约在第 3、4 腰椎下缘,故腰穿时应在第 4、5 腰椎间隙进针。出生时已具备多种暂时性原始反射,临床上常检查的原始反射:①觅食反射:用左手托婴儿呈半卧位,右手示指触其一侧面颊,婴儿反射性地转头向该侧;②吸吮反射:将乳头或奶嘴放入婴儿口内,会出现有力的吸吮动作;③握持反射:将物品或手指置入婴儿手心中,婴儿立即将其握紧;④拥抱反射:新生儿仰卧位,从背部托起婴儿,一手托住婴儿颈及背部,另一手托着枕部,然后托住枕部的手突然下移数厘米(不是放手)使婴儿头及颈部"后倾"数厘米。正常可见两上肢外展并伸直,手指张开,然后上肢屈曲回缩。正常情况下,上述反射生后数月自然消失。新生儿期如这些反射减弱或消失,或数月后仍不消失,常提示有神经系统疾病。此外,正常足月儿还可出现克氏征、巴宾斯基征和佛斯特征等,腹壁和提睾反射不稳定,偶可出现阵发性踝阵挛。

早产儿脑发育更不成熟,神经系统成熟度与胎龄有关,胎龄越小,原始反射越难引出或反射不完全。此外,早产儿尤其是极低出生体重儿脑室管膜下胚胎生发层基质对脑血流的波动、缺氧、高碳酸血症及酸中毒极为敏感,容易发生脑室周-脑室内出血。早产儿的大脑大动脉的长短分支发育不全及早产儿脑白质的少突胶质细胞对缺血性损伤存在着先天易感性,易发生脑室周围白质软化。

7. 体温 新生儿体温调节中枢功能尚不完善,体表面积相对较大,皮下脂肪薄,易散热。寒冷时主要由棕色脂肪化学产热,无寒战反应。生后环境温度显著低于宫内温度,散热增加,如不及时保温,体温迅速降低,从而发生低体温、低氧血症、低血糖和代谢性酸中毒或寒冷损伤。中性温度是指使机体维持体温正常所需的代谢率和耗氧量最低时的最合适环境温度。出生体重、生后日龄不同,中性温度也不同(表 8-2-2)。适宜的环境湿度为 50%~60%。新生儿正常体表温度为 36.0~36.5℃,正常核心(直肠)温度为 36.5~37.5℃。环境温度过高、进水少及散热不足,可使体温增高,发生脱水热。

早产儿体温调节中枢发育更不完善,皮下脂肪及棕色脂肪更少,胎龄越小棕色脂肪含量越低、产热能力越差,寒冷时更易发生低体温,甚至硬肿症。胎龄越低、出生体重越低所需的中性温度越高。应注意早产儿汗腺发育差,环境温度过高时体温亦易升高。

8. 能量及体液代谢　新生儿基础热量消耗为 209kJ/kg(50kcal/kg),结合运动、食物特殊动力作用、大小便丢失生长所需,每天总热量约需 418~502kJ/kg(100~120kcal/kg)。初生婴儿体内含水量占体重的 70%~80%,且与出生体重及日龄有关,出生体重越低、日龄越小、含水量越高,故新生儿需水量因出生体重、胎龄、日龄及临床情况而异。生后第 1 天需水量为每日 60~100ml/kg,以后每天增加 10~20ml/kg,直至每天 140~160ml/kg。一般摄入 100kal 热量需水 150ml。足月儿钠需要量为 1~2mmol/(kg·d),<32 周早产儿为 3~4mmol/(kg·d);初生婴儿 10 天内一般不需补钾,以后需要量为 1~2mmol/(kg·d)。

早产儿热卡需要量同足月儿,因吸吮力弱,消化功能差,在生后数周内常不能达到上述需要量而需肠道外营养。体液总量约占体重的 80%,液体需要量按公斤体重计算高于足月儿。

9. 免疫系统　新生儿非特异性和特异性免疫功能均不成熟。皮肤黏膜薄嫩易损伤;脐残端未完全闭合,细菌易进入血液;呼吸道纤毛运动差,胃酸、胆酸少,杀菌力差。血 - 脑屏障发育未完善,细菌易于通过,易患细菌性脑膜炎。血中免疫球蛋白低,IgG 是唯一可通过胎盘的免疫球蛋白,但与胎龄相关,胎龄越小,IgG 含量越低;IgA 和 IgM 不能通过胎盘,同时血中补体水平低、缺乏趋化因子,因此,易患细菌感染,尤其是革兰氏阴性杆菌感染。因分泌型 IgA 缺乏,故易患消化道和呼吸道感染。

早产儿特异性免疫和非特异性免疫更差。免疫球蛋白 IgG 更低,生后更易发生各种感染。

10. 常见的几种特殊生理状态　①生理性黄疸:参见本章第四节。②"马牙"和"螳螂嘴":在口腔上腭中线和齿龈部位,出现由上皮细胞堆积或黏液腺分泌物积留形成的黄白色、米粒大小的小颗粒,俗称"马牙",数周后可自然消退;新生儿两侧颊部各有一隆起的脂肪垫,有利于吸吮乳汁。两者均属正常现象,不可挑破,以免发生感染。③乳腺肿大和假月经:男女新生儿生后 4~7 天均可出现乳腺增大,如蚕豆或核桃大小,2~3 周消退,是由于来自母体的雌激素中断所致负反馈作用减弱所致。切忌挤压,以免感染。④假月经:部分女婴生后 5~7 天阴道流出少许血性分泌物,或大量非脓性分泌物,可持续 1 周,也是由于来自母体的雌激素中断所致。⑤新生儿红斑及粟粒疹:生后 1~2 天,在头部、躯干及四肢常出现大小不等的多形性斑丘疹,称为"新生儿红斑",1~2 天后自然消失。也可因皮脂腺堆积在鼻尖、鼻翼、颜面部形成小米粒大小黄白色皮疹,称为"新生儿粟粒疹",脱皮后自然消失。

表 8-2-2　不同出生体重新生儿的中性温度

出生体重(kg)	中性温度			
	35℃	34℃	33℃	32℃
1.0	初生 10 天内	10 天以后	3 周以后	5 周以后
1.5		初生 10 天内	10 天以后	4 周以后
2.0		初生 2 天内	2 天以后	3 周以后
>2.5			初生 2 天内	2 天以后

三、足月儿及早产儿护理

1. 保暖　生后应立即将新生儿置于预热的自控式辐射抢救台上,用预热的毛巾擦干,并采取各种保暖措施,使婴儿处于中性温度中,保持新生儿皮温 36.5℃。一般室温 24~26℃,空气湿度 50%~60%。早产儿,尤其是出生体重<2 000g 或低体温者,应置于自控式温箱中,并根据体重、日龄选择中性环境温度,使新生儿的腹壁温度维持在 36.5℃左右。温箱中的湿化装置容易滋生"水生菌",故应每天换水,并加 1:10 000 硝酸银 2ml。无条件者可采取其他保暖措施,如用热水袋(应注意避免烫伤)等。因新生儿头部表面积大,散热量多,应注意戴帽。

2. 喂养　正常足月儿生后半小时内即应哺母乳,以促进乳汁分泌,提倡按需哺乳。无母乳者可给配方乳,每 3 小时 1 次,每天 7~8 次。早产儿也应酌情尽早母乳喂养或母乳库奶喂养。对吸吮能力差、吞咽功能不协调的小早产儿、或有病者可由母亲挤出乳汁经管饲喂养或选择早产儿配方奶喂养。根据胎龄、出生体重及喂养耐受情况选择不同的喂养方式(自行哺乳、经胃或十二指肠导管)。哺乳量应因人而异,原则上是胎龄越小,出生体重越低,每次哺乳量越少,喂奶间隔时间也越短,并且根据奶后有无腹胀、呕吐、胃内残留(管饲喂养)及体重增长情况(理想的每天增长为 10~15g/kg)进行调整。对喂养不耐受或哺乳量不能满足所需热能者应辅以静脉营养。

3. 呼吸管理　保持呼吸道通畅,仰卧时可在肩下放置软垫,避免颈部弯曲导致呼吸道阻塞的发生。发生低氧血症时应查找病因,并同时给予吸氧,以维持动脉血氧分压 6.7~9.3kPa(50~70mmHg)或经皮血氧饱和度 90%~95% 为宜。早产儿切忌常规吸氧,以防吸入高浓度氧或吸氧时间过长导致早产儿视网膜病和支气管肺发育不良。呼吸暂停者可经弹、拍打足底或托背等恢复呼吸,严重者需给无创呼吸支持或气管插管机械通气。可同时给予咖啡因或氨茶碱,咖啡因安全性大,不需检测血药浓度,负荷量为 20mg/kg,12 小时后给予维持量 5~10mg/(kg·d)。继发性呼吸暂停应治疗病因。

4. 预防感染　婴儿室工作人员应严格遵守消毒隔离制度。护理和处置新生儿时均应注意无菌操作,接触新生儿前后应严格洗手;工作人员或新生儿如患感染性疾病应立即隔离,防止交叉感染;避免房间过分拥挤,防止空气污染和杜绝乳制品污染。尽量减少有创的医疗操作。

5. 皮肤黏膜护理　①勤洗澡,保持皮肤清洁。每次大便后用温水清洗臀部,勤换尿布防止红臀或尿布疹发生,选用柔软、吸水性强的尿布。②保持脐带残端清洁和干燥。一般生后 3~7 天残端脱落,脱落后如有黏液或渗血,应用碘伏消毒;如有肉芽组织,可用硝酸银烧灼局部;如有化脓感染,用过氧化氢溶液或碘酒消毒。并酌情使用适当抗生素治疗。③口腔黏膜不宜擦洗。④衣服宜宽大,质软,不用钮扣。

6. 维生素及微量元素补充　①维生素 K:足月儿生后应肌内注射 1 次维生素 K_1 0.5~1mg,早产儿同样剂量连用 3 天;②维生素 C:生后 4 天开始添加 50~100mg/d;③维生素 A 和维生素 D:足月儿及早产儿生后应立即补充维生素 D 400~1 000IU/d,维生素 A 500~1 000IU/d;④铁剂:4 周后开始添加,足月儿每天给元素铁 2mg/kg,极低出生体重儿每天给 3~4mg/kg。补铁时注意同时补充维生素 C。

7. 预防接种

(1) 乙肝疫苗(hepatitis B vaccine,HepB):肌内注射,重组酵母型 HepB 每剂次 10μg,重组仓鼠型每剂次 10μg(母亲 HBsAg 阴性)或 20μg(母亲 HBsAg 阳性)。①出生体重大于 2 000g 新生儿:母亲 HBsAg 阴性者,按"0-1-6 个月"程序共接种 3 剂次,其中第 1 剂在新生儿出生后 24 小时内接种,第 2 剂在 1 月龄时接种,第 3 剂在 6 月龄时接种;母亲 HBsAg 阳性者,出生 12 小时内尽早肌内注射 100U 乙肝免疫球蛋白,并按"0-1-6 个月"方案接种乙肝疫苗。②出生体重小于 2 000g 新生儿:母亲 HBsAg 阴性者,出生后尽早接种第 1 剂 HepB,并在婴儿满 1 月龄、2 月龄、7 月龄时按程序再完成 3 剂次 HepB 接种,共接种 4 针;母亲 HBsAg 阳性者,生后 12 小时内尽早肌内注射 100U 乙肝免疫球蛋白,乙肝疫苗接种同母阴性者。③危重症新生儿,如极低出生体重儿(出生体重小于 1 500g 者)、严重出生缺陷、重度窒息、呼吸窘迫综合征等,应在生命体征平稳后尽早接种第 1 剂 HepB。母亲 HBsAg 阳性的儿童接种最后 1 剂 HepB 后 1~2 个月进行 HBsAg 和乙肝病毒表面抗体(抗 -HBs)检测,若发现 HBsAg 阴性、抗 -HBs 阴性或小于 10mIU/ml,可按"0-1-6"程序再免费接种 3 剂次

HepB。

（2）卡介苗：皮内注射 0.1ml。①正常足月新生儿出生后 3 天内接种；②早产儿：胎龄＞31 孕周且医学评估稳定后可接种卡介苗，胎龄 ≤ 31 孕周的早产儿在医学评估稳定后可在出院前接种。

8. 新生儿筛查　我国 2010 年颁布的《新生儿疾病筛查技术规范》规定必须开展先天性甲状腺功能减退症、苯丙酮尿症及听力的筛查。目前，各地区在此基础上已增加较多先天性遗传代谢病的筛查，如葡萄糖 -6- 磷酸脱氢酶缺乏、甲基丙二酸血症等。

（丁颖，岳少杰）

【专家点评】

1. 正常足月儿有其自身的生理特点，了解正常特点才能识别异常。

2. 早产儿各系统发育不成熟，较足月儿更易发生病情变化，应充分了解早产儿病理生理特点，进行精细化管理。

第三节　小于胎龄儿和大于胎龄儿

小于胎龄儿

小于胎龄儿（small for gestational age，SGA）是指出生体重在同胎龄儿平均体重的第 10 百分位数以下，或低于平均体重 2 个标准差的新生儿。有早产、足月、过期产小于胎龄儿之分。足月的小于胎龄儿体重多低于 2 500g，又称足月小样儿。小于胎龄儿实际上包括两种类型：一是体重分布处于较低水平的正常新生儿，即生理性小于胎龄儿，其围产期常无不良结局，体重低常与母亲身高、体重、产次、孕期不良嗜好相关；二是病理因素导致的宫内生长发育迟滞的新生儿，该类新生儿围产期发生死亡的概率较正常新生儿高 4~6 倍，并与一系列母体妊娠并发症和合并症相关，如子痫前期、慢性高血压、妊娠糖尿病、系统性红斑狼疮、严重心肺合并症等。

一、病因

1. 母亲因素　①孕母年龄过大或过小、身材矮小。②孕母营养状况：孕前及孕期不良、严重贫血、维生素及微量元素不足或缺乏等。由营养供

给不足而影响胎儿生长发育主要发生在孕晚期。③母亲急慢性疾病：孕母患有影响胎盘和胎儿氧供或血供的任何疾病均可影响胎儿的生长发育，如原发性高血压、晚期糖尿病、妊娠高血压综合征、慢性肺、肾疾患，居住在海拔较高处等，均可导致子宫、胎盘血流减少，引起胎儿的缺血或缺氧，从而影响胎儿生长。④孕母吸烟、吸毒：孕母吸烟在发达国家认为是引起胎儿宫内生发育受限的重要的、独立的危险因素，此外，孕母应用对胎儿有损伤的药物及接触放射线等，也是危险因素。

2. 胎盘和脐带因素　胎盘是胎儿获取营养及气体交换的重要脏器，胎盘功能的正常与否决定胎儿在宫内能否正常生长发育。①胎盘功能不全，如小胎盘、胎盘绒毛广泛损伤、胎盘梗死或血管异常、大血肿、慢性胎盘早剥等。②双胎输血，如发生在妊娠早、中期，供血儿即发生营养不良。脐带附着异常、双血管脐带等。

3. 胎儿因素　胎儿在宫内正常生长发育除需充足的营养外，自身的一些情况也影响其宫内的生长发育。①双胎或多胎；②染色体疾病：如 21- 三体综合征；③先天性畸形；④慢性宫内感染：如风疹、巨细胞病毒、弓形虫等感染，尤其当感染发生在孕早期、胎儿发育关键时刻，可引起胎儿

某些器官细胞破坏而致宫内生长迟缓;⑤胎次和性别。

4. 内分泌因素　胰岛素样生长因子(IGF),尤其是 IGF-1,及胰岛素样生长因子结合蛋白对胎儿生长起中枢性调节作用;另外,甲状腺素、胰岛素等激素对胎儿生长也极为重要,任何一种激素先天性缺陷均可致胎儿生长迟缓。

二、临床分型

根据重量指数[出生体重(g)×100/出生身长^3(cm^3)]和身长头围之比,将 SGA 分成匀称型、非匀称型及混合型。

(一) 匀称型

重量指数>2.00(胎龄≤37周),或>2.20(胎龄>37周);身长与头围之比>1.36。影响多发生在孕早期,与一些严重影响胎儿细胞数目的疾病有关,患儿的头围、体重及身长受到同样程度的影响,出生时头围、身长、体重成比例下降,体型匀称,常由染色体异常、遗传代谢性疾病、先天性感染所致,其他因素如母亲严重高血压也可导致匀称型SGA 儿。

(二) 非匀称型

重量指数<2.00(胎龄≤37周),或<2.20(胎龄>37周);身长与头围之比<1.36。影响发生在妊娠晚期,胎儿体重下降与身长、头围降低不成比例,患儿皮下脂肪消失,呈营养不良外貌,而身长和头围所受影响不大。即体重小于预期的胎龄,而身长及头围与预期的胎龄相符,大脑发育多不受影响。常由孕母营养因素、血管性疾病如先兆子痫、慢性妊娠期高血压等所致。

(三) 混合型

上述两种情况同时存在,比较少见,病因复杂。各器官细胞体积均缩小,细胞数减少 15%~20%,以脑细胞和肝脾受累最显著。先天畸形发生率高,多有生长和智能障碍,死亡率高。

三、并发症

(一) 围生期窒息

由于 SGA 儿在宫内常处于慢性缺氧环境中,故围生期窒息的发生率明显高于正常新生儿,即使有时积极进行有效的复苏,但仍可能无法完全逆转窒息所致损伤,常多留有不同程度的神经系统后遗

症。由于慢性宫内缺氧的原因,易出现羊水胎粪污染,从而发生胎粪吸入综合征。

(二) 低血糖

SGA 生后极易发生低血糖,主要是由于:①肝糖原贮存减少;②糖异生能力低下,糖异生底物如脂肪酸和蛋白质不足及所需酶及辅助因子活力低下;③胰岛素水平相对较高,而儿茶酚胺水平较低;④游离脂肪酸和甘油三酯氧化减少,使能源系统中各种物质间转化受到限制;⑤出生时如有缺氧情况,使糖原贮存更趋于耗竭,极易发生低血糖。非匀称型由于脑与肝之比相对较大,更易发生低血糖。

(三) 红细胞增多症

胎儿宫内慢性缺氧引起红细胞生成素水平增加,使红细胞增多。红细胞增多会导致血黏稠度增高而影响组织正常灌注,导致全身各器官受损而出现一系列的临床症状和体征,如呼吸窘迫、发绀、低血糖、心脏扩大、肝大、黄疸、坏死性小肠结肠炎等。

(四) 先天性畸形

由染色体畸变或慢性宫内感染所致 SGA,可同时存在各种先天性畸形。

四、治疗要点

(一) 窒息复苏

SGA 出生前应做好复苏的各种准备,出生时一旦发生窒息应及时进行有效的规范复苏。

(二) 注意保暖

SGA 患儿体表面积相对较大,皮下脂肪层薄,若不注意保温热量丢失明显。此外,SGA 患儿的适中温度范围较窄,有条件者应置于暖箱中,维持体温在正常范围,减少能量消耗。

(三) 预防低血糖

尽早开奶,注意监测血糖,及时发现低血糖,并给予治疗。能量不足者,可给予部分静脉营养。

(四) 部分换血治疗

对有症状的红细胞增多症——高黏滞度综合征,如静脉血红细胞压积>0.7(70%)可进行部分换血治疗。以降低血黏滞度,改善组织器官的灌流。

(五) 中医中药治疗

1. 肾精薄弱

〔证候〕体短形瘦,头大囟张,头发稀黄,耳壳软,哭声低微,肌肤不温,指甲软短,骨弱肢柔,或有先天性缺损畸形,指纹淡。

〔治法〕益精充髓,补肾温阳。

〔主方〕补肾地黄丸加减。

〔常用药〕紫河车、熟地、枸杞子、杜仲益肾充髓,鹿角胶、肉苁蓉补肾温阳,茯苓、山药健脾。

2. 脾肾两虚

〔证候〕啼哭无力,多卧少动,皮肤干皱,肌肉瘠薄,四肢不温,吮乳乏力,呛乳溢乳,哽气多哕;腹胀腹泻,甚而水肿,指纹淡。

〔治法〕健脾益肾,温运脾阳。

〔主方〕保元汤加减。

〔常用药〕黄芪、人参、白术、茯苓补益脾胃,陈皮、甘草理气和中,肉桂、干姜温阳助运。

五、预防

1. 加强孕妇保健,避免一切不利于胎儿宫内生长的因素。

2. 加强胎儿宫内监护,及时发现胎儿宫内生长迟缓,并对孕母进行治疗。

3. 如有宫内窘迫,应立即行剖宫产。

六、预后

(一) 长期预后

与病因、宫内受损发生的时间、持续时间及出生后营养状况和环境有关。围生期窒息和合并致命性先天性畸形是引起死亡的两个首要因素。其围生期死亡率是适于胎龄儿的 10~20 倍。

(二) 体格生长

大部分小于胎龄儿出生后体重增长呈追赶趋势,随后身长也出现快速增长阶段,生后第 2 年末达到正常水平,体格、智力发育正常。约 8% 出生体重或身长小于第 3 个百分位数者出现终身生长落后。若由宫内感染、染色体疾病等所致者可能会出现终身生长、发育迟缓和不同程度的神经系统后遗症等。

(三) 成年代谢性疾病

SGA 成年后的胰岛素抵抗性糖尿病、脂质代谢病及心血管疾病等发病率高。

大于胎龄儿

大于胎龄儿(large for gestational age,LGA)是指出生体重大于同胎龄平均体重第 90 百分位数以上,或高于平均体重 2 个标准差的新生儿,出生体重 ≥4 000g 者称巨大儿,其中有些是健康儿。

一、病因

1. 生理性因素　如父母体格高大,或母孕期食量较大、摄入大量蛋白质等。

2. 病理性因素　①母患有未控制的糖尿病;②胰岛细胞增生症;③胎儿患有 Rh 血型不合溶血症;④先天性心脏病(大血管错位);⑤ Beckwith 综合征等。

二、诊断要点

临床表现

1. 出生时　由于体格较大,易发生难产而引起窒息、颅内出血或各种产伤,如颈丛和臂丛神经损伤、膈神经损伤、锁骨骨折、肝破裂,以及头面部挤压伤等。

2. 原发疾病表现　① Rh 血型不合者:有重度高胆红素血症、贫血、水肿、肝脾大;②大血管错位者:常有气促、发绀及低氧血症;③糖尿病母亲分娩的婴儿:常有早产史,易发生一过性低血糖、肺透明膜病、高胆红素血症、红细胞增多症等;④胰岛细胞增生症:有持续性高胰岛素血症及顽固性低血糖;⑤ Beckwith 综合征:患儿面容特殊,如突眼、大舌、面部扩张的血管痣、耳有裂纹等,另外还有内脏大、脐疝、低血糖症等。

3. 远期并发症　肥胖、2 型糖尿病发生率远高于适于胎龄儿。

三、治疗要点

1. 有围生期窒息者生后立即进行复苏。

2. 出生后先称体重,然后全身检查有无畸形及其他疾病。母亲有糖尿病者需检查母亲血糖及尿糖;Beckwith 综合征从外表即可发现;Rh 血型不合需查溶血系列检查。

3. 能进食者尽早开奶,预防低血糖。注意监测血糖,及时发现低血糖,并给予治疗。

(丁颖,岳少杰)

【专家点评】

　　1. 小于胎龄儿和大于胎龄儿的诊断是根据出生胎龄与体重进行诊断,与母亲孕期情况密切相关,较多有明确病因。

　　2. 做好围生期保健工作,新生儿生后积极治疗原发病是治疗及预防关键。

第四节　新生儿黄疸

　　新生儿黄疸(neonatal jaundice)或高胆红素血症(hyperbilirubinemia)是因胆红素在体内聚集而引起皮肤及巩膜的黄染,是新生儿期最常见的临床症状。它可以是正常发育过程中的生理现象,也可以是某些疾病的临床症状,严重者可导致胆红素脑病(核黄疸)的发生,引起患儿死亡或产生严重的后遗症。因此,新生儿出生后应监测黄疸,出院前评估发生重症高胆红素血症的风险,并在出院后定期随访,给予适当的干预,是预防重症高胆红素血症及胆红素脑病的关键。

一、胆红素的正常代谢过程

　　胆红素主要由衰老的红细胞在肝、脾、骨髓等单核吞噬细胞系统内破坏后释放出血红蛋白,后者进一步变成间接胆红素。间接胆红素和白蛋白结合后随血流进入肝脏,与肝细胞膜载体蛋白(Y蛋白和Z蛋白)结合后进入肝细胞内,在肝细胞内UDP-葡萄糖醛酸基转移酶(UDPGA)的作用下,转变为结合胆红素,经胆道随胆汁排入肠内,在细菌的作用下还原为尿(粪)胆素元,随尿和粪排出体外,小部分(约1/10)被肠黏膜吸收经门静脉到达肝(肝肠循环),见图8-4-1。

二、新生儿胆红素代谢

(一) 胆红素的形成
　　胆红素是血红素降解的最终产物,其来源有以下三个方面:①衰老的血红蛋白:1g血红蛋白可降解为34mg胆红素,此部分来源的胆红素占总胆红素

的80%;②旁路胆红素:是骨髓内一部分网织红细胞和幼红细胞被分解后所产生,该部分来源的胆红素约占3%;③肝和其他脏器内含血红素的蛋白,如肌红蛋白、细胞色素等,该部分来源约占20%。

(二) 胆红素在血清中的存在形式及其生理特性
　　1. 未结合胆红素　胆红素进入血液后,大部分与血清白蛋白进行可逆性联结,称为未结合胆红素,其与重氮还原剂产生"间接反应",又称为间接胆红素。每分子白蛋白可联结15mg胆红素,正常白蛋白浓度时,联结胆红素浓度约为350~425μmol/L(20~25mg/dl)。

　　2. 游离胆红素　极少部分未与白蛋白联结的未结合胆红素称为未联结胆红素,即游离胆红素,有毒性,是导致胆红素脑病的主要原因,但胆红素是生理性的抗氧化剂,适度的生理性黄疸对机体有利。

　　3. 结合胆红素　为胆红素单葡萄糖苷酸和胆红素双葡萄糖苷酸,不与白蛋白结合,为亲水性,可经胆道和肾脏排出,与重氮还原剂产生"直接反应",又称直接胆红素。

　　4. 与血清白蛋白共价联结的结合胆红素　又称delta胆红素,生后2周不易测出,肝脏疾患时delta胆红素明显增加。

三、病因

　　病理性黄疸根据其发病原因分为如下三类。

(一) 胆红素生成过多
　　因过多红细胞的破坏及肠肝循环增加,使血清未结合胆红素升高。

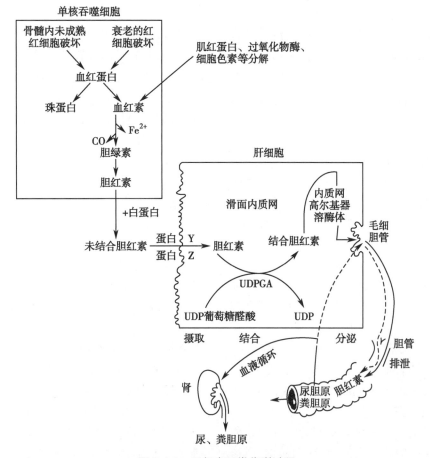

图 8-4-1 胆红素正常代谢过程

1. 红细胞增多症 即静脉血红细胞>6×10^{12}/L，血红蛋白>220g/L，红细胞比容>65%。常见于母 - 胎或胎 - 胎间输血、脐带结扎延迟、发绀型先天性心脏病及糖尿病母亲所分娩出的婴儿等。

2. 体内出血 如较大的头颅血肿、皮下血肿、颅内出血、肺出血和其他部位出血引起血管外溶血。

3. 同族免疫性溶血 见于血型不合如 ABO 或 Rh 血型不合等，我国以 ABO 溶血病较为多见。

4. 感染 细菌、病毒、螺旋体、衣原体、支原体和原虫等引起的重症感染皆可致红细胞破坏增多，以金黄色葡萄球菌及大肠杆菌引起的败血症多见。

5. 红细胞酶缺陷 葡萄糖 -6- 磷酸脱氢酶（G-6-PD）、丙酮酸激酶和己糖激酶缺陷均可影响红细胞正常代谢，使红细胞膜僵硬，变形能力减弱，滞留和破坏于单核 - 吞噬细胞系统。

6. 红细胞形态异常 遗传性球形红细胞增多症、遗传性椭圆形红细胞增多症、遗传性口形红细胞增多症、婴儿固缩红细胞增多症等均由于红细胞膜结构异常使红细胞在脾脏破坏增加。

7. 血红蛋白病 α 地中海贫血、血红蛋白 F-Poole 和血红蛋白 Hasharon 等，由于血红蛋白肽链数量和质量缺陷而引起溶血。

8. 肠肝循环增加 先天性肠道闭锁、先天性幽门肥厚、巨结肠、饥饿和喂养延迟等均可使胎粪排泄延迟，使胆红素吸收增加；母乳性黄疸，可能与母乳中的 β- 葡糖醛酸苷酶进入患儿肠内，使肠道内未结合胆红素生成增加有关，见于母乳喂养儿，黄疸于生后 3~8 天出现，1~3 周达高峰，6~12 周消退，停喂母乳 3~5 天，黄疸明显减轻或消退有助于诊断。

9. 其他 维生素 E 缺乏和低锌血症等，使红细胞膜结构改变导致溶血。

（二）肝脏胆红素代谢障碍

由于肝细胞摄取和结合胆红素的功能低下，使血清未结合胆红素升高。

1. 缺氧和感染 如窒息和心力衰竭等，均可抑制肝脏 UDPGT 的活性。

2. Crigler-Najjar 综合征 即先天性 UDPGT 缺乏。Ⅰ型属常染色体隐性遗传，酶完全缺乏，酶诱导剂治疗无效，很难存活；Ⅱ型属常染色体显性遗传,酶活性低下,酶诱导剂治疗有效。

3. Gilbert 综合征　即先天性非溶血性未结合胆红素增高症,属常染色体显性遗传,是由于肝细胞摄取胆红素功能障碍,黄疸较轻。也可同时伴有 UDPGT 活性降低,此时黄疸较重,酶诱导剂治疗有效。预后良好。

4. Lucey-Driscoll 综合征　即家族性暂时性新生儿黄疸,由于妊娠后期孕妇血清中存在一种孕激素,抑制 UDPGT 活性所致。本病有家族史,新生儿早期黄疸重,2~3 周自然消退。

5. 药物　某些药物如磺胺、水杨酸盐、维生素 K$_3$、吲哚美辛、毛花苷 C 等,可与胆红素竞争 Y、Z 蛋白的结合位点。

6. 其他　先天性甲状腺功能减退、垂体功能低下和 21- 三体综合征等常伴有血胆红素升高或黄疸消退延迟。

(三)胆汁排泄障碍

肝细胞排泄结合胆红素障碍或胆管受阻,可致高结合胆红素血症,但如同时伴有肝细胞功能受损,也可有未结合胆红素增高。

1. 新生儿肝炎　多由病毒引起的宫内感染所致。常见病毒有乙型肝炎病毒、巨细胞病毒、风疹病毒、单纯疱疹病毒、肠道病毒及 EB 病毒等。

2. 先天性代谢缺陷病　α$_1$- 抗胰蛋白酶缺乏症、半乳糖血症、果糖不耐受症、酪氨酸血症、糖原贮积病Ⅳ型及脂质累积病(尼曼 - 皮克病、戈谢病)等可有肝细胞损害。

3. Dubin-Johnson 综合征　即先天性非溶血性结合胆红素增高症,是由肝细胞分泌和排泄结合胆红素障碍所致。

4. 胆管阻塞　先天性胆道闭锁和先天性胆总管囊肿,使肝内或肝外胆管阻塞,结合胆红素排泄障碍,是新生儿期阻塞性黄疸的常见原因;胆汁黏稠综合征是由于胆汁淤积在小胆管中,使结合胆红素排泄障碍,见于严重的新生儿溶血病;肝和胆道的肿瘤也可压迫胆管造成阻塞。

四、诊断要点

(一)新生儿黄疸的分类

1. 生理性黄疸　在新生儿早期,由于新生儿胆红素代谢特点所致的黄疸称生理性黄疸,大多数新生儿在生后 1 周出现。生理性黄疸始终是排除性诊断,其特点为:①一般情况良好。②足月儿生后 2~3 天出现黄疸,4~5 天达高峰,5~7 天开始消退,最迟不超过 2 周;早产儿多于生后 3~5 天出现黄疸,5~7 天达高峰,7~9 天开始消退,最长可延迟到 3~4 周。③每日血清胆红素升高<85μmol/L(5mg/dl)或每小时<0.5mg/dl。④血清总胆红素尚未达到相应日龄及胎龄危险因素下的光疗干预标准。除黄疸外,无其他临床表现。

2. 病理性黄疸　病理性黄疸是由胆红素代谢特点以外的原因所致黄疸,相对生理性黄疸而言血清胆红素水平异常增高或胆红素性质改变。其特点为:①黄疸出现早:生后 24 小时内出现;②血清总胆红素高:达到或超过相应日龄及胎龄危险因素下的光疗干预标准,或超过小时胆红素值的第 95 百分位数;③血胆红素升高快:每日上升值>85μmol/L(5mg/dl);④黄疸持续时间长或退而复现:足月儿>2 周,早产儿>4 周;⑤血清结合胆红素增高:>34μmol/L(2mg/dl)。除黄疸外,常有引起胆红素增高疾病的一些临床表现。

(二)胆红素脑病

胆红素脑病(bilirubin encephalopathy)是游离胆红素通过血脑屏障进入中枢神经系统,导致神经细胞中毒变性,出现神经系统异常的临床和亚临床表现,也称之为胆红素中毒性脑病,为新生儿黄疸最严重的并发症。其发生与未结合胆红素的水平、白蛋白和游离结合胆红素的水平、血脑屏障通透性、神经细胞对损害的敏感性等多种因素有关。一般发生在生后 2~7 天,神经系统症状常在重度黄疸发生后 12~48 小时出现,并随黄疸的持续加重而加重。典型的胆红素脑病临床分期如表 8-4-1 所示。

(三)实验室检查

正常新生儿脐血胆红素最高约 51.3μmol/L(3mg/dl),在生后 4 天左右血胆红素达高峰,一般不超过 171~205μmol/L(10~12mg/dl),早产儿不超过 256.5μmol/L(15mg/dl),以后逐渐下降。凡登白试验呈间接反应。尿中胆红素阴性,粪内胆色素增多。

五、鉴别诊断

由于新生儿黄疸常见、产生原因较多并且发病机制复杂,除要详细询问病史、全面体格检查和必要的组织和影像学检查外,按照一定步骤选择适当的实验室检查对黄疸的诊断和鉴别诊断甚为重要(图 8-4-2)。

表 8-4-1 胆红素脑病的临床表现及分期

分期	临床表现
急性期	
警告期(第 1~2 天)	吸吮差、昏睡、肌张力减低、原始反射减弱或消失
痉挛期(生后 1 周内)	凝视、抽搐、角弓反张、肌张力增高、前囟隆起、尖叫、拒奶,常有发热,治疗不及时可死亡
恢复期(1 周后)	吃奶好转,惊厥减少,肌张力恢复
慢性期(后遗症期)	
第一年	喂养困难、肌张力低下、深腱反射活跃、强直性颈反射、运动技能延迟
第一年后	脑瘫、智能落后、运动障碍(舞蹈症、震颤)、双眼向上运动障碍、听觉障碍(感觉性神经听力丧失)、牙釉质发育不良等

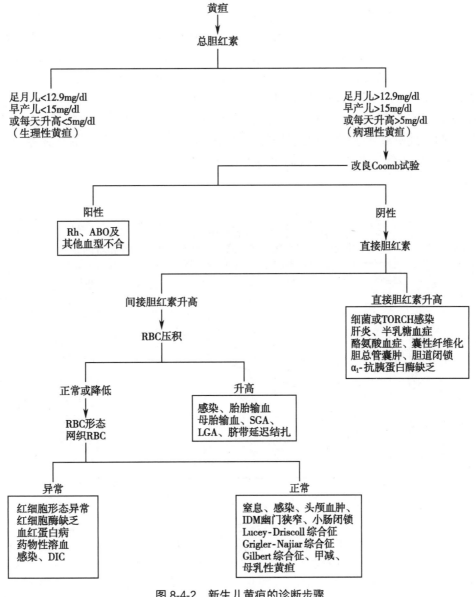

图 8-4-2 新生儿黄疸的诊断步骤

六、治疗要点

(一) 光照疗法

光照疗法(phototherapy)简称光疗,是降低血清未结合胆红素简单而有效的方法。蓝光的波长(主峰波长为 425~475nm)包含胆红素的吸收波长(450~460nm),故最常选用。光疗时应保护新生儿的生殖器及眼睛,避免光疗不良反应的发生,如发热、脱水、腹泻、皮疹、青铜症等。光疗时注意液体的补充,长时间光疗,需补充维生素 B_2。结合胆红素增高的患儿,光疗可引起"青铜症",但无严重不良后果。光疗过程中应密切监测胆红素水平的变化,一般 6~12 小时监测一次。对于溶血病或总胆红素接近换血水平的患儿应在光疗开始后 4~6 小时内抽血查血胆素变化。当光疗结束 12~18 小时应监测血总胆红素水平,防止反跳。

光疗的标准很难用单一的数值来界定,不同胎龄、不同日龄的新生儿进行光疗的日龄或时龄胆红素值不同。光疗时还需考虑是否存在,如同族免疫性溶血、葡萄糖 -6- 磷酸脱氢酶缺乏、窒息、体温不稳定、败血症、代谢性酸中毒、低白蛋白血症等高危因素。出生胎龄 ≥35 周新生儿可参照 2004 年美国儿科学分会推荐的光疗参考标准(图 8-4-3),或将 TSB 超过 Bhutani 曲线(图 8-4-4)第 95 百分位数作为光疗干预标准。出生体重<2 500g 的早产儿光疗和换血标准可参考表 8-4-2。

停止光疗指征:当总胆红素下降至低于光疗阈值 50μmol/L 以下时可停止光疗。

(二) 换血疗法

换血疗法是治疗新生儿高胆红素血症最快捷的方法,主要用于重症母婴血型不合溶血病。通过换血可降低血中胆红素、抗体及致敏红细胞的水平。换血的适应证包括:①产前明确诊断,出生时脐血胆红素>68μmol/L(4mg/dl)或者更高,明显贫血,血红蛋白低于 120g/L,伴水肿、肝脾大、充血性心力衰竭者。②早期胆红素超过日龄或时龄胆红素值。③凡有早期胆红素脑病症状者。④早产及前一胎黄疸病情严重者适当放宽指征。血源的选择:Rh 溶血病用 Rh 血型同母亲,ABO 血型同患儿的血;ABO 溶血病用 O 型红细胞,AB 型血浆。换血量为患儿血液总量的 2 倍,即 150~180ml/kg。可选用脐动、静脉同步换血或外周动、静脉同步换血的方法。换血时需预防感染及适量补钙。胎龄 35 周以上早产儿及足月儿换血标准可参考图 8-4-5。

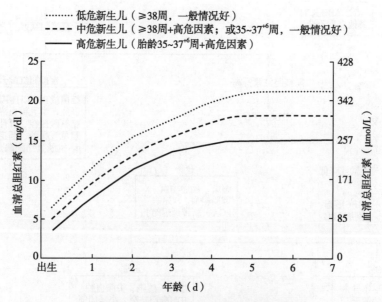

······ 低危新生儿(≥38周,一般情况好)
---- 中危新生儿(≥38周+高危因素;或35~37⁺⁶周,一般情况好)
—— 高危新生儿(胎龄35~37⁺⁶周+高危因素)

图 8-4-3 胎龄 ≥35 周的光疗参考曲线
高危因素包括:同族免疫性溶血、G-6-PD 缺乏、窒息、显著的嗜睡、体温不稳定、败血症、代谢性酸中毒、低白蛋白血症。

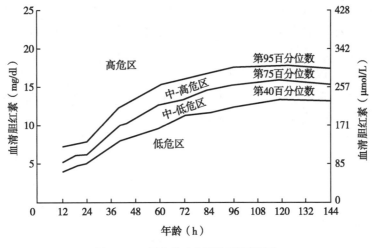

图 8-4-4 新生儿小时胆红素列线图

表 8-4-2 出生体重<2 500g 的早产儿生后不同时间光疗和换血血清总胆红素参考标准(mg/dl,1mg/dl=17.1μmol/L)

出生体重(g)	<24h		24~<48h		48~<72h		72~<96h		96~<120h		>120h	
	光疗	换血	光疗	换血	光疗	换血	光疗	换血	光疗	换血	光疗	换血
<1 000	4	8	5	10	6	12	7	12	8	15	8	15
1 000~1 249	5	10	6	12	7	15	9	15	10	18	10	18
1 250~1 999	6	10	7	12	9	15	10	15	12	18	12	18
2 000~2 299	7	12	8	15	10	18	12	20	13	20	14	20
2 300~2 499	9	12	12	18	14	20	16	22	17	23	18	

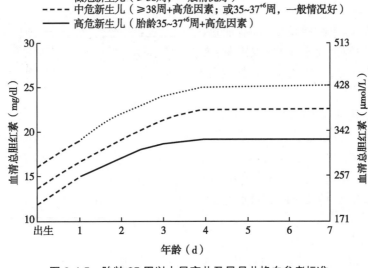

图 8-4-5 胎龄 35 周以上早产儿及足月儿换血参考标准

（三）药物治疗

1. 酶诱导剂 主要用于生后 1 周内以间接胆红素增高为主的新生儿。苯巴比妥[5mg/(kg·d)，每天 2~3 次，口服，共 4~5 天]、尼可刹米[100mg/ (kg·d)，每天 2~3 次，口服，共 4~5 天]，两者合用可提高疗效，但目前临床上已较少应用。

2. 静脉注射用丙种球蛋白（IVIG） 主要用于新生儿溶血病及新生儿败血症的治疗。可减少新生溶血症的换血次数,缩短住院天数,缩短需要光疗天数。静脉注射用丙种球蛋白每次 1g/kg,6~8 小时内静脉滴入,需早期应用。

3. 白蛋白 白蛋白可以减少血液游离胆红素,但并不能降低血总胆红素值,适用于早产儿低白蛋白血症或胆红素/白蛋白比值增高时。白蛋白每次 1g/kg,静脉滴入。

(四)中医中药治疗

1. 湿热郁蒸

〔症候〕目黄、身黄,色泽鲜明如橘,哭声响亮,乳食不思,尿黄便结,或有发热,舌质红、苔黄腻,指纹滞。

〔治法〕清热利湿退黄。

〔主方〕茵陈蒿汤(《伤寒论》)加减。

〔常用药〕茵陈蒿、栀子、大黄、车前草、茯苓、加虎杖、龙胆草、猪苓、滑石、陈皮、制半夏、竹茹、泽泻、车前子、枳实、厚朴、莱菔子。

2. 寒湿阻滞

〔症候〕目黄、身黄持久不退,色泽晦暗,精神萎靡,吮乳差,尿黄腹胀便溏或大便灰白,四肢欠温,舌质淡,苔白腻,指纹淡。

〔治法〕温中化湿退黄。

〔主方〕茵陈理中汤(《张氏医通》)加减。

〔常用药〕茵陈、党参、干姜、白术、炙甘草、茯苓、白茅根、陈皮、制半夏、薏苡仁、泽泻、附子、吴茱萸、桂枝、丹参、当归、三棱、莪术、神曲、砂仁、黄芪、当归。

3. 气滞血瘀

〔症候〕身目发黄,颜色晦暗无华,日益加重,腹部胀满,右肋下痞块质硬,神疲纳呆,尿短黄,大便不调或灰白,舌质暗红或有瘀斑瘀点,苔黄或白,指纹紫滞。

〔治法〕化瘀消积,疏肝利胆退黄。

〔主方〕血府逐瘀汤(《医林改错》)加减。

〔常用药〕当归、红花、桃仁、枳壳、赤芍、川芎、甘草、牡丹皮、五灵脂、延胡索、乌药、香附、茵陈、白茅根、丹皮、仙鹤草、木香、香橼皮、穿山甲、水蛭、大黄、党参、白术、山药。

4. 胎黄动风

〔症候〕目黄、身黄如金并迅速加重,神萎嗜睡,阵阵尖叫,发热呕吐,两眼凝视,抽搐,舌质红或紫红,胎黄,指纹青滞。

〔治法〕平肝熄风,利湿退黄。

〔主方〕羚羊钩藤汤(《通俗伤寒论》)和茵陈蒿汤(《伤寒论》)加减。

〔常用药〕羚羊角、钩藤,茵陈、鲜生地、生白芍、茯神、栀子、大黄、白茅根、石决明、川牛膝、僵蚕、栀子和黄芩。

七、新生儿重度高胆红素血症的预防

1. 高危因素的评估 每个新生儿出生后都应进行高胆红素血症高危因素的评估,对于存在高危因素的新生儿住院期间应注意监测胆红素水平及其动态变化趋势,根据上述建议进行干预,并适当延长住院时间。常见的高危因素包括:出生后 24 小时之内出现黄疸,合并有同族免疫性溶血或其他溶血(如 G-6-PD 酶缺陷),胎龄 37 周以下的早产儿,头颅血肿或明显瘀斑,单纯母乳喂养且因喂养不当导致体重丢失过多等。

2. 出院后随访计划的制订 每例新生儿出院前都应测 1 次经皮胆红素。如出院前胆红素水平处于 Bhutani 曲线的第 75 百分位数以上,建议延长住院时间,继续留院监测胆红素水平的动态变化。出院前胆红素水平处于 Bhutani 曲线第 75 百分位数以下的新生儿可以出院,但需要根据出院日龄或出院前的胆红素水平制订出院后的随访计划。鉴于我国目前大部分产科阴道分娩新生儿在出生后 48~72 小时出院,剖宫产在 96~120 小时出院,出院后随访计划可参考表 8-4-3,对于存在上述高危因素的新生儿,出院后随访可考虑提前。

表 8-4-3 新生儿出院后的随访计划

出院年龄(h)	出院时胆红素水平(百分位数)	随访计划(d)
48~72	<40	出院后 2~3
	40~75	出院后 1~2
72~96	<40	出院后 3~5
	40~75	出院后 2~3
96~120	<40	出院后 3~5
	40~75	出院后 2~3

八、预后

新生儿黄疸一般预后良好,少数极重度黄疸或光疗效果欠佳的 G-6-PD 酶缺乏性黄疸容易引起胆红素脑病,影响远期预后。

(丁颖,岳少杰)

【专家点评】

1. 新生儿黄疸是新生儿期最常见的临床症状。它可以是正常发育过程中的生理现象,也可以是某些疾病的临床症状。

2. 首先根据黄疸的特点及引起黄疸的原因判断是生理性黄疸还是病理性黄疸,再根据引起病理性黄疸的原因进行鉴别诊断。

3. 新生儿黄疸治疗的主要目的是避免胆红素脑病的发生。根据光疗标准和换血标准进行光疗及换血治疗、辅助支持治疗。

第五节　新生儿窒息与复苏

新生儿窒息指新生儿出生时不能建立正常的自主呼吸,导致低氧血症、高碳酸血症,导致全身多脏器损伤,是引起新生儿死亡、儿童脑性瘫痪和智力障碍的重要原因之一。

一、病因

窒息的本质是缺氧。

(一) 母亲因素

(1) 孕妇患有慢性或严重疾病,如心、肺、肾疾病,以及严重贫血、妊娠高血压、妊娠期糖尿病、孕妇感染。

(2) 孕妇用药、吸毒、吸烟、孕产妇年龄<16岁或>35岁,以及多胎妊娠。

(3) 妊娠并发症:妊娠期高血压疾病等。新生儿窒息多为宫内窘迫的延续。

(二) 胎儿因素

早产儿、巨大儿、小于胎龄儿、多胎、胎儿畸形(食管闭锁、先天性心脏病、肺发育不良等)、宫内感染、羊水过多或过少、羊水或胎粪吸入。

(三) 分娩因素

头盆不称、产钳或吸引助产、臀位、急产、滞产、胎膜早破、羊水污染、产时出血、前置胎盘、胎盘早剥、脐带脱垂等。

二、病理生理

(一) 呼吸循环功能由胎儿向新生儿转变受阻

正常胎儿向宫外转变的特征为:出生时新生儿开始呼吸,空气进入肺泡,使肺液从肺中清除;β-交感神经兴奋引起肺泡Ⅱ型上皮细胞分泌大量肺表面活性物质,肺泡功能残气量建立,以维持呼气末肺泡开放;肺循环阻力下降体循环阻力增加使动脉导管和卵圆孔功能性关闭。窒息新生儿未能建立正常的呼吸,肺泡不能扩张,肺液不能清除,不能进行气体交换,造成缺氧。缺氧和酸中毒引起肺表面活性物质合成减少,活性降低,以及肺血管收缩,阻力增加,持续胎儿循环,导致持续肺动脉高压,进一步加重组织缺氧、缺血和酸中毒,最后导致各器官缺氧缺血性损伤。

(二) 窒息时各器官缺血性改变

窒息发生后,血液重新分布,肺、消化道、肾、皮肤、肌肉等非生命重要器官的血管收缩,血流量减少,以保证心、脑及肾上腺重要器官的血流量。但随着低氧血症持续存在,无氧代谢进一步加重了代谢性酸中毒,体内储存的糖原耗竭,代偿机制丧失,最终导致心、脑、肾在内全身器官功能损害,甚至衰竭死亡。

(三) 窒息时呼吸改变

1. 原发性呼吸暂停　在缺氧早期,呼吸代偿性加深加快,如未及时纠正,出现原发性呼吸暂停,此时肌张力正常,血压稍增高或正常,伴有发绀,如果去除病因,给予清理呼吸道和物理刺激即可恢复自主呼吸。

2. 继发性呼吸暂停　如果缺氧持续存在,胎儿或新生儿多次尝试喘息,继而出现呼吸停止,即继发性呼吸暂停。此时肌张力消失,心率、血压持续下降,对刺激丧失反应,需要正压通气方可恢复自主呼吸,否则危及生命。

(四) 血液生化和代谢改变

1. 低氧血症和酸中毒　为缺氧后无氧代谢、气道阻塞所致。

2. 糖代谢紊乱　早期儿茶酚胺和高血糖素释放增加,血糖正常或增高,继之糖原耗竭而出现低血糖。

3. 血电解质紊乱　由于心房钠尿肽和抗利尿激素分泌增加,发生稀释性低钠血症;钙通道开放,钙离子内流引起低钙血症。

三、诊断要点

(一) 临床表现

1. 胎儿宫内窘迫　早期胎动增加,胎心率≥160 次 /min,后期胎动减少或消失,胎心率<100次 /min,羊水Ⅲ度污染,脐动脉血 pH<7.15。

2. Apgar 评分　是国际上公认的评价新生儿窒息最简捷实用的方法。Apgar 评分详见表 8-5-1。于生后 1 分钟和 5 分钟进行评分,8~10 分为正常,4~7 分为轻度窒息,0~3 分为重度窒息。1 分钟评分反映窒息严重程度,5 分钟评分反映复苏的效果,有助于判断预后。

表 8-5-1　新生儿 Apgar 评分标准

项目	0分	1分	2分
皮肤颜色	青紫或苍白	躯体红,四肢青紫	全身红
心率	无	<100 次 /min	>100 次 /min
对刺激反应	无反应	反应及哭声弱	反应灵敏,哭声响
肌张力	松弛	四肢略屈曲	四肢活动
呼吸	无	慢,不规则	正常

3. 多脏器功能受损表现　缺氧缺血可导致多脏器受损。

(1) 神经系统:缺氧缺血性脑病和颅内出血。

(2) 呼吸系统:羊水或胎粪吸入综合征、肺出血、急性呼吸窘迫综合征等。

(3) 心血管系统:持续肺动脉高压、缺氧缺血性心肌损伤(心力衰竭、心源性休克、心律失常)。

(4) 泌尿系统:急性肾损伤及肾静脉血栓形

成等。

(5) 代谢:糖代谢紊乱、低钙血症、低钠血症、酸中毒等。

(6) 消化系统:应激性溃疡、坏死性小肠结肠炎。

(7) 血液系统:弥散性血管内凝血、血小板减少等。

(二) 实验室检查

1. 脐动脉血气　pH<7.00,存在低氧血症、混合性酸中毒。

2. 血生化　出生后检查动脉血气、血常规、血糖、电解质、肝肾功能、心肌酶、凝血功能等指标。

四、治疗要点

1. 生后应立即进行复苏评估,而不应延长至 1 分钟 Apgar 评分后再进行,并由产科医师、儿科医师、助产士(师)、麻醉师组成团队共同协作进行复苏,每个成员分工明确。责任是照顾新生儿。多胎妊娠孕妇分娩时,要保证每个新生儿都有专人负责。

2. 产房确保新生儿复苏设备和药品齐全,单独存放,功能良好,随手可取。

3. 复苏方案　采用国际公认的 ABCDE 复苏方案:

(1) A(airway):建立通畅的气道;

(2) B(breathing):建立呼吸及给氧;

(3) C(circulation):维持正常循环;

(4) D(drug):药物治疗;

(5) E(evaluation):评估。

前三项最重要,A 是根本,B 是关键,评估贯穿整个复苏过程中。

严格按照 A→B→C→D 步骤进行复苏,其步骤不能颠倒。大多数新生儿经过 A 和 B 步骤即可复苏,少数则需要 A、B 及 C 步骤,仅极少数需要 A、B、C 及 D 步骤才可复苏。每一步的前后,快速评估呼吸、心率和血氧饱和度是窒息复苏评估的三大指标,并遵循:评估→决策→措施,如此循环往复,直到完全复苏。

4. 复苏流程　分为 4 个步骤:快速评估和初步复苏;正压通气和脉搏血氧饱和度监测;气管插管正压通气和胸外心脏按压;药物和 / 或扩容。

(1) 快速评估 4 项指标:足月吗? 羊水清吗? 肌张力好吗? 有哭声或呼吸吗? 如 4 项均为"是",

应快速彻底擦干,和母亲皮肤接触,清理呼吸道等常规护理。如果 4 项中有一项为"否",则需进行初步复苏。

(2) 初步复苏:①保暖:产房温度设置在 25~28℃。提前预热辐射保暖台,足月儿辐射保暖台温度设置在 32~34℃,或腹部体表温度 36.5℃;早产儿根据适中温度设置。用预热的毛巾包裹新生儿放在辐射保暖台上,擦干头部和保暖。胎龄<32 周或出生体重<1 500g 早产儿复苏时可将头部以下躯体和四肢放在清洁塑料袋内或盖以塑料薄膜置于辐射保暖台上,摆好体位继续初步复苏的其他步骤。②摆好体位:置新生儿头轻度仰伸位(鼻吸气位)。③吸引:在肩娩出前助产者用手将新生儿的口咽、鼻中的分泌物挤出。娩出后用吸球或吸管(8F 或 10F)先口咽后鼻清理分泌物。应限制吸管的深度和吸引时间<10 秒,吸引负压不超过 100mmHg。④羊水胎粪污染的处理:首先评估新生儿活力,有活力时继续初步复苏;无活力时,应在 20 秒钟内完成气管插管及用胎粪吸引管吸引胎粪。⑤擦干和刺激:快速彻底擦干头部、躯干和四肢,拿掉湿毛巾。彻底擦干即是对新生儿的刺激以诱发自主呼吸。如仍无呼吸,用手轻拍或手指弹患儿足底或摩擦背部 2 次以诱发自主呼吸。经过这些努力无效,表明新生儿处于继发性呼吸暂停,需要正压通气。

快速评估和初步复苏在 30 秒内完成。

(3) 正压通气:建立充分的通气是新生儿复苏成功的关键。正压通气指征:呼吸暂停或喘气样呼吸,或心率<100 次 /min。无论足月儿或早产儿,正压通气均需要在脉搏血氧饱和度仪的监测指导下进行。足月儿开始用空气进行复苏,早产儿开始给 21%~40% 浓度的氧,用空氧混合仪根据血氧饱和度调整给氧浓度,使氧饱和度达到目标值。通气压力为 20~25cmH₂O,少数病情严重者需 30~40cmH₂O 的通气压力 2~3 次,然后维持在 20cmH₂O。通气频率为 40~60 次 /min。观察胸廓起伏,30 秒有效通气后,如有自主呼吸且心率 ≥100 次 /min,可逐步减少并停止正压通气,根据血氧饱和度值决定是否常压给氧。如自主呼吸

不充分或心率<100 次 /min,应进行矫正通气或气管插管正压通气。如心率<60 次 /min,应气管插管正压通气并开始胸外按压。如果新生儿有呼吸,心率>100 次 /min,但有呼吸困难或持续发绀,应给予清理气道、脉搏血氧饱和度仪的监测,可常压给氧或持续气道正压通气(CPAP),特别是早产儿。

(4) 胸外按压:有效通气 30 秒后心率<60 次 /min,在正压通气同时进行胸外按压。此时,应气管插管正压通气配合胸外按压使通气更有效。胸外按压时给氧浓度增加至 100%。用拇指法按压胸骨下 1/3(两乳头连线中点下方),按压深度约为胸廓前后径的 1/3。胸外按压和正压通气的比例应为 3:1,即 90 次 /min 胸外按压和 30 次 /min 通气,达到每分钟 120 个动作。胸外按压和复苏囊正压通气 45~60 秒再进行评估。持续正压通气>2 分钟时可产生胃充盈,应常规插入 8F 胃管。用注射器抽气和通过在空气中敞开端口缓解。

(5) 药物治疗:新生儿窒息复苏时很少需要用药物:①肾上腺素:经气管插管复苏囊正压通气、同时胸外心脏按压 45~60 秒后,心率仍<60 次 /min,应立即给予 1:10 000 肾上腺素 0.1~0.3ml/kg,首选脐静脉导管内注入;或气管导管内注入,剂量为 0.5~1ml/kg,5 分钟后可重复一次。②扩容剂:给肾上腺素 30 秒后如心率仍<100 次 /min,并有血容量不足的表现,给予生理盐水每次 10ml/kg 于 5~10 分钟脐静脉或外周静脉缓慢输注,必要时可重复扩容一次。大量失血需输入与新生儿交叉配合血阴性的同型血。

(6) 复苏后监护:复苏后的新生儿可能有多器官损害的危险,应转入新生儿病房严密监护,包括体温管理:保暖,体温维持在 36.5~37.5℃ 的适中温度;保持呼吸道通畅;监测生命体征:呼吸、心率、血压、血氧饱和度;维持内环境稳定,及时复查血气分析、血糖、血电解质及血常规等;及时对脑、心、肺、肝、肾及胃肠道等器官功能进行监测,早期发现异常并适当干预,以减少死亡和伤残;早期发现并发症与积极治疗。并发症严重或合并中、重度缺氧缺血性脑病,应尽早转运到 NICU 给予生命支持和亚低温治疗等。

【关键点】

新生儿复苏步骤见图 8-5-1 新生儿复苏流程图。

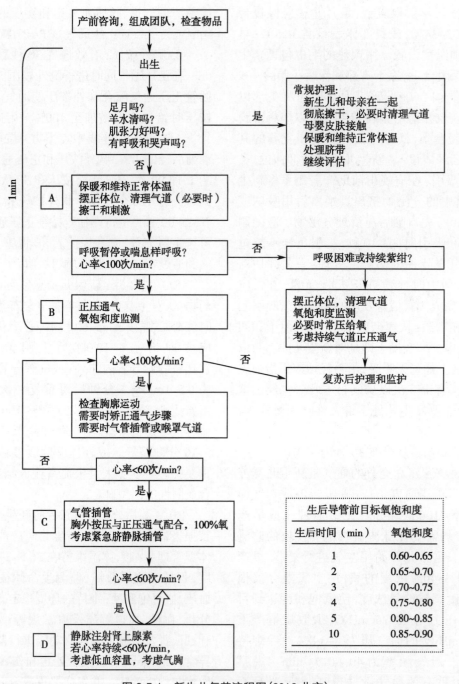

图 8-5-1　新生儿复苏流程图(2016 北京)

五、预防

加强围产期保健与胎儿监护,及时处理高危妊娠,避免胎儿宫内缺氧;积极推广 ABCDE 复苏技术,新生儿窒息复苏设备、药物齐全;每次分娩必有熟练掌握新生儿复苏技术的复苏人员在场。

六、预后

窒息持续时间对婴儿预后起关键作用,新生儿脐动脉血气分析 pH<7.0,Apgar 评分 0~3 分,持续>5 分钟,伴有神经系统症状(如惊厥、昏迷和肌张力低)和 / 或多脏器损伤为预后不良的高危因素。

(孙正香)

【专家点评】

1. 正确有效的复苏是降低新生儿窒息发生率、病死率和致残率的主要手段。
2. 新生儿复苏是所有产科、儿科、新生儿科医护人员必须掌握的急救技术。

第六节 新生儿缺氧缺血性脑病

新生儿缺氧缺血性脑病(hypoxic-ischemic encephalopathy,HIE)是指围产期缺氧窒息,导致脑的缺氧缺血性损害,临床出现一系列中枢神经系统异常表现,部分可留下不同程度的神经系统后遗症。尽管近年来围产医学已取得巨大进展,HIE 仍是我国目前导致新生儿急性死亡及小儿致残的主要疾病之一。

一、病因

缺氧是 HIE 发病的核心。其中围产期窒息是导致 HIE 的最主要原因,凡能引起窒息的各种因素均可导致 HIE。此外,生后因严重的肺部疾病、先天性心脏病及重度贫血等导致低氧血症也可导致 HIE。

二、病理

(1)脑水肿:为早期主要的病理改变;
(2)选择性神经元死亡:包括凋亡、坏死和梗死;
(3)基底节丘脑损伤:是 HIE 最严重的形式;
(4)大脑矢状旁区损伤;
(5)脑梗死;

(6)脑室周围白质软化。

三、诊断要点

(一)临床表现

与窒息的严重程度及持续时间有关,主要表现为意识障碍、兴奋或抑制、肌张力及原始反射改变、惊厥和颅高压等神经系统表现,重者可出现中枢性呼吸衰竭。惊厥常发生在生后 12~24 小时,脑水肿在 36~72 小时内最明显。HIE 症状及分度的描述均限针对足月儿。详见表 8-6-1。

(二)辅助检查

1. 影像学检查

(1)颅脑超声:具有无创、价廉、能在床旁边操作和动态跟踪观察等优点,对了解脑水肿、基底节和丘脑、脑室内及脑室周围出血、脑室周围白质软化等病变较为敏感,但对矢状旁区损伤不敏感。

(2)CT:有助于了解颅内出血的范围和类型,对脑水肿、基底核和丘脑损伤、脑梗死等有一定的参考作用。最适合检查时间为生后 4~7 天;不能在床旁检查,且辐射量较大,仅用于无 MRI 和头颅超声检查条件和不耐受 MRI 检查时。

表 8-6-1　新生儿缺氧缺血性脑病临床表现及分度

项目	轻度	中度	重度
意识	兴奋抑制交替	嗜睡	昏迷
肌张力	正常或稍增加	减低	松软,或间歇性肌张力增高
拥抱反射	活跃	减弱	消失
吸吮反射	正常	减弱	消失
惊厥	可有肌阵挛	常有	有或持续状态
中枢性呼吸衰竭	无	有	明显
瞳孔改变	正常或扩大	缩小,光反射迟钝	不对称,扩大或反射消失
脑电图	正常	低电压,痫样放电	暴发抑制,等电位
病程及预后	症状在 72 小时内消失,预后好	症状在 14 日内消失,可能有后遗症	症状可持续数周,死亡率高 存活者多有后遗症

（3）MRI：MRI 无放射性损伤,对脑灰质、白质的分辨率异常清晰,能清晰显示 B 超或 CT 不易探及的部位,对矢状旁区损伤尤为敏感,MRI 弥散加权成像对脑组织早期缺血更为敏感,在生后第一天即可显示病变性质。

2. 脑电生理检查

（1）常规脑电图：HIE 表现为脑电活动延迟、异常放电,背景活动异常（低电压、暴发性抑制为主）。1 周内完善检查。

（2）振幅整合脑电图：简便、经济、可床旁连续监测危重新生儿脑功能等优点,可用于指导治疗、评估 HIE 程度及预测预后。脑电图背景活动正常大部分预后良好,持续低电压、等电位、暴发性抑制、弥漫性慢波等背景波异常,预后不良。

3. 血气分析与生化指标

（1）脐动脉血气分析：了解患儿宫内缺氧的状况或缺氧酸中毒的严重程度及酸中毒的性质。

（2）血生化：可了解心、肝、肾、凝血等功能损伤的情况及程度。

（三）诊断标准

中华医学会新生儿学组制定的足月儿 HIE 的诊断标准：

1. 具有明确的可导致胎儿宫内窘迫的异常产科病史,以及严重的胎儿宫内窘迫表现（胎心<100 次/min,持续至 5 分钟以上和/或羊水Ⅲ度污染）,或者在分娩过程中有明显窒息史。

2. 出生时有重度窒息,Apgar 评分 1 分钟≤3 分,5 分钟≤5 分,以及出生脐动脉血气 pH≤7.00。

3. 生后不久出现神经系统症状,并持续 24 小时以上,如意识改变（过度兴奋、嗜睡、昏迷）、肌张

力增高或减弱、原始反射减弱或消失,病重时可有惊厥、呼吸节律改变、瞳孔改变、对光反射迟钝或消失、前囟张力增高。

4. 除外电解质紊乱、颅内出血和产伤引起的抽搐,以及宫内感染、遗传代谢性疾病和其他先天性疾病引起的脑损伤。

同时具备上述 4 条可确诊,第 4 条暂不能确定者为拟诊病例。目前尚无早产儿 HIE 的诊断标准。

四、鉴别诊断

1. 先天性脑发育异常　根据出生病史与颅脑影像学检查可鉴别。

2. 宫内颅内感染　常无出生窒息,脑脊液检查可找到相关感染依据。

五、治疗要点

（一）支持疗法

1. 监测生命体征变化,有条件者行脑电监测。

2. 维持良好的通气功能是重点,保持 PaO$_2$ 在 60~80mmHg,PaCO$_2$ 和 pH 值在正常范围；根据血气分析结果给予不同的氧疗方式。

3. 维持脑和全身良好的血流灌注是支持疗法的关键措施,避免脑灌注过低、过高或波动。低血压时可给予多巴胺 2~8μg/(kg·min) 持续静脉点滴,或多巴酚丁胺等血管活性药物维持血压在正常范围,保证充足、稳定的脑灌注。

4. 维持血糖在正常值,保证脑内代谢所需能源。

(二)对症处理

1. 控制惊厥　惊厥是重度 HIE 的常见症状。控制惊厥有助于降低脑细胞代谢。首选苯巴比妥钠,负荷量 20mg/kg,15~30 分钟内缓慢静脉推注,如惊厥未能控制,1 小时后再加用 10mg/kg。12~24 小时后给予维持量 5mg/(kg·d)(如负荷量已达 30mg/kg,维持量则为 3mg/(kg·d))。由 HIE 引起的惊厥,苯巴比妥维持量需用至临床惊厥完全消失、脑电图无惊厥活动波形可停药。对顽固性惊厥,可加地西泮每次 0.1~0.3mg/kg 静脉滴注,或 10% 水合氯醛(50mg/kg)灌肠。

2. 治疗脑水肿　控制液体入量是预防和治疗脑水肿的基础,每天液体总量不超过 60~80ml/(kg·d),颅内压增高时首选利尿剂呋塞米,每次 0.5~1mg/kg,静脉注射;如果用呋塞米后颅高压无明显改善,可用 20% 甘露醇每次 0.25~0.5g/kg 静脉注射,6~12 小时一次,疗程 3~5 天。

3. 亚低温治疗　是指用人工诱导方法将体温维持在 33.5~34℃(目标温度),可接受温度为 33~35℃范围内,以降低能量消耗,达到脑保护的作用;是目前国内唯一证实其安全性、有效性的治疗新生儿 HIE 措施,可降低严重 HIE 的伤残率和死亡率。应用指征为中、重度足月 HIE 新生儿;有头部和全身亚低温两种。治疗开始在生后 6 小时内,也有学者主张放宽至 12 小时,越早开始疗效越好,持续时间 72 小时。

4. 新生儿期后治疗　在新生儿期治疗结束后,应定期随访,对于预后不良者应继续进行智力与体能的康复训练,促进脑功能的恢复,减少后遗症或减轻后遗症的程度。

六、预防

预防围产期窒息和科学及时的复苏是预防 HIE 的关键。积极推广新法复苏,确保每次分娩时至少有 1 名熟练掌握复苏技术的医务人员在场。

七、预后

新生儿重度窒息持续 15 分钟或以上,惊厥、意识障碍、脑干症状持续时间超过 1 周,脑电图持续异常者死亡率高,幸存者常遗留有不同程度的运动或智力障碍等后遗症。

(孙正香)

【专家点评】

1. HIE 的诊断必须严格按照诊断标准。
2. 不能单凭头部影像学检查诊断 HIE。
3. 做好围生期保健、防治围生期窒息与产房复苏是关键。

第七节　新生儿颅内出血

新生儿颅内出血(intracranial hemorrhage of newborn,ICH)是新生儿常见的脑损伤形式,与围产期窒息、产伤、胎龄及出生体重有关。早产儿发生率高于足月儿,死亡率较高,严重者常留有神经系统后遗症。主要因缺氧或产伤引起,预后较差。主要类型:硬脑膜下出血(subdural hemorrhage,SDH)、蛛网膜下腔出血(primary subarachnoid hemorrhage,SAH)、脑实质出血(intraparenchymal hemorrhage,IPH)和脑室周围-脑室内出血(periventricular-intraventricular hemorrhage,PVH-IVH)、小脑内出血及丘脑、基底节出血(cerebellar hemorrhage,CH)。

一、病因

(一) 早产

在早产儿的脑室周围室管膜下和小脑软脑膜下的颗粒层均留存胚胎生发基质层（germinal matrix，GM），胎龄越小，GM 越丰富，其内部的毛细血管网缺乏结缔组织支持，仅为一层血管内皮细胞，容易破裂出血，毛细血管内皮细胞富含线粒体，耗氧量大，对缺氧敏感，同时静脉走行呈"U"形，血流缓慢或停滞，致毛细血管床压力增加，均可引起 GM 出血，导致 PVH-IVH。

(二) 缺氧缺血

窒息缺氧发生后，低氧与高碳酸血症损害脑血流的自主调节功能，形成压力被动性脑血流及脑血管扩张，引起血管内压增加，末端毛细血管破裂出血。低氧和高碳酸血症可使脑血管扩张，静脉淤滞，压力增高引起血栓和出血。

(三) 产伤

如胎位不正、胎儿过大、急产、产程过长等、高位产钳，胎头吸引等操作，可使天幕、大脑镰撕裂和脑表浅静脉破裂导致 SDH。此外，头皮静脉穿刺、气管插管等操作使头部过分受压或导致脑血流动力学突然改变等均可导致颅内出血的发生。

(四) 其他

新生儿患有凝血功能障碍或血小板减少性疾病、不恰当的输入某些高渗液体等均可导致血管破裂出血；孕母患绒毛膜羊膜炎、服用苯妥英钠等药物可引起新生儿血小板或凝血因子减少。

二、病理

(一) PVH-IVH

是早产儿 ICH 最常见的一种类型，是早产儿死亡和致残的重要原因之一。PVH-IVH 分为四级：Ⅰ级，室管膜下生发基质层出血；Ⅱ级，生发基质层出血破入脑室，无脑室扩张；Ⅲ级，脑室内出血伴有脑室扩张；Ⅳ级，脑室内出血伴有脑实质出血。

(二) SDH

是产伤性 ICH 最常见的类型，多见于足月儿、臀位难产、高位产钳助产，近年来因产科技术的提高发生率已明显下降。

(三) CH

多见于胎龄<32 周、出生体重低于 1 500g 的早产儿或有产伤史的足月儿，包括原发性 CH、静脉出血梗死、IVH 或 SAH 扩展到小脑等。

(四) SAH

出血原发部位在蛛网膜下腔。

(五) IPH

常见于足月儿，多因小静脉栓塞后毛细血管内压力增高、破裂出血。临床表现与出血部位和出血量有关。出血灶最终可液化形成囊腔，与脑室相通时，形成脑穿通性囊肿。

三、诊断要点

(一) 临床表现

新生儿 ICH 的症状、体征与出血部位及出血量有关。轻者可无症状，重症可在短期内病情迅速恶化，甚至死亡。常见表现：①神志改变：激惹或淡漠、嗜睡、重者昏迷等；②呼吸改变：如呼吸增快、减慢、不规则，甚至暂停；③颅内压改变：如前囟隆起、脑性尖叫、惊厥等；④眼症状：如凝视、斜视、眼球震颤等；⑤肌张力改变：早期增高以后减低；⑥瞳孔改变：不等大，对光反射迟钝或消失；⑦原始反射：减弱或消失。另外，可有贫血、黄疸、休克等。

(二) 辅助检查

1. 头颅超声检查 头颅 B 超对 PVH-IVH 和 IPH 敏感，且简单无创价廉，可床边进行，成为早产儿 PVH-IVH 的特异性诊断手段，为首选。美国神经学会推荐胎龄 ≤30 周的早产儿出生时常规行头颅 B 超筛查至生后 7~14 天，必要时矫正胎龄 36~40 周时复查。对于极低、超低出生体重儿及 GA ≤32 周早产儿生后常规头颅超声检查，其后每周复查一次，至生后 4 周。如果发现 PVH-IVH，应更频繁检查以评价脑室扩张发展情况或脑室周围白质损伤情况。

2. 头部 MRI 检查 头部 MRI 能较头颅超声提供更为清晰的图像，是目前确诊各类型颅内出血、明确出血部位及严重程度，以及评估预后的最敏感检测手段。在没有 MRI 时才选择 CT 检查。

四、治疗要点

(一) 支持疗法

保持安静，减少刺激，防止血压波动加重颅内出血。维持正常、稳定的生命体征，密切观察意识形态、眼部症状、前囟门张力、呼吸、肌张力和瞳孔变化,定期测量头围,防止病情进一步加重。

(二) 控制惊厥及颅高压

参照本章第六节。

(三) 止血及对症处理

因凝血因子消耗或缺乏时可以输注新鲜冰冻血浆,应用维生素 K_1、凝血酶等止血药物,有贫血时输注浓缩红细胞纠正贫血。

(四) 脑积水

可口服乙酰唑胺减少脑脊液的产生,10~30mg/(kg·d),分 2~3 次口服,疗程不超过 2 周。对 Ⅲ~Ⅵ 级 PVH-IVH 确诊有梗阻性脑积水、侧脑室进行性增大者,可在病情稳定后(生后 2 周左右)行侧脑室置管外引流,如果侧脑室进行性增大不能改善,可行脑室 - 腹腔分流术,缓解脑室内压力。

五、预后

与胎龄、出血量、出血部位及其他围生期并发症等多种因素有关。胎龄小、双侧 Ⅲ~Ⅳ 级 PVH-IVH、伴有脑实质出血性脑梗死等,预后差。严重颅内出血死亡率高达 27%~50%,幸存者常留有不同程度的神经系统后遗症。

六、预防

加强围产期保健,避免早产;减少围产儿窒息和产伤的发生;及时纠正异常的凝血状况;防止血压波动过大;避免可能导致医源性颅内出血的因素。

(孙正香)

【专家点评】

1. 不同原因导致出血部位不同,早产儿和足月儿易发的出血部位也各有特点。

2. 头颅 B 超检查无创、价廉、可在床旁进行等为 PVH-IVH 特征性诊断首选,MRI 检查能发现所有类型的 ICH。

第八节 胎粪吸入综合征

胎粪吸入综合征(meconium aspiration syndrome,MAS)是由于新生儿在分娩过程中吸入被胎粪污染的羊水,发生气道机械性阻塞及化学性炎症为主要病理改变,生后呼吸窘迫为主要表现的临床综合征。

一、病因

胎儿宫内窘迫,缺氧刺激肠道迷走神经,肠道蠕动增加,同时肛门括约肌松弛,胎粪排入羊水中;而反射性胎儿呼吸运动增强,胎粪污染的羊水吸入到小气道或肺泡。生后呼吸建立时,可以将上气道的胎粪吸入到远端气道。MAS 主要发生在足月儿和过期产儿。

二、病理

1. 胎粪吸入 当胎儿宫内或分娩过程中缺氧,迷走神经兴奋,肠蠕动增快,肛门括约肌松弛而排出胎粪。缺氧的胎儿产生呼吸运动将胎粪吸入气管内。

2. 不均匀气道阻塞 MAS 的主要病理变化是胎粪机械性阻塞呼吸道,致肺不张、肺气肿和正常肺泡同时存在,其各自所占比例决定患儿临床表现的轻重。MAS 患儿可并发肺间质气肿、纵隔气肿或气胸。

3. 肺组织化学性炎症　胎粪产生的化学性刺激,引起炎症反应和肺间质水肿;同时,胎粪可使肺泡肺表面活性物质的合成、分泌及活性严重受损,容易并发急性呼吸窘迫综合征,胎粪亦可继发细菌感染。

4. 肺动脉高压　MAS 可引起严重的缺氧及酸中毒,导致肺小动脉痉挛,当肺动脉压力高于体循环压力,大量血液右向左分流,发生持续肺动脉高压(persistent pulmonary hypertension of newborn,PPHN)。

三、诊断要点

(一)临床表现

1. 有吸入胎粪污染羊水的病史,气管插管时直接从声门处或气管内吸出胎粪;皮肤、指甲被胎粪污染。出生时多有窒息,合并其他器官缺氧缺血性损害,如 HIE、新生儿缺氧缺血性心肌损害等。

2. 轻者可无症状或症状轻微,重者生后即可出现呼吸急促、呼吸困难,甚至呼吸衰竭或死亡。临床表现为气促、发绀、鼻翼扇动、吸气性三凹征或呼气性呻吟,查体胸廓隆起,双肺呼吸音减低,可闻及干湿啰音。若呼吸困难、发绀突然加重,听诊呼吸音减弱或消失,应高度警惕气胸的发生。

3. 发生 PPHN 时,临床出现严重的难以纠正的低氧血症,吸高浓度氧也不能缓解。

(二)辅助检查

1. 胸部 X 线检查　轻者仅表现为肺纹理增粗和轻度肺气肿,重者双肺野可见粗颗粒或片状、团块状、云絮状阴影及肺气肿表现,其中可有节段性肺不张或炎症融合后的大片状阴影。并发肺气漏时可见气胸、纵隔气肿。

2. 实验室检查　血气分析示低氧血症及混合性酸中毒,可伴有低血糖、低血钙、血生化检查指标异常等。

四、鉴别诊断

有明确的胎粪吸入史和/或出生窒息,生后不久出现呼吸窘迫及 X 线改变可与先天性心脏病、新生儿湿肺、感染性肺炎等鉴别。

五、治疗要点

维持最佳通气和氧合,积极纠正低氧血症和高碳酸血症。

1. 清理呼吸道,促进气管内胎粪排出　做好新生儿复苏(见本章第五节),必要时气管插管吸引气管内的胎粪,保持呼吸道通畅。

2. 氧疗和无创通气　维持良好的通气、换气功能,纠正低氧血症和呼吸性酸中毒。依据患儿缺氧程度,选择不同的氧疗方式。对于轻度呼吸困难者可先予以头罩吸氧。如 $FiO_2 > 0.4 \sim 0.5$ 时,可改用持续气道正压通气(continuous positive airway pressure,CPAP)。对阻塞性通气障碍或肺气肿患儿不用 CPAP。

3. 机械通气　对呼吸困难比较严重,头罩吸氧或 CPAP 不能改善者,应尽早改用机械通气。常频通气时呼吸机参数的调节要根据病情不同及血气分析结果个体化。常频通气效果不好、合并肺气漏或 PPHN 时,改用高频振荡通气 + NO 治疗,NO 选择性扩张肺血管,降低肺动脉压力,改善 PPHN。及时复查血气分析,调整呼吸机参数。如果没有吸入NO 条件,可使用西地那非口服降低肺血管阻力。

4. 肺表面活性物质(pulmonary surfactant,PS)　重症 MAS 患儿使用 PS 可改善病情。

5. 体外膜氧合(ECMO)　重症 MAS 患者机械通气 + NO 治疗效果不好时,有条件可使用 ECMO 治疗。

6. 维持机体内环境稳定

(1)限制液体入量 $60 \sim 80ml/(kg \cdot d)$。

(2)抗生素:是否预防性使用抗生素仍然有争议,但有继发细菌感染时选择广谱抗生素,并进一步根据细菌培养调整抗生素。

(3)维持正常循环:出现低体温、低血压、苍白等休克症状时,应用生理盐水或血浆扩容,必要时选用血管活性药物,如多巴胺和多巴酚丁胺。

(4)保温、镇静:保证能量需要,维持血糖和电解质正常。

六、预防

积极防治胎儿宫内窘迫或产时窒息。

七、预后

与新生儿复苏及时、正确、规范以及患儿病情的严重程度、有无并发症及其他器官的缺血缺氧损伤程度密切相关。

(孙正香)

【专家点评】

1. MAS 合并 PPHN 时,应尽可能完善心脏彩超检查排除发绀型先天性心脏病。
2. 治疗前与治疗中要警惕有无气漏的发生。
3. 根据病情选择合理的呼吸机模式。

第九节　新生儿呼吸窘迫综合征

新生儿呼吸窘迫综合征(neonatal respiratory distress syndrome,NRDS),为肺表面活性物质缺乏导致的肺广泛肺泡萎陷和损伤,出生后数小时出现进行性呼吸困难、青紫和呼吸衰竭。多见于早产儿与剖宫产儿。

一、病因

1. 肺表面活性物质缺乏是导致 NRDS 发生的根本原因。肺表面活性物质主要功能是降低肺泡表面张力,保持肺泡扩张。肺表面活性物质缺乏使肺泡表面张力增高,肺泡逐渐萎陷,进行性肺不张,影响肺的通气与换气功能。

2. 导致肺表面活性物质缺乏的原因

(1)早产儿:早产儿肺发育未成熟,肺表面活性物质合成分泌不足,而且胎龄(gestational age,GA)越小越易发生 NRDS。

(2)剖宫产:特别是选择性剖宫产,缺乏宫缩和应激反应,儿茶酚胺和糖皮质激素没有大量释放,肺表面活性物质分泌和释放不足。

(3)糖尿病母亲新生儿:母患糖尿病时,胎儿血糖增高,血中高浓度胰岛素可抑制糖皮质激素,糖皮质激素能刺激肺表面活性物质合成分泌。

(4)围产期窒息:缺氧、酸中毒、低灌注导致肺损伤,抑制肺泡Ⅱ型上皮细胞产生肺表面活性物质。

二、病理改变

肺表面活性物质缺乏时,肺泡表面张力增加,肺泡逐渐萎陷,进行性肺不张,影响通气、换气功能,导致缺氧和酸中毒等。缺氧和酸中毒致肺小动脉痉挛、肺动脉高压,动脉导管和卵圆孔开放,右向左分流。缺氧加重,肺毛细血管通透性增高,血浆纤维蛋白渗出,形成肺透明膜,覆盖肺泡表面,使缺氧酸中毒更加严重,造成恶性循环。

三、诊断要点

(一)临床表现

1. 早产儿 RDS　早产儿生后 1~2 小时即可出现呼吸急促、呼吸困难、呼气性呻吟、青紫、鼻翼扇动、吸气性三凹征。病情进行性加重,至生后 6 小时症状已非常明显,生后 24~48 小时病情最为严重。轻型病例呼吸困难、呻吟、青紫,经 CPAP 治疗即可恢复。体查胸廓扁平,双肺呼吸音减低,疾病后期可闻及细湿啰音。

2. 剖宫产 NRDS　主要见于晚期早产儿与足月儿,以胎龄<39 周剖宫产发生率较高,39 周以后明显减少。发病时间可生后 1~2 小时出现呼吸困难,也可生后 2~3 天出现呼吸困难突然加重、胸片两肺呈白肺、呼吸衰竭。常可合并 PPHN。

3. 动脉导管开放(PDA)　随着治疗后病情好转,肺顺应性改善肺血管阻力下降,30%~50% 的 NRDS 恢复期出现动脉导管开放,分流量较大时可发生心力衰竭与肺水肿。

NRDS 为一自限性疾病,生后 24~48 小时病情最重。在生后 72 小时后肺泡产生肺表面活性物质逐渐增加,病情明显好转。

(二)相关检查

1. 胸部 X 线检查　本病肺 X 线检查有特异性表现,是目前确诊 NRDS 的最佳手段,需动态摄片。

(1)早产儿 RDS:胸片两肺野透亮度普遍降

低,可见弥漫性均匀一致细颗粒网状影,即毛玻璃样改变;随着病情加重,双肺透亮度进一步降低。根据严重程度分为四度:Ⅰ度为网状颗粒状阴影;Ⅱ度是在Ⅰ度的基础上出现支气管充气征;Ⅲ度心影已模糊不清;Ⅳ度为白肺,心界与肺组织无法区分。

(2)剖宫产 RDS:部分病例第 1 天胸片为湿肺改变,第 2~3 天出现严重的 RDS 改变,甚至白肺,支气管充气征常不典型。

2. 超声检查　彩色多普勒超声有助于动脉导管开放的确诊。近年来已开展肺部超声检查,有助于 RDS 的诊断。

3. 血气分析　pH 值和动脉血氧分压降低,动脉二氧化碳分压增高,HCO_3^- 减低是 RDS 的常见改变。

四、鉴别诊断

1. 湿肺　又称暂时性呼吸增快,多见于足月儿或剖宫产儿,是由于出生时肺内液体吸收或清除延迟,为自限性疾病。胸部 X 线检查显示肺间质、叶间积液。多于生后 2~3 天症状明显缓解消失。

2. 先天性膈疝　生后表现为阵发性呼吸急促、发绀。腹部凹陷,患侧胸部呼吸音减弱或消失,可闻及肠鸣音;X 线胸片患侧可见充气的肠曲或胃泡影及肺不张,纵隔向对侧移位。部分病例产前已经超声诊断。

五、治疗要点

(一)一般治疗

NRDS 患儿需要严格监测生命体征和血气;保证液体和营养供应,纠正酸碱、水电解质、循环功能失衡,控制液体入量,以免造成肺水肿,生后第 1~2 天 60~80ml/(kg·d),第 3~5 天 80~100ml/(kg·d);合并感染时,应根据细菌培养结果选择抗生素。

(二)氧疗和辅助通气

1. 吸氧　轻症可选用鼻导管、鼻塞吸氧,维持 PaO_2 在 50~80mmHg(6.7~10.6kPa)和经皮血氧饱和度($TcSo_2$)在 90%~95% 为宜。

2. CPAP　对于所有存在 NRDS 高危因素的早产儿,生后早期应用 CPAP 可减少肺表面活性物质的应用及避免气管插管。对已经确诊的 NRDS,使用 CPAP 联合应用肺表面活性物质是 NRDS 治疗的最佳选择。初始压力设定为 4~8cmH_2O,维持 PaO_2 为 50~80mmHg、经皮血氧饱和度为 90%~95% 为宜。当 CPAP 治疗失败时,改用经鼻间隙正压通气(NIPPV)。无创通气能使肺泡在呼吸末保持正压,防止肺泡萎陷,有助于萎陷的肺泡重新张开,并减少机械通气的使用。上述治疗呼吸困难无缓解或反复出现呼吸暂停,$PaCO_2$ 升高,PaO_2 下降,应改用机械通气。对于极低 / 超低出生体重儿、极早产儿可考虑选择高频振荡通气。

(三)肺表面活性物质替代治疗

肺表面活性物质替代治疗可显著改善肺顺应性和通气、换气功能,减少机械通气的可能性及时间,降低呼吸机参数,明显降低 NRDS 病死率及气胸发生率。

(1)给药指征:出生即出现呻吟先使用 CPAP,如 CPAP 压力>5cmH_2O,FiO_2>30%,给予肺表面活性物质治疗。

(2)给药剂量:给药剂量应根据病情严重程度而定,两肺白肺、广泛渗出等严重病例使用较大剂量,为推荐剂量上限,轻者病例使用推荐剂量下限。

(3)给药次数:轻者 1 次即可,重症需要 2~3 次给药,重复给药的间隔为 6 小时或 12 小时。

(4)给药方法:按照肺表面活性物质说明做好使用前的准备,用肺表面活性物质前先清理呼吸道,然后将肺表面活性物质经气管插管注入肺内,仰卧位给药;也可通过胃管插入声门下进入气道给药,避免气管插管。应用肺表面活性物质后,肺顺应性明显好转,应及时下调通气压力,避免发生肺气压伤。

(四)关闭动脉导管

1. 保守处理

(1)保证足够的肺氧合。

(2)限制液体入量。

(3)辅助通气时,维持适当的呼吸末正压(PEEP),减少左向右分流,增加周身循环血量。

2. 药物关闭　布洛芬副作用少,为首选。首剂 10mg/kg 口服,24 小时和 48 小时后再重复 1 次,每次剂量 5mg/kg,3 天后复查心脏超声。

六、预后

重在预防:

1. 对妊娠<30 周存在早产风险的孕妇,应及

时转运到具有救治能力的上级医院。

2. 对所有妊娠<34周存在风险的孕妇,应在产前予以糖皮质激素促胎肺成熟治疗。

3. 对妊娠不足39周的孕妇,如没有明确的指征,不建议择期剖宫产。

（孙正香）

【专家点评】

1. 孕妇产前糖皮质激素治疗对预防NRDS尤为重要。
2. 生后出现呼吸急促、呼气性呻吟、吸气性三凹征等时,早期先行CPAP治疗。
3. 对早产、极早产儿要注意肺保护策略,预防氧中毒。

第十节　新生儿溶血病

新生儿溶血病(hemolytic disease of the newborn, IHDN)是指母婴血型不合引起的同种免疫性溶血性疾病。母亲的血型抗体通过胎盘引起胎儿、新生儿红细胞破坏。这类溶血性疾病仅发生在胎儿与早期新生儿,是新生儿溶血性疾病中相当重要的病因。其中以ABO血型不合溶血病最常见,RH血型不合溶血病相对少见。

一、病因

（一）ABO血型不合溶血病

ABO血型不合溶血病主要发生在产妇为O型,胎儿为A型或B型。ABO血型不合溶血病由于O型血孕母所产生的抗A或抗B免疫抗体为IgG抗体,可通过胎盘进入胎儿循环,与红细胞的相应抗原结合(致敏红细胞),在单核-吞噬细胞系统内被破坏引起溶血。

1. 40%~50%的ABO血型不合溶血病发生在第一胎。

2. 在母婴ABO血型不合中,只有1/5发生ABO血型不合溶血病。

（二）Rh血型不合溶血病

Rh血型抗原共有6种抗原,即C与c、D与d、E与e。其中D抗原最早被发现且抗原性最强,故凡具D抗原时称为RH阳性,迄今尚未鉴定出抗d血清,仅是推测,现以d表示D的缺乏。DD和dD均是Rh阳性,dd则表示Rh阴性。RhD血型不合仅有1/20发病。

当胎儿红细胞的Rh血型与母亲不合,而胎儿红细胞所具有的抗原恰为母体所缺少,若胎儿红细胞通过胎盘进入母体循环,因抗原性不同使母体产生相应的血型抗体,此抗体(IgG)又经胎盘抵胎儿循环作用于胎儿红细胞并导致溶血。

Rh溶血病一般不发生在第一胎,因为自然界无Rh血型物质。Rh阴性母亲首次妊娠于晚期或胎盘剥离时,Rh阳性胎儿血进入母血中,经过8~9周产生IgM抗体(初发免疫),IgM不能通过胎盘,以后虽可产生少量IgG抗体,但胎儿已经娩出。当Rh阴性母亲再次妊娠Rh阳性的胎儿,只要有0.2ml胎儿血进入母体循环,几天内便可产生大量IgG抗体,该抗体通过胎盘引起胎儿或新生儿溶血。既往输过Rh阳性血的Rh阴性母亲,其第一胎可发病。极少数Rh阴性母亲第一胎也可发生Rh溶血病,这可能是由于Rh阴性孕妇的母亲(外祖母)为Rh阳性,其祖母怀孕时使孕妇致敏,故第一胎发病。

二、新生儿溶血病诊断要点

（一）临床表现

Rh血型不合溶血病症状的轻重程度与母亲抗体的量、胎儿红细胞被致敏的程度、胎儿代偿能力、是否同时存在ABO血型不合等因素有关。母婴同时存在 ABO 血型不合时,Rh 血型不合溶血常不易发生,其机制可能是 ABO 血型不合所产生的抗体已破坏了进入母体的胎儿红细胞,使 Rh 抗原不能被母体免疫系统所发现。临床症状的轻重与溶血程度基本一致。多数 ABO 溶血病患儿除皮肤黄疸外,无其他明显异常。Rh 溶血病症状较重,严重者甚至死胎。

1. 黄疸　大多数 Rh 溶血病患儿生后 24 小时内出现皮肤黄疸并迅速加重,而多数 ABO 溶血病生后 2~3 天出现皮肤黄疸。血清胆红素以未结合胆红素为主。如果溶血严重,造成胆汁淤积,结合胆红素也可升高。

2. 贫血　程度不一,重症 Rh 溶血,生后即有严重贫血伴心力衰竭。部分患儿因其抗体持续存在,也可于生后 3~6 周发生晚期贫血。

3. 胎儿水肿　可见于重度贫血、低蛋白血症胎儿。

4. 髓外造血　红细胞破坏过多的代偿性反应,导致肝脾大。

（二）实验室检查

1. 母子血型检查　检查母子 ABO 和 Rh 血型,证实有血型不合存在。

2. 溶血性贫血依据　早期新生儿血红蛋白<145g/L 可诊断贫血;网织红细胞增高>6%,血涂片有核红细胞增多;血清总胆红素和未结合胆红素明显升高。

3. 致敏红细胞和血型抗体测定　包括改良直接抗人球蛋白试验、抗体释放试验及游离抗体三项试验,其中改良直接抗人球蛋白试验和／或抗体释放试验阳性均表明红细胞已致敏。改良直接抗人球蛋白试验、抗体释放试验均是新生儿溶血病的确诊试验。游离抗体阳性只能表明儿童体内有抗体,并不一定致敏,故不能作为确诊的依据。

三、鉴别诊断

根据母婴间存在 ABO 血型或 Rh 血型不合,有溶血和红细胞致敏的依据,可与其他病理性黄疸及生理性黄疸鉴别。

四、治疗要点

（一）产前治疗（Rh 溶血病）

1. 母亲血浆置换。

2. 胎儿宫内输血。

3. 孕母注射 IVIG。

4. 转运到上级医院,评估是否可提前分娩。

（二）新生儿治疗（Rh 溶血病）

(1) 产房复苏:儿科或新生儿科医师应进产房等待参加复苏抢救。立即留脐血标本送检血型、血常规、抗体滴度,以及总胆红素与直接胆红素。积极处理贫血与水肿,保持有效通气,给氧情况下转入新生儿重症监护室继续抢救。

(2) 静脉滴注 IVIG:对 Rh 血型不合溶血病,可静脉滴注 IVIG,每次 0.5g~1g/kg,于 2 小时内滴入。IVIG 可抑制溶血过程,减少胆红素产生和交换输血。

(3) 监测血清胆红素水平和预防胆红素脑病:积极治疗高胆红素血症,包括交换输血＋光照治疗,降低血清胆红素水平和保持内环境稳定,静脉滴注人血白蛋白 1g/kg,增加其与未结合胆红素的联结,预防和减少胆红素脑病的发生。

(4) 纠正贫血:早期贫血严重者往往血清胆红素很高而需要交换输血。晚期贫血程度不严重者,可进行观察。

(5) ABO 溶血病治疗的重点是降低血清胆红素,防止胆红素脑病。绝大多数患儿光照疗法即能达到治疗目的,但少数黄疸出现早、胆红素上升快,仍需要光疗＋换血治疗。

(6) 光照疗法:轻症者光疗即能达到降低血清胆红素、防止胆红素脑病的目的。光疗的标准很难用单一的数值来界定,不同胎龄、不同日龄的新生儿进行光疗的日龄或时龄胆红素值不同。光疗参考标准参照第八章第四节新生儿黄疸。

(7) 换血疗法:换血适应证及标准参照第八章第四节新生儿黄疸。

五、预防

1. 已明确孕妇为 O 型血,与丈夫间存在 A 或 B 血型不合,应告知可能的风险,分娩后监测新生儿皮肤黄疸,转入新生儿科观察。

2. 对于 Rh 阴性孕妇可做抗人球蛋白间接试验检测孕妇抗体,妊娠第 16 周行第一次测定,作为抗体的基础水平。于 28~30 周再次测定,以后隔 2~4 周复查一次,抗体效价持续上升者提示母儿 Rh 血型不合溶血病。此时胎儿可能受累,宜转上级医院检查与分娩。

3. 在流产或分娩 Rh 阳性第一胎后,应尽早注射相应的抗 Rh 免疫球蛋白,中和进入母血的 Rh

抗原,可使第二胎不发病的保护率高达95%。国内已经开始该抗D免疫球蛋白的研制或引进,将用于Rh溶血病的预防。

六、预后

ABO溶血病一般较Rh溶血病病情轻。分娩后密切观察与积极治疗新生儿黄疸,预后好。Rh血型不合,重在产前诊断,一旦发生溶血,病情严重,应予以高度重视。出生后即转入新生儿重症监护室,监测皮肤黄疸,抑制溶血,积极蓝光治疗退黄,必要时交换输血治疗,能明显改善预后;对于严重高胆红素血症没有及时治疗者,可能留下后遗症,甚至可能危及生命。

【关键点】

明确夫妻间是否存在Rh血型不合,重在预防,转至上级医院分娩;新生儿出生即转入新生儿病室,监测血清胆红素,完善Coombs试验直接法、抗体释放试验明有否发生溶血。

(孙正香)

【专家点评】

1. 做好围产期保健,夫妻间存在ABO或Rh血型不合者,转上级医院分娩。
2. 出生后转入新生儿病房监测皮肤黄疸,完善母子溶血全套检查。
3. 治疗的关键是降低胆红素水平,纠正贫血,防止胆红素脑病。

第十一节　新生儿感染性疾病

一、新生儿败血症

新生儿败血症(neonatalsepticemia)指病原菌侵入新生儿血液循环并生长繁殖、产生毒素而引起的全身炎症反应。我国新生儿败血症发生率为1‰~10‰,早产儿发生率更高。胎龄或出生体重越小,发生率越高。

(一)病因病理

我国新生儿败血症的病原菌多年来一直以葡萄球菌最多,其次为大肠埃希菌等革兰氏阴性杆菌。随着围产医学的发展与NICU的建立,极低与超低出生体重早产儿长期住院、静脉留置针、气管插管、广谱抗生素的广泛应用,凝固酶阴性的葡萄球菌成为血培养的首位菌。大肠埃希菌仍占有重要位置,克雷伯菌属在发达城市呈上升趋势,其次为铜绿假单胞菌。B族溶血性链球菌(GBS)感染也有增加趋势。感染可来自宫内、产时与产后。可分为早发型与晚发型败血症。

(二)诊断要点

1. 临床表现

一般表现:早期症状不典型,尤其是早产儿。早期反应差、少吃、少哭,甚至不吃、不哭、不动、面色不好、精神萎靡、嗜睡或烦躁不安、体温不稳定、体重不增等,病情发展较快。出现以下表现时,高度怀疑败血症:

(1)黄疸:有时是败血症的唯一临床表现。表现为生理性黄疸消退延迟,或黄疸迅速加重或退而复现,严重时发展为胆红素脑病。

(2)肝脾大:出现较晚。

(3)血小板减少、出血倾向:可有瘀点瘀斑,甚至弥散性血管内凝血(DIC),贫血迅速加重提示有溶血或出血。

(4)休克:面色苍白,四肢冰凉,皮肤出现大理石样花纹,脉搏细而速,肌张力低下;毛细血管再充盈时间延长,血压降低,尿少或无尿。

(5)其他:可出现腹胀、中毒性肠麻痹、呼吸窘迫或暂停、青紫。

(6)可合并肺炎、脑膜炎、坏死小肠结肠炎、化脓性关节炎、肝脓肿和骨髓炎。

(7)早发型特点:早产/极低出生体重儿是早发型败血症的最重要的危险因素。生后3天内起病,感染通常发生在产前或产时,胎膜早破≥18小时、孕妇患有绒毛膜羊膜炎等。由母亲垂直传播,以革兰氏阴性细菌为主,常呈暴发性发病,可导致多系统器官受累,病死率高。

(8)晚发型特点:出生3天后起病。早产/极低出生体重儿为最首要的危险因素,其次为院内感染、不良卫生习惯等。感染通常发生在出生时或出生后。社区获得性感染也较多。常有脐炎、皮肤感染或肺炎,多由水平传播引起,以葡萄球菌及机会菌等致病菌感染为主。与早发型相比病情较轻,病死率较低。

2. 实验室检查

(1)细菌培养:血培养是诊断败血症的金标准。在应用抗生素之前抽血,严格无菌操作,必要时同时进行厌氧菌培养,提高阳性率。同时,腰椎穿刺查脑脊液常规、生化、培养及尿培养。

(2)病原菌抗原及DNA检测:采用对流免疫电泳、酶联免疫吸附试验等方法,用已知抗体测血、脑脊液和尿中未知病原菌抗原;还可采用DNA探针等分子生物学技术协助诊断。

(3)非特异性检查

1)外周血像:生后6~12小时检查更有意义。日龄<3天者白细胞≥30×10⁹/L、日龄>3天者白细胞≥20×10⁹/L,为白细胞增多,任何日龄白细胞<5×10⁹/L为白细胞减少,白细胞减少比增高更有价值。未成熟中性粒细胞/中性粒细胞比率≥0.16(I/T)有意义。血小板降低,≤100×10⁹/L有意义。

2)C反应蛋白(CRP):末梢血方法≥8mg/ml为异常。

3)降钙素原(PCT):一般以PCT>2.0μg/L为严重感染的临界值。不同的日龄(小时)有不同的参考上限范围。

3. 诊断标准

(1)临床诊断败血症:具有临床表现且具备以下任何一条:

1)非特异性检查异常的项目≥2条。

2)血标本病原菌抗原或DNA检测阳性。

3)脑脊液检查异常。

(2)确诊败血症:具有临床表现并符合下列任一条:

1)血培养或脑脊液培养(或其他无菌腔液)阳性。

2)如果血培养出条件致病菌,则必须与另一次(份)血、或无菌体腔内、或导管头培养出同一种细菌。

(三)鉴别诊断

根据临床表现与实验室检查可确诊,并与其他病毒性感染疾病相鉴别。

(四)治疗要点

1. 抗菌治疗原则

(1)早用药:在使用抗生素前收集各种标本,临床怀疑败血症不需等待细菌学检查结果,应尽早使用抗生素。

(2)静脉、联合用药:病原菌未明确前,选用既针对革兰氏阳性菌又针对革兰氏阴性菌的抗生素,选择能够透过血脑屏障的抗生素,血培养及药敏结果出来后作相应调整。

(3)疗程足:疗程10~14天;有并发症治疗时间延长至3~4周。

(4)注意药物的副作用:早期新生儿尤其是早产儿,肝肾功能不成熟,给药次数要相应减少。

2. 支持疗法 保暖,供给足够的热量和液量,纠正缺氧、酸中毒,维持血糖与电解质在正常水平。有休克时用生理盐水或白蛋白、血浆扩容,纠酸扩容后休克无改善可静脉滴注多巴胺5~20μg/(kg·min)。

3. 其他治疗 黄疸较重时及时光照治疗退黄,预防胆红素脑病。肾上腺皮质激素只能用于有感染性休克者,能停药时要早停药。

4. 静脉用丙种球蛋白治疗 提高IgG水平,尤其适合早产儿。每次400mg/kg静脉滴注,每天一次,连用2~3天。

(五)预防

做好围产期保健,避免妊娠晚期感染;避免早产；严格无菌接生；新生儿出生后注意保护性隔离。新生儿出现异常情况及时就诊或转诊。

（六）预后

新生儿细菌感染发病率高，尤其是早产儿、极低出生体重儿，是导致新生儿死亡的重要原因。发现早，治疗及时积极，无并发症者预后相对较好。并发化脓性脑膜炎等时，治疗难度大、时间长、费用高，病死率高，存活者可能留有后遗症。

【专家点评】

1. 新生儿败血症没有典型的临床表现，需要综合分析全面考虑。
2. 对可疑的病例及时治疗，并常规腰椎穿刺查脑脊液，了解有无颅内感染。
3. 病情严重或条件受限及时转上级医院治疗。

二、新生儿感染性肺炎

新生儿感染性肺炎（infectious pneumonia）为新生儿常见病，是引起新生儿死亡的重要原因，可发生在宫内、分娩过程中或出生后，由细菌、病毒或原虫引起。以出生后感染性肺炎发病率最高。

（一）病因

1. 宫内感染性肺炎　主要病原菌为病毒，如风疹、巨细胞、单纯疱疹病毒等，病原体经血行通过胎盘感染给胎儿；孕母有大肠埃希菌、克雷伯菌、弓形虫、支原体等感染也可经胎盘感染胎儿。

2. 产时感染性肺炎　羊膜早破，产程延迟，分娩时消毒不严，孕母有绒毛膜炎、泌尿生殖器感染，胎儿吸入被病原菌污染的羊水，均可致胎儿感染。常见病原菌为大肠埃希菌、肺炎链球菌、克雷伯菌，也可能是病毒、支原体。滞产、产道检查过多会增加感染机会。

3. 产后感染性肺炎　与呼吸道感染患者接触水平感染；脐炎、皮肤感染和败血症时，病原菌经过血行传播感染；医用器械消毒不严格，如吸引器、雾化吸入器、气管插管、给氧的面罩等消毒不严格，以及医务人员洗手不到位等医源性感染；机械通气过程中也可引起呼吸机相关性肺炎。产后感染性肺炎以金黄色葡萄球菌、大肠埃希菌多见。近年来机会致病菌，如肺炎克雷伯菌、铜绿假单胞菌等感染增多。病毒以呼吸道合胞病毒、腺病毒感染多见。

（二）病理

以支气管肺炎和间质性肺炎为主，可影响一个叶或数个叶肺。有时小病灶融合成大片病灶，肺不张和肺气肿较易发生。镜检各病灶存在不同阶段的炎症反应。

（三）诊断要点

1. 临床表现

（1）宫内感染性肺炎：临床表现差异很大，多生后24小时内发病，常有出生窒息，复苏后出现呼吸困难，呼吸急促，口唇面色发绀，肺部听诊呼吸音粗糙、减低或闻及湿啰音。严重者呼吸衰竭、心力衰竭、DIC、休克或PPHN。病毒感染出生时无明显症状，2~3天甚至1周后逐渐出现呼吸困难并进行性加重。

（2）产时感染性肺炎：发病时间因不同病原体而异，出生数日或数周后发病。细菌感染在生后3~5天内发病，病毒感染多在生后5~10天后出现症状。

（3）产后感染性肺炎：可有发热或体温不升、反应差等全身症状，以及气促、鼻翼扇动、发绀、吐沫、吸气性三凹征等。病程中可有咳嗽，双肺常可闻及细湿啰音。

2. 实验室检查　血常规检查白细胞升高，CRP升高，痰培养可培养出致病菌，血气分析提示有明显的低氧血症与混合性酸中毒。

3. X线胸片检查

（1）双肺广泛点状浸润影。

（2）片状、大小不一，不对称的浸润影，常伴有肺气肿、肺不张，偶见大叶实变伴脓胸、脓气胸、肺大疱、肺脓肿。

（3）双肺弥漫性模糊影，阴影密度深浅不一，以细菌性感染较多见。

（4）双肺门旁及内带肺野间质索条影，可伴散在的肺部浸润及明显肺气肿以及纵隔疝，以病毒性肺炎较多见。

（四）鉴别诊断

胎粪吸入综合征：有明确的宫内窒迫或产时

窒息,羊水被胎粪污染,从声门处或气管内吸出胎粪可鉴别。

（五）治疗要点

1. 支持治疗 保持适中环境温度,纠正循环障碍,维持水与电解质及酸碱平衡。控制输液总量 $60\sim100ml/(kg\cdot d)$,注意输液速度,避免肺水肿与心力衰竭的发生。重症肺炎可采用 IVIG 每次 400mg/kg 静脉滴注,每天一次,连用 $2\sim3$ 天。

2. 呼吸道管理 雾化吸入,体位引流,翻身、拍背、吸痰,保持气道通畅。

3. 维持正常血气 根据病情和血气分析结果选用鼻导管、鼻塞式 CPAP 给氧（加温湿化后中心管道给氧）,维持血气在正常范围。当高碳酸血症难以改善时,行气管插管呼吸机辅助通气。

4. 抗病原体治疗 生后感染性肺炎以细菌感染较多见,抗生素宜早用,在病原菌未明确前抗生素多选用青霉素类和头孢菌素等,静脉给药。待病原菌明确后做适当调整。

5. 合并有脓胸、气胸时,应立即抽气排脓,或行胸腔闭式引流。

（六）预防

严格无菌接生；有羊水早破时应尽早结束分娩；出生后严格保护性隔离与无菌操作,特别是早产儿；医护人员严格手卫生及减少不必要的操作,特别是侵入性操作；室内定时通风与空气消毒。

（七）预后

新生儿细菌感染发病率高,以感染性肺炎最多见,尤其是早产儿、极低出生体重儿。是导致新生儿死亡的重要原因。如发现早,治疗及时积极,无合并症,预后较好。新生儿肺炎常合并有呼吸衰竭、心力衰竭、败血症等加重病情影响预后。

【专家点评】

1. 做好孕期保健,避免妊娠晚期感染,无菌接生。

2. 对新生儿尤其是早产儿,严格保护性隔离与脐部护理。

三、新生儿破伤风

新生儿破伤风是指破伤风杆菌侵入脐部生长繁殖,并产生痉挛毒素而引起的牙关紧闭和全身骨骼肌强直性痉挛为特征的急性感染性疾病。

（一）病因

破伤风梭状杆菌（clostridium tetani）为革兰氏阳性厌氧菌,其芽胞抵抗力极强,可在外界环境中长期存活,普通消毒剂无效。广泛分布于自然界。出生时没有严格无菌操作断脐、结扎脐带,接生者的手或包扎脐带残端的纱布消毒不严格,破伤风杆菌即可进入脐部,包扎引起的缺氧环境更利于破伤风杆菌的繁殖。

（二）病理

破伤风杆菌产生破伤风痉挛毒素,此毒素沿神经束、淋巴液等扩散至中枢神经系统,与神经节苷脂结合,封闭抑制性神经元,使其不能释放抑制性神经介质（甘氨酸、氨基丁酸）,导致肌肉强烈收缩。此外,破伤风毒素还能抑制神经-肌肉接头处的神经突触的传递活动。使乙酰胆碱聚集于胞突结合部,不断向外周发放冲动,导致持续性的肌张力增高和肌肉痉挛,形成临床上牙关紧闭、角弓反张。此毒素还可兴奋交感神经,引起心动过速、血压升高、多汗等。破伤风痉挛毒素一旦与中枢神经组织中的神经节苷脂结合,抗毒素也不能中和。

（三）诊断要点

1. 临床表现 潜伏期 $4\sim7$ 天（$2\sim14$ 天）。潜伏期越短病情越严重,死亡率越高。早期症状为哭闹,张口困难,想吃,因张口不大而吸吮困难。如用压舌板压舌时,用力越大,张口越困难,称"压舌板试验"阳性,有助于早期诊断。随后牙关紧闭,面肌紧张,口角上牵,呈"苦笑"面容,阵发性双拳紧握,上肢过度屈曲,下肢伸直呈角弓反张状。呼吸肌和喉肌痉挛可引起青紫、窒息。痉挛发作时患儿神志清楚为本病的特点,任何轻微刺激常可诱发痉挛发作。患儿早期神志清醒,常不发热,以后体温升高是因为全身肌肉反复强直性痉挛或因肺炎等继发感染所致。

2. 实验室检查 继发感染后血常规白细胞升

高,血培养可能阳性。

3. X 线检查　继发肺炎后胸片有肺炎改变。

（四）鉴别诊断

低钙血症:新生儿低钙血症时可出现抽搐,抽搐不伴有苦笑面容,血清钙低于正常,补充钙后抽搐停止,一般情况好。

（五）治疗要点

控制痉挛、预防感染、保证营养是治疗的三大要点,早期控制痉挛尤为重要。

1. 护理　保持室内安静,禁止一切不必要的刺激,必需的操作集中同时进行(测体温、翻身、吸痰、清洁皮肤、脐部护理、鼻饲与静脉营养液体等)。

2. 控制痉挛　是治疗本病的关键。

（1）地西泮:0.3~0.75mg/kg 缓慢静脉注射,起效快,5 分即可达有效浓度,但半衰期有时仅为 30 分钟,不适合维持治疗,痉挛短暂停止后立即置胃管,地西泮改用口服制剂,由胃管注入,每次 0.5~1mg/kg,4~6 小时一次,必要时还可加大剂量,口服地西泮的半衰期长达十余小时至 3 天。根据痉挛情况调整剂量与用药间隔时间。

（2）苯巴比妥:是治疗新生儿惊厥的首选药物,止惊效果好,维持时间长,副作用较小,半衰期长达20~200 小时,但容易蓄积中毒。本病用地西泮效果更好。

（3）水合氯醛:止惊作用快,不易引起蓄积中毒,比较安全,常用 10% 水合氯醛每次 0.5ml/kg,临时灌肠或胃管注入。

3. 抗毒素　只能中和尚未与神经节苷脂结合的毒素,马血清破伤风抗毒素(TAT)1 万 ~ 2 万 IU 肌内注射,精致破伤风抗毒素可以静脉注射。

4. 抗菌素　青霉素能杀灭破伤风杆菌,每次(10 万 ~ 20 万)U/kg,每天 2 次;或甲硝唑首次剂量15mg/kg,以后每次 7.5mg/kg,每 12 小时一次,均为静脉滴注。疗程 10 天。

5. 其他治疗　抽搐缺氧时给予吸氧;脐部护理;有脑水肿时给予脱水剂治疗;抽搐频繁、缺氧明显者,需要气管插管呼吸机辅助呼吸。恢复期予以康复训练,一般经过合理治疗 1~4 周痉挛逐渐减轻且间隔时间延长,能吸奶,完全恢复需要 2~3 个月。

（六）预防

严格无菌接生;对于消毒不严格接生的新生儿,24 小时内重新严格消毒断脐,同时肌内注射破伤风抗毒素 1 500~3 000IU。

（七）预后

早发现、早诊断、早治疗,并有效控制痉挛、预防感染、保证营养,预后较好。发病越早、病情越重,预后越差。

【专家点评】

1. 预防是关键。新生儿破伤风是完全可以预防的。
2. 强调医院出生、无菌接生与脐部护理。

四、先天性梅毒

先天性梅毒(congenital syphilis)是孕母感染梅毒后,梅毒螺旋体经胎盘进入胎儿血液循环引起胎儿感染,又称胎传梅毒。2 岁以内发病者为早期梅毒。2 岁以上发病者为晚期梅毒。

（一）病因

病原为梅毒螺旋体。梅毒螺旋体在人体外的生活力较弱,在干燥环境中和阳光直射下迅速死亡。100℃时立即死亡,但在 -10℃可生存 3 小时。普通消毒剂能在短时间内使其死亡。

（二）病理

病理改变为血管炎、组织坏死和纤维化,先天性梅毒常影响多个脏器。胎盘变大、变硬、颜色苍白。纤维结缔组织增生,小动脉壁变厚。肝脏体积变大,明显纤维化及髓外造血。肺组织弥漫性纤维化,淋巴细胞和巨噬细胞灶性浸润,称为白色肺炎。相似的病变也可以出现在心、脾和胰,其他还有皮肤、肾炎、骨损害、间质性角膜炎、眼脉络膜视网膜炎、慢性脑膜炎。

（三）诊断要点

1. 临床表现

（1）全身症状:多为早产儿、低出生体重儿或小于胎龄儿,营养障碍,消瘦,貌似老人。可有发热、贫血、易激惹、体重不增。

(2)肝脾淋巴结肿大:几乎所有患儿存在肝大,1/3伴有梅毒性肝炎,部分脾大。滑车上淋巴结肿大有诊断价值。

(3)黏膜损害:常见为梅毒性鼻炎,表现为鼻塞,可有脓性样分泌物等。可损及鼻软骨及鼻骨,致日后鼻根下陷成马鞍鼻。

(4)皮肤损害:多出现在生后2~3周。皮疹为散发性或多发性,如圆形、卵圆形等,紫红色或铜红色浸润性斑块,外周有丘疹,带有鳞屑。多见于口周、臀部、手掌、足跖,重者分布全身。掌跖部损害多表现为大疱或大片脱屑,称为梅毒性天疱疹。口周病损呈放射状裂纹,可持续多年。有一定诊断价值。

(5)骨损害:80%~90%的病例有骨损害,多发生于生后数周。X线检查发现异常更多。主要为长骨改变明显,表现为骨、软骨炎、骨膜炎。上肢最容易受累,且以单侧为主。

(6)神经梅毒:症状很少出现在新生儿期,多在3个月后出现脑膜炎症状,脑脊液中淋巴细胞增高,蛋白中度增高,糖正常。

(7)其他:累及血液系统可出现贫血、白细胞减少或增多和血小板减少。少见有先天性肾病或梅毒性肾炎、脉络膜视网膜炎、青光眼等。

2. 实验室检查

(1)梅毒螺旋体检查:可取胎盘、脐带、皮肤黏膜损害处渗出物涂片,但阳性率低;或以上标本做免疫荧光染色,如发现病原体,或螺旋体DNA阳性有诊断价值。

(2)血清学检查

1)非特异性试验:即非梅毒螺旋体抗原血清试验,测定血清中非特异性抗体,常用快速血浆反应素(rapid plasma regain,RPR)试验和性病研究实验室(venerwal disease research laboratory,VDRL)试验。RPR试验对梅毒的筛查、早期梅毒和各期梅毒的诊断、再感染及判断疗效均有意义,简便、快速、敏感性极高,早期梅毒阳性率达90%。也有假阴性或假阳性。

2)特异性试验:即梅毒螺旋体抗原试验。特异性强,敏感性高,可避免生物性假阳性,常用于确诊。包括梅毒螺旋体荧光抗体血细胞凝集(TPHA)试验,梅毒螺旋体乳胶凝集(TPPA)试验。TPHA方法简单,尤其应用广泛。梅毒螺旋体特异性IgM抗体有助于诊断。

(3)脑脊液检查:对梅毒患儿应常规行腰椎穿刺术查脑脊液,脑脊液异常,淋巴细胞增加,蛋白升高,VDRL阳性,无论临床有无症状,均可确诊为神经梅毒。

(4)X线检查:胸片显示肺部炎症浸润。骨骼主要为骨、软骨炎、骨膜炎、骨质破坏及日后变为锯齿状改变。

(四) 鉴别诊断

根据病史与实验室检查结果可与宫内弓形虫、巨细胞病毒性感染及新生儿天疱疮鉴别。

(五) 治疗要点

1. 一般措施 梅毒婴儿应严格隔离,避免感染其他疾病及他人被感染。

2. 青霉素 是治疗本病的首先药物,敏感,一般无耐药性。

头7天水剂青霉素G每次5万U/kg,12小时一次肌内注射或静脉滴注,之后改8小时一次肌内注射或静脉滴注,剂量同前,共10~14天;或普鲁卡因青霉素5万U/(kg·d),每天肌内注射一次,共10~14天;脑脊液异常者(神经梅毒)选用青霉素G 5万U/(kg·d)静脉滴注10~15天。治疗期间中断1天以上,整个疗程需重新开始。对青霉素过敏者可用红霉素15mg/(kg·d),连用2周,口服或静脉滴注。头孢曲松能很好地通过血-脑屏障,可减少治疗的失败率和/或神经梅毒的可能性。注意疗程结束后,应在2、4、6、9、12个月复查血清学检查,直至VDRL滴度持续下降最终阴性。神经梅毒治疗6个月后再复查脑脊液。

(六) 预防

重在预防。孕妇常规梅毒血清学检查。对患二期梅毒的孕妇于妊娠末1个月给予适当驱梅治疗,可使先天性梅毒的发生率大大下降。

妊娠梅毒治疗方案:及时、正规治疗孕妇梅毒是减少先天性梅毒发生率的最有效措施。

1. 早期梅毒或早期潜伏梅毒 妊娠3个月内普鲁卡因青霉素G 60万U,每日或隔天肌内注射1次,共10天,总剂量达600万U。妊娠末3个月重复一疗程。两个疗程总剂量1 200万U。青霉素过敏者口服红霉素每次0.5g,每天4次,连续15天。

2. 晚期梅毒或晚期潜伏梅毒 普鲁卡因青霉素G 60万U,每天肌内注射1次,共15天,总剂量达900万U;或苄星青霉素G 240万U,每周肌内注射1次,连续3周。

（七）预后

先天性梅毒在宫内或生后早期经青霉素充分治疗者，预后良好。治疗过晚、病情严重的患儿预后不良，甚至死亡。

（孙正香）

【专家点评】

1. 做好围产期保健，备孕与孕期完善梅毒血清学检查，重在预防。
2. 正规治疗妊娠梅毒是减少先天性梅毒发生率的最有效措施。

第十二节　新生儿寒冷损伤综合征

新生儿寒冷损伤综合征又叫新生儿硬肿症或新生儿冷伤，是由寒冷、感染、窒息等多种原因引起，以低体温，病情严重时出现皮肤硬肿和多器官损害为主要表现的综合征，95% 发生在生后 48 小时以内，新生儿硬肿症多发生在寒冷季节或并发于重症感染、颅内出血、窒息缺氧、早产儿及低出生体重儿，严重者可继发肺出血及多脏器功能衰竭导致死亡，是新生儿危重症之一。

一、病因

本病主要由于新生儿体温调节功能低下，加上皮下脂肪组成的特点，在一些病理因素下发生皮脂硬化。

1. 寒冷损伤　寒冷是引起本病的重要病因。
2. 感染　严重新生儿感染性疾病，如败血症、化脓性脑膜炎、重症肺炎、感染性腹泻可并发硬肿症，出现硬肿是感染严重的指征，病死率高。
3. 其他　许多非感染性病理因素，如窒息、出血、先天性心脏病、手术或某些畸形等均可引起硬肿。

二、病理

低体温、循环障碍、组织缺氧和酸中毒、DIC 和出凝血机制改变是本病主要的病理生理改变。

三、诊断要点

（一）病史

发病处于寒冷环境、保温不当，或严重感染、窒息、产伤等所致的摄入不足或能量供给低下史。

（二）临床表现

包括 3 大主症，即低体温、皮肤硬肿和多系统功能损害。

1. 低体温　新生儿低体温是本病的主要表现之一。全身或肢端凉，体温常在 35℃ 以下（80.7%），严重者可在 30℃ 以下（13.3%），低体温中以早产儿和低出生体重儿居多。低体温硬肿症患儿中产热良好（腋温≥肛温，腋温 - 肛温差为正值，在 0~0.9℃）者占绝大多数（91.7%），产热衰竭（腋温≤肛温，腋温 - 肛温差为负值）者仅占 9.3%。前者病程短，预后良好；后者病程长，预后不良，病死率高。
2. 硬肿　包括皮脂硬化和水肿两种病变，硬肿常呈对称分布。按烧伤九分法估算损伤面积：头颈部为 20%，双上肢为 18%，前胸及腹部为 14%，背部及腰骶部为 14%，臀部为 8%，双下肢为 26%。硬肿面积<20% 为轻度，>50% 为重度。
3. 器官功能损害　早期常有不吃、不哭等反应低下表现，随着体温降低，硬肿出现或加重，可伴有循环障碍、DIC、肺出血、急性肾衰竭，以及酸碱、电解质失衡和内分泌调节紊乱等多系统功能损害表现。

4. 临床分度 分轻、中、重度,分度及评分标准见表 8-12-1。

表 8-12-1 新生儿寒冷损伤分度及评分标准

评分	体温		硬肿范围(%)	器官功能改变
	肛温(℃)	腋温 - 肛温差(℃)		
0	≥35	负值	<20	无明显改变
1	<35	0 或正值	20~50	明显改变
4	<30	负值	>50	功能衰竭

注:1. 按体温、硬肿范围和器官功能改变三项分别评分,总分 0 分者为轻度,1~3 分为中度,>4 分为重度。2. 体温检测:肛温在直肠内距肛门 3cm,持续 4 分钟以上;腋温测量将上臂紧贴胸部测 8~10 分钟。3. 硬肿范围计算:头颈部为 20%,双上肢为 18%,前胸及腹部为 14%,背部及腰骶部为 14%,臀部为 8%,双下肢为 26%。4. 器官功能低下:包括不吃、不哭、反应低下、心率慢或心电图血生化异常;器官功能衰竭指休克、心力衰竭、DIC、肺出血、肾衰竭等。5. 无条件测肛温时,腋温<35℃为 1 分,<30℃为 4 分。

(三) 实验室检查

根据需要检测动脉血气,检测血糖、钠、钾、钙、磷、尿素氮或肌酐,进行心电图、胸部 X 线检查等。

四、鉴别诊断

注意与以下疾病鉴别:

1. 新生儿水肿 ①局限性水肿:常发生于女婴会阴部,数日内可自愈;②早产儿水肿:下肢常见凹陷性水肿,有时延及手背、眼睑或头皮,大多可自行消退;③新生儿 Rh 溶血病或先天性肾病:水肿较严重,并有各自临床特点。

2. 新生儿皮下坏疽 多见于寒冷季节。有难产或产钳分娩史,好发于身体受压部位或受损部位。表现为局部皮肤变硬、略肿、发红、边界不清并迅速蔓延,易并发败血症,病死率高。

五、治疗要点

(一) 复温

1. 轻中度(肛温>30℃) 产热良好(腋温 - 肛温为正值),用暖箱复温,患儿置于预热至 30℃的暖箱内,调节箱温为 30~34℃,使患儿 6~12 小时内恢复正常体温。

2. 重度 低体温<30℃或产热衰竭(腋温 - 肛温为负值),先以高于患儿体温 1~2℃的暖箱温度(不超过 34℃)开始复温,每小时提高箱温 1℃,于 12~24 小时内恢复正常体温。或用远红外线抢救台快速复温,床面温度从 30℃开始,每 15~30 分钟升高体温 1℃,随体温升高逐渐提高远红外线箱的温度(最高 35℃),恢复正常体温后置于预热至适中环境温度的暖箱中。抢救台环境温度易受对流影响,可用塑料薄膜覆盖患儿。

(二) 热量和液体供给

热量开始按每天 209kJ/(kg·d),逐渐增至 420~500kJ/(kg·d)。喂养困难者可部分或全静脉营养,液体量按 60~80ml/(kg·d)给予,重症伴有少尿、无尿或明显心肾功能损害者,应严格限制输液速度和液量。

(三) 纠正器官功能紊乱

1. 微循环障碍或休克 在维持心功能的前提下进行纠酸、扩容。心率低者首选多巴胺 5~10μg/(kg·min),山莨菪碱 0.5~1mg/kg,15~20 分钟可重复一次。可用 2:1 液 15~20ml/kg(酸中毒者可用 1.4% 碳酸氢钠代替),在 1 小时内快速静脉滴入;继用 1/3 或 1/4 张液每天 70~90ml/kg 缓慢静脉滴入。

2. DIC 在血小板减少的高凝状态时,应尽早应用低分子肝素每次 40U/kg,皮下注射,4~8 小时一次,病情好转后延长用药间隔直至停药。必要时给予新鲜冰冻血浆。

3. 急性肾衰竭 在保证循环血量的前提下,对少尿或无尿者给予呋塞米 1mg/kg,限制液体量,防治高血钾。

4. 肺出血 应尽早气管插管行正压通气治疗,同时给予巴曲亭 0.5U 静脉推注,0.5U 气管内滴入,并治疗肺出血的原发病。

(四) 控制感染

可根据感染性质加用抗生素,对新生儿肾脏有毒副作用的药物慎用。

(五) 其他

有缺氧表现或重症者应进行氧疗法。维生素 E 每次 5mg,每天 3 次口服。

六、预防

寒冷因素是关键,对早产儿、低出生体重儿尤其要注意保温,并保证足够的能量摄入。同时,防治感染。

七、预后

轻中度预后好,重度合并酸碱平衡紊乱、动脉血气分析 pH<7.0 以下者病死率高。

【关键点】

重度硬肿症患儿在治疗时,复温速度不可太快,同时要严格控制每天的液体量。

(裴智勇)

【专家点评】

1. 随着卫生条件的改善及生活水平的提高,新生儿寒冷损伤综合征发病率明显降低,发病的原因更多与感染、窒息相关。

2. 轻度硬肿症不难治疗,重度硬肿症在有效安全复温的同时,要注意纠正器官功能紊乱,尤其是微循环障碍。

第十三节　坏死性小肠结肠炎

坏死性小肠结肠炎(necrotizing enterocolitis, NEC)是新生儿,特别是早产儿常见的疾病,是一种病因不明,表现为腹胀、呕吐、腹泻、便血,腹部 X 线检查以肠壁囊样积气为特征的消化系统急症。尽管近年来我国 NICU 发展较快,但坏死性小肠结肠炎的死亡率和并发症仍处较高水平,是早产儿,尤其是极低出生体重儿死亡的重要原因之一。

一、病因

病因未完全明了,目前一般认为与早产、感染、缺血、喂养有关。

二、病理

回肠远端和结肠近端坏死。

三、诊断要点

(一)临床表现

NEC 临床表现差异很大,既可表现为全身非特异性败血症症状,又可表现为典型胃肠道症状,如腹胀、呕吐、腹泻或便血三联征。

1. 典型表现

(1)腹胀:最早出现,持续存在,一般先出现胃潴留,最后全腹膨胀,肠鸣音减弱。

(2)呕吐:先为奶液,逐渐可出现胆汁样或咖啡样物。

(3)腹泻或便血:出现较晚,血便可为黑便或鲜血。

2. 严重表现

(1)休克:严重病例可出现低血压、心动过缓、严重呼吸暂停、DIC。

(2)多系统器官功能衰竭:危重患儿出现呼吸衰竭、肾衰竭、胃肠功能衰竭等表现。

(二)辅助检查

(1)X 线检查:是诊断 NEC 的确诊依据,如一次腹部平片无阳性发现,应多次摄片,发病开始48~72 小时每隔 6~8 小时复查一次。确诊意义表现:①肠壁间积气,特异性强;②黏膜下"气泡征",特异性不如肠壁间积气;③门静脉积气,严重疾病征象;④气腹症,提示肠坏死穿孔。

(2)实验室检查:白细胞异常升高或降低,C 反应蛋白持续升高,往往提示感染。

目前临床多采用修正 Bell-NEC 分级标准,见表 8-13-1。

表 8-13-1 新生儿 NEC 修正 Bell 分期标准

分期		全身症状	胃肠道症状	影像学检查	治疗
ⅠA	疑似 NEC	体温不稳定、呼吸暂停、心动过缓和嗜睡	胃潴留,轻度腹胀,大便潜血阳性	正常或肠管扩张,轻度肠梗阻	绝对禁食,胃肠减压,抗生素治疗 3 天,等候病原培养结果
ⅠB	疑似 NEC	同ⅠA	直肠内鲜血	同ⅠA	同ⅠA
ⅡA	确诊 NEC(轻度)	同ⅠA	同ⅠA和ⅠB,肠鸣音消失,和/或腹部触痛	肠道扩张、梗阻、肠壁积气征	同ⅠA,绝对禁食,如 24~48 小时培养无异常,应用抗生素 7~10 天
ⅡB	确诊 NEC(中度)	同ⅡA,轻度代谢性酸中毒,轻度血小板减少	同ⅡA,肠鸣音消失,腹部触痛明显和/或腹壁蜂窝织炎或右下腹部包块	同ⅡA,门静脉积气,和/或腹水	同ⅡA,绝对禁食,补充血容量,治疗酸中毒,应用抗生素 14 天
ⅢA	NEC 进展(重度,肠壁完整)	同ⅡB,低血压,心动过缓,严重呼吸暂停,混合性酸中毒,DIC,中性粒细胞减少,无尿	同ⅡB,弥漫性腹膜炎、腹胀和触痛明显,腹壁红肿	同ⅡB,腹水	同ⅡB,补液 200ml/kg,应用血管活性药物,机械通气,腹腔穿刺,保守治疗 24~48 小时无效,手术
ⅢB	NEC 进展(重度,肠壁穿孔)	同ⅢA,病情突然恶化	同ⅢA,腹胀突然加重	同ⅡB,腹腔积气	同ⅢA,手术

四、鉴别诊断

需与以下疾病鉴别:

1. 肠扭转 多见于足月儿,发生于生后较晚期,剧烈呕吐胆汁,X 线检查提示近端十二指肠梗阻征象,肠壁积气征少见。

2. 其他新生儿肠道疾病 少见肠壁积气征,但可见各种急性或慢性腹泻病。先天性巨结肠、先天性恶性肿瘤患儿也可见肠壁积气征。

五、治疗要点

疑诊 NEC,应先禁食,行胃肠减压。治疗原则是使肠道休息,纠正水、电解质和酸碱紊乱,减少全身炎症反应。

(一)内科治疗

1. 常规治疗 Ⅰ期 NEC 患儿绝对禁食 72 小时,并给予胃肠减压和静脉抗生素,推荐氨苄西林与三代头孢菌素合用,若进展至Ⅱ或Ⅲ三期,推荐加用克林霉素或甲硝唑。Ⅱ期 NEC 患儿最初治疗与Ⅰ期基本相同。如果生命体征稳定,疗程可持续

7~10 天,如果有酸中毒或腹膜炎体征至少需治疗14 天。Ⅲ期 NEC 患儿病情危重,抗生素治疗与前两期相同,同样胃肠减压。每 6~8 小时进行腹部 X线检查(左侧或右侧腹部卧位片),观察有无气腹症以及时发现肠穿孔。

2. 支持心肺功能 维持有效的循环灌注,给予容量支持,必要时使用血管活性物质,保证肠道供血,阻止小肠、结肠坏死。

(二)外科治疗

如果有气腹症,或高度怀疑肠穿孔者,尽早请外科会诊。

六、预防

1. 防止感染、早产、缺氧等病因。

2. 早产儿尽量母乳喂养,早期微量喂养可降低 NEC 发生的风险。

七、预后

Ⅰ期和Ⅱ期 NEC 患儿长期预后良好。

【关键点】

1. NEC 治疗最重要的是绝对禁食。
2. 对于早产儿尤其是极低出生体重儿,在喂养时要做到母乳喂养,同时不要加奶过快,有利于预防早产儿 NEC。

（裴智勇）

【专家点评】

1. NEC 是早产儿常见的急症,病死率较高,对于早产儿的喂养不能掉以轻心。
2. X 线检查是确诊 NEC 的重要条件,必要时多次摄片,有条件的床旁摄片。但凭腹部平片诊断存在一定的主观性,不同医生对腹部平片的认识和判断存在差异。为此美国 Duke 大学建立的 Duke 腹部 X 线评分量表,对腹部平片 X 线表现进一步细化和量化评分,有助于判断 NEC 病情的严重程度。另外,为了避免 X 线对患儿的辐射伤害,腹部 B 超检查对观察肠壁血流状况、是否存在腹水、门静脉积气等,比 X 线检查更有优势。

第十四节　新生儿出血症

新生儿出血症是指新生儿由于维生素 K 缺乏,体内维生素 K 依赖因子(Ⅱ、Ⅶ、Ⅸ、Ⅹ)凝血活性低下所致的出血性疾病。出血可发生在任何部位,最严重的是颅内出血,及时补充维生素 K 是防止本病的关键。近年来,由于推行纯母乳喂养,发病率有所升高。

一、病因

维生素 K 缺乏。

二、病理

缺乏维生素 K 时,Ⅱ、Ⅶ、Ⅸ、Ⅹ等凝血因子不能羧化,只是无功能的蛋白质,不具备凝血活性,不参与凝血过程,导致机体易出血。

三、诊断要点

(一)病史

突然出现出血,其他方面正常。

(二)临床表现

按发生时间分为三型:

1. 早发型　发生在出生 24 小时内(包括分娩时)。出血程度轻重不一,这型比较少见,多于母亲产前用影响维生素 K 代谢的药物有关。

2. 经典型　发生在生后 1~7 天,较常见,病情轻者具有自限性,预后良好。多数于生后 2~3 天发病,最迟可于生后 7 天(早产儿可延至 14 天)发病。出血部位以脐残端、胃肠道、皮肤受压处及穿刺处最常见;少数可有脏器出血。一般为少量或中量出血,可自行停止。早产儿可出现颅内出血。本型与纯母乳喂养、肠道菌群紊乱,以及肝脏发育不完善导致维生素 K 合成不足有关。

3. 迟发型 发生在生后 8 天后,常见,多发生在生后 2 周至 2 个月,死亡率和致残率高。此型多以突发性颅内出血为首发临床表现,出现惊厥和急性颅高压表现,预后欠佳。主要发生在纯母乳喂养儿,也可继发于肝胆疾患、慢性腹泻和长期应有抗生素等影响维生素 K 合成不足等原因。

(三) 实验室检查

1. 凝血功能检测 包括凝血酶原时间(PT)、活化部分凝血活酶时间(APTT)或白陶土部分凝血活酶时间(KPTT)、凝血酶时间(TT)等。PT、APTT 或 KPTT 延长,但 TT 正常。

2. PIVKA-Ⅱ 测定 是诊断本病的金标准,一般认为 ≥2μg/L 为阳性。

3. 维生素 K 测定 本病患儿维生素 K_1 水平一般 ≤200ng/L。

【关键点】

新生儿出血症诊断标准见表 8-14-1。凡具备 3 项主要指标或 2 项主要指标加 3 项次要指标可诊断。

表 8-14-1 新生儿出血症诊断的主要和次要指标

主要指标	次要指标
1. 突然出现的出血,包括颅内出血、消化道出血、肺出血、皮下出血和注射部位出血不止等	1. 3 个月以内小婴儿
	2. 纯母乳喂养
2. 实验室检查:血小板、出血时间(BT)、凝血时间(CT)正常,而 PT 延长或 APTT 延长,或 PIVKA-Ⅱ 阳性,或血清维生素 K 浓度低下或测不到。缺乏实验资料者,需排除产伤、缺氧、感染、肺透明膜病、弥散性血管凝血(DIC)和血小板减少等其他原因导致的出血	3. 母亲妊娠期有用抗惊厥、抗凝血、抗结核及化疗药物史
	4. 患儿肝胆疾病史
	5. 患儿长期使用抗生素史
3. 给予维生素 K 后出血停止,临床症状得以改善	6. 患儿慢性腹泻史

四、鉴别诊断

1. 新生儿咽下综合征 患儿娩出时吞下母血,生后不久发生呕血或便血。可作碱变性(Apt)试验,上清液由粉红色变为棕黄色,提示为母血;粉红色保持不变,提示为胎儿血。

2. 新生儿消化道出血 除有呕血或便血外,还可见腹胀、腹腔内游离气体和休克等表现。

五、治疗要点

对已发生出血者,立即注射维生素 K_1 1~2mg。出血严重或紧急情况下,可用维生素 K_1(静脉制剂)

1~5mg 静脉缓慢推注,出现出血性休克表现,立即输注新鲜全血或血浆 10~20ml/kg。

六、预防

活产新生儿出生后立即应用维生素 K 是预防的根本措施。

七、预后

迟发型发生隐蔽,颅内出血发生率高,部分患儿可成活,但大多留有神经系统后遗症。

(裴智勇)

【专家点评】

1. 新生儿出血症迟发型比较凶险,因此应在出生时、生后 1 个月、生后 2 个月分别肌内注射维生素 K_1 1mg,可以有效降低发病率,尤其对于纯母乳喂养儿,更不能忽视。

2. 维生素 K_1 一般为肌内注射,在需要静脉推注时,一定要慢,每分钟不超过 1mg,以免引起过敏性休克等危险状态。

第十五节　新生儿低血糖和高血糖

一、低血糖症

新生儿低血糖症是指新生儿血糖值低于正常新生儿的最低血糖值。新生儿低血糖的界限值存在争议,目前多采用的标准是,不论胎龄和日龄,低于 2.2mmol/L 诊断低血糖症,低于 2.6mmol/L 为临床需处理的界限值,血糖反复低于此水平可引起脑损伤。

(一) 病因

1. 糖原和脂肪储备不足　早产儿、巨大儿、小于胎龄儿。

2. 葡萄糖消耗过多　围产期应激、败血症等。

3. 胰岛素水平过高　糖尿病母亲婴儿、胰岛细胞增生症等。

4. 遗传代谢性疾病　半乳糖血症、糖原贮积病等。

5. 内分泌疾病　先天性肾上腺皮质增生症、先天性垂体功能低下等。

(二) 诊断要点

1. 病史　母亲有糖尿病史,围产期窒息史,特别是早产儿、低出生体重儿以及开奶晚、摄入不足等。

2. 临床表现　多数缺乏症状,有症状也多为非特异性,一般出现在生后数小时至 1 周内,多见于生后 24~72 小时,或伴发于其他疾病过程而被掩盖。主要表现为反应差、震颤、阵发性发绀、肌张力低下、眼球异常转动、惊厥、呼吸暂停、嗜睡、拒食、苍白、多汗、体温不升、心动过速、哭闹等。

3. 血糖测定　是确诊和早期发现本病的主要手段。

(三) 治疗要点

1. 对可能发生低血糖者应从生后 1 小时即开始喂奶,24 小时内每 2 小时喂 1 次。如血糖低于 2.6mmol/L,无症状,应静脉滴注 10% 葡萄糖液 0.6~0.8ml/(kg·min),每小时 1 次监测微量血糖,血糖正常后逐步减少至停止滴注葡萄糖。如果有症状,应立即静脉注入 10% 葡萄糖 2ml/kg,速度为 1ml/min。随后继续滴入 10% 葡萄糖液 0.6~0.8ml/(kg·min)。如仍不缓解,则逐渐增加输注 10% 葡萄糖量至 1.0~1.2ml/(kg·min)。外周静脉输注葡萄糖最大浓度为 12.5%,超过此浓度,应放置中心静脉导管。每小时 1 次监测微量血糖,2~4 小时检测静脉血糖,症状消失,血糖正常 12~24 小时,逐步减少至停止输注葡萄糖,及时喂奶。

2. 上述方法仍不能维持血糖水平,可加用氢化可的松 5~10mg/(kg·d)静脉滴注,症状消失、血糖恢复后 24~48 小时停止,激素治疗可持续数日到 1 周。

(四) 预后

持续反复的低血糖可以造成新生儿中枢神经系统不可逆损伤并导致不同程度的神经系统后遗症。

【关键点】

1. 诊断标准是全血葡萄糖水平低于 2.2mmol/L,而临床处理的界限值为低于 2.6mmol/L。

2. 由于持续反复的低血糖可以造成新生儿中枢神经系统不可逆损伤并导致不同程度的神经系统后遗症,因此早发现、早治疗是关键。

3. 对于存在发生低血糖高危因素的患儿,在生后 1 小时内查血糖并定期监测,做到早发现。

二、高血糖症

新生儿高血糖症是指全血血糖>7mmol/L 或血清葡萄糖水平>8.47mmol/L。高血糖的发生率低于低血糖,严重的高血糖症不及时处理,可诱发颅内出血,危及生命。

(一) 病因

医源性高血糖、应激性高血糖、新生儿糖尿病和药物性高血糖,其中医源性和应激性最常见。

(二) 诊断要点

1. 病史 母亲孕期是否用过糖或糖皮质激素、家族有无糖尿病史、有无宫内窘迫或产时窒息等。

2. 临床表现 高血糖不严重者常无临床症状,如显著增高或持续时间长的患儿可发生高渗血症、高渗性利尿,出现脱水、烦渴、多尿。

3. 血糖测定和尿糖测定是本病的主要诊断依据。

(三) 治疗要点

1. 医源性高血糖症应根据病情暂时停用或减少葡萄糖入量。肠道外营养应从葡萄糖的基础量开始,逐步增加。32~34 周胎龄的早产儿每天增加基础量的 1%,较大早产儿和足月儿每天增加基础量的 2.5%。

2. 重症高血糖症伴明显脱水表现需及时补充电解质,并降低血糖浓度和减少尿糖。

3. 当葡萄糖浓度已经降低至 5%,输注速度低至 4mg/(kg·min) 时,空腹血糖浓度>14mmol/L、尿糖阳性或高血糖持续不见好转时可试用胰岛素。具体剂量及用法:①间歇胰岛素输注:0.02~0.1U/kg,每 4~6 小时 1 次,必要时,通过输液泵输注(15 分钟)。②持续胰岛素滴注:速率 0.01~0.2U/(kg·h),开始剂量 0.05U/(kg·h),同时每 30 分钟监测一次血糖,以调节胰岛素的滴速,直至稳定;如果血糖水平仍然>10mmol/L,增加滴速 0.01U/(kg·h);如果发生低血糖,停胰岛素,并静脉供给 10% 葡萄糖 2ml/kg。③用胰岛素期间,每 6 小时 1 次监测血钾水平。

4. 持续高血糖,尿酮体阳性,应查血气分析,及时纠正酮症酸中毒。

(四) 预后

早产儿持续、重症的高血糖可以导致脑室内出血。

(五) 预防

防治引起高血糖的病因;控制葡萄糖的输注速度,减少医源性高血糖的发生。

(裴智勇)

【专家点评】

1. 对新生儿,尤其是低出生体重儿,有生后早期出现体重下降、多尿、脱水体征时,要考虑新生儿高血糖,应立即查血糖。

2. 对于早产儿,容易出现医源性高血糖,在静脉输液时,要控制输糖速度,避免出现严重的高血糖,因为高渗环境下,早产儿室管膜下结构疏松,丰富的毛细血管更易发生脑室内出血。

3. 静脉用胰岛素时,需从最小剂量开始,当血糖开始下降时,即应下调胰岛素泵速。胰岛素有后续效应,待血糖正常才下调会引起低血糖。

4. 低血糖对于新生儿的危害较高血糖更大,严重者可造成不可逆的中枢神经系统损伤,因此早发现、早积极治疗是关键,尤其是对早产儿。

第十六节　新生儿脐部疾病

一、新生儿脐炎

新生儿脐炎（omphalitis）系因断脐时或出生后处理不当，脐残端被细菌入侵、繁殖所引起的急性炎症，亦可为由于脐血管置保留导管或换血时被细菌污染而导致的急性炎症。

（一）病因

新生儿脐炎可由任何化脓性细菌引起，最常见的是金黄色葡萄球菌，其次为大肠埃希菌、铜绿假单胞菌、溶血性链球菌等。

（二）诊断要点

1. 临床表现　根据脐部的炎症表现即可诊断。轻、重不一，轻者脐轮与脐周皮肤轻度红肿伴少量浆液性脓性分泌物，重者脐部及脐周皮肤明显红肿，脓性分泌物较多，常有臭味。炎症可向周围皮肤扩散成腹壁蜂窝织炎、皮下坏疽，甚至腹膜炎、败血症。慢性脐炎常形成脐肉芽肿。

2. 实验室检查　血常规提示白细胞明显升高，分泌物可培养出病原菌（多为细菌定植，必须具有脐部炎症表现），有时血培养阳性。

（三）鉴别诊断

卵黄管未闭（脐肠瘘）：卵黄管是在胚胎发育时连接原肠与卵黄囊底的管状组织，如果未闭则形成脐肠瘘，脐孔创面不愈合，常有带粪臭味的肠内容物、气体溢出可鉴别。

（四）治疗要点

轻者可用 2% 的络合碘或及 75% 的酒精清洗脐部，每日 3 次。脐部有明显脓性分泌物、脐周围有扩散伴有全身症状者，局部消毒处理 + 适当选用抗菌素，并根据分泌物或血培养结果适当调整。如有脓肿形成需切开引流。

（五）预防

严格无菌接生与脐部护理，保持脐部清洁干燥。勤换尿布。

（六）预后

发现脐轮与脐周皮肤轻度红肿及时治疗，预后好。若未及时发现与处理，并发败血症、腹膜炎等影响预后。

二、新生儿脐疝

新生儿由于脐环关闭不全或薄弱，腹腔脏器由脐环处向外突出到皮下，形成脐疝（umbilical bemia），为新生儿常见的一种预后良好的先天性发育缺陷，多见于低出生体重儿。

（一）病因及病理

新生儿断脐时，脐带中的脐静脉、脐动脉切断扎闭，以后纤维化并与脐孔部皮肤组织相愈合，在腹部中央形成一个薄弱区，同时因双侧腹直肌前后鞘在脐部尚未合拢，脐孔附近组织张力较松软，当腹压增高时，腹腔脏器即由此部位向外突出，形成一个腹壁憩室，疝囊为腹膜及其外层的皮下组织与皮肤，囊内多为大网膜及小肠肠曲。与囊壁一般无粘连，疝囊直径多在 1cm 左右，偶有较大者可超过 3~4cm。多见于低出生体重儿。

（二）诊断要点

临床表现　腹部中央以脐为中心突出一疝囊，囊外正常皮肤覆盖，呈圆形或卵圆形软囊，哭闹或直立位时因腹压增高而突起较大，安静或卧位时还纳入腹腔，软囊消失，皮肤正常，以指端压迫疝囊容易使其还纳，并可听到气过水声。当小儿哭闹时，在疝囊表面可感到冲击感及张力感。安静下用指端探入脐孔内，能清晰触及光滑的疝环边缘。脐疝突起或还纳时小儿均无痛苦，不易发生嵌顿。出生后 1 年内腹肌逐渐发达，多数脐疝自愈。

（三）鉴别诊断

检查患儿脐部皮肤正常，没有任何不适即可与其他脐部病变鉴别。

（四）治疗要点

大多不需要治疗，可以自愈，如果 2 岁以上脐疝仍然不闭合者可手术修补。

（五）预后

良好。

三、新生儿脐肉芽肿

新生儿脐肉芽肿（umbilical granuloma）主要是

因为断脐后创面受异物刺激或感染引起的脐部肉芽组织增生。

（一）病因及病理

主要因为脐孔创面受异物刺激或感染，在局部形成小的肉芽组织增生，并非肠黏膜组织，直径约 0.2~0.5cm，表面湿润，少量黏液性或带脓性分泌物，日久不愈。如果护理不当，可能继发脐周围化脓性炎症。

（二）诊断要点

1. 临床表现 脐部可见肉芽组织增生，并非肠黏膜组织，范围较小，表面湿润，有少量黏液性或带脓性分泌物，日久不愈。

2. 实验室检查 血常规正常或白细胞升高，CRP 正常或升高。

（三）鉴别诊断

脐窦：系卵黄管远端残存，并向脐孔处开口，局部可见鲜红色凸起的黏膜面，创面不能愈合，经常有少量的分泌物，但不含肠内容物。探针可插入窦口内又不能深入腹腔可与鉴别。

（四）治疗要点

脐部消毒护理及时清理分泌物，保持脐部清洁干燥，一般很易治愈。顽固性肉芽组织增生，可用10% 硝酸银烧灼或消毒剪剪除。

（五）预防

严格脐部无菌护理，及时清理血痂，避免脐部使用爽身粉。

（六）预后

预后好。

（孙正香）

【专家点评】

1. 新生儿脐炎、脐肉芽肿是可以预防的，应严格无菌接生及生后脐部护理。
2. 新生儿脐疝较常见，愈后好。

第九章

营养性疾病

第一节 维生素 A 缺乏症

维生素 A 缺乏症是指机体由于缺乏维生素 A 所致的以眼和皮肤黏膜病变为主的全身性疾病。包括临床型维生素 A 缺乏、亚临床型维生素 A 缺乏及边缘型维生素 A 缺乏。临床型维生素 A 缺乏主要表现为皮肤黏膜改变(如皮肤角化过度、眼干燥症等);亚临床型维生素 A 缺乏无特异性表现,主要与反复呼吸道感染、腹泻和贫血等广泛影响相关,增加婴幼儿的发病率和死亡率。维生素 A 缺乏症是全球范围内最普遍存在的公共卫生营养问题,大约有 1.27 亿学龄前儿童为维生素 A 缺乏,其中 440 万患有一定程度的干眼症。发展中国家有 720 万孕妇为维生素 A 缺乏,1 350 万为边缘型维生素 A 缺乏。基于中国居民营养与健康状况监测(2010—2013)结果,我国 3~5 岁儿童维生素 A 缺乏率为 1.5%,其中城市为 0.8%,农村为 2.1%。

一、病因

(一)先天性储存不足

早产儿、双胎儿、低出生体重儿等,体内维生素 A 贮量不足,生长发育迅速阶段,易发生维生素 A 缺乏。

(二)摄入不足和需求增加

母乳初乳富含维生素 A,婴儿母乳不足或无母乳,又未及时足量添加配方奶,长期给予单纯淀粉类食物喂养,或断母乳后,牛奶摄入量不够,给予脱脂乳、炼乳,辅食品种缺乏动物性食物,以及富含 β-胡萝卜素的蔬菜和水果摄入少,另外患慢性感染疾病、肿瘤等,使维生素 A 的消耗增多。

(三)疾病影响

感染性疾病、慢性消化道疾病、肝胆系统疾病、急慢性肾炎、甲状腺功能减退等疾病可影响维生素

A 的吸收,同时患病期间会导致维生素 A 的大量丢失。

二、病理

1. 眼部对维生素 A 缺乏特别敏感,位于视网膜上视杆细胞的 11- 顺式视黄醛与视蛋白结合,形成感受暗光有关的视紫红质;当光线照射到视网膜时,发生一系列生化反应,导致神经冲动。在此过程中,除了消耗能量和酶外,还有部分视黄醛变成视黄醇被代谢。因此,维生素 A 缺乏,导致构成视觉细胞内的感光物质减少,影响维持正常视觉功能。

2. 维生素 A 缺乏的初期病理改变是上皮组织的干燥,继而使正常的柱状上皮细胞转变为角状的复层扁平上皮,形成过度角化变性和腺体分泌减少。这种变化累及全身上皮组织,导致结膜、角膜干燥,泪腺分泌减少,皮肤毛囊角化,皮脂腺、汗腺萎缩等。

3. 维生素 A 缺乏还会导致睾丸萎缩,影响正常精子的发生,也会影响胎盘发育。

4. 维生素 A 缺乏通过影响免疫细胞内视黄酸受体的表达相应下降而影响机体的免疫功能。

5. 维生素 A 缺乏可能影响铁的转运和贮存,影响红系造血,从而引起贫血。

三、诊断要点

(一)临床表现

维生素 A 缺乏的临床表现与其缺乏的程度和阶段相关。边缘型维生素 A 缺乏和亚临床型缺乏阶段主要表现为非特异的临床表现,如感染增加

等,在重度缺乏阶段才表现为维生素 A 缺乏的经典症状。

1. 亚临床型维生素 A 缺乏(包括可疑和亚临床维生素 A 缺乏) 是指维生素 A 摄入不足导致体内维生素 A 贮存下降或接近耗竭,血浆或组织中维生素 A 处于正常低值水平或略低于正常水平,无维生素 A 缺乏眼干燥症临床表现,而出现与维生素 A 有关的其他非特异的表现,如生长缓慢、反复感染、缺铁样贫血等。

2. 临床型维生素 A 缺乏

(1)眼部表现:夜盲和暗光中视物不清最早出现,持续数周后,开始出现眼干燥症的表现,外观眼结膜、角膜干燥,失去光泽,自觉痒感,泪减少,眼部检查可见结膜近角膜边缘处干燥起褶皱,角化上皮堆积形成泡沫状白斑,称毕脱斑。继而角膜发生干燥、混浊、软化,自觉畏光、眼痛,常用手揉搓眼部导致感染。严重时可发生角膜溃疡、坏死,引起穿孔,虹膜、晶状体脱出,导致失明。

(2)皮肤表现:开始仅感皮肤干燥、易脱屑,有痒感,渐至上皮角化增生,汗液减少,角化物充塞毛囊形成毛囊丘疹。检查触摸皮肤时有粗砂样感觉,以四肢伸面、肩部为多,可发展至颈背部甚至面部。毛囊角化引起毛发干燥,失去光泽,易脱落,指/趾甲变脆易折、多纹等。

(3)生长发育障碍:严重缺乏时表现为身高落后,牙齿釉质易剥脱,失去光泽,易发生龋齿。

(4)感染发病和死亡率增高:在维生素 A 缺乏的边缘型和亚临床阶段,免疫功能低下就已存在,主要表现为反复呼吸道和消化道感染,且易迁延不愈,增加疾病的发病率和死亡率,尤其是 6 个月至 2 岁儿童。

(5)贫血:边缘型和亚临床型维生素 A 缺乏时会出现贮存铁增加、外周血血清铁降低、类似于缺铁性贫血的小细胞低色素性贫血。

(二)实验室检查

1. 血浆视黄醇浓度 是目前最普遍采用的评估维生素 A 营养状况的血液生化指标。5 岁以下儿童,血浆视黄醇<0.7μmol/L 即可视为维生素 A 缺乏,0.7~1.05μmol/L 为高风险。

2. 相对计量反应实验 反映肝维生素 A 储备情况。

3. 尿液脱落细胞检查 加 1% 甲紫于新鲜中段尿中,摇匀计数尿中上皮细胞,如无泌尿系感染,超过 3 个/mm³ 为异常,有助于维生素 A 缺乏的诊

断,找到角化上皮细胞具有诊断意义。

4. 暗适应检查 眼科采用暗适应和视网膜电流变化检查,如发现暗光视觉异常有助于诊断。

由于可疑和亚临床维生素 A 缺乏无特异临床表现,可结合流行病学,凡是出现反复上呼吸道、消化道感染和缺铁性贫血常规治疗效果不明显的儿童,即使实验室不能检测血浆维生素 A,也应考虑是否存在可疑或亚临床维生素 A 缺乏。给予诊断性治疗可以取得较好效果,如能做血浆维生素 A 测定则能诊断。

四、治疗要点

1. 调整饮食,去除病因 提供富含维生素 A 的动物性食物或含胡萝卜素较多的深绿色、黄红色蔬菜及水果,有条件者可以采用维生素 A 强化的食品,如婴儿配方奶和辅食等。此外,应重视原发病的治疗。

2. 维生素 A 制剂治疗

(1)临床型维生素 A 缺乏:有临床维生素 A 缺乏的症状时,应尽早补充维生素 A 进行治疗,可使大多数病理改变逆转或恢复(表 9-1-1)。

表 9-1-1 维生素 A 缺乏的治疗与预防补充建议

类别	治疗性补充	预防性补充
6~60 个月		每 6 个月补充一次
<6 个月		5 万 IU
6~12 个月		10 万 IU
>12 个月~成人		20 万 IU
干眼症	确诊后单剂量,24 小时/2 周各 1 次	
麻疹	确诊后单剂量,24 小时 1 次	
蛋白质能量营养不良	确诊后单剂量,此后每日需要量	
HIV 母亲所生新生儿		48 小时内单剂量年龄段适宜的补充量

(2)亚临床型维生素 A 缺乏:口服维生素 A 1 500~2 000IU/d,直到血清维生素 A 水平正常;或大剂量口服维生素 A,每次 10 万 ~ 20 万 IU。1 年内口服 2 次,一般间隔 6 个月,在此期间不宜再摄入其他维生素 A 制剂。

3. 眼局部治疗　除全身治疗外,对比较严重的维生素 A 缺乏患者常需眼睛局部治疗。

(1)用维生素 AD 滴剂直接滴眼。

(2)为预防结膜和角膜继发感染,可采用抗生素眼药,如用左氧氟沙星或妥布霉素眼膏抗感染,每天 3~4 次,可减轻结膜和角膜干燥不适。

(3)还可采用上皮生长因子类眼液,每天 3 次,有助角膜修复。注意治疗时动作要轻柔,勿压迫眼球,以免角膜穿孔,虹膜、晶状体脱出。

五、预防

1. 健康教育　平时注意膳食的营养平衡,如果经常食用富含维生素 A 的动物性食物和深色水果和蔬菜,一般不会发生维生素 A 缺乏。小年龄儿童是预防维生素 A 缺乏的主要对象,孕妇和乳母应多食上述食物,以保证新生儿和乳儿有充足的维生素 A 摄入。母乳喂养优于人工喂养,人工喂养婴儿应尽量选择维生素 A 强化的配方奶。

2. 预防性干预　一般在流行区可采用大剂量口服维生素 A 预防(与同年龄治疗量相同),每 6 个月一次。

六、预后

维生素 A 缺乏症预后一般良好,经补充维生素 A 制剂后,多数病理改变经治疗后都可能逆转或恢复。

(邱婷,王曼知)

【专家点评】

维生素 A 缺乏症是一种完全可以避免发生的营养缺乏性疾病。随着经济发展水平与生活质量提高,典型的临床型维生素 A 缺乏已不常见,但隐匿的亚临床型或边缘型发生率并不低。对反复感染、贫血、慢性腹泻的儿童应警惕亚临床型维生素 A 缺乏。血清视黄醇反映肝维生素 A 储备,不宜用于评估个人维生素 A 贮存状况和干预后状况。

附:维生素 A 中毒

人体摄入过量维生素 A 可引起一系列全身中毒症状,称为维生素 A 中毒。

一、病因

多因一次性误食大量动物肝脏或一次性意外服用大剂量维生素 A 制剂(超过 30 万 IU)引起,也有部分因不遵医嘱长期摄入过量维生素 A 制剂引起。

二、病理

1. 骨转换增加,通过抑制成骨细胞,使骨重吸收增加,骨形成降低,形成广泛性特发性骨质改变而发生自发性骨折、骨痛等,骨骺过早闭合影响儿童生长发育。

2. 降低细胞膜和溶酶体膜稳定性,使细胞膜损伤,组织酶释放,使得多种脏器发生组织病变。

3. 致畸作用,妊娠早期过量诱发胎儿畸形。

三、诊断要点

(一)临床表现

维生素 A 中毒有急性、慢性两型。

1. 临床分类

(1)急性中毒:此型较少见,急性型一次或短时间内连续数次摄入超大剂量的维生素 A。

(2)亚急性或慢性中毒:摄入维生素 A 数月或数年后逐渐出现症状。

2. 中毒剂量

(1)急性中毒:儿童 1 次摄入剂量>90mgRE(30 万 IU)即可在 12~24 小时内出现中毒症状;早产儿摄入 1.71mg 或(5 700IU),1 周内可出现中毒。

(2)慢性中毒:有报道摄入维生素 A>2.5 万 IU/d,持续 6 年,或 10 万 IU/d,6 个月以上出现中毒症状。

（3）致畸：胎儿 8 周龄时，妊娠妇女摄入维生素 A>1 万 IU/d 有可能诱发胎儿畸形。

3. 临床表现

（1）急性中毒

1）婴幼儿：可出现前囟隆起，张力增高，伴恶心、呕吐、疲乏、嗜睡或烦躁等神经系统症状。婴幼儿脑脊液检查压力增高，细胞数正常，蛋白质量偏低，血糖正常。

2）年长儿：头痛、偶有视觉模糊、复视，严重时有假性脑瘤表现。12~20 小时后出现皮肤红肿，以手掌、脚底等厚处最明显，继而脱发。

（2）慢性中毒：临床表现多样，早期不易引起注意。主要影响皮肤、黏膜和神经肌肉系统。视觉模糊和头痛为首发症状，一般有食欲不振、脾气、性格改变，低热、消化功能紊乱，毛发、皮肤改变，转移性骨痛伴软组织肿胀等症状。偶有肝脾大和出血倾向。

（3）胎儿畸形：自发流产和出生缺陷达到 20% 左右。

（二）实验室检查

包括骨骼 X 线、血常规、肝肾功能、血微量元素和血清维生素 A 浓度检测等。

四、治疗要点

（一）停止服用维生素 A

一旦确诊应立即停服维生素 A 的制剂与富含维生素 A 的食物。急性中毒症状常在 1~2 周内消失，但肝脾及骨骼改变需半年左右恢复。一般无须治疗，预后良好。

（二）对症治疗

高颅压引起的反复呕吐及水电解质紊乱应给予对症治疗。

五、预防

各年龄段儿童、孕妇与乳母服维生素 A 制剂时，应计算每日饮食中维生素 A 总量不可超过"参考摄入量"。用大剂量的维生素 A 防治疾病时，要在医生指导、观察下进行，不可超过最高安全量，即每天可耐受最高摄入量，即儿童可耐受最高摄入量 2 000μgRE/d，孕妇及乳母为 2 400μgRE/d。摄入动物肝脏要适宜，不可每天吃，以免维生素 A 摄入过多。

（邱婷，王曼知）

【专家点评】

维生素 A 过量或慢性中毒症状无特异性，儿科及儿保科医生应详细询问患儿维生素 A 摄入史及每天膳食，以了解维生素 A 摄入过多的历史；体检要注意婴幼儿前囟与皮肤症状；骨 X 线检查对诊断有特殊价值，典型改变显示长骨皮质增生，骨膜增厚，尤其是骨干中部。正确指导家长给儿童补充适量维生素 A 很重要。

第二节　维生素 D 缺乏性佝偻病

维生素 D 缺乏性佝偻病是维生素 D 缺乏引起机体钙磷代谢异常，导致生长期骨组织矿化不全，产生以骨骼病变为特征的全身慢性营养性疾病，是维生素 D 缺乏的最严重阶段。维生素 D 不足和缺乏是全球公共卫生问题之一，涉及各个年龄，对 5 岁以下儿童的影响尤为突出，我国的情况也是如此。基于中国居民营养与健康状况监测（2010—2013 年）结果，我国 3~5 岁儿童维生素 D 缺乏率为 8.9%，其中城市为 12.5%，农村为 5.3%。

一、病因

(一) 合成不足

皮肤经阳光紫外线照射合成是人体所需维生素 D 的最主要来源,地区纬度、季节、衣着、暴露皮肤的面积及空气污染等影响紫外线照射强度均可以影响维生素 D 的合成。

(二) 贮存不足

母亲妊娠期,特别是妊娠后期维生素 D 营养不足,如母亲严重营养不良、肝肾疾病、慢性腹泻,以及早产、双胎均可使婴儿体内维生素 D 贮存不足。

(三) 摄入不足,需求增加

母乳和牛乳中维生素 D 含量较少,不及时补充维生素 D 或不及时添加如蛋黄、肝泥等富含维生素 D 的食物,或者以素食为主的儿童易发生维生素 D 的缺乏。生长发育速度过快的婴幼儿,维生素 D 需求量大,易发生维生素 D 缺乏。

(四) 疾病影响

患消化道疾病和肝胆系统疾病可影响维生素 D 的吸收,另外,肝肾功能损害可使维生素 D 羟化障碍,导致 1,25-$(OH)_2D$ 生成减少。

(五) 药物影响

抗惊厥类、抗结核药物均可干扰维生素 D 的合成与代谢,如苯妥英钠、苯巴比妥、异烟肼等可导致维生素 D 缺乏;另外,糖皮质激素可对抗维生素 D 对钙的调节作用。

二、病理

维生素 D 缺乏性佝偻病可以看成是机体为了维持血钙水平而对骨骼造成的损害。维生素 D 缺乏导致肠道吸收钙、磷减少和低钙血症,以致甲状旁腺功能代偿性亢进,PTH 分泌增加动员骨钙释放,使血清钙浓度维持或接近正常水平,以维持正常生理功能;同时,PTH 分泌增加抑制肾小管对磷的重吸收,继而导致机体严重钙、磷代谢失调,特别是严重低血磷。血磷降低的结果使细胞外液钙、磷浓度不足破坏了软骨细胞正常增殖、分化和凋亡的程序;钙化管排列紊乱,使长骨骺线失去正常形态,成为参差不齐的宽带,钙化带消失;骨基质不能正常矿化,成骨细胞代偿增生,碱性磷酸酶分泌增加,骨样组织堆积于干骺端,增厚,向外膨出形成"串

珠""手足镯"。骨膜下矿化不全,成骨异常,骨皮质被骨样组织替代,骨膜增厚,骨质疏松;颅骨骨化障碍而颅骨软化,颅骨骨样组织堆积出现"方颅"。临床即出现一系列佝偻病症状和血生化改变。

三、诊断要点

(一) 临床表现

维生素 D 不足、轻度维生素 D 缺乏及佝偻病早期,一般无特异性临床表现,也可出现低钙抽搐、骨骼损伤、昏睡、易激怒,少数患儿可表现为骨折风险增加、肌肉疼痛等。

维生素 D 缺乏导致免疫功能异常,急性感染易感性增加。

佝偻病是维生素 D 缺乏极端范例,发病高峰在 3~18 月龄,佝偻病临床表现包括一般非特异性症状、骨骼特征性改变和其他系统改变。依病变程度分为早期、活动期、恢复期和后遗症期。

1. 初期 多见于 6 个月以内,特别是 3 个月以内小婴儿。主要为神经兴奋性增高的表现,如烦躁、易激惹、多汗刺激头皮致婴儿常摇头、擦枕,出现枕秃。但这些非特异性症状,仅作为临床早期诊断参考依据。

2. 活动期 出现钙、磷代谢失常的典型骨骼改变。

(1) 颅骨:6 月龄以内婴儿的佝偻病以颅骨改变为主,前囟边较软,颅骨薄。触诊可有压乒乓球样的感觉。7~8 月龄患儿可出现"方颅",重者可呈鞍状、十字状颅形;头围也较正常增大。

(2) 胸廓:1 岁左右婴儿出现佝偻病串珠、"鸡胸"、肋膈沟。

(3) 四肢畸形:多见于 6 个月以上婴幼儿,手腕、足踝部可形成钝圆形环状隆起,称佝偻病"手镯""足镯"。由于骨软化与肌肉关节松弛,婴儿站立行走后双下肢负重,可出现股骨、胫骨、腓骨弯曲,形成膝内翻("O"型腿)或膝外翻("X"型腿),偶见"K"型样下肢畸形。

(4) 其他:婴儿会坐或站立后因韧带松弛可致脊柱畸形,包括脊柱后凸或侧弯;重者骨盆前后径变短形成扁平骨盆。严重低血磷是肌肉糖代谢障碍,使全身肌肉松弛,肌张力降低和肌力减弱,如竖颈无力、蛙腹。

3. 恢复期 临床症状和体征应逐渐减轻或消失。

4. 后遗症期 多见于 3 岁以上儿童。因婴幼儿期严重佝偻病,残留不同程度的骨骼畸形。血生化正常,X 线检查骨骼干骺端病变消失。

(二)辅助检查

1. 血清血 25-(OH)D 参照 2016 年全球营养性佝偻病管理共识及 2011 年美国医学研究所提出的儿童维生素 D 营养状况的判定标准,即血清血 25-(OH)D<30nmol/L 为维生素 D 缺乏,30~50nmol/L 为不足,>50nmol/L 则为适宜。

2. 血清钙、磷、碱性磷酸酶(AKP) 血钙下降,血磷降低,在维生素 D 缺乏早期,血磷下降较血钙下降更敏感,碱性磷酸酶增高(AKP)。

3. 骨碱性磷酸酶 骨碱性磷酸酶(NBAP)是成骨细胞的表型标志物之一,它可直接反映成骨细胞的活性或功能状况,是近年来主要用于小儿佝偻病早期诊断和亚临床鉴别的特异性参考指标。正常参考值正常水平 ≤200U/L,250~300U/L 为亚临床增高,≥300U/L 为显著增高,提示维生素 D 缺乏明显,其灵敏度和特异性较血清钙、磷和碱性磷酸酶高。

4. X 线检查 长骨骨骺端佝偻病的 X 线改变对于佝偻病的诊断始终具有决定意义。典型改变显示骨骺端钙化带消失,呈杯口状、毛刷状改变,骨骺软骨带增宽(>2mm),骨质疏松,骨皮质变薄,可有骨干弯曲畸形。

四、鉴别诊断

(一)与佝偻病的体征相鉴别

1. 黏多糖病 黏多糖代谢异常可出现多脏器受累,可出现多发性骨发育不全,此病除临床表现外,主要依据骨骼 X 线变化及尿中黏多糖测定作出诊断。

2. 软骨营养不良 为遗传性软骨发育障碍,出生时即可见四肢短、头大、前额突出、腰椎前凸、臀部后凸。根据特殊的体态(短肢型矮小)及骨骼 X 线检查作出诊断。

3. 脑积水 出生后数月起病者,头围与前囟进行性增大。因颅内压增高,可见前囟饱满紧张,骨缝分离,颅骨叩诊有破壶声,严重时两眼向下呈落日状。头部 B 超、CT 检查可作出诊断。

(二)不同病因佝偻病的鉴别

1. 低血磷抗维生素 D 佝偻病 多为性连锁遗传,亦可为常染色体显性或隐性遗传,少数为散发病例。佝偻病为肾小管重吸收磷及肠道吸收磷的原发性缺陷所致。发病晚,一般治疗剂量维生素 D 治疗佝偻病无效时应与本病鉴别。

2. 远端肾小管性酸中毒 为远曲小管泌氢不足,从尿中丢失大量钠、钾、钙,出现佝偻病症状;有代谢性酸中毒、多尿、碱性尿,血氯增高,血钾降低并常有低钾症状。

3. 维生素 D 依赖性佝偻病 为常染色体隐性遗传,可分为两型:Ⅰ型为肾脏 1-羟化酶缺陷,使 25-(OH)D 转变为 1.25-(OH)$_2$D 发生障碍,血中 25-(OH)D 浓度正常;Ⅱ型为靶器官 1.25-(OH)$_2$D 受体缺陷,血中 1.25-(OH)$_2$D 浓度增高。两型临床均有严重的佝偻病症状,Ⅰ型患儿可有高氨基酸尿症,Ⅱ型患儿的重要特征为脱发。

4. 肾性佝偻病 由于先天或后天原因所致的慢性肾功能障碍,导致钙磷代谢紊乱。

5. 肝性佝偻病 肝功能严重不良可使 25-(OH)D 生成障碍,出现低血钙、抽搐和佝偻病。

维生素 D 缺乏性佝偻病通过病史、体格检查和生化检查,可以临床诊断,但需与其他因素引起的佝偻病鉴别。

五、治疗要点

(一)补充维生素 D

在剂量上,可给予每日疗法或大剂量冲击疗法,可选用口服法或肌内注射法;治疗原则以口服为主,口服法比肌内注射法可更快提高 25-(OH)D 水平。维生素 D 2 000IU/d 为最小治疗剂量(表 9-2-1),强调同时补钙,疗程至少 3 个月。

表 9-2-1 维生素 D 治疗活动期佝偻病的剂量

年龄(月)	每日剂量	单次剂量	每日维持剂量
<3	2 000	不宜采用	400
3~	2 000	5 万 IU	400
12~	3 000~6 000	15 万 IU	600
144~	6 000	30 万 IU	600

注:治疗 3 个月后,评估治疗反应,确定是否需要进一步治疗;确保钙最低摄入量为 500mg/d。

(二)补充钙剂

早产儿、低出生体重儿、巨大儿、户外活动少及生长过快的儿童在使用维生素 D 制剂治疗的同时,联合补充钙剂更为合理。补钙方式可从膳食摄取或额外口服补钙制剂。治疗期间钙元素推荐量为 500mg/d。

（三）增加户外活动与阳光照射

强调平均户外活动时间应在每天 1~2 小时。

六、预防

营养性维生素 D 缺乏性佝偻病是自限性疾病，一旦婴幼儿有足够的时间户外活动，可以自愈。

维生素 D 缺乏及佝偻病的预防应从孕前、孕期开始，以 1 岁以内婴儿为重点对象，并应系统管理到 3 岁。做到"抓早、抓小、抓彻底"。

1. 户外活动 每天 1~2 小时。

2. 维生素 D 补充 婴儿（包括纯母乳喂养儿）出生数天后即可给予 400~800IU/d（10~20μg/d）的维生素 D 补充剂，并推荐长期补充，直至儿童期和青少年期。

3. 高危人群补充 早产儿、低出生体重儿、双胎儿生后 1 周即应补充维生素 D 800~1 000IU/d（20~25μg/d），3 个月后改为 400IU/d（10μg/d）。

美国医学会建议婴儿维生素 D 的可耐受最大摄入量为 1 000IU/d，而 1 岁以上儿童及成人为 2 000IU/d。

七、预后

治疗后轻的骨骼畸形随着体格生长多可自行矫正。严重骨骼畸形 4 岁后可考虑外科手术矫正。

（邱婷，王曼知）

【专家点评】

维生素 D 缺乏、不足或 / 或钙缺乏、不足可导致营养性佝偻病。提倡维生素 D 与钙同补，户外活动对预防佝偻病发生非常重要。

【附】维生素 D 中毒

大剂量摄入维生素 D 引起持续性高钙血症，继而发生各器官组织钙盐沉积，使脏器功能受损称为维生素 D 中毒。常因家长给予过大预防量或短期内给予大剂量维生素 D，导致维生素 D 摄入过多而发生中毒。

一、病因

家长未能充分了解维生素 D 制剂的正确用量及疗程，给儿童长期过量服用。未经诊断就给予大剂量突击治疗。部分患儿对维生素 D 敏感，每天服用维生素 D 400IU，经 1~3 个月也可能出现中毒症状。

二、病理

当机体大量摄入维生素 D，使体内维生素 D 反馈作用失调，血清 $1,25-(OH)_2D_3$ 的浓度增加，肠吸收钙与磷增加，血钙浓度过高，降钙素调节使血钙沉积于骨及其他器官组织，影响其功能。如沉积于肾脏可产生肾小管坏死和肾钙化，严重时可发生肾萎缩、慢性肾功能损害；沉积于小支气管与肺泡，损坏呼吸道上皮细胞引起溃疡或钙化灶；如在中枢神经系统、心血管系统等重要脏器组织出现较多钙化灶，可产生不可逆的严重损害。

三、诊断要点

（一）临床表现

早期症状为食欲减退，甚至厌食、恶心、倦怠、烦躁不安、低热、呕吐、顽固性便秘、体重下降。重症可出现惊厥、血压升高、心律不齐、烦渴、尿频、夜尿，甚至脱水、酸中毒；尿中出现蛋白质、红细胞、管型等改变，继而发生慢性肾衰竭。

（二）实验室检查

早期血钙升高>3mmol/L，尿钙强阳性，尿常规检查尿蛋白阳性，严重时可见红细胞、白细胞、管型。X 线检查可见长骨干骺端钙化带增宽（>1mm）、致密，骨干皮质增厚，骨质疏松或硬化；颅骨增厚,呈现环形密度增深带;重症时大脑、心、肾、大血管、皮肤有钙化灶。可出现氮质血症。肾脏 B 超检查示肾萎缩。

四、治疗要点

(一) 停服维生素 D

确诊维生素 D 中毒,应立即停服维生素 D 制剂和减少摄入富含维生素 D 的食物。

(二) 限制钙的摄入及促进钙的排出

如血钙过高应限制钙的摄入,包括减少富含钙的食物摄入;加速钙的排泄,口服氢氧化铝或依地酸二钠减少肠钙吸收,使钙从肠道排出;口服泼尼松抑制肠内钙结合蛋白的生存而降低肠钙吸收。

(三) 对症支持治疗

注意保持水及电解质的平衡。

五、预防

各年龄段儿童服维生素 D 制剂时,应计算每日维生素 D 总量不可超过"参考摄入量"。用大剂量的维生素 D 治疗维生素 D 缺乏性佝偻病时,要在医生指导、观察下进行,不可超过最高安全量。

(邱婷,王曼知)

【专家点评】

维生素 D 中毒早期无特异性临床表现,儿科及儿保科医生应详细询问患儿维生素 D 摄入史;血钙和尿钙检查对诊断具有重要意义。大量、多次应用是维生素 D 中毒的基础。正确指导家长给儿童补充适量维生素 D 很重要。

第三节 维生素 D 缺乏性手足搐搦症

维生素 D 缺乏性手足搐搦症是维生素 D 缺乏性佝偻病的伴发症状之一,常见于 6 个月以内的小婴儿。目前因预防维生素 D 缺乏工作的普遍开展,维生素 D 缺乏性手足搐搦症已较少发生。

一、病因

维生素 D 缺乏,同维生素 D 缺乏性佝偻病。

二、病理

维生素 D 缺乏性时,血钙下降,若甲状旁腺代偿功能不足,血中钙离子浓度继续降低,当总血钙低于 1.75~1.88mmol/L,或离子钙低于 1.0mmol/L 时可引起神经肌肉兴奋性增高,出现全身惊厥、手足肌肉或喉痉挛等。

维生素 D 缺乏时机体内出现甲状旁腺功能减退的原因尚不清楚,推测当婴儿体内钙营养情况较差时,维生素 D 缺乏的早期甲状旁腺急剧代偿分泌增加,以维持血钙正常;当维生素 D 继续缺乏,甲状旁腺功能反应过度而疲惫,以致出现血钙降低。因此维生素 D 缺乏性手足搐搦症的患儿,同时存在甲状旁腺功能亢进所产生的佝偻病的临床表现和甲状旁腺功能减退的低血钙所致的临床表现。

三、诊断要点

(一) 临床表现

主要为惊厥、喉痉挛和手足搐搦,并有不同程度的活动性佝偻病表现。

1. 隐匿型 血清钙多在 1.75~1.88mmol/L,没有典型发作的症状,可通过刺激神经肌肉引出体征。

（1）面神经征：以指尖或叩诊锤骤击患儿颧弓与口角间的面颊部（第7颅神经孔处），出现眼睑和口角抽动为阳性，新生儿期可呈假阳性。

（2）腓反射：以叩诊锤骤击膝下外侧腓骨小头处的腓神经，引起足向外侧收缩为阳性。

（3）陶瑟征：以血压计袖带包裹上臂，充气使血压维持在收缩压与舒张压之间，5分钟之内出现手痉挛为阳性。

2. 典型发作 血清钙低于1.75mmol/L时可出现惊厥、喉痉挛和手足搐搦。三种症状以无热惊厥最常见。

（1）惊厥：多见于婴儿期，突然发作的四肢抽动，两眼上翻，面肌颤动，神志不清，发作时间从数秒至数分钟不等，发作时间长者可伴口周发绀。发作停止后意识恢复，精神萎靡入睡，醒后正常。发作次数可数天一次，或一天数次。一般不发热，发作轻时仅有短暂的眼球上窜和面肌抽动，神志清楚。

（2）手足搐搦：多见于较大婴儿、幼儿，突发手足痉挛呈弓状，双手腕部屈曲状，手指强直，拇指内收，强直痉挛；足部踝关节伸直，足趾同时向下弯曲呈"芭蕾舞足"。

（3）喉痉挛：婴儿多见，喉部肌肉及声门突发痉挛，呼吸困难，有时可突发窒息，严重缺氧，甚至死亡。

（二）实验室检查

血生化检查总血钙低于1.75mmol/L或离子钙低于1.0mmol/L。

四、鉴别诊断

1. 低血糖症 常发生于清晨空腹时，可有进食不足或腹泻史，重症惊厥后转入昏迷，一般口服或静脉注射葡萄糖液后立即恢复，血糖常低于2.2mmol/L。

2. 低镁血症 常见于新生儿或年幼婴儿，常有触觉、听觉过敏，引起肌肉颤动，甚至惊厥、手足搐搦，血镁常低于0.58mmol/L。

3. 原发性甲状旁腺功能减退症 表现为间歇性惊厥和手足搐搦，间隔几天或数周发作一次，血磷升高>3.2mmol/L，血钙低于1.75mmol/L，碱性磷酸酶正常或稍低，颅骨X线检查可见基底节钙化灶。

4. 婴儿痉挛症 为癫痫的一种表现，1岁以内起病，突然发作，头及躯干、上肢均屈曲，手握拳，下肢弯曲至腹部，伴点头状搐搦和意识障碍，发作数秒至数十秒自停，伴智力异常，脑电图检查有特征性的高幅异常节律波出现。

5. 中枢神经系统感染 脑膜炎、脑炎、脑脓肿等多伴有发热和感染中毒症状，以及精神萎靡、食欲差等。体弱年幼患儿反应差时可不伴发热。有颅内压增高体征及脑脊液改变。

6. 急性喉炎 大多数伴有上呼吸道感染症状，可突然发作，声音嘶哑伴犬吠样咳嗽及吸气困难，无低钙症状，钙剂治疗无效。

五、治疗要点

（一）急救处理

1. 氧气吸入 惊厥期应立即吸氧，喉痉挛者须立即将舌头拉出口外，并进行口对口呼吸或加压给氧，必要时进行气管插管保持气道通畅。

2. 迅速控制惊厥或喉痉挛 可用10%水合氯醛，每次40~50mg/kg，保留灌肠；或地西泮，每次0.1~0.3mg/kg，肌内或缓慢静脉注射。

（二）钙剂治疗

尽快给予10%葡萄糖酸钙5~10ml加入10%~25%葡萄糖液10~20ml中，缓慢静脉注射（>10分钟）或滴注，迅速提高血钙浓度，惊厥停止后口服钙剂，不可皮下或肌内注射钙剂以免造成局部坏死。

（三）维生素D治疗

急诊情况控制后，按维生素D缺乏性佝偻病给予维生素D治疗。

六、预防

预防维生素D缺乏。

七、预后

一般预后良好，严重惊厥和喉痉挛者可能导致死亡。

（邱婷，王曼知）

【专家点评】

维生素 D 缺乏性手足搐搦症通过维生素 D 缺乏病史及血清钙检查诊断不难,但目前由于其临床发病率越来越低,易被临床医师忽视而误诊为其他原因引起的惊厥,导致治疗不及时。在临床中遇到惊厥、手足搐搦、喉痉挛者应积极完善血钙检查,积极正确救治,尤其是对喉痉挛的救治刻不容缓。

第四节　蛋白质 - 能量营养不良

儿童营养是儿童身心健康发展的基石。营养低下(undernutrition)和营养过度(overnutrition)均属于广义的营养不良(malnutrition)。本节重点阐述营养低下。蛋白质 - 能量营养不良(protein-energy malnutrition,PEM)简称营养不良,是由于多种原因引起的蛋白质和 / 或总能量长期摄入不足,不能维持正常新陈代谢而导致自身组织消耗的一种营养缺乏性疾病,多见于 3 岁以下婴幼儿。儿童时期的营养低下不仅可导致儿童生长障碍、抵抗力降低、智力发育迟缓、学习能力下降,甚至可能危及生命导致死亡(是全球 5 岁以下儿童死亡的重要原因)。营养不良还与成年期多种疾病相关并对成年后的健康产生持续不利影响。儿童营养不良临床类型包括:以能量供应不足为主的消瘦型;以蛋白质供应不足为主的水肿型;介于两者之间的消瘦 - 水肿型。

一、病因

1. 长期热量摄入不足所致原发性营养不良。
2. 原发性营养不良是儿童营养不良的最常见类型　伴随社会经济水平显著提高,因食物匮乏导致的营养不良在城乡均明显减少,但由于喂养不当,儿童偏食、挑食等不良饮食行为所致的营养缺乏较为常见。处于快速生长发育阶段的儿童对营养素尤其是蛋白质的需要量相对较多,喂养不当是导致营养不良的重要原因。由于母乳喂养的普及,生后 6 个月内营养不良的发生率较低;6 个月后,由于单纯母乳已不能充分满足儿童生长发育所需,若未能及时、科学地进行辅食添加,儿童发生营养不良的风险将显著增加。大龄儿童的营养不良可能是婴儿时期营养不良状态的延续,也可能和偏食、挑食、零食摄入过多或不吃早餐等不良饮食习惯有关。

3. 疾病等原因所致继发性营养不良　早产儿或宫内生长受限的低出生体重儿或小于胎龄儿较普通儿童更易发生营养不良。疾病所致儿童消耗增加、食欲下降、消化吸收障碍等情况可以与营养不良互为因果,恶性循环。先天性发育畸形如严重唇腭裂、先天性食管狭窄等患儿由于进食困难,可以较早出现营养不良的表现。

二、病理生理

在热量和蛋白质摄入不足的初期,机体进行生理调节,使各组织和器官的要求相应减少;当有限的糖原储存耗竭后,首先动用自身脂肪组织分解获得热量,以维持生命最需要的代谢过程,最后才动用组织蛋白质供给热量。当热量和蛋白质继续供给不足时,全身细胞 DNA、RNA 合成受阻,各组织器官生长发育迟缓、停止,甚至发生组织分解、严重萎缩和脂肪变性,引起各方面的功能低下和障碍,影响生命的继续运转。病理上可见各器官萎缩,体积变小,重量减轻,组织学改变逐步明显,最终危及生命。

(一)各系统器官组织和功能改变
1. 生长发育迟缓　体重是反映急性营养不良的灵敏指标。长期慢性营养不良时,儿童身高增长缓慢,可出现身材矮小。儿童体格发育受限的同时,还可以伴有肌力降低及活动减少。

2. 消化吸收功能下降 长期营养不良的儿童胃肠道出现系列变化，消化吸收功能受到明显影响：黏膜萎缩变薄，肠绒毛变短，细胞变扁平，细胞数下降，消化腺退化，消化酶活力减弱，肠道内细菌过度繁殖等。

3. 中枢神经系统受损 营养不良初期，中枢神经系统的影响尚不明显；持续的营养不良则可使脑体积缩小、重量减轻。生命早期（胎儿及婴幼儿）大脑发育迅速，这一时期的营养不良可引起不可逆的脑组织改变，导致永久性智力发育障碍。

4. 心血管系统功能低下 严重的营养不良可使心肌受损，收缩力减弱，排血量减少，心音低弱，心率缓慢，循环血量减少，影响全身血液供应。因此，严重营养不良儿童的补液速度不宜过快，以免发生心力衰竭。

5. 免疫抗病能力低下 严重蛋白质 - 热量营养不良时，全身淋巴组织、胸腺均萎缩，免疫功能大大下降，尤以细胞免疫受损害明显。淋巴细胞增殖和分化低下，淋巴因子活力不足，免疫球蛋白、补体及干扰素均减少，致使反复发生各类感染，加重营养不良。

（二）代谢障碍和水、电解质紊乱

1. 水、电解质紊乱 蛋白质摄入严重不足，体内水分过多，易发生水肿，细胞内外液常呈低张性，可出现细胞外液钠潴留和细胞内液钾、钙、磷等缺乏，临床补液时需特别注意这些改变。

2. 蛋白质代谢异常 因蛋白质长期摄入不足，体内呈负氮平衡，血浆总蛋白下降，以白蛋白低为主，而球蛋白变化较小，前白蛋白、运铁蛋白、视黄醇结合蛋白均显著下降，而且出现较早。氨基酸总量减少，以必需氨基酸（尤其是支链氨基酸）下降较明显，血、尿中尿素氮下降，而尿中嘌呤类氮排出增加。还可影响抗体合成和体内各种酶合成，使之减少；因携带维生素 A 与维生素 E 的结合蛋白质减少，故而使血浆中这两种维生素的含量下降。

3. 脂肪代谢改变 肠道黏膜上皮细胞萎缩，脂肪酶活力降低，对脂肪消化吸收功能差，故患儿对脂肪耐受性较低，易发生腹泻，影响脂溶性维生素 A、维生素 D、维生素 E 的吸收，血浆中性脂肪、脂肪酸、磷脂、胆固醇、三酰甘油和脂溶性维生素均减少。

4. 糖代谢异常 肠黏膜微绒毛萎缩，使上皮细胞刷状缘形态和功能异常，双糖酶（尤其乳糖酶）降低明显，引起乳糖不耐受性腹泻，严重营养不良时甚至对单糖也不能吸收，故患儿常可发生低血糖，糖耐量呈糖尿病样曲线。

三、诊断要点

（一）临床表现

营养不良的临床表现和实验室检查结果因类型及程度不同而不一。能量摄入严重不足，会导致婴儿极度消瘦（marasmus），称为消瘦型营养不良；蛋白质严重缺乏的水肿型营养不良又称恶性营养不良（kwashiorkor）；中间型为消瘦 - 水肿型。

1. 消瘦型营养不良以体重不增和应激为特征，其次是体重减轻和精神萎靡直至消瘦。皮下脂肪层厚度是判断营养不良程度的重要指标之一。营养不良患儿皮下脂肪逐渐减少以至消失（首先是腹部，其次为躯干、臀部、四肢，面颊脂肪垫的消失常出现在疾病的最后），皮肤干燥、苍白、弹性差，肌张力逐渐降低，肌肉松弛，甚至萎缩。营养不良初期身高增长无明显影响，伴随病情加重，生长速度减慢，身高亦低于正常。严重时可精神萎靡，反应差，便秘或伴有腹泻，便秘和腹泻交替出现，大便常含黏液。随着病情恶化，常有体温降低和脉搏减弱。重度营养不良患儿可出现重要脏器功能损害，凹陷性水肿（合并血浆白蛋白明显下降时），严重时皮肤感染形成慢性溃疡。如果心脏功能下降，可有心音低钝、血压偏低、脉搏变缓、呼吸浅表等。

2. 水肿型营养不良（恶性营养不良）早期临床表现可不明显，主要表现为嗜睡、冷漠和 / 或易怒。当病情进展到一定程度时，出现生长不良、精神差、肌肉组织减少、容易感染、呕吐、腹泻、厌食、皮下组织松弛及水肿。起病早期即可出现水肿，使得体重下降不明显。内脏器官水肿通常早于颜面和四肢水肿的发生。肝脏肿大可发生在疾病的任何时候。皮炎常出现在衣服遮掩的部位，皮肤晦暗、脱色脱屑。头发稀疏、纤细，黑发可变成条状的红色或灰色头发。严重时可出现昏睡、昏迷和死亡。

3. 营养不良常见并发症有营养性贫血，以小细胞低色素性贫血最为常见。还可有多种维生素缺乏，以维生素 A 缺乏常见。营养不良时维生素 D 缺乏症状不明显，恢复期生长发育加快时症状比较突出。约有 3/4 的患儿伴有锌缺乏。免疫功能低下，易患各种感染，加重营养不良，形成恶性循环。营养不良可并发自发性低血糖，患儿可突然表现为面色灰白、神志不清、脉搏减慢、呼吸暂停、体温不升但无抽搐,若不及时诊治,可危及生命。

(二) 实验室检查

实验室检查可帮助了解患儿体内的代谢状态,确诊并发症,指导治疗。例如:血常规可了解是否已有贫血及其严重程度;肝肾功能及电解质化验可了解肝肾功能情况及有无电解质失衡;维生素检测可了解是否伴发维生素缺乏等。胰岛素样生长因子不受肝功能影响,被认为是早期诊断的灵敏可靠指标。血清白蛋白浓度降低是最为特征性改变,营养不良时可减少,低于 25g/L 可诊断为蛋白质营养不良。但其半衰期较长,轻 - 中度营养不良变化不大,可参考视黄醇结合蛋白、转甲状腺素、前白蛋白、转铁蛋白等代谢周期较短的血浆蛋白质水平降低具有早期诊断价值。

(三) 诊断和鉴别诊断

1. 详细询问患儿的饮食史,了解其热量和蛋白质摄入量是否足够,进行营养计算,并与推荐摄入量(recommended nutrient intake,RNI) 相比较。同时也应询问存在的其他疾病,特别是急、慢性感染,如腹泻、肺炎等,以了解其诱发因素,深入了解发病史、临床表现,并进行全面体格检查。

2. 进行体格测量,评价营养情况,是确定是否存在营养不良及其程度轻重的重要手段。5 岁内儿童营养不良的分型和分度如下:

(1)体重低下(underweight):体重低于同年龄、同性别参照人群值的均值减 2S 以下为体重低下;低于同年龄、同性别参照人群值的均值减 2~3S 为中度;低于均值减 3S 为重度。

(2)生长迟缓(stunting):身高(长) 低于同年龄、同性别参照人群值的均值减 2S 为生长迟缓;低于同年龄、同性别参照人群值的均值减 2~3S 为中度;低于均值减 3S 为重度。

(3)消瘦(wasting):体重低于同性别、同身高(长)参照人群值的均值减 2S 为消瘦。如低于同性别、同身高(长)参照人群值的均值减 2~3S 为中

度;低于均值减 3S 为重度。

3. 实验室检查有助于了解营养紊乱和功能障碍情况。

四、治疗要点

本病以预防为主,若发现儿童有近期急性营养不良,应做到以下几方面。

1. 了解患儿近期饮食和健康状况,判断体重不增或下降的原因。

2. 原发病治疗。

3. 指导喂养,根据病情轻重、消化功能情况,制订个体干预方案,循序渐进地增加热量和蛋白质。轻 - 中度营养不良患儿治疗从热量 251~335kJ (60~80kcal)/(kg·d)、蛋白质 3g/(kg·d) 开始,逐渐增加到热量 628kJ(150kcal)/(kg·d)、蛋白质 3.5~4.5g/(kg·d)。重度营养不良患儿,一般建议热量从 167~251kJ(40~60kcal)/(kg·d)、蛋白质从 1.5~2g/(kg·d)、脂肪从 1g/(kg·d) 开始,并酌情缓慢递增。待患儿体重逐步追赶并接近正常后,再恢复到正常生理需要量。

4. 及时纠正水、电解质紊乱,注意治疗中补充及纠正低血钾和低血钙。

5. 补充维生素和微量元素。

6. 配合中医中药治疗,如捏脊、服用开胃健脾的中药等。

7. 必要时在补充足量热量和蛋白质的基础上使用苯丙酸诺龙等蛋白质合成促进剂,每次肌内注射 10~25mg,1 周 1~2 次,连续 2~3 周。

详细询问患儿的饮食史,了解其热量和蛋白质摄入量是否足够,并与推荐摄入量(recommended nutrient intake,RNI) 相比较;同时也应询问存在的其他疾病,深入了解发病史、临床表现,并进行全面体格检查,这对诊断营养不良是必不可少的。

(熊晏,罗雪梅)

【专家点评】

营养不良是儿童期可预防性疾病。定期生长监测有助于儿童营养不良的早期识别及干预。儿童营养不良病因需依据体格生长评价、膳食调查、体格检查与相应的实验室检查结果进行综合分析。

第五节　儿　童　肥　胖

儿童单纯性肥胖（obesity）是由于长期过多能量摄入而消耗不足从而导致儿童体内脂肪的过度堆积，并与高脂血症、高血压、糖尿病及心血管疾病风险增高相关的一种疾病。WHO 定义肥胖属于慢性病。我国儿童肥胖人数位列全球第二。2013 年我国男童超重／肥胖率为 23%，女童为 14%。无论是发达国家还是发展中国家，儿童超重／肥胖都呈现快速增加趋势。肥胖导致一系列的代谢异常，严重损害儿童青少年身心健康，增加成年后罹患糖尿病、心血管疾病和某些肿瘤等慢性病的风险。由于肥胖对儿童健康的危害极大，故受到社会及医务工作者的广泛关注。

一、病因

（一）遗传

父母肥胖是儿童发生肥胖的危险因素。研究已证实多基因遗传在肥胖发生发展过程中的作用，超重与肥胖存在明显的遗传易感性差异，大多数肥胖属于多基因遗传。遗传对体重指数（body mass index, BMI）的影响占 64%~84%，与脂肪分布也密切相关。

（二）宫内营养

胎儿期营养代谢与孕妇营养及健康状况密切相关，母亲妊娠期营养不良或营养过剩与儿童期及以后的肥胖发生风险相关。

（三）不良生活行为习惯

1. 暴饮暴食　高能量食物和含糖饮料增加儿童额外的能量摄入，营养价值低。

2. 运动量少　除基础代谢和产热消耗外，活动量决定能量消耗。发生肥胖的关键是能量失衡，如每日摄入量高于消耗量的 1%~2% 即可致肥胖。缺乏运动是儿童发生肥胖的危险因素之一。

3. 饮食、运动、睡眠、压力等生活方式　可对 DNA 的表达进行修饰（表观遗传学改变）从而对个体发挥持续影响并可进一步影响子代。这充分说明早期干预对于肥胖发生的重要性。

二、病理生理

能量的摄入多于其消耗将导致脂肪的蓄积。长期能量摄入大于消耗会导致体重的逐步增加。下丘脑中的弓状核通过增加或减少促进食欲物质和抑制食欲物质的表达对来自胃肠道、脂肪组织、胰腺和神经系统其他部分的能量储存信号进行反馈。下丘脑发生病变如炎症、创伤、肿瘤时可使平衡失调，导致肥胖。肥胖可被认为是一种轻度炎症状态。脂肪细胞产生炎性细胞因子和急性时相蛋白。炎性因子可在小至 3 岁的肥胖儿童中被检出。

三、诊断要点

（一）临床表现

婴儿期、5~6 岁及青春前期的肥胖发生率较高。肥胖对于各器官、系统均可产生不利影响，危害儿童健康。

1. 肥胖体态　单纯性肥胖儿童皮下脂肪厚实，分布尚匀称，过胖者腹壁、大腿、臀部等处皮肤可出现紫色条纹，还可伴发关节症状，行动缓慢、腿痛，骨折风险增加。值得注意的是，相对于身高，体重的增加或超过一定的标准（参考值）称为"超重"。骨骼量、肌肉量或脂肪量的增加均可导致"超重"的发生。因此，体脂肪的测量在肥胖的评估中非常必要。

2. 心智发育　单纯性肥胖儿童智力发育多属正常，但常性格孤僻，有自卑感，抑郁。

3. 超重和肥胖儿童更容易发生性早熟　男童容易出现隐匿性阴茎。女童可发生多囊卵巢综合征，出现闭经、多毛、痤疮等表现。

4. 机械性的通气限制及阻塞性睡眠呼吸暂停（OSA）　可出现夜间憋醒、白天嗜睡、注意力不集中、记忆力减退及学习成绩下降等表现，严重肥胖者可单独或在阻塞性睡眠呼吸暂停后出现肺泡低换气综合征，引起慢性肺源性心脏病而发展为心力衰竭，患儿常有面色发绀、气促。

5. 儿童时期的肥胖持续至成年的可能性随年龄的增加而增加 7 岁肥胖的 40%、青春期肥胖的 70%~80% 将持续至成人。

(二) 评估方法

1. 直接测量 运用双能 X 线(DEXA)、气体置换法、CT、MRI、水下称重法、生物电阻抗法等方法直接测量体脂肪含量(body fat percentage, BF%),即人体脂肪组织占体重的百分比,是判断肥胖的直接测量指标。

2. 间接测量 该类技术测量的是体格或体重,而非脂肪量。此方法可用于筛查出群体中的高危个体,但要注意儿童体重的变化并不能完全反映其体重的变化。

(1) 体重 / 身长(高): 通常用于评估 10 岁以下儿童的体格状态,表示方式为体重 / 身长(W/L)或体重 / 身高(W/H)。评估标准: ①超过理想体重的比率[(个体体重 − 理想体重)/ 理想体重]× 100%,以>20% 为肥胖切点,以 10%~20% 为超重切点。②标准正态离差(Z 值)=(个体体重 − 参照人群的体重平均值)/ 参照人群体重的标准差。当 Z 值 =0 时,表示个体体重水平相当于参照人群的 P_{50}; Z 值 =2 时,处于参照人群的 P_{98}。

(2) 体重指数(BMI): 推荐 BMI ≥ 同年龄、同性别第 95 百分位数(P_{95})为肥胖, ≥ 第 85 百分位数(P_{85})为超重。

(3) 腰围、腰臀围比与腰围身高比: 腰围(waist circumference, WC)、腰臀围比(waisthip ratio, WHR)、腰围身高比(waistheight ratio, WHtR),是间接测量腹部脂肪、评价腹型肥胖的指标。腹型肥胖与心血管代谢性危险因素和 2 型糖尿病的发生风险具有强关联性,是独立的预测因子。

(三) 临床诊断与评估

1. 国际标准

(1) 世界卫生组织(WHO)标准: 参照 2006 年 WHO 发布的 "0~5 岁生长标准为基础",将 BMI 超过参照人群均值的 2 个标准差定义为 "超重",超过 3 个标准差定义为 "肥胖"。参照 2007 年 WHO 发布的 "5~19 岁学龄儿童青少年生长参考标准" 为基础,将 BMI 超过 1 个标准差定义为 "超重",超过 2 个标准差定义为 "肥胖"。

(2) 国际肥胖工作组标准: 以 BMI 作为评价指标,建立了 2~18 岁儿童分年龄别和性别的超重、肥胖诊断切点。

(3) 美国标准美国国家卫生统计中心(NCHS)和疾病控制中心(CDC)标准: 定义 BMI ≥ 第 95 百分位数值作为 "肥胖" 界点,BMI 在第 85 百分位数和第 95 百分位数之间作为 "超重" 的诊断界点。

2. 中国标准

(1) 中国学龄儿童超重、肥胖筛查体重指数值分类标准(WG0C): 中国肥胖问题工作组(COTF)以 2000 年全国学生体质调研数据为依据,建立统一有代表性的 BMI 诊断切点值,提出了中国学龄儿童(7~18 岁)超重、肥胖 BMI 筛查标准,并在《中国学龄儿童超重和肥胖预防与控制指南》中被推荐使用。

(2) 中国 2~18 岁儿童肥胖、超重筛查 BMI 界值点: 2009 年,参照 WGOC 标准,按照与成人界值点接轨的策略,"2005 年中国九市 7 岁以下儿童体格发育调查研究" 工作组和 "2005 年全国学生体质调研" 工作组合作,获得 "中国 2~18 岁儿童肥胖、超重筛查界值点"。

体成分分析、腰围身高比均可帮助判别是否全身或腰腹部脂肪过度积累,是否存在腹型肥胖。

四、鉴别诊断

单纯性肥胖应注意与中枢神经系统、内分泌疾病及遗传性疾病等引起的继发性肥胖相鉴别。

五、治疗要点

1. 儿童肥胖的治疗需要多学科团队协作,实现医、教、家、社的有机结合。应根据儿童年龄、肥胖程度及基础健康状况等因素制订适合儿童的个性化防治措施,在保障儿童正常发育的前提下,促进儿童的体重回复正常,并预防成人肥胖的发生。

2. 针对儿童个体情况,制订膳食处方,确定摄入总热量,制订低脂、低糖、高蛋白、高纤维素食谱,促使儿童脂肪储备消耗。为满足儿童生长发育的需要,蛋白质供应不宜低于每天 1g/kg,可占食物总量的 30%,且优质蛋白质(动物性蛋白质)占 1/2 以上。保证必需脂肪酸和脂溶性维生素的摄入。应用食物交换份概念,选择同样重量但体积大、热量少、膳食纤维含量多的食物,如芹菜、西红柿、黄瓜、红薯和白菜等,以增加饱腹感。避免宵夜,尽量减少零食,减慢进食速度,养成细嚼慢咽的良好进食习惯。要循序渐进,开始只需限制体重增长过快,继而使其下降,至超过正常均值 10% 时,即无须严格限制饮食。避免暴饮暴食,以少量多次为宜。热量的分配应加强早、中餐量,减少晚餐量,睡前2小时不再进食。减慢进食速度,每次进餐时间控制在20~30分钟。小于2岁的儿童不主张减肥,但要适当调整膳食结构,可以用水果和蔬菜代替部分奶量。保证学龄期孩子的睡眠时间。每天夜间睡眠时间,小学生9~10小时,中学生至少8~9小时。

3. 安全、有趣、便于实施及坚持的运动处方也是儿童肥胖治疗的重要组成部分,旨在有效减少脂肪,增加肌肉力量的同时改善心、肺功能,提高机体代谢率。肥胖较重者可根据个体最大氧消耗制订运动训练方案。以个体最大有氧能力的50%为平均训练强度,每天训练1~2小时,每周训练5天,1个疗程12周,把减脂任务均匀分配到3个月内。青少年肥胖症的最合适锻炼计划应包括有氧运动和抗阻运动。有氧运动是指人体在氧气充分供应的情况下进行的体育锻炼,包括走路、跑步、跳绳、游泳、球类、骑自行车和跳舞等。抗阻运动是指肌肉在克服外来阻力时进行的主动运动,包括仰卧起坐、俯卧撑、哑铃、弹力棒、拉力带、器械等。建议以中等强度、持续时间较长的有氧代谢运动为主,有氧运动与抗阻运动交替进行,技巧运动和大肌肉运动相结合,逐渐增加体力活动时间、活动量和运动强度。

4. 行为矫正是肥胖儿童治疗成败的关键因素。通过与患儿及家长的沟通,深入了解肥胖儿童的生活习惯、学习环境、个人特点,发现主要危险因素并确定行为矫正的目标,制订行为矫正的速度、奖励/惩罚、正/负诱导等具体内容,创造有助于肥胖儿童坚持体重控制训练的环境。

5. 当生活方式持续干预3个月仍无法改变肥胖相关并发症,如胰岛素抵抗或代谢综合征时,应在专科医师的指导下进行药物治疗。

六、预防

肥胖一级预防的重点在儿童时期,可以通过多种形式的健康教育,帮助家庭养成良好的生活方式,减少或消除肥胖发生的危险因素。

1. 定期筛查 所有儿童需定期体检,筛查超重/肥胖,动态监测BMI、血压、血脂、危险因素评估及实验室检查等,接受早期干预。实验室检查结果异常者需转专科治疗。

2. 健康教育 以改进家庭饮食和行为习惯为目标,不良生活方式的逐渐改变和长期保持是干预有效的标志。教育家庭选择低脂低热量的食物,多吃新鲜蔬菜和水果,儿童保健医生定期进行膳食分析。鼓励家长和儿童一起锻炼,保证儿童每天有至少30分钟至1小时的运动时间。避免2岁以下儿童看电视,减少静态活动时间。保证所有儿童有体育运动的时间和足够运动量。

【关键点】

儿童处于快速生长发育过程中,儿童超重/肥胖的防治应根据不同时期和情况制订适合儿童本身的防治措施,在不影响儿童正常发育的情况下,使超重/肥胖儿童的体重接近理想状态,并保持不继续发展为成人肥胖。治疗原则如下:

1. 保证正常生长发育,特别要保证儿童身高、体重都保持线性发展,不能因控制体重,而妨碍身体正常发育。

2. 体重增长速率保持在正常范围内,尤其是脂肪组织的增长,要与身体其他组织的增长保持适宜的比例。

3. 促进有氧代谢能力和体质健康。

体重长期得到控制并保证不反弹,形成良好的生活行为习惯,树立正确的健康观念。

(熊晏,罗雪梅)

【专家点评】

　　常规筛查儿童超重/肥胖是儿童保健的基本工作内容之一;因短期内体重减少10%可危害健康,故儿童不宜短期(<3个月)减重;不采用任何形式的饥饿疗法以免影响正常的生长发育;不宜采用减肥食品、药物,或手术和理疗的方法减重。

第六节　锌缺乏症

　　锌缺乏症(zinc deficiency)是指体内因长期缺乏微量元素锌所引起的以食欲减退、生长发育迟缓、异食癖及皮炎为主的一系列临床表现。锌是维持人体正常功能的一个关键且必需的微量元素,是200多种人体代谢酶及辅酶的组成物质,广泛地参与各种代谢活动,在核酸与蛋白质代谢中发挥着重要作用,影响生长发育和生殖器官、皮肤、胃肠道功能及免疫功能。补充锌有助于儿童生长发育,减少腹泻和肺炎等感染性疾病患病率,降低儿童死亡率。2003年,世界卫生组织将预防和治疗儿童锌缺乏作为减少5岁以内儿童患病率和死亡率的重要措施之一。

一、病因

　　锌的摄入不足、吸收不良、丢失过多或需求增加等影响锌稳态的因素均可能导致锌缺乏。某些情况下(如腹泻、感染),不仅会同时影响锌代谢的不同阶段导致锌缺乏,而且锌缺乏也会影响人体正常免疫功能导致疾病迁延不愈,互为因果,形成恶性循环。

(一) 锌摄入不足

1. 母乳锌摄入不足　短暂性新生儿锌缺乏症(transientneonatal zinc deficiency,TNZD)是一种常染色体显性遗传病,母亲 *SLC30A2* 基因突变,ZnT2锌转运体合成不足,母体无法将锌元素足量转运至母乳内,导致新生儿锌缺乏。

2. 膳食锌摄入不足　出生6个月后的婴幼儿,单纯母乳喂养已不能满足其对锌元素的营养性需求,若辅食锌含量较低,婴幼儿锌缺乏症的发生风险将变大,尤其当小儿伴有腹泻时,锌元素流失加剧,锌缺乏症加重。低收入地区,婴幼儿所添加的辅食中高锌食物少,肌醇六磷酸含量高,发生轻中度锌缺乏症的风险较高。在植物性食物中,水果、蔬菜、根茎类食物的锌含量较低,谷物、坚果和豆类由于植酸干扰肠道锌的吸收,使锌的生物利用率降低,以植物性食物为主的膳食易导致锌缺乏。

3. 早产儿/小于胎龄儿对锌需求量增加　早产儿/小于胎龄儿由于出生时体内锌储存不足、潜在的摄入不足,以及内源性丢失增加等因素,容易出现锌缺乏。若未及时给予补锌治疗,多伴发较严重的生长障碍,给予早产儿/小于胎龄儿充分能量及宏量营养素时,婴儿仍然出现生长迟缓时,应考虑到锌缺乏症的可能。

(二) 锌吸收不良

1. 消化道功能障碍　膳食锌经胃肠道消化吸收进入人体。胰腺功能不全和炎症性肠病等引起肠腔成分水解不良的疾病会影响肠道锌吸收,引起锌缺乏。

2. 植酸　植酸能与肠腔内的锌结合,形成不溶性复合物,导致锌不能被消化或吸收。

3. 药物因素　钙剂、铁剂等可通过竞争性抑制或干扰锌吸收的多个环节,降低锌吸收率。喹诺酮类、多西环素与多价阳离子锌等形成不溶性离子药物螯合物,阻碍吸收。抗酸药和抑制胃酸分泌药,如 H_2 受体阻断剂西咪替丁、法莫替丁、雷尼替丁等,造成胃内高 pH 值环境,减少锌的吸收。

(三) 锌排泄过多

　　肾脏病变、腹泻等均可以导致锌从尿中排泄异常增加。另外,袢利尿药和噻嗪类利尿药可增加尿中锌的流失,造成缺锌。

（四）锌稳态调节障碍

肝脏作为锌稳态调节系统中的交换库,肝脏病变将影响锌稳态,使锌缺乏症发生风险提高。缺锌发生在许多类型的肝病中特别是在较晚期/失代偿性疾病中,以及并发症、腹水、肝性脑病和肝细胞癌。补锌可能是应对这些并发症的有效辅助疗法。一项对肝性脑病补锌治疗的荟萃分析,合并4个研究共233名患者,显示补锌治疗可改善临床结果,但对肝性脑病的复发率无影响。目前尚无充足证据支持补锌对儿童肝病的治疗作用,但肝病使锌缺乏风险上升,应对肝病诱发的锌缺乏症予以重视。

（五）其他

1. 腹泻病　腹泻病可以出现继发性锌缺乏症,与锌缺乏症互为因果,相互加剧,形成恶性循环。锌元素对腹泻病的治疗作用已被广泛接受。WHO/UNICEF在急性腹泻病指南中推荐儿童腹泻常规补锌,认为补锌治疗可减少腹泻病病程,改善腹泻病严重程度。2016年,我国急性感染性腹泻病指南中也建议补锌,认为补锌可改善腹泻病预后,减少复发率。对有腹泻病风险的患儿,应尽早预防性补锌,补锌剂量可根据儿童膳食营养素参考摄入量（dietary referenceintake,DRI）和个体锌营养状况确定。

2. 反复呼吸道感染　上呼吸道感染和肺炎引起的消化道症状可以减少锌的摄入和吸收,锌的缺乏也可导致反复呼吸道感染。锌元素增强机体的抗病毒作用可能是通过阻断病毒与呼吸道上皮组织细胞间的ICAM-1分子实现的。

二、病理生理

（一）锌的生理功能

锌在人体内含量很少,但发挥着十分重要的作用。锌是各种锌依赖酶的必要组成物质,锌缺乏则引起相关酶功能异常,造成生长发育迟滞。锌广泛地参与核酸和蛋白质的代谢,稳定RNA、DNA和核糖核蛋白体的结构,核酸合成和降解的控制均与锌依赖有关。在细胞膜中,锌主要结合在细胞膜含硫、氮的配基上,形成牢固的复合物,从而维持细胞膜稳定,减少过氧化脂质及其他游离基对细胞膜结构的损害,减少毒素吸收和组织损伤。锌可以在分泌、活性,以及与组织的结合等各个阶段影响胰岛素、生长激素和性激素。反过来,激素也可以调控机体锌元素的代谢过程。缺锌可直接降低生长调节素刺激软骨生长的生物学效应。在微量元素中,锌对免疫功能影响最明显,锌可促进淋巴细胞有丝分裂及细胞转化,维持T细胞免疫功能。锌缺乏可导致机体免疫低下。补充锌后,免疫功能随之提高。锌作为味觉素的结构成分,起着支持、营养和分化味蕾的作用。另外,锌对口腔黏膜上皮细胞的结构、功能、代谢也是一个重要的营养因素。缺锌时味觉素合成减少,味蕾更新障碍,味觉下降,食欲减低。锌参与维生素A还原酶活化和视黄醇结合蛋白合成,缺锌可引起维生素A代谢不良,导致暗适应异常。

（二）锌缺乏病理特点

锌缺乏影响部分含锌酶及锌指蛋白的结构稳定,导致功能异常。锌缺乏使细胞膜稳定性下降,影响细胞膜的屏障功能、转运功能及受体结合。锌缺乏可造成生长障碍、免疫功能低下、性发育延迟等一系列异常。吸收障碍肠病性肢端皮炎（AE）是因染色体8q24.3上的*SLC39A4*基因突变致使肠道锌吸收障碍。基因参与编码溶质载体蛋白-人锌/铁调节转运蛋白（hZIP4）。hZIP4有调控从细胞外或细胞器间隙转运锌离子至胞浆的功能,即控制细胞膜锌的摄入。hZIP4在十二指肠和空肠高度表达基因突变使肠道hZIP4表达减少,肠道吸收锌能力下降,同时缺乏转运锌的结合配体加重锌吸收不良。此配体由胰腺分泌,人乳中也有该配体。另外一种遗传性锌缺乏为获得性锌缺乏,或暂时性新生儿锌缺乏,与母亲锌转运体*ZnT2*基因（SiCm42）G87R位点的杂合突变有关。*SLC3042*基因编码锌转运蛋白ZnT2。当*SLC3042*基因发生突变时使锌分泌下降,母亲血清锌转运至乳腺减少,乳汁分泌锌量约为正常人乳锌水平的25%,使纯人乳喂养婴儿锌不足明显。

三、诊断要点

（一）临床表现

不同程度锌缺乏症的好发人群、症状和体征不同。轻度锌缺乏症多发于短期锌摄入不足的人群,症状和体征多不典型,识别存在一定困难。中度锌缺乏症多见于长期锌摄入不足或伴发腹泻病的人群,临床表现可见腹泻、生长迟缓、厌食症、性成熟延迟、行为改变等表现。重度锌缺乏症少见,一般发生于患肠病性肢端皮炎或长期使用青霉胺治疗肝豆状核变性（WD）的患儿,以口部、肢端周围皮炎、腹泻、脱发三联征为特征性表现。不同年龄儿童及青少年的锌缺乏症临床表现也存在差异。新生儿、婴儿、幼儿及学龄前儿童,锌缺乏症多发认知能力受损、行为及情绪改变等症状,严重锌缺乏时可见肢体或口周的皮损。脱发、生长迟缓、睑结膜炎和反复感染多见于学龄期儿童的锌缺乏症,青春期青少年锌缺乏症可出现性成熟延迟。

(二)实验室检查

血浆(清)锌是临床常用的判断人体锌营养状况的生物指标。血浆(清)锌受近期饮食含锌量的影响,因此反映的是近期锌营养状态,测定结果较少受外界干扰,有助于临床诊断。目前,建议 10 岁以内儿童血浆(清)锌最低限为 65μg/dl。所取标本应避免溶血,取血后应立即分离血浆并测定。标本勿污染,橡皮塞与橡皮膏含锌应避免使用。肝、肾疾病及急、慢性感染与应激状态皆可使血浆(清)锌下降。采用餐后血清锌浓度试验(PICR)判断锌缺乏,如餐后血清锌浓度下降超过 15%,即 PICR>15%,有诊断锌缺乏价值。锌参与碱性磷酸酶活性中心的形成,故血清碱性磷酸酶活性有助于反映婴幼儿锌营养状态,缺锌时下降,补锌后又上升。

尿锌能反映锌的代谢水平,但收集 24 小时尿标本较困难,现已很少应用。发锌受头发生长速度、环境污染、洗涤方法及采集部位等多种条件影响,难以反映近期锌营养变化,并非诊断锌缺乏的可靠指标,所以已很少用于临床诊断,仅用于大规模的普查。

(三)诊断

疑诊锌缺乏需考虑高危因素,如能量摄入不足、素食、消化系统疾病、影响生长的疾病等。因血清锌指标缺乏敏感性,轻度锌缺乏时血清锌仍可保持正常,故需结合以上提及的高危因素、膳食调查、临床表现、血清锌浓度测定,以及补锌后的反应进行综合判断。

四、鉴别诊断

锌缺乏不是单一存在。在发生与锌缺乏相关的临床表现时,应注意与这些临床表现相关的疾病,如皮肤病、其他营养不良导致的生长迟缓、免疫功能下降的相关疾病等。锌缺乏常同时存在于腹泻、反复感染、生长迟缓等疾病之中。

1. 生物素缺乏症 严重剥脱性皮炎和肌张力

低下为特征。

2. 特应性皮炎 多有家族史,为慢性、复发性炎症性皮肤病,主要表现为剧烈的瘙痒、明显的湿疹样变和皮肤干燥。

3. 食物过敏 有报道肠病性肢端皮炎可出现食物过敏表现,血清总 IgE 和 sIgE 可鉴别。

4. 蛋白质 - 能量营养不良 病史、体格检查、发病年龄可鉴别。

五、治疗要点

锌缺乏时,应积极治疗原发病,每天口服锌剂(按元素锌计)0.5~1.0mg/kg,疗程 2~3 个月。如患儿伴有呕吐、腹泻,手术后禁食或有消化道疾病,不能口服治疗时可经静脉补充锌。

六、预防

人体中的锌元素主要通过膳食获得。预防锌缺乏,首先需要坚持均衡膳食,动物性食物和植物性食物合理搭配,避免偏食,进食一些锌含量较丰富的红肉(牛肉、瘦猪肉、肝脏等)、部分海产品(如牡蛎,但不宜大量食用)、鱼类、禽类等。对易患缺锌的高危人群适当补充锌的每日供给量,如早产儿 / 低出生体重儿、慢性腹泻和吸收不良综合征的患者、长期采用肠外营养的患者等。因母乳锌含量不断降低,出生 6 个月以上的婴幼儿,单纯母乳喂养已无法满足其营养性要求。根据儿童锌元素营养性需求,可量化地估计其 DRI。2017 年发布的《中国居民膳食营养素参考摄入量》对锌元素的 DRI 给予推荐,包括平均需要量(estimated average requirement,EAR)、推荐摄入量(recommended nutrient intake,RNI)、适宜摄入量(adequate intake,AI)和可耐受最高摄入量(tolerable upper intake level,UL),见表 9-6-1。由于居住环境、饮食习惯和经济发展水平的差异,锌元素在不同地区不同人群含量不同,补锌时还需参考本地区正常儿童锌元素含量参考值。

1. 健康教育 经常在儿童家长中广泛进行正确的锌营养知识的宣传与教育,避免广告与错误信息的影响。

2. 加强母亲孕期保健加强营养,平衡膳食,摄入富锌食物。

3. 科学喂养 鼓励人乳喂养婴儿,合理引入其他食物；培养良好的饮食习惯，为年长儿提供平衡膳食，充足的乳类食物（>500ml/d），每周为儿童提供 1~2 次动物肝脏、菌类食物等方式可满足儿童生长所需，不必另外补锌制剂。

表 9-6-1　中国儿童膳食锌元素参考摄入量（DRI,mg/d）

年龄分组	EAR		RNI		AI	UL
	男性	女性	男性	女性		
0~6 月	—	—	—	—	2.0	—
7~12 月	2.8	2.8	3.5	3.5	—	—
1~3 岁	3.2	3.2	4.0	4.0	—	8.0
4~6 岁	4.6	4.6	5.5	5.5	—	12.0
7~10 岁	5.9	5.9	7.0	7.0	—	19.0
11~13 岁	8.2	7.6	10.0	9.0	—	28.0
14~17 岁	9.7	6.9	12.0	8.5	—	35.0

【关键点】

从婴幼儿期即应进食含锌量丰富的食品，从自然饮食中摄取帮助生长发育的锌元素。在发生腹泻、上呼吸道感染等疾病时，锌的丢失和消耗增加，可考虑适当补充锌制剂。临床研究证实，在腹泻期间补充锌制剂，有助于腹泻的康复和疾病后的追赶生长。

（宋元平，罗雪梅）

【专家点评】

人群锌缺乏多为轻至中度锌营养不足/缺乏，营养教育是主要干预措施。遗传性锌缺乏中肠病性肢端皮炎发病率低，病情严重；暂时性新生儿锌缺乏易与其他疾病混淆，临床遇见出生时正常，纯人乳喂养婴儿出现不能用其他原因解释的皮肤病变与生长迟缓症状时宜鉴别暂时性新生儿锌缺乏，避免误诊或漏诊。以药物或强化食品预防性补充锌时，必须考虑铁、锌、铜等各种矿物元素之间的相互平衡。有证据表明常规剂量补充锌，即可造成铜缺乏，并继发贫血。铁和锌之间的相互干扰更为明显。补锌要在医师的指导下依据临床和实验室的证据进行。

第七节　碘缺乏症

碘缺乏症（iodin deficiency disorders,IDD）是由于自然环境碘缺乏造成机体碘营养不良所表现的一组有关联疾病的总称。碘是人体不可缺少的一种营养素，当摄入不足时，机体会出现一系列障碍。碘是合成甲状腺素所必需的基本原料，健康成人体内的碘总量为 30mg(20~50mg)，其中 70%~80% 存在于甲状腺。碘的营养平衡可预防甲状腺肿和甲状腺功能减退。碘缺乏病主要发生于特定的碘缺乏地理环境，具有明显的地方性，故传统的病名为"地方性甲状腺肿"和"地方性甲状腺功能减退（地方性甲减）"，在我国被列为地方病之一。IDD 是涉及机体神经系统、内分泌系统、生殖系统及骨骼和肌肉系统的一种全身性疾病，也是目前世界上已知导致智力障碍的首要原因之一。

全球流行状况在五大洲的 154 个国家中，至少有 130 个国家的 15.7 亿人生活在碘缺乏的环境中，受碘缺乏的威胁，有 6.5 亿地方性甲状腺肿患者，1 120 万甲状腺功能减退患者，4 300 万不同程度的智力障碍者。中国流行状况碘缺乏病主要流行于山区，我国除上海市以外的 29 个省、自治区、直辖市都有该病流行，山区多于平原，内陆多于沿海，尤以西北、东北、西南等地区病情比较严重。

病区内学龄儿童的平均智商比正常人低 10%~11%。

一、病因

（一）自然地理因素

碘缺乏病流行地区的外部环境碘含量一般是较低的。其水、土、菜中的碘含量远低于非流行地区。我国地方性甲状腺肿也多分布在山区，主要因为山区坡度大，长期的雨水冲刷，碘从土壤中丢失所致。我国黑龙江的三江平原地区缺碘可能是因为历史上频繁的洪水泛滥以及地下水的运动活跃造成的。

（二）膳食因素

人体碘的来源有 80%~90% 来自食物，10%~20% 来自饮水。但胃肠内的钙、氟、镁、硒可阻碍碘的吸收，蛋白质的热量不足时胃肠内的碘吸收不良。

（三）饮水因素

水中碘含量越低，甲状腺肿的发病率越高。部分地区水中碘的含量较低，与碘缺乏病的发病率有关。

（四）药物因素

甲亢药物抑制碘的有机化和耦联过程；精神病药物碳酸锂可抑制甲状腺素的分泌；甲巯咪唑、间苯二酚、洋地黄、四环素类药物均有致甲状腺肿的作用。

二、病理生理

甲状腺利用碘和酪氨酸合成甲状腺激素，故当碘摄入不足时，机体会出现一系列甲状腺素合成不足的障碍。血清 T_4 水平下降，垂体释放较多 TSH。TSH 刺激甲状腺滤泡细胞生长与代谢，刺激碘摄入、甲状腺素合成和分泌增加。因 T_3 的生物活性是 T_4 的 20~100 倍，合成需要的碘原子少，甲状腺的 TSH 水平增加、碘贮存下降促 T_3 代偿性合成增加，以维持身体正常生理功能。同时，甲状腺激素在肝脏脱碘增加，碘释放回循环被甲状腺摄取，肾脏、肠道的排碘亦减少。甲状腺代偿性的结果是甲状腺增大，始呈弥漫性肿大，随后出现小结。弥漫性甲状腺肿在补碘后数月至数年可恢复，但甲状腺结节则不能再复原，即甲状腺肿进入不可逆阶段。部分小结可自动分泌甲状腺素，以维持甲状腺正常功能。碘缺乏继续加重时甲状腺失代偿，甲状腺素合成下降，出现甲状腺功能减退。成人可表现甲状腺功能减退的症状与体征，先天性甲状腺功能减退可胎儿流产、死产、发育障碍和先天畸形。因甲状腺素(T_4)在胎儿 15 周龄至 3 岁脑、中枢神经系统的生长与发育中有重要作用，因此先天性甲状腺功能减退的 T_4 下降主要影响胎儿和小婴儿中枢神经系统发育和成熟，可伴严重生长迟缓。

（一）地方性甲状腺肿

碘摄入不足时机体对缺碘有适应代偿的过程，甲状腺肿就是适应代偿的结果，经历了代偿失代偿的过程，基本病理变化：

1. 早期甲状腺上皮摄碘能力代偿性增强，IDD24 小时摄碘率升高。

2. 酪氨酸的碘化，使一碘酪氨酸（MIT）合成增多，二碘酪氨酸（DIT）合成减少，三碘甲腺原氨酸(T_3)/四碘甲腺原氨酸(T_4)升高，T_4 绝对量下降。

3. 碘化酪氨酸偶合过程增强，MIT/DIT、T_3/T_4 升高。T_4 绝对量降低是 IDD 的重要表现之一。

4. 甲状腺球蛋白的合成代偿性增强，因此甲状腺滤泡常以胶质潴留为主要表现。

5. 缺碘时因 T_4 下降，反馈引起促甲状腺激素升高，这是缺碘的最重要表现之一。高的 TSH 促进了甲状腺上皮和滤泡的增生，逐渐形成甲状腺肿。临床上可呈现各种表现，如弥漫性、胶性、结节性甲状腺肿等病变。亚临床甲减时，TSH 常处于正常偏高水平或者轻度升高,容易被忽略。

(二) 地方性先天性甲状腺功能减退

发病可能与两个因素有关:甲状腺素合成不足和碘离子缺乏的直接作用。

1. 甲状腺素合成不足　小儿 0~2 岁是脑发育最快的阶段,甲状腺素是脑发育过程必需的激素,此时段甲状腺功能减退会造成脑发育落后。T_3 是甲状腺激素的主要活性形式,脑细胞中与核受体结合的 T_3 主要来自血浆 T_4,T_4 进入脑细胞经脱碘酶(Ⅱ型)作用转变为 T_3 后,再与 T_3 受体结合而发挥作用。缺碘时首先是 T_4 下降,T_3 正常则周围组织影响不大,而 T_4 下降直接影响脑发育和脑功能。

2. 碘元素的独立作用　胚胎时期甲状腺素缺乏使孕妇血中无机碘离子浓度降低,尽管有代偿,甲状腺中产生的 T_3、T_4 仍然相对较少,尤其是能通过胎盘屏障的游离 T_3、T_4 下降,不能满足胎儿所需;而胎儿自己合成甲状腺素所需的碘也需要来自母体,胎儿处于劣势,得不到足量的碘合成甲状腺素,一系列生长发育出现障碍,尤其是脑发育。出生后的儿童青少年仍然缺碘则会导致体内 DNA、mRNA 的合成转录缺乏甲状腺素的调节,合成蛋白质异常,引起生长发育落后,如体格矮小,骨骼发育落后、延迟,面容发育落后,青春期性发育落后等。

三、诊断要点

碘缺乏对于生命早期生长发育的影响最为严重,且造成的损伤难以逆转,所以早期筛查非常重要。典型甲状腺功能减退症临床不难诊断。长期轻度碘缺乏致亚临床甲状腺功能减退症状可不典型。

(一) 临床表现

儿童出生或居住在碘缺乏区,当地有碘缺乏病流行,膳食调查提供碘摄入缺乏的信息。

1. 典型临床表现　如甲状腺增大、智力障碍、体格生长落后。女性发病多于男性,孕妇缺碘不仅出现甲状腺增大,还可使胎儿流产、早产、死胎、发育障碍和先天畸形等,即使胎儿存活,也可引起严重的后遗症,使生命质量大大降低。

2. 儿童甲状腺功能减退有两种临床表现　一种是以脑伤害、神经系统症状为主,表现为智力低下、痉挛性瘫痪、共济失调,可有听力障碍、聋哑、斜视,甲状腺功能正常或略低;体格生长影响小,身

材正常。另一种表现是以黏液性水肿为主,身材矮小,腹部膨隆,皮肤干糙粗厚,性发育迟缓,智能落后,血清甲状腺素水平降低,血清总 T_3、T_4 或游离 T_3、T_4 降低,TSH 升高,尿碘<$25\mu g/g$ Cr。两种表现也可以互相交叉重叠,有 1/4 患儿可伴有甲状腺增大,甲状腺增大有均匀肿大(弥漫型)、在甲状腺部位摸到一个或多个结节(结节型),以及两者都出现(混合型)三种类型。

(二) 辅助检查

1. 尿碘检测　尿碘检测是目前最实用和最灵敏的诊断碘缺乏的实验室检查方法。因摄入的碘 80% 从尿中排出,故尿碘含量能基本代表碘摄入量。24 小时尿碘中位数正常应在 $100\mu g/L$ 以上;$50\sim99\mu g/L$ 表示轻度缺碘;$20\sim49\mu g/L$ 表示中度缺碘;<$20\mu g/L$ 表示严重缺碘。

2. 甲状腺功能检测　血清总 T_3、T_4 及游离 T_3、T_4 明显下降,TSH 升高。

3. 腕部 X 线检查　可见骨龄延迟。

4. 甲状腺 B 超检查　可有甲状腺增大,部分有结节。

四、鉴别诊断

1. 甲状腺激素生成障碍　属于常染色体遗传病,患者常有家族史,甲状腺肿大为弥漫性、软,很少发展为结节性。碘有机化障碍可用高氯酸钾排泌试验诊断,正常值 2 小时排泌<5%,患者往往>10%。

2. 甲状腺激素抵抗综合征　本病以家族性发病为多见,也有少数为散发病例,约占 1/3。发病年龄大都在儿童和青少年,年龄最小的为新生儿,男女性别均可患病。临床表现 T_4 和 T_3 持续升高,同时 TSH 正常,患者没有药物、非甲状腺疾病和甲状腺激素转运异常影响。最特异的表现是给患者超生理剂量甲状腺激素后,不能抑制升高的 TSH 到正常,同时也没有外周组织对过量甲状腺激素的反应。

3. 慢性甲状腺炎和 Graves 病　慢性甲状腺炎和 Graves 病属自身免疫性甲状腺疾病,是由于淋巴细胞分泌促甲状腺激素受体的抗体(TSH receptor antibody,TRAb),TRAb 刺激甲状腺滤泡增生和功能亢进,临床表现为毒性弥漫性甲状腺肿大、浸润性眼病和胫前黏液性水肿。甲状腺自身抗体 TGAb 和 TPOAb 升高支持慢性甲状腺炎的

诊断。

4. 聋哑症　一般聋哑症无智力障碍,尿碘不减少,^{131}I 不高,无其他缺碘表现。

5. 散发性先天性甲状腺功能减退　其中 90% 为甲状腺发育不全或异位,其余为先天性酶缺陷以致甲状腺激素合成不足、下视丘 - 垂体性甲减及暂时性甲状腺功能减退。新生儿及婴儿期患儿常为过期产,出生体重 $>P_{90}$,身长较正常矮小 20% 左右,前囟大,后囟未闭,胎便排出迟缓,经常便秘、嗜睡、吮奶差、生理黄疸延长;哭声嘶哑、腹胀、脐疝、表情呆滞,体温不升,心率减慢,皮肤发凉呈花斑状。呈现特殊面容及体态:智力低下,表情呆滞,反应迟钝,呈非凹陷性水肿;颈短,眼睑裂小,鼻根低平,唇厚,常伸舌;腹膨胀,四肢粗短;安静少动,怕冷,心率慢,血压低;头发稀疏、粗、脆,无光泽;生长发育迟缓,前囟闭合及出牙晚。T_4 水平降低,轻症 T_3 往往正常,严重时减低,TSH 常 >20mU/L。骨龄落后,窦性心动过缓,^{99m}Tc 甲状腺扫描可见发育不良、缺如或甲状腺异位。

五、治疗

(一) 去除病因

首先去除病因,因膳食因素引起者,应先调整饮食,如为药物因素引起者,要停药或换另一种药物代替。

(二) 药物治疗

1. 碘剂　用于碘缺乏致弥漫性重度甲状腺肿且病程短者。复方碘溶液每天 1~2 滴(约含碘 3.5mg),或碘化钾每天 10~15mg,连服 2 周为一疗程,两个疗程之间停药 3 个月,治疗 1 年。长期服碘应注意甲状腺功能亢进的发生。

2. 甲状腺制剂　如补碘后,甲状腺肿大仍不能控制,或有甲低表现者应自出生后 3 个月内开始补充,可采用甲状腺制剂治疗,以补充内源性甲状腺激素不足,可使甲状腺减小。

(三) 手术治疗

一般不采取手术治疗,但甲状腺肿大严重引起压迫症状,且内科治疗无效者,可行手术治疗。

(四) 康复治疗

智力低下、聋哑者可接受专门训练。

六、预防

碘缺乏的预防措施主要是补碘。婴幼儿时期是生长发育的关键期,需要更多的甲状腺激素促进体格生长及神经系统发育。母乳喂养的婴幼儿,当母亲碘摄入充足时,能满足 0~6 月龄婴儿的需要;7~12 月龄婴儿可以从辅食中获得部分碘;13~24 月龄幼儿开始尝试成人食物,也会摄入少量的加碘食盐,可获得一定量的碘。婴幼儿的辅食中应有含碘丰富的海产品。非母乳喂养的婴幼儿饮食主要是乳制品。我国食品安全国家标准(GB 10765—2010)规定在婴幼儿奶粉中必须加碘,加碘量为每 100kJ 加碘 2.5~14.0μg 或每 100kcal 加碘 10.5~58.6μg。

通过全民食盐加碘,我国 IDD 的发生率已显著下降。从 20 世纪 60 年代开始采用碘盐,2000 年已覆盖 90% 以上的人群。2005 年底,全国加碘食盐食用率达 90.2%,8~10 岁儿童甲状腺肿大率降至 5.8%,基本整体实现消除 IDD 的阶段目标,但彻底解决还有待时日。每年 5 月 15 日为全国碘缺乏病防治日,以此加大宣传,可提高人们对碘缺乏病的认识。

对于甲状腺肿高发地区应认真进行碘来源的研究,确定是缺碘还是高碘。预防缺碘的有效途径是改善食物结构、改善水源和食盐加碘。

(宋元平,罗雪梅)

【专家点评】

　　碘缺乏和碘缺乏病是全球公共卫生问题之一。全球约有 19 亿人缺碘。碘的营养平衡可预防甲状腺肿和甲状腺功能减退症,并可治疗甲状腺肿。

　　其中很大一部分只是轻度缺乏,但即使是亚临床碘缺乏也可使胎儿运动和智力发育受损、流产和胎儿生长迟缓的风险增加。严重缺乏可造成甲状腺功能减退症。轻度或中度缺碘对婴儿大脑发育的影响尚不完全明确。补碘是全球范围内降低碘缺乏患病率最具成本效益的措施。

第十章

心理行为发育异常

第一节　情　绪　障　碍

儿童情绪障碍是指发生于儿童青少年时期的与儿童发育和境遇有关的一组心理问题,如焦虑、抑郁、恐怖、强迫等。因儿童期的情绪障碍不及成人典型,有时与一般焦虑情绪难以区分,易被忽视而治疗不及时。目前,相关研究多认为儿童期的情绪障碍呈现慢性进程,甚至可持续到青年期及成人期。国外研究资料显示,儿童分离性焦虑障碍患病率为2%~6%、焦虑障碍为3%~5%、社交恐惧症为1%、单纯恐惧障碍为3%~9%;我国长沙地区的调查资料显示,焦虑障碍患病率为5.66%,其中分离性焦虑为1.95%、恐怖症为1.77%、社交恐怖为2.48%。因诊断标准及界定范围存在差异,致使各地报道不尽相同。儿童情绪障碍治疗主要有心理支持、认知行为治疗、家庭干预及药物治疗等。

一、焦虑障碍

焦虑障碍是指以焦虑和恐惧的感受为特点的情绪障碍,可表现为焦虑未来发生的事件,或对当前事件产生恐惧感受。焦虑和恐惧的情绪可引起躯体症状,如心搏加速、颤抖。焦虑障碍因特点不同分为广泛性焦虑障碍、特殊恐惧症、社交恐惧症、分离性焦虑、陌生环境恐惧症及惊恐性障碍。广泛性焦虑障碍是儿童青少年时期较常见的情绪障碍之一,分离性焦虑障碍随着年龄的增长有降低的趋势。特殊恐怖和社交障碍随着年龄的增长而增多,可持续至成年期,女童多于男童。

（一）病因

1. 社会心理因素　儿童早期的母子分离体验和未满足情感需求的儿童常缺乏安全感,易产生分离性焦虑。如果分离性焦虑处理不当,儿童可出现持续的适应困难,亲社会行为缺乏。父母情绪影响儿童早期社会化过程的人格形成与塑造,尤其是母亲抚养过程的焦虑可影响儿童的情绪焦虑。焦虑特质或神经质的母亲,往往将不良情绪投射给儿童,使儿童出现"潜移默化"的焦虑倾向。儿童早期社会应对方式单纯而有限,遇到新情景或各种应激事件时易产生情绪波动、恐惧和焦虑。家庭刻板或严苛的教养方式以及强制压力可使儿童产生持续的焦虑、矛盾与恐惧。父母过度关注和过度干涉儿童也易使儿童产生焦虑情绪。

2. 遗传因素　双生子有较高的情绪障碍同病率,单卵双生子则更明显,提示遗传在焦虑障碍发生中的作用。家庭因素研究显示,有焦虑障碍儿童的一级亲属有同质性、综合危险度为4~6,惊恐性障碍的遗传度为0.43,广泛性焦虑障碍为0.32,惊恐性障碍、广泛性焦虑障碍和强迫症一样,有较明显的家庭聚集现象。父母焦虑情绪对儿童长期投射的结果可致家族性焦虑障碍较高发病率,约20%的焦虑症儿童一级亲属中有焦虑症状。

3. 气质类型　"难养型"气质类型的儿童在幼儿期情绪多表现为烦躁、好哭或吵闹、易受惊吓、难以安抚和照料等,逐渐演化为相关人格类型;青春期后可表现为情绪不稳定或内向,有多愁善感、焦虑不安、严肃、古板、保守、悲观、孤僻和安静等特征。此外,年龄、性别、躯体状况与情绪障碍的发生也有一定关系,如年长儿童情绪障碍发生率较高,尤其是年长女童。

（二）诊断要点

1. 临床表现　不同年龄表现不一,如6~9月龄婴儿对陌生人警觉并拒绝接近;幼儿与依恋对象分离时,如刚入幼儿园、生病住院,表现为哭闹、发脾气、抓住亲人不放,还可出现食欲缺乏、胃肠功能紊乱、恶心、腹痛等躯体症状,夜间入睡困难、睡眠不宁、易惊醒、噩梦或梦魇等；年长儿多表现为社交性焦虑，惧怕与人交往或在交往时退缩、紧张不安。入学后有发作性紧张恐惧，担心将发生不祥或可怕的事情，经常焦躁不安、唉声叹气，对家庭不满、抱怨或发脾气拒绝上学，即使勉强上学与同学、老师也较少交往，上课注意力不集中，小动作多，学习成绩较差或明显下降。因焦虑、烦躁情绪易与同学发生矛盾和冲突而遭排斥，因此不愿上学，常发生旷课、逃学现象，常伴有恐怖、强迫症状，可演化为学校恐怖症，还伴有自主神经系统功能紊乱症状，如呼吸急促、胸闷、心慌、头晕、头昏、头痛、出汗、恶心、呕吐、腹痛、口干、四肢发冷、腹泻、便秘、尿急、尿频、失眠和多梦等。对于正常婴幼儿，以上分离焦虑的症状同样可出现，但经过安抚后症状可减轻或消失，焦虑症儿童则症状持续时间长，不能从焦虑状态恢复到正常情绪；或者面对一些应激因素时情绪反应严重，超过了同龄儿童的正常反应，无法安抚且明显影响到儿童的日常活动。

2. 诊断标准（表 10-1-1）

表 10-1-1　依据 DSM-5 的儿童焦虑障碍诊断标准

诊断标准	内容
过度焦虑和担忧	对许多事情或活动过度焦虑和担忧，持续时间超过 6 个月
难以控制担忧	难以控制的焦虑和担忧
焦虑和担忧症状（至少 3 种）	1. 坐立不安或感觉紧张；2. 容易疲劳；3. 难以集中注意力或头脑空白；4. 容易兴奋；5. 肌肉紧张；6. 睡眠障碍（难以入睡、易惊醒或睡眠不宁）

（三）治疗要点

1. 去除诱因　查明原因，如家庭环境因素、家庭或学校教育因素、缺乏母爱、早期母子分离等。医生应对家长阐明焦虑发生的原因，取得家长的理解，对家长进行儿童抚养相关的教育。严重的焦虑症应及时转介儿童精神心理科就诊，进行心理和药物治疗。

2. 心理治疗　首先通过耐心听取儿童叙述与家长描述，有目的地交谈，与儿童建立良好的信任关系；同时，仔细分析病情使儿童认识到自己患的是心理疾病，需要与医生积极配合。认知行为治疗包括重现自我、榜样、暴露、角色扮演、放松训练和认知增强训练等。学龄儿童与青少年（≥10 岁）采用认知治疗有效，即重新调整焦虑思维至正确的结构，形成明确适应行为的方式。

3. 家庭辅导　家长配合医疗是治疗的关键之一。解释父母咨询的问题，提高其对心理疾病的认识，了解产生的因素；消除家庭环境或家庭教育中的不良因素，克服父母自身弱点或神经质的倾向。

4. 生物反馈疗法　生物反馈疗法（松弛疗法）是自我全身肌肉松弛的练习，年长儿童和少年效果较好；年幼儿童可配合游戏或音乐疗法。松弛疗法可使紧张、焦虑不安儿童生理性警醒水平全面降低，本身也有相应的心理效应。

5. 药物治疗　中或重度焦虑障碍、或有共患病的儿童心理治疗宜联合药物治疗，效果较好。药物包括：①选择性 5- 羟色胺再摄取抑制剂，为临床治疗儿童焦虑障碍的一线用药，短期安全及有效性较好，但长期效益及风险尚缺乏研究。一般低剂量开始治疗，根据治疗反应及耐受性缓慢加量，副反应包括失眠、恶心、腹泻等，需严密监测。②抗焦虑药。

二、抑郁障碍

抑郁障碍是以持久的、显著的情绪异常（高涨或低落）为基本症状的一种精神疾病，表现为长期抑郁伴有言语思维和行为改变。缓解期间精神活动正常但有反复发作的倾向。抑郁障碍属儿童青少年情感性障碍范畴，为心境障碍的极端表现形式。儿童抑郁症患病率为 0.1%~23%，年龄越小患病率越低，发病率无明显性别差异，少见重性抑郁症。青少年重性抑郁症终身患病率为 15%~20%，提示成年人抑郁症常始于少年期。青春期后女性的发病率高于男性，比率约为（2~3）：1，与成年人相似，我国 12 地区流行病学调查 15~19 岁情感性障碍的患病率为 0.016%。抑郁症儿童常表现为快感缺失、啼哭、伤心失望、自我贬低、行为退缩、食欲及睡眠改变、想自杀等抑郁情绪症状。

（一）病因

1. 遗传因素　家族内发生抑郁症的概率约为正常人的 8~20 倍，血缘越近，发病概率越高。双卵双生儿同病率为 19.7%，自幼分开抚养的单卵双生儿，后期同病率也高达 66.7%。调查发现，患抑郁症的儿童约 71% 有精神病或行为失调家族史。抑郁症儿童青少年的一级亲属终身病率为 20%~46%。儿童抑郁症的危险因素包括：①亲子分离或早期母婴联结剥夺；②父母患有精神病；

③父母虐待或忽视;④家族中有抑郁症和自杀史;⑤某些慢性躯体疾病。

2. 社会心理因素 先天易感素质的儿童经历创伤性体验后容易促发情感性障碍。研究提示,抑郁症儿童精神刺激事件比对照组多3倍,如患儿在家庭中受到养育者批评和惩罚更多、亲子沟通差、父母干涉过多等。失败负荷过频过强时,易形成习得性无助感,进而产生绝望感及抑郁症。幼年母子情感剥夺、丧失父母、父母分离、早年亲子关系不良均可增加发生情感性障碍的危险性。重大生活事件与抑郁症有密切关系。

3. 性格特征 急性抑郁症儿童病前个性多为倔强、违拗或为被动-攻击性慢性人格;慢性抑郁症病前多表现为无能、被动、纠缠、依赖和孤独,既往常有抑郁发作史;隐匿性抑郁症患儿病前可有强迫性和癔症性格特征。

(二) 诊断要点

1. 临床表现 抑郁症难以诊断,儿童和青少年则更困难,因语言不能完全表达自己的感受。2005年美国精神病学会、美国儿童和青少年精神病学学会共同发表的儿童和青少年抑郁症的家长医疗指南中,描述以下临床症状提示儿童抑郁症:

(1) 易怒、伤心、哭或发脾气;

(2) 对参加活动无兴趣;

(3) 学习成绩下降;

(4) 食欲缺乏/体重下降;

(5) 睡眠改变;

(6) 感觉疲倦或缺乏活力、头痛、头昏、胸闷气促;

(7) 感觉自己无价值或负罪感;

(8) 难以集中精力;

(9) 有自杀或自伤行为;

(10) 躯体症状常诉躯体不适,如疲乏无力、食欲减退、睡眠障碍等。

2. 诊断 研究显示,只有50%患抑郁症的青少年被确诊。2/3的患抑郁症的青少年未被初级保健医生识别,未得到相应的保健处理,即使初级保健医生诊断也只有1/2的抑郁症的青少年被适当治疗。抑郁症的青少年就医时,可能最早接触初级保健医生,故初级儿童保健医生对学习如何处理儿童情绪问题识别、评估与治疗十分重要。2007年美国与加拿大儿科学会的专家小组共同撰写初级保健的青少年抑郁处理指南,内容包括掌握识别和初期管理原则、治疗与持续管理抑郁症儿童。

(1) 识别抑郁症:研究证实高危因素与发生抑郁症密切相关,包括:①儿童/家庭抑郁症病史;②躁郁型异常;③曾有自杀行为;④滥用药物;⑤其他精神心理疾病;⑥严重精神社会压抑(如家庭危机、身体和性虐待或忽视、其他创伤史等)。因此,初级医生识别抑郁症的主要依据是高危因素,同时系统评估有高危因素的青少年。

(2) 评估诊断:抑郁症评估需与儿童、家长/抚养者面谈,从详细的病史、体格检查(包括神经系统检查)、精神检查及临床观察中,获得抑郁症的核心症状和功能损伤的证据,同时评估可能存在的共患病。

精神检查量表的应用有助于诊断评定,包括Achenbach儿童行为量表、儿童抑郁症量表(CDI)、艾森克儿童人格问卷(EPQ)、Poznanski儿童抑郁量表。抑郁症临床症状标准以心境低落为主要特征,持续2周,同时又有下述症状中的4项:①对日常活动丧失兴趣,无愉快感;②精力明显减退,无原因的持续疲乏感;③精神运动性迟滞或激惹;④自我评价过低、自责、有内疚感,或妄想;⑤联想困难,自觉思考能力下降;⑥反复出现自杀念头,有自杀行为;⑦睡眠失调,如失眠、早醒或睡眠过多;⑧食欲缺乏,体重明显减轻(图10-1-1)。

3. 鉴别诊断

(1) 儿童精神分裂症:急性起病者表现为言语增多,精神运动性兴奋,有冲动破坏行为,类似躁狂状态,儿童分裂症常见自发情绪波动,易被误认为双相障碍或快速循环发作,可有社会退缩、情绪低落、精神萎靡、罪恶妄想及自杀意念,类病态人格的表现。随病程进展,分裂症的核心症状,包括思维联想障碍、分裂性不协调情感及幻觉妄想等症状更加明显。

(2) 器质性或躯体疾病致精神障碍:可产生类似躁狂或抑郁症状,有明确的致病因素、阳性体征和实验室检查结果。

(3) 心因性精神障碍:儿童较多见。如受到强烈精神创伤后发生情绪低沉、悲伤哭泣,少数儿童可呈躁狂状态,起病与精神因素密切相关,持续时间短,以往无类似发作史,一般心理治疗恢复较快。

(4) 周期性精神障碍:多见于女性青少年,发病与经期相关。少数男性青少年也有周期发作,原因不明。周期性精神障碍可分为朦胧状态、抑郁和躁狂状态、运动性木偶、妄想状态等类型。病程特征为起病突然,消失也突然,发作持续时间约为7~10天,通常每个月发病时间相对固定,每次发病症状重复(复写症状)预后良好。

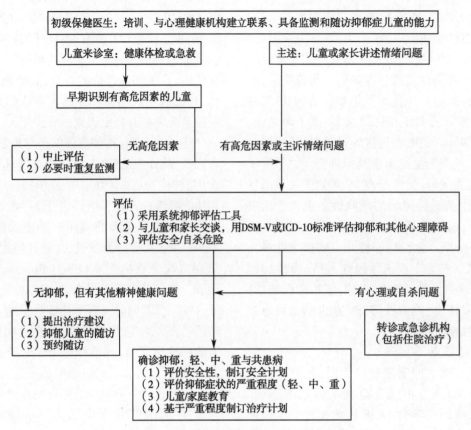

图 10-1-1 儿童保健机构临床评估儿童抑郁症流程

(5)其他：与过分活动、情绪不稳定、易激惹、攻击行为相关疾病，如注意力缺陷多动障碍、品行障碍等。可采用 Conners 评定量表及躁狂症症状量评定鉴别。

（三）治疗要点

1. 初期管理原则 按 2007 年美国与加拿大儿科学会的专家小组共同撰写的初级保健的青少年抑郁处理指南，应向家长提供抑郁和治疗的专业咨询。与家长讨论儿童表现，引导家长对隐私正确理解，积极配合治疗，理解抑郁症常有反复的情况，制订治疗计划。

2. 治疗计划 需设定治疗的目标，包括家庭、同伴、学校，中、重度抑郁与持续抑郁的儿童治疗应有明确目标和结果。治疗目标包括定期锻炼、适当营养和定期会议解决家庭问题；同时，治疗中应有安全计划，包括限制致命手段及发展预防病情恶化的应急联络机制，特别在治疗的初期需要注意安全。同时，需与社区的精神卫生机构建立密切联系，学习有关知识，解决疑难问题。

按病情治疗分急性期、持续期及维持期三个阶段。急性期治疗目的是达到治疗效果并最终缓解全部症状。持续期治疗是巩固急性期的治疗效果。维持期治疗是避免症状复发。每一阶段的治疗都包括心理教育、支持管理、家庭及学校参与。

（1）支持管理和心理教育：对不复杂、短暂的抑郁或轻度社会心理损害者，进行支持及病例管理，如增加营养摄入、改善睡眠、加强锻炼。研究证实，现代人类与自然环境的隔离可导致抑郁，因此，适当增加户外活动也是治疗方法之一。家庭干预可改善家庭系统功能，评估儿童课业或人际压力与儿童忍受能力。

（2）心理行为治疗：认知行为治疗是儿童青少年轻症抑郁症的首选治疗方式，特别适合不良生活环境引起抑郁的儿童，单纯的认知行为治疗比 5-羟色胺再摄取抑制剂（SSRIs）更有效。治疗通常包括行为技术（如活动计划）和认知策略（认知重构）。治疗应：①以儿童为中心；②儿童和治疗师配合解决现存问题；③治疗师教会儿童自我记录思维和行为，如记日记和布置家庭作业。

行为治疗主要以心理支持为主，给予关爱鼓励的同时，想方设法让儿童感觉和认识到自身的存在和潜在的能力，并尽量让其创造自身体验成功的机会，或指导儿童回想获得过成功的经历，在儿童周围营造活跃友好的氛围，通过团体活动扩大人际交往机会,引起兴趣、希望,积极支持儿童增强信心和参与意识及竞争意识。此类活动可减轻症状,预防自杀行为。

(3) 药物治疗:选择性 5- 羟色胺再摄取抑制剂类抗抑郁作用有效率为 60%~75%,为首选药物。为巩固急性治疗反应、避免复发,治疗应持续 6~12 个月;部分抑郁的儿童及青少年可维持治疗持续 1 年或更长时间。但药物治疗不是儿童青少年抑郁症的首选,因不良反应无长期大样本调查结果需谨慎使用。

(4) 其他治疗:鼓励儿童户外活动,增加自然光线照射强度与时间。儿童抑郁症极易复发,因此,病情缓解后,建议维持药物和心理治疗,定期随访复查。

(四)预后

儿童抑郁症通常为发作性病程,存在多次的缓解和复发。文献报道,临床就诊的抑郁症患儿抑郁发作时间为 7~9 个月,有 5%~10% 的患儿病程持续可长达 2 年以上。重型抑郁、共患病、负性生活事件、父母有抑郁症或精神疾病史、社会功能差的患儿通常发作时间长。60%~70% 的患儿病情反复可持续到成年,有 1/3 的患儿会在起病 5 年内发展为双相情感障碍。抑郁症儿童可出现社会适应问题,进入成年后,较正常人群有 6 倍的自杀率,因此,儿童抑郁症需要积极、及时、全面和综合的治疗。

(苏林雁,钟燕)

【专家点评】

1. 情绪障碍是儿童生长发育过程中较常见的心理行为问题,值得关注。
2. 情绪障碍往往与躯体疾病有关或伴有躯体症状,注意早期识别和及时转诊。
3. 情绪障碍与家庭教养环境有关,指导家长科学带养非常重要。
4. 心理治疗是主要的治疗方式,家长配合是治疗成功的关键。

第二节　儿童逆反心理

儿童逆反心理是指儿童心理发育到一定的时期,为了维护个人的利益和安全,对对方的要求采取相反的态度和言行的一种心理反应,是人适应外部环境的一种正常的心理功能,不是儿童的错。

2 岁的儿童,自我意识开始萌发,独立意识增强,开始明确地会对父母说"不",进入了人生成长的所谓"叛逆期"。儿童的叛逆期通常有三个阶段:①2~3 岁;②6~8 岁;③14~16 岁。

一、病因

逆反心理是一种特殊的心理状态,主要由认知、情感和行为意向三大要素组成。①认知:认知主要对逆反心理起到准备和导向的作用。稳定的思维方式和价值观是支配人们对事物所采取的态度和行为,是拥护、支持,还是反对、逆行。②情感:情感是指人们在心理上对认知的某一事物的情绪表达,是喜悦、愉快,还是烦扰、反感。③行为意向:当上述情感出现不良情绪时,如果这种不良情绪不能被克制和消除,就会不断增强,出现抵制的行为意向,产生叛逆行为。

逆反心理产生的主观因素包括:①儿童时期由于脑的发育逐渐成熟,思维方式和思维视角由简单的和单一化的正向思维,向着逆向思维、多向思维和发散思维的方向发展。而思维独立性和批判性的发展是叛逆产生的心理基础。②儿童性发育导致的性别意识和性意识的发展,逐渐形成强烈的自我意识。③儿童生理和心理的发展是不平衡的,甚至是矛盾的。主要表现生理上的成熟和心理上的不成熟。④儿童由于阅历和经验的缺乏,造成儿童心理认识的不坚定性和易动摇性,容易把自己放在教育者的对立面。

逆反心理产生的客观因素包括:①父母不良教育方式的影响;②学校不良因素的影响;③同一群体不良因素的影响。

二、诊断要点

(一) 临床表现

1. 随着儿童年龄的增长,其活动能力不断增强,知识不断丰富,认知能力不断提高,自我意识和主观能动性越来越强,自身的需求也越来越多。当某种需求得不到满足,而父母不了解孩子的需求和想法,仍然还是按照自己的固有想法要求孩子的时候,就会出现孩子的反抗和叛逆行为。极端的逆反心理会导致儿童形成对于人和事的多疑、偏执、冷漠、嫉妒、仇视等病态性格,可以使叛逆儿童信念动摇、理想泯灭、意志消沉、学习被动、生活萎靡等,甚至进一步发展向犯罪心理转化。

2. 逆反心理包含自我意识强、好胜心强、勇敢、好奇、敢冒险、有闯劲、能求异、能创新等积极的心理品质。如果父母能够发现和认可叛逆儿童的创造性品质和开拓意识,合理引导,逆反心理就会产生积极作用,甚至成为创新性人才的品质。

(二) 临床筛查

根据调查问卷,让儿童完全按照自己内心的真实想法作答,在是与否的对应格子里以"√"作标记。本问卷仅适用于 10 岁及以上年龄的儿童(表 10-2-1)。

表 10-2-1 儿童心理调查问卷

姓名:		性别:		年龄:		就读年级:		联系电话:		
序号			内容						是	否
1	你不喜欢按照别人说的去做吗?									
2	你是否认为绝大多数规章制度都是不合理的,应该废除?									
3	如果你的父母多次叮嘱一件事,你会感到厌烦吗?									
4	你欣赏与老师对着干的同学吗?									
5	你经常考虑事情的反面吗?									
6	你是否对班干部指手画脚很讨厌,而故意不按照他的要求去做?									
7	老师和父母越是要你用功学习,你越是不想学吗?									
8	你认为老师的话很多都是有漏洞、有问题的吗?									
9	你喜欢与众不同吗?									
10	违反学校里的某项规定时,你感到快乐吗?									
11	别人的批评常常引起你的反感和愤怒吗?									
12	你是否认为老师和父母有许多缺点和错误?									
13	对别人不敢干的事,你特别想尝试一下吗?									
14	你喜欢做一些使被捉弄者痛苦或愤怒的恶作剧吗?									
15	你是否觉得父母和老师不应该为一些小事大惊小怪、小题大做呢?									
16	你蔑视权威吗?									
17	对批评你的人,你都感到讨厌和恼恨吗?									
18	你是否认为冒险是一种极大的快乐?									

续表

序号	内容	是	否
19	你习惯不按照大多数人说的去做吗？		
20	你感到没有意思的事，别人怎么说你也不会好好去干吗？		
21	你特别爱做令人大吃一惊的事吗？		
22	你认为周围的人对你很不重视吗？		
23	一旦决定干一件事，不管别人指出这件事多么不可行，你也不会改变主意吗？		
24	你总是对老师表扬的同学感到反感，不想理那个同学吗？		
25	你喜欢干一些能引起很多同学注意的事吗？		
26	当你被别人说得火冒三丈时，你会偏偏不照他说的去做吗？		
27	你讨厌那些当班干部的同学吗？		
28	你认为上课时出现一些老师没有意料到的情况令人开心吗？		
29	对伤了你自尊心的人，你是否要给他添一点麻烦，让他感到你不是好惹的？		
30	越是禁止的东西，你越想方设法得到吗？		
	计分		

评分标准及结果分析：

（1）评分标准：答"是"计1分，答"否"计0分。

（2）结果分析：①0~10分表示逆反心理很轻。只做或只喜欢做该做的事，不去做不该做的事。②11~20分表示存在一定的否定倾向。激动时可能丧失理智，意气用事，有时会做一些不该做的傻事。③21~30分表示具有严重的逆反心理。所做的事总是与众不同，与习俗和规定不符，往往成为不受大家欢迎的独行者。

三、治疗要点

正确引导具有逆反心理儿童的行为是关键：①耐心倾听儿童的心里话，了解儿童的真实需求；②细心揣摩儿童的特性、个性和喜好；③多给儿童选择的机会；④诚恳地告诉儿童正确的做法；⑤给儿童树立公平、公正、友善的榜样；⑥融入儿童的生活，做儿童信任的朋友；⑦教儿童玩个够；⑧正确的沟通技巧；⑨必要时进行冷处理；⑩设置底线。

（易著文）

【专家点评】

逆反心理与叛逆表现是儿童发育过程中的一种正常现象和必然阶段。逆反不是儿童的错。逆反心理儿童的父母常有的两种不良心态：①把儿童当成自己的私有财产，对儿童拥有绝对权威。期望儿童的一切言行必须听从自己的指令。②把儿童作为自己理想的实现者，期望儿童实现自己没有实现的理想。这样做的结果往往适得其反。正确引导具有逆反心理儿童的行为是关键。父母需要善于发现和认可逆反心理儿童的创造性品质及开拓意识，合理引导，使逆反心理产生积极作用。

第三节　儿童拖延症

推迟或延迟的行为或习惯被称为拖延。如果拖延行为已经成为经常性,以至于对儿童的日常生活和学习、工作产生了负面影响,即为儿童拖延症。

一、病因

具有拖延症的儿童常出现以下六大心理因素:

1. 追求完美　过于追求完美的儿童,他们在一次次地对自己感到不满意,因而必然一次次地重做,致使事情不断拖延,不能按时完成。实际上,这样的儿童与他们所受的家庭影响分不开。往往是他们的父母过于追求完美的心理状态潜移默化直接影响到了儿童。做父母的必须明白,对于自主性和自控性较强的成年人来说,积极的完美主义运用在工作中是有好处的,但对于一个心理发育还不稳定成熟的儿童来说通常不是什么好事。对于成年人的许多生活节奏,儿童是跟不上的。

2. 趋利避害　趋利避害是儿童的本能。拖延症的儿童并非对每一件事都拖延。对于利害关系,儿童是比较敏感的,由于儿童缺乏理性和自控力,遵循天性的选择,对自己喜欢的事情一定会主动去做且乐此不疲,而对自己不感兴趣的事情,难免产生畏惧、排斥和抗拒的心理,根本不愿意去做。这时的儿童又不能采取有效的方法实现逃避,就只有选择拖延。这种拖延也称为选择性拖延。

3. 承诺"稍后"再做　承诺"稍后"再做是拖延者最常见的借口。这个借口暗示,这个时候可能是从现在之后的几个小时、几天,或者将来的某个时间才会去做现在提到的要做的事。

4. 只专注简单的任务　对于儿童坚决不愿做的事情,父母一定要引起足够的重视,一定要细心探究儿童内心的真实原因。对于拖延症的儿童来说,往往对要做的事情选简避繁、选易避难。做简单的事情费力少容易成功。

5. 逆反心理　具有逆反心理的儿童做事更易拖延。

6. 依赖心理　具有依赖心理的儿童爱做事拖延。对父母有着本性的依赖。如果在儿童成长的过程中不注意适时放手让儿童学会独立,总是大包大揽本该让儿童自己去做的事情,导致儿童的依赖心理越来越严重。凡事等待有人代劳,无须自己操心,必然待事拖拉。

二、诊断要点

有拖延症的儿童通常具有以下临床表现:

1. 生活作息没有规律。

2. 吃饭时总是边吃边玩。

3. 没有守时观念,做作业总是一拖再拖。

4. 对感兴趣的事情总是不愿放手,以致不愿做别的事。

5. 对应该做的事缺乏自信心,总想依赖或等待别人的帮助。

6. 专注力不够,在做一件事时容易分散注意力。

7. 自控力差,不愿意按计划行事。

8. 往往同时具有逆反心理。

三、治疗要点

(一) 找到拖延症的根源

儿童的每个拖延行为背后或多或少都有父母潜移默化的影响。要想帮助孩子戒除拖延,其父母一定要静下心来,寻根求源地分析求证孩子产生拖延的根源。孩子自身也许并不想拖延,父母本身的拖延行为是孩子拖延习惯的第一个老师。另外,父母(包括长辈、老师)的苛求完美、过分严厉、娇宠、说话不算数,对孩子的要求超越了其生长发育速度等都可能是孩子产生拖延的根源。

(二) 培养儿童的专注力

专注力差的儿童容易做事拖拖拉拉。培养提升儿童的专注力是帮助儿童戒除拖延行为的重要措施。重点加强视觉注意、听觉注意及行为动作的训练。

(三) 帮助儿童提升自信心

拖延症的儿童往往对自己缺乏信心。迟迟

不肯做一件想要做的事,往往是害怕做不好,不知道怎么做,犹豫、纠结,结果拖延了。帮助儿童提升自信心是克服拖延心理的关键。如何帮助儿童提升自信心呢? ①帮助儿童分析要做的事情的重要性、必要性、可行性,让儿童知道此事非做不可,非自己做不可。同时,要告诉儿童如何去做,鼓励儿童面对困难、失败和磨难,陪儿童攻克难关。②帮助儿童战胜恐惧,正确认识自然和生活现象。③尊重儿童的自尊心。④对儿童做的事,多点赞美和鼓励。⑤不要给儿童贴上负面标签。

(四)让儿童学会独立

许多儿童之所以拖延并不是自身能力不足,而是因为自己已经是温室里的花朵,无论做什么事都习惯依赖父母或他人。要想戒除儿童的拖延症,必须要让儿童学会独立。

(五)提高儿童的时间管理能力

帮助儿童建立时间观念,提高儿童管理时间的能力,是根除儿童拖延症的基础。①要帮助儿童提高对时间的敏感性,让时间具体可感;②帮助儿童制订计划并分阶段完成;③帮助儿童根据实际情况适时调整目标计划;④让儿童体会到浪费时间所付出的代价。

(六)帮助儿童克服懒习惯

拖延症的儿童往往比较懒惰,凡事都依赖别人。要彻底根除拖延,必先治懒。①以参加运动的方式让儿童变得充满活力;②教会儿童做家务劳动;③让儿童自己的事自己做;④用鼓励促进儿童养成好习惯。

(七)帮助儿童提升自控力

缺乏自控力是儿童任性拖延的根本原因。儿童年龄越小,自控力越差,对许多事情都不能作出理智的选择。如何帮助儿童提升自控力? ①教会儿童认知不自控的代价;②激发活力;③摆脱上瘾;④排除干扰;⑤防止拖延东山再起。

(易著文)

【专家点评】

儿童任性拖延不是儿童的错,父母一定要懂得儿童拖延习惯的第一个老师是父母自己。要想帮助儿童戒除拖延症,其父母一定要静下心来,帮助儿童分析其拖延的根源。切不可以责骂、惩罚拖延症的儿童,要细心、耐心地指导、教会、鼓励儿童,学会独立、守时、专注地做好自己应该按时做好的每一件事。

第四节　儿童睡眠障碍

睡眠是儿童维持生长发育的重要因素,儿童睡眠问题还与儿童发育水平有关,如6月龄婴儿、6岁儿童、16岁青少年的"正常"睡眠行为、睡眠时间不同,家庭文化、经济、宗教背景等因素也影响儿童睡眠,如睡眠的地方、独立睡眠与成人同床等睡眠等。睡眠障碍主要涉及儿童睡眠问题,如入睡与维持睡眠困难、睡眠生理节奏紊乱,以及最常见的异态睡眠,如夜惊和梦游等。

一、失眠

失眠不是以睡眠的时间(小时)定义,是与睡眠满意度有关。儿童失眠的定义与成人类似,如入睡或维持睡眠困难,但儿童失眠的临床表现多为拒绝就寝、熄灯后难以入睡或夜醒时间长需家长干预。儿童失眠原因较多,包括医学问题相关(如疼痛)和行为两方面。

（一）夜醒

夜醒是婴幼儿最常见的睡眠行为问题。儿童不能独自睡眠，需要特定的环境、夜醒时间长，多需成人的干预后入睡或重新入睡，难以安定自己而以哭示意家长，不愿自己独立睡眠。目前尚无明确的儿童夜醒的阈值定义，即多少次夜醒可确定为异常。临床上儿童的夜醒问题多与家长的感受有关，估计因夜醒就诊的幼儿与学龄前儿童中 1/3 与家长过度担心有关。

1. 诊断标准　国际睡眠障碍分类第 2 版（international classification of sleep disorders，ICSD-2）将睡眠启动相关障碍的诊断标准（307.42）单独分类，临床诊断包括诊断标准的 A、B、D、F 和 G。但 ICSD-3 版中把儿童期的行为性失眠归到失眠诊断标准。

2. 鉴别诊断　排除儿童各种躯体或心理因素引起的夜醒。

（1）躯体疾病：胃食管反流、疼痛（尤其是中耳炎引起的）有关的婴儿频繁夜醒往往难以安抚，哭闹较长时间。但部分儿童躯体疾病时养成的依赖习惯可在躯体疾病恢复后转化为睡眠启动相关障碍。其他睡眠障碍还有不宁腿综合征及阻塞性睡眠呼吸暂停等。

（2）行为限制不足：即父母对儿童入睡前的行为限制无效或限制不力。如部分儿童入睡过程中要求父母不断讲故事或要求不断喝水、如厕或边看电视边睡觉。若父母对儿童行为限制不足，可致儿童睡前过度兴奋而入睡困难，甚至影响夜间睡眠。

（3）睡眠不充足：部分家长用减少日间睡眠方法使儿童疲倦以减少儿童夜醒，但往往儿童可因睡眠不足出现更频繁夜醒。儿童睡眠不规律，如晚睡，或中断午睡等均可致夜醒频繁发生。

（4）暂时性的睡眠问题：无睡眠问题儿童因疾病或环境改变等因素出现一过性睡眠问题。不适宜的睡眠环境可致婴幼儿频繁夜醒，如睡眠环境嘈杂、室内温度过高、被子过厚等。尽管睡眠启动相关障碍是导致婴幼儿夜醒最主要的原因，但婴幼儿频繁夜醒的原因很多，婴幼儿夜醒病因诊断的流程图有助鉴别诊断。

3. 行为处理　需考虑儿童不同气质特点、家长的治疗期望与耐受，结合家庭特点综合治疗。

（1）消退法：要求家长忽略儿童睡眠过程出现的哭吵。因此，消退法的成功取决于家长的依从

性。虽然曾报道消退法可有效减少儿童夜醒，但多数家长都无法耐受治疗过程中的儿童哭闹。

（2）逐步消退法：由美国著名的儿童睡眠专家 Feber 提出，又被称为 Ferber 方法。婴幼儿在床上思睡但尚未睡着时，要求父母按设定时间在婴儿卧室门口等待，渐渐延长安慰婴儿的时间间隔，直到最后婴儿独立睡着。医生应充分支持父母，增强信心，做睡眠记录。一般 1 周后即有明显进展。婴儿不良的睡眠习惯形成时间越长，所需的时间也就越长。治疗过程中婴儿宜与大人分床，甚至分房睡。保证婴儿规律的作息时间，可适当延迟婴儿睡觉时间半小时。

（3）改良逐步消退法：根据儿童与家庭特点可改良经典逐步消退法，即婴儿入睡过程尽可能采用逐步消退法，若部分婴儿夜醒后难以再入睡时则恢复以前的方法（抱或摇晃）。随婴儿入睡能力提高，治疗第 2 周婴儿夜醒的次数明显下降。对无法忍受婴儿持续哭闹 5 分钟的家庭，家长第 1 次等待的时间可为 1 分钟，间隔时间的延长也较推荐的短。但改良逐步消退法需要消退儿童夜醒的时间明显延长。

4. 预防

（1）建立规律的睡眠时间，让儿童知道到睡觉的时间应准备睡觉。

（2）固定儿童上床睡眠时间不变。

（3）与儿童设定允许与不允许的行为。

（4）不允许儿童与父母同睡。

（5）家长可定期观察儿童睡眠情况。

（6）睡眠时间提醒，让儿童逐步习惯。

（7）早上唤醒儿童时间固定。

（8）日间小睡取决于儿童年龄。

（9）儿童睡房宜光线暗。

（二）青少年失眠

表现为入睡困难、维持睡眠不能及早醒。原发性失眠则通常与不良生活习惯、作息不规律等有一定的关系。多数情况失眠是其他疾病的一个早期表现。目前，关于失眠的原因尚未完全清楚。成人研究结果提示，失眠与患者的个性、情绪特点、躯体状况、性别及家族史等有关。

1. 诊断标准　按国际睡眠障碍分类第 3 版（ICSD-3）中列出的慢性失眠障碍的诊断标准（307.42），临床诊断必须满足 A~F 条件（表 3-13-13）。此处提及的慢性失眠症有时也有以下名词替代，如慢性失眠、原发性失眠、继发性失眠、共病失眠、睡

眠启动或维持障碍、儿童行为性失眠、睡眠启动相关障碍、入睡行为限制不足睡眠障碍等。

2. 鉴别诊断　因失眠可能是其他某些睡眠障碍或疾病的临床表现之一,诊断原发性失眠需排除以下疾病。

(1)暂时性失眠:暂时性失眠常发生于睡眠正常的人群,因环境变化或突发事件出现暂时性失眠。

(2)不宁腿综合征/周期性腿动障碍:也可表现为入睡困难、夜醒等,但主要的鉴别是睡眠时有明显的腿部不适症状。

(3)阻塞性睡眠呼吸暂停:可出现入睡困难及夜醒症状,但同时有打鼾、呼吸暂停等症状。

(4)睡眠时相延迟综合征:别人让睡时出现入睡困难,但自行选择睡眠时间则无任何睡眠问题。

(5)不良睡眠习惯:睡眠作息不规律、饮用咖啡因或其他兴奋性物质等。

(6)精神类疾病:抑郁和焦虑症患者可表现失眠症状。25%~30%的成人失眠症患者伴有精神障碍。

(7)躯体疾病:哮喘、过敏、头痛等疾病可导致失眠。

3. 行为处理

(1)培养良好睡眠习惯:治疗失眠的基础是逐渐培养良好的睡眠习惯。教育失眠患儿以积极的态度对待睡眠,如应想"今晚睡觉我会很放松"。卧室不宜放钟表,避免睡不着时看钟表使儿童变得焦虑,入睡更困难。限制床上时间,床上时间就只是晚上睡觉时间,即想睡才上床,醒了即起床;逐渐提前15分钟睡觉时,直至治疗的目标时间。避免在床上辗转,如上床20分钟后仍无法入睡,可起床做些放松事情(如看书)待疲倦再睡下;如20分钟后还是无法入睡,再起床调整直至入睡。

(2)培养良好生活习惯:保持固定的作息时间;避免喝咖啡、吸烟等;卧室环境安静、舒适、光线暗与稍低的室温易于入睡;睡前活动不宜剧烈与兴奋,有助于睡眠。

(3)放松法:学习放松,如入睡前深呼吸,想象平静的画面(如平静海面等),或想一些有趣、轻松的事情。

4. 药物治疗　不建议用药物治疗儿童、青少年失眠。除非健康教育及心理行为治疗无效后才考虑药物治疗。现有药物都无儿童推荐剂量,临床医生多从小剂量始逐步调整使用,应严密监测药物副作用。

二、异态睡眠

异态睡眠是儿童最常见的睡眠问题,约4%的儿童异态睡眠可持续至青少年。一般,上半夜发生夜惊、睡行、梦呓、觉醒紊乱,而梦魇多发生在下半夜。虽然异态睡眠影响正常儿童或青少年,儿童入睡延迟、夜醒、抗拒睡眠、睡眠时间短等发生率较高,但大部分异态睡眠是发育中的一过性现象,仅少数持续至成人。

(一)夜惊

夜惊是非快速眼动(non-rapid eye movement, NREM)睡眠相关觉醒性异态睡眠中最常见的一种,是儿童从慢波睡眠中突然惊醒,伴有明显的自主神经症状以及恐惧的行为表现,主要见于学龄前儿童及学龄儿童。儿童发生夜惊常使父母紧张,因夜惊发作时儿童可意识不清且表现极度恐惧和害怕。但夜惊儿童自己无法意识到发作,醒后无记忆,对儿童本身影响小。夜惊有一定的遗传倾向,但通常夜惊到青春期会自愈。另外,睡眠不足、睡眠不规律、发热,以及疾病、药物、在吵闹及不熟悉环境睡觉、家庭压力或应急等因素,可诱发夜惊的发生。

1. 诊断标准　按国际睡眠障碍分类第3版(ICSD-3)中列出的夜惊诊断标准(307.46),首先应该满足NREM相关的觉醒性异态睡眠的临床诊断(A~E),同时还应满足F、G项(表10-4-1 ICSD的夜惊诊断标准)。

表10-4-1　ICSD的夜惊诊断标准

项目	诊断标准
A	反复发作从睡眠中不完全醒来
B	发作过程中对他人的干预及指引没有或者不正确的应答
C	没有清晰的梦境描述或者非常有限的单一视觉场景
D	对发作完全或部分不能回忆
E	发作无法用其他睡眠障碍、精神障碍、躯体疾病、药物或毒品摄入解释
F	发作表现为突然的惊恐,典型的是发作开始时突然害怕状尖叫
G	恐惧表现非常突出,发作时自主神经症状明显,包括瞳孔放大、心率加快、呼吸加快及出汗等

2. 行为处理　儿童夜惊发作时最重要的是保证儿童安全。家长应注意避免夜惊发作时唤醒儿童,防止儿童情绪激动;不和儿童谈论夜惊发作,减少焦虑情绪产生;维持儿童规律的睡眠作息,保证充足睡眠。定时提前唤醒的方法用于少数每晚固定时间发作的夜惊儿童,2~4周缓解后如症状重新出现则再次采用唤醒方法并适当延长时间。多数发生夜惊儿童不需药物治疗,除严重的夜惊已经有自伤行为、暴力或者影响家庭正常生活者。

(二) 梦魇

是快速眼动(rapid eye movement,REM)睡眠相关的异态睡眠,发生于快速眼动期,儿童因噩梦而惊醒。梦魇发生的原因可能与家庭压力或者应激因素、焦虑障碍、睡眠不足及药物等有关。梦魇症状持续时间超过3个月为慢性梦魇。

1. 诊断标准　按睡眠障碍的国际分型(ICSD-3)中梦魇的诊断标准(307.47)(表10-4-2),临床诊断梦魇至少符合上述标准的A、B、C项。

2. 鉴别诊断　觉醒性异态睡眠(夜惊、梦游)与夜间发作的癫痫鉴别。长期频繁发作的梦魇可与焦虑障碍、双向情感障碍及精神分裂症有关,因此经常发作的梦魇需与某些精神障碍鉴别。

3. 行为处理　家长应安慰梦魇发作的儿童,如抱婴儿或小年龄儿童,或身体的接触可缓解儿童紧张情绪;年长儿可用语言安慰,发作后家长与儿童在一起让儿童感到家长的保护;持续梦魇发作伴有情绪问题的儿童应及时转诊至儿科心理或精神专科。

表 10-4-2　ICSD-3 的梦魇诊断标准

项目	诊断标准
A	反复出现引起患者极度不安的梦境,梦境内容往往涉及威胁生命安全、伤害身体的情境
B	从噩梦中醒来,患者马上清醒,能清晰对答
C	从噩梦中惊醒导致患者感觉痛苦,或者明显影响其工作、学习或社交,有1项或1项以上下述症状 1. 情绪紊乱(如持续焦虑、不安) 2. 恐惧睡眠(入睡焦虑,害怕睡觉) 3. 认知受影响(梦境经常脑中出现,影响注意力或记忆力) 4. 对家人造成负面影响(夜间睡眠受影响) 5. 行为问题(不愿上床、怕黑) 6. 白天嗜睡 7. 疲劳或不爱动 8. 工作学习受影响 9. 人际交往受影响

(钟燕)

【专家点评】

1. 睡眠是儿童最基本的生命特征,睡眠障碍影响儿童的生长发育及家长的生活质量。
2. 诊断睡眠障碍时要考虑正常的睡眠规律、睡眠环境等因素,并需排除躯体器质性疾病。
3. 良好的睡眠习惯是可以早期建立和培养的,做好睡眠健康教育非常重要。
4. 处理睡眠问题主要是行为治疗,提高家长的依从性是关键,不建议药物治疗。

第五节　神经性厌食

神经性厌食(anorexia nervosa,AN)是一种由患者自主控制的,以有意减轻体重为特征的进食行为障碍。临床特征为通过限制饮食摄入或采取过度运动、呕吐、导泻等方法来严格限制食物,体重显著下降。发病可见不同年龄人群,但主要为青少年与成人早期。若不及时治疗,可导致严重的营养不良与极度器官功能衰竭,影响青少年身心健康与发育。

一、病因

尚不确定,可能是生物学、心理学和环境等因素的综合作用结果。如青春前期青少年发病前焦虑障碍的发生较高,可能与青少年的气质或性格有关;虽然 AN 常可从青少年有意控制体重的行为得到预示,但体重下降进行性加重的免疫、激素因素与病情恶化有关,包括瘦素、a-促黑素细胞激素;现代社会过多强调瘦身材,来自媒体宣传、学校同伴的压力促使青少年,特别是女性青少年控制体重增加等。

二、诊断要点

(一)临床表现

1. 症状与体征 体重明显下降、消瘦、疲倦、失眠、眩晕、指甲发绀、头发细而易断、脱发、停经、便秘、皮肤干燥或皮肤黄、怕冷、心律不齐、骨质疏松或四肢水肿等。

2. 情绪与行为症状 严重控制体重(控制进食、饥饿或增加运动量)、进食后自我诱导呕吐,或用轻泻剂、灌肠、食疗、草药,拒食、害怕体重增加、不愿说真实进食量、面无表情、社会退缩、易怒、抑郁、有自杀念头等。

(二)诊断标准

1. 识别 多数 AN 青少年易被简单处置为原发性营养不良而误诊。

(1)筛查:常规询问儿童、青少年关于进食类型与对自己体型的看法。

(2)人体测量:采用 BMI/ 年龄曲线,有助早期发现控制饮食的儿童青少年。

(3)体格检查:仔细全面检查,包括精神状态,除外共病症,发现有关诊断 AN 的症状与体征。

2. 诊断 进食障碍是临床诊断,实验室检查只是确定 AN 不良的严重度。2013 年,DSM-5 重新修订了 AN 的诊断标准(表 10-5-1)。

三、治疗要点

治疗关键是恢复进食和补充营养。

(一)营养治疗

1. 鼓励进食 尽可能经口摄入易消化、营养丰富的流质或半固体食物,如牛奶、豆浆、水果汁、鸡蛋羹、肉末、鱼泥、碎蔬菜等食物。

表 10-5-1 DSM-V 的 AN 诊断标准

诊断标准	内容
限制食物摄入	进食量少,不能维持与相应年龄、性别和身高相称的最低正常体重
害怕体重增加	尽管低体重,仍非常害怕体重增加或肥胖;或采取干预体重增加的行为,如呕吐、使用轻泻剂
身体形象问题	否认体重减轻的严重性,将体重与自我价值联系,曲解自己的形体

2. 制订饮食干预计划 在家长的协助下,跟据 AN 儿童的饮食习惯及嗜好,与儿童共同制订饮食计划和合理的食谱,及时调整饮食干预方案。

(二)心理治疗

1. 治疗目标 包括饮食模式和行为正常化,逐渐恢复体重;体重增加达每周 0.45~1.36kg 是安全目标;改变扭曲的理念和限制饮食的想法。

2. 心理治疗 改变儿童的想法与行为,采取健康进食方法。

(三)支持治疗

1. 住院治疗 有严重合并症、危及生命的 AN 儿童需住院治疗,如心律失常、脱水、电解质紊乱、精神紧急情况、严重营养不良或持续拒食时,以维持生命体征稳定,挽救生命。

2. 其他支持治疗方案 包括增加社交活动、适当体育活动、进食安排规律。

(四)药物治疗

在专业医生的指导下适当采用抗抑郁药或其他精神类药物,有助于改善抑郁或焦虑等情感障碍,可减轻某些躯体症状,达到进食和增重的目的。

四、预防

(一)营养教育

帮助家庭、儿童学习正确营养知识,避免过分强调体重与控制饮食。

(二)学校、社会教育

学校设立有关营养与疾病的相关科普知识课程。家长应给儿童树立榜样,从小培养儿童正确的进食行为和审美观。

(三)监测高危儿童

可帮助早期发现 AN 儿童,特别注意曾有自杀念头的 AN 青少年。

五、预后

AN 的发病年龄与预后有关。有研究显示,11 岁发病的儿童较 AN 发病年龄大的儿童预后好。约 50% 的 AN 可体重完全康复,10% 变为超重 / 肥胖或死于严重营养不良,但死于自杀者多有严重营养不良。

【关键点】

AN 患者同时伴有精神障碍,常常不愿意接受医生的指导。因此,对 AN 患者良好的治疗需要多学科专业人员密切合作,包括营养师、内科医生、儿科医生、精神科医生、心理治疗师、社工等,更需要与儿童和家庭的合作。尽管目前尚缺乏明确的方法预防 AN,但儿童保健医生在日常医疗服务过程中早期识别发生神经性厌食的高危因素、监测高危儿童,对控制 AN 发展有重要作用。

(王玲)

【专家点评】

神经性厌食是较常见的一种进食行为障碍,严重影响青少年学习与身心健康,甚至危及生命。

儿童保健医生在 AN 儿童、青少年处理中有重要作用,包括药物和营养、体格生长发育指标监测,与心理学专家配合处理儿童的心理社会与精神方面的问题。初诊 AN 的儿童需转诊专科治疗。

第六节　注意缺陷多动障碍

注意缺陷多动障碍(attention deficit hyperactivity disorder,ADHD)是一种常见的慢性神经发育障碍,起病于童年期,其主要特征是与发育水平不相称的注意缺陷和 / 或多动冲动。全球儿童发病率约为 7.2%,60%~80% 可持续至青少年期,50.9% 持续为成人注意缺陷多动障碍。约 65% 的患儿存在一种或多种共患病。注意缺陷多动障碍不仅损害学习功能,还存在其他多方面涉及生命全周期的损害。故儿童保健医师、全科医师和发育行为儿科医师能够早期识别、评估、诊断及治疗注意缺陷多动障碍,做到规范化和同质性的诊疗是很重要的。

一、病因

注意缺陷多动障碍病因复杂,多数学者认为与遗传、神经生物及社会心理等多种因素有关。

1. 遗传因素　遗传因素是 ADHD 发病的主要原因之一。家系研究表明,ADHD 具有明显的家族聚集性。近年来,分子遗传学的研究已经发现了几种可能与 ADHD 相关联的易感基因,涉及多巴胺、去甲肾上腺素、5- 羟色胺能神经递质系统。

2. 神经生物因素　研究表明,ADHD 患儿的皮层发育按照正常的脑发育程序发展,但比正常发育的儿童落后数年,说明 ADHD 表现为脑皮层成熟延迟。这一区域与执行功能有关,从而出现反应抑制、注意控制、奖赏、较高级的运动控制和工作记忆方面的问题。多巴胺和去甲肾上腺素可增加前额叶皮层活动对皮层下的抑制作用,其失调导致 ADHD 核心症状出现。

3. 社会心理因素　流行病学研究显示 ADHD 儿童症状与父母患有精神或行为问题、父母离异、家庭氛围紧张、父母养育方式不当、童年早期暴露于高水平的铅环境、父母吸烟、酗酒、过敏因素等相关。

二、诊断要点

(一)临床表现

1. 注意缺陷　表现为与年龄不相称的明显注意集中困难和注意持续时间短,是本病的核心症状。患儿常在听课、做作业或其他活动时注意难以持久,容易因外界刺激而分心。注意维持困难,经常有意回避或不愿意从事需要较长时间持续集中精力的任务,而对于感兴趣的游戏、电视节目等则能注意力相对集中,因此常被家长误以为其注意无问题从而延误就医。

2. 多动　表现为与年龄不相称的多动,包括躯体活动、手的活动,以及言语活动的明显增多。ADHD 患儿多动的特点是不分场合、无目的性,在静止性游戏中表现尤为明显。动作杂乱无章,甚至离开座位在教室乱跑,全然不顾环境对其行为的要求。生活中也经常做事虎头蛇尾,难以善始善终。与人谈话交流或回答问题时,也不能耐心地倾听别人说话。

3. 冲动　表现冲动,做事不顾及后果,凭一时兴趣行事,为此常与同伴发生打斗或纠纷,不分场合、不顾后果,难以自控,甚至伤害他人,不遵守游戏规则,缺乏忍耐或等待。

4. 其他　除三大核心症状外,还常在发展社交技能、应对挫折和控制情绪方面存在困难。由于 ADHD 的核心症状并常共患品行障碍,因此常不能与同龄人友好相处,人际关系差,社会适应能力也较差。由于经常被老师批评、家长责备、同学嘲笑,而出现退缩、回避,甚至逃学,常常自我评价降低,自信心不足。部分患儿出现情绪问题,表现为烦躁、易激惹、不高兴,甚至出现自伤、攻击他人行为等。

(二)诊断

诊断前需要进行详细评估,进行父母和儿童的访谈,收集来自父母或主要带养者、教师和学校其他人员的信息,进行相关的心理学评估和实验室检查,以判断是否符合 DSM-V 的诊断标准。

1. 采集病史及体格检查　围绕 ADHD 主要临床表现、病程、共患病、社会功能和影响应诉采集病史。还要特别收集全面的发育史和可能存在的精神障碍史,访谈并观察家长和儿童(包括精神状态评估和行为观察),重视教师提供的在校信息。询问相关疾病家族史。体格检查的主要项目有神经系统检查、生长发育情况、营养状况、听力、视力及精神状态等。

2. 临床评估　对于存在学业或行为问题,并伴有注意缺陷、多动或冲动症状的 4~18 岁儿童应尽早启动筛查和评估。常用问卷有:

(1)ADHD 诊断量表父母版:内容涉及注意力缺陷、多动 - 冲动核心症状共 18 个条目,用于 ADHD 症状评定。

(2)Swanson,Nolan and Pelham 父母及教师评定量表(SNAP- Ⅳ):内容涉及注意力缺陷、多动 - 冲动、对立违抗障碍、品行障碍、焦虑或抑郁及学习问题共 6 方面,用于 ADHD 症状、共患病及功能损害评定。

(3)Conners 量表:分为父母量表、教师量表及简明症状量表,内容涉及注意力缺陷、多动 - 冲动障碍、学习问题、品行问题、躯体问题、焦虑问题等方面,用于 ADHD 症状、共患病及功能损害评定。

(4)认知功能评估:初诊时需进行如智力测验等认知功能评估。

(5)其他:如 Achenbach 儿童行为量表(CBCL)也可用于 ADHD 症状、共患病及功能损害评定。

(6)辅助检查:必要时进行头颅影像学、脑电图、血液、尿液、过敏原筛查等辅助检查。

3. 早期识别症状线索　ADHD 是发生在胚胎期和婴儿早期由复杂的遗传易感性与暴露环境多种不利因素协同作用的结果。因此,需掌握阳性家族史、围生期高危因素、铅暴露、父母情绪不稳及教育方式不当等易感因素,进行监测和早期识别,从年龄和病程上做到早发现、早干预。了解不同年龄阶段的症状差异性,有助于早期识别(表 10-6-1)。

4. 诊断标准

(1)DSM-V 描述多动冲动症状:见表 10-6-2,至少符合其中 6 条。

表 10-6-1　不同年龄段注意缺陷多动障碍的症状线索

年龄阶段	注意缺陷症状	多动症状	冲动症状
学龄前期	容易转移注意力,似听非听	过分喧闹和捣乱,无法接受幼儿园教育	明显的攻击行为,不好管理
学龄期	不能完成指定任务,容易转移注意力,不能集中精神	烦躁、坐立不安,走来走去,过多的语言	自制力差,难以等待按顺序做事情,言语轻率
青少年期	不能完成作业,容易转移注意力	主观上有不安宁的感觉	自制力差,经常参与危险性活动

表 10-6-2　多动冲动症状表

	多动冲动症状
1	在座位上常坐立不安,用手或脚敲打,或扭动
2	随意离开座位,如在教室、办公室或其他工作地方
3	在不合适的场所乱跑或攀爬,若为年长儿或成人则表现为坐立不安
4	难以安静地玩耍或参加娱乐活动
5	不停地动,仿佛像被发动机一直驱动,如不能安静,在饭店、会议室难以久坐,让人感觉坐立不安
6	说个不停
7	回答问题时不经思考脱口而出,如与人交谈常常抢话
8	需要轮流时常难以等待,如排队时
9	打扰别人,如打断别人对话、游戏、活动,不经允许随便用他人的东西;若为年长儿、成人常干扰他人做事

（2）DSM-Ⅴ描述注意缺陷症状:见表 10-6-3,至少符合其中 6 条。

（3）DSM-Ⅴ其他诊断条件:见表 10-6-4。

三、鉴别诊断及共患病

（一）ADHD 的鉴别诊断

需要排除一些可能引起类似 ADHD 症状的情况,如虐待、忽视、父母关系不和谐、家庭经济压力、搬迁、新学校等社会环境问题;听力损害、视觉损害、遗传性疾病(脆性 X 综合征、特纳综合征、神经纤维瘤等)、阻塞性睡眠呼吸暂停、变应性鼻炎等医

表 10-6-3　注意缺陷症状表

	注意缺陷症状
1	注意力不集中,或做作业粗心出错,或工作中在其他活动中忽略或漏掉细节,工作出差错
2	完成任务或游戏活动时难以集中注意,如难以专注听讲座、对话与长时间阅读
3	说话时常常不能注意听,在没有任何明显的干扰时也心不在焉
4	不能按指令完成学校作业、家务或工作任务,如工作时注意不易集中或转移目标
5	难以组织任务和活动,如难以处理连续性任务以及保持材料与物品顺序,工作杂乱无章,管理能力差,不按时完成任务
6	避免或不愿参加需要长时间与精力的任务,如家庭作业;年长儿与成人不愿准备报告、填表、看长篇文章
7	常丢失完成任务或进行活动的必要东西,如书、笔、书包、工具、钥匙、作业、眼镜、电话本等
8	易被外来刺激分心,如年长儿和成人易被无关事吸引
9	常忘记日常活动,如做家务事、差事;年长儿和成人忘记回电话、付账单、约会等

表 10-6-4　其他诊断条件

	其他症状
1	<12 岁出现注意或多动 - 冲动症状
2	≥17 岁的青年、成人有注意缺陷或多动 - 冲动症状 ≥5 条即可诊断 ADHD
3	儿童在 ≥2 个场所出现 ADHD 核心症状,包括家庭和学校;症状持续 ≥6 个月
4	症状不是发生在精神分裂症或其他精神障碍过程中,也不能用其他心理障碍解释(如心境障碍、焦虑障碍、分离障碍、人格障碍、物质中毒或撤退物质)

学相关基础问题;脑性瘫痪、抽动障碍、癫痫、孤独症谱系障碍、肾上腺脑白质营养不良等神经发育障碍性疾病,还有早期儿童精神分裂症、儿童双相障碍等精神心理疾病等。

（二）ADHD 的共患病

ADHD 至少 50% 存在共患病,与单纯 ADHD 相比,共患病患儿社会功能损害更严重,治疗更困

难,故需注意到 ADHD 的共患病,明确主次,以制订个性化的治疗及管理方案。

1. 言语语言障碍　约 54% 的 ADHD 言语发育差,可能是中枢神经功能发育延迟,执行过程困难所致。主要表现为说话延迟、言语的表达理解困难、发音不清等。

2. 学习障碍　ADHD 合并学习障碍的发生率为 12%~60%。共患阅读障碍者较多。

3. 抽动障碍　ADHD 患儿在学龄早期伴发抽动症,30%~35% 的抽动症患儿共患 ADHD。

4. 其他　如睡眠障碍、遗尿症、对立违抗障碍和品行障碍、孤独症谱系障碍、全面发育迟缓、发育性运动协调障碍、社交障碍、癫痫、焦虑障碍等,均在 ADHD 患儿中有不同患病率。

四、治疗

ADHD 的治疗需要家长、医师、教师共同参与,采用药物治疗、行为矫正、心理支持、家庭治疗等综合措施,才能收到良好的效果。要根据总体的原则和个体的具体情况来设定治疗目标、制订长期治疗计划,定期随访、评估、监控疗效和不良反应,按照慢性病管理策略进行管理。若疗效未达治疗目标,应评估诊断和治疗是否正确、依从性如何,以及是否存在共患病等情况。此外,应强调均衡饮食、合理运动的重要性。

(一)治疗原则

对于 4~6 岁的学龄前儿童首选非药物治疗,建议以行为治疗为主;6 岁以上儿童选用药物治疗和非药物治疗相结合,帮助儿童用较低用药剂量达到最佳临床疗效。若 4 岁以下儿童存在 ADHD 样症状,建议其父母接受父母行为管理培训。

(二)药物治疗

1. 药物治疗原则　根据个体化原则,从小剂量开始,逐渐调整,达到最佳剂量并维持治疗;在治疗过程中,采用恰当的方法对药物的疗效进行评估;注意可能出现的不良反应。

2. 药物选择

(1)中枢兴奋剂:盐酸哌甲酯根据疗效持续时间分为长效(10~12 小时)和短效(3~6 小时)两种制剂。

短效盐酸哌甲酯适用于 6~17 岁的儿童和青少年,从每次 5mg,每天 1~2 次开始(通常早上 7 点左右和中午),每天最大推荐剂量是 60mg。长效盐酸哌甲酯从 18mg/d,每天 1 次开始,剂量滴定期间每 1~2 周调整一次剂量。盐酸哌甲酯 6 岁以下的儿童慎用,禁忌证包括青光眼、服用单胺氧化酶抑制剂的患儿或急性精神病的患儿。盐酸哌甲酯可能出现的不良反应有头痛、腹痛、影响食欲、入睡困难、眩晕、运动性抽动等。这些不良反应常在治疗早期出现,症状轻微,多在剂量调整后或服药一段时间后改善。在使用兴奋剂之前应进行慎重的评估,包括猝死家族史及心脏病、昏厥、癫痫、肥厚型心肌病、长 Q-T 综合征等,并进行心血管系统的检查。总体来说,兴奋剂治疗 ADHD 是安全有效的,但需要定期随访生长发育指标,定期监测血压、心率。

(2)非中枢兴奋剂:托莫西汀也是一线治疗药物。体重不足 70kg 患儿,每天初始总剂量可为 0.5mg/kg,逐步加量,最大为 1.4mg/kg;70kg 及以上的儿童、青少年或成人,每天总剂量不超过 100mg。停药时不必逐渐减量。托莫西汀每天服药一次,作用时间可维持 24 小时。托莫西汀的不良反应与兴奋剂相似,但更易出现疲劳和恶心。托莫西汀可能对共患焦虑障碍的 ADHD 患儿有效。

(3)其他:三环类抑郁药包括丙咪嗪、地昔帕明和去甲替林,是治疗二线药。只有在中枢兴奋剂和去甲肾上腺素再摄取阻断剂无效或禁忌的情况下,在专科医生指导下才考虑使用。

(三)非药物治疗

1. 心理行为治疗　是干预学龄前儿童的首选方法,包括正性强化法、暂时隔离法、消退法、示范法等。

2. 认知行为疗法　可以通过心理咨询或游戏的方式,矫正患儿的认知缺陷,同时采取行为管理技术,改善情绪和行为问题,建立新的认知行为模式。

3. 社会生活技能训练　针对不良的生活技能和交往技能,通过小组沙盘游戏训练及同伴交往训练,获得正性强化,改善行为模式。

4. 家长培训和教师培训　主要培训父母对儿童适龄的发展期望、加强亲子关系、关于 ADHD 的知识及学习干预、行为管理、情绪调控等。培训活动贯穿于整个治疗过程中。培训教师儿童心理健康知识,使其对一些问题行为学生能够筛查、转介、管理、干预。

5. 其他　如脑电生物反馈、感觉统合训练课在一定程度上可帮助患儿行为管理。

五、预后

ADHD 患儿的远期结局与症状的严重程度和类型、共病(如精神障碍、学习障碍)、智力、家庭环境及治疗有关。经综合治疗的 ADHD 患儿预后较好。部分儿童到成人期仍有注意力不集中等表现,甚至酒精依赖、癔症、焦虑症和一些精神分裂症状,影响生活质量(图 10-6-1)。

六、预防

主要是避免各种危险因素,包括优生优育,为儿童创造温馨和谐的家庭环境、良好安静的学习环境,正确培养儿童的行为习惯,养成良好的卫生和饮食习惯,有助于减少 ADHD 的发生、减轻 ADHD 的症状或改善 ADHD 的结局。

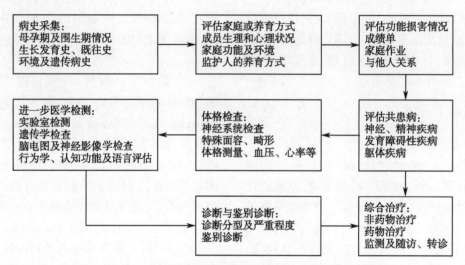

图 10-6-1　注意缺陷多动障碍筛查、诊断、治疗及管理流程

(王伟红,王玲)

【专家点评】

1. ADHD 是儿童最常见的神经发育障碍之一,患病率较高。

2. ADHD 的核心症状是注意缺陷、多动、冲动。此外,还常伴有情绪调控不佳、学习障碍、社交问题等症状。系统治疗可以收到较好的效果,且疾病的预后良好。

3. ADHD 是一种多重障碍的综合征,与遗传、神经生物及社会心理、环境等多种因素有关。尤其是在 ADHD 治疗中,社会心理、环境因素的作用不容忽视。

4. ADHD 的诊断需要进行儿童和家庭的访谈,结合体格检查、心理评定和辅助检查的结果,判断是否符合 DSM-V 的诊断标准和功能损害的情况,才能确诊 ADHD。

5. 一级儿童保健机构应常规进行 ADHD 儿童发育和行为筛查。

第七节　抽 动 障 碍

抽动障碍(tic disorders,TD)是一种起病于儿童时期,以不自主、无目的、反复、快速刻板肌肉收缩为主要表现的神经精神疾病。常伴有其他心理行为障碍,如注意缺陷多动障碍、强迫障碍、学习困难等。其患病率有报道为 0.4%~2.99%,近年呈增多趋势,4~8 岁多见,在 10~12 岁最严重,有些在青春后期及成年早期逐渐消退。男女发病比例约为(3~5):1。

一、病因

抽动障碍是遗传、生物、心理及环境等因素相互作用的综合结果,至今病因与发病机制尚未明确,多数学者认为与以下几点有关。

1. 神经生物因素　中枢神经递质失衡,纹状体多巴胺兴奋过度或突触后多巴胺受体超敏感可能是其发病机制的关键环节。

2. 遗传因素　研究发现,该病可能为常染色体显性遗传甚至多基因遗传模式,TD 有家族聚集性或发病偏高趋势。

3. 脑结构或功能异常　皮层 - 纹状体 - 丘脑 - 皮层环路结构和功能异常与 TD 的发生有关。研究发现,儿童和成人 TD 患者基底节部位尾状核体积明显减小,左侧海马局部性灰质体积增加。对发声抽动的功能磁共振成像研究发现,抽动障碍患者基底节和下丘脑区域激活异常,推测发声抽动的发生与皮层下神经回路活动调节异常有关。

4. 环境及精神心理因素　各种环境导致神经系统过高或过低唤醒状态均增加抽动频率与程度,如压力、焦虑、过度兴奋、愤怒、紧张等;某些精神刺激可诱发本病,如过多指责、情感虐待或忽视,再加之儿童自身有神经质、胆怯内向等特点,这些因素均可使儿童产生矛盾心理,抽动可能是心理矛盾冲突的外在表现。

二、诊断要点

(一)临床表现

1. 抽动分类及特点　分为运动性抽动和发声性抽动。运动性抽动是指头面部、颈、肩、躯干及四肢肌肉不自主、突发、快速收缩运动;发声性抽动是口鼻、咽喉及呼吸肌群的收缩,通过鼻、口腔和咽喉的气流而发声。根据抽动持续时间、参与的身体部分和肌肉群分为简单性抽动及复杂性抽动。抽动特点:抽动通常从面部开始,逐渐发展到头、颈、肩部肌肉,而后波及躯干及上、下肢;可以从一种形式转变为另一种形式,或者出现新的抽动形式;症状时好时坏,可暂时或长期自然缓解,也可因某些诱因而加重或减轻;与其他运动障碍不同,抽动是在运动功能正常的情况下发生,非持久性存在,且症状可短暂自我控制。睡眠时明显减少或消失。

2. 共患病　大约 50% 患儿共患一种或多种心理行为障碍,包括注意缺陷多动障碍、强迫障碍、品行障碍、睡眠障碍、情绪障碍、学习困难、暴怒发作、自伤行为等。其中共患注意缺陷多动障碍最常见,其次是强迫障碍。TD 共患病越多,病情越严重。共患病增加了疾病的复杂性和严重性,影响患儿学习、社会适应能力、个性及心理品质的健康发展,给治疗和管理增添诸多困难。

(二)诊断标准

1. 按照 DSM-Ⅴ诊断标准,根据抽动发作频率、次数、持续时间及病程,分短暂性 TD、慢性 TD、Tourette 综合征(TS)、难治性 TD。

(1)短暂性 TD:①1 种或多种运动性抽动和 / 或发声性抽动;②病程短于 1 年;③18 岁以前起病;④排除某些药物或物质或内科疾病所致;⑤不符合慢性 TD 或 Tourette 综合征的诊断标准。

(2)慢性 TD:①1 种或多种运动性抽动或发声性抽动,但不同时出现运动抽动或发声抽动;②首次抽动以来,抽动的频率可以增多或减少,病程在 1 年以上;③18 岁以前起病;④排除某些药物或物质或内科疾病所致;⑤不符合 Tourette 综合征的诊断标准。

(3)Tourette 综合征(TS):①具有多种运动性抽动及 1 种或多种发声性抽动,但二者不一定同时出现;②首次抽动后,抽动的频率可以增多或减少,病程在 1 年以上;③18 岁以前起病;④排除某些药物或物质或内科疾病所致。

(4)难治性 TD：是近年来小儿神经／精神科临床逐渐形成的新概念，尚无明确定义。通常认为是指经过盐酸硫必利、氟哌啶醇、阿立哌唑等抗 TD 药物足量规范治疗 1 年以上无效，病程迁延不愈的 TD 患者。

2. 辅助检查　诊断主要采用临床描述性方法，详细询问病史是正确诊断的前提，包括神经系统与精神检查。辅助检查如脑电图，少数 TD 患儿背景慢化或不对称等，临床主要鉴别癫痫，并无特征性意义。神经影像学（如头颅 MRI、CT）及实验室检查（如血常规、ASO、RF、CRP、肝肾功能等）一般无特征性异常，主要用于鉴别诊断。评估抽动严重程度可采用耶鲁综合抽动严重程度量表（YGTSS）等进行量化评定，其 TD 严重程度判定标准：总分<25 分属轻度，25~50 分属中度，>50 分属重度。

三、鉴别诊断

1. 风湿性舞蹈症　该病四肢动作较多，以肢体远端明显，也可涉及面部，但不会出现不自主发声。实验室检查血沉升高、"ASO" 抗体阳性、CRP 升高，抗风湿治疗有效。

2. 肝豆状核变性　是一种常染色体隐性遗传病，通常有肝损害、肌张力障碍等神经精神症状、角膜色素 K-F 环。实验室检查肝功能异常、血清铜蓝蛋白降低、头颅影像学异常可鉴别。

3. 癫痫　抽搐发作形式比较固定，发作次数远比 TD 少；TD 抽动能够受意志控制一段时间减少或终止；TD 抽动同期脑电图无癫痫样放电，癫痫发作时脑电图明显异常。

4. 迟发性运动障碍　主要见于应用抗精神病药物期间或突然停药后所发生的不自主运动障碍，有精神病史和用药史可鉴别。

5. 其他　多种器质性疾病及有关因素也可以引起 TD，即继发性 TD，包括遗传因素（如 21- 三体综合征、脆性 X 综合征、结节性硬化、神经棘细胞增多症等）、感染因素（如脑炎、神经梅毒、克 - 雅病等）、中毒因素（如一氧化碳、汞、蜂毒等中毒）、药物因素（如哌甲酯、匹莫林、安非他明、可卡因、卡马西平、苯巴比妥、苯妥因、拉莫三嗪等）及其他因素（如脑卒中、头部外伤、发育障碍、神经变性病等）。

四、治疗

1. 治疗原则　抽动通常是治疗的靶症状，对于轻度 TD 患儿，主要是心理疏导，密切观察；中重度 TD 患儿的治疗原则是药物和心理行为治疗并重。而有些患儿靶症状是多动、冲动、强迫观念等共患病症状时，需在精神科医师等多学科指导下制订治疗方案。因此，治疗应基于个体化的需求、可用资源、治疗师经验，并根据该领域专家的建议进行指导，全程提供医学教育和心理支持。

2. 药物治疗　包括多巴胺受体拮抗剂、α 受体激动剂及其他药物等。药物治疗应有一定的疗程，适宜的剂量，不宜过早换药或停药。

(1)一线药物：可选用硫必利、舒必利、阿立哌唑、可乐定等。从最低起始剂量开始，逐渐缓慢加量（1~2 周增加 1 次剂量）至治疗剂量。

(2)强化治疗：病情基本控制后，需继续治疗剂量至少 1~3 个月，称为强化治疗。

(3)维持治疗：强化治疗阶段后病情控制良好，仍需维持治疗 6~12 个月，维持剂量一般为治疗剂量的 1/2~2/3。强化治疗和维持治疗的目的在于巩固疗效和减少复发。

(4)停药：经过维持治疗阶段后，若病情完全控制，可考虑逐渐减停药物，减量期至少 1~3 个月。用药总疗程为 1~2 年。若症状再发或加重，则应恢复用药或加大剂量。

(5)联合用药：当使用单一药物仅能使部分抽动症状改善，难治性 TD 亦需要联合用药。

(6)如共患 ADHD、OCD 或其他行为障碍时，可转诊至儿童精神／心理科进行综合治疗。

(7)其他如丙戊酸钠、托吡酯等抗癫痫药也有报道用于 TD 治疗。药物治疗的病例需要定期评估药物疗效、不良反应和继续治疗的必要性。

3. 中医中药治疗　2012 年我国制定了 TD 的中医诊断和临床治疗指南，并于 2019 年进行修订。国家中医药管理局批准菖麻熄风片、九味熄风颗粒为治疗 TD 的一线药物。其他如宁动颗粒、小儿安神汤也可改善部分抽动症状。

4. 心理行为治疗　心理行为治疗是改善抽动症状、干预共患病和改善社会功能的重要手段。轻症 TD 患儿多数采用单纯心理行为治疗即可奏效。通过对患儿和家长的心理咨询，调适其心理状态，消除病耻感，采用健康教育指导患儿、家长、老师正确认识本病，淡化患儿的抽动症状。同时可给予行为治疗，主要包括正性强化、消退法、密集练习、放松训练、自我监督、基于功能或情境管理方法、习惯逆转训练、效应预防暴露、认知行为治疗等。其中习惯逆转训练和效应预防暴露是一线行为治疗。尤其是综合行为干预（CBIT）是10~17岁儿童中用于支持性心理治疗，并被认为是可用的一线治疗。

5. 其他非药物治疗　对于药物难治性TD患儿，脑电生物反馈、深部脑刺激、经颅磁刺激等神经调控治疗方法正日益受到国内外许多研究者的关注。饮食调节也是部分干预有效的方式

（图10-7-1）。

五、预后

TD症状可随年龄增长和脑部发育逐渐完善而减轻或缓解，少部分患者抽动症状迁延或因共患病而影响工作和生活质量。

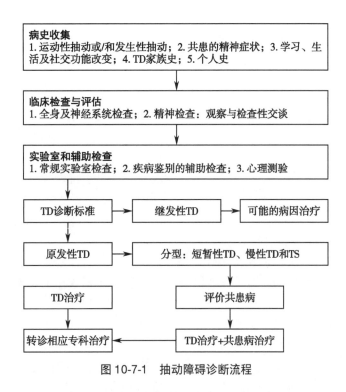

图 10-7-1　抽动障碍诊断流程

（王伟红，王玲）

【专家点评】

抽动障碍是常见的儿童青少年神经精神疾病之一，其运动/发声抽动所引起的功能损害将严重影响儿童学业和社会生活，并导致低自尊、社会退缩、品行障碍等。

对于TD儿童，除心理行为和药物治疗外，儿童、家长和学校的同时干预，包括认识其特征表现、学习基本知识和包容、关心、帮助，对其疾病转归作用重要。

第十一章

呼吸系统疾病

第一节　儿童呼吸系统解剖生理特点和检查方法

儿童呼吸系统的解剖、生理、免疫特点与该时期易患呼吸道疾病密切相关。呼吸系统的检查可为诊断呼吸道疾病提供依据。

一、解剖特点

呼吸系统以环状软骨下缘为界分为上、下呼吸道。上呼吸道包括鼻、鼻窦、咽、咽鼓管、会厌及喉；下呼吸道包括气管、支气管、毛细支气管、呼吸性毛细支气管、肺泡管及肺泡。其特点为：

（一）上呼吸道

1. 鼻　鼻腔相对短小，鼻道狭窄。婴幼儿鼻黏膜柔嫩并富于血管，感染易致黏膜肿胀，造成鼻部堵塞，导致呼吸困难或张口呼吸。

2. 鼻窦　新生儿上颌窦和筛窦极小，2岁以后迅速增大，至12岁才充分发育。额窦2~3岁开始出现，12~13岁时才发育。蝶窦3岁时才与鼻腔相通，6岁时很快增大。由于鼻窦黏膜与鼻腔黏膜相连续，鼻窦口相对大，故急性鼻炎常累及鼻窦，易发生鼻窦炎。

3. 鼻泪管和咽鼓管　婴儿咽鼓管较宽，且直而短，呈水平位，故鼻咽炎时易致中耳炎。

4. 咽部　咽部较狭窄且垂直。扁桃体包括腭扁桃体及咽扁桃体。腭扁桃体1岁末才逐渐增大，4~10岁发育达高峰，14~15岁时渐退化，故扁桃体炎婴儿则少见，常见于年长儿。咽扁桃体又称腺样体，6个月已发育，位于鼻咽顶部与后壁交界处，严重的腺样体肥大是小儿阻塞性睡眠呼吸暂停综合征的重要原因，应注意早期干预与治疗。

5. 喉　喉部呈漏斗形，喉腔较窄，声门狭小，软骨柔软，黏膜柔嫩而富有血管及淋巴组织，故轻微炎症即可引起声音嘶哑及喉梗阻，致吸气性呼吸困难。

（二）下呼吸道

1. 气管、支气管　婴幼儿的气管、支气管较成人短且较狭窄，黏膜柔嫩，血管丰富，软骨柔软，缺乏弹力组织而支撑作用差，纤毛运动较差而清除能力差，故易发生呼吸道感染，引起充血、水肿，导致呼吸道不畅。左支气管细长，右支气管短而粗，较为陡直与气管中轴延长线间夹角小，一般为25°~30°，异物较易进入右侧支气管。毛细支气管平滑肌在生后5个月以前薄而少，3岁以后才明显发育，故小婴儿呼吸道梗阻主要是黏膜肿胀和分泌物堵塞引起。

2. 肺　成人肺泡总数平均约3亿个，婴幼儿肺泡数量少且面积小，弹力纤维发育较差，血管丰富，间质发育旺盛，致肺含血量多而含气量少，易感染。感染时易致黏液阻塞，引起间质炎症、肺气肿和肺不张等。

（三）胸廓

婴幼儿胸廓前后径相对较长，呈桶状；肋骨呈水平位，膈肌位置较高，胸腔小而肺脏相对较大；呼吸肌发育差。因此在呼吸时，肺的扩张受到限制，尤以肺的后下部受限更甚，不能充分换气，故当肺部病变时，容易出现呼吸困难。小儿纵隔体积相对较大，周围组织松软，在胸腔积液或气胸时易致纵隔移位。

二、生理特点

（一）呼吸频率与节律

小儿呼吸频率快，年龄越小，频率越快。新生儿40~44次/min；~1岁，30次/min；~3岁，24次/min；3~7岁，22次/min；~14岁，20次/min；~18岁，16~

18 次 /min。观察呼吸频率有利于发现儿童呼吸系统疾病。新生儿及生后数月的婴儿,呼吸极不稳定,可出现深、浅呼吸交替,或呼吸节律不整、间歇、暂停等现象。

(二)呼吸类型

婴幼儿呼吸肌发育不全,呼吸时肺主要向膈方向扩张而呈腹膈式呼吸。随年龄增长,膈肌和腹腔脏器下降,肋骨由水平位变为斜位,逐渐转化为胸腹式呼吸。

(三)呼吸功能特点

1. 肺活量 小儿肺活量约为 50~70ml/kg。婴幼儿呼吸储备量较小,在安静情况下,年长儿仅用肺活量的 12.5% 来呼吸,而婴幼儿则需用 30%。小儿发生呼吸障碍时其代偿呼吸量最大不超过正常的 2.5 倍,而成人可达 10 倍,因此易发生呼吸衰竭。

2. 潮气量 小儿潮气量约为 6~10ml/kg,年龄越小,潮气量越小;无效腔 / 潮气量比值大于成人。潮气量越低,病情越重。

3. 气道阻力 由于气道管径细小,小儿气道阻力大于成人,因此小儿易发生喘息。

(四)呼吸道免疫学特点

儿童呼吸道的非特异性和特异性免疫功能为小儿生长发育期不断完善的过程。儿童早期均较差,如咳嗽反射及纤毛运动功能差,难以有效清除吸入的尘埃和异物颗粒。肺泡吞噬细胞功能不足,婴幼儿辅助性 T 细胞功能暂时性低下,分泌型 IgA、IgG,尤其是 IgG2 亚类含量低微。此外,各种免疫分子的数量和活性不足,故易患呼吸道感染。

三、检查方法

(一)体格检查

(1)视诊:①呼吸频率改变:呼吸困难的第一征象为呼吸频率增快,年龄越小越明显。呼吸频率减慢或节律不规则也是危险征象。②发绀:肢端发绀为末梢性发绀,舌、黏膜的发绀为中心性发绀。中心性发绀较末梢性发绀发生晚,但更有意义。③吸气时胸廓软组织凹陷:上呼吸道梗阻或严重肺病变时,胸骨上、下、锁骨上窝及肋间隙软组织凹陷,称为"三凹征"。④小婴儿呼吸困难时常有呻吟、鼻翼扇动和口吐泡沫等表现。发绀、三凹征、呻吟、鼻翼扇动、口吐泡沫均是疾病危重表现。呼吸急促:幼婴 <2 月龄,呼吸 ≥60 次 /min;2~12 月龄,呼吸 ≥50 次 /min;1~5 岁,呼吸 ≥40 次 /min。呼吸增快是肺炎的主要表现。

(2)吸气喘鸣和呼气喘息:吸气时出现喘鸣音,同时伴吸气延长,是上呼吸道梗阻的表现。呼气时出现哮鸣音,同时伴呼气延长,是下呼吸道梗阻的表现。

(3)肺部听诊:不固定的中、粗湿啰音常来自支气管的分泌物。于吸气相,特别是深吸气末,听到固定不变的细湿啰音提示肺泡内存在分泌物,常见于各种肺炎。小婴儿因呼吸浅快啰音可不明显,刺激其啼哭方可在吸气末闻及。哮鸣音常于呼气相明显,提示细小支气管梗阻。

(二)血气分析

血气分析反映气体交换和血液的酸碱平衡状态,为诊断和治疗提供依据。小儿动脉血气分析正常值范围 pH 值 7.35~7.45,PaO_2(kPa) 10.6~13.3(80~100mmHg),$PaCO_2$(kPa) 4.67~6.00 (35~45mmHg),HCO_3^-(mmol/L)22~24,BE(mmol/L) ± 3。当动脉血氧分压(PaO_2)<6.67kPa(50mmHg),动脉二氧化碳分压($PaCO_2$)>6.67kPa(50mmHg),动脉血氧饱和度(SaO_2)<85% 时为呼吸衰竭指标。

(三)影像学检查

胸部平片是呼吸系统疾病影像学诊断的基础,可基本满足 70% 以上的临床需要。胸透对儿童生长发育影响较大,目前已经不用于儿童常规检查。CT 技术的发展,为呼吸系统疾病的诊断提供更为有效诊断手段。仿真(虚拟)计算机断层支气管造影术可显示气管、支气管树内影像,三维重建可清楚地显示气管及支气管的内外结构。

(四)支气管镜检查

纤维支气管镜和电子支气管镜不仅能直视气管和支气管内的各种病变,还能利用黏膜刷检技术、活体组织检查技术和肺泡灌洗技术提高对儿童呼吸系统疾病的诊断率。利用支气管镜可进行儿童气管、支气管、肺及胸膜疾病的介入治疗。

(五)肺功能检查

5 岁以上儿童可做常规肺功能检查。脉冲振荡技术肺功能在 3~5 岁组儿童优选。潮气 - 流速容量曲线技术为婴幼儿肺功能检查方法。

(李云)

第二节　急性上呼吸道感染

急性上呼吸道感染，俗称"感冒"，是小儿最常见的急性呼吸道感染性疾病，是由各种病毒和 / 或细菌引起的鼻、鼻咽和咽部黏膜的炎症，根据主要感染部位的不同，可诊断为急性鼻炎、急性咽炎、急性扁桃体炎等。

一、病因

各种病毒和细菌均可引起急性上呼吸道感染，但 90% 以上为病毒，主要有鼻病毒、呼吸道合胞病毒、流感病毒、副流感病毒、柯萨奇病毒、腺病毒等。病毒感染后可继发细菌感染，最常见为溶血性链球菌，其次为肺炎链球菌、流感嗜血杆菌等，近年来肺炎支原体感染亦不少见。

二、病理

早期仅有上呼吸道黏膜下水肿，主要是血管扩张和单核细胞浸润。上皮细胞受损后剥脱，到恢复期重新增生修复至痊愈。

三、诊断要点

（一）临床表现

本病症状轻重不一，与病原体、年龄和机体抵抗能力、病变部位不同有关，年长患儿症状较轻，而婴幼儿较重。

1. 一般类型上感

（1）局部症状：鼻塞、喷嚏、流涕、轻咳、咽部不适或咽痛等，多于 3~4 天内自然痊愈。

（2）全身症状：发热、乏力、头痛、全身酸痛等，部分患儿有食欲缺乏、恶心、呕吐、腹泻、腹痛等消化道症状，腹痛多为阵发性脐周疼痛，无压痛，与肠痉挛或肠系膜淋巴结炎有关。

婴幼儿局部症状不显著而全身症状重，多有发热，体温可高达 39~40℃，一般发热 1~2 周，部分患儿可发生热性惊厥。年长患儿以局部症状为主，全身症状较轻。

体查可见咽部充血，扁桃体肿大，颌下和颈部淋巴结肿大、触痛等，肺部听诊正常。肠道病毒感染可有不同形态的皮疹。

2. 两种特殊类型上感

（1）疱疹性咽峡炎：系柯萨奇 A 组病毒所致，多于夏秋季发作。起病急，表现为高热、咽痛、流涎、厌食、呕吐等。体检可见咽部充血，咽腭弓、悬雍垂、软腭处有直径 2~4mm 的疱疹，周围有红晕，破溃后形成小溃疡。病程 1 周左右。

（2）急性咽 - 结合膜热：由腺病毒 3、7 型所致，好发于春夏季，可在儿童集体机构中流行。以发热、咽炎、结膜炎为特征。多呈高热，咽痛、眼部刺痛、咽部充血、一侧或两侧滤泡性眼结膜炎，颈部、耳后淋巴结肿大。病程 1~2 周。

（二）实验室检查

病毒感染者外周血白细胞计数正常或偏低，中性粒细胞减少，淋巴细胞计数相对增高。细菌感染者外周血白细胞计数及中性粒细胞计数增高，链球菌感染者血中 ASO 滴度增高。

四、并发症

以婴幼儿多见，病变向邻近组织蔓延可引起中耳炎、鼻窦炎咽喉壁脓肿、支气管炎及肺炎等。A 组 β 溶血性链球菌感染可引起急性肾小球肾炎和风湿热等。

五、鉴别诊断

本病根据临床表现不难诊断，但需与以下疾病鉴别。

1. 急性传染病早期　各种传染病的前驱症状如麻疹、流行性脑脊髓膜炎、百日咳、猩红热、脊髓灰质炎等，应结合流行病史、临床表现及实验室资料等综合分析，并观察病情演变加以鉴别。

2. 流行性感冒　由流感病毒引起，有明显流行病史。全身症状重，主要为发热、头痛、四肢肌肉酸痛、咽痛、乏力，少部分出现恶心、呕吐，上呼吸道卡他症状可不明显，发病 48 小时内口服奥司他韦疗效最佳。

3. 急性阑尾炎　急性上呼吸道感染伴腹痛者应与本病鉴别。急性阑尾炎腹痛常见于发热,以右下腹为主,呈持续性,固定压痛点、反跳痛及腹肌紧张、腰大肌试验阳性等体征,外周血白细胞及中性粒细胞增高。

4. 变应性鼻炎　某些"感冒"患儿的全身症状轻,打喷嚏、流涕持续超过 2 周或反复发作,则应考虑变应性鼻炎可能。

六、基层医疗机构转诊指征

1. 持续高热,体温>39 ℃,且常规治疗 3 天无效。

2. 存在上气道梗阻,有窒息风险。

3. 短时间内出现呼吸或循环衰竭。

4. 出现风湿热、病毒性心肌炎、肾小球肾炎等并发症。

5. 一般情况差,有严重基础疾病(如白血病、先天性心脏病等)或长期使用免疫抑制剂。

七、治疗要点

以对症处理、休息、解表、清热、防治继发细菌感染为主,一般不使用抗菌药物,并重视一般护理和支持疗法。

(一) 一般治疗

多休息,多饮水,居室通风,注意呼吸道隔离。

(二) 对症治疗

患儿<2 个月,建议采用物理降温方式如降温贴; ≥2 月龄、腋温 ≥38.2 ℃,或因发热导致不舒适和情绪低落的发热患儿,应给予退热药物如布洛芬、对乙酰氨基酚;热性惊厥患儿应给予止惊处理;鼻塞患儿可酌情局部滴入减轻充血药;咽痛患儿可含服咽喉片。

(三) 病因治疗

目前尚无特异性抗病毒药物,部分中药制剂有一定抗病毒疗效。若为流感病毒感染,可口服磷酸奥司他韦。

有细菌感染证据时可选用抗生素治疗,常选用青霉素类、头孢菌素类或大环内脂类抗生素。极少需要根据病原菌选用敏感的抗菌药物。

(四) 中医中药治疗

1. 辨证论治

(1)风寒感冒

〔主证〕发热恶寒,无汗头痛,鼻塞流涕,喷嚏咳嗽,口不渴,咽不红,舌淡红,苔薄白,脉浮紧或指纹浮红。

〔治法〕辛温解表。

〔方药〕荆防败毒散加减:荆芥、防风、苏叶、桔梗、枳壳、川芎、白芷、生姜。咳嗽痰多者加炙麻黄、茯苓、半夏。

(2)风热感冒

〔主证〕发热重,恶风,有汗或少汗,头痛,鼻塞,鼻流浊涕,喷嚏,咳嗽,痰稠色白或黄,口干渴,咽红肿痛,舌质红,苔薄黄,脉浮数或指纹浮紫。

〔治法〕辛凉解表。

〔方药〕银翘散加减:银花、连翘、薄荷、荆芥、牛蒡子、淡豆豉、竹叶、桔梗、芦根、菊花。

(3)伤暑感冒

〔主证〕高热无汗或汗出热不解,头痛,身重困倦,胸闷泛恶,口渴心烦,食欲不振,或有呕吐腹泻,小便短黄,舌质红,苔薄腻,脉濡数或指纹紫滞。

〔治法〕清暑解表。

〔方药〕新加香薷饮加味:香薷、厚朴、扁豆、银花、连翘、芦根、竹叶、滑石、藿香。

(4)兼证:夹食滞加神曲、山楂、麦芽、鸡内金、莱菔子;夹惊加蝉蜕、僵蚕、钩藤。

2. 中药成药　可选蒲地蓝消炎口服液、小儿豉翘清热颗粒、抗病毒口服液、银黄口服液、板蓝根冲剂、桑菊感冒颗粒等。

八、预防

避免诱发因素,如避免受凉、注意保暖,不去人群密集的公共场所;加强体育锻炼,提高机体抵抗能力;提倡母乳喂养,防治佝偻病及营养不良;识别并发症并及时诊治。

(唐红平)

【专家点评】

1. 急性上呼吸道感染是小儿最常见的呼吸道感染性疾病,大多数与病毒感染有关。本病呈自限性,病程一般3~7天。

2. 急性上呼吸道感染无特异性治疗,以对症治疗为主。如果没有合并细菌感染,不需要应用抗生素。

第三节　急性感染性喉炎

急性感染性喉炎为喉部黏膜弥漫性炎症,春冬两季多发,且多见于婴幼儿。

一、病因

由病毒或细菌感染引起,可并发于麻疹、流感、百日咳等急性传染病。常见病毒为副流感病毒、流感病毒和腺病毒;常见的细菌为金黄色葡萄球菌、肺炎球菌和链球菌。

二、病理

小儿喉腔狭小,软骨软弱,黏膜内血管及淋巴结丰富,黏膜下组织松弛,易引起喉水肿;且咳嗽能力弱,致分泌物不易排出;神经敏感,受刺激后易引起喉痉挛,并发喉梗阻。

三、诊断要点

1. 起病急,症状重,可有发热、犬吠样咳嗽、声嘶、吸气性喉鸣和三凹征;严重时可有发绀、烦躁不安、心率加快。间接喉镜检查可见喉部及声带不同程度充血、水肿。

2. 白天症状较轻,夜间加剧(因入睡后喉部肌肉松弛,分泌物潴留阻塞喉部,刺激喉部发生喉痉挛)。

3. 为了观察病情,掌握气管切开的时机,按吸气性呼吸困难的轻重将喉梗阻分为以下四度:

(1)第一度喉梗阻:患儿在安静时呼吸正常,活动后才出现吸气性喉鸣和呼吸困难。肺部听诊呼吸音及心率无改变。

(2)第二度喉梗阻:安静时出现喉鸣及吸气性呼吸困难。肺部听诊可闻及喉传导音或管状呼吸音。心率加快。

(3)第三度喉梗阻:除第二度梗阻的症状外,患儿因缺氧而出现烦躁不安、口唇及指/趾发绀、恐惧、出汗。肺部听诊呼吸音明显降低,心音较钝,心率快。

(4)第四度喉梗阻:渐呈衰竭、昏睡状态,由于无力呼吸,三凹征可不明显,面色苍白发灰。肺部听诊呼吸音几乎消失,仅有气管传导音。心音微弱低钝,心律不齐。

四、鉴别诊断

根据急性起病的犬吠样咳嗽、声嘶、喉鸣、犬吠样咳、吸气性呼吸困难等临床表现,诊断无困难,但应与白喉、急性会厌炎、喉痉挛、喉或气管异物、喉先天性畸形等所致的喉梗阻鉴别。

五、治疗

小儿急性喉炎起病急,症状重,病情发展快易并发喉梗阻,治疗应及时。使用抗生素及肾上腺皮质激素治疗,疗效迅速良好。

(一)一般治疗

保持呼吸道通畅,防止缺氧加重,缺氧者给予吸氧。

(二)控制感染

抗病毒无特异性治疗。如考虑细菌感染,及

时给予抗菌药物,一般给予青霉素、大环类酯类或头孢菌素类等。急性喉炎病情进展迅速,考虑细菌感染应及早选用适当足量的广谱抗生素控制感染。一般患儿,用一种抗生素即可。

(三) 糖皮质激素

有抗炎及抑制变态反应的作用,能及时减轻喉头水肿,缓解喉梗阻。Ⅱ度以上喉梗阻应给予甲泼尼龙、氢化可的松或地塞米松静脉滴注,联合布地奈德混悬液雾化可促进喉黏膜水肿的消退,起始剂量 2mg,此后可每 12 小时雾化吸入 1 次,最多用 4 次。

(四) 对症治疗

烦躁不安者宜用镇静剂。不宜使用氯丙嗪及吗啡。

(五) 气管切开术

有严重缺氧或有Ⅲ度以上喉梗阻,给予气管插管、呼吸机辅助通气治疗后不能缓解,应及时行气管切开。

(唐红平)

【专家点评】

1. 小儿急性喉炎起病急,病情进展快,易并发喉梗阻。保持呼吸道通畅,及时识别并诊治至关重要。及时使用糖皮质激素、布地奈德雾化和抗生素治疗,疗效迅速良好,有利于防止喉炎喉梗阻的进展。

2. 对重度喉梗阻的患儿,救治有困难时,应及时转上级医院。

第四节　急性支气管炎

急性支气管炎(acute bronchitis)是由感染或非感染因素引起的支气管黏膜急性炎症,婴幼儿多见,容易并发或者继发上下呼吸道感染。

一、病因

病因多为微生物感染,其中 90% 为病毒,其次为细菌及肺炎支原体等;少部分以物理、化学刺激,以及过敏、免疫因素等引起。

二、诊断要点

(一) 临床表现

1. 病史　起病较急,以急性上呼吸道感染起病,后出现咳嗽,病初为刺激性干咳,痰液逐渐增多,有时有喘鸣,全身症状较轻,发热较上呼吸道感染及肺炎少。

2. 体征　两肺呼吸音粗糙,可有不固定干湿啰音,随体位改变减少或消失,部分可闻及哮鸣音;一般无气促、发绀;婴幼儿有痰常不易咳出,咳剧时可出现呼吸急促。

(二) 实验室检查

1. 外周血象及炎症指标　多数外周血白细胞正常,合并细菌感染,白细胞、中性粒细胞及 CRP 可升高。

2. 影像学　不建议进行常规筛查,肺部体征明显时可进行胸部影像学检查,胸片通常无特异性,可表现为无异常或仅有肺纹理增多、增粗。

3. 病原学　常为病毒及肺炎支原体感染,病原学检查有助于治疗。

三、鉴别诊断

1. 急性传染病　麻疹、百日咳等早期可有类似表现,应注意鉴别。

2. 肺炎　病情较支气管炎更为严重,肺部听诊可闻及固定啰音,胸片可见肺炎浸润。

3. 流行性感冒　常有流行病学史,起病急,可出现高热、肌肉酸痛、头痛、乏力等,病毒分离试验及血清学检查可鉴别。

四、治疗要点

(一) 一般治疗

注重休息,增强体质,防治感冒,合理喂养,室内通风,避免接触粉尘、刺激性气体、花粉等过敏原。

(二) 控制感染

由于病原体多为病毒,一般不需用抗生素。疑有细菌感染或肺炎支原体等感染,则应予以相应抗生素治疗。

(三) 对症治疗

预防或控制咳嗽,使痰液易于排出,不推荐使用镇咳药,尤其对于 ≤ 6 岁儿童。痰多黏稠可使用祛痰药物:如溴己新片、氨溴索片、N- 乙酰半胱氨酸、愈创甘油醚等。喘息明显予以解痉,如 β_2 受体激动剂,吸入用硫酸沙丁胺醇,或短期使用糖皮质激素(如泼尼松)口服。出现鼻痒等过敏症状考虑抗过敏,可选用氯雷他定、盐酸西替利嗪等。

(四) 中医中药治疗

1. 辨证论治

(1)风寒咳嗽

〔主证〕咳嗽频作,声重,咽痒,痰白稀,鼻塞,流清涕,低热恶寒,身痛,咽不红,舌苔薄白,脉浮紧或指纹浮红。

〔治法〕辛温解表,宣肺止咳。

〔方药〕杏苏散加减:杏仁、苏叶、桔梗、法夏、陈皮、前胡、甘草。

(2)风热咳嗽

〔主证〕咳嗽频剧,喉燥咽痛,咯痰不爽,痰黏或稠黄,鼻流黄涕,口渴,头痛,舌质红,舌苔薄黄,脉浮数或浮滑。

〔治法〕辛凉透表,宣肺止咳。

〔方药〕银翘散:金银花、连翘、薄荷、荆芥、牛蒡子、桔梗、淡竹叶、淡豆豉、芦根、甘草。

(3)痰湿咳嗽

〔主证〕咳嗽重着,痰多壅盛,色白而稀,或喉间痰声辘辘,胸闷纳呆,神疲困倦,舌淡红,苔白腻,脉濡滑。

〔治法〕健脾宣肺,化痰止咳。

〔方药〕三拗汤合二陈汤加减:陈皮、法夏、茯苓、甘草、川贝母、紫菀、厚朴、款冬花、炙麻黄、杏仁、白前、远志。

(4)痰热咳嗽

〔主证〕咳嗽痰多,色黄黏稠,难以咳出,甚则喉间痰鸣,发热口渴,烦躁不宁,尿少色黄,大便干结,舌质红,苔黄腻,脉滑数或指纹紫。

〔治法〕清肺化痰,养阴止咳。

〔方药〕清肺化痰汤:黄芩、栀子、知母、桑白皮、瓜蒌仁、浙贝母、麦冬、化橘红、茯苓、桔梗、甘草。

(5)阴虚咳嗽

〔主证〕干咳少痰,痰液黏白,或口干咽燥、声音逐渐嘶哑。

〔治法〕养阴清热,润肺止咳。

〔方药〕沙参麦冬汤加减:沙参、麦冬、玉竹、天花粉、白扁豆、桑叶、生甘草。

2. 中药成药 风寒咳嗽可用参苏丸、小儿宣肺止咳颗粒;风热咳嗽可选蛇胆川贝液、麻杏止咳糖浆、急支糖浆;久咳可选秋梨膏、百合固金丸;痰湿咳嗽可选用半夏露。

3. 单方验方

(1)川贝母 6g、雪梨 1 个、冰糖 15g,蒸服,用于久咳有痰。

(2)紫苏、陈皮各 9g,白萝卜片 12g,红糖适量,水煎服,用于风寒咳嗽。

4. 针灸理疗疗法

(1)体针:取肺俞、列缺、合谷为主穴,风热用强刺激,风寒留针加灸,痰多加丰隆、章门。

(2)耳针:取支气管、肺、神门、枕、肾上腺、交感等穴,亦可用王不留行籽压贴上述穴位。

(3)穴位敷贴:药物为延胡索、白芥子;敷帖穴位为肺俞、定喘、天突。

(4)中药穴位离子导入疗:通过直流电将中药离子通过穴位导入病变部位进行治疗的方法,离子导入药物处方选用麻杏石甘汤。

(5)微波理疗并穴位按摩:用微波治疗仪置于治疗部位上方＋穴位按摩,穴位选择膻中穴及肺俞穴。

(钟礼立)

【专家点评】

　　急性支气管炎是儿童下呼吸道感染的常见疾病,由于儿童局限炎症的能力较差,常可累及气管和细支气管。病原学检测对治疗很有帮助。但儿童病毒感染后易继发细菌感染,因此合理使用抗生素很重要。预防措施同预防上呼吸道感染。

第五节　毛细支气管炎

　　毛细支气管炎即急性感染性细支气管炎,主要发生于 2 岁以下,尤其是 6 月龄至 2 岁小婴儿,<6 月龄和高危婴儿有较高的病死率;以流涕、咳嗽、阵发性喘息、气促、胸壁吸气性凹陷(三凹征)、听诊呼气相延长、可闻及哮鸣音及细湿啰音为主要临床表现。本病多发于冬春两季,具有自限性。

一、病因

　　毛细支气管炎主要由呼吸道病毒感染所致,其中呼吸道合胞病毒(respiratory syncytial virus, RSV)是最常见的病原体,其他病毒病原有副流感病毒、腺病毒、流感病毒等。除病毒外,肺炎支原体、肺炎衣原体感染也可引起毛细支气管炎。

二、发病机制

　　1. 炎症所致气道阻塞。
　　2. 支气管平滑肌痉挛。
　　3. 感染后气道高反应性,与后期的反复喘息和哮喘的发生密切相关。

三、诊断要点

(一)临床表现

　　1. 病史　毛细支气管炎早期呈现病毒性上呼吸道感染症状,如舌鼻部卡他症状、咳嗽、低至中度发热(39℃高热不常见),1~2 天后病情迅速进展,出现阵咳,3~4 天出现喘息、呼吸困难,严重时出现发绀,5~7 天时达到疾病高峰。其他常见症状还有呕吐、烦躁、易激惹、喂养量下降,3 月龄的小婴儿可出现呼吸暂停。

　　2. 体征　体温升高、呼吸频率增快、呼气相延长、可闻及哮鸣音及细湿啰音,严重时可出现发绀、心动过速、脱水、胸壁吸气性凹陷(三凹征)及鼻翼扇动等表现。

(二)辅助检查

　　1. 外周血检查　白细胞多偏低或正常,合并细菌感染时升高。

　　2. 经皮血氧饱和度监测　建议在疾病早期(最初 72 小时)或对有重症毛细支气管炎危险因素的患儿进行血氧饱和度监测。

　　3. 血气分析　典型者可显示 PaO_2 下降和 $PaCO_2$ 正常或增高。病情较重者可有代谢性酸中毒。严重者可发生 I 型或 II 型呼吸衰竭。

　　4. 病原学检查　为诊断的依据,最好在发病急性期采集,检测的方法包括抗原检测、核酸检测、病毒分离、抗体检测。

　　5. 影像学检查　无特异性,可表现为双肺纹理增多、小斑片状阴影、肺气肿,小部分病例可出现局部肺不张、支气管周围炎等。

　　6. 潮气呼吸肺功能与 FeNO 检测　评估通气功能与气道炎症变化。

　　7. 患儿如果出现下列情况,需要做进一步检查:

　　(1)有脱水征象时需要检测血清电解质。

　　(2)当体温>38.5℃,或有感染中毒症状时需做血培养。

　　(3)重症,尤其是具有机械通气指征时,需及时进行动脉血气分析。

(三)病情严重度分级

　　病情严重程度分级见表 11-5-1。

表 11-5-1　病情严重度分级

项目	轻度	中度	重度
喂养量	正常	下降至正常一半	下降至正常一半以上或拒食
呼吸频率	正常或增快	>60 次 /min	>70 次 /min
胸壁吸气三四征	轻度(无)	中度(肋间隙凹陷较明显)	重度(肋间隙凹陷极明显)
鼻翼扇动或呻吟	无	无	有
血氧饱和度	>92%	88%~92%	<88%
精神状况	正常	轻微或间断烦躁、易激惹	极度烦躁不安、嗜睡、昏迷

注:中重度毛细支气管判断标准为存在其中任何 1 项即可判定。

(四) 应评估有无发生严重毛细支气管炎的高危因素

包括:低出生体重儿;早产;年龄<12 周;有慢性肺疾病及先天性呼吸道相关疾病,如囊性纤维化、先天性呼吸道畸形等;先天性左向右分流心脏病;免疫功能缺陷;唐氏综合征等。其中支气管肺发育不良可能是重度毛细支气管炎最强预测因素。

四、鉴别诊断

1. 支气管哮喘　毛细支气管炎可能是哮喘患儿病程中的第一次喘息发作,如若有反复气喘发生,应结合患儿是否有特应性体质及过敏性疾病家族史进行综合判断。

2. 肺结核　肺结核出现气道阻塞时可有喘息症状,需注意询问有无结核中毒症状、结核接触史,询问疫苗接种情况,完善结核菌素试验、γ- 干扰素释放试验及胸部影像学检查等进行鉴别。

3. 支气管异物　喘息的患儿应注意询问有无异物呛咳史,典型的影像学改变可见局部的气肿或肺不张,不透 X 线的异物甚至可在胸片上显影。高度怀疑时,支气管镜检查可明确诊断。

五、治疗要点

(一) 治疗原则

基本处理原则包括监测病情变化、供氧,以及保持水电解质内环境稳定。

(二) 一般处理

1. 细致观察并随时评估病情变化情况。

2. 保持安静,减少氧耗,保证气道通畅,使其能得到足够的供氧:当患儿睡眠状态出现血氧饱和度持续<88% 或清醒状态出现血氧饱和度持续<90% 时,予以氧气吸入。病情严重时可予以高流量氧疗或持续气道正压通气。

3. 保证足够碳水化合物供应。一般鼓励其继续母乳喂养,但若患儿呼吸频率大于 60 次 /min,且呼吸道分泌物多、容易发生吐奶呛奶导致误吸时,可考虑鼻胃管营养摄入,必要时予以静脉营养。

(三) 平喘对症治疗

1. 支气管舒张剂　β₂ 受体激动剂沙丁胺醇,用药后临床症状缓解,可继续使用,减少炎症因子释放,增强纤毛清除功能,舒张气道,从而减轻喘息症状。

2. 糖皮质激素　不推荐常规全身使用糖皮质激素治疗;可选用雾化吸入糖皮质激素治疗。

3. 3% 高渗盐水雾化吸入　住院患儿在严密监测下试用 3% 高渗盐水雾化吸入时,使用前可雾化吸入支气管舒张剂;使用中若患儿咳喘加重需立即停用,并注意吸痰、保持气道通畅。

4. 硫酸镁　可预防和减轻喘憋症状,临床静脉滴注使用较多,应注意监测,防止低血压等副反应。

(四) 抗病毒及抗菌药物

目前无特效抗病毒药物,除非有合并细菌感染的证据,否则不常规使用抗生素。

(五) 中药治疗

辨证论治分三型

1. 风寒闭肺

〔主证〕低热或不发热,无汗,喉中痰鸣如笛响,喘咳声重,阵发喘憋,发作时可见严重呼气性呼吸困难、烦躁不安,重者口唇青紫、面色苍白,甚至面灰不泽。舌淡胖,舌尖红,苔薄白,脉浮或指纹浮红。

〔治法〕温肺化痰,降气平喘。

〔方药〕射干麻黄汤(见第十一章 第八节支气管哮喘)。

2. 痰热闭肺

〔主证〕起病急骤,高热烦躁,严重喘憋,喉内痰鸣,鼻翼扇动,发绀明显,面色发青,口渴,尿黄。

舌红苔黄厚,脉滑数或指纹紫滞。

〔治法〕清肺化痰,降逆平喘。

〔方药〕五虎汤合葶苈大枣泻肺汤加减(见第十一章 第六节肺炎)。

3. 肺脾气虚 见于毛细支气管炎恢复期。

〔主证〕不发热或低热,有汗,面色苍白,气短喘促,喉中痰鸣,声音乏力倦息。舌质淡,苔薄白,脉细弱或指纹淡。

〔治法〕补脾益气,化痰平喘。

〔方药〕六君子汤加减(见第十一章 第八节支气管哮喘)。痰多者可加莱菔子,紫苏子,白芥子。

六、预防

1. 目前没有针对 RSV 病毒的疫苗,慢性肺疾病、早产儿(<32 周)或先天性心脏病等高危儿可给予帕利珠单抗预防 RSV 感染。

2. 洗手是预防 RSV 院内传播的最重要措施。

3. 婴幼儿应避免暴露于拥挤的人群或被动吸烟的环境中。

4. 提倡母乳喂养。

(钟礼立)

【专家点评】

毛细支气管炎因患儿较细的呼吸道管腔易被黏稠分泌物阻塞,加上黏膜水肿及平滑肌痉挛(1 岁半以内)而发生气道阻塞,易引起呼吸功能障碍,病情迁延者还影响其生长发育。

第六节 肺 炎

肺炎(pneumonia)是威胁儿童健康的常见感染性疾病,是 5 岁以下儿童死亡的主要病因,由不同病原体或其他因素(如吸入)所致。四季均可发病,冬春季多见,以发热、咳嗽、呼吸增快、肺部湿性啰音及胸部 X 线检查异常改变为共同临床特点。

一、病因

病原主要以呼吸道病毒、细菌、非典型微生物为主,根据年龄段不同,常见病原微生物不同,见表 11-6-1。

二、诊断要点

(一)临床表现

常以发热、咳嗽起病,病毒性及肺炎支原体肺炎可出现喘息、气促,小于 2 月龄的婴儿肺炎可表现为纳差、吐沫或屏气发作,病情加重可能出现气促、鼻翼扇动、三凹征和发绀,同时可能伴随烦躁、嗜睡、拒食等。一般持续发热伴有咳嗽超过 3~5 天时应警惕肺炎可能。

(二)诊疗思路

1. 明确是否为感染性肺炎 反复发作应注意排除一些合并症,如气道畸形、心脏方面疾病,甚至免疫缺陷及纤毛清除能力异常等。

2. 病情严重程度 社区获得性肺炎患儿病情严重度评估(表 11-6-2)。

3. 经验性治疗 初始的合理治疗能有效减少病死率及后遗症的发生,根据发病特点、季节性、临床表现及辅助检查分析可能病原菌,从而合理制订初始治疗方案。

4. 目标治疗 一旦病因明确,积极调整治疗方案,减少不合理抗生素使用。

(三)辅助检查

1. 一般检查 外周血血常规:白细胞及中性粒细胞升高常提示细菌感染,但重症感染时可表现

表 11-6-1　不同年龄儿童社区获得性肺炎的病原情况

年龄 28 天 ~3 月龄		
病原种类	常见病原	少见病原
细菌	肺炎链球菌	非发酵革兰氏阴性菌
	大肠埃希菌	百日咳杆菌
	肺炎克雷伯菌	流感嗜血杆菌（b 型、不定型）
	金黄色葡萄球菌	卡他莫拉菌
非典型病原	沙眼衣原体	
病毒	呼吸道合胞病毒	巨细胞病毒
	副流感病毒（Ⅰ 型、Ⅱ 型、Ⅲ 型）	流感病毒（A 型、B 型）
		腺病毒
		人类偏肺病毒
年龄 >3 月龄 ~5 岁		
病原种类	常见病原	少见病原
细菌	肺炎链球菌	肺炎克雷伯菌
	流感嗜血杆菌（b 型、不定型）	大肠埃希菌
	卡他莫拉菌	结核分枝杆菌
	金黄色葡萄球菌	
非典型病原	肺炎支原体	嗜肺军团菌
		肺炎衣原体
病毒	呼吸道合胞病毒	鼻病毒
	腺病毒	人类偏肺病毒
	副流感病毒（Ⅰ 型、Ⅱ 型、Ⅲ 型）	肠道病毒
	流感病毒（A 型、B 型）	人禽流感病毒
		新型冠状病毒
		EB 病毒
		麻疹病毒
年龄 >5~15 岁		
病原种类	常见病原	少见病原
细菌	肺炎链球菌	化脓性链球菌
		金黄色葡萄球菌
		结核分枝杆菌
		流感嗜血杆菌（b 型、不定型）
非典型病原	肺炎支原体	嗜肺军团菌
		肺炎衣原体
病毒	流感病毒（A 型、B 型）	腺病毒
		EB 病毒
		新型冠状病毒
		人禽流感病毒

表 11-6-2　儿童社区获得性肺炎病情严重度评估

临床特征	轻度	重度
一般情况	好	差
拒食或脱水征	无	有
意识障碍	无	有
呼吸频率	正常或略增快	明显增快[*]
发绀	无	有
呼吸困难（呻吟、鼻翼扇动、三凹征）	无	有
肺浸润范围	≤1/3 的肺	多肺叶受累或 ≥2/3 的肺
胸腔积液	无	有
脉搏血氧饱和度	>0.96	≤0.92
肺外并发症	无	有
判断标准	出现上述所有表现	存在以上任何一项

注:[*]呼吸明显增快:婴儿呼吸>70 次 /min,年长儿呼吸>50次 /min。

为白细胞及中性粒细胞数目明显下降,轻症细菌感染或感染早期可以正常,病毒感染白细胞总数降低或正常,难治性支原体可表现为中性粒细胞比例升高。C 反应蛋白:起病初期升高通常提示细菌感染,但感染早期、轻症感染或迁延性细菌感染可正常,多数难治性或重症支原体感染,在起病 3~4 也可以表现为升高,其他重症病毒感染如流感病毒、腺病毒 CRP 也可表现为升高。降钙素原:是判断细菌及脓毒症的依据,但早期感染可正常。

2. 血气分析　病情严重者可进行血气分析等。

3. 病原学检查　病原特异性诊断方法:①分离培养:采集血、痰、气道分泌物、胸腔穿刺液、肺穿刺液、肺活检组织等分离培养;②特异性抗原和抗体检测:肺炎支原体、衣原体抗体及多种呼吸道病毒抗原检查等;③核酸检测:应用 PCR 及 NGS 技术检测病原菌。

4. X 线检查　轻症不需检查,一般早期肺纹理增粗,之后为点状或小斑片状影,或融合成大片状阴影,部分有肺不张或肺气肿。治疗疗效欠佳,严重并发症,怀疑气道畸形等可行胸部 CT 检查。

（四）常见病原所致肺炎的临床特点

1. 肺炎链球菌肺炎　肺炎链球菌是儿童时期社区获得性肺炎最常见的细菌,不同年龄段临床表现不一样:

（1）年幼患儿表现为支气管肺炎，临床症状可不典型，可有上呼吸道症状后出现高热、烦躁及呼吸困难、发绀等，部分可合并腹泻及呕吐等胃肠道症状，早期肺部体征不典型，后期可出现肺部湿啰音，胸片可表现为小叶性肺炎改变。

（2）年长儿多起病急，可出现高热伴随寒战、咳嗽，病初轻咳少痰后逐渐痰液增多，典型患者可出现铁锈色痰，同时可能伴随胸痛，咳嗽及深呼吸时明显。部分患儿出现气促、疲乏无力、肌肉酸痛，下肺部感染可合并腹痛，早期查体肺部体征轻，仅有患侧肺部呼吸音减低，随着病情发展，合并肺实变出现呼吸音小时，语颤增强，病情后期，实变消失可闻及湿啰音。胸片可提示大叶性肺炎改变，部分患者合并肺脓肿、脓胸等坏死性肺炎改变，胸部CT可表现为肺实变及空洞形成。

（3）实验室检查：外周血象通常提示白细胞及中性粒细胞升高，CRP及PCT升高；病原学检查：气道分泌物、血液、胸水培养可找到肺炎链球菌。

（4）并发症：脓胸、肺脓肿、心肌炎、心包炎、败血症等。治疗：抗生素治疗后并发症已少见。自然病程：多在病程第5~10天体温骤退。早期应用抗生素者可于1~2天内退热，肺部体征约1周消失。

2. 金黄色葡萄球菌肺炎 婴儿多见，起病急，病情进展迅速，伴随高热，全身中毒症状明显，可出现呻吟、呼吸困难、腹泻及呕吐，有黄脓痰及脓血痰，肺部体征出现时间早，肺部可闻及细湿啰音，可发生肺脓肿及脓气胸。

3. 流感嗜血杆菌肺炎 发热、痉挛性咳嗽、呼吸困难、面色苍白或发绀、鼻翼扇动和三凹征等；肺部有湿啰音或实变体征。

4. 腺病毒肺炎 好发于6月龄至2岁婴幼儿，起病急，病情重，肺外并发症多，易遗留后遗症。常以高热起病，轻症患者在病程7~11天体温可逐渐恢复正常，重症患儿高热可持续2~4周，可伴咳嗽、喘息及呼吸困难，全身中毒症状明显，重症患儿可出现食欲差、面色苍白、喘憋、肝脏肿大、呼吸困难、发绀等，发热3天左右出现肺部啰音改变，可伴有哮鸣音，重症可出现气促、口唇发绀、鼻翼扇动，三凹征明显，心率增快，可有心音低钝，肝脏肿大，意识障碍和肌张力增高。影像学改变早期改变不明显，可仅出现肺纹理增多、增粗，随着病情进展可逐渐出现小片状及大片状肺实变改变，部分患儿合并胸腔积液、气胸、纵隔气肿和皮下气肿。病毒分离和血清分型方法是诊断腺病毒的金标准。

5. 支原体肺炎 学期前期儿童及青少年多见，以刺激性干咳为主，夜间明显，婴幼儿感染可合并喘息，早期肺部体征不明显，胸片改变多样性，临床症状与影像学改变不平行为该病特征之一，外周血白细胞正常或轻度升高，CRP及血沉可增快，特异性抗体检测与病原学检测可协助诊断，但确诊需结合流行病学、临床表现、影像学及病原学检查或抗体检测明确。

三、鉴别诊断

（一）肺结核
根据临床表现有无结核中毒症状，如盗汗、低热、体重减轻等临床表现及影像学有无原发综合征改变鉴别原发性肺结核；根据临床表现及影像学有无空洞及支气管播散病灶鉴别继发性肺结核。

（二）支气管异物
常有异物吸入史，纤维支气管镜有助于诊断。

（三）气道疾病
气道发育畸形、先天性气道软化病及哮喘等，可以通过评估喘息对速效支气管舒张剂反应、肺部影像学改变及抗菌药物治疗后反应等鉴别。

四、治疗要点

轻症肺炎一般无须住院，感染初期无细菌感染依据应避免使用抗生素，重症肺炎在抗生素使用前尽早完善病原学检查，抗菌药物选择以安全有效为原则，经验性抗菌药物选择根据发病季节、临床表现、影像学检查、病情严重情况综合分析实施针对性治疗，降低和减少后遗症及病死率。

（一）一般治疗
合理饮食，保证营养，注意环境及手卫生，避免院内交叉感染。

（二）抗感染治疗
1. 抗生素
（1）根据不同病原体选用：①肺炎链球菌：青霉素敏感首选青霉素或阿莫西林；青霉素耐药：首选头孢曲松或头孢噻肟钠，备选万古霉素或利奈唑胺。②金黄色葡萄球菌：甲氧西林敏感者首选苯唑西林钠或氯唑西林钠，耐药者选用万古霉素或替考拉宁、利奈唑胺。③流感嗜血杆菌：首选阿莫西林/克拉维酸，耐药可选头孢曲松或阿奇霉素等。④大肠埃希菌和肺炎克雷伯杆菌：首选3代或4代头孢,或头孢哌酮/舒巴坦、哌拉西林/他唑巴坦,中度感染选头孢哌酮/舒巴坦或哌拉西林/他唑巴坦,重度感染或疗效欠佳时可选择美罗培南、亚胺培南或根据药敏选择,对于产β内酰胺酶可首选头孢吡肟,备选美罗培南或亚胺培南。⑤非典型病原体:肺炎支原体和肺炎衣原体:首选阿奇霉素,轻症3天为1疗程,重症可连用5~7天,2~3天后可重复第2疗程。

(2)疗程:有效者一般用至热退及呼吸道症状明显改善后3~7天,肺炎支原体或衣原体肺炎2~3周,真菌性肺炎1~2个月。

2. 抗病毒药物

(1)α干扰素:雾化吸入比肌内注射疗效好。

(2)奥司他韦:对甲、乙型流感病毒均有效。

(三)对症治疗

1. 氧疗 有低氧血症给予氧疗,可予以鼻导管、高流量及无创通气,甚至有创通气、体外膜氧合等。

2. 清理口鼻腔分泌物,咳嗽痰多,可使用祛痰药,伴有喘息明显,可予以雾化、支气管舒张剂、糖皮质激素等对症治疗。

3. 合理补充液体,注意水、电解质和酸中毒平衡。

4. 其他 中毒性肠麻痹应禁食、胃肠减压;如发生呼吸衰竭、心衰、休克、脑水肿则按相应措施抢救,并送ICU监护。合并脓胸、脓气胸等可进行胸腔闭式引流或外科手术治疗。

(四)其他治疗

重症可酌情静脉注射丙种球蛋白。治疗疗效欠佳、影像学改变重,炎性分泌物阻塞气道,分泌物多引起气道塑性、气道异物呛入、气道软化时可予以纤维支气管镜检查及灌洗治疗。

(五)中医中药治疗

1. 辨证论治

(1)常证

1)风热闭肺

〔主证〕初起症见发热微汗,恶风,鼻流浊涕,咳嗽气急,痰多,咯痰黄稠,咽赤口渴,舌红,苔薄黄,脉浮数,指纹浮紫。继之则见高热烦躁,咳嗽剧烈,气急鼻煽,喉中痰鸣,面色红赤,便干尿黄,舌红苔黄,脉滑数,指纹紫滞。

〔治法〕辛凉宣肺,清热化痰。

〔方药〕银翘散合麻杏石甘汤加味:麻黄、杏仁、生石膏、甘草、银花、连翘、薄荷、桑叶、牛蒡子、桔梗、前胡、葶苈子、枳壳。

2)风寒闭肺

〔主证〕发热无汗,恶寒体痛,呛咳气急,痰白而稀,口淡不渴,咽不红,舌质不红,苔薄白或白腻,脉浮紧,指纹浮而青。

〔治法〕辛温开肺,化痰定喘。

〔方药〕华盖散加味:麻黄、杏仁、甘草、桑白皮、苏子、茯苓、陈皮、法夏、川贝母。

3)痰热闭肺

〔主证〕高热烦躁,咳嗽喘促,呼吸困难,气急鼻煽,喉间痰鸣,口唇发绀,面赤口渴,胸闷胀满,咳吐痰涎,舌红苔黄腻,脉弦滑。

〔治法〕清热宣肺,涤痰定喘。

〔方药〕五虎汤合葶苈大枣泻肺汤加味:麻黄、杏仁、生石膏、甘草、细茶、葶苈子、大枣、黄芩、鱼腥草、桃仁、浙贝母。

4)毒热闭肺

〔主证〕高热持续,咳嗽剧烈,气急鼻煽,喘憋不安,涕泪俱无,鼻孔干燥如烟煤,面赤唇红,烦躁口渴,溲赤便秘,舌红而干,苔黄腻,脉滑数。

〔治法〕清热解毒,泻肺开闭。

〔方药〕黄连解毒汤合麻杏石甘汤加减:炙麻黄、杏仁、枳壳、黄连、黄芩、栀子、生石膏、知母、生甘草。

5)正虚邪恋(肺炎后期)

〔主证〕阴虚肺热症见潮热盗汗,干咳少痰,舌干红,苔光剥,脉细数。肺脾气虚症见低热自汗,咳嗽无力,喉中痰鸣,神疲纳呆,舌淡红,苔白滑,脉细弱。

〔治法〕阴虚肺热宜养阴清肺,肺脾气虚宜益气健脾。

〔方药〕养阴清肺用沙参麦冬汤加味:沙参、麦冬、玉竹、天花粉、桑叶、扁豆、甘草、地骨皮、枇杷叶。

益气健脾用人参五味子汤加味:人参、茯苓、白术、五味子、炙甘草、黄芪、紫菀、陈皮、法夏、百部。

(2)变证

1)心阳虚衰

〔主证〕突然面白唇青,呼吸浅促、困难,额汗不温,四肢厥冷,虚烦不安或神疲淡漠,右胁下出现痞块并渐增大,舌略紫,苔薄白,脉微弱疾数,指纹青紫过气关达命关。

〔治法〕温补心阳,救逆固脱。

〔方药〕参附龙牡救逆汤加味:人参、附子、龙骨、牡蛎、白芍、甘草、丹参、红花。

2)内陷厥阴

〔主证〕壮热烦躁,神昏谵语,四肢抽搐,口噤项强,两目上视,喉中痰鸣,声如拽锯,舌质红绛,指纹青紫,可达命关,或透关射甲。

〔治法〕平肝熄风,清心开窍。

〔方药〕羚角钩藤汤合牛黄清心丸加味:羚羊角、钩藤、茯神、白芍、甘草、生地、菖蒲、天竺黄、黄芩。

诸药煎液送服安宫牛黄丸或紫雪丹、牛黄清心丸。

2. 其他疗法

(1)针灸疗法:主穴:尺泽、孔最、列缺、合谷、肺俞、足三里。配穴:少商、丰隆、曲池、中脘,用于痰热闭肺证;气海、关元、百会,用于阳气虚脱证。针刺定喘、丰隆、平喘、肺俞、膻中等穴,对控制喘憋有一定疗效。隔姜灸人中、百会、神阙、气海,有回阳固脱作用。

(2)敷贴疗法:白芥子末、面粉各 30g,加水调和,用纱布包后敷于背部约 15 分钟,以皮肤发红为度。每天 1 次,连用 3 天。用于恢复期湿啰音久不消退者。

(3)拔罐疗法:取患侧肩胛骨下部拔罐,每次 5~10 分钟,5 天 1 疗程,亦用于后期湿啰音久不消失者。

五、预防

1. 注意公共卫生及洗手等个人防护。
2. 接种疫苗。

(钟礼立)

【专家点评】

1. 婴幼儿肺炎是儿童住院的最常见原因,也是 5 岁以下儿童死亡的首位病因。临床应重视重症肺炎及其合并症的诊治,否则极易危及患儿生命。

2. 肺炎病原学诊断是合理选用抗生素的基础,在开始经验治疗前应积极完善病原学检查。

第七节 慢 性 咳 嗽

儿童慢性咳嗽定义:咳嗽病程>4 周,分为特异性咳嗽和非特异性咳嗽。

特异性咳嗽是指疾病诊断明确的症状性咳嗽,其咳嗽是已确诊疾病的症状之一,伴随呼气性呼吸困难、听诊有呼气相延长或哮鸣音者,提示气管支气管炎、哮喘、先天性气道发育异常(如管支气管软化)等;伴随呼吸急促、缺氧或发绀者,提示肺部炎症;伴随生长发育障碍、杵状指/趾者,往往提示严重慢性肺部疾病及先天性心脏病等;伴随脓痰者,提示肺部炎症、支气管扩张等;伴随咯血者,提示严重肺部感染、肺部血管性疾病、肺含铁血黄素沉着症或支气管扩张等。

非特异性咳嗽是指咳嗽为主要或唯一表现,胸片未见异常,临床上的慢性咳嗽主要就是指这一类咳嗽,又称"狭义的慢性咳嗽"。此章节主要讲解非特异性咳嗽。

一、病因

儿童慢性咳嗽的病因与成人不同,主要有以下原因:先天性畸形包括支气管、肺、心、胸发育畸形,以及原发性纤毛运动功能障碍、免疫缺陷病、腺样体肥大、呼吸道异物等原因所致慢性咳嗽、各种呼吸道感染和感染后咳嗽。

二、临床特征和诊断线索

(一)上气道咳嗽综合征

是学龄前与学龄期儿童慢性咳嗽第 2 位主要病因。各种鼻炎、鼻窦炎、慢性咽炎、腭扁桃体和/

或增殖体肥大、鼻息肉等上气道疾病均可能引起慢性咳嗽。

1. 持续咳嗽>4周,有白色泡沫痰(过敏性鼻炎)或黄绿色脓痰(鼻窦炎),咳嗽以晨起或体位变化为甚,伴有鼻塞、流涕、咽干并有异物感和反复清咽等症状。

2. 咽后壁滤泡增生,见鹅卵石样改变,或见黏液样或脓性分泌物附着。

3. 抗组胺药、白三烯受体拮抗剂和鼻用糖皮质激素对过敏性鼻炎引起的慢性咳嗽有效,化脓性鼻窦炎引起的慢性咳嗽需要抗菌药物治疗 2~4 周。

4. 鼻咽喉镜检查或头部侧位片、鼻窦 X 线或 CT 检查有助于诊断。

(二)咳嗽变异性哮喘

是学龄前和学龄期儿童慢性咳嗽的最常见原因。

1. 咳嗽持续>4周,常在夜间和/或清晨发作或加重,以干咳为主,临床上无感染征象,或经较长时间抗生素治疗无效。

2. 支气管舒张剂诊断性治疗咳嗽症状明显缓解。

3. 肺通气功能正常,支气管激发试验阳性提示气道高反应性。

4. 有过敏性疾病病史,以及过敏性疾病阳性家族史。过敏原检测阳性可辅助诊断。

5. 排除其他原因引起的慢性咳嗽。

(三)感染后咳嗽

是幼儿和学龄前儿童慢性咳嗽的常见原因,也是儿童慢性咳嗽病因中诊断修正率最高者。

1. 近期有明确的呼吸道感染史。

2. 咳嗽持续>4周呈刺激性干咳或伴少量白色痰。

3. X 线胸片检查无异常或仅显示双肺纹理增多。

4. 肺通气功能正常或呈现一过性气道高反应性。

5. 咳嗽通常具有自限性,如咳嗽时间超过 8 周,应考虑其他诊断。

6. 除外引起慢性咳嗽的其他原因。

(四)胃 - 食管反流性咳嗽

1. 阵发性咳嗽最好发的时相在夜间。

2. 咳嗽也可在进食后加剧;喂养困难。部分患儿伴有上腹部或剑突下不适、胸骨后烧灼感、胸痛、咽痛等。

3. 24 小时食管下端 pH 值监测呈阳性是诊断胃 - 食管反流性咳嗽的金标准。

4. 除外其他原因引起的慢性咳嗽。

(五)心因性咳嗽

见于学龄期和青春期的儿童。应在除外多发性抽动症,并且经过行为干预或心理治疗后咳嗽能得到改善时才能诊断。

1. 年长儿多见。

2. 日间咳嗽为主,专注于某件事情或夜间休息时咳嗽消失;儿童特征性的鸡鸣样咳或犬吠样咳有助于诊断。

3. 不伴有器质性疾病。

4. 除外引起慢性咳嗽的其他原因。

(六)非哮喘性嗜酸粒细胞性支气管炎

是成人慢性咳嗽的重要原因之一,仅占儿童慢性咳嗽 0.57%,与国内儿科开展诱导痰技术和嗜酸粒细胞计数检测尚不普及有关。

1. 慢性刺激性咳嗽持续>4周。

2. X 线胸片正常。

3. 肺通气功能正常,且无气道高反应性。

4. 痰液中嗜酸粒细胞相对百分数>3%。

5. 支气管舒张剂治疗无效,口服或吸入糖皮质激素治疗有效。

6. 除外其他原因引起的慢性咳嗽。

(七)过敏性(变应性)咳嗽

临床上某些慢性咳嗽患儿,具有特应性体质,抗组胺药物、糖皮质激素治疗有效,但又非支气管哮喘、咳嗽变异性哮喘或非哮喘性嗜酸粒细胞性支气管炎等,将这类咳嗽称为过敏性(变应性)咳嗽。

1. 咳嗽持续>4周,呈刺激性干咳。

2. 肺通气功能正常,支气管激发试验阴性。

3. 咳嗽感受器敏感性增高。

4. 有其他过敏性疾病病史,变应原皮试阳性,血清总 IgE 和/或特异性 IgE 升高。

5. 除外其他原因引起的慢性咳嗽。

三、诊断要点

(一)一般表现

咳嗽持续或反复>4周以上;咳嗽是唯一的临床症状;伴随症状不明显;肺部无明显体征;胸部 X 线无异常;诊断困难;治疗效果差。

(二)儿童慢性咳嗽在不同年龄各有特点

1. 婴幼儿、学龄前期(0~6 岁)　以(呼吸道)感染和感染后咳嗽、咳嗽变异性哮喘、上气道咳嗽综合征、迁延性细菌性支气管炎、胃食管反流等多见。

2. 学龄期(6 岁至青春期前)　以咳嗽变异性

哮喘、上气道咳嗽综合征、心因性咳嗽等多见。

诊断儿童慢性咳嗽应充分考虑年龄因素,这是儿童有别于成人的重要特点。

(三) 辅助检查

1. 影像学检查

(1)儿童慢性咳嗽应做常规胸部 X 线检查,无法明确诊断或病情复杂者可行胸部 CT 检查。

(2)对怀疑增殖体肥大 / 肿大的患儿,可以摄头颈部侧位片。

(3)鼻窦部 CT 检查若显示鼻窦黏膜增厚 4mm 以上、或窦腔内有气液平面、或模糊不透明,则是鼻窦炎的特征性改变。

(4)考虑到放射线对儿童可能的损害,鼻窦部 CT 检查不宜列为常规检查,1 岁以下小儿需慎重。儿童鼻窦发育尚不完善:上颌窦、筛窦出生时存在但很小,额窦、蝶窦 5~6 岁才出现。

2. 肺功能检查　>5 岁行常规肺通气功能检查,必要时根据 FEV_1 进一步行支气管舒张试验或激发试验,以助咳嗽变异性哮喘或非哮喘性嗜酸粒细胞性支气管炎的诊断与鉴别诊断。

3. 鼻咽喉镜检查　对怀疑有鼻炎、鼻窦炎、鼻息肉、增殖体肥大 / 肿大的患儿,可以做鼻咽喉内镜检查明确诊断。

4. 支气管镜(纤维支气管镜、硬质气管镜等)检查　对怀疑气道发育畸形、异物(包括气道内生异痰栓)等引起的慢性咳嗽可行支气管镜检查及灌洗。

5. 诱导痰或支气管肺泡灌洗液细胞学检查和病原微生物分离培养　可以明确或提示呼吸道感染病原,若嗜酸性粒细胞增高则是诊断 NAEB 等过敏性炎症的主要指标,也可根据嗜酸性粒细胞百分率明确 NAEB 的诊断。

6. 血清总 IgE、特异性 IgE 和皮肤点刺试验　对怀疑与过敏相关的慢性咳嗽、了解患儿有无特应性体质等有一定参考价值。

7. 24 小时食管下端 pH 值监测　是确诊 GERC 的金标准。对怀疑 GERC 患儿,应进行此项检查。

8. 呼出气 NO(eNO)测定　eNO 的升高与嗜酸粒细胞相关性气道炎症有关,测定 eNO 可作为辅助诊断 CVA、NAEB 的非侵入性检查方法。

四、鉴别诊断

(一) 先天性气道疾病

1. 主要见于婴幼儿,尤其是 1 岁以内。

2. 包括先天性食管气管瘘、先天性血管畸形压迫气道、喉 - 气管 - 支气管软化和 / 或狭窄、支气管 - 肺囊肿、原发性纤毛运动障碍、胚胎源性纵隔肿瘤等。

3. 一旦明确这些疾病引起的慢性咳嗽,就归属特异性咳嗽。75% 的气管软化儿童表现为持续性咳嗽,软化气管分泌物排出受阻和末梢支气管炎性损伤等。

(二) 异物吸入

1. 是 1~3 岁儿童慢性咳嗽的重要原因。

2. 明确诊断则应归属特异性咳嗽。

3. 咳嗽(70%)特点为阵发性剧烈呛咳,呼吸音降低、喘鸣,可有窒息史。异物一旦进入小支气管以下,可无咳嗽,即所谓进入"沉默区"。

4. 胸片、胸透检查有助诊断,纤维支气管镜检查可明确诊断。

5. 胸透以纵隔摆动作为诊断支气管异物的标准。

6. 但若异物较小或为管状异物,吸气及呼气气流均可通过,或异物位于气管分叉正中位,胸透可无阳性发现。

7. 绝大部分有异物吸入史,部分儿童无异物史可询,尤其 2 岁以下,有时问不到异物史。

(三) 特定病原体感染

包括百日咳杆菌、结核菌、肺炎支原体、肺炎衣原体等。一旦明确诊断,则归属特异性咳嗽。

1. 百日咳易感者　<3 月龄未接种白百破疫苗或疫苗产生的抗体水平已不足以有效保护者。

2. 支原体、衣原体感染

(1)较常见的慢性咳嗽。

(2)诱发气道高反应。

(3)气道感染性炎症、炎症反应、过敏性炎症可同时存在。

(四) 迁延性细菌性支气管炎

由细菌引起支气管内膜的感染和慢性化脓性肺疾病;致病菌主要有未分型流感嗜血杆菌和肺炎链球菌;是婴幼儿期和学龄前期儿童特异性慢性咳嗽的病因之一,曾称为化脓性支气管炎、迁延性支气管炎和支气管扩张前期等,是指由细菌引起的支气管内膜持续的感染。

1. 临床特征

(1)2 岁内多见,湿性(有痰)咳嗽持续>4 周。

(2)有前驱上呼吸道感染史,持续性湿性咳嗽,咳嗽以夜间明显,体位改变后可加重(如睡下时或晨起后),全身症状较少见或较轻。

(3)听诊特点:痰鸣,非典型喘鸣。

2. 辅助检查

(1)常规炎症指标:多无明显升高。

(2)痰培养:有助于明确病原菌,但灵敏度低。

(3)胸片:多无阳性显示,部分可表现为肺纹理增多、增粗。

(4)HRCT:支气管壁增厚,疑似支气管扩张,但很少有肺过度充气。有别于哮喘和毛细支气管炎。

(5)纤维支气管镜:显示气道高分泌、黏膜水肿等炎症改变,BALF 细胞分类中性粒细胞比例升高和 / 或 BALF 细菌培养阳性。

五、治疗要点

(一)处理原则

明确病因,针对病因治疗。

(二)病因不明者可进行经验性对症治疗

(三)治疗后咳嗽症状没有缓解应重新评估

(四)去除诱因

对慢性咳嗽患儿要注意去除或避免接触过敏原、烟雾等环境诱发和加重咳嗽的因素。

(五)对不同慢性咳嗽的治疗

1. 上气道咳嗽综合征的治疗　根据引起慢性咳嗽的上气道不同疾病,采取不同的治疗方案:

(1)过敏性(变应性)鼻炎:予以抗组胺药物、鼻喷糖皮质激素治疗,或联合鼻黏膜减充血剂、白三烯受体拮抗剂治疗。

(2)鼻窦炎:予以抗菌药物治疗,疗程至少 2 周,辅以鼻腔灌洗,选用鼻腔局部减充血剂或祛痰药物治疗。

(3)增殖体肥大:根据增殖体肥大程度,轻 - 中度者可鼻喷糖皮质激素联用白三烯受体拮抗剂,治疗 1~3 个月并观察随访,无效可采取手术治疗。

2. 咳嗽变异性哮喘治疗

(1)支气管舒张剂诊断性治疗 1~2 周,咳嗽症状明显缓解者有助诊断。

(2)明确诊断,则按哮喘长期规范治疗。

(3)ICS 或白三烯受体拮抗剂或二者联合应用。

(4)疗程至少 8 周。

(5)注意去除或避免接触过敏原、烟雾等环境诱发和加重咳嗽的因素。

3. 感染后咳嗽治疗思路和常用方案

(1)感染后咳嗽通常有自限性,可观察和对症治疗。

(2)首选抗组胺药物(缓解气道高反应性)和镇咳药物(直接针对咳嗽症状)。如明确气道高反应性是由于感染细菌引发,可加用大环内酯类抗生素治疗。

4. 胃食管反流性咳嗽的治疗

(1)药物:H_2 受体拮抗剂西咪替丁和促胃动力药多潘立酮。

(2)年长儿可用质子泵抑制剂。

(3)改变体位:取半卧位或俯卧前倾 30°。

(4)改变食物性状,少量多餐。

5. 非哮喘性嗜酸粒细胞性支气管炎的治疗　吸入或口服糖皮质激素。支气管舒张剂治疗无效。

6. 过敏性咳嗽的治疗

(1)抗组胺药物、糖皮质激素。

(2)药物诱发的咳嗽,可停药观察。

7. 心因性咳嗽　心理疗法。治疗与慢性咳嗽相关的共发病。

8. 迁延性细菌性支气管炎的治疗　抗菌药物,疗程 2~4 周。

(唐红平)

【专家点评】

　　慢性咳嗽是儿童常见病之一,但需要与生理性的日常咳嗽区别。正常气道的生理分泌物是需要通过咳嗽反应排出的,这时必须咳嗽。只有当咳嗽成为疾病的症状时,才考虑需要进一步诊治。治疗中儿童不宜使用镇咳药和复方的止咳化痰制剂。慢性咳嗽的治疗时间较长,须详细告知家长,配合治疗,定期复查,根据治疗效果及时调整治疗方案。

第八节　支气管哮喘

支气管哮喘(简称哮喘)是儿童中常见的慢性疾病。由多种细胞和细胞组分共同参与的气道慢性炎症性疾病,导致气道高反应性,引起反复发作的喘息、咳嗽、气促、胸闷等症状。常在夜间和/或清晨发作或加剧。

支气管哮喘的发病原因相当复杂,其病因至今尚未完全阐明。主要病因认为与神经受体失衡、免疫与变态反应及遗传因素有关。呼吸道病毒感染是儿童重要的致喘源。

一、病理

气流受阻是哮喘病理改变的核心,支气管痉挛、管壁炎症性肿胀、黏液栓形成和气道重塑均是造成患儿气道受阻的原因。肺组织呈肺气肿,大、小气道内填满黏液栓。显微镜显示支气管上皮细胞脱落,管壁嗜酸性粒细胞和单核细胞浸润,血管扩张和微血管渗漏,基底膜增厚,平滑肌增生肥厚,杯状细胞和黏膜下腺体增生。

二、诊断要点

(一)临床表现

1. 诱发因素　临床发作前多有受凉、呼吸道感染因素。过敏因素诱发或触发:如室内变应原有室尘螨、动物变应原;室外变应原:如花粉、真菌;被动吸烟;空气污染:室外污染物、室内污染物。此外,天气、社会经济因素、饮食和药物、肥胖等也可诱发。夏季哮喘的急性发作,很多患儿与过量吃冷饮、空调冷气有关。

2. 典型表现

(1)发作期症状:当某些因素诱发下,表现为阵发性刺激性咳嗽、喘息、气促、呼吸困难,多数患儿夜间表现重,历时几分钟或几小时可自行缓解,或经治疗而缓解。部分患儿诊断为咳嗽变异性哮喘,表现为只有咳嗽,并无喘息、气促、呼吸困难,而且咳嗽久治不愈。查体可有不同程度的呼吸困难,可见三凹征、桶状胸,叩诊呈过清音,双肺可闻及哮鸣音,呼吸音延长。有肺部感染者哮鸣音与湿啰音同

时存在。哮喘常伴有过敏性鼻炎症状表现,如喷嚏、鼻塞、流涕、鼻痒等。

(2)缓解期症状:患儿可无其他症状及体征表现,肺功能正常,但多数儿童就诊以时间段描述病史,即可在该段时间内存在不同程度和不同频度的喘息、咳嗽、气促与胸闷等表现。

3. 严重表现　在咳嗽、气喘的基础上,患儿表现为端坐呼吸、不能平卧、烦躁不安、大汗淋漓、讲话不连贯、呼吸增快。检查有胸廓饱满、发绀、鼻翼扇动等。严重者气道广泛阻塞,呼吸音可明显减弱,哮鸣音反而减弱,甚至消失。并发心力衰竭从而出现肺底广泛中、小湿啰音,肝脏肿大及水肿等。如哮喘发作时,经常规应用支气管扩张剂和糖皮质激素等哮喘缓解药物治疗后,临床症状不缓解,出现进行性呼吸困难,呈呼吸衰竭,此时称为哮喘危重状态。严重病例有恐惧不安、大汗淋漓、面色青灰。体格检查可见桶状胸、三凹征,听诊呼气延长,肺部布满哮鸣音,根据症状严重程度,可分为轻、中、重度发作。

4. 非典型表现

(1)关于3岁内喘息儿童发展为持续性哮喘的危险性预测:过去1年喘息≥4次,具有下列1项主要危险因素或2项次要危险因素为哮喘预测指数阳性,应考虑哮喘诊断。建议按哮喘规范化治疗。

主要危险因素包括:①父母有哮喘病史;②经医生诊断为特应性皮炎;③有吸入变应原致敏的依据。

次要危险因素包括:①有食物变应原致敏的依据;②外周血嗜酸性粒细胞≥4%;③与感冒无关的喘息。

(2)对喘息儿童:高度提示哮喘诊断的临床特点。①超过每个月1次的频繁发作性喘息;②活动诱发的咳嗽或喘息;③非病毒感染导致的间歇性夜间咳嗽;④喘息症状持续至3岁以后;⑤抗哮喘治疗有效,但停药后又复发。

具有以上表现者,可尽早参照哮喘治疗方案开始试验性治疗,并定期评估治疗反应,如治疗4~8周无明显疗效,建议停药并作进一步诊断评估。

（二）实验室检查

1. 变应原点刺皮内试验　本方法将常见的多种吸入性变应原和食物性变应原提取液滴于皮肤，用点刺针在前臂做点刺试验，并用磷酸组胺及抗原溶酶做阳性、阴性对照。阳性结果提示体内对该变应原过敏，该方法通过皮肤反应判断体内过敏反应的状况，具有较高的敏感性与特异性。检查结果全部阳性时应与皮肤划痕症相鉴别，变应原皮试干扰因素较多，全部阴性也不能完全除外体内的过敏状态。可结合以下体外检测结果判断机体对变应原的过敏状况。

2. 过敏反应体外试验　①吸入物变应原：主要筛查经呼吸道吸入变应原的特异性 IgE 检测。儿童常见有螨、动物皮毛、霉菌、常见花粉等。阳性结果提示喘息性儿童发展为持续性哮喘的主要危险因素。②食物变应原检测：是指鸡蛋白、牛奶、鱼、小麦、花生及黄豆等，阳性者作为预测哮喘发生的次要因素。食物变应原阳性不作为禁止该食品的直接证据。③血清 IgE 测定：血清总 IgE 反映了机体过敏体质状态，虽然引起血清总 IgE 升高因素多，但高血清总 IgE 主要反映体内过敏状态。目前该类检查方法繁多，假阳性及假阴性应加以甄别。

3. 嗜酸性粒细胞检测　痰液嗜酸性粒细胞；血清嗜酸性粒细胞绝对计数；血嗜酸性阳离子蛋白测定（ECP）升高，与病情变化密切相关。

4. 肺功能检测　肺功能检测有助于确诊哮喘，也是评估哮喘病情严重程度和控制水平的重要依据之一。

（1）第一秒用力呼气量（FEV_1）：临床上常以 FEV_1 实测量值 / 预计值来反映患儿肺功能情况，其值下降程度表示气道阻塞程度。

（2）小年龄组因肺功能检测不合作，可选择潮气呼吸肺功能、脉冲震荡肺功能及体描仪等进行检测。

（3）支气管扩张试验：对于 FEV_1 正常预计值<70% 的疑似哮喘患儿，选择支气管舒张试验评估气流受限的可逆性。用速效 β₂ 受体激动剂（沙丁胺醇 150μg/kg，最大量每次不超过 5 000μg）溶液泵雾化吸入或 0.1% 肾上腺素 0.01ml/kg 皮下注射（最大量不超过 0.3ml），15 分钟后复诊，如喘息明显缓解、哮鸣音明显减少，FEV_1 治疗后上升 ≥12% 者为阳性。

（4）简易峰流速仪测最大呼气峰流速（PEF）：通过 PEF 实测值 / 预计值来证实气道阻塞的严重程度。PEF 每日变异率连续监测有助于了解哮喘控制情况（每日变异率 ≥13% 为异常）。

（5）支气管激发试验　是对无症状的哮喘儿童诊断性检查方法，用来诊断哮喘与评估治疗效果。检查后 FEV_1 立即减少 20% 以上为阳性反应，提示气道反应性增高。

5. 气道无创炎症指标检测　痰或诱导痰中嗜酸性粒细胞、呼出气一氧化氮水平检测（FeNO）等，可作为哮喘气道炎症指标。

6. X 线和 CT 检查　用于鉴别诊断和发现有无并发症。

（三）诊断标准

1. 儿童哮喘诊断标准　诊断主要依据呼吸道症状、体征及肺功能检查，证实存在可变的呼气气流受限，并排除可引起相关症状的其他疾病。

（1）反复喘息、咳嗽、气促、胸闷，多与接触变应原、冷空气、物理或化学性刺激、呼吸道感染、运动及过度通气（如大笑和哭闹）等有关，常在夜间和 / 或凌晨发作或加剧。

（2）发作时双肺可闻及散在或弥漫性的以呼气相为主的哮鸣音，呼气相延长。

（3）上述症状和体征经抗哮喘治疗有效，或自行缓解。

（4）除外其他疾病所引起的喘息、咳嗽、气促和胸闷。

（5）临床表现不典型者（如无明显喘息或哮鸣音），应至少具备以下 1 项：①支气管舒张试验阳性，证实存在可逆性气流受限；②支气管激发试验阳性；③最大呼气峰流量（PEF）日间变异率（连续监测 2 周）≥13%。

符合第 1~4 条或第 4、5 条者，可诊断为哮喘。

2. 咳嗽变异性哮喘的诊断　咳嗽变异性哮喘是儿童慢性咳嗽最常见原因之一，以咳嗽为唯一或主要表现，不伴有明显喘息。诊断依据：

（1）咳嗽持续>4 周，常在运动、夜间和 / 或凌晨发作或加重，以干咳为主，不伴有喘息。

（2）临床上无感染征象，或经较长时间抗生素治疗无效。

（3）抗哮喘药物诊断性治疗有效。

（4）排除其他原因引起的慢性咳嗽。

（5）支气管激发试验阳性和 / 或 PEF 日间变异率（连续监测 2 周）≥13%。

（6）个人或一、二级亲属过敏性疾病史，或变应原检测阳性。

以上第 1~4 项为诊断基本条件。

三、鉴别诊断

喘息是儿童呼吸系统疾病的常见症状,大多数慢性喘息性疾病为支气管哮喘,但需排除非哮喘原因,年龄越小,引起反复喘息的原因可能越多。应鉴别的疾病有喉软骨软化、胃食管反流、气道先天性发育异常、支气管异物、气管支气管软化症、心脏扩大、先天性心血管疾病、血管环、淋巴结肿大、胃食管反流、肺结核、毛细支气管炎、闭塞性细支气管炎、原发性纤毛运动障碍、支气管肺发育不良等。

以咳嗽为主的 CVA 应注意与支气管炎、上气道咳嗽综合征、胃食管反流和 EOS 支气管炎、迁延性细菌性支气管炎、支气管、肺部等疾病相鉴别。咳嗽变异性哮喘与上气道咳嗽综合征为共患病,成为难以缓解的咳嗽。

四、治疗要点

(一)治疗原则及目标

1. 治疗原则和方案　预防治疗是防止哮喘再次发病的重要环节,应坚持长期、持续、规范、个体化治疗。目前主张儿童哮喘治疗 2 年左右的疗程,但也应根据哮喘患儿的个体差异进行调整。

2. 治疗目标　①达到并维持症状的控制;②维持正常活动,包括运动能力;③使肺功能水平尽量接近正常;④预防哮喘急性发作;⑤避免因哮喘药物治疗导致的不良反应;⑥预防哮喘导致的死亡。

3. 加强诱因的管控　①儿童具有高发的病毒感染,是诱发喘息的重要因素,注重防治呼吸道感染。②变应原的预防,应根据不同年龄、不同过敏

反应,尽可能防止已知变应原的接触,采取避免、忌食、替代及移除等方法;尘螨过敏者家庭应多进行卫生清洁,减少尘螨数量。③做好自我管理。加强运动,教育患儿多进行体能训练,增强体质。④饮食上,应以居家饮食为宜。中医认为哮喘患儿多为虚寒体质,应防止暴冷,夏日少进冰饮。

(二)药物选择及使用技巧

1. 药物选择

(1)发作期:快速缓解症状,抗炎、平喘。

(2)缓解期:长期控制症状,抗炎,这类药物中,吸入糖皮质激素(inhalation of glucocorticoids,ICS)是治疗的主要方法,主要作用是降低气道高反应性,防止气道重塑(表 11-8-1)。

表 11-8-1　二类不同作用的治疗药物

快速缓解症状药物	长期预防治疗药物
短效吸入型 β_2 受体激动剂(长效奥克斯都保)	吸入型糖皮质激素
	抗白三烯药物
短效口服 β_2 受体激动剂	特异性免疫治疗
抗胆碱能药物	长效 β_2 受体激动剂(与 ICS 制成联合剂)
H_1 受体拮抗剂	
全身性皮质激素	单克隆抗体(抗 -IgE 抗体等)
短效茶碱类	缓释茶碱
硫酸镁	色甘酸钠,尼多克罗米

2. 在选择的药物中,急性症状控制后应选择缓解期的药物,以吸入糖皮质激素为主要治疗药物。治疗中,每 3~4 个月审核一次治疗方案,一旦症状得到控制应巩固治疗至少 3 个月,然后降级治疗,直至确定维持哮喘控制的最小剂量。

3. 吸入糖皮质激素的使用　目前应用最广,作用与安全性比较肯定。目前国内初始应用吸入糖皮质激素的用量中,剂量较低,也能起到较好效果的药物见表 11-8-2。经过 3 个月的治疗,临床控

表 11-8-2　儿童常用吸入糖皮质激素的估计等效每天剂量(单位:μg)

药物种类	低剂量		中剂量		高剂量	
	>5 岁	≤5 岁	>5 岁	≤5 岁	>5 岁	≤5 岁
丙酸倍氯米松	200~500	100~200	~1 000	~400	>1 000	>400
布地奈德	200~600	100~200	~1 000	~400	1 000	>400
丙酸氟替卡松	100~250	100~200	~500	~500	>500	>500
布地奈德雾化悬液		250~500		~1 000		1 000

制者,可按规划方案进行减量治疗。逐步减量至初始量的 1/2,维持治疗一年到一年半。治疗不理想者,应积极寻找病因,调节用药剂量,并积极治疗伴发病。

4. 吸入装置与不同年龄使用　吸入糖皮质激素治疗时应根据不同年龄合理选用助吸装置。大于 7 岁患儿,可直接使用压力型定量气雾剂(pMDI)装置,主要为单纯的吸入糖皮质激素,价格较低。5 岁以上,可使用干粉吸入剂,多数装置内含有 ICS 与 LABA 两种药物,这类药物操作较简单,使用方法易掌握,依从性好。2~5 岁年龄组可选用 pMDI 加储雾罐。2 岁以下的儿童,由于其吸入难以达到有效的治疗剂量,可选用泵雾化吸入型的皮质激素或孟鲁司特。每一次用药前,均应由医护人员作详细示范、指导,防止用药不当引起的治疗失败。吸入装置有助药物的吸入,选择装置时应以家长容易观察、督促方便与方法简单为目的。

(三) 急性发作期药物应用

1. 急性期发作期用药　细菌感染时应积极使用抗生素及对症治疗。急性期用药应根据症状轻重给予不同的药物,症状轻者可先给予口服药物,泵雾化吸入沙丁胺醇和糖皮质激素,或加用溴化异丙托品雾化。重症患儿应给予综合治疗,静脉用糖皮质激素及其他治疗,迅速缓解临床症状。

2. β_2 受体激动剂(速效支气管扩张剂)

(1)沙丁胺醇制剂

1)沙丁胺醇雾化溶液(5mg/2.5ml):20kg 以下剂量每次 2.5mg,20kg 以上,每次 5mg,用时加生理盐水 1~2ml;氧气或雾化泵作动力,面罩吸入,每天 3~4 次。注意雾化杯内药水量在 2~4ml 之间(为目前临床主要用药,配合布地奈德溶液联合应用)。

2)沙丁胺醇 pMDI(200 揿 / 瓶,100μg/ 揿):剂量 1~2 揿 / 次,吸入,年龄小者使用储雾罐,每天 3~4 次。

3)沙丁胺醇片(2mg/ 片):剂量每次 0.1mg/kg,口服,每 6~8 小时一次。

(2)特布他林制剂

1)特布他林雾化溶液(5mg/2ml):20kg 以下剂量每次 2.5mg,20kg 以上,每次 5mg,方法同沙丁胺醇。

2)特布他林 pMDI(400 揿,0.25mg/ 揿):剂量 1~2 揿 / 次,吸入,方法同沙丁胺醇。

(3)丙卡特罗(溶液 5μg/ml,片剂 25μg):剂量

每次 1.25μg/kg,12 小时一次;6 岁以上儿童,25μg,12 小时一次,口服。

3. M 胆碱受体拮抗剂

(1)异丙托溴铵溶液:剂量每次 250μg,重者加至每次 500μg,泵雾化吸入。

(2)复方异丙托溴铵溶液(异丙托溴铵 250μg、沙丁胺醇 2.5mg/ 支):剂量 3 岁内每次半支,3 岁以上每次 1 支,泵雾化吸入。

4. 氨茶碱类

(1)氨茶碱:①剂量 4~6mg/kg,8 小时或 6 小时一次,口服;②静脉用药:负荷量 4~6mg/kg(最大 250mg),静脉滴注 20~30 分钟,继之持续滴注维持,剂量 0.8~1mg/(kg·h),如已用口服氨茶碱者,直接使用维持剂量持续滴注;③茶碱缓释片:12 岁以上儿童,起始剂量为 0.1~0.2g(1~2 片),一天 2 次,早、晚用 100ml 温开水送服。

(2)多索茶碱:剂量 3~5mg/(kg·d),静脉滴注。

5. 肾上腺皮质激素类

(1)甲基强的松龙(首选):剂量 2mg/kg,静脉注射,每 4~6 小时 1 次(症状严重用)。

(2)布地奈德混悬液(与沙丁胺醇合用):剂量 1mg 可加入雾化杯中雾化,每天 2 次。

6. H_1 受体拮抗剂

(1)氯丙那敏(扑尔敏):剂量 0.4mg/(kg·d),分 2 次口服。

(2)氯雷他定(开瑞坦):0.3mg/(kg·d),1 次口服。

(3)西替利嗪 0.3mg/(kg·d),分 2 次口服。

7. 硫酸镁　剂量 25~40mg/(kg·d)(最大 2g/d),分 1~2 次,加入 10% 葡萄糖溶液 20ml 缓慢静脉滴注(20 分钟以上)。不良反应包括一过性面色潮红、恶心等,通常在药物输注时发生。

(四) 缓解期治疗

1. 缓解期用药　儿童哮喘在缓解期用药过程中,以预防用药为主(见表 11-8-1 长期预防治疗药物),药物使用中,宜少不宜多。

(1)ICS:有丙酸氟替卡松(FP)、布地奈德(BUD)、二丙酸倍氯米松(BDP)。

(2)含有长效 β_2 受体激动剂 ICS:如沙美特罗替卡松干粉剂、布地奈德福莫特罗干粉剂吸入剂。

(3)抗白三烯药物:如孟鲁司特。

(4)特异性免疫治疗:有皮下注射、舌下给药,儿童用药主要以螨类抗原为主。由于螨类抗原舌下给药易吞服,应选择具有较好依从性儿童用药,

用药应坚持 2~3 年或更长。

（5）其他长期预防用药：缓释茶碱类、色甘酸钠 / 尼多克罗米。

（6）免疫调节剂：鉴于哮喘患儿相当一部分与反复感染有关，在主要治疗效果欠佳时，可适当选用免疫调节药物。

2. 吸入糖皮质激素

（1）2 岁以下：布地奈德混悬液：剂量 1mg，雾化泵吸入，每天 2 次，连用 1 个月，加入支气管扩张剂配合应用。症状缓解后降级治疗，1~3 个月后改为 0.5mg，每天 2 次，应用 2~3 个月，再降级 0.5mg，每天 1 次，应用 3~6 个月。年龄增大后，可改其他吸入类糖皮质激素。

（2）3~5 岁：该年龄组应用时加储雾罐配合。

1）氟替卡松气雾剂 pMDI（剂型：50μg，125μg）：剂量 125μg，加储雾罐吸入，每天 2 次，应用 3 个月。降级治疗，早 50μg，晚 125μg，应用 4 个月，再降级，125μg，维持 1 年半左右。

2）布地奈德气雾剂 pMDI（剂型：100μg，200μg）剂量 200μg，加储雾罐吸入，每天 2 次，应用 3 个月；降级治疗，早 100μg，晚 200μg，应用 3 个月；再降级，100μg，维持用药时间同上。

3）丙酸倍氯米松气雾剂 pMDI（剂型：250μg，50μg）：剂量 250μg，加储雾罐吸入，每天 2 次，应用 3 个月；降级治疗，早 50μg，晚 250μg，应用 3~4 个月；再降级，250μg，维持用药时间同上。

（3）5 岁以上

1）沙美特罗替卡松干粉剂（2 种剂型，含丙酸氟替卡松：沙美特罗分别为：100μg：50μg；250μg：50μg，以氟替卡松量为治疗量）：剂量 1 囊泡（100μg），吸入，每天 2 次，控制 3 个月，降级：100μg，2 天 3 次，4 个月后每天 1 次维持，维持量给药一年半左右；35kg 以上，初始剂量可适当加大。

2）布地奈德福莫特罗干粉吸入剂（布地奈德：福莫特罗 80μg：4.5μg；160μg：4.5μg）：剂量 1 囊泡（80μg），吸入，每天 2 次，用药减量方法同上，症状发作时可加量加次吸入。

3. 孟鲁司特钠（剂型：4mg，5mg，10mg） 5 岁以下 4mg，11 岁以下，5mg，12 岁以上 10mg，每晚睡前服，4 周，疗效好者，6~12 个月。部分患儿症状重者配合 ICS 早期应用。

4. 特异性免疫治疗（5 岁以上） 以螨变应原作为治疗药物，采用舌下及皮下注射给药。

（1）舌下给药：现用药为尘螨制剂，从低剂量到高剂量。有 1~4 号不同含量药物，从小至大，剂量 1 号瓶开始，至 2、3、4 号瓶，逐步增量。

（2）皮下注射（根据说明进行使用）：从小剂量逐步增加，至一定稳定量后，固定其剂量，然后长期注射，每次注射前观察哮喘症状及 PEF。

（五）危重症的处理

1. 氧疗 所有危重哮喘患儿均存在低氧血症，需用密闭面罩或双鼻导管提供高浓度湿化氧气，以维持氧饱和度 ≥92%，初始吸氧浓度以 40% 为宜，氧流量约 2~5L/min。

2. 支气管扩张剂

（1）β_2 受体激动剂：雾化吸入沙丁胺醇或特布他林，使用射流式雾化装置，如缺氧严重应使用氧气作为驱动气流，以保证雾化治疗时的供氧，氧气流速 6~8L/min。体重 ≤20kg，剂量每次 2.5mg；体重 >20kg，每次 5mg；第 1 小时可每 20 分钟雾化 1 次，以后根据治疗反应逐渐延长给药间隔。亦可作连续雾化吸入。如无雾化装置可使用压力型定量气雾剂（pMDI）沙丁胺醇经储雾罐吸药，每次单剂喷药，连用 4~10 喷，用药间隔与雾化泵吸入方法相同。

（2）其他支气管扩张剂：氨茶碱和 / 或硫酸镁，静脉给药。

3. 糖皮质激素 甲基泼尼松龙 0.5~1mg/kg，静脉注射，每 4~6 小时一次，病情缓解后可改用口服泼尼松 1~2mg/（kg·d）（每天最大量 60mg）。或地塞米松 0.3~0.5mg/kg，静脉注射。

4. 辅助机械通气 儿童危重哮喘经氧疗、吸入 β_2 受体激动剂、全身应用糖皮质激素等治疗后病情继续恶化者，应及时给予辅助机械通气治疗。

5. 维持水电解质平衡，纠正酸碱紊乱 一般用 2/3 的生理需要量维持。

6. 转诊 根据当地情况，如病情不能控制，应及时转诊。

（六）中医中药治疗

1. 辨证论治

（1）发作期

1）热性哮喘

〔主证〕喘咳哮鸣，痰稠色黄，渴喜冷饮，可伴发热，舌红，苔黄腻，脉滑数。

〔治法〕清肺化痰定喘。

〔方药〕定喘汤加味：麻黄、款冬花、法夏、桑白皮、苏子、杏仁、黄芩、白果、生石膏、葶苈子。

2) 寒性哮喘

〔主证〕喘咳哮鸣,痰稀色白,口不渴,或渴喜热饮,形寒肢冷,苔薄白或白腻,脉浮滑。

〔治法〕温肺化痰定喘。

〔方药〕小青龙汤合三子养亲汤加减:麻黄、桂枝、干姜、细辛、法夏、白芥子、白芍、五味子、苏子、莱菔子、厚朴。

(2) 缓解期

1) 肺气虚弱

〔主证〕气短面白,自汗怕冷,易感冒,舌淡,脉弱。

〔治法〕补肺固表。

〔方药〕玉屏风散加味:黄芪、白术、防风、煅牡蛎。

2) 脾虚气弱

〔主证〕咳嗽有痰,食少面黄,大便不实,脉缓无力。

〔治法〕健脾化痰。

〔方药〕六君子汤加味:党参、白术、茯苓、陈皮、法夏、砂仁、甘草。

3) 肾虚不纳

〔主证〕动则气急,形寒怯冷,下肢不温,脉沉迟。

〔治法〕补肾纳气。

〔方药〕金匮肾气丸:熟地、山茱萸、山药、泽泻、丹皮、茯苓、附子、肉桂。

2. 其他疗法

(1) 单方验方

1) 发作期可用地龙烘干研粉,每次 1~3g,每天 3 次饭前口服;痰多可用皂荚 15g,水浸白芥子 20g,焙干,每次 1~1.5g,每天 3 次口服。

2) 缓解期可用五味子泡鸡蛋,于冬季每晨蒸熟 1 个服用,肾虚可常食生胡桃肉。

(2) 中药成药:哮喘发作可辨证选用小青龙颗粒、小儿肺热咳喘颗粒等。

(3) 针刺疗法:体针取定喘、天突、膻中、大杼、肺俞等穴,耳针取平喘、内分泌、肺、气管、交感等穴,用于发作期。

(4) 药物外治:白芥子、延胡索各 21g,甘遂、细辛各 12g,共研细末,姜汁调成膏状,每次取适量撒上丁香末,贴双侧肺俞、肾俞、膈俞穴,以胶布固定 4~6 小时。于夏季初伏、二伏、三伏各贴 1 次,连用 3 年,有预防复发的作用。

五、预后

哮喘儿童经系统治疗后,可完全控制不发病。对于季节感冒,应注意呼吸道感染,对于治疗中哮喘患儿、久治不愈者,应注意鼻部的炎症及胃食管反流病。

(李云)

【专家点评】

支气管哮喘是儿童常见的慢性疾病,病情迁延者影响其生长发育。及时有效诊治对患儿健康生长至关重要。

治疗支气管哮喘关键是除去诱因,选对药物,方法正确,疗程充足。由医护人员教会家长和患儿准确使用吸入疗法对疗效十分重要。

咳嗽变异性哮喘与上气道咳嗽综合征为共患病,常成为难以缓解的咳嗽。治疗需要耳鼻喉科医生合作,方能显效。

第十二章

循环系统疾病

第一节 儿童心血管系统解剖生理特点和检查方法

心血管系统由心脏、动脉、静脉及毛细血管组成,其中,心脏是心血管系统的枢纽。

一、儿童心血管系统解剖生理特点

(一)解剖特点

1. **心脏位置** 新生儿心脏位置较高,并呈横位,心尖冲动在第4肋间隙锁骨中线外,心尖部分主要为右心室。2岁以后,横位心逐渐变成斜位,心尖冲动下移至第5肋间隙,心尖部分主要为左心室。

2. **房室发育** 婴儿时期心房相对地较大。心室增长婴儿期较慢,以后逐渐赶上并超过心房的增长速度。胎儿时期,右心室负荷大,左心室负荷小,故新生儿期两心室厚度几乎相等,约5mm。出生以后,左心室负荷明显增加,而肺循环的阻力在生后明显下降,故左心室壁显然较右心室壁增长为快,6岁时达10mm,而此时右心室壁尚不及6mm。

3. **血管特点** 成人的静脉内径为动脉内径的2倍,而小儿的动、静脉内径几乎相等。小儿时期毛细血管内径相对较成人宽大,故小儿心、肺、肾及皮肤供血较好。

4. **心脏传导系统** 出生时心脏传导系统尚未发育成熟。新生儿期窦房结起搏细胞原始,过渡细胞较少,房室结区相对较大,心房、心室之间可残留心肌细胞的连续。大约至1岁以后始发育成熟。

(二)生理特点

小儿出生时心脏迷走神经发育不完善,心脏交感神经占优势,故年龄越小,心率及血流速度相对越快。按照体重或体表面积,小儿每分钟心脏搏出量大于成人。

二、小儿心血管系统检查方法

(一)病史

病史询问重点内容包括:应注意呼吸困难、发绀发生的时间和轻重及与哭闹的关系,有无声音嘶哑、喂养困难,体格和运动功能的发育情况、体力活动范围、既往健康情况,有无反复呼吸道感染,以及持续高热、皮肤黏膜改变、咽痛、关节痛、舞蹈症等病史。还应注意面色苍白、多汗、水肿和尿量多少,以判断心功能。小婴儿出现喂养困难、反复呼吸道感染、存在心脏杂音或发绀者,应高度警惕先天性心脏病的可能。在询问家族史时应了解家族中有无其他先天性心脏病或风湿性心脏病的患者。

(二)一般检查方法

1. **一般体格检查** 观察体格和运动功能发育,观察特殊面容(如先天愚型等)、皮肤黏膜的颜色(发绀程度和分布)、水肿、呼吸困难症状、杵状指/趾、颈静脉怒张或搏动,仔细检查四肢脉搏的强弱和是否对称,注意皮疹、环形红斑、皮下结节、肝脏大小、心脏以外的畸形等体征,常规测量血压,必要时测下肢血压。

2. **心脏检查**

(1)望诊:心前区有无膨隆,心尖冲动的位置、强弱和范围。

(2)触诊:进一步查明心尖冲动位置、强弱及范围,心前区有无抬举感及震颤。

(3)叩诊:可粗略估计心脏的位置及大小。

(4)听诊:包括心率、心律、心音、杂音和摩擦音,必要时在安静或运动后对比观察。如果闻及杂音,需注意杂音的位置、性质、响度、时相及传导方向。

3. **动脉血压的测量** 测量血压时患者必须安

静放松,袖带宽度以相当于上臂长的2/3为宜,过窄测量的血压偏高,过宽则测量的血压偏低。一般年龄1~12个月袖带宽度约为5cm,1~8岁为9cm,8岁以上为12cm。袖带的长度应为上臂周径的1倍以上。测量时上臂与心脏在同一水平,袖带应压在肱动脉上。通常测量坐位右上肢血压。测量下肢血压所用袖带的宽度及长度应相应增加。近年来,采用电子血压计测量血压,对于观察血压的动态变化有参考价值。小儿期年龄越小,血压越低,儿童时期正常收缩压可按以下公式计算:收缩压(mmHg)=［年龄(岁)×2］+80,舒张压为收缩压的2/3。疑为大动脉炎或主动脉缩窄的患儿,应测四肢血压。

(三) 特殊检查方法

1. 心电图检查 对心律失常的诊断有特异性,并对电解质紊乱及药物中毒提供重要的临床依据。小儿正常心电图表现为心率快,各间期及各波形的时间较短,QRS波振幅尤其是心前区导联振幅较高,新生儿及婴儿期右心室占优势,心电轴右偏。

2. X线检查 可了解心脏和大血管的搏动、位置、形态,以及肺血管的粗细、分布,有无肺动脉段突出,测量心胸比,确定有无内脏异位。

3. 超声心动图检查 包括彩色多普勒二维超声心动图、经食管超声心动图和三维超声心动图。小儿体积小,胸壁薄,肺组织遮盖少,超声图像往往较成人清楚,已成为小儿心脏病的重要诊断技术之一。

4. 心导管及心血管造影检查 是研究循环系统血流动力学和对心血管疾患进行诊断、鉴别诊断的重要方法。在较复杂的先天性心脏病患儿中,特别是需要观察大血管及其分支、肺动脉血管床发育、冠状动脉和侧支循环等情况时,心导管及造影检查有重要价值。

5. 运动试验 心输出量及心率随运动负荷量增大而增加,并与氧耗量呈线性关系,临床多应用心率推算运动负荷量。心血管病患儿静息时血流动力学检查结果可为正常,运动时心功能降低,氧耗量及心输出量降低,出现心肌缺血表现,并引起心律失常。

6. 磁共振成像检查 可用于各种先天性心脏病的诊断,但较常用于诊断主动脉弓病变,亦可很好地显示肺血管发育情况。同时,是定量评估心肌组织成分的理想方法。

7. 计算机断层扫描 在诊断心脏瓣膜病变、心包和血管壁的钙化、心血管腔内血栓和肿块、大动脉及其分支病变、冠状动脉病变、心包缩窄、心肌病等方面具有较高的价值。

8. 核素心血管造影 ^{99m}Tc(锝)标记化合物是应用最广泛的心血池显像剂,可观察其通过上腔静脉、右心房、右心室、肺动脉、左心房、左心室的动态变化,极短期内连续摄影,观察其在心脏各房室和大血管的动态情况,目前主要应用于心功能测定、分流量定量分析等;^{201}Ti(铊)是最常用的心肌灌注显像剂,可观察局部心肌血供状况和心肌细胞活性,目前应用于川崎病冠状动脉病变或先天性心脏病手术后的心肌缺血和心肌存活情况,以及病毒性心肌炎的辅助诊断。

(黄希勇,杨舟)

第二节 先天性心脏病

先天性心脏病(congenital heart disease,CHD)是胎儿期心脏及大血管发育异常而致的先天畸形,各类先天性心脏病中以室间隔缺损最多见,其次为房间隔缺损、动脉导管未闭和肺动脉瓣狭窄。

一、病因

多数先天性心脏病的病因不明,目前认为主要与遗传及环境因素影响有关。

(一) 遗传因素

主要为染色体异常或多基因突变引起。

(二) 环境因素

较重要的为宫内感染,特别是母孕早期病毒感染(如风疹、流行性感冒、流行性腮腺炎、柯萨奇病毒感染等);其他如孕母缺乏叶酸、接触放射线、服用药物(如抗癌药、抗癫痫药等)、代谢性疾病(如糖尿病、高钙血症、苯丙酮尿症等)、宫内缺氧、酗酒、吸毒等。

二、分类

根据病理解剖与肺血流量情况分类：

（一）左向右分流型

正常情况下由于体循环压力高于肺循环，故平时血液从左向右分流而不出现发绀；当哭闹、屏气或任何病理情况下致使肺动脉或右心室压力增高并超过左心压力时，则可使血液自右向左分流而出现暂时性发绀，如室间隔缺损、动脉导管未闭和房间隔缺损等。

（二）右向左分流型

某些原因致使右心压力增高并超过左心，使血流经常从右向左分流时，或因大动脉起源异常，使大量静脉血流入体循环，均可出现持续性发绀，如法洛四联症和大动脉转位等。

（三）无分流型

即心脏左、右两侧或动、静脉之间无异常通路或分流，如肺动脉狭窄和主动脉缩窄等。

室间隔缺损

室间隔缺损（ventricular septal defect，VSD）是先天性心脏病中最常见的类型，占所有先天性心脏病的 25%~30%。

一、血流动力学变化

室间隔缺损患儿，左心房血液进入左心室后，一部分从正常途径即左心室到主动脉至体循环，为有效循环；另一部分则自左心室经室间隔缺损分流入右心室到肺动脉至肺循环，为无效循环。

二、分类

按缺损部位可分为干下型缺损、膜周部缺损及肌部缺损，其中以膜周部缺损最多见。

艾森门格综合征：随着肺动脉压力升高，右心室压亦升高，当右心室收缩压超过左心室收缩压时，左向右分流逆转为右向左分流，出现发绀，即艾森门格综合征。

三、诊断要点

（一）临床表现

取决于室间隔缺损的大小和心室间压差。

1. 症状 缺损小，分流量小，多无临床症状。缺损大，分流量大，可出现生长迟缓、体重不增、消瘦、喂养困难、活动后气促、气短、多汗、易反复呼吸道感染、充血性心力衰竭等。有时扩张的肺动脉压迫喉返神经，引起声音嘶哑。

2. 体征 心前区隆起，触及收缩期震颤，心界扩大，胸骨左缘第 2~4 肋间可闻及全收缩期Ⅲ~Ⅳ级粗糙响亮杂音，向四周传导。若有明显肺动脉高压，心室水平双向分流或右向左分流，则出现发绀，心脏杂音较轻而第二音亢进。

（二）辅助检查

1. 心电图检查 缺损小者，心电图可正常；缺损大者，左心室肥厚或左、右心室均肥厚，部分伴心肌劳损。

2. X 线检查 缺损小者，心肺 X 线检查无明显改变；缺损大者，心影增大，肺动脉段突出，肺血管影增粗，重度肺动脉高压者可以右心室增大为主。

3. 超声心动图检查 二维超声心动图可以准确地探查室间隔缺损的部位、大小和数目；彩色多普勒超声可以明确分流方向、速度；频谱多普勒超声可以估测肺动脉压力。

4. 心导管检查 一般不需要心导管检查。心导管检查可以评估肺动脉高压程度、计算肺血管阻力及体肺分流量，判断是否有梗阻型肺动脉高压或其他畸形。

5. 心血管造影检查 如果行导管介入室间隔缺损封堵术，需要做左心室选择性造影，以了解缺损的部位、大小、数目、形态及与瓣膜的距离；如果需要了解主动脉瓣功能及判断有无主动脉瓣反流，可行升主动脉根部造影。

四、治疗要点

（一）一般治疗

小型缺损的患儿可随访观察，部分有自然闭合的可能。一旦发生感染应及时抗感染治疗，预防感染性心内膜炎的发生。大型缺损伴反复心衰者可给予地高辛、卡托普利等抗心衰治疗，病情基本控制宜早日手术治疗。合并肺动脉高压时需要靶向药物降肺动脉压力及肺血管阻力。

（二）介入治疗

一般年龄 2~3 岁，体重达 10kg，对心脏有血流动力学影响的单纯性膜周部室间隔缺损，室间隔缺损上缘距主动脉右冠瓣≥2mm,或肌部缺损,或室间隔缺损外科手术后残余分流,可应用封堵器经心导管介入关闭缺损。

(三) 外科手术

对不适合介入治疗的患儿,根据病情择期手术。缺损大伴肺动脉高压反复心衰者,应早日手术治疗。

五、预后和并发症

小型室间隔缺损可能在 2~4 岁自行关闭。室间隔缺损经介入或手术治疗大多效果良好。

常见的并发症有反复呼吸道感染、心内膜炎、充血性心力衰竭等。

房间隔缺损

房间隔缺损(atrial septal defect,ASD)占先天性心脏病的 7%~15%,可单独存在,也可合并其他畸形,如肺静脉异常引流、肺动脉瓣狭窄等。

一、分类

根据胚胎发生及解剖部位的不同,房间隔缺损可分为原发孔型缺损、继发孔型缺损和静脉窦型缺损三种类型,临床上以继发孔型房间隔缺损最为常见。

二、血流动力学变化

由于左心房压高于右心房,部分血液经房间隔缺损流入右心房,右心血流量增加,舒张期负荷加重,右心房、右心室增大,肺循环血量增加,压力增高。分流量大可引起重度肺动脉高压,如果出现右向左分流,临床出现发绀。

三、诊断要点

(一) 临床表现

1. 症状 缺损小者,可无症状。缺损大者,分流量大,肺充血、体循环血流量不足,可出现体形瘦长、面色苍白、乏力、多汗、活动后气促、生长发育迟缓、反复呼吸道感染、心力衰竭等。

2. 体征 缺损大者,心前区隆起、抬举性搏

动,肺动脉瓣区第二心音增强和固定分裂、胸骨左缘第 2~3 肋间收缩期Ⅱ~Ⅲ级吹风样杂音。随着肺动脉高压的进展,左向右分流减少,第二心音增强,固定分裂消失,收缩期杂音减轻或消失。

(二) 辅助检查

1. 心电图检查 电轴右偏,右心室肥大;不完全性右束支传导阻滞;可有 P 波高尖;如果电轴左偏,提示原发孔型房间隔缺损。

2. X 线检查 右心房、右心室扩大,肺门血管影增粗;"肺门舞蹈"征;原发孔型房间隔缺损二尖瓣严重反流时,左心房、左心室扩大。

3. 超声心动图检查 二维超声心动图可直接探查到房间隔缺损的部位及大小,彩色多普勒超声观察血流特点进一步明确诊断。

4. 心导管检查 一般不需要心导管检查。疑存在肺动脉高压、肺动脉瓣狭窄或肺静脉异位引流时,需做心导管检查,了解肺动脉压力、肺血管阻力及分流大小。

四、治疗要点

(一) 一般治疗

缺损小者有自愈的可能,可先随访;缺损大者易发生呼吸道感染,可予以抗感染治疗;有心力衰竭者则需抗心衰治疗。

(二) 介入治疗

一般年龄 2~3 岁,体重大于 8~10kg,缺损边缘距肺静脉、腔静脉、冠状静脉窦口>5mm,距房室瓣≥7mm 的继发孔型房间隔缺损可应用封堵器经心导管介入关闭缺损。

(三) 外科手术

不适合介入治疗者需外科手术治疗。手术年龄一般在学龄前为宜。

五、预后和并发症

单纯的房间隔缺损一般治疗效果良好。常见的并发症有肺动脉高压、房性心律失常、三尖瓣或二尖瓣关闭不全、心力衰竭及感染性心内膜炎等。

动脉导管未闭

胎儿期动脉导管是血液循环的重要通道,出生后,随着呼吸的建立,动脉血氧增高、肺循环阻力

降低,动脉导管收缩并逐渐在解剖学上关闭。若持续开放,并产生病理改变,即称动脉导管未闭(patent ductus arteriosus,PDA),约占先天性心脏病的 9%~12%。

一、分类

根据动脉导管未闭的大小和形态,一般分为三型:①管型:导管较长,直径粗细不等;②漏斗型:导管近主动脉端粗大,向肺动脉端逐渐变窄;③窗型:肺动脉与主动脉紧贴,两者之间为一孔道,直径往往较大。

二、血流动力学变化

由于主动脉在收缩期和舒张期的压力均超过肺动脉,部分主动脉血流经动脉导管入肺动脉,左心负荷加重,左心室搏出血量的一部分又通过未闭动脉导管进入肺动脉,肺动脉压力升高;当肺动脉压力超过主动脉时,出现未闭动脉导管的双向分流或右向左分流,患儿出现差异性发绀,即下肢发绀,上肢正常。

三、诊断要点

(一)临床表现

1. 症状　动脉导管细小者可无症状。导管粗大者,易发生发呼吸道感染、气急、喂养困难、生长发育落后、发绀、心力衰竭等。

2. 体征　胸骨左缘第 2 肋间闻及连续性"机器"样杂音,向左锁骨下、颈部、背部传导。脉压增大,可出现周围血管征。合并重度肺动脉高压,出现右向左分流者,可出现下半身发绀(差异性发绀)、杵状指/趾。

(二)辅助检查

1. 心电图检查　分流量大者可见左心室肥大;显著肺动脉高压者,左、右心室肥厚。

2. X 线检查　动脉导管细小时心肺 X 线检查可无异常发现。分流量大者,左心房、左心室扩大,肺动脉段突出,肺门血管影增粗,有肺动脉高压时,右心室亦增大。

3. 超声心动图检查　二维超声心动图可显示导管的位置及粗细,彩色多普勒超声显示血液分流方向。

4. 心导管检查　一般不需要心导管检查。当肺血管阻力增加或疑合并有其他畸形时有必要行心导管检查。

5. 心血管造影检查　如果行导管介入动脉导管封堵术,在主动脉弓降部造影可见主动脉、动脉导管、肺动脉同时显影。

四、治疗要点

1. 出生后 1 周内可以试用吲哚美辛关闭未闭动脉导管,0.1~0.2mg/kg 口服或保留灌肠,间隔 8~12 小时可重复 1~2 次,总剂量不超过 0.3~0.6mg/kg,静脉注射效果更好。

2. 肺部感染、感染性心内膜炎及心力衰竭等对症治疗。

3. 大多数动脉导管未闭患儿可行介入封堵治疗;不适合介入封堵的可考虑外科手术治疗。

4. 部分复杂心血管畸形合并动脉导管未闭,常见的有法洛四联症、肺动脉瓣闭锁、完全型大动脉转位等,未闭的动脉导管在血流动力学上起代偿作用,需要应用前列腺素 E_2 以维持动脉导管开放。

五、预后和并发症

一般情况下动脉导管未闭经治疗后效果良好。常见的并发症有感染性动脉炎、充血性心力衰竭、心内膜炎等。

肺动脉瓣狭窄

肺动脉瓣狭窄(pulmonary stenosis,PS)可以单独存在,也可能合并其他心脏畸形。单纯性肺动脉瓣狭窄约占先天性心脏病的 7%~18%。

一、血流动力学变化

肺动脉瓣狭窄右心室向肺动脉射血遇到瓣口狭窄的限制,右心室必须提高收缩压方能向肺动脉泵血,其收缩压提高的程度与狭窄的严重性成正比。严重狭窄时可导致右心衰竭。

二、分类

(一)典型肺动脉瓣狭窄

肺动脉瓣三个瓣叶互相融合,使瓣膜开放受

限,瓣口狭窄,瓣叶结构完整,瓣环正常,肺动脉干呈狭窄后扩张。可有单瓣畸形、二瓣畸形及多瓣畸形。

(二) 发育不良型肺动脉瓣狭窄

肺动脉瓣叶形态不规则且明显增厚或呈结节状,瓣叶间无粘连,瓣叶启闭不灵活,瓣环发育不良,肺动脉干不扩张或发育不良。

三、诊断要点

(一) 临床表现

1. 症状 轻度狭窄可无症状,生长发育正常。严重狭窄劳力时易疲乏、气促、呼吸困难、昏厥,甚至猝死;由于卵圆孔或房间隔缺损的右向左分流,可伴发绀、杵状指/趾及红细胞增多,但有蹲踞者很少见;亦有患者活动时感胸痛或上腹痛,可能由于心排血量不能相应提高,致使心肌供血不足或心律失常所致。

2. 体征 心前区可较饱满,有严重狭窄伴有心衰时心脏扩大;胸骨旁左侧可触及右心室的抬举搏动;胸骨左缘第2、3肋间可触及收缩期震颤,新生儿患者亦可无震颤;听诊时胸骨左缘上部有响亮的Ⅲ~Ⅵ级喷射性收缩期杂音;肺动脉瓣第二音减弱或消失,发展至右心衰竭可见肝大、腹水及水肿。

(二) 辅助检查

1. X线检查 右心室增大,狭窄后的肺动脉扩张,肺野内纹理减少。漏斗部狭窄者,肺动脉主干反见凹陷。

2. 心电图检查 右心房肥大、P波高耸;右心室肥大、电轴右偏;狭窄严重可能出现ST段压低、T波倒置。

3. 超声心动图检查 观察肺动脉瓣的厚度、收缩时肺动脉瓣开启情况及狭窄后肺动脉扩张;观察心房水平有无分流;估测肺动脉瓣狭窄的严重程度。

4. 心导管检查 了解右心室压力增高,计算右心室与肺动脉压力差。

5. 心血管造影检查 右心室造影可见明显的"射流征",显示肺动脉瓣叶发育及活动情况,及肺动脉的狭窄后扩张。

四、治疗要点

1. 新生儿严重肺动脉瓣狭窄可试行前列腺素

E_2维持动脉导管开放,改善缺氧,同时行球囊瓣膜成形术或外科手术治疗。

2. 轻度狭窄可随访观察;肺动脉瓣跨瓣收缩压差≥40mmHg,或跨瓣压差<40mmHg但有右心负荷增加,可行球囊瓣膜成形术。

3. 肺动脉瓣上、瓣下狭窄及瓣膜发育不良性肺动脉瓣狭窄等不适合介入治疗,需外科手术治疗。

五、预后和并发症

肺动脉瓣狭窄经介入或手术治疗后大多效果良好。常见并发症有感染性心内膜炎及右心衰竭等,需及时治疗。

法洛四联症

法洛四联症(tetralogy of Fallot,TOF)是存活婴儿中最常见的发绀型先天性心脏病,约占所有先天性心脏病的10%。由四种畸形组成:①肺动脉狭窄;②室间隔缺损;③主动脉骑跨;④右心室肥厚。其中肺动脉狭窄是决定患儿的病理生理、病情严重程度及预后的主要因素。

一、血流动力学变化

肺动脉狭窄致右心室压力增高、右心室肥厚,右心室流入肺动脉血液受限制,经室间隔缺损入主动脉,继发主动脉增宽、骑跨。右心静脉血流入体循环导致发绀,代偿性红细胞增多。发绀的严重程度与肺动脉狭窄的程度及室间隔缺损的大小相关。

二、诊断要点

(一) 临床表现

1. 症状 自幼即有发绀,稍一活动如啼哭、情绪激动、寒冷等可使气急、发绀加重。发绀严重者,可致发作性昏厥。年龄稍大常有蹲踞现象。

2. 体征 发绀,发育多落后,心前区稍隆起。胸骨左缘第2~4肋间可闻及Ⅱ~Ⅲ级粗糙的收缩期喷射性杂音,肺动脉第二音减弱或消失,有杵状指/趾。

(二) 辅助检查

1. 心电图检查 心电轴右偏,右心室肥大,心肌劳损。

2. X线检查　心影呈"靴形",肺血管影显著减少,主动脉弓可能位于右侧,侧支循环丰富者两肺呈网状肺纹理。

3. 超声心动图检查　二维超声心动图可见主动脉增宽,骑跨于室间隔之上,室间隔缺损常较大,右心室流出道及肺动脉狭窄。彩色多普勒超声可见右心室血流直接注入骑跨的主动脉。

4. 心导管检查及选择性右心室造影检查　一般情况不需要。外周肺动脉分支发育不良及体肺侧支存在的患者需要行心导管检查及心血管造影。

三、治疗要点

（一）一般护理
平时应注意饮水,及时补液,防治感染。婴幼儿需特别注意护理,以免引起阵发性缺氧发作。

（二）缺氧发作的治疗
发作轻者使其取胸膝位即可缓解;重者应立即吸氧,给予去氧肾上腺素每次 0.05mg/kg 静脉注射,或普萘洛尔每次 0.1mg/kg,必要时也可皮下注射吗啡每次 0.1~0.2mg/kg,纠正酸中毒,给予 5% 碳酸氢钠 1.5~5.0ml/kg 静脉注射。常有缺氧发作者,可口服普萘洛尔 1~3mg/(kg·d)。平时应去除引起缺氧发作的诱因如贫血、感染,尽量保持患儿安静,经上述处理后不能有效控制发作者,应考虑急症外科手术治疗。

（三）外科治疗
轻症患者可考虑于 1 岁以后行根治手术,但稍重的患儿应尽早行根治术。年龄过小的婴幼儿或重症患儿可先行姑息分流手术,待一般情况改善、肺血管发育好转,再考虑根治术。目前常用的姑息手术包括锁骨下动脉-肺动脉吻合术（Blalock-Taussig 手术）、上腔静脉-右肺动脉吻合术（Glenn 手术）等。

四、预后和并发症

法洛四联症手术治疗效果大多良好。并发症包括由红细胞增多引起的栓塞如脑栓塞;如果为细菌性血栓则可发生脑脓肿;细菌性心内膜炎多发生在右心室漏斗部、肺动脉瓣或主动脉瓣。

完全型大动脉转位

完全型大动脉转位（complete transposition of great arteries,c-TGA）是指心房心室连接一致,心室大动脉连接不一致,解剖右心室与主动脉连接,解剖左心室与肺动脉连接。约占先天性心脏病的 5%~7%,若不及时治疗,90% 死于 1 岁以内。

一、血流动力学变化

主动脉位于右前方,与右心室相连接,肺动脉位于左后方,与左心室相连,体、肺循环各自成为两个并行的循环,出生后此两循环必须要有交通（如动脉导管未闭、室间隔缺损、房间隔缺损、卵圆孔未闭）进行血流混合,患儿才可得以生存。

二、分型

（一）完全型大动脉转位并室间隔完整
体、肺循环仅靠未闭的卵圆孔及动脉导管交通,故发绀、缺氧严重。

（二）完全型大动脉转位并室间隔缺损
通过室间隔缺损使左、右心室血液交通混合较多,发绀相对较轻,肺血增多可致心力衰竭。

（三）完全型大动脉转位并室间隔缺损及肺动脉狭窄
血流动力学改变类似法洛四联症。

三、诊断要点

（一）临床表现
1. 症状　大部分病例出生后即有发绀、气急、进行性低氧血症及充血性心力衰竭。发绀出现早,一般为全身性,但如果同时合并有动脉导管未闭,则动脉血自左心室排出,经肺动脉通过动脉导管入降主动脉,再分布到躯干及下肢,因此下肢发绀较上肢轻。伴有大型室间隔缺损者早期出现心力衰竭伴肺动脉高压,伴有肺动脉狭窄者发绀明显而心力衰竭少见。

2. 体征　部分病例由于大型动脉导管未闭存在可闻及连续性杂音,如果伴有大型室间隔缺损可闻及全收缩期杂音,部分室间隔完整的病例可无心脏杂音。

（二）辅助检查
1. 心电图检查　呈现电轴右偏,右心房扩大,右心室肥厚;伴有大型室间隔缺损,且肺血量增多者可能呈现双室肥厚。

2. X线检查　婴儿早期进行性心脏扩大；前后位显示心脏的轮廓呈斜置的蛋形；由于主、肺动脉干呈前后排列，大血管阴影狭小；肺血管影增加。

3. 超声心动图检查　大血管水平短轴切面可显示主动脉与肺动脉的前后关系；多切面的探查可以辨认两大动脉的起源，右前位的主动脉出自右心室，左后位的肺动脉出自左心室；发现伴随畸形。

4. 心导管检查　新生儿期心导管检查术主要用于姑息性球囊导管房间隔撕裂术，以扩大心房之间的交通，改善血氧饱和度；股动脉血氧含量低，肺动脉血氧含量高于主动脉；右心室压力与主动脉相仿。

5. 选择性心血管造影检查　显示前位的主动脉出自右心室、后位的肺动脉出自左心室、动脉导管的状况及室间隔缺损的大小；观察左心室流出道梗阻的情况；观察冠状动脉是否异常。

四、治疗要点

（一）姑息性治疗方法

1. 球囊房隔成形术　缺氧严重而又不能进行根治手术时可行球囊房间隔造口或房间隔缺损扩大术，使血液在心房水平大量混合，提高动脉血氧饱和度。

2. 肺动脉环缩术　伴有大型室间隔缺损者，6个月内行肺动脉环缩术，可预防充血性心力衰竭及肺动脉高压。

（二）根治性手术

1. 生理纠治术　Senning 手术、Mustard 手术，即用心包膜及心房壁在心房内建成板障，将体循环的静脉血导向二尖瓣口而入左心室，并将肺静脉的回流血导向三尖瓣口而入右心室。

2. 解剖纠正术　Switch 手术，即主动脉与肺动脉互换及冠状动脉再植。

（黄希勇，杨舟）

【专家点评】

先天性心脏病是心脏、大血管在胚胎早期发育障碍所引起的心血管解剖结构异常，是儿童尤其是婴幼儿死亡的最重要原因之一。大多数情况下产前经超声或磁共振检查可诊断，部分需出生后超声及心血管造影检查明确诊断。根据病情的轻重和先天性心脏病的类型把握治疗时机及手术方式的选择。注意合并感染及心力衰竭等对症治疗。总之，大多数先天性心脏病经治疗预后较好。

第三节　病毒性心肌炎

病毒性心肌炎是由各种病毒引起的局限性或弥散性心肌炎性病变，为最常见的心肌炎类型。

一、病因

病原体包括肠道病毒（特别是柯萨奇病毒 B 组）、疱疹病毒 6 型和 A 型流感、腺病毒、EB 病毒、巨细胞病毒及细小病毒 B19 等。

二、病理

病毒性心肌炎可分为急性期、恢复期、痊愈期和慢性期。急性期心肌局灶性或弥漫性病变，以心肌细胞损伤为特征，伴有大量炎症细胞浸润。恢复期心肌内急性炎症损伤减轻，纤维肉芽组织逐渐替代坏死、溶解的心肌细胞。痊愈期心肌内急性炎症病变完全消退，无异常改变或仅有轻度间质纤维化与局灶性纤维瘢痕。慢性期心肌内有反复或持续的心肌细胞炎性损伤，伴间质纤维化、心肌细胞变性、间质水肿与炎症细胞浸润等，可能由于病毒持续存在或病毒感染后诱发的免疫反应反复或持续性破坏心肌所致。

三、诊断要点

（一）临床表现

1. 症状　表现轻重不一，部分患者起病隐匿，可表现为乏力、活动受限、胸痛等症状，病情严重者则可并发心源性休克、急性充血性心力衰竭、严重心律失常。典型的病毒性心肌炎在心脏症状出现前数天或 1~3 周内有急性呼吸道（发热、头痛、咳嗽等）或消化道病毒感染症状（恶心、呕吐、腹泻等），继之出现心脏受累症状，表现为精神萎靡、苍白、乏力、多汗、食欲不振或恶心、呕吐、上腹痛等；年长儿可自诉头晕、心悸、胸闷、心前区不适或疼痛；重型患儿表现为烦躁不安、意识障碍、抽搐、呼吸急促、发绀等。新生儿患病时病情进展快，常有高热、反应低下、呼吸困难和发绀，神经、肝和肺的并发症多见。部分患者呈慢性进程，演变为扩张型心肌病。

2. 体征　心界扩大，心尖区第一心音明显减弱、心动过速、舒张期奔马律、心包摩擦音，甚至充血性心力衰竭表现（肝脾大、血压下降、脉搏细弱、呼吸急促和发绀）。

（二）辅助检查

1. 心肌损害的生化指标检查　血清肌钙蛋白（cardiac troponin T or I，cTnT、cTnI）是诊断心肌损伤的高敏感性、高特异性指标，一般在发病后 2~4 小时开始升高，维持 2~3 周降至正常，少数可持续 2~3 个月。肌酸激酶在早期多有升高，尤其是心肌肌酸激酶同工酶（CK-MB）、血清乳酸脱氢酶（lactate dehydrogenase，LDH）同工酶增高对于心肌炎早期诊断亦有提示意义。

2. 心电图检查　儿童心肌炎的心电图表现不一，可表现为各种期前收缩、室上性心动过速、室性心动过速、心房颤动、心室颤动、房室传导阻滞等；心肌明显受累时可见 T 波降低、ST-T 段改变。心电图表现缺乏特异性，需动态观察。

3. 超声心动图检查　是一线和最广泛的检查方法，主要表现为：

（1）左右心室收缩功能受损，局部室壁运动反常。

（2）心室不同程度扩大。

（3）心肌壁水肿导致心肌增厚。

（4）心包积液。

（5）心内血栓。

（6）功能性瓣膜反流。

4. X 线检查　可有心脏扩大征象，表现为心影增大，肺淤血、肺水肿，少数可见胸腔少量积液。

5. 心脏磁共振检查　显示心肌的炎症和坏死情况。

6. 病毒学检查　此部分内容详见儿童心肌炎诊断建议（2018 年版）病原学部分。

7. 心肌活体组织检查　是诊断的金标准，但疑诊为心肌炎患者中右心室心内膜心肌活检准确性往往很低，并受到从出现临床症状到活检的时间长度、病理变异、样本错误的影响，且患者依从性不高，应用有限。

（三）临床诊断

1. 主要临床诊断依据

（1）心功能不全、心源性休克或心脑综合征。

（2）心脏扩大。

（3）显著心电图改变：以 R 波为主的 2 个或 2 个以上主要导联（Ⅰ、Ⅱ、aVF、V_5）的 ST-T 改变持续 4 天以上伴动态变化，新近发现的窦房、房室传导阻滞，完全性右或左束支传导阻滞，窦性停搏，成联律、成对、多形性或多源性期前收缩，非房室结及房室折返引起的异位性心动过速，心房扑动、心房颤动，心室扑动、心室颤动，QRS 低电压（新生儿除外），异常 Q 波等。

（4）CK-MB 或 cTnI 或 cTnT 升高，伴动态变化。

（5）心脏磁共振成像呈现典型心肌炎症表现：指具备以下 3 项中至少 2 项，① 提示心肌水肿：T_2 加权像显示局限性或弥漫性高信号；② 提示心肌充血及毛细血管渗漏：T_1 加权像显示早期钆增强；③ 提示心肌坏死和纤维化：T_1 加权像显示至少 1 处非缺血区域分布的局限性晚期延迟钆增强。

2. 次要临床诊断依据

（1）前驱感染史。

（2）胸闷、胸痛、心悸、乏力、头晕、面色苍白、面色发灰、腹痛等症状（至少 2 项），小婴儿可有拒乳、发绀、四肢凉等。

（3）血清乳酸脱氢酶、α- 羟丁酸脱氢酶或天冬氨酸转氨酶升高。若在血清乳酸脱氢酶、α- 羟丁酸脱氢酶、天冬氨酸转氨酶升高同时，亦有 cTnI、cTnT 或 CK-MB 升高，则只计为主要指标，该项次要指标不重复计算。

（4）心电图轻度异常。

（5）抗心肌抗体阳性。

（四）病原学诊断

1. 确诊依据 自患儿心内膜、心肌、心包（活检、病理）或心包穿刺液检查，发现以下之一者可确诊心肌炎由病毒引起：

（1）分离到病毒。

（2）用病毒核酸探针查到病毒核酸。

2. 参考依据 有以下之一者结合临床表现可考虑心肌炎由病毒引起：

（1）自粪便、咽拭子或血液中分离到病毒，且恢复期血清同型抗体滴度较第一份血清升高或降低4倍以上。

（2）病程早期血中特异性 IgM 抗体阳性。

（3）用病毒核酸探针自患儿血中查到病毒核酸。

（五）确诊依据

符合主要临床诊断依据 ≥3 条，或主要临床诊断依据 2 条加次要临床诊断依据 ≥3 条，并除外其他疾病，在此基础上：

1. 同时具备病原学确诊依据之一者，可确诊为病毒性心肌炎。

2. 同时具备病原学参考依据之一者，可临床诊断为病毒性心肌炎。

3. 凡不具备确诊依据，应给予必要的治疗或随诊，根据病情变化，确诊或除外病毒性心肌炎。

四、鉴别诊断

鉴别诊断包括风湿性心肌炎、中毒性心肌炎、先天性心脏病、结缔组织疾病或代谢性疾病的心肌受累、原发性心肌病、心内膜弹力纤维增生症、甲状腺功能亢进，表现为心律失常时需除外先天性房室传导阻滞、体位性心动过速综合征、β 受体功能亢进及药物引起的心电图改变。

五、治疗要点

病毒性心肌炎目前尚无有效治疗方法，一般多采用综合性治疗措施。

（一）一般治疗

急性期需卧床休息，至少休息到热退后 3~4 周，减轻心脏负荷，心脏扩大及并发心力衰竭者应延长卧床休息至少 3~6 个月，病情好转或心脏缩小后可逐步开始活动。

（二）药物治疗

1. 皮质激素 目前治疗病毒性心肌炎尚有争论。对重型患者合并心源性休克、急性心力衰竭、严重心律失常（三度房室传导阻滞、室性心动过速、心室颤动）、心肌活体组织检查证实慢性自身免疫性心肌炎症反应者，应足量、早期应用。皮质激素可选用泼尼松或泼尼松龙，开始用量 2mg/（kg·d），分 3 次口服，持续 1~2 周后逐渐减量，至 8 周左右减至 0.3mg/（kg·d），并维持此量至 16~20 周，然后逐渐减量至停药。根据患儿具体情况，疗程可相应缩短或延长。危重病例可采用冲击疗法，用甲泼尼龙 10mg/kg，2 小时静脉输入，连续用 3 天，然后逐渐减量或改为口服，减量方法及疗程同上。

2. 丙种球蛋白 通过免疫调节作用减轻心肌细胞损害，选用于危重病例，尽早足量，用法为 2g/kg，单剂 24 小时静脉输入，静脉输入大剂量免疫球蛋白，增加心室前负荷，可促使心力衰竭加重，故必须 24 小时内缓慢输入，并需观察心力衰竭症状是否恶化，有无过敏反应。

3. 对症治疗 可根据病情联合应用利尿剂、小剂量洋地黄和血管活性药物，谨慎使用血管扩张剂，正性肌力药物宜选用静脉输入多巴胺和／或多巴酚丁胺，应用洋地黄时饱和量应较常规剂量减少，强效利尿时注意补充氯化钾，以避免洋地黄中毒。并发心律失常者，如血流动力学相对稳定，可根据临床表现和心功能状态选择抗心律失常药，不宜应用 β 受体拮抗剂、非二氢吡啶类钙通道阻滞剂等负性肌力、负性频率类抗心律失常药物，胺碘酮静脉泵入为首选；患儿烦躁不安、心前区痛、腹痛及肌痛，必须及时对症处理，可用解热镇痛剂，必要时可注射吗啡。

4. 改善心肌营养治疗 可选用磷酸肌酸、辅酶 Q_{10}、果糖二磷酸钠、左卡尼汀和维生素 C。

5. 抗病毒治疗 病毒侵犯、复制引发的心肌直接损伤发生于疾病早期，有明确病毒感染证据的患者应尽早行抗病毒治疗。

（三）机械辅助治疗

暴发性心肌炎并发心力衰竭、心源性休克、高度房室传导阻滞等可采用主动脉内球囊反搏、临时起搏、左心室辅助装置、体外膜氧合等辅助支持治疗。

（四）中医中药治疗

1. 急性期

（1）热毒侵心证

〔主症〕发热身痛，鼻塞流涕，咽痒喉痛，咳嗽咯痰或腹痛泄泻,肌痛肢楚,继之心悸,胸闷气短,舌质红,苔薄黄或腻,脉细数或结代。

〔治法〕清心解毒,宣肺宁心。

〔方药〕银翘败毒散加减。

(2)阳虚气脱证

〔主症〕起病急骤,喘息心悸,倚息不得卧,口唇青紫,烦躁不安,自汗不止,四肢厥冷,舌质淡苔白,脉微欲绝。

〔治法〕回阳救逆,益气固脱。

〔方药〕参附龙牡汤加减。

2. 迁延期或慢性期

(1)心肺气虚证

〔主症〕气短乏力,胸闷隐痛,自汗恶风,咳嗽,反复感冒,舌淡红,苔薄白,脉细无力。

〔治法〕补益心肺,固护卫气。

〔方药〕参苏饮加减。

(2)痰湿内阻证

〔主症〕胸闷憋气,头重目眩,脘痞纳呆,口黏恶心,咯吐痰涎,苔白腻或白滑,脉滑。

〔治法〕祛湿化痰,温通心阳。

〔方药〕瓜蒌薤白半夏汤合温胆汤加减。

(3)气滞血瘀证

〔主症〕心前区刺痛,痛有定处,胸闷胁胀,心烦易怒,唇色紫暗,舌质暗红或有瘀斑、瘀点,脉弦涩。

〔治法〕疏肝理气,活血化瘀。

〔方药〕血府逐瘀汤加减。

(4)气阴两虚证

〔主症〕心悸,胸闷,疲乏,气短,失眠,易惊恐,手足心热,舌淡红,苔薄白,脉弱或细弱或沉弱。

〔治法〕益气养阴,安神镇静。

〔方药〕生脉散加味。

(5)阴虚火旺证

〔主症〕心悸不宁,五心烦热,潮热盗汗,失眠多梦,颧红口干,舌红,少苔,脉细数。

〔治法〕滋阴降火,养心安神。

〔方药〕天王补心丹加减。

(6)心脾两虚证

〔主症〕心悸怔忡,肢体倦怠,自汗短气,面色无华,舌淡,苔薄,脉细数。治法为健脾益气,安神定悸。

〔治法〕健脾益气,安神定悸。

〔方药〕归脾汤加减。

(7)阴阳两虚证

〔主症〕心悸,气短,胸闷,畏寒,乏力,腰酸,多梦,舌淡或胖,脉细无力或结代。

〔治法〕温阳益气,滋阴通脉。

〔方药〕炙甘草汤加减。

六、预防

平时应加强锻炼,增强免疫力,对各种病毒进行预防接种,避免受凉、发热、过度疲劳。治疗过程中预防反复呼吸道感染,新生儿期需防止孕妇病毒感染,做好医院婴儿室和母婴室的消毒隔离工作。

七、预后

多数患儿预后良好,经数周、数月,甚至数年痊愈。少数呈暴发起病的患儿因心源性休克、急性心力衰竭或严重心律失常于数小时或数天死亡。仅少数可遗留左室功能障碍或过渡到扩张型心肌病。国外资料显示,病毒性心肌炎患儿66%可痊愈,10%好转,24%死亡或行心脏移植。可能影响预后的因素:①感染病毒的型别,柯萨奇病毒B组3型所致的心肌炎较重,A组9型较轻;②患儿年龄,新生儿发病死亡率最高;③病情复发者预后差;④左心室射血分数明显下降者预后差;⑤并发室性心动过速者预后差。

(黄希勇,肖云彬)

【专家点评】

病毒性心肌炎的临床表现多样,早期多有呼吸道或消化道感染症状,部分患儿病情进展迅速需特别注意。疑诊病毒性心肌炎时,尽早完善肌钙蛋白、心电图、胸片、心脏彩超等检查,是早期发现病毒性心肌炎的常态化措施。病毒性心肌炎的治疗主要是护心等对症支持综合治疗。早期诊断及识别重症患者是救治成功的关键。预后方面,少数患者可发展为扩张型心肌病,需注意随访。

第四节　儿童高血压

随着高血压发病年龄前移,儿童高血压高患病率不容忽视。2010年中国高血压防治指南指出,我国儿童高血压患病率,学龄前儿童为2%~4%,学龄儿童为4%~9%。高血压从儿童到成年的轨迹现象提示,儿童高血压的提早发生不仅增加了成年期高血压的患病率,还会增加成年高血压的严重程度。在儿童时期控制高血压发生已经成为减轻成人心血管慢性病的重要策略。以出生时消瘦为特点的胎儿生长发育迟缓与成人期高血压密切相关,无临床症状的低龄高血压儿童已发生左心室重构。儿童期高血压对于成年罹患高血压具有重要的预测价值。重视儿童期血压监测,对于预防、延缓成人心血管病的发生具有重要现实意义。

一、儿童血压测量方法

1. 测量环境　环境安静,温度适宜。测量前避免激烈活动、避免进食任何食品及水以外的饮料,安静休息30分钟,排空膀胱。

2. 测量袖带选择　选择合适袖带对于儿童血压的准确测量非常重要,气囊长度应至少包绕上臂围的80%,最大包绕上限为100%,气囊不能重叠;气囊宽度与长度的比值至少为1:2。儿童血压计袖带型号、适用上臂围及年龄分布见表12-4-1,年龄段及上臂围选择发生冲突时以上臂围为准。

表12-4-1　不同臂围对应的袖带气囊尺寸

年龄组		袖带宽 (cm)	袖带长 (cm)	最大上臂围 (cm)
新生儿		4	8	10
婴儿		6	12	15
儿童		9	18	22
成人	小号	10	24	26
	中号	13	30	34
	大号	16	38	44

3. 血压测量和记录　儿童血压测量采用汞柱式血压计或者经过国际标准(AAMI、BSH及ESH)认证合格的上臂式儿童电子血压计。常规测量儿童坐位右上臂肱动脉血压。对初次测量血压的儿童,应测量四肢血压以排除主动脉缩窄,同时测量不同体位(坐位、卧位、立位)血压以发现体位性高血压、直立性低血压及坐位高血压。

一个时点应测量3次血压,两次测量之间间隔1分钟并抬高右臂,让血液充分回流;3次测量后,计算3次测量结果的平均值作为该时点的血压水平。汞柱血压计记录柯氏第 I 音(K_1)作为收缩压,第 V 音(K_5)作为舒张压。部分低龄儿童(<13岁)直到汞柱降至零也不出现消音(K_5)或K_5过低(<30mmHg),则记录舒张压为"0"或K_5的实际值,切忌勿将K_4记录为K_5。相邻两次测量的差值允许范围:汞柱血压计<4mmHg,电子血压计<10mmHg,超过上述范围,需要重复测量直至达到要求。

儿童血压水平变异范围大,对个体进行高血压诊断不能基于单一时点的血压测量结果,当收缩压/舒张压≥P_{95}时,应间隔2~4周后复测血压,依然高者再行第2次复测,连续3个不同时点收缩压/舒张压≥P_{95}方可诊断为高血压。

建议3岁及以上儿童每年体检时测量血压。

二、高血压判断标准

依据中国儿童青少年血压参照标准对儿童高血压进行诊断。

1. 正常血压　收缩压<P_{90}且舒张压<P_{90}。

2. 正常高值血压　收缩压和/或舒张压P_{90}~<P_{95},或≥12岁儿童,收缩压和/或舒张压≥120/80mmHg且<P_{95}。

3. 高血压　收缩压和/或舒张压P_{95}~<P_{99}。

4. 重度高血压　收缩压和/或舒张压≥P_{99}。

5. 单纯收缩期高血压　收缩压≥P_{95},舒张压<P_{95}。

6. 单纯舒张期高血压　舒张压≥P_{95},收缩压<P_{95}。

三、儿童高血压特点

儿童高血压大多为继发性,年龄越小,原发性越少,极易引起高血压危象。血压与年龄呈明显正相关,男性高于女性,同时与体重、身高、体重指数及皮下脂肪厚度呈明显正相关,与每日睡眠时间及心率呈负相关,即血压随每日睡眠时间减少或心率减慢而升高。原发性高血压开始于儿童,尤其是青春期,50% 患者有家族史。哺乳儿高血压与哺乳方法无关,但与喂入的电解质多少有关,多数患者无症状,50% 伴肥胖,降低体重后半数患者血压可降到正常范围。

四、病因

血压对遗传及环境两个因素敏感。①遗传因素:双亲均为正常血压者其子女患高血压的概率为 3%,双亲均为高血压者其子女患高血压的概率为 45%。同卵双生同时患高血压概率大于双卵双生。亲生子女同时患高血压的概率大于收养子女。父母一方患高血压,子女细胞膜钠 - 钾 -ATP 酶转运系统发生异常者为 53.6%。种族方面黑人较白人高血压的发病率高。在我国同一地区藏族较汉族发病率高。②环境因素:体重、体重经身高校正的指标"体重 / 身高"及身高均与血压呈极显著正相关。紧张和其他心理社会因素对血压的确切影响难以确定。急性精神创伤或紧张状态产生血压生理性升高,若紧张状态变为慢性持续性,高血压也可变为持续性。此外,社会经济状况、家庭收入、父母受教育程度、居住城市,以及由高血压低发区向高发区迁移等均可影响儿童血压。

根据病因分为原发性高血压和继发性高血压。

1. 原发性高血压　无明确的潜在原因。原发性高血压发病率随年龄增长而增高,是大龄儿童高血压最常见的病因。原发性高血压是排除性诊断,青春期后发病、有高血压病家族史、具有肥胖或超重特征、轻度血压增高(血压位于或轻度高于 P_{95})等优先考虑原发性可能。

2. 继发性高血压　可明确导致高血压的原因,治疗原发病有可能使血压恢复正常。儿童高血压中 80% 为继发性高血压,年龄越小,继发因素占比越高。常见的病因为肾血管疾病、肾实质疾病、心血管性疾病和内分泌疾病等。

五、病理生理

高血压的基本病理变化基础是全身小动脉痉挛。长期反复痉挛使小动脉内膜增厚、纤维化,管腔狭窄,进一步加重高血压。长期高血压可致左心室肥厚、主动脉粥样硬化、冠状动脉和脑小动脉痉挛及硬化,最终导致各器官功能损害、衰竭。

高血压的发病机制复杂。影响血压的因素是心排血量和周围血管阻力。心排血量取决于心肌收缩力和循环血量,周围血管阻力受动脉管径大小、血管壁顺应性、血液黏滞度影响。颈动脉窦和主动脉弓的压力和化学感受器参与血压的应激调节,当感受人体血压升高的传入冲动时交感神经活动减弱、迷走神经活动增强,降低血压。血容量及肾素 - 血管紧张素 - 醛固酮系统对血压的慢性调节起主要作用。

六、诊断要点

(一) 临床表现

早期多无自觉症状,体格检查发现血压明显升高时,可出现头痛、头晕、胸痛、水肿、面色苍白、眼花、心慌、食欲不振、恶心等,随病情加重出现烦渴、尿频、体重减轻、眩晕、视力障碍、惊厥。严重者出现心、脑、肾等重要脏器功能衰竭症状。

儿童高血压危象:表现为高血压脑病,即头痛、视物不清、偏盲、一过性失明、嗜睡、中风发作、昏迷、腹部疼痛。检查时可有脑血管意外证据、面瘫、高血压性眼底改变、充血性心衰、腹部杂音等。高血压危象的治疗目标是在最初 6 小时内使升高的血压安全地下降约 33%,在此后的 36~72 小时内使血压逐渐降到满意水平。一般静脉滴注硝普钠,一旦高血压危象缓解,改口服卡托普利或硝苯地平(表 12-4-2),在降血压的同时止惊、降颅压。

表 12-4-2　儿童高血压危象的急救用药

药物	用法
肼屈嗪	0.1~0.2mg/kg,4~6 小时一次,静脉注射
低压唑	1~3mg/kg,快速静脉注射(30 秒内)
硝普钠	0.3~10μg/(kg·min),静脉滴注
硝苯地平	0.2~0.5mg/kg,顿服或舌下含服
卡托普利	0.15~0.3mg/kg,每天 3 次,口服,最大量 <2mg/kg

（二）诊断

儿童高血压一定要在 3 次不同时间获得的血压升高才能诊断。

1. 详细询问病史　询问过去史、现病史、家族史。特别是有高血压家族史的儿童 20%~30% 可能患高血压病。

2. 全面体格检查　原发性高血压的诊断需要排除继发性高血压存在，应排除可能引起高血压的其他病因。

3. 选择适当的实验室检查和器械检查　选择有助于肾实质、肾血管疾病、主动脉缩窄等疾病诊断的检查项目，通过生化、形态、功能等检查来明确可能的原因。只有排除继发性高血压才能诊断为原发性高血压。

七、治疗要点

（一）非药物治疗

积极预防病因，对血压正常偏高儿童、有阳性家族史及肥胖儿童列为重点预防对象。对舒张压持续 $\geq P_{90}$ 而 <90mmHg 者，非药物性干预应为首选，包括增加体力活动，避免喂哺过量牛奶或总热卡过多，日常饮食避免过多高脂肪胆固醇饮食，少食精米精面，增加含钾食物如蔬菜，减轻体重，限制食盐(2~3g/d)，少吃零食，保持精神安定，减少环境噪声，保证充足睡眠。定期测量体重、血压。如血压降到 P_{90} 以下者应监测血压 1 年，如血压仍无下降趋势或血压持续高于 P_{90}，有靶器官受累现象或有潜在疾病者应考虑试用药物治疗。

（二）药物治疗

成人的阶梯治疗方案及药物一般对儿童及青少年适用，但应选用不影响儿童生长发育、学习和体育锻炼的药物。轻型高血压首选噻嗪类利尿剂，如无效则加用 β 受体拮抗剂。噻嗪类利尿剂要防止丢失钾而妨碍生长发育，β 受体拮抗剂要防止支气管哮喘、症状性低血压、心动过缓或二度 II 型以上房室传导阻滞等副作用。当药量足够，疗效仍不明显时再加血管扩张剂。容量依赖性高血压对利尿剂反应良好，而生理性改变为高肾素 - 高心排血量的高血压则对 β 受体拮抗剂反应最佳，若血压下降不满意，可在利尿剂基础上加用钙通道阻滞剂，且血管紧张素转换酶抑制剂可以替代 β 受体拮抗剂。

长期存在或控制不好的高血压，为了控制其显著升高或不稳定的血压需合理用药，其原则是联用药理作用部位和机制不同的药物。

由于小儿服药依从性差，特别强调加强督促，保证服用。长期服药要观察血糖、血脂变化。

八、预后

早发现、早治疗可改善预后。高血压的预后受年龄、性别、种族的影响，若同时伴有其他动脉疾病的危险因素预后极差。靶器官受损程度主要与高血压持续时间和严重程度有关。预防高血压病应从儿童时期开始，以便降低成人高血压发病和死亡。

（王成）

【专家点评】

1. 高血压发病年龄前移，重视儿童血压检测。积极预防、早期诊断、合理治疗儿童高血压，对预防成人高血压、减少成人期心脑血管意外具有重要意义。

2. 儿童继发性高血压的血压水平、临床症状及并发症发生率均较原发性高血压明显，容易得到及时诊治。儿童原发性高血压的血压值升高程度多数较轻，症状多数缺乏，即使有也表现轻微，易被忽视。

3. 儿童高血压的干预要积极预防病因，首选非药物性干预。

第五节 儿 童 晕 厥

晕厥是儿童及青少年时期常见的急症,是因一过性脑供血不足导致短暂性的意识丧失及肌张力不能维持身体姿势而摔倒。分神经介导性晕厥(70%~80%)、心源性晕厥(2%~3%)及不明原因晕厥(20%),以神经介导性晕厥(neurally mediated syncope,NMS)最常见,包括血管迷走性晕厥、体位性心体动过速综合征、直立性低血压、直立性高血压等,属于功能性心血管疾病范畴。直立倾斜试验(head-up tilt test,HUTT)是诊断神经介导性晕厥的"金标准"。晕厥发病率女性是男性的2倍,15岁、60岁是两个年龄高峰。长沙市2~18岁儿童及青少年不明原因晕厥发病率是17.37%,其中高峰年龄是16岁(图12-5-1)。诱发因素如体位突然改变、长时间站立、闷热环境、情绪紧张时加重,卧位后减轻,具有发病率高、容易忽视、反复发作、诊断困难、预后较好的特点。因症状反复出现常导致临床误诊误治或过度诊疗,严重影响了患儿生活质量,增加了患儿及家长的经济负担和精神负担。

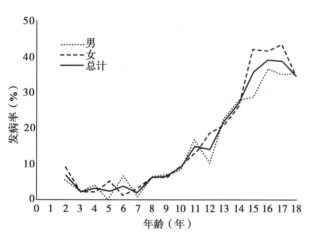

图 12-5-1 长沙市 2~18 岁儿童及青少年不明原因晕厥的发病率

一、诊断要点

(一)临床表现

典型表现为持久站立或体位改变后出现血压和/或心率的下降,导致晕厥发生,起病前可有晕厥先兆(头晕、心悸、胸闷、视物模糊、大汗淋漓、腹痛等)表现。

诊断要点:①年长儿多见;②多有上述诱发因素;③直立后常出现直立不耐受症状,如头晕、头痛、疲劳、视物模糊、胸闷、心悸、叹气、手颤、不能耐受运动,严重时可出现晕厥发作;④直立试验或HUTT达到阳性标准;⑤除外其他疾病。

(二)诊断程序

经过详细询问病史、仔细体格检查、卧位与立位心电图及血压监测,完成对晕厥病因明确诊断、提示诊断及不明原因晕厥诊断及重新评价4个程序:①明确诊断:包括境遇性晕厥、体位性心动过速综合征、直立性低血压、直立性高血压、药源性晕厥;②提示诊断:包括疑似心血管器质性疾病(如心肌病、先天性心脏病、肺动脉高压及心律失常等)的患者,需要进一步行超声心动图、动态心电图、心脏电生理、心导管或选择性心血管造影检查及基因检测等;③不明原因晕厥诊断:需根据临床晕厥频次进行随访观察或进行HUTT,根据HUTT阳性结果确定NMS的不同血流动力学类型;④重新评价:对于经过上述检查步骤仍然不能明确诊断者,应重新从病史、体检及辅助检查对患儿进行再次评价,必要时进行神经科或精神科医师评估。

(三)直立倾斜试验

需到具备进行直立倾斜试验条件的专科医疗机构进行检查。

(四)阳性标准

1. 血管迷走性晕厥阳性标准 ①血压下降;②心率下降;③出现窦性停搏、交界性逸搏心率;④一过性Ⅱ度或Ⅱ度以上房室传导阻滞及长达3秒的心脏停搏。其中血压下降标准为收缩压≤80mmHg或舒张压≤50mmHg,或平均血压下降≥25%。心率减慢是指心动过缓:心率4~6岁<75次/min,6~8岁<65次/min,8岁以上<60次/min。反应类型:①血管抑制型:血压明显下降、心率无明显变化;②心脏抑制型:心率骤降为主、收缩压无明显变化;③混合型:心率与血压均有明显下降。

2. 体位性心动过速综合征阳性标准 平卧位时心率在正常范围,在直立试验或HUTT的10

分钟内心率较平卧位增加≥40次/min和/或心率最大值达到标准(6~12岁≥130次/min,12~18岁≥125次/min);同时收缩压下降幅度<20mmHg,舒张压下降幅度<10mmHg。

3. 直立性低血压阳性标准　平卧位血压正常,在直立试验或HUTT的3分钟内血压较平卧位持续下降,收缩压下降幅度≥20mmHg和/或舒张压持续下降幅度≥10mmHg,心率无明显变化。

4. 直立性高血压阳性标准　平卧位血压正常,在直立试验或HUTT的3分钟内血压升高,收缩压增加≥20mmHg和/或舒张压较平卧位增加幅度达到标准(6~12岁≥25mmHg;12~18岁≥20mmHg);或血压最大值达到标准(6~12岁≥130/90mmHg,12~18岁≥140/90mmHg);心率无明显变化。

二、治疗要点

NMS治疗目的是预防晕厥发作,防止发生晕厥相关性躯体意外伤害,改善生活质量,降低死亡危险。

(一) 非药物治疗

1. 健康教育　诊断NMS后应向家长及患者普及晕厥相关知识并予以健康宣教,使患者获得自我保护的基本知识和技能,从而一定程度上减少晕厥和晕厥导致的躯体及心理伤害。宣教内容应包括:

(1)避免诱因:让家长及患者知晓NMS的常见发作诱因,如长时间站立、突然变换体位(如较长时间卧位或坐位状态下突然起立)、闷热环境、持续运动后突然停止(如长跑后)、精神紧张(如疼痛刺激或医疗操作造成的紧张恐惧)等。另外,在一些特殊状态下可能更易出现发作,如呕吐、腹泻、感染、青春期女童月经期间及应用某些可能降低血容量或血压的药物(如利尿剂)等。尽量让患者避免暴露于常见的诱因,有助于减少晕厥发生;在不能完全避免诱因时注意保护患者,防止晕厥对患者造成意外伤害。

(2)识别晕厥先兆并进行物理抗压动作:晕厥先兆是在晕厥发生前患者出现的不适,常有不明原因的头晕、胸闷、心悸、视物不清、听力下降、恶心、腹痛、呕吐、面色苍白或大汗淋漓等。先兆发生时应及时调整体位,如尽快调整为蹲位或坐位,有条件时可平卧休息,多数患者能在短时间内缓解。另

外,物理抗压动作可能在晕厥发生前通过增加外周静脉回流而避免晕厥或延迟晕厥发生。如长时间站立后可稍做屈膝动作、收缩腹肌或四肢肌肉等长收缩(双手紧握、屈肘、双腿交叉及足趾背屈)等。

(3)保持心理健康:反复晕厥对儿童青少年的心理状况可能产生不良影响,严重影响患者的生活质量,甚至可能因为心理障碍而出现“精神性假性晕厥”发作。因此,家长及医护人员应关注患者的心理健康,让患者了解到该类疾病预后通常相对良好,应以健康的心态面对晕厥。建议多与患者沟通,减轻心理负担,告知家长避免在患者面前过分焦虑或恐慌,而应予以安慰和鼓励,必要时到儿童青少年精神心理专科进行心理咨询或治疗。

(4)适当体质锻炼:适当活动有利于锻炼患儿四肢的肌肉泵功能。建议为儿童青少年制订规律的体育锻炼计划,保证每天在家长陪护下进行有氧运动,以不出现不适症状的运动为宜。

2. 自主神经功能锻炼

(1)直立训练(倾斜训练):双脚足跟离开墙壁15cm,头枕部靠在墙壁站立,家长看护下训练。站立时间以儿童青少年耐受时间为佳,如从5分钟起,逐步增加至30分钟,坚持每天2次。

(2)干毛巾擦拭:以质地柔软的干毛巾反复擦拭患者双前臂内侧及双小腿内侧面,一个部位5分钟,每天2次,以刺激外周神经,起到锻炼血管收缩及舒张功能的作用。

3. 增加水和盐的摄入　建议保证每天充足的饮水量,达到保持尿色清亮的效果。适当增加食盐摄入量,或酌情应用口服补液盐治疗(口服补液盐,每次250ml,每天2次,6岁以下剂量减半),大约1~3个月进行评估。在夏秋季节,多汗或液体丢失的情况下可适当增加水和盐的摄入量。伴有高血压、肾脏疾病或者心功能不全的患者不宜推荐应用。

(二) 药物治疗

药物治疗指征:反复发作者(半年内≥2次或1年内≥3次)、发作先兆不明显(不可预防)而有外伤的风险、非药物治疗疗效欠佳者可以考虑药物治疗。药物选择:

1. 盐酸米多君　盐酸米多君对儿童青少年VVS治疗有效。起始剂量可考虑口服每次2.5mg,每天1~2次,2~4周无效可加量至2.5mg,每天3次,用药期间注意监测卧位血压,卧位血压出现明显升高时应停用。

2. 美托洛尔 对于直立倾斜试验中晕厥前心率较卧位心率增幅超过 30 次 /min 的儿童青少年可考虑选择美托洛尔，起始剂量为 0.5mg/(kg·d)，口服，每天 2 次，2~4 周无效可逐渐加量至可耐受剂量，一般不超过 2mg/(kg·d)。显著窦性心动过缓、Ⅱ度及以上房室传导阻滞、支气管哮喘者及对药物过敏者禁用。

3. 其他药物 氟氢可的松、舍曲林在儿童青少年患者中应用经验较少，在其他药物治疗无效时可考虑，但应注意监测药物副作用。

（三）起搏器治疗

多数 NMS 患儿的预后良好，安装起搏器需慎重。对于反复晕厥发作伴有较长时间心脏停搏（>4 秒）者及心肺复苏幸存者，应在儿童心血管专科医师的建议下酌情考虑安装起搏器。

（王成）

【专家点评】

1. 儿童不明原因晕厥是临床上常见的功能性心血管疾病，因症状反复出现常导致临床误诊误治或过度诊疗，严重影响患儿生活质量。儿童神经介导性晕厥的诊断需要借助直立倾斜试验明确血流动力学类型，同时需要排除其他原因引起的晕厥。

2. 神经介导性晕厥的治疗主要是健康教育，以非药物治疗为主。

3. 改变不良生活习惯是预防儿童神经介导性晕厥的基本措施。

第十三章

消化系统疾病

第一节　儿童消化系统解剖生理特点

一、口腔

口腔是消化道的起始端,具有吸吮、吞咽、咀嚼、消化、味觉、感觉和语言功能。正常足月新生儿已经具有较完善的吸吮吞咽功能,早产儿的吸吮吞咽功能不够成熟。新生儿及婴幼儿口腔黏膜薄嫩,血管丰富,唾液腺不够发达,口腔黏膜干燥,容易受到损伤和局部感染;3~4个月时唾液分泌开始增加,5~6个月时明显增多,但婴儿口腔容量小,不能及时吞咽所分泌的全部唾液,因此常发生生理性流涎。

二、食管

新生儿和婴儿的食管呈漏斗状,食管下段括约肌发育不成熟,控制能力差,容易发生胃食管反流并出现呕吐。婴儿吸奶时常吞咽过多空气,容易发生溢奶。

三、胃

胃的生理容量随年龄增长而增长。婴儿胃略呈水平位,盐酸和胃蛋白酶等多种消化酶分泌均减少,而且酶的活性较低,消化功能较差,胃平滑肌发育尚未完善,在充满液体食物后易使胃扩张。由于贲门和胃底部肌张力低,幽门括约肌发育较好,故易发生幽门痉挛而出现呕吐。早产儿的胃排空慢,容易发生胃潴留。

四、肠

小儿肠管相对比成人长。肠管长度因人而异,一般为身长的5~7倍,为坐高的10倍。大肠、小肠长度比也有所不同,新生儿为1:6,婴幼儿为1:5,成人为1:4。婴幼儿肠黏膜肌层发育差,肠系膜柔软而长,结肠无明显结肠带和脂肪垂,升结肠与后壁固定差,容易发生肠扭转和肠套叠。乙状结肠和直肠相对较长,是造成小儿便秘的原因之一。肠壁薄、通透性高,屏障功能差,肠内毒素、消化不全产物和过敏原等可以经肠黏膜进入体内,引起全身感染和变态反应性疾病。由于婴幼儿大脑皮质功能发育不完善,进食时常引起胃-结肠反射,产生便意,所以大便次数多于成人。

五、肝

年龄越小,肝脏相对越大。婴幼儿肝脏结缔组织发育较差,肝细胞再生能力强,不容易发生肝硬化。婴幼儿肝细胞发育不完善,容易受各种不利因素的影响,如缺氧、感染、药物中毒等,这些因素可以使肝细胞发生肿胀、脂肪浸润、变性、坏死、纤维增生而肿大。婴儿期胆汁分泌较少,对脂肪的消化、吸收功能差。

六、胰腺

胰腺有内分泌(胰岛素)和外分泌(消化酶)两种细胞。胰腺的内分泌部分泌胰岛素主要控制糖代谢,外分泌部胰腺液,内含各种消化酶,与胆盐及小肠内分泌物相互作用,共同参与对蛋白质、脂肪及碳水化合物的消化。婴幼儿时期胰腺液及其消化酶的分泌极易受炎热气候和各种疾病的影响而被抑制,常引起消化不良。

七、肠道菌群

新生儿出生时肠内无菌,生后细菌从口腔和肛门侵入肠道,3 天后肠内细菌基本稳定。这些细菌主要分布在结肠和直肠,单纯母乳喂养儿以双歧杆菌为主,人工喂养和混合喂养儿的大肠埃希菌、嗜酸杆菌、双歧杆菌及肠球菌所占比例几乎相等。正常肠道菌群对侵入肠道的致病菌有一定的拮抗作用。婴幼儿正常菌群脆弱,容易受许多内外界因素影响而使菌群失调,导致消化功能紊乱。

八、健康儿童粪便

食物进入消化道至粪便排出时间因年龄而异:

母乳喂养的婴儿平均为 13 小时,人工喂养者平均为 15 小时,成人平均为 18~24 小时。

1. 母乳喂养儿粪便 为黄色或金黄色,多为均匀膏状或带少许黄色粪便颗粒,或较稀薄,不臭,平均每天排便 2~4 次,一般在添加辅食后次数即减少。

2. 人工喂养儿粪便 人工喂养的婴儿粪便为淡黄色或灰黄色,较干稠,有明显的臭味,有时可混有白色酪蛋白凝块。大便每天 1~2 次,易发生便秘。

3. 混合喂养儿粪便 喂食母乳加牛乳的婴儿粪便与喂牛乳者相似,但较软、黄色,添加淀粉类食物可使大便增多,稠度稍减,稍呈暗褐色,臭味加重。添加各类蔬菜、水果等辅食时大便外观与成人粪便相似,初加菜泥时,常有少量绿色便排出。便次每天 1 次左右。

(谢小红,曹艳)

第二节 鹅 口 疮

鹅口疮又名雪口病、白念菌病,由白色念珠菌感染所致,多见于婴幼儿,症状表现为口腔黏膜出现乳白色、微高起斑膜,形似奶块,患儿可产生痛感,影响进食,进而影响生长发育,若病情得不到有效控制,可发展至食管、支气管,引发念珠菌性食管炎等,并发呼吸、吞咽困难症状。它是儿童口腔的一种常见疾病,多见于新生儿和婴幼儿,以及营养不良、腹泻及长期使用广谱抗生素的患儿。

一、病因

鹅口疮由白色念珠菌感染所引起,这种真菌有时也可在口腔中找到。任何年龄都可发病,但 2 岁以内的婴幼儿最多见。当婴儿营养不良或身体衰弱时可以发病,新生儿多由产道感染,或因哺乳奶头不洁或喂养者手指的污染传播。

二、诊断要点

(一) 临床表现

口腔黏膜表面覆盖乳白色、微高起、面积大小不等的乳白色斑膜,形似奶块,不易擦去,擦去斑膜后可见下方不出血的红色创面,周围无炎症反应,

重症患儿可伴有吞咽困难、低热情况,取白膜显微镜下检查,可见真菌。这种斑膜可以在口腔的任何部位发生,在舌、颊、软腭、口底的发生率较高。患儿可出现烦躁不安、拒绝进食、啼哭。部分患儿还会出现体温升高的情况。如果治疗不及时,可以导致食管念珠菌病和肺部念珠菌感染,严重者可出现白色念珠菌败血症,危及生命。

(二) 实验室检查

行尿常规、血常规检查。取少量白色黏膜化验,找到白色念珠菌菌丝及孢子并且通过检验能够确定酵母菌的类型。

三、鉴别诊断

本病应与口腔内滞留的奶块相鉴别。口腔内滞留的奶块,其性状虽与鹅口疮相似,但用温开水或棉签轻拭,奶块较容易除去。而鹅口疮不易擦去,若用力擦去,其下面的黏膜潮红、粗糙。

四、治疗要点

尽可能让患儿停止使用抗生素及激素。

1. 2% 碳酸氢钠溶液在哺乳前后清洗口腔。

可将制霉菌素研成粉末,并与鱼肝油滴剂一起调匀,将所得试剂涂擦在患儿的口腔黏膜表面,每4个小时涂一次,一天3~4次,涂药口腔局部治疗后半小时内不进食。

2. 应用0.5%酮康唑联合思密达进行治疗。对于症状比较严重的患儿,可服用氟康唑、制霉菌素或克霉唑进行综合性治疗。有报道制霉菌素结合双歧杆菌治疗有良好疗效。

3. 注意饮食卫生,餐具、奶瓶及碗、勺用后清洗,煮沸消毒;对于母乳喂养的患儿,必须在每次喂乳之前保证乳头的干净;加强口腔护理;适当补充维生素B$_2$和维生素C。

五、预防

当产妇有阴道霉菌病时要积极治疗,切断传染途径;餐具、奶瓶、碗、勺用后清洗,煮沸消毒;对于母乳喂养的患儿,必须在每次喂乳之前保证乳头的干净;幼儿应经常性地进行一些户外活动,以增加机体的抵抗力。

六、预后

整体预后较好。

(谢小红,曹艳)

【专家点评】

鹅口疮是由白色念珠菌感染所导致,可以在口腔黏膜表面看到白色斑膜,主要见于新生儿和婴幼儿及长期使用广谱抗生素的患儿。需要长期使用抗生素的患儿,可以口服肠道微生态制剂纠正肠道菌群失调。

第三节　疱疹性口炎

疱疹性口炎为单纯疱疹病毒Ⅰ型感染所致,多见于1~3岁婴幼儿,发病无明显季节差异。患儿突起口痛、流涎、口臭、拒食,并伴有发热(体温可高达40℃),在齿龈、颊黏膜、舌及上腭、咽部出现小疱疹,疱疹溃破后成为溃疡,上有淡黄色的分泌物覆盖。出生时经产道感染也可患疱疹性口炎。

一、病因

由单纯疱疹病毒Ⅰ型感染所致,婴幼儿口腔黏膜柔嫩,血管丰富,唾液腺分泌少,口腔黏膜较干燥,利于微生物的繁殖,易患疱疹性口炎。

二、诊断要点

临床表现

最初可仅表现为发热,可达40℃,1~2天后,早期齿龈、唇内、舌、颊黏膜等各部位口腔黏膜出现小疱疹,直径约2mm,周围有红晕,但由于过早破裂因而难被见到,迅速破溃后形成溃疡,有黄白色纤维素性分泌物覆盖,有时累及软腭、舌和咽部,膜脱落后遗有溃疡。由于疼痛剧烈,患儿可表现为拒食、流涎、烦躁,常因拒食啼哭才被发现。所属淋巴结常肿大和压痛,可持续2~3周。体温约3~5天后恢复正常,在溃疡愈合前疼痛就可消失,病程可持续1~2周。

三、鉴别诊断

该病应与疱疹性咽峡炎鉴别,后者主要是由柯萨奇病毒感染引起,多发生于夏秋季。疱疹性咽峡炎往往表现为发热及咽痛,疱疹主要发生在咽部和软腭,有时见于舌但不累及齿龈和颊黏膜。

四、治疗要点

(一) 保持口腔卫生

经常保持口腔卫生,可用康复新液反复清洁口腔,每次 2~3ml,每天 3 次,7 天为 1 个疗程。多饮水,禁用刺激性药物,预防口腔炎症。

(二) 抗病毒治疗

阿昔洛韦局部使用,可减少排毒,对症状改善作用不大。口服剂量每次 15mg/kg,一天 5 次,疗程 7 天。可用重组人表皮生长因子、口腔炎喷雾剂、干扰素喷雾剂等外用。

(三) 止痛

疼痛严重者,可局部涂利多卡因止痛。同时局部可涂碘苷抑制病毒,亦可喷西瓜霜。

(四) 预防感染

为预防继发感染可涂 2.5%~5% 金霉素鱼肝油。发热时可用退热剂及全身抗病毒治疗,有继发感染时可用抗生素。此外,应适当补充 B 族维生素。

(五) 中医中药治疗

1. 辨证论治

(1) 风热乘脾

〔主证〕口腔溃疡,或满口疱疹,周围红赤,灼热疼痛,流涎拒食,伴发热、恶风,咽喉红肿疼痛,舌红苔黄,脉浮数,指纹浮紫。

〔治法〕疏风泻火,清热解毒。

〔方药〕银翘散:金银花、连翘、薄荷、牛蒡子、荆芥、淡竹叶、芦根、桔梗、甘草。

(2) 脾胃积热

〔主证〕口腔溃疡,或满口糜烂,周围红赤,疼痛拒食,烦躁多啼,口臭涎多,小便黄短,大便干结,或发热面赤,舌红苔黄,脉滑数。

〔治法〕清热解毒,通腑泻火。

〔方药〕凉膈散:黄芩、连翘、栀子、大黄、芒硝、竹叶、薄荷、甘草、白蜜。

(3) 心火上炎

〔主证〕舌上糜烂或溃疡,色红疼痛,饮食困难,心烦不安,口干欲饮,小便短赤,舌尖红赤,苔薄黄,脉细数。

〔治法〕清心泄热。

〔方药〕泻心导赤汤:黄连、生地、竹叶、木通、甘草。

(4) 虚火上浮

〔主证〕口舌溃疡或糜烂,稀散色淡,不甚疼痛,口流清涎,神疲颧红,口干不渴,舌淡红,苔少,脉细数。

〔治法〕滋阴降火。

〔方药〕六味地黄汤:熟地、山药、山萸肉、茯苓、泽泻、丹皮。

2. 其他疗法

(1) 药物外治:口腔局部可涂冰硼散、锡类散、青黛散、珠黄散、养阴生肌散、蒙脱石粉、西瓜霜等,每天 2~3 次。局部外涂阿昔洛韦溶液或碘苷溶液,或局部用利巴韦林气雾剂或口腔炎气雾剂。

(2) 针灸疗法:①体针:取合谷、曲池、风池、肺俞、大椎,针刺用泻法;②耳针:用肺、神门、交感、口等穴,中等强度刺激,留针 20~30 分钟,每天 1 次,或王不留行籽压迫。

(3) 单方验方:生地、板蓝根、丹皮、白茅根各适量,煎水,每天 2 次,治疗牙龈红肿、溃疡出血。五倍子 10g,雄黄 6g,冰片 1g,共研细末,每次适量,涂敷患处,每天 3 次。

五、预防

注意个人卫生,保持口腔清洁,吃完东西要漱口,及早开始刷牙以维持口腔卫生。少到卫生差的公共场所,适当补充一些维生素 B 和维生素 C。

(谢小红,曹艳)

【专家点评】

疱疹性口炎为单纯疱疹病毒Ⅰ型感染所致,与疱疹性咽峡炎分布不一样,往往分布在齿龈、颊黏膜、舌及上腭、咽部。治疗主要是保持口腔卫生,补充 B 族维生素,可以给予抗病毒治疗。

第四节　喂养不耐受

喂养不耐受是指不同疾病导致胃肠道功能紊乱,以致喂养障碍的一组症候群。新生儿在开奶后出现胃潴留、呕吐、反流、腹胀等现象,称为喂养不耐受,而其中早产儿由于胃肠消化吸收功能不成熟,吸吮和吞咽能力低下,上述症状更为常见。婴幼儿表现为呕吐、腹胀、腹泻、腹痛或肠痉挛。

新生儿(特别是早产儿)、婴幼儿喂养不耐受,将直接影响婴幼儿的生长发育、体质和抗病力。

一、病因

1. 早产　病因不清,可能与早产致肠道发育不成熟有关,也可能是坏死性小肠结肠炎或败血症等严重疾病的早期临床表现。

2. 乳糖不耐受　小肠黏膜乳糖酶缺乏致乳糖消化吸收障碍,乳糖酶在小肠黏膜双糖酶中成熟最晚,含量最低,最易受损,恢复也最慢,与人类健康的关系密切。

3. 婴幼儿和儿童牛奶蛋白过敏　机体对牛奶蛋白产生的由免疫机制介导的不良反应,可由 IgE 介导、非 IgE 介导或两者混合介导。婴幼儿食物过敏中,牛奶和鸡蛋过敏最为常见。牛奶蛋白是普通婴幼儿配方奶粉最常用的蛋白质来源。

4. 其他　遗传、环境、喂养习惯、应激、疾病等,均可以引起消化功能紊乱致喂养不耐受。

二、诊断要点

(一)临床表现

1. 早产儿喂养不耐受　常发生于胎龄小于 32 周或出生体重小于 1 500g 的早产儿,胃残余量超过前一次喂养量的 50%,伴有呕吐和 / 或腹胀。喂养计划失败,包括减少、延迟或中断肠内喂养。

2. 乳糖不耐受　临床症状取决于食物乳糖含量、小肠黏膜乳糖酶缺乏的程度和含有乳糖食物的状态。儿童食用乳糖或含有乳糖的食物后,表现为恶心、腹胀、腹痛、腹泻等。严重或长时间的腹痛或腹泻等会影响儿童的生长发育,甚至导致营养不良

或机体的水电解质酸碱平衡紊乱,也会相互影响形成恶性循环。

3. 牛奶蛋白过敏　IgE 介导的牛奶蛋白过敏皮肤症状更为突出,表现为急性瘙痒、红斑、荨麻疹、血管性水肿、急性弥漫性特应性湿疹;胃肠道症状包括呕吐、腹泻、腹痛 / 肠痉挛;呼吸道症状为急性鼻炎和 / 或结膜炎,而非 IgE 介导的牛奶蛋白过敏在 1 岁以内很少出现呼吸道症状。

(二)实验室检查

1. 尿半乳糖检测　尿半乳糖检测是利用糖进入机体后,被小肠中的乳糖酶分解为葡萄糖和半糖,半乳糖大部分被肝脏转化为葡萄糖,极少部分可由红细胞代谢或随尿排出,当乳糖酶缺乏或乳糖酶活性降低时,乳糖不能完全被水解,使患者尿中半乳糖水平明显低于乳糖耐受者。该法采样简单、操作简便、特异性和灵敏度较高,值得推广应用。

2. 氢呼气试验　当乳糖酶缺乏或乳糖酶活性降低时,乳糖不能完全被水解和吸收,未吸收的乳糖在结肠内被结肠菌群酵解生成 H_2 等气体,使呼气中 H_2 水平增加,因此测定呼出 H_2 水平可间接反映乳糖的消化吸收状况。该方法灵敏、准确、简便,但检出率与应用乳糖负荷量密切相关。

3. 还原糖测定　当乳糖酶缺乏或乳糖酶活性降低时,部分乳糖经大便排出体外,使粪中还原糖增加。

4. 皮肤点刺试验或血清特异性 IgE 抗体(sIgE)测定　需要注意的是,皮肤点刺试验或 sIgE 阳性只能显示对食物过敏原敏感,有助于确定 IgE 介导的食物过敏原,但不能作为确诊过敏的依据。皮肤点刺试验阴性可基本排除 IgE 介导的;阳性则需排除假阳性以及致敏状态。当病史和过敏测试结果不足以支持确诊牛奶蛋白过敏时,需进行食物激发试验。食物激发试验必须在具有相关培训和技能的医疗机构中,在严密监测下进行。

三、治疗要点

(一)首选亲母母乳喂养

预防或治疗早产儿喂养不耐受,首选亲母母乳

喂养,在亲母母乳不足或缺乏情况下,推荐使用捐赠人乳替代,在亲母母乳或捐赠人乳不足或缺乏情况下,推荐使用早产儿配方奶。按个体化原则添加母乳强化剂、益生菌。

(二) 代乳品

治疗乳糖不耐受的一般方法是避免食用乳糖,可食用代乳品。

1. 无乳糖奶粉　无乳糖奶粉不含乳糖,碳水化合物为麦芽糖糊精,易消化吸收,渗透性低,有利于减轻腹泻症状;无乳糖奶粉为优质牛乳蛋白配方,能确保蛋白质的足量供应和良好利用,而且有天然奶味,更易被患儿接受,并方便以后转为母乳或普通配方奶,且含有婴儿正常所需的全部矿物质和维生素。

2. 添加乳糖酶　在牛奶中加入乳糖酶,利用乳糖酶分解乳糖,达到降低乳糖的目的。

3. 发酵乳及益生菌　通常称为"酸奶",发酵乳中的活菌可进入肠道,改善肠道菌群,但缺点是成本较高、保质期较短、不宜长期保存。

4. 对占大多数的疑似轻、中度牛奶蛋白过敏婴幼儿,仍继续推荐深度水解蛋白配方作为初始治疗的替代配方,一经诊断为牛奶蛋白过敏,能适应深度水解蛋白配方的,最好转为深度水解蛋白配方替代。

5. 因考虑母亲饮食导致母乳喂养的婴幼儿产生反应,建议母亲首先回避牛奶。

6. 部分水解蛋白配方可能仍含有免疫反应性表位,不适合治疗牛奶蛋白过敏;由于>90%的牛奶蛋白过敏婴幼儿存在交叉过敏,因此不建议使用羊奶配方;由于30%~50%的牛奶蛋白过敏婴幼儿可发生与大豆的交叉过敏,因此不建议使用大豆配方。

(谢小红)

【专家点评】

1. 早产儿喂养不耐受在临床中极为常见,防治早产儿喂养不耐受是提高早产儿存活率的关键之一。

2. 婴幼儿乳糖不耐受常导致婴幼儿腹泻或腹泻迁延不愈,影响其摄入乳制品,危害婴幼儿的身体健康和生长发育。及早发现及时进行尿半乳糖检测,使用无乳糖配方奶粉或乳糖酶治疗是防治的重点。

3. 婴幼儿食物过敏中,牛奶和鸡蛋过敏最为常见。牛奶蛋白是普通婴幼儿配方最常用的蛋白质来源。及时发现并给予婴儿适当的食物,是防治的关键。

4. 及时发现婴幼儿食物不耐受并给予合适的处理,减少由此引起的儿童身体健康及生长发育问题,也是儿童保健的重点。

第五节　胃食管反流和胃食管反流病

胃食管反流(gastroesophageal reflux,GER)是指胃内容物从胃内反流入食管甚至口咽部,伴或不伴呕吐,有生理性和病理性之分。70%~85%的婴儿2月龄内易发生反流,4月龄为高峰,6月龄开始减少,其中95%有反流症状的婴儿在1岁以内未经治疗可自行缓解。当反流引起不适症状或并发症导致组织损伤或炎症(如食管炎、阻塞性呼吸暂停、气道高反应性疾病、吸入性肺炎、喂养和吞咽困难、生长迟缓),称为胃食管反流病(gastroesophageal reflux disease,GERD)。

一、病因

GER主要原因是抗反流防御机制下降造成。

抗反流防御机制包括食管正常蠕动、唾液冲洗作用和胃食管交界的解剖结构，主要表现为食管下括约肌（lower esophageal sphincter，LES）张力低下；频发的 LES 一过性松弛（transient LES relaxation，TLESR）、食管与胃夹角（His 角）变钝等。GERD 是抗反流防御机制下降和反流物对食管黏膜攻击的结果。反流物包括胃酸、胃蛋白酶、胆酸、胰酶等。

二、病理

LES 是最主要的抗反流屏障，吞咽时反射性松弛，静息状态时保持一定张力使食管下端关闭，腹腔压力增高时相应增高以对抗反流。导致 LES 张力降低的因素包括早产、巧克力、酒类、促胰液素、胆囊收缩素等。His 角正常时是锐角，胃底扩张时锐角起瓣膜作用，可防止反流；新生儿 His 角较钝，易发生反流。各种防御机制下降时，反流物可以损害食管黏膜的屏障引起食管炎。

三、诊断要点

（一）临床表现

1. 婴儿　溢奶或呕吐是 GERD 最突出的表现，生理性反流在吐奶后没有不适感，少部分发展为 GERD。临床常见症状有生长迟缓、喂养困难、拒食、易激惹、哭闹、弓背。婴儿期消化道外症状较少。食管炎引起喂养困难导致摄入不足，营养不良和生长停滞是婴幼儿 GERD 的重要合并症。严重食管炎可导致慢性失血性贫血。

2. 学龄期和学龄前期儿童　这个时期儿童的 GERD 表现为反食、反酸、胸痛、胃灼热、进食困难，大龄儿童常自诉胸骨后烧灼感。消化道外症状有慢性咳嗽、哮喘、肺炎、龋齿。严重食管炎可导致呕血、慢性失血性贫血。

3. 与 GRED 相关的呼吸系统病症

（1）支气管肺部感染：GERD 可导致反复发作的支气管肺部感染。

（2）哮喘：反流物刺激食管黏膜感受器反射性引起支气管痉挛或者通过微量吸入导致哮喘。

（3）窒息或呼吸暂停：多见于小婴儿和早产儿，是 GERD 最严重的合并症，临床表现为发绀和苍白，考虑与喉痉挛引起呼吸道梗阻有关。

（二）GRE/GRED 的诊断

主要依赖于病史及体格检查，辅助检查主要用于鉴别诊断及评估病情。婴儿反流的诊断标准，3 周至 12 月龄的婴儿必须满足以下 2 项条件：①每天反流 2 次或以上，持续 3 周或更长时间；②无恶心、呕血、误吸、呼吸暂停、生长迟缓、喂养和吞咽困难、姿态异常。

（三）辅助检查

1. 仪器监测　24 小时食管动态 pH 值监测被认为是 GERD 的首选诊断方法，但监测仪器费用昂贵，不适合基层开展。消化道造影方便无创，但特异性低，且需 X 线暴露，不适于反复追踪。消化道内镜及食管测压等均对设备及人员要求较高，不适合在基层开展。

2. 婴幼儿胃食管反流病问卷（gastroesophageal，reflux disease question-naire，GERD-Q）　是一种用于 GERD 早期诊断和辅助评估的新型工具。该问卷（表 13-5-1）根据患儿年龄分两类，适用于 1 个月至 3 岁幼儿。接诊患儿第 1 天，接诊医师向患儿家属或看护者采集相关病史，填写 GERD-Q。发作频率为最近 1 周内某种症状发作的总次数，1 次计 1 分。单一症状严重程度计分区间为 0~4 分。个体单一症状发作频率分值与该症状严重程度分值之积，为该个体单项症状评分（individual score for each symptom，ISS）分值；计算得出的个体 6 个单项症状 ISS 之和，即为该个体的综合症状评分（composite symptom score，CSS）分值。婴儿 CSS 评分 70.5 分、幼儿 26.5 分别作为该年龄段 GERD 的辅助诊断指标。GERD-Q 简单易行，可应用于基层及门诊，有利于筛查出 GERD 并及时处置，降低并发症，减少误诊误治。

四、治疗要点

GER 是一个自我完善的过程，并不需要医疗干预。治疗的目的是缓解症状，避免并发症发生，减轻监护人对婴儿健康的担忧，改善婴儿与监护人的关系。保守的治疗方法包括增加食物的稠厚度和餐后改变体位。稠厚的食物和抗反流配方奶可减少反流的发生；餐后左侧卧位或俯卧位可以减少反流发生，但睡眠时俯卧位或侧卧位可能增加婴儿猝死的风险，所以推荐睡眠时取仰卧位。

GERD 的治疗包括以下几个方面：

（一）非药物治疗

1. 饮食疗法

（1）对于有明显反流症状的 GERD 婴儿应使用

表 13-5-1　婴幼儿 GERD 诊断问卷

问卷编号：　　　　　　　患儿姓名：　　　　　　　患儿性别：□男　□女

患儿年龄：＿＿＿岁＿＿＿月＿＿＿天

24 小时食管动态 pH 值监测结果：□阳性　□阴性　　　　　　上消化道碘水造影结果：□阳性　□阴性

单一症状严重程度计分标准：

1. 症状不明显或无(0 分)

2. 症状轻微或在医师提醒下发现，对患儿生活影响小(1 分)

3. 症状轻微，对患儿生活有影响(2 分)

4. 症状比较严重，对患儿生活影响较大(3 分)

5. 症状非常严重，对患儿生活影响非常大(4 分)

1 个月至 <1 岁婴儿填写：(最近 1 周发作次数 × 严重程度计分 =ISS 评分)

1. 弓背　　　　　　　最近 1 周发作次数(　次)　　严重程度计分(　　)　　ISS 评分(　　)

　　("弓背"的症状表现为：身体向前弓，伴面红似很用力的样子，两手乱抓或紧握双拳，痛苦状，多出现于喂奶后)

2. 哽噎　　　　　　　最近 1 周发作次数(　次)　　严重程度计分(　　)　　ISS 评分(　　)

　　("哽噎"的症状表现：类似医生用压舌板压舌时引发的作呕动作)

3. 嗝逆或打嗝　　　　最近 1 周发作次数(　次)　　严重程度计分(　　)　　ISS 评分(　　)

4. 易怒、发脾气　　　　最近 1 周发作次数(　次)　　严重程度计分(　　)　　ISS 评分(　　)

5. 拒食　　　　　　　最近 1 周发作次数(　次)　　严重程度计分(　　)　　ISS 评分(　　)

6. 吐奶　　　　　　　最近 1 周发作次数(　次)　　严重程度计分(　　)　　ISS 评分(　　)

1~3 岁幼儿填写：(最近 1 周发作次数 × 严重程度计分 =ISS 评分)

1. 腹痛　　　　　　　最近 1 周发作次数(　次)　　严重程度计分(　　)　　ISS 评分(　　)

2. 嗝逆或打嗝　　　　最近 1 周发作次数(　次)　　严重程度计分(　　)　　ISS 评分(　　)

3. 进食时哽噎或作呕　最近 1 周发作次数(　次)　　严重程度计分(　　)　　ISS 评分(　　)

4. 吞咽困难　　　　　最近 1 周发作次数(　次)　　严重程度计分(　　)　　ISS 评分(　　)

5. 拒食　　　　　　　最近 1 周发作次数(　次)　　严重程度计分(　　)　　ISS 评分(　　)

6. 呕吐　　　　　　　最近 1 周发作次数(　次)　　严重程度计分(　　)　　ISS 评分(　　)

该患儿 CSS 总评分 =(　　　) (计算方法：6 个单项症状 ISS 评分相加 =CSS 评分)

稠厚食物喂养。

(2)对于 GERD 婴儿应根据年龄及体重来调整喂养量和喂养频率，以免过度喂养。

(3)对于人工喂养且疑诊 GERD 的婴儿，一般非药物治疗无效时，可尝试换用深度水解蛋白奶粉或氨基酸配方奶粉喂养 2~4 周。

2. 体位疗法

(1)对于 GERD 婴儿，不应在睡眠时使用体位疗法(头高位、左侧卧位或俯卧位)。

(2)对于 GERD 儿童，可考虑使用体位疗法(头

高位或左侧卧位)。半仰卧位会加重相关症状，因此应尽量避免，尤其在进食之后。

3. 辅助疗法

(1)对于 GERD 婴儿，不推荐使用按摩疗法。

(2)不推荐使用益生元、益生菌或中草药来治疗儿童 GERD。

(3)超重可能会增加 GERD 发生的风险。

此外，年长儿应避免可能加重 GERD 症状的诱因(饮用咖啡及酒类、辛辣饮食、吸烟)。餐后嚼口香糖可能有助于减轻反流症状。

（二）药物治疗

药物治疗适用于饮食和体位疗法无效的患儿，包括抑酸剂、胃肠促动力剂和黏膜保护剂。

1. 抑酸剂　能减少胃酸分泌，减轻反流物对食管黏膜的刺激，首选质子泵抑制剂（proton pump inhibitor，PPI），是预防和治疗反流性食管炎的重要措施。常用奥美拉唑，0.5~1.0mg/（kg·d），早餐前 30 分钟顿服。还可选择西咪替丁、兰索拉唑等。对反流或以反流和不适症状为主的疑似 GERD 婴儿应用 PPI 并没有益处。PPI 还有增加呼吸道和胃肠道感染的风险。

2. 胃肠促动力剂　多潘立酮能增加胃排空，但对食管动力改善不明显，剂量每次 0.3mg/kg，每天 3 次，餐前 15~30 分钟服用。甲氧氯普胺为中枢性多巴胺拮抗剂，能提高 LES 张力，增加食管蠕动和胃排空，但有引起锥体外系症状的副作用，婴儿慎用。

3. 黏膜保护剂　减轻反流物对黏膜的刺激，可以作为抑酸剂的辅助治疗。常用硫糖铝、铝碳酸镁、蒙脱石散、次碳酸铋等，能与糜烂的黏膜、溃疡面结合形成屏障。

（三）外科治疗

对于保守治疗效果欠佳的 GERD 患儿可考虑手术治疗。

（康美华）

【专家点评】

　　胃食管反流是 1 岁以内尤其是 6 月龄内婴儿常见的症状，大部分为生理性，不需要特需治疗，少部分发展为 GERD，引起严重并发症，除消化道症状外，其他系统特别是呼吸系统相关病症易被忽略。GERD-Q 可早期筛查并帮助诊断 GERD，简单易行，可应用于基层及门诊。非药物治疗对症状改善不佳时，考虑药物治疗时建议转消化专科治疗。

第六节　胃　　炎

胃炎是儿童最常见的上消化道疾病之一，指物理性、化学性或生物有害因子作用于人体，引起胃黏膜发生炎症性改变的一种疾病。按照病因可分为原发性和继发性，按病程可分为急性、慢性胃炎。

一、病因

（一）急性胃炎

急性胃炎是由不同病因所引起的胃黏膜急性炎症上，多为继发性。

1. 感染因素　进食由细菌或毒素污染的食物，如沙门菌、嗜盐菌、金葡菌、肉毒杆菌等均可引起急性胃炎，病毒感染也可引起的急性胃炎，化脓性胃炎临床罕见，病情严重，多由败血症及邻近化脓脏器蔓延引起。

2. 应激反应　严重感染、中毒、窒息、休克、创伤、颅压增高、强烈的情绪波动和精神过度紧张等均可引起胃炎。

3. 药物性　服用对胃黏膜有损伤的药物，如非甾体抗炎药（阿司匹林）、铁剂、氯化钾、肾上腺皮质激素、抗肿瘤药物、某些抗生素及乙醇等。

4. 其他　如误服强酸、强碱等腐蚀性物质，误服毒性物质导致的胃黏膜灼伤、坏死；误服尖锐、质硬的异物引起的胃黏膜物理性损伤；食物过敏因素引起的黏膜变态反应。

（二）慢性胃炎

儿童慢性胃炎中以浅表性胃炎最常见，约占 90%~95%，萎缩性胃炎极少。是有害因子长期、反复作用于胃黏膜，引起损伤的结果。病因迄今尚未完全明确，可能与下列因素有关。

1. 感染　幽门螺杆菌感染是最常见的感染因

素,也是慢性胃炎的主要病因,此外,由病毒、细菌、真菌等引起的胃黏膜损伤经久不愈,也会发展成慢性炎症。某些患儿鼻窦、口腔等处有感染病灶,吞入细菌和毒素即引起胃黏膜炎症。

2. 反流 由幽门括约肌功能不全等胃肠动力异常因素引起的十二指肠液反流入胃,减弱了胃黏膜的屏障功能,引起的炎症、出血、糜烂,是造成慢性胃炎的另一个重要因素,这种炎症往往发生在幽门螺杆菌阴性的病例。

3. 长期食用刺激性药物及食物 长期进食过冷、粗糙、辛辣、刺激的食物,暴饮、暴食,浓茶、咖啡,以及用非甾体抗炎药、皮质类固醇等药。

4. 精神心理因素 持续精神紧张,压力过大。

5. 全身性疾病 慢性肾炎、糖尿病、类风湿关节炎、系统性红斑狼疮等。

6. 其他 食物不耐受、嗜酸性粒细胞性胃炎、遗传、环境等因素。

二、诊断要点

(一) 临床表现

1. 急性胃炎 起病急,临床表现轻重不一。轻者可表现为食欲不振、腹痛、恶心、呕吐、嗳气、上腹饱胀感;严重者,可出现呕血、黑便、脱水、电解质及酸碱平衡紊乱,应激反应、药物因素所致者呕血、黑便甚至是首发表现,失血多的患儿可致休克。有感染者常伴有发热等全身中毒症状。

2. 慢性胃炎 反复发作、无规律的腹痛是最常见的症状,疼痛经常出现于进食过程中或餐后,多数位于上腹部和脐周,部分患儿部位不固定,轻者为间歇性隐痛或钝痛,严重者为剧烈绞痛,常伴有厌食、恶心、呕吐、腹胀、反酸、嗳气、胃灼热等症状,胃黏膜糜烂出血者可有呕血、黑便。病程较长者可有贫血、消瘦等。无明显特殊体征,上腹或脐周轻度压痛。

(二) 实验室检查

1. 幽门螺杆菌(helicobacter pylori,Hp)检测 如 ^{13}C 呼气试验、胃黏膜活检等,通过测定呼出气体中 ^{13}C 含量即可判断胃内幽门螺杆菌感染程度,其特异性和敏感性均达 90% 以上。

2. 胃镜检查及活检 是最可靠的确诊方法,胃镜下可判断浅表性胃炎及萎缩性胃炎,同时可取病变部位组织进行幽门螺杆菌和病理学检查。

3. 上消化道造影检查 有一定的局限性,仅能观察到胃的形态变化,不能看到胃黏膜的变化。

4. 胃超声检查 对胃蠕动状态观察对慢性胃炎诊断具有参考价值。

三、治疗要点

(一) 治疗原则

急性胃炎以治疗原发病为主,兼治胃炎。慢性胃炎缺乏特殊的治疗方法,对症治疗为主,幽门螺杆菌感染者首先进行根除幽门螺杆菌治疗。

(二) 一般治疗

1. 病因治疗 对感染性胃炎使用敏感的抗生素,停用能损伤胃黏膜的药物。

2. 饮食治疗 注意规律饮食,忌辛辣、刺激、生冷、油腻食物,食物不耐受者饮食干预。

3. 其他治疗 注意休息,放松心态,减轻心理压力。

(三) 药物治疗

1. 对症治疗 有餐后腹痛、腹胀、呕吐者或胆汁反流,用胃肠动力药,如多潘立酮片,0.3mg/kg,每天 3 次,餐前 15~30 分钟服用。

2. 减轻胃黏膜损害

(1)胃黏膜保护剂:如硫糖铝每次 10~25mg/kg,每天 3 次,餐前 2 小时服用;麦滋林每天 30~40mg/kg,分 3 次口服,餐后服用。

(2)抗酸药:如铝碳酸镁片、氢氧化铝片,磷酸铝凝胶,餐后 2 小时服用。

(3)抑酸药:这类药物不作为慢性胃炎的常规用药,只用于急性胃炎或慢性胃炎伴有严重反酸或出血者使用。包括:H_2 受体拮抗剂,常用西咪替丁,每天 10~15mg/kg,分 2 次口服或睡前服一次,或静脉使用;质子泵抑制剂奥美拉唑,0.6~0.8mg/kg,每天 1~2 次,口服或静脉使用。

3. 根除 HP 药物包括克拉霉素、甲硝唑、质子泵抑制剂、阿莫西林、铋剂。

一线方案:适用于克拉霉素耐药率较低 (<20%)地区,方案为质子泵抑制剂＋克拉霉素＋阿莫西林,疗程 10 或 14 天;若青霉素过敏,则换用甲硝唑或替硝唑。克拉霉素耐药率较高(>20%)的地区,方案为四联疗法(质子泵抑制剂＋阿莫西林＋甲硝唑＋铋剂),以及序贯疗法(质子泵抑制剂＋阿莫西林 5 天,质子泵抑制剂＋克拉霉素＋甲硝唑 5 天)。联合应用微生态制剂可辅助治疗 Hp

感染。

药物剂量：阿莫西林，50mg/（kg·d），分2次口服（最大剂量1g，每天2次）；甲硝唑20mg/（kg·d），分2次口服（最大剂量0.5g，每天2次）；替硝唑20mg/（kg·d），分2次口服；克拉霉素15~20mg/（kg·d），分2次口服（最大剂量0.5g，每天2次）；奥美拉唑0.6~1.0mg/（kg·d），餐前口服。

四、预防

改善不良饮食习惯，健康、规律饮食，少食辛辣、刺激、油腻、生冷食物；注意休息，减少压力；家庭中有幽门螺杆菌感染者，积极防治，减少交叉感染。

（谢小红，游洁玉）

【专家点评】

胃炎是儿童消化系统常见病、多发病，严重者可影响患儿的营养摄入和生长发育。及时行胃镜检查及活检是最可靠的确诊方法。

由于胃是人体接纳食物的必需器官，每天均接受各种食物的刺激打击，损伤和修复时时存在。养成良好的饮食习惯，健康、规律饮食是保护胃黏膜的最佳措施。

第七节 消化性溃疡

消化性溃疡（peptic ulcer，PU）是指由于多种因素引起的胃、十二指肠黏膜下层的局限性溃疡，是儿童腹痛和上消化道出血的常见病因之一，按发病部位分为胃溃疡（gastric ulcer，GU）和十二指肠溃疡（duodenal ulcer，DU）和吻合口溃疡，按照病因可分为原发性溃疡和继发性溃疡。胃酸的消化作用是本病形成的基本因素。在小儿中，可发生在任何年龄段，但以学龄儿童多见，男孩多于女孩。慢性起病，十二指肠溃疡多见。

一、病因

胃酸和胃蛋白酶是主要原因。

（一）胃十二指肠屏障功能受损

屏障功能包括黏膜屏障功能、黏液屏障功能、碳酸氢盐分泌、前列腺素分泌。主要是维持胃液中H^+浓度的稳定，减轻胃蛋白酶对消化道的自身消化作用，屏障功能受损时，此平衡打破，导致胃十二指肠黏膜损伤。

（二）侵袭力增强

消化性溃疡患者，胃酸、胃蛋白酶高于正常人，直接对胃十二指肠黏膜产生侵袭性作用。

（三）幽门螺杆菌感染

很多研究表明，Hp感染是消化性溃疡的首要致病因素，Hp能够直接破坏胃十二指肠的黏膜屏障，导致溃疡的发生。

（四）其他

遗传、环境、不良饮食习惯、外伤、应激反应等，均可以损伤黏膜的防御能力。

二、诊断要点

（一）临床表现

消化性溃疡的症状无特异性，大多数表现为程度不一的腹痛，但由于发病年龄的问题，很难表现出特异的规律性疼痛；儿童胃黏膜薄且脆弱，有溃疡形成时易合并出血，表现为呕血、便血。年龄越小，症状越不典型。

1. **新生儿期** 常为继发性溃疡，急性起病，有严重的原发病存在，常见的原发病包括败血症、休克、呼吸困难、中枢神经系统疾病等，以呕血、便血、穿孔为首发症状。生后2~3天亦可发生原发性溃疡,可能与胃酸分泌增多有关。

2. 婴幼儿期 多表现为食欲差、反复呕吐、烦躁不安、食后啼哭及生长发育迟缓,以呕血、黑便就诊。

3. 学龄前期 自我表述能力差,常表现为脐周、上腹部疼痛,定位不准确,进食后加重,严重者有呕血、便血表现。

4. 学龄期儿童 临床表现与成人相似,主要表现为消化不良症状及消化道出血,包括上腹痛、反酸、嗳气、恶心、呕吐等,腹痛可表现为隐痛、钝痛、烧灼痛等,可呈周期性发作。胃溃疡者多为饭后痛,十二指肠溃疡者多为饥饿痛或夜间痛。消化道出血量多者,表现为呕血、便血、急性贫血,出血少者,可仅表现为慢性贫血,也有仅表现为贫血、粪便潜血试验阳性。

(二)实验室检查

1. 胃镜检查 是目前诊断的首选方法,内镜下能直观的判断溃疡的位置、大小、深度、周围组织炎症程度,并能够行黏膜活检;出血时,胃镜也可作为一项治疗手段,进行内镜下止血。

2. 上消化道造影检查 分为直接和间接征象。直接征象:钡剂充盈于溃疡的凹陷处形成龛影。间接征象:溃疡部位纤维组织增生和收缩,周围的黏膜皱襞向溃疡集中或十二指肠球部变形。同时能观察有无狭窄。但对于较浅表的溃疡容易漏诊。

3. 幽门螺杆菌检测 侵入性检查:快速尿素酶试验、胃黏膜组织切片染色和胃黏膜 Hp 培养、核酸检测等;非侵入性检测: ^{13}C 呼气试验、粪便 Hp 抗原检测、血清 Hp 抗体检测等。

三、治疗要点

(一)治疗原则

缓解和消除症状,促进愈合,防止复发,防止并发症。

(二)内科治疗

1. 一般治疗 规律饮食,注意休息,避免过度紧张、压力过大,消除有害的因素如避免激素、非甾体抗炎药等。

2. 并发症处理 如有出血,应密切监护,防止出血性休克,必要时输血治疗、内镜下止血处理。

3. 抑制胃酸分泌 常用的抑酸药包括: H_2 受体拮抗剂:西咪替丁每天 10~15mg/kg,口服或静脉

使用;质子泵抑制剂(PPI):奥美拉唑 0.6~0.8mg/kg,每天 1~2 次,口服或静脉使用。

4. 增强黏膜防御能力 如胃黏膜保护剂,硫糖铝 10~25mg/(kg·d),分 4 次服用,疗程 4~8 周。

5. 抗 Hp 治疗 一线方案:适用于克拉霉素耐药率较低(<20%)地区,方案为:PPI+ 克拉霉素 + 阿莫西林,疗程 10 天或 14 天;若青霉素过敏,则换用甲硝唑或替硝唑。克拉霉素耐药率较高(>20%)的地区,方案为:含铋剂四联疗法(PPI+ 阿莫西林 + 甲硝唑 + 铋剂),以及序贯疗法(PPI+ 阿莫西林 5 天,PPI+ 克拉霉素 + 甲硝唑 5 天)。联合应用微生态制剂可辅助治疗 Hp 感染。

药物剂量:阿莫西林 50mg/(kg·d),分 2 次口服(最大剂量 1g,每天 2 次);甲硝唑 20mg/(kg·d),分 2 次口服(最大剂量 0.5g,每天 2 次);替硝唑 20mg/(kg·d),分 2 次口服;克拉霉素 15~20mg/(kg·d),分 2 次口服(最大剂量 0.5g,每天 2 次);奥美拉唑 0.6~1.0mg/(kg·d),餐前口服。

(三)外科治疗

消化性溃疡一般不需药手术治疗。但如有以下情况,应根据个体情况考虑手术治疗:①溃疡合并穿孔;②难以控制的出血,失血量大,48 小时内失血量超过血容量的 30%;③幽门完全梗阻,经胃肠减压等保守治疗 72 小时仍无改善;④慢性难治性疼痛,内科治疗无效的顽固性溃疡。

(四)中医中药治疗

1. 辨证论治

(1)肝胃不和

〔主证〕胃脘胀痛,痛引胸胁,胸闷嗳气,善太息,嗳气矢气后疼痛稍缓,舌淡苔薄,脉弦。

〔治法〕疏肝理气,调和肝胃。

〔方药〕越鞠丸加减:苍术、川芎、香附、栀子、神曲、柴胡、白芍、枳壳、甘草、煅瓦楞。

(2)肝胃郁热

〔主证〕胃脘灼热,痛势急促,泛酸嘈杂,口干口苦,心烦易怒,大便秘结,舌红苔黄,脉弦数。

〔治法〕清肝和胃。

〔方药〕左金丸合金铃子散加减:黄连、吴茱萸(为黄连 1/6 量)、延胡索、川楝子、栀子、青皮、浙贝母、蒲公英。

(3)脾胃虚寒

〔主证〕胃痛隐隐,泛吐清水,喜暖喜按,得食则舒,遇冷加重,神疲乏力,面色萎黄,舌淡苔白,脉沉细。

〔治法〕温中健脾。

〔方药〕黄芪建中汤合良附丸：黄芪、白芍、桂枝、生姜、大枣、甘草、高良姜、香附、饴糖。

（4）血瘀络伤

〔主证〕胃脘疼痛，痛有定处，痛如锥刺，食后痛甚，反复黑便，甚至呕血，舌质紫暗，脉弦涩或细涩。

〔治法〕化瘀止痛，宁络止血。

〔方药〕失笑散合大黄黄芩黄连泻心汤加减：五灵脂、蒲黄、三七、延胡索、大黄炭、黄芩、黄连。

2. 其他疗法

（1）药物外治：代温灸膏，每次 1 张，贴脐腹部以暖脐止痛。

（2）中药成药：三七粉、云南白药口服，用于消化道出血。

（3）针灸疗法：①针刺胃俞、脾俞、中脘、足三里、合谷；②耳针：取胃、十二指肠、脾、耳、神门；③埋线疗法：取中脘、上脘、脾俞、足三里、三阴交，每次 2 穴，轮番取用，用"0"号羊肠线埋在穴位皮下组织内，15~30 天埋 1 次。

四、预防

养成良好的饮食习惯，注意休息，缓解精神压力；消除溃疡产生、复发的危险因素，如避免服用类固醇激素、非甾体抗炎药，积极根治幽门螺杆菌感染。

（谢小红，游洁玉）

【专家点评】

消化性溃疡是儿童消化系统常见慢性病之一，严重影响患儿的心身健康。及时行胃镜检查及活检是最可靠的确诊方法。养成良好的饮食习惯、缓解精神压力、规律服药治疗和防止消化道出血是防治的重点。

消化性溃疡的发生与幽门螺杆菌感染密切相关，要注意幽门螺杆菌的诊断和根除治疗。

第八节 腹　泻

腹泻是由多病原、多因素引起的以大便次数增多和性状改变为特点的临床综合征，可伴有呕吐、发热，严重者引起水电解质紊乱。感染性腹泻可以由于肠道内感染了病毒、细菌、真菌、寄生虫，或肠道外感染引起，也可由肠道菌群紊乱致抗生素相关性腹泻。非感染性腹泻由于过早喂淀粉和脂肪食物、牛奶过敏、双糖酶缺陷及天气过热等原因导致消化液分泌减少引起。中国儿童腹泻病原构成比中轮状病毒约占 40%，居第一位，也是秋冬季婴幼儿腹泻最主要的病原。

一、病因与发病机制

腹泻的病因分为感染因素和非感染因素。感染因素包括病毒、细菌感染（不包括法定传染病），以及念珠菌、曲菌、毛霉菌、阿米巴原虫和隐孢子虫等。病毒性肠炎主要病原为轮状病毒，还可见诺如病毒、星状病毒及柯萨奇病毒等。细菌性肠炎主要病原为致腹泻大肠埃希菌，还可见弯曲菌、耶尔森菌、沙门菌、难辨梭状芽孢杆菌、金黄色葡萄球菌、绿脓假单胞菌、变形杆菌等。感染因素还包括肠道外感染，如呼吸道感染可引起消化功能紊乱出现腹泻，即症状性腹泻。长期使用广谱抗生素，一方面肠道有害菌大量繁殖，另一方面双歧杆菌等有益菌减少，微生态失衡而出现腹泻。非感染因素包括饮食护理不当，喂养不定时、不适当或以淀粉类食品为主食，或饮食中脂肪过多，以及断奶后突然改变食物品种，均能引起轻至中度腹泻（消化不良）。气候突然变化,腹部受凉使肠蠕动增加或天气过热,消化液分泌减少均易诱发腹泻。对牛奶或大豆制品过敏也可引起的腹泻。原发性或继发性双糖酶缺乏或活性降低肠道对糖的吸收不良也可引起腹泻。

二、诊断要点

(一) 临床表现

1. 急性腹泻 病程在 2 周以内。

(1)轻型:以胃肠道症状为主,大便次数增多及性状改变,食欲不振,偶有溢乳或呕吐;无脱水及全身酸中毒症状,多在数天内痊愈,常由饮食因素及肠道外感染引起。

(2)重型:常急性起病,也可由轻型逐渐加重、转变而来,除有较重的胃肠道症状外,还有较明显的脱水、电解质紊乱和全身中毒症状(发热、烦躁、精神萎靡、嗜睡,甚至昏迷、休克)。多由肠道内感染引起。

1)胃肠道症状:常有呕吐,食欲低下,腹泻频繁,大便每日十至数十次,多为黄色水样或蛋花样便,含有少量黏液,少数可有少量血便。

2)脱水:由于吐泻丢失液体和摄入量不足,导致不同程度脱水(表 13-8-1),由于腹泻患儿丧失的水分和电解质的比例不同,可造成等渗、低渗或高渗性脱水,以前两者多见。

表 13-8-1 脱水程度判断

程度	轻度	中度	重度
占体重比例(%)	5	>5~10	>10
失水量(ml/kg)	<50	50~100	100~120
尿量	稍减少	明显减少	极少或无
脉搏	正常	增快	明显增快
精神状态	稍差	烦躁、易激惹	萎靡、昏迷
皮肤弹性	尚可	差	极差,捏起皮肤回复 ≥2s
前囟、眼窝	稍凹陷	凹陷	明显凹陷
眼泪	有泪	泪少	无泪
口唇黏膜	稍干、口渴	干燥	明显干燥
四肢末端	正常	稍凉	四肢厥冷
血压	正常	正常或稍低	降低,休克

3)代谢性酸中毒:轻者无明显表现,重者可有面色灰白、口唇樱红、呼吸深快、精神萎靡、烦躁不安,甚至昏迷。

4)低钾血症:临床表现为精神萎靡、肌张力降低、腱反射减弱、腹胀、肠鸣音减弱、心率加快、心音低钝;心电图示 T 波增宽、低平、倒置,出现 U 波及心律失常。

5)低钙血症和低镁血症:腹泻可以导致镁、钙丢失,部分患儿输液后出现惊厥,应考虑低钙的可能,当用钙剂无效时,应考虑低镁的可能。

(3)轮状病毒肠炎的临床特点:中国儿童腹泻病原构成比中轮状病毒感染约占40%,居第一位,是引起婴幼儿秋冬季腹泻最主要的病原体,好发于 6 个月至 2 岁的婴幼儿,传染性很强,主要以粪 - 口途径传播,也可经呼吸道传播。

全年均可发病,以秋冬季节为流行高峰,主要的流行时间从 10 月至次年 2 月。潜伏期 1~3 天,病程约 3~8 天,少数可达 10 天以上。主要表现为黄色水样或蛋花样便,大便次数及水分多,无腥臭味,可伴有呕吐、发热、肠套叠、肝功能异常。常并发脱水、酸中毒及电解质紊乱。轮状病毒感染亦可侵犯多个脏器,包括呼吸、心脏、肾脏、神经等,可以出现上呼吸道感染、肺部感染、心肌损害、血尿、蛋白尿和抽搐等症状。轮状病毒肠炎大便常规正常或偶有少量白细胞,大便轮状病毒抗原检测为阳性。轮状病毒肠炎为自限性疾病,不需要使用抗生素和抗病毒的药物。

2. 迁延性和慢性腹泻 病程 2 周至 2 个月为迁延性腹泻,超过 2 个月为慢性腹泻。

病因复杂,感染、营养物质过敏、酶缺陷、免疫缺陷、药物因素、先天性畸形等均可引起。以急性腹泻未彻底治疗或治疗不当、迁延不愈最为常见。人工喂养、营养不良小儿患病率高。临床常表现为消化功能紊乱和慢性营养不良。腹泻迁延不愈,或者时好时坏,可表现为体重减轻,生长发育延迟,面色苍白,舌炎,维生素 D 及钙缺乏,出现惊厥、手足搐搦,以及骨骼、牙齿发育迟缓。维生素 K 吸收不良可引起凝血酶原减少致皮肤紫癜及出血倾向。蛋白质吸收不良可致低蛋白血症性水肿,常见于下肢。

(二) 实验室检查

1. 便常规检查 注意有无脓细胞、白细胞、红细胞与吞噬细胞,还应注意有无虫卵、寄生虫、真菌孢子和菌丝。有助于腹泻病的病因和病原学诊断。

2. 便培养 一次大便培养阳性率较低,需多做几次,对确定腹泻病原有重要意义。

3. 便乳胶凝集试验 对某些病毒性肠炎有诊断价值,如轮状病毒、肠道腺病毒等。

4. 血常规检查 病毒性肠炎一般白细胞总数和中性粒细胞计数不增高,细菌性肠炎白细胞总数和中性粒细胞计数增高。

5. 血培养 血培养阳性对细菌性肠炎有诊断意义。

6. 血生化检查 对腹泻较重的患儿,应及时检查血 pH 值、二氧化碳结合力、碳酸氢根、血钠、血钾、血氯、血渗透压,对于诊断及治疗均有重要意义。

7. 心电图检查 低钾血症者应做心电图检查,可表现为 T 波低平,双向或倒置和出现 U 波。

8. X 线和 B 超检查 病程迁延、营养障碍及感染中毒症状重者,应做 X 线、B 超检查。

9. 其他检查 对迁延性和慢性腹泻者,必要时作乳糖、蔗糖或葡萄糖耐量试验,呼气氢试验,也可作纤维结肠镜检查。

三、鉴别诊断

1. 生理性腹泻 多见于 6 个月以内的婴儿,小儿外观虚胖,出生后不久大便次数即较多,伴呕吐,体重增加正常。

2. 坏死性小肠炎 有腹泻、腹胀、便血、高热及呕吐五大症状。大便为暗红色、果酱样或血便,腹胀多较严重,可早期出现休克,甚至昏迷、惊厥。

3. 细菌性痢疾 见细菌性痢疾篇。

四、治疗要点

(一) 预防、治疗脱水

1. 预防脱水 出现腹泻就口服足够的液体以预防脱水。建议在每次稀便后给予补充一定量的液体(<6 月龄,50ml; 6 月龄 ~2 岁,100ml; 2~10 岁150ml; 10 岁以上能喝多少给多少),直到腹泻停止。

2. 轻至中度脱水 应用 ORS 纠正脱水,用量(ml)= 体重(kg)× (50~75),4 小时内服完,密切观察患儿病情。出现以下情况提示口服补液可能失败:①持续、频繁、大量腹泻[>10~20ml/(kg·h)];②ORS 液服用量不足;③频繁、严重呕吐。4 小时后重新评估患儿脱水状况,然后选择适当方案。

3. 重度脱水 ① 静脉输液(见液体疗法篇);②鼻饲管补液。

重度脱水时如无静脉输液条件,立即转运到其他医疗机构静脉补液,转运途中可以用鼻饲点滴方法进行补液。采用 ORS 液,以 20ml/(kg·h) 的速度补充,如患儿反复呕吐或腹胀,应放慢鼻饲点滴速度,总量不超过 120ml/kg。每 1~2 小时评估一次脱水情况。

(二) 继续喂养

1. 调整饮食 母乳喂养儿继续母乳喂养,6 个月以下非母奶喂养儿继续喂配方乳,6 个月以上的患儿继续食用已经习惯的日常食物,鼓励患者进食,如进食量少,可增加喂养餐次。避免给患儿喂食含粗纤维的蔬菜和水果,以及高糖食物。病毒性肠炎常继发双糖酶(主要是乳糖酶)缺乏,可暂时改为低(去)乳糖配方奶,时间 1~2 周,腹泻好转后转为原有喂养方式。

2. 营养治疗

(1)糖源性腹泻:以乳糖不耐受最多见。治疗宜采用去双糖饮食,如去(或低)乳糖配方奶或豆基蛋白配方奶。

(2)过敏性腹泻:以牛奶过敏较常见。婴儿通常能耐受深度水解蛋白配方奶,如仍不耐受,可采用氨基酸配方奶或全要素饮食。

(3)要素饮食:适用于慢性腹泻、肠黏膜损伤、吸收不良综合征者。

(4)静脉营养:用于少数重症病例,不能耐受口服营养物质、伴有重度营养不良及低蛋白血症者。

(5)补锌治疗:急性腹泻病患儿能进食后即予以补锌治疗,6 月龄以上,每天补充元素锌 20mg,6 月龄以下,每天补充元素锌 10mg,共 10~14 天。

(三) 合理使用抗菌药物

侵袭性细菌感染,需应用抗生素,可先根据药敏情况经验性地选用,如用药 48 小时后,病情未见好转,考虑更换另外一种抗菌药物;应用抗生素前应留标本做便培养,以便根据结果选用和调整抗菌药物。

(四) 其他治疗方法

1. 肠黏膜保护剂 如蒙脱石散。

2. 微生态疗法 益生菌如双歧杆菌、乳酸杆菌等。

3. 补充维生素 A

4. 抗分泌药物 用于分泌性腹泻。

5. 消旋卡多曲 能明显缩短 2 月龄以上急性

水样泻患儿的病程,在病初24小时内能明显控制腹泻症状。

(五) 中医中药治疗

1. 辨证论治

(1)常证

1)风寒泻

〔主证〕泄泻清稀,中多泡沫,臭气不甚,肠鸣腹痛,或兼恶寒发热,舌苔白腻。

〔治法〕疏风散寒。

〔方药〕藿香正气散加减(也可用藿香正气丸或藿香正气水):藿香、苏叶、白芷、生姜、大腹皮、厚朴、陈皮、桔梗、法夏、白术、茯苓、大枣、甘草。

2)湿热泻

〔主证〕泻下水分较多,或如水注,粪色深黄而臭,或见少许黏液,时感腹痛,泛恶纳呆,肢体倦怠,或伴发热,口渴,小便短黄,舌苔黄腻。

〔治法〕清热利湿。

〔方药〕葛根芩连汤加减:葛根、黄芩、黄连、马齿苋、木香、马鞭草。可服香连片、葛根芩连微丸、苍苓止泻口服液、双芩止泻口服液等。

3)伤食泻

〔主证〕腹胀腹痛,痛则欲泻,泻后痛减,粪便酸臭,或欲呕吐,不思乳食,舌苔厚腻或微黄。

〔治法〕消食化积。

〔方药〕保和丸加减:山楂、神曲、莱菔子、陈皮、法夏、茯苓、连翘。

4)脾虚泻

〔主证〕多见食后作泻,大便稀溏,色淡不臭,时轻时重,易反复发作,面色萎黄,消瘦神疲,舌淡苔白。

〔治法〕健脾益气。

〔方药〕参苓白术散加减:党参、白术、茯苓、山药、莲肉、薏苡仁、扁豆、砂仁、桔梗、甘草。可配合服肥儿丸、启脾丸、香橘丹。

5)脾肾阳虚

〔主证〕久泻不止,食入即泻,粪质清稀,完谷不化,或见脱肛,形寒肢冷,面色㿠白,精神萎靡,睡时露睛,舌淡苔白,脉细弱。

〔治法〕补脾温肾。

〔方药〕附子理中汤:附子、干姜、党参、白术、甘草。

(2)变证

1)伤阴

〔主证〕泻下无度,小便短少,皮肤干燥或枯瘪,目眶及前囟凹陷,啼哭无泪,精神萎靡或烦躁不安,口渴引饮,齿干唇红,舌绛无津或起芒刺。

〔治法〕酸甘敛阴。

〔方药〕连梅汤加减:黄连、生地、麦冬、阿胶、乌梅、石榴皮。

2)伤阳

〔主证〕暴泻不止,面色苍白,神疲气弱,表情淡漠,四肢厥冷,冷汗自出,舌淡苔白,脉象沉微。

〔治法〕温阳救逆。

〔方药〕参附龙牡汤:人参、附子、龙骨、牡蛎。

2. 其他疗法

(1) 单方验方:①苍术粉、山楂粉等份,每次1~1.5g,每天3次,开水调服,久泻可加炮姜粉;②地锦、辣蓼草各30g,水煎服;③儿茶每天20~50mg/kg,分3~4次服;④淮山药粉,每次3~9g,开水调服,每天3次;⑤鲜马齿苋50g,粳米50g,同入砂锅,加水800~1 000ml,煮成菜粥,早晚热服。

(2)药物外治:①吴茱萸30g,丁香2g,胡椒30粒,共碾末,诸药混合,每次用药末1.5g,调陈醋或植物油,制成糊状,敷于脐部,外以胶布固定,每天换药1次,用于伤食、风寒或脾虚泻;②重症腹胀腹泻者(中毒性肠麻痹)可用皮硝30g,或大黄粉15g,加蜂蜜敷脐;③久泻、面肢冷、嗜睡者,可用盐附子捣烂,加肉桂末,敷于手足心,以肢暖为度。

(3)针灸疗法:针刺双侧足三里、长强、神阙穴;发热加曲池;呕吐加内关。

(4)捏脊疗法:以两手拇指与示指合作,将皮肤轻轻捏起,同时向上提,从长强穴均匀前推至大椎穴。适用于迁延性腹泻及营养状况较差者。

五、预防

1. 注意饮食、环境卫生,养成良好的卫生习惯。

2. 提倡母奶喂养。

3. 合理应用抗生素。

4. 接种疫苗,如轮状病毒疫苗。

六、预后

取决于病因,患儿的一般状况及治疗的迟早。耐药性、致病性大肠埃希菌或真菌所致腹泻,预后较差;病毒性肠炎预后良好;营养不良的患儿发生腹泻预后较差;病情重、发生严重并发症的患儿预后不良。

(康美华,曹艳)

【专家点评】

　　腹泻是婴幼儿最常见的疾病之一,年长儿的病原体主要是细菌,婴幼儿的病原体主要是轮状病毒。腹泻的临床表现除了大便性状的改变和次数的改变外,还有肠道外器官的损伤。腹泻治疗最主要的是纠正水、电解质紊乱和酸碱失衡,其次是病原体的治疗。

第九节　急性腹痛

　　急性腹痛(acute abdominal pain)是小儿常见的消化道症状之一,由于小儿对腹痛特点、定位、程度描述不清,又缺乏特殊检查手段,使急性腹痛成为临床上诊断难点。在基层,以腹痛为首发症状的儿童多,因此,熟练掌握急性腹痛的诊疗思路,尽早识别外科急重症至关重要。

一、病因

(一) 腹内脏器相关性腹痛

　　1. 空腔脏器疾病　胃肠道急性炎症、动力学改变、位置变化造成的腹痛,包括急性阑尾炎、急性胆囊炎、肠套叠、急性肠梗阻、急性胃肠炎、肠扭转、坏死性小肠结肠炎、消化性溃疡出血、穿孔、腹股沟疝、胆结石、输尿管结石、胆道蛔虫等。

　　2. 实质性脏器疾病　肠系膜淋巴结炎、腹腔内肝、胆、脾、胰、肾急性损伤、牵扯等引起的腹部不适,包括急性胰腺炎、腹部外伤等。

(二) 腹外疾病或全身疾病相关性腹痛

　　腹腔外器官病变牵扯或由神经传导至腹部,引起的腹痛,如大叶性肺炎、心包炎、心肌炎、胸膜炎、带状疱疹;或盆腔脏器疾病,如卵巢蒂扭转,年龄大的女性患儿还应注意异位妊娠、先兆流产等;或全身性疾病的腹部表现,如腹型过敏性紫癜、腹型癫痫、荨麻疹、糖尿病酮症酸中毒等。

(三) 药物相关性腹痛

　　如大环内酯类抗生素阿奇霉素、红霉素,中毒等。

(四) 功能性腹痛

　　包括肠易激综合征、消化不良、肠痉挛等。

二、诊断要点

(一) 临床表现和体征

　　1. 判断是否为腹痛及腹痛的程度　小婴儿在检查腹部时应处于安静状态,排除饥饿、排便等引起的哭吵,如可安抚为轻微腹痛或痉挛,若哭声尖锐,不能安抚,可能是剧烈疼痛。较大儿童一般可自诉腹痛,若不影响食欲、睡眠,或短时间内自行缓解,缓解后如常,按压时无明显表情变化或抵抗,说明腹痛不严重,如腹痛导致被动体位:双手捧腹、两腿卷曲,大汗淋漓,则提示腹痛严重。

　　2. 排除外科性腹痛

　　(1) 外科疾病腹痛特点:①起病急、程度重,持续久;②先有腹痛,后有发热(如阑尾炎、胆结石继发感染、出血性坏死性小肠炎等);③腹痛,伴有频繁呕吐、腹胀,肛门停止排气排便或明显减少,提示肠梗阻性疾病的可能;④有压痛及腹肌紧张,提示有腹膜炎表现;⑤摸到肿块,伴有果酱样大便,哭吵不安,提示肠套叠,小婴儿阵发性哭闹不安伴呕吐者还应警惕肠扭转;⑥腹部透视膈下有游离气体,考虑消化道穿孔;⑦起病急骤,腹痛持续,由脐周疼痛转移至右下腹,摸到肿块,注意阑尾炎;⑧注意检查腹股沟有无疝气嵌顿。

　　(2) 内科疾病腹痛特点:①有内科原发疾病本身的症状和体征;②腹痛程度一般较轻,部位不固定;③腹部较柔软,无明显压痛、腹膜刺激征;④一般情况尚好。

　　3. 确定腹内疾病还是腹外疾病　腹内疾病如急性胃肠炎、急性阑尾炎、肠套叠、消化性溃疡、胆囊炎、急性胰腺炎等,患儿一般起病急,往往为固定的持续性疼痛,腹痛剧烈,持续时间长,小婴儿表现为阵发性哭吵不安,多伴有其他消化道症状,如呕吐、腹泻、便血等。腹外疾病除有腹痛外还有其他症状和体征,如大叶性肺炎多伴有呼吸道症状和肺部啰音;心肌炎、心包炎应有心音、心律的改变;风湿热多有心脏、关节及皮疹等其他症状;腹型紫癜伴有皮肤瘀点、瘀斑,有的伴有关节痛、血便、血尿;腹型癫痫发作时多伴有不同程度的意识障碍,如定向障碍、意识模糊,一般不会完全意识丧失,发作过后多伴有疲惫、嗜睡;药物性腹痛或中毒有用药史。

（二）实验室检查

1. 一般检查　血常规白细胞计数和分类对炎症引起的腹痛的诊断有较大帮助;便常规检查有利于诊断感染性腹泻;尿常规检查可确定有无泌尿系统损害;血、尿淀粉酶及血脂肪酶检查有利于诊断急性胰腺炎;心肌酶和肌钙蛋白检查有利于排查心肌炎。

2. 影像学检查　腹部+肠道彩超、腹部大血管彩超、腹部立位片等检查有利于排查外科急症,如肠梗阻、肠穿孔、腹膜炎、肠扭转、肠套叠、阑尾炎等;泌尿系彩超、盆腔彩超、腹部正侧位片等检查可有助于排查其他实质脏器疾病;内镜检查:如胃镜、结肠镜等对胃炎、消化性溃疡等诊断有诊断意义。

三、治疗要点

尽快明确病因,尽早对因治疗,积极对症治疗。

（一）一般治疗

饮食管理:怀疑消化道穿孔、急性胰腺炎、消化道出血、肠梗阻等时应禁食,如伴有明显腹胀,应适当胃肠减压,并充分补液。如为普通的内科疾病,应继续饮食,保证营养。

（二）对症治疗

1. 解痉　明确病因后可予以间苯三酚抑制胃肠道平滑肌的痉挛,缓解腹痛,剂量为2mg/kg,最大剂量20mg,静脉输注或肌内注射。

2. 补液　纠正酸碱平衡和电解质紊乱。

（三）对因治疗

1. 明确外科急症者,积极外科手术治疗,肠套叠在48小时内,一般情况好者,首选灌肠疗法,如空气灌肠、钡剂灌肠。

2. 其他内科疾病,积极处理原发病。

（1）急性胃肠炎:继续饮食、抑酸护胃、补液、补充电解质。

（2）急性胰腺炎:禁食、胃肠减压、补液、抑制胰酶分泌、营养支持等治疗。

（3）消化性溃疡病出血:禁食;内镜下止血,包括喷洒止血、电凝止血、钛夹止血等;抑酸护胃:奥美拉唑0.6~0.8mg/kg,12小时一次;胃黏膜保护剂或抗酸药护胃:硫糖铝、铝碳酸镁片等;补液等治疗。

（康美华,游洁玉）

【专家点评】

对于小儿腹痛应注意详细的病史及体格检查,尤其要注意外科急腹症如急性阑尾炎、急性肠套叠、嵌顿疝、肠穿孔等,需要外科紧急手术治疗。应注意,不同年龄段常见腹痛疾病不同:婴儿期常见原因有肠痉挛、肠扭转、肠梗阻等;幼儿多见为腹泻病、肠套叠、嵌顿疝;年长儿急性胃肠炎、消化性溃疡、过敏性紫癜、胰腺炎等常见。腹痛剧烈且未明确病因时需慎用镇静药物和解痉药,以免掩盖病情。

1. 只有在全面的病史及体格检查后,排除了器质性腹痛才能考虑为功能性腹痛,如肠痉挛,并需要特别注意器质性疾病与功能性疾病并存。

2. 内科疾病也有可能向外科疾病转化,如过敏性紫癜并肠套叠、结肠息肉并肠套叠。

3. 疑难病例需住院严密观察,明确诊断,切忌简单处理而延误诊疗。

第十四章

泌尿系统疾病

第一节　儿童泌尿系统解剖生理特点和检查方法

一、解剖特点

（一）肾脏

小儿年龄越小,肾脏相对越重,新生儿两肾重量约为体重的1/125,而成人两肾重量约为体重的1/220。婴儿肾脏位置较低,其下极可低至髂嵴以下第4腰椎水平,2岁以后始达髂嵴以上。右肾位置稍低于左肾。2岁以内健康小儿腹部触诊时容易扪及肾脏。婴儿肾脏表面呈分叶状,至2~4岁时,分叶完全消失。

（二）输尿管

婴幼儿输尿管长而弯曲,管壁肌肉和弹力纤维发育不良,容易受压及扭曲而导致梗阻,易发生尿潴留而诱发感染。

（三）膀胱

婴儿膀胱位置比年长儿高,尿液充盈时,膀胱顶部常在耻骨联合之上,顶入腹腔而容易触到,随年龄增长逐渐下降至盆腔内。

（四）尿道

新生女婴尿道长仅1cm(性成熟期3~5cm),且外口暴露而又接近肛门,易受细菌污染。男婴尿道虽较长,但常有包茎,尿垢积聚时也易引起上行性细菌感染。

二、生理特点

肾脏有许多重要功能:①排泄体内代谢终末产物,如尿素、有机酸等;②调节机体水、电解质、酸碱平衡,维持内环境相对稳定;③内分泌功能,产生激素和生物活性物质,如促红细胞生成素、肾素、前列腺素等。肾脏完成其生理活动,主要通过肾小球滤过和肾小管重吸收、分泌及排泄。小儿肾脏虽具备大部分成人肾的功能,但其发育是由未成熟逐渐趋向成熟。在胎龄36周时肾单位数量已达成人水平(每肾85万~100万单位),出生后上述功能已基本具备,但调节能力较弱,贮备能力差,一般至1~2岁时达到成人水平。

（一）胎儿肾功能

人胎于12周末,由于近曲小管刷状缘的分化及小管上皮细胞开始运转,已能形成尿液。但此时主要通过胎盘来完成机体的排泄和调节内环境稳定,故无肾的胎儿仍可存活和发育。

（二）肾小球滤过率

新生儿出生时肾小球滤过率(glomerular filtration rate,GFR)平均约为20ml/(min·1.73m²),早产儿更低,生后1周为成人的1/4,3~6个月为成人的1/2,6~12个月为成人的3/4,故不能有效地排出过多的水分和溶质,2岁时达成人水平。

（三）肾小管重吸收及排泄功能

新生儿葡萄糖肾阈较成人低,静脉输入或大量口服葡萄糖时易出现糖尿。氨基酸和磷的肾阈也较成人低。新生儿血浆中醛固酮浓度较高,但新生儿近端肾小管回吸收钠较少,远端肾小管回吸收钠相应增加,生后数周近端肾小管功能发育成熟,大部分钠在近端肾小管回吸收,此时醛固酮分泌也相应减少。新生儿排钠能力较差,如输入过多钠,容易发生钠潴留和水肿。低体重儿排钠较多,如输入不足,可出现钠负平衡而致低钠血症。生后头10天的新生儿,钾排泄能力较差,故血钾偏高。

（四）浓缩和稀释功能

新生儿及幼婴由于髓袢短,尿素形成量少(婴儿蛋白合成代谢旺盛)以及抗利尿激素分泌不足,使浓缩尿液功能不足,在应激状态下保留水分的能力低于年长儿和成人。婴儿每由尿中排出 1mmol 溶质需水分 1.4~2.4ml，而成人仅需 0.7ml。脱水时幼婴尿渗透压最高不超过 700mmol/L，而成人可达 1 400mmol/L，故入量不足时易发生脱水，甚至诱发急性肾功能不全。新生儿及幼婴尿稀释功能接近成人，可将尿稀释至 40mmol/L，但因 GFR 较低，大量水负荷或输液过快时易出现水肿。

（五）酸碱平衡

新生儿及婴幼儿易发生酸中毒，主要原因：①肾保留 HCO_3^- 能力差，碳酸氢盐的肾阈低，仅为 19~22mmol/L；②泌 NH_3 和泌 H^+ 的能力低；③尿中排磷酸盐量少，故排出可滴定酸的能力受限。

（六）肾脏的内分泌功能

新生儿的肾脏已具有内分泌功能，其血浆肾素、血管紧张素和醛固酮均高于成人，生后数周内逐渐降低。新生儿肾血流量低，因而前列腺素合成速率较低。由于胎儿血氧分压较低，故胚肾合成促红细胞生成素较多，生后随着血氧分压的增高，促红细胞生成素合成减少。婴儿血清 $1,25\text{-}(OH)_2D_3$ 水平高于儿童期。

（七）小儿排尿及尿液特点

1. 排尿次数 93% 的新生儿在生后 24 小时内，99% 在 48 小时内排尿。生后头几天内，因摄入量少，每天排尿仅 4~5 次；1 周后，因小儿新陈代谢旺盛，进水量较多而膀胱容量小，排尿突增至每天 20~25 次；1 岁时每天排尿 15~16 次，至学龄前和学龄期每天 6~7 次。

2. 排尿控制 正常排尿机制在婴儿期由脊髓反射完成，以后建立脑干 - 大脑皮层控制，至 3 岁已能控制排尿。在 1.5~3 岁之间，小儿主要通过控制尿道外括约肌和会阴肌控制排尿，若 3 岁后仍保持这种排尿机制，不能控制膀胱逼尿肌收缩，则出现不稳定膀胱，表现为白天尿频、尿急，偶有尿失禁和夜间遗尿。

3. 每天尿量 小儿尿量个体差异较大，新生儿生后 48 小时正常尿量一般每小时为 1~3ml/kg，2 天内平均尿量为 30~60ml/d，3~10 天为 100~300ml/d，~2 个月为 250~400ml/d，~1 岁为 400~500mL/d，~3 岁为 500~600ml/d，~5 岁为 600~700ml/d，~8 岁为 600~1 000ml/d，~14 岁为 800~1 400ml/d，>14 岁为 1 000~1 600ml/d。若新生儿尿量每小时 <1.0ml/kg 为少尿，每小时 <0.5ml/kg 为无尿。学龄儿童每天排尿量少于 400ml，学龄前儿童少于 300ml，婴幼儿少于 200ml 时为少尿；每天尿量少于 50ml 为无尿。

4. 尿的性质

（1）尿色：生后第 2~3 天尿色深，稍混浊，放置后有红褐色沉淀，此为尿酸盐结晶。数日后尿色变淡。正常婴幼儿尿液淡黄透明，但在寒冷季节放置后可有盐类结晶析出而变混，尿酸盐加热后，磷酸盐加酸后可溶解，可与脓尿或乳糜尿鉴别。

（2）酸碱度：生后前几天因尿内含尿酸盐多而呈强酸性，以后接近中性或弱酸性，pH 值多为 5~7。

（3）尿渗透压和尿比重：新生儿尿渗透压平均为 240mmol/L，尿比重为 1.006~1.008，随年龄增长逐渐增高；婴儿尿渗透压为 50~600mmol/L，1 岁后接近成人水平，儿童通常为 500~800mmol/L，尿比重范围为 1.003~1.030，通常为 1.011~1.025。

（4）尿蛋白：正常小儿尿中仅含微量蛋白，通常 $\leq 100mg/(m^2 \cdot 24h)$，定性为阴性，一次尿蛋白（mg/dl）/ 尿肌酐（mg/dl）≤ 0.2。若尿蛋白含量 $>4mg/(m^2 \cdot h)$，或 >100mg/L，定性实验阳性为异常。尿蛋白主要来自血浆蛋白，2/3 为白蛋白，1/3 为 Tamm-Horsfall 蛋白和球蛋白。

（5）尿细胞和管型：正常新鲜尿液离心后沉渣镜检，红细胞 <3 个 /HP，白细胞 <5 个 /HP，偶见透明管型。

三、肾脏疾病的检查方法

（一）尿液分析检查

是肾脏病学检查的主要内容，包括尿量、尿色、透明度、气味、比重、渗透压、酸碱度、尿蛋白、尿有形成分、尿糖、尿酶、尿氨基酸、尿肌酐、尿电解质、尿细菌学检查等。还有一些特殊成分的检查，如尿中免疫球蛋白、特异性抗体、乙肝抗原标志物、白细胞介素、细胞因子、激素、有机酸、尿胆原、药物及其代谢产物、毒物等。

（二）血液学检查

可根据病情需要选择：①血常规、血小板计数、血沉等；②感染病原学证据的检查，如抗链球菌溶血素 O（ASO），各种病毒相关抗原、抗体等；③血清电解质浓度；④肝功能；⑤血脂；⑥血清循环免疫复合物（CIC），免疫球蛋白，补体水平；⑦抗中性粒细胞胞浆抗体；⑧血浆蛋白电泳；⑨狼疮全套检查及抗可提取核抗原（ENA）抗体测定；⑩凝血与纤溶系统检查。

（三）肾功能检查

1. **肾小球功能检查** 包括血尿素氮（BUN）、血肌酐（SCr）、血清胱蛋白酶抑制剂 C 测定（cystatin C）、肾小球滤过率（GFR）、肾小球滤过分数（FF）、肾血浆流量（RPF）及放射性核素肾图等。血中 β_2- 微球蛋白（β_2M）测定，升高表示肾小球滤过功能降低。

2. **肾小管功能检查** ①肾小管葡萄糖最大吸收量（TmG）测定是检查近端肾小管最大重吸收能力。②肾小管对氨基马尿酸最大排泄量（TmPAH）测定是检查近端肾小管排泌功能。③尿浓缩和稀释试验。④肾小管酸中毒的酸碱负荷试验。⑤尿酶检查：尿溶菌酶来自血液，经肾小球滤过，大部分为肾小管所重吸收，尿中该酶升高，表示肾小管吸收功能障碍；N- 乙酰 -β- 氨基葡萄糖苷酶（NAG）和 γ- 谷氨酸转肽酶（γ-GT）分别存在于近端肾小管上皮细胞溶酶体和刷状缘，两酶释出越多，表示肾小管损伤程度越重。

3. **肾功能检查** 包括排泄性静脉肾盂造影（IVP）、放射性核素肾图、肾显像、肾动脉血管造影等。

4. **肾脏内分泌功能检查** ①肾内分泌的内分泌激素，如肾素、血管紧张素、前列腺素、促红细胞生成素等；②以肾脏为靶器官的肾外分泌的多种激素，如抗利尿激素、甲状旁腺激素等；③以肾脏为降解场所的肾外分泌的内分泌激素，如胰岛素等。

（四）影像学检查

1. **B 超检查** 可检测肾脏位置、大小，了解肾结构有无异常，有无积水、囊肿、占位性病变及结石等。

2. **X 线检查** 腹部平片可观察肾脏有无钙化病灶及不透 X 线结石。静脉肾盂造影（IVP）用以了解肾脏排泄功能、肾位置、形态、结构，有无先天畸形、结石、结核、肿瘤、尿路梗阻等。排尿性膀胱尿路造影可确定有无膀胱输尿管反流及严重程度。其他尚有肾血管造影、数字减影血管造影（DSA）、CT 检查等可结合临床选用。

3. **放射性核素检查** 目前检测儿童肾脏疾病常用的方法有肾动态显影、肾静态显影和膀胱显影。可估价肾脏的血液供应，显示肾实质功能和形态，对上尿路梗阻性疾病、肾内占位性病变的诊断和鉴别诊断有较大的临床价值，并可提供功能方面的定量数据，如肾有效血浆流量（FRPF）、GFR 等，便于判断疾病的转归和疗效，是急性肾小管坏死、肾梗死诊断的首选方法。^{99m}Tc DTPA 肾动态显像目前已成为单侧肾血管性高血压的常规筛选试验。^{67}Ga 肾显像还有利于发现隐匿性肾盂肾炎或间质性肾炎。

（五）肾穿刺活组织检查

包括光镜、电镜及免疫荧光检查，以明确病理分型、病变严重程度及活动情况，对指导治疗和估计预后起重要作用。由于此项检查有一定损伤性，故须严格掌握适应证。

1. **肾活检的适应证** ①非典型或重症急性肾炎综合征或病程大于 3 个月者；②急进性肾小球肾炎；③原因不明的持续性或发作性肾小球源性血尿病程持续 3 个月以上者；④隐匿性肾炎、迁延性肾炎、慢性肾炎；⑤无症状持续性非直立性蛋白尿，24 小时尿蛋白定量>1g 者；⑥对糖皮质激素呈依赖、耐药或多次复发的肾病综合征及先天性或婴儿型（生后第 1 年内）肾病综合征；⑦不明原因的急、慢性肾衰竭；⑧肾小管间质性肾炎；⑨继发性肾炎如狼疮性肾炎、乙肝病毒相关肾炎和紫癜性肾炎、结节性多动脉炎等；⑩遗传性肾小球肾炎，溶血尿毒综合征，肾移植后排斥反应。

2. **肾活检的禁忌证** ①肾脏畸形，包括多囊肾、孤立肾、马蹄肾、对侧肾发育不良及萎缩肾、肾动脉狭窄；②急性肾内感染（含肾结核或肾周围脓肿）；③肾肿瘤，血管瘤及肾囊肿；④出血性疾病或出血倾向未纠正；⑤严重高血压或血压控制正常在 1 周以内；⑥骨骼发育畸形使肾脏定位困难；⑦肾盂积水。

（易著文）

第二节　急性肾小球肾炎

急性肾小球肾炎简称急性肾炎，广义上是指一组病因不一，临床表现为急性起病，以水肿、血尿、高血压，并常伴有少尿，肾小球滤过减少为特点的肾小球疾病。多有前驱感染史，其中绝大多数属急性链球菌感染后肾小球肾炎（acute post streptococcal glomerulonephritis, APSGN）。

本病在我国是常见的肾脏疾病，多见于儿童和青少年，以5~14岁多见，小于2岁少见，男女发病比为2:1。

一、病因

尽管本病有多种病因，但绝大多数的病例属A组β溶血性链球菌急性感染后肾小球肾炎。溶血性链球菌感染后，肾炎的发生率一般在0~20%。急性咽炎（12型）感染后肾炎发生率约为10%~15%，脓皮病与猩红热后发生肾炎者约为1%~2%。

呼吸道及皮肤感染为主要前驱感染。以上呼吸道感染或扁桃体炎最常见，脓皮病或皮肤感染次之。且我国北方患上感或扁桃体炎明显高于南方，而皮肤感染南方高于北方。

除乙型溶血性链球菌之外，其他细菌如绿色链球菌、肺炎双球菌、金黄色葡萄球菌、伤寒杆菌、流感杆菌等，病毒如柯萨基病毒B4型、ECHO病毒9型、麻疹病毒、腮腺炎病毒、乙型肝炎病毒、巨细胞病毒、EB病毒、流感病毒等，还有疟原虫、肺炎支原体、白念珠菌、丝虫、钩虫、血吸虫、弓形体、梅毒螺旋体、钩端螺旋体等也可导致急性肾炎。

二、病理

在疾病早期，肾脏病变呈现典型的毛细血管内增生性肾小球肾炎改变。恢复期可为系膜增生性肾小球肾炎表现。

三、诊断要点

（一）临床表现

急性肾炎临床表现轻重悬殊，轻者全无临床症状而检查时发现无症状镜下血尿，重者可呈急进性过程，短期内出现肾功能不全。

1. 前驱感染　90%病例有链球菌的前驱感染，以呼吸道及皮肤感染为主。在前驱感染后经1~3周无症状的间歇期而急性起病。间歇期长短与前驱感染部位有关，咽炎引起者为6~12天，平均10天，皮肤感染引起者为14~28天，平均20天。

2. 典型表现

（1）水肿：70%的病例有水肿，一般仅累及眼睑及颜面部，重者2~3天遍及全身，呈非凹陷性。

（2）血尿：50%~70%患者有肉眼血尿，持续1~2周即转镜下血尿。

（3）蛋白尿：部分病例可有不同程度蛋白尿，20%可达肾病水平蛋白尿。

（4）高血压：30%~80%病例有血压增高。国际儿童青少年高血压诊治指南的具体标准为：3次以上测量，收缩压和/或舒张压均≥同年龄、性别及身高儿童青少年血压的第95百分位数即诊断为儿童高血压。一般目前常用的简要判断为学龄前儿童>120/80mmHg，学龄儿童>130/90mmHg即为儿童高血压。

（5）尿量减少，肉眼血尿，严重者可伴有排尿困难。

（6）此外，急性期常有全身不适、乏力、食欲不振、发热、头痛、头晕、咳嗽、气急、恶心、呕吐、腹痛及鼻出血等。

3. 严重表现

（1）严重病例可因严重水钠潴留致血容量增大，循环负荷过度乃至表现为严重循环充血，甚至出现心力衰竭、肺水肿。

（2）高血压脑病：部分严重病例可因血压急剧增高伴发神经系统症状，如头痛、呕吐、惊厥，甚至视力障碍。

（3）急性肾功能不全：急性肾炎时可有程度不一的少尿性氮质血症，较少数可发展为急性肾衰。

4. 非典型表现

（1）无症状性急性肾炎：为亚临床病例，患儿仅有镜下血尿或仅有血补体C_3降低而无其他临床表现。

（2）肾外症状性急性肾炎：有的患儿水肿、高血压明显，甚至有严重循环充血及高血压脑病，此时尿改变轻微或尿常规检查正常，但有链球菌前驱感染和血补体C3水平明显降低。

（3）似肾病综合征表现的急性肾炎：少数患儿以急性肾炎起病，但水肿和蛋白尿突出，伴轻度高胆固醇血症和低白蛋白血症，临床表现似肾病综合征。

（二）实验室检查

1. 尿沉渣RBC>5个/HP，相差显微镜下尿变异形红细胞占60%以上。沉渣中红细胞管型有诊断意义。最常见的是透明管型和颗粒管型，也常见白细胞和肾小管上皮细胞。

2. 尿蛋白定性常为+~++，75%定量<3g/d，

50% 患者<500mg/d。尿蛋白以白蛋白为主。一般持续 3~4 周,较血尿恢复早。

3. 血常规可见轻度贫血。白细胞计数可正常或增高,此与原发感染灶是否存在有关。

4. 血沉加速,常提示肾炎病变活动。一般病后 2~3 个月恢复正常。

5. 肾功能检查,少数患者可有严重的氮质血症,血尿素氮和肌酐明显升高。可同时合并高钾血症和代谢性酸中毒。

6. 血清抗链球菌溶血素“O”抗体(ASO)阳性率为 50%~80%,通常于链球菌感染后 2~3 周出现,3~5 周达高峰,50% 患者半年内恢复。某些致肾炎菌株可不产生溶血素“O”,如脓皮症 ASO 常不增高。

7. 其他抗体如血清抗脱氧核糖核酸酶抗体(ADNase-B)、血清抗链激酶(ASKase)抗体滴度增高、抗透明质酸酶(AHase)抗体、抗双磷酸吡啶核苷酸酶(ADPNase)抗体可在不同部位感染后相应滴度升高。

8. 血清 C_3 下降,6~8 周时多恢复正常。补体早期成分 $C1q$、C_2、C_4 可于疾病早期下降,恢复较快。60% 患者血清备解素水平下降。

9. 急性肾炎肾活检指征包括:①持续性肉眼血尿在 3 个月以上;②持续性蛋白尿和血尿在 6 个月以上;③发展为肾病综合征者;④肾功能持续减退考虑有急进性肾炎,临床、化验不典型者以确定诊断。

四、鉴别诊断

典型急性肾炎诊断一般不困难。但临床有时需与下列疾病鉴别,见表 14-2-1。

表 14-2-1　急性肾小球肾炎鉴别诊断表

疾病	临床表现	尿改变	血生化检查
急性肾炎	①链球菌感染后 1~3 周起病 ②非凹陷性水肿 ③血尿伴少尿 ④高血压	血尿为主 红细胞管型 尿比重偏高	血清补体多下降,病后 6~8 周恢复 ASO 升高
有肾病综合征表现的急性肾炎	①具有急性肾炎的临床表现 ②同时伴有肾病综合征表现	大量蛋白尿 血尿	血清补体多正常
急进性肾炎	①临床起病同急性肾炎 ②伴进行性肾衰竭	同急性肾炎	血清补体正常 ASO 可升高
慢性肾炎急性发作	①链球菌感染可诱发,但前驱期短 ②凹陷性水肿 ③显著贫血 ④持续高血压 ⑤氮质血症	蛋白尿为主 尿比重低且固定在 1.010	BUN 升高 ASO 可升高
病毒性肾炎	①病毒感染早期(1~5 天内)起病 ②症状轻,大多无水肿,少尿及高血压	血尿为主 常有肉眼血尿 尿脱落细胞可找到包涵体	血清补体正常
IgA 肾病	①多在上呼吸道感染后 24~48 小时出现血尿 ②表现为反复发作性肉眼血尿 ③多无水肿、高血压	以血尿为主	通常 C_3 正常

五、治疗要点

(一)治疗原则

本病无特异治疗。主要原则为中西医结合对症处理,清除残留感染病灶,纠正病理生理及生化异常,防止急性期合并症,保护肾功能,以待自然恢复。

(二)一般治疗

1. 休息　急性期需卧床 2~3 周,直到肉眼血尿消失,水肿减退,血压正常,即可下床作轻微活动。血沉正常后可上学,但仅限于完成课堂学业。尿沉渣细胞绝对计数正常后方可恢复体力活动。

2. 饮食 急性期对蛋白和水分应予以一定限制。对有水肿高血压者应限盐及水。低盐饮食以<1g/d 为宜。水分一般以不显性失水加尿量计算。有氮质血症者应限蛋白,优质动物蛋白摄入量为 0.5g/(kg·d)。

3. 抗感染 有感染灶时用青霉素类抗菌素 10~14 天,对青霉素过敏者选用红霉素治疗 7~10 天。

(三) 对症治疗

1. 利尿 经控制水盐入量仍水肿少尿者可用噻嗪类利尿剂如氢氯噻嗪,剂量 1~2mg/(kg·d),每天分 2~3 次口服。但如肾小球滤过率<25ml/(min·1.73m^2)时常无效,需用强力的袢利尿剂如呋塞米,口服剂量 2~5mg/(kg·d),注射剂量 1mg/kg,每天 1~2 次,静脉注射剂量过大时可有一过性耳聋。

2. 降血压 凡经休息,控制水盐、利尿而血压仍高者均应给予降压药。

(1) 硝苯地平:系钙通道阻滞剂,能抑制细胞外钙离子的内流,松弛血管平滑肌。开始剂量为 0.2~0.3mg/kg,最大剂量 3mg/kg,一天 3 次。

(2) 卡托普利:系血管紧张素转换酶抑制剂,与血管紧张素 I 竞争转换酶,阻止血管紧张素 II 的形成。比外还可阻止血管舒缩素失活及增加前列腺素。初始剂量为 0.3~0.5mg/(kg·d),最大剂量 5~6mg/(kg·d),分 3 次口服。与硝苯地平交替使用降压效果更佳。

(四) 循环充血状态的治疗

1. 纠正水钠潴留,恢复正常血容量,可使用呋塞米注射,而不建议应用洋地黄制剂。

2. 表现有肺水肿者除一般对症治疗外可加用硝普钠,5~20mg 加入 5% 葡萄糖液 100ml 中,以 1μg/(kg·min) 速度静滴,用药时严密监测血压,随时调节药液滴速,每分钟不宜超过 8μg/kg,以防发生低血压。滴注时针筒、输液管等须用黑纸覆盖,以免药物遇光分解。

3. 对难治病例可采用腹膜透析或血液滤过治疗。

(五) 高血压脑病的治疗

原则为选用降压效力强而迅速的药物。

1. 首选硝普钠,用法同上。通常用药后 1~5 分钟内可使血压降至正常,抽搐立即停止,并同时

静脉注射呋塞米,每次 2mg/kg。

2. 有惊厥者应及时止痉。持续抽搐者首选地西泮,按 0.3mg/kg,总量不大于 10mg,缓慢静脉注射。

(六) 急性肾衰竭的治疗

见肾衰竭部分内容。

(七) 中医中药治疗

1. 急性期

(1) 风水相搏

〔证候〕起病急,水肿自眼睑开始迅速波及全身,以头面部肿势为著,皮色发亮,按之凹陷随手而起,尿少色赤,恶风寒或发热汗出,乳蛾红肿疼痛,口渴或不渴,骨节酸痛,鼻塞流涕,咳嗽,舌质淡,苔薄白或薄黄,脉浮。

〔治法〕疏风宣肺,利水消肿。

〔主方〕麻黄连翘赤小豆汤合五苓散加减。

(2) 湿热内侵

〔证候〕小便短赤,甚至尿血,发热或不发热,浮肿或轻或重,烦热口渴,头身困重,倦怠乏力,脘闷纳差,大便黏滞不爽,常有近期疮毒史,舌质红,苔黄腻,脉滑数。

〔治法〕清热利湿,凉血止血。

〔主方〕五味消毒饮合小蓟饮子加减。

2. 恢复期

(1) 阴虚邪恋

〔证候〕神倦乏力,头晕,手足心热,腰酸盗汗,或有反复乳蛾红肿,镜下血尿持续不消,舌红苔少,脉细数。

〔治法〕滋阴补肾,兼清余热。

〔主方〕知柏地黄丸合二至丸加减。

(2) 气虚邪恋

〔证候〕身倦乏力,面色萎黄,纳少便溏,自汗,易于感冒,或见血尿持续不消,舌淡红、苔白,脉缓弱。

〔治法〕健脾益气,兼化湿浊。

〔主方〕参苓白术散加减。

3. 中药成药

(1) 肾炎清热片:每次 3g,1 天 2 次,用于急性期风热、热毒、湿热等证。

(2) 肾炎消肿片:每次 2 片,1 天 2 次,用于急性期风水相搏证和恢复期气虚邪恋证。

(3) 六味地黄丸:每次 3g,1 天 2 次,用于恢复期肾阴不足者。

(4) 知柏地黄丸:每服 3g,1 天 2 次,用于恢复

期阴虚邪恋证。

六、预后

急性肾炎急性期预后好。95% 以上病例能完全恢复，小于 5% 的病例可有持续尿异常，死亡病例在 1% 以下。目前主要死因是急性肾衰竭。

远期预后儿童比成人佳，一般认为 80%~95% 终将痊愈。慢性者呈自身免疫反应参与的进行性肾损害。影响预后的因素可能：①散发者较流行性者差；②成人比儿童差，老年人更差；③急性期伴有重度蛋白尿且持续时间久，肾功能受累者预后差；④组织形态学上呈系膜显著增生者，40% 以上肾小球有新月体形成者，"驼峰" 不典型（如过大或融合者）者预后差。

七、预防

防治感染是预防急性肾炎的根本。减少呼吸道及皮肤感染，对急性扁桃体炎、猩红热及脓疱疮患儿应尽早、足量使用青霉素类或其他敏感抗生素治疗。A 组溶血性链球菌感染后 1~3 周内应定期检查尿常规，及时发现和治疗本病。

（易著文）

【专家点评】

1. 急性肾小球肾炎是儿童最常见的肾小球疾病，通常与各种感染相关。因此在儿童患各种感染性疾病之后，及时反复尿检查，是早期发现肾损伤的常态化措施。

2. 急性肾炎无特异治疗。其诊治主要是注意严重病例的识别和救治。对严重病例救治有困难时，需及时转上级医院。

3. 防治感染是预防急性肾炎的根本。

第三节 肾病综合征

肾病综合征（nephrotic syndrome，NS）是一组由多种原因引起的肾小球滤过膜对血浆蛋白通透性增加，导致血浆内大量蛋白质从尿中丢失而出现以大量蛋白尿和低白蛋白血症为特征表现的临床综合征。临床常有以下四大特点：①大量蛋白尿；②低白蛋白血症；③高脂血症；④明显水肿。以上第①、②两项为必备条件。

肾病综合征在儿童肾脏疾病中发病率仅次于急性肾炎。肾病综合征按病因可分为原发性、继发性和先天遗传性三种类型。本节主要叙述原发性肾病综合征（primary nephrotic syndrome，PNS）。原发性肾病综合征约占儿童时期肾病综合征总数的 90%，是儿童常见的肾小球疾病。发病率与地域和种族差异有关，男女比例约为 3.7∶1。发病年龄多为学龄前儿童，3~5 岁为发病高峰。

一、病因

原发性肾病综合征肾脏损害使肾小球通透性增加导致蛋白尿，而低蛋白血症、水肿和高胆固醇血症是继发的病理生理改变。

原发性肾病综合征的病因及发病机制目前尚不明确。T 淋巴细胞异常参与本病的发病。近年来，研究发现肾病综合征的发病具有遗传基础。另外，肾病综合征还有家族性表现，且绝大多数是同胞患病。在流行病学调查发现，黑人患肾病综合征症状表现重，对激素反应差。提示肾病综合征发病与人种及环境有关。

自 1998 年以来，对足细胞及裂孔膈膜的认识从超微结构跃升到细胞分子水平，研究证实了"足细胞分子"nephrin、CD2-AP、podocin、α-actinin-4 等,是肾病综合征发生蛋白尿的关键分子。目前发现可能致病的相关基因至少有 50 个以上,并在持续增加。

二、病理

原发性肾病综合征可见于各种病理类型。儿童肾病综合征最主要的病理变化是微小病变型占大多数,其他依次为系膜增生性肾炎、局灶节段性肾小球硬化、膜增生性肾炎、膜性肾病等。

三、诊断要点

(一)临床表现

水肿最常见,开始见于眼睑,以后逐渐遍及全身。未治疗或时间长的病例可有腹水或胸腔积液。一般起病隐匿,常无明显诱因。大约 30% 左右有病毒感染或细菌感染发病史,上呼吸道感染也可导致微小病变型肾病综合征复发。70% 的肾病复发与病毒感染有关。无并发症者无肉眼血尿,而短暂的镜下血尿可见于大约 15% 的患者。大多数血压正常,但轻度高血压也见于约 15% 的患者,严重的高血压通常不支持微小病变型肾病综合征的诊断。由于血容量减少而出现短暂的肌酐清除率下降约占 30%,一般肾功能正常,急性肾衰竭少见。部分病例晚期可有肾小管功能障碍,出现低血磷性佝偻病、肾性糖尿、氨基酸尿和酸中毒等。

(二)并发症

1. **感染** 由于肾病综合征患儿免疫功能低下,蛋白质营养不良,显著水肿,造成局部血液循环不良,加之患儿多用糖皮质激素和 / 或免疫抑制剂治疗等,使肾病患儿极易罹患各种感染。常见的感染有呼吸道、皮肤、泌尿道等处和原发性腹膜炎等,其中尤以上呼吸道感染最多见,占 50% 以上。上呼吸道感染也可导致微小病变型肾病综合征复发。结核杆菌感染亦应引起重视。

2. **电解质紊乱和低血容量** 肾病患儿常见的电解质紊乱有低钠、低钾、低钙血症。患儿可因不恰当长期禁盐或长期食用不含钠的食盐代用品,过多使用利尿剂,以及感染、呕吐、腹泻等因素均可致低钠血症。在上述诱因下如突然出现厌食、乏力、懒言、嗜睡、血压下降,甚至休克、抽搐等,应考虑低钠血症的可能。如在大量使用利尿剂或激素后大量利尿,出现食欲不振,进食较少而忽略及时补钾

可致低钾血症。肾病患儿大量蛋白尿时钙常与蛋白结合随尿丢失,加之长期服用激素和肾病时维生素 D 水平降低使肠道钙吸收不良,骨骼对甲状旁腺激素的敏感性降低等,引起低钙血症,甚至出现低钙性惊厥。另外,肾病患儿多有低蛋白血症,血浆胶体渗透压下降、显著水肿,而常有血容量不足,尤在各种诱因引起低钠血症时易出现低血容量性休克,应予以警惕。

3. **血栓形成和栓塞** 肾病综合征高凝状态易致各种动、静脉血栓形成。儿童肾病血栓形成可发生在不同部位。①肾静脉血栓形成常见,表现为突发腰痛,出现血尿或血尿加重,少尿,甚至发生肾衰竭。②下肢深静脉血栓形成,两侧肢体水肿程度差别固定,不随体位改变而变化。③皮肤血管血栓形成,表现为皮肤突发紫斑并迅速扩大。④阴囊水肿呈紫色。⑤顽固性腹水。⑥下肢动脉血栓形成,出现下肢疼痛伴足背动脉搏动消失等。股动脉血栓形成是儿童肾病综合征并发的急症状态之一,如不及时溶栓治疗可导致肢端坏死而需截肢。⑦肺栓塞时可出现不明原因的咳嗽、咯血或呼吸困难而无明显肺部阳性体征,其半数可无临床症状。⑧脑栓塞时出现突发的偏瘫、面瘫、失语或神志改变等神经系统症状,在排除高血压脑病、颅内感染性疾病时,要考虑颅内血管栓塞。血栓缓慢形成者其临床症状多不明显。

4. **急性肾衰竭** 5% 的微小病变型肾病可并发急性肾衰竭。当肾病综合征出现急性肾衰竭时,要考虑以下原因:①急性间质性肾炎,可由使用合成青霉素、呋塞米、非类固醇消炎药引起。临床除肾功能减退外,常有发热、皮疹、血中嗜酸性粒细胞和 IgE 增高,尿中亦可见嗜酸性粒细胞。②严重肾间质水肿或大量蛋白管型致肾内梗阻。③在原病理基础上并发大量新月体形成。④血容量减少致肾前性氮质血症或合并肾静脉血栓形成。

5. **肾小管功能障碍** 临床上可见肾病综合征患儿合并肾性糖尿或氨基酸尿,严重者可呈 Fanconi 综合征。患儿尿中视黄醇结合蛋白、β_2- 微球蛋白增多。较严重的小管间质损害均发生在难治性肾病患儿。此类患儿对糖皮质激素治疗反应差,长期预后差。

6. **肾上腺危象** 肾病综合征患儿长期应用大剂量激素者,可使其垂体 - 肾上腺皮质轴内源性激素长期受到抑制。如在治疗过程中突然停用激素,或激素减量速度过快或减量过大,或机体出现应激

情况(严重感染或创伤、手术等),受抑制状态的肾上腺皮质一时不能分泌足够的糖、盐皮质激素,而又未及时补充足量的外源性激素,患儿可突然出现血压下降、脉搏增快、呼吸困难、皮肤发绀发凉,很快从严重休克进入昏迷,如未及时救治,易致患儿死亡。

7. 生长延迟 肾病患儿的生长延迟多见于频繁复发和接受长期大剂量糖皮质激素治疗的病例。但大多数肾病患儿在停用激素后出现生长追赶现象,不影响最终身高。如持续出现生长停滞,应到专科进一步诊治。

(三) 实验室检查

1. 尿液分析 ①尿常规检查尿蛋白定性多在+++以上,大约 15% 有短暂的镜下血尿,大多数可见透明管型、颗粒管型和卵圆脂肪小体。②尿蛋白定量:24 小时尿蛋白定量检查超过>50mg/(kg·d)为肾病范围的蛋白尿。尿蛋白/尿肌酐(mg/mg)>2.0(正常儿童上限为 0.2)。

2. 血清蛋白、胆固醇和肾功能测定 血清白蛋白浓度<30g/L 时可诊断为肾病综合征的低白蛋白血症。由于肝脏合成增加,α_2 球蛋白、β 球蛋白浓度增高,IgG 减低,IgM、IgE 增加。胆固醇>5.7mmol/L,三酰甘油升高,LDL 和 VLDL 增高,HDL 多正常。BUN、Cr 可升高,晚期患儿可有肾小管功能损害。

3. 血清补体测定 微小病变型肾病综合征血清补体水平正常,肾炎性肾病综合征血清补体水平可下降。

4. 感染依据的检查 对新诊断病例应进行血清学检查寻找链球菌感染的证据,以及其他病原学的检查,如呼吸道感染相关病毒及相关肝炎病毒感染等。

5. 系统性疾病的血清学检查 对有血尿、补体减少并有系统性疾病临床表现的患儿尤其重要,以排除继发性肾病综合征。

6. 高凝状态和血栓形成的检查 大多数原发性肾病患儿都存在不同程度的高凝状态,血小板增多,血小板聚集率增加,血浆纤维蛋白原增加,D-二聚体增加,尿纤维蛋白裂解产物增高。对疑及血栓形成者可行彩色多普勒 B 型超声检查以明确诊断,有条件者可行数字减影血管造影。

7. 经皮肾穿刺组织病理学检查 大多数儿童肾病综合征不需要进行诊断性肾活检。肾病综合征肾活检指征:①对糖皮质激素治疗耐药、频繁复发者;②临床或实验室证据支持肾炎性肾病、慢性肾小球肾炎者。

8. 基因检测 对有相似肾脏疾病家族史、生后 3 个月以内起病者和激素耐药型肾病综合征者应行基因检测。明确不同基因突变所致遗传性肾病综合征的研究有助于根据不同致病基因做出遗传性肾病综合征的诊断以及进一步的分子分型,以便正确诊断和制订有针对性的治疗方案。

四、鉴别诊断

临床上根据有无血尿、高血压、氮质血症、低补体血症,将原发性肾病综合征分为单纯性和肾炎性。全国儿科肾脏病科研协作组制定的肾炎性肾病的诊断标准:① 2 周内分别 3 次以上离心尿检查红细胞超过 10 个 /HP,并证实为肾小球源性血尿;②反复或持续高血压,并除外糖皮质激素等原因所致;③肾功能不全,并排除由于血容量不足所致;④持续低补体血症。凡具有以上四项中之一项或多项者属肾炎性肾病,不具有以上条件者为单纯性肾病。

原发性肾病综合征还需与继发于全身性疾病的肾病综合征鉴别。儿科临床上部分非典型链球菌感染后肾炎、狼疮性肾炎、紫癜性肾炎、乙型肝炎病毒相关性肾炎、结核杆菌相关性肾炎及药源性肾炎等均可有肾病综合征样表现。临床上须排除继发性肾病综合征后,方可诊断原发性肾病综合征。

五、治疗

(一) 一般治疗

1. 水肿显著、大量蛋白尿或严重高血压者均需卧床休息。病情缓解后可逐渐增加活动量,但不可过累。在校儿童肾病活动期应休学。具体参见小儿肾脏病患者生活管理分级标准,要求如下:

A 级:肾病变活动需接受治疗者,不能参加学习及一切文体、社会活动。

B 级:肾病变仍有活动性,但已处于恢复阶段,可接受教室学习,免体育活动及社会文化活动。

C 级:肾病综合征停药后仍处于缓解期中,可接受教室学习及从事轻体育活动、文化活动。

D 级:肾病综合征停药后且长期处于缓解,但运动后尿所见仍有改变者,应防止激烈运动及长时间体育活动。

E级:肾病综合征停药后且长期处于缓解,运动后尿也无变化,可与健康儿一样正常生活,但仍需定期查尿。

2. 显著水肿和严重高血压时应短期限制水钠摄入,病情缓解后不必继续限盐。活动期病例供盐1~2g/d,蛋白质摄入 1.5~2g/(kg·d),以高生物价的动物蛋白(乳、鱼、蛋、禽、牛肉等)为宜。在应用激素过程中,食欲增加者应控制食量,足量激素时每天应给予维生素 D 400IU 及钙 800~1 200mg。

3. 感染是肾病发病的诱因,也是肾病的常见并发症。一旦发生感染,应积极及时治疗。但不主张预防性使用抗生素。对肾病患儿放弃或过度延迟基础接种疫苗是不明智的。肾病患儿预防接种的原则是尽可能按照国家预防接种计划进行,但要避免使用活疫苗和减毒活疫苗。在大量使用激素和免疫抑制剂时,可相应延长接种时间,一般应在症状缓解半年后进行。对于肾病综合征患儿接种23 价和 7 价共轭肺炎球菌疫苗是必要的。患儿和家长可接种流感疫苗。如果对水痘没有免疫力,肾病患儿接触水痘后应用免疫球蛋白,在不用免疫抑制剂期间可接种水痘带状疱疹病毒疫苗。需要透析或肾移植的患儿,应在透析或肾移植前接种重组乙型肝炎病毒疫苗。

4. 对激素耐药或使用激素之前,水肿较重伴尿少者可配合使用利尿剂,但需密切观察出、入水量及体重变化、电解质紊乱情况,利尿剂只能用于严重水肿和低血容量被纠正后。首选呋塞米,每次 1~2mg/kg。如果无效,可给予螺内酯,每次 5~10mg/kg;血肌酐浓度正常时,可用阿米洛利0.2~0.5mg/kg。对于严重水肿,如有必要可给予呋塞米加白蛋白输注可增加利尿效果,但这种效果是短暂的。

5. 在肾病患儿的治疗过程中,应指导患儿及其父母了解肾病的有关知识,积极配合治疗,提高肾病治疗的依从性,这对巩固肾病缓解、减少复发、降低人为难治性肾病的发生至关重要。应教会他们用试纸检验尿蛋白的方法。

6. 肾病患儿多有内向、情绪不稳定性或神经质个性倾向,出现明显的焦急、抑郁、恐惧等心理障碍,应配合相应心理治疗。

(二)激素治疗疗效评价

1. 激素敏感型肾病(steroid-sensitive NS,SSNS)以泼尼松足量[2mg/(kg·d) 或 60mg/(m²·d)]治疗≤4 周尿蛋白转阴者。

2. 缓解 以足量泼尼松治疗后,出现连续 3天晨尿蛋白为阴性。

3. 复发 连续 3 天晨尿蛋白由阴性转为(+++)或(++++),或 24 小时尿蛋白定量 ≥50mg/kg或尿蛋白 / 肌酐 ≥2.0。

4. 频复发肾病(frequent recurrence of kidney disease,FRNS) 指肾病病程中半年内复发 ≥2次,或 1 年内复发 ≥4 次。

5. 激素依赖型肾病 指对激素敏感,但连续两次减量或停药 2 周内复发者。

6. 激素耐药型肾病 以泼尼松足量[2mg/(kg·d) 或 60mg/(m²·d)]治疗>4 周尿蛋白仍阳性者。

7. 迟发激素耐药型肾病 激素敏感型 NS 患儿在肾病复发后对激素耐药。

(三)激素敏感型肾病的治疗

根据中华医学会儿科学分会肾脏病学组制定的激素敏感、复发 / 依赖肾病综合征诊治循证指南(2016)及其解读:

1. 初发肾病综合征的治疗 糖皮质激素作为主要的抗炎和免疫抑制药物被广泛用于肾病综合征的治疗。糖皮质激素治疗肾病综合征的作用:①直接抗炎作用;②免疫调节作用;③利尿作用。

激素治疗肾病综合征:可分以下两个阶段:

(1)诱导缓解阶段:足量泼尼松(或泼尼松龙)60mg/(m²·d)或 2mg/(kg·d),最大剂量 60mg/d,先分次口服,尿蛋白转阴后改为每晨顿服,疗程 4~6 周。

(2)巩固维持阶段:隔日晨顿服 2mg/kg 或 40mg/m²(最大剂量 60mg/m²),共 4~6 周,然后逐渐减量。总疗程 9~12 个月。

2. 应用糖皮质激素的主要禁忌证 ①严重精神疾病;②癫痫;③肾上腺皮质功能亢进症;④活动性消化性溃疡病;⑤严重高血压;⑥中度以上的糖尿病;⑦活动性肺结核;⑧抗生素不能控制的细菌(或广泛耐药的细菌)、真菌所致的感染性疾病;⑨水痘、眼单纯性疱疹;⑩严重的骨质疏松症、角膜溃疡等。

3. 激素治疗的副作用 长期超生理剂量使用糖皮质激素可见以下副作用:①代谢紊乱,可出现明显库欣综合征貌,肌肉萎缩无力,伤口愈合不良,蛋白质营养不良,高血糖,尿糖,水钠潴留,高血压,尿中失钾,高尿钙,骨质疏松。②消化性溃疡和精神欣快感、兴奋、失眠,甚至呈精神病、癫痫发作等;还可发生白内障、无菌性股骨头坏死、高凝状态、生长停滞等。③易发生感染或诱发结核灶的活动。④急性肾上腺皮质功能不全,戒断综合征。

(四)非频复发肾病综合征的治疗

1. 原则 积极寻找复发诱因,积极控制感染,少数患儿控制感染后可自发缓解。

2. 激素治疗

(1)重新诱导缓解:足量泼尼松(或泼尼松龙)每天分次或晨顿服,直至尿蛋白连续转阴 3 天后,改为 $40mg/m^2$ 或 $1.5mg/(kg \cdot d)$ 隔天晨顿服 4 周,然后用 4 周以上的时间逐渐减量。

(2)在感染时增加激素维持量:在巩固维持阶段,患上呼吸道感染时改隔天口服激素治疗为同剂量每天口服,连用 7 天,可降低复发率。

(五)频复发肾病和激素依赖型肾病的治疗

1. 激素的使用

(1)拖尾巴疗法:同上诱导缓解后,泼尼松每 4 周减量 0.25mg/kg,给予能维持缓解的最小有效激素量(0.5~0.25mg/kg),隔天口服,连用 9~18 个月。

(2)在感染时增加激素维持量:患儿在隔天口服泼尼松 0.5mg/kg 时出现上呼吸道感染时,改隔天口服激素治疗为同剂量每天口服,连用 7 天,可降低 2 年后的复发率。

(3)改善肾上腺皮质功能:因肾上腺皮质功能减退患儿复发率显著增高,对这部分患儿可用促肾上腺皮质激素静滴来预防复发。对激素依赖型肾病患儿可给予促肾上腺皮质激素 0.4~1.0U/(kg·d)(总量不超过 25~50U)静脉滴注 3~5 天,然后激素减量。每次激素减量均按上述处理,直至停激素。

(4)更换激素种类:对泼尼松疗效较差的病例,可换用其他糖皮质激素制剂,如甲基泼尼松龙、曲安西龙等。

2. 免疫抑制剂治疗

(1)环磷酰胺(CTX):环磷酰胺是氮芥的衍生物,在体内主要作用于细胞周期 S 期(DNA 合成后期的有丝分裂),通过影响 DNA 合成发挥细胞毒作用。环磷酰胺对体液免疫的抑制作用较强,且抑制作用较持久。烷化剂较单用泼尼松降低了患儿复发的风险。环磷酰胺对于频复发者优于激素依赖者,对 7 岁以上者优于年幼儿。剂量:8~12mg/(kg·d)静脉冲击疗法,每 2 周连用 2 天,总

剂量 ≤168mg/kg,或每个月 1 次静脉注射,$500mg/m^2$,共 6 次。在用药期间要严格掌握总累积量,以防止远期对性腺的损伤,同时需水化治疗,水化疗法的液体应控制在 1/4~1/5 张力液,应注意多饮水,适当补液,每天液体量在 1 000ml/m²。副作用:因为环磷酰胺对细胞的选择性低,故全身的副作用大,有白细胞减少、秃发、肝功能损害、出血性膀胱炎等,少数可发生肺纤维化。最需要关注的是其远期性腺损害。病情需要者可小剂量、短疗程、间断用药,避免青春期前和青春期用药。

(2)吗替麦考酚酯(mycophenolate mofetil,MMF):对 T 淋巴细胞、B 淋巴细胞有高度选择性,可抑制细胞增殖,可直接抑制 B 淋巴细胞抗体的产生。MMF 还可抑制淋巴细胞和单核细胞中与黏附于内皮细胞有关的糖蛋白的糖基化,使 T 细胞与内皮细胞的黏附减少,穿越内皮细胞的能力下降,炎症部位淋巴细胞的聚集减少。剂量:20~30mg/(kg·d),每 12 小时口服 1 次(每次最大剂量不超过 1g),疗程 12~24 个月。注意事项:MMF 毒副反应主要有胃肠道反应和感染;少数患者出现潜在的血液系统骨髓抑制,如贫血、白细胞减少、肝脏损害。

(3)其他免疫抑制剂:有环孢素 A(cyclosporin,CsA)、他克莫司(tacrolimus,TAC)、Rituximab、长春新碱、咪唑立宾、硫唑嘌呤等,可根据病情适当选用。

3. 免疫调节剂左旋咪唑 一般作为激素辅助治疗,适用于常伴感染的频复发肾病和激素依赖型肾病。剂量:2.5mg/kg,隔天服用,用 12~24 个月。左旋咪唑在治疗期间和治疗后均可降低复发率,减少激素用量,在某些患儿可诱导长期缓解。KDIGO 指南推荐,左旋咪唑 2.5mg/kg 隔天服用,用药至少 1 年。

副作用可有胃肠不适、流感样症状、皮疹、中性粒细胞下降、惊厥、皮肤血管炎和肝毒性。停药即可恢复。

(六)激素耐药型肾病的治疗

1. 在缺乏肾脏病理检查的情况下,环磷酰胺(CTX)可作为激素耐药型肾病的首选治疗药物。中华医学会儿科学分会肾脏病学组制定的激素耐药肾病综合征诊治循证指南推荐采用激素序贯疗法:泼尼松 2mg/(kg·d)治疗 4 周后尿蛋白仍阳性时,可考虑以大剂量甲泼尼龙(MP)15~30mg/(kg·d),每天 1 次静脉滴注,连用 3 天为 1 个疗程,最大剂量不超过 1g。冲击治疗 1 个疗程后如果尿蛋白转阴,泼

尼松按激素敏感方案减量;如尿蛋白仍阳性者,应加用免疫抑制剂,同时隔天晨顿服泼尼松 2mg/kg,随后每 2~4 周减 5~10mg,以较小剂量长期隔天顿服维持,少数可停用。

注意事项:建议甲泼尼龙治疗前检查心电图,有心律不齐者禁用。静脉滴注时进行心电监护。下列情况慎用甲泼尼龙治疗:①伴活动性感染;②高血压;③有胃肠道溃疡或活动性出血者;④糖尿病。KDIGO 则推荐钙调神经磷酸酶抑制剂(CNI)作为激素耐药型肾病的首选治疗药物,但也建议与小剂量糖皮质激素联合治疗,同时不建议用环磷酰胺治疗儿童激素耐药型肾病。

2. 根据不同病理类型的治疗方案 激素耐药型肾病儿童常见病理类型:以非微小病变为主,包括局灶节段性肾小球硬化(FSGS)、系膜增生性肾小球肾炎(MsPGN)、膜增生性肾小球肾炎(MPGN)、膜性肾病(MN)。微小病变(MCD)初治时只有少部分患儿出现激素耐药。免疫荧光以 IgM 或 Clq 沉积为主的肾病患儿常出现激素耐药。

(1)病理类型为微小病变型:①环磷酰胺:静脉环磷酰胺冲击的完全缓解率较口服效果更佳;②环孢素(CsA)或他克莫司(TAC)。

(2)病理类型为局灶节段性肾小球硬化:①环孢素:为首选药物,至少应用 3 个月,在蛋白尿完全缓解后,环孢素应逐渐减量,总疗程 1~2 年。②他克莫司(TAC)。③激素联合环磷酰胺治疗:大剂量 MP 冲击 1~3 疗程后,序贯泼尼松口服联合环磷酰胺静脉治疗,疗程 6~12 个月。④其他:尚可以利妥昔单抗静脉滴注、长春新碱(VCR)冲击和吗替麦考酚酯(MMF)口服等治疗。

(3)病理类型为系膜增生性肾小球肾炎:可参考选用静脉环磷酰胺冲击、环孢素、他克莫司、TWH 等治疗。

(4)病理类型为膜增生性肾小球肾炎:可选用大剂量甲泼尼龙冲击序贯泼尼松和环磷酰胺冲击,也可以考虑选用其他免疫抑制剂,如环孢素、他克莫司或 MMF。

(5)病理类型为膜性肾病:儿童原发性膜性肾病很少。成人膜性肾病治疗建议首选 ACEI 和/或 ARB 类药物,若大量蛋白尿、肾功能不断恶化或经上述治疗无明显好转,可选用环孢素或他克莫司和低剂量泼尼松治疗,至少 6 个月,或咪唑立宾(MZR)或他克莫司治疗。

3. 辅助治疗

(1)ACEI 和/或 ARB 是重要的辅助治疗药物,不仅可以控制高血压,还对改善肾小球局部血流动力学、减少尿蛋白、延缓肾小球硬化有良好作用,尤其适用于伴有高血压的 NS。常用制剂有卡托普利、依那普利、福辛普利。

(2)由于肾病往往存在高凝状态和纤溶障碍,易并发血栓形成。有高凝状态或静脉血栓形成的患者应尽早使用抗凝和溶栓治疗。

1)肝素钠:1mg/(kg·d),加入 10% 葡萄糖液 50~100ml 中静脉滴注,每天 1 次,2~4 周为一个疗程。亦可选用低分子肝素。病情好转后改口服抗凝药维持治疗。

2)尿激酶:有直接激活纤溶酶溶解血栓的作用。一般剂量(3 万~6 万)U/d,加入 10% 葡萄糖液 100~200ml 中,静脉滴注,1~2 周为一个疗程。血栓严重病例需用尿激酶冲击治疗,尿激酶剂量 ≥ 5 000U/(kg·d)。

3)口服抗凝药:双嘧达莫 5~10mg/(kg·d),分 3 次饭后服,6 个月为一个疗程。

(3)有高脂血症存在可考虑使用降脂药物,如他汀类药物;有肾小管与间质病变的患儿可加用冬虫夏草制剂,其能改善肾功能,减轻毒性物质对肾脏的损害,同时可以降低血液中的胆固醇和甘油三酯,减轻动脉粥样硬化;伴有肾功能不全可应用大黄制剂。

(七)遗传性肾病综合征的治疗

对于遗传性肾病综合征遗传学特征和致病基因检测分析,已知其对激素及免疫抑制剂治疗无反应,临床绝大多数表现为激素耐药型肾病,则目前国内外主张对于确诊的遗传性肾病综合征不给予激素或免疫抑制剂治疗,避免不必要或过度治疗。治疗则以养肾护肾、对症处理为主,以延缓肾脏病理慢性进展为目的。

(八)中医中药治疗

肾病综合征属中医"水肿""阴水""虚劳"的范畴。肾病水肿的发病与肺、脾、肾三脏功能失调有关。可根据辨证施治原则立方治疗。

1. 脾虚湿困

〔主证〕周身水肿,下肢尤重,按之下陷,或晨起眼睑面部水肿,食欲减退,困倦乏力,面色苍白浮黄,腹胀,水肿消退则见消瘦,尿少而混。舌体胖嫩有齿痕,苔白或白腻。脉沉弱无力。

〔治法〕健脾利湿。

〔方药〕参苓白术散合防己黄芪汤：党参、白术、茯苓、甘草、山药、扁豆、莲子肉、砂仁、黄芪、防己、桔梗。

2. 脾肾阳虚

〔主证〕全身水肿，以腰以下为甚，按之凹陷，面色㿠白，神疲纳差，腰酸腿软，乏力怕冷，尿少色清或夜尿次数多，容易腹泻，四肢冷，生长发育迟缓。舌体胖嫩，苔薄白。脉沉细无力，尺脉弱。

〔治法〕温阳利水。

〔方药〕真武汤：制附子、茯苓、白术、干姜、白芍、生姜。

3. 肝肾阴虚

〔主证〕水肿，腰酸腿软，午后低热，五心烦热，盗汗，睡眠不安，口苦，咽干，颧红，生长发育迟缓，或常伴有血尿。舌质红，苔薄黄或少苔，脉细数。

〔治法〕滋阴凉血。

〔方药〕知柏地黄丸加减：地黄、山药、丹皮、山茱萸、泽泻、茯苓、黄柏、知母、女贞子、枸杞子、小蓟、白茅根、旱莲草。

4. 气阴两虚

〔主证〕面色无华，腰膝酸软，或有浮肿，耳鸣目眩，咽干，口渴，舌红少苔，脉细数。

〔治法〕益气养阴。

〔方药〕六味地黄丸加黄芪：党参、黄芪、生地、山茱萸、山药、茯苓、丹皮。

5. 气滞血瘀

〔主证〕水肿，血尿顽固不消，尿色暗红，面色暗晦，皮肤有瘀点或瘀斑，腰痛固定不移或肾区叩击痛，尿量少。舌质暗紫或有瘀斑，苔薄黄。脉沉涩或细数。

〔治法〕活血化瘀。

〔方药〕桃红四物加黄芪：桃仁、红花、党参、黄芪、熟地、茯苓、山药、川芎、白芍、当归。

六、预后

肾病综合征的预后转归与其病理变化关系密切。微小病变型预后最好，局灶性肾小球硬化和系膜毛细血管性肾小球肾炎预后最差。微小病变型90%~95%的患儿首次应用糖皮质激素有效，其中85%可有复发，复发在第一年比以后更常见。如果小儿3~4年还没有复发，其后有95%的机会不复发。微小病变型发展成尿毒症者极少，绝大多数死于感染或激素严重副作用等。激素耐药型肾病患者预后差。激素耐药型肾病患儿5年肾存活率为71.5%~94.3%，对钙调磷酸酶抑制剂耐药者和频复发肾病预后差。对于激素耐药型肾病经久不愈者应尽可能检查相关基因，以避免长期无效的药物治疗。

（易著文）

【专家点评】

1. 对于初发肾病综合征的激素治疗，足剂量和足疗程是关键，可降低发病后1~2年复发率。激素的疗程超过2个月后，每增加1个月疗程，在停药的12~24个月内，复发的危险度降为11%，可减少复发发生率至7.5%，此效应维持至7个月，同时不增加激素副作用。

2. 激素耐药型肾病的治疗相对棘手。经循证医学分析，CTX、TAC、CsA及左旋咪唑等有比较充分的证据能延长缓解期和减少复发，可作为首选的非激素治疗药。长达5年的随访显示，CTX治疗的患儿复发率较CsA更低，无复发时间更长，但使用时需注意患儿的年龄，尤其对青春期儿童应予以高度的重视。对难治性肾病患儿用药时，应考虑免疫抑制剂的不良反应、治疗的时间和费用，结合患儿的个体差异和对药物的耐受情况，由医生和患儿（或家属）共同选择，同时要避免药物的滥用和不良反应。

第四节　泌尿道感染

泌尿道感染(urinary tract infection,UTI)是指泌尿道存在增生的细菌,并侵犯尿路黏膜或组织而引起的组织损伤。按病原体侵袭的部位不同,分为肾盂肾炎、膀胱炎、尿道炎。肾盂肾炎又称为上尿道感染,膀胱炎和尿道炎合称下尿路感染。由于定位困难,统称为泌尿道感染。

儿童泌尿道感染的发病率在不同年龄、性别存在差异。6 岁以下年龄组:女童累积发病率为 6.6%,男童为 1.8%;6~16 岁年龄组:女童发病率为 0.7%~2.3%,男童为 0.04%~0.2%。无论成人或儿童,女性 UTI 的发病率普遍高于男性,但新生儿或婴幼儿早期,男性发病率高于女性。

一、病因

儿童泌尿道感染 60%~80% 是大肠埃希菌所致,其次为变形杆菌、克雷伯杆菌、铜绿假单胞菌等。在泌尿道畸形的儿童中,致病菌为非大肠埃希菌者比例增高。近年来革兰氏阳性球菌感染发生率增高,特别是在新生儿中,B 族链球菌所致的泌尿道感染明显高于其他年龄组。免疫功能低下、长期使用抗生素、长期留置导尿管的患儿,容易发生真菌感染、肠球菌、肠杆菌及假单胞菌等院内感染。

二、诊断要点

(一)临床表现

临床症状因年龄、感染部位及病情轻重的不同,其临床表现各异。

(1)新生儿:以全身症状为主,表现为发热或体温不升、苍白、拒奶、呕吐、腹泻、体重不增,多数伴有黄疸,部分患儿可有嗜睡、烦躁、惊厥。

(2)婴幼儿:发热为最突出的表现,拒食、呕吐、腹泻等全身症状也较明显,还常伴有排尿哭吵、排尿困难、血尿、脓尿。

(3)年长儿童:与成人泌尿道感染症状相似。上泌尿道感染时,有发热、腹痛、腰痛及尿路刺激症状,部分患儿可出现血尿、蛋白尿。下泌尿道感染时,一般无全身症状,主要表现为尿频、尿急、尿痛等尿路刺激症状,可有排尿困难、血尿、脓尿及尿液浑浊。

(二)临床分类

目前对于泌尿道感染常用的临床分类标准,有以下类型:①依据病原微生物种类分为特异性泌尿道感染和非特异性泌尿道感染,前者指由真菌、病毒、结核、淋球菌、支原体、衣原体、寄生虫等所致的泌尿道感染,后者指由一般细菌所引起的泌尿道感染;②依据感染的部位分为上泌尿道感染及下泌尿道感染,前者指肾盂肾炎,后者包括膀胱炎及尿道炎;③依据有无临床症状分为有症状泌尿道感染及无症状泌尿道感染;④依据病程的长短分为急性泌尿道感染和慢性泌尿道感染,前者指病程 6 个月内者,后者指病程 6 个月以上者;⑤依据泌尿道有无解剖和功能异常分为复杂性和非复杂性泌尿道感染;⑥依据泌尿道感染是初发还是再发分为初发泌尿道感染和再发性泌尿道感染,再发性泌尿道感染又分为复发和重新感染。

(三)实验室及影像学检查

1. 尿液分析

(1)尿常规检查:清洁中段尿离心沉渣中白细胞 ≥ 5 个 /HP,即可怀疑为泌尿道感染。

(2)试纸条亚硝酸盐试验和尿白细胞酯酶检测:试纸条亚硝酸盐试验对诊断泌尿道感染的特异度为 75.6%~100%,而敏感度为 16.2%~88.1%,检测晨尿可提高阳性率。尿白细胞酯酶检测对诊断急性泌尿道感染的特异度和敏感度分别为 69.3%~97.8% 及 37.5%~100%。两者联合检测可以提高诊断泌尿道感染的特异度和敏感度。

2. 尿培养细菌学检查　临床上常用的尿培养菌落计数诊断泌尿道感染的标准:清洁中段尿培养菌落数>10^5/ml 可确诊为泌尿道感染,10^4~10^5/ml 为可疑,<10^4/ml 系污染。但尿培养菌落计数诊断泌尿道感染的标准依据尿液收集方法、患儿性别、细菌种类及繁殖力等不同而存在较大的差别(表 14-4-1)。对临床高度怀疑泌尿道感染而尿普通细菌培养阴性者,应做 L- 型细菌和厌氧菌培养。

3. 影像学检查　常用的影像学检查包括 B 超、静态核素肾扫描、排泄性膀胱尿路造影(MCU)等。

表 14-4-1 尿培养菌落计数诊断泌尿道感染的标准

尿收集方法	菌落计数 /ml	泌尿道感染概率
耻骨上膀胱穿刺	革兰氏阴性杆菌 任何数量	>99%
	革兰氏阳性菌 >10³	>99%
导尿管收集尿液	>10⁵	>95%
	10⁴~10⁵	可能
	10³~10⁴	可疑, 重复尿检
	<10³	无
清洁中段尿		
男童	>10⁴	可能诊断
	3 次 >10⁵	95%
	2 次 >10⁵	90%
	1 次 >10⁵	80%
女童	5×10⁴~1×10⁵	可疑, 重复尿检
	1×10⁴~5×10⁴	症状性: 可疑, 重复尿检 非症状性: 无
	<10⁴	无

（1）B 超检查：对于发现和诊断尿路畸形有较好的价值。伴有发热症状的尿路感染者应行尿路 B 超检查，异常者需在感染控制后立即行排泄性膀胱尿路造影检查。

（2）静态核素肾扫描（^{99m}Tc-DMSA）：在诊断急性肾盂肾炎及发现肾瘢痕中有很大的价值。

（3）排泄性膀胱尿路造影（MCU）：①<2 岁患儿：有发热者，在感染控制后行造影检查。如果家长对造影有顾虑，应该早行静态核素肾扫描检查；对于静态核素肾扫描显示肾实质损害较严重或合并双侧肾实质损害者，应尽早行排泄性膀胱尿路造影检查；静态核素肾扫描肾实质损害较轻者，也可在与家长充分沟通后暂缓造影检查，但 3 个月后随访静态核素肾扫描。②>4 岁患儿：B 超尿路异常者感染控制后行造影检查。③2~4 岁可根据病情而定。

三、治疗要点

（一）抗菌药物选用原则

（1）对上泌尿道感染者选择血浓度高的药物，对下泌尿道感染者选择尿浓度高的药物。

（2）选用抗菌能力强、抗菌谱广的强效杀菌剂，不易使细菌产生耐药菌株；要注意避免使用肾毒性药物。

（3）尽量在抗菌药物治疗之前进行中段尿培养，根据药物敏感试验选择合适的抗生素。如果患儿有典型的尿路感染症状，在尿培养结果出来之前可给予经验性用药（三代头孢菌素），如感染控制，临床症状好转，不必按照药敏结果调整抗生素。

（二）急性泌尿道感染抗菌药物的疗程及用药途径

（1）上泌尿道感染：①≤3 月龄：静脉途径应用抗菌药治疗 10~14 天。②>3 月龄：若感染中毒症状较重或不能耐受口服抗菌药治疗者，可先静脉使用抗菌药 2~4 天，再改口服抗菌药，总疗程 10~14 天。

（2）下泌尿道感染：采用短疗程法，即口服抗菌药 2~4 天。在抗生素治疗 48 小时后需评估治疗效果，包括临床症状、尿检指标等。

（3）疗效评估：上泌尿道感染或下泌尿道感染在抗菌药治疗 48 小时，均需评估疗效，包括临床症状、尿液检查，若未能达到预期的治疗效果，需重新留取尿液进行尿培养细菌学检查，调整抗菌药。

（三）复发性泌尿道感染的治疗

（1）定义：符合下列之一者被定义为复发性泌尿道感染。①急性泌尿道感染发作 2 次及以上且均为急性肾盂肾炎；②1 次急性肾盂肾炎且伴有 1 次及以上的下尿路感染；③3 次及以上的下泌尿道感染。

（2）抗菌药物：复发性泌尿道感染的病原菌较复杂，应按照药敏结果选用敏感抗生素。如果菌尿持续存在，在治疗的疗程完成后，需要长程低剂量抑菌疗法，常给予每晚睡前 1 次顿服，剂量为常规治疗剂量的 1/3，持续 6 个月至 1 年。

（3）寻找复发病因：对 UTI 反复发作者，需积极寻找相关的基础疾病并给予相应的治疗。常见的复发相关因素包括小年龄儿童、排尿障碍、大便失禁、特发性高钙尿症、静态核素肾扫描显示肾实质损害、膀胱输尿管反流等。

（四）无症状性菌尿的治疗

对于单纯的无症状性菌尿患儿，目前多主张不应用抗菌药物治疗。但若伴泌尿道梗阻、膀胱输尿管反流或其他泌尿道畸形、或既往感染后留有肾瘢痕者，应在尿培养药敏试验后进行积极的抗感染治疗，在 7~14 天的常规疗程结束后给予小剂量抗菌药预防，直至泌尿道畸形被矫治。

（五）中医中药治疗

1. 辨证论治

（1）急性期

1）下焦湿热

〔主证〕小便黄赤，频数短涩，滴沥刺痛，欲出未尽，小腹拘急，痛引腰腹，心烦口渴，舌质红，苔薄黄或黄腻,脉濡数。

〔治法〕清热利湿通淋。

〔方药〕八正散加减:车前子、萹蓄、瞿麦、滑石、大黄、山栀子、甘草梢、银花、竹叶、白茅根。血尿明显可加大蓟、小蓟,或合小蓟饮子加减。

2)热毒蕴郁

〔主证〕膀胱刺激症状轻或不明显,可有遗尿,高热为主,恶寒或寒战,面色苍黄,呕吐腹泻,腹胀腹痛,烦躁或嗜睡,甚至惊厥,舌质红,指纹紫,脉滑数。

〔治法〕清热解毒利湿。

〔方药〕荆防败毒散合龙胆泻肝汤加减:荆芥、防风、柴胡、前胡、枳壳、薄荷、龙胆草、黄芩、车前子、泽泻、茯苓、甘草。

(2)慢性期

1)脾肾气虚

〔主证〕小便淋沥不尽,时作时止,遇劳即发,夜尿较多,神疲纳呆,小腹坠胀,舌质淡,脉沉弱。

〔治法〕健脾补肾,佐以渗湿。

〔方药〕四君子汤合济生肾气丸加减:党参、白术、茯苓、甘草、熟地、山茱萸、山药、车前子、薏苡仁、益智仁、牛膝。

2)肝肾阴虚

〔主证〕尿频而时有余沥,头晕耳鸣,潮热盗汗,腰酸乏力,舌红少苔,脉细数。

〔治法〕滋补肝肾,兼清余热。

〔方药〕知柏地黄丸加减:知母、黄柏、山茱萸、生地、熟地、山药、茯苓、丹皮、泽泻、续断。

2.其他疗法

(1)单方验方:急性期可选下列验方,每天1剂水煎服。

1)玉米须合剂:玉米须20g、石苇15g、蒲公英15g、马齿苋15g、柴胡6g、黄柏6g、苦参3g。

2)大黄甘草汤:生大黄、生甘草各5~10g。

(2)针灸疗法

1)体针取膀胱俞、阴陵泉、行间、太溪,用泻法或平补平泻法,血尿加血海和三阴交,虚证去行间,加灸百会和气海。

2)耳针取肾、膀胱、尿道、皮质下、交感、肾上腺、神门等穴,每次2~4穴,留针20~30分钟。

四、预防

泌尿道感染的预防包括:①注意个人卫生,不穿紧身裤,勤洗外阴以防止细菌入侵;②及时发现和处理男孩包茎、女孩处女膜伞、蛲虫感染等;③及时矫正泌尿道畸形,防止泌尿道梗阻和肾瘢痕的形成。

五、预后

急性泌尿道感染经适当的抗菌药物治疗后多能恢复,部分患儿可复发或再感染。因此,对泌尿道感染患儿应重视随访,每个月随访1次,共3次,如无复发可认为治愈。反复发作者,每3~6个月复查1次,共2年或更长。反复发作与肾瘢痕关系密切,肾瘢痕形成是影响儿童泌尿道感染预后最重要的因素。

(文敏,李志辉)

【专家点评】

1. 泌尿道感染是儿科常见的感染性疾病之一。新生儿及小婴儿全身感染中毒症状较泌尿道感染症状更为突出,临床上遇到不明原因的发热需要常规查尿。反复发作的泌尿道感染要寻找与之相关的基础疾病,避免因反复泌尿道感染而导致肾瘢痕。

2. 下泌尿道感染推荐口服3~5天抗菌药治疗。

第五节 血 尿

尿液中含有超过正常量的红细胞称为血尿,分为镜下血尿和肉眼血尿。镜下血尿指仅在显微镜下发现超过正常量的红细胞,当尿液中含血量>1ml/L 时肉眼可见甚至尿液含凝块者称为肉眼血尿。

镜下血尿的检查方法和诊断标准目前常用的标准,至少 2~3 次独立的检查:①离心尿(10ml 中段新鲜尿,1 500r/min 离心沉淀 5 分钟,取其沉渣一滴置载玻片上于高倍镜下观察)RBC ≥3 个 /HP;②尿沉渣红细胞计数>8×10^6/L。

血尿是儿童泌尿系统疾病最常见的表现之一。中华医学会儿科学分会肾脏病学组在 1986 年对 21 个省、市 2~14 岁儿童(224 291 人)尿筛查,无症状血尿发生率为 0.42%;2007 年上海市徐汇区儿童尿筛查,血尿发生率为 0.58%。

一、病因

引起血尿的原因很多,各种致病因素引起的肾小球基膜完整性受损或通透性增加、肾小球毛细血管腔内压增高、尿道黏膜损伤、全身凝血机制障碍等均可导致血尿。

1. 肾脏疾病

(1)各种原发性肾小球疾病:急慢性肾小球肾炎、Alport 综合征、薄基膜病,IgA 肾病、肺出血 - 肾炎综合征等。

(2)感染:肾结核、肾盂肾炎。

(3)畸形:肾血管畸形、先天性多囊肾、游走肾、肾下垂、肾盂积水等。

(4)肿瘤:肾胚胎瘤、肾盏血管肿瘤等。

(5)肾血管病变:肾静脉血栓形成、左肾静脉受压综合征(胡桃夹现象)。

(6)损伤:肾挫伤及其他损伤。

(7)药物:肾毒性药物,如氨基糖苷类抗生素、杆菌肽、水杨酸制剂、磺胺类、苯妥英钠、环磷酰胺等,均可引起肾损害产生血尿。

2. 尿路疾病

(1)感染:膀胱炎、尿道炎、结核。

(2)结石:输尿管结石、膀胱结石。

(3)肿瘤、息肉、憩室、异物等。

3. 全身性疾病

(1)出血性疾病:弥散性血管内凝血、血小板减少性紫癜、血友病、新生儿自然出血症、再生障碍性贫血、白血病等。

(2)心血管疾病:充血性心力衰竭、感染性心内膜炎。

(3)感染性疾病:猩红热、伤寒、流行性出血热、传染性单核细胞增多症、暴发型流行性脑膜炎,以及肺炎支原体、结核分枝杆菌、肝炎病毒、钩端螺旋体等所致感染后肾炎。

(4)系统性疾病:系统性红斑狼疮、过敏性紫癜、结节性多动脉炎、风湿性肾炎。

(5)营养性疾病:维生素 C 缺乏症、维生素 K 缺乏症。

(6)过敏性疾病:饮食过敏,如牛奶或菠萝过敏。

(7)其他疾病:如遗传性毛细血管扩张症、剧烈运动引起的一过性血尿、特发性高钙尿症等。

二、病理

血尿患儿的肾脏病理改变多种多样,其病理类型及严重程度取决于导致血尿的病因。国外文献报道学龄期无症状血尿儿童病理类型在前三位的是 IgA 肾病、薄基膜肾病及遗传性进行性肾炎。我国儿童血尿主要肾脏病理类型为系膜增生性肾炎、IgA 肾病和薄基膜病。

三、诊断要点

由于血尿的病因复杂,诊断有一定的困难,血尿的诊断程序和基本步骤主要包括三步。

(一)第一步:判断是否为真性血尿

1. 诊断血尿时,需排除以下常见的假性血尿情况:①摄入大量食品染料,如苯胺;②服用某些药物,如氨基比林、利福平、铁剂、甲基多巴、甲硝唑、呋喃妥英、大黄等;③进食某些食物,如蜂蜜、火龙果(红色肉)、甜菜、黑莓等;④尿液中某些代谢产物,如卟啉尿、尿黑酸尿(酪氨酸代谢异常病)、胆色素、尿酸盐等可使尿呈红色;⑤血红蛋白尿及肌红蛋白尿,如阵发性睡眠性血红蛋白尿、溶血性贫血等;⑥非泌尿道出血,如阴道或下消化道出血混入、月经污染。

2. 诊断血尿时,不能仅以潜血阳性为标准。潜血检查原理是基于血红蛋白有过氧化物酶样活性,氧化有关色素原使之呈色。潜血阳性而镜检红细胞阴性见于:①由于尿液标本留置过久、低比重尿、碱性尿而使得尿液中红细胞溶解破坏;②尿中有血红蛋白、肌红蛋白;③尿中有氧化剂,如食物中不耐热酶、用家用漂白剂清洁器具后留尿等。

(二)第二步:判断血尿来源

1. 尿液性状　如果为肉眼血尿伴有血块,提示非肾小球源性血尿,血块较大者可能为膀胱出血,尿道口滴血提示尿道疾病。尿三杯试验可以帮助鉴别血尿的病因,分别收集患儿排尿时的初段、中段、终段尿液,如为非全程血尿提示非肾小球源性,初段血尿常见于尿道疾病,终末血尿见于膀胱颈、三角区、后尿道疾病,全程血尿则提示肾、输尿管及膀胱疾病。

2. 血尿伴有蛋白尿、管型　镜下血尿时,尿蛋白定量>500mg/24h;肉眼血尿时,尿蛋白>990mg/24h,>660mg/L则多提示肾小球疾病。尿中出现管型,特别是红细胞管型,提示肾小球源性血尿。

3. 伴随临床症状　如患儿伴有水肿、高血压、少尿、肾功能不全等,提示肾小球疾病;如伴有尿路刺激症状、腹痛及结石提示非肾小球源性血尿。

4. 尿红细胞形态　如尿液中红细胞以异形红细胞为主(>60%)提示为肾小球源性血尿;以均一形红细胞为主则提示非肾小球源性血尿。

(三)第三步:判断血尿病因

在判断了血尿的来源是肾小球源性或非肾小球源性的基础上,进一步结合患儿的病史、症状、体征及实验室检查,尽可能明确血尿的病因。

1. 肾小球源性血尿考虑诊断　①近10天至3周有皮肤感染或上呼吸道感染史,并伴有水肿、高血压、少尿、肾功能不全、血补体下降及ASO升高,考虑链球菌感染后急性肾小球肾炎;②高度水肿、大量蛋白尿、低白蛋白血症及高脂血症考虑肾病综合征;③皮肤紫癜、腹痛、关节痛考虑紫癜性肾炎;④多系统损害、自身抗体阳性须考虑狼疮性肾炎;⑤听力、视力异常,家族中有尿毒症病史,应

考虑遗传性肾脏疾病;⑥在呼吸道或消化道感染后出现发作性肉眼血尿,应考虑IgA肾病;⑦夜尿增多、贫血应考虑慢性肾炎;⑧家族性良性血尿除薄基膜肾病外,进一步检查还有MYH9相关肾病、巨大纤连蛋白肾小球病、C3/CFHR5肾小球肾炎、Immunotactoid肾小球肾炎、纤维性肾小球肾炎等。

2. 非肾小球源性血尿考虑诊断　①尿频、尿急、尿痛,考虑泌尿道感染;②肾区肿块,考虑肾肿瘤;③尿钙/尿肌酐比值增高、24小时尿钙增高,考虑高钙尿症;④伴有肾绞痛或活动后腰痛,应考虑肾结石;⑤左肾静脉受压综合征(胡桃夹)等。

(四)血尿肾活检指征

1. 原因不明的持续性或发作性肾小球源性血尿病程持续3~6个月以上,并且父母对诊断和预后感到焦虑者。

2. 孤立性血尿伴有听力障碍等肾外症状或阳性家族史。

3. 反复发作的肉眼血尿或持续性肉眼血尿 ≥2~4周者。

4. 血尿合并蛋白尿者。

5. 血尿伴有不明原因高血压或肾功能减退者。

6. 血尿疑似为系统性疾病导致者,包括系统性红斑狼疮、过敏性紫癜、ANCA相关性血管炎等。

7. 血尿伴有持续性低补体血症者。

四、治疗要点

(一)病因治疗

主要是针对原发病的治疗。

(二)中医中药治疗

1. 膀胱湿热证

〔主证〕尿血鲜红,有灼热感,或伴发热,口渴,咽喉肿痛,皮肤疮疡。舌质红,苔黄腻,脉浮数,指纹紫红。

〔治法〕清热利湿兼凉血止血。

〔方药〕小蓟饮子加减:小蓟、栀子、竹叶、木通、藕节、蒲黄、生地、滑石、当归、甘草。热毒较盛者,加银花、连翘、蒲公英以清热解毒;尿血重者,加白茅根、仙鹤草、泽兰以凉血止血化瘀;若伴浮肿尿少者,可合用四苓散(茯苓、猪苓、泽泻、白术)以利尿消肿;若伴头晕头痛者,可加车前子、牛膝、黄芩、生石决明以清热利尿潜阳。

2. 心火亢盛证

〔主证〕小便热赤,或伴鲜血,心烦口渴,面颊唇红,夜寐不宁,多哭易怒,或口舌生疮。舌尖红赤,脉细数,指纹紫。

〔治法〕清心导赤:生地、竹叶、木通、甘草梢、黄连。尿血重者,加丹皮、白茅根、栀子、仙鹤草、侧柏叶以凉血止血;尿中挟有血丝血块者,加泽兰、益母草、生蒲黄、琥珀末以化瘀止血;烦躁多哭,夜卧不安者,加麦冬、酸枣仁、灯心草以养血安神。

3. 阴虚火旺证

〔主证〕小便短赤带血,神疲头晕,目眩耳鸣,两颧潮红,五心烦热,腰腿酸软。舌质红,苔少,脉细数,指纹沉红。

〔治法〕滋阴凉血。

〔方药〕知柏地黄丸加减:知母、黄柏、生地黄、山茱萸、山药、丹皮、泽泻。尿血重者,加大蓟、大蓟、旱莲草、白茅根以凉血止血滋阴;潮热颧红者,加青蒿、地骨皮、白薇、银柴胡、胡黄连以清虚热;眩晕耳鸣者,加枸杞、菊花、白决明。

4. 脾肾两虚证

〔主证〕小便频数,尿血淡红,或伴其他部位出血,经久不愈,面色萎黄或晦暗,形体消瘦,或形寒肢冷,头晕耳鸣,神倦乏力,纳少便溏,腰膝酸软。舌质淡,边有齿印,苔白滑,脉沉细弱,指纹沉隐。

〔治法〕补益脾肾,兼固摄止血。

〔方药〕补中益气汤合无比山药丸加减:党参、黄芪、白术、甘草、当归、陈皮、升麻、熟地、山药、山茱萸、肉苁蓉、菟丝子、杜仲、巴戟天、赤石脂、五味子。尿血不止者,加煅龙骨、煅牡蛎、金樱子以固摄止血;虚证重者,可加胎盘粉、阿胶、鹿角胶、龟板以填精补髓。

(文敏,李志辉)

【专家点评】

1. 血尿是儿科泌尿系统疾病常见的症状,其病因复杂,诊断较为困难,需仔细询问病史,详细体格检查,选择必要的实验室及影像学检查帮助诊断。

2. 在血尿的诊断中,遵循诊断程序和步骤,常可起到事半功倍的作用。

3. 血尿是慢性肾脏病不可忽视的元凶。临床上应与对待蛋白尿一样重视其诊疗和随访。

第六节 蛋 白 尿

正常儿童尿液中有少量蛋白质排出,但是普通尿液分析方法很难检测出,当尿液中含有超过正常量的蛋白质称为蛋白尿。

一、病因

正常的肾小球滤过膜允许分子量小于 2 万~4 万 D 的蛋白质顺利通过,经肾小球滤过的原尿中 90% 以上的蛋白质被近曲小管重吸收。当各种病因导致肾小球的滤过屏障损伤、肾小管重吸收功能障碍或尿中的低分子蛋白浓度超出肾小管重吸收的阈值时,则出现蛋白尿。

二、临床分类

(一) 肾小球性蛋白尿

临床上最常见,当肾小球滤过膜因免疫炎症、缺血、代谢等损伤,或肾小球滤过膜先天缺陷而导致的蛋白尿。根据病因及肾脏病理损害及漏出的蛋白质分子大小分成选择性蛋白尿和非选择性蛋白尿。

1. 选择性蛋白尿　肾脏病理损害较轻,病理类型多为微小病变或轻微病变,主要是由于肾小球滤过膜的静电屏障破坏,血浆中以白蛋白为主的中分子蛋白质通过肾小球滤过膜从尿液中排出,最典型的疾病是肾病综合征。

2. 非选择性蛋白尿　肾小球滤过膜损伤较重,血浆中的中分子、高分子蛋白均能通过肾小球滤过膜。多见于各种原发性肾小球肾炎、急进性肾小球肾炎、慢性肾炎,也可见于继发性肾炎,如紫癜性肾炎、狼疮肾炎、ANCA 相关性肾炎等。

(二) 肾小管性蛋白尿

常见于缺血、炎症、中毒、药物等引起的肾小管 - 间质病变,使肾小管对小分子蛋白的重吸收功能受损。肾小管性酸中毒、Bartter 综合征、Dent 病等各种遗传性肾小管疾病,抗菌药物性肾损害(氨基糖苷类、多黏菌素 B、万古霉素、磺胺、非甾体抗炎药),含有马兜铃酸的中药材(马兜铃、关木通、木防己、乌头、附子等)所致的马兜铃酸肾病,重金属中毒(铅、汞、镉、金)引起的间质性肾炎等,均可出现肾小管性蛋白尿。

(三) 溢出性蛋白尿

肾小球滤过功能和肾小管重吸收功能均正常,由于某些低分子蛋白产生过多,肾小球滤液中有大量低分子蛋白质,超出了肾小管的重吸收能力而出现的蛋白尿。如多发性骨髓瘤、单核细胞或粒细胞性白血病所致的大量溶菌酶尿、重链病及轻链病等。

(四) 组织性蛋白尿

由尿液形成过程中肾小管代谢产生的蛋白质、组织分解破坏的蛋白质及因炎症或药物刺激泌尿系统分泌的蛋白质形成的蛋白尿称为组织性蛋白尿。如肾小管受炎症或药物刺激可分泌 IgA 和大分子黏蛋白(Tamm-Horsfall 蛋白)。

三、诊断要点

诊断蛋白尿最常用的方法为尿常规尿蛋白定性、尿蛋白定量、尿微量白蛋白及多种反映肾小管功能损伤的尿液小分子蛋白(转铁蛋白、视黄醇结合蛋白、免疫球蛋白 IgG、α_1- 微球蛋白、β_2-微球蛋白、N- 乙酰 β-D 氨基葡萄糖酐酶)等。蛋白尿的诊断标准(达到以下任意一条即可诊断):①尿蛋白浓度>100mg/L;② 24 小时尿蛋白定量>150mg;③尿蛋白>4mg/($m^2 \cdot h$);④尿蛋白 / 肌酐比率>200mg/g。

四、鉴别诊断程序

(一) 第一步:判断是否为真性蛋白尿

当尿液标本混入外阴分泌物、精液、前列腺液、血液、脓液等物质时,可致假性蛋白尿。因此,首次尿液检查蛋白阳性,不一定有病理意义,应复查1~2次。复查仍阳性者,应留取 24 小时尿液做蛋白定量的检查,如果 24 小时尿蛋白定量<150mg,提示蛋白尿阳性可能是假阳性或一过性蛋白尿现象,不能诊断为蛋白尿,需要随访观察。

(二) 第二步:判断是否为病理性蛋白尿

判断是否为病理性蛋白尿,常用排除法,即排除了功能性蛋白尿及直立性蛋白尿,考虑为病理性蛋白尿。

1. 功能性蛋白尿　常发生于发热、剧烈运动、过冷、过热、交感神经兴奋等诱因下,可能是由于血流动力学改变导致,一般 24 小时蛋白定量较少(<500mg),当诱因去除后蛋白尿消失。

2. 直立性蛋白尿　表现为在直立体位时出现蛋白尿,平卧时消失,当采取脊柱前突姿势时,蛋白尿加重。直立性蛋白尿多发生在青春发育期前后,消瘦者常见。诊断依据:①无原发性及继发性肾脏病史;②无水肿、高血压、血尿等肾脏病临床表现;③ 24 小时尿蛋白量<1g(但>150mg),卧位 12 小时尿蛋白<75mg;④血生化和肾功能正常,肾脏影像学检查无异常;⑤直立性尿蛋白试验阳性。

(三) 第三步:判断是肾小球性蛋白尿还是肾小管性蛋白尿

在确定为病理性蛋白尿后,可通过尿蛋白电泳进一步判断是肾小球性蛋白尿还是肾小管性蛋白尿。如尿蛋白量>500mg/24h,尿液中蛋白质成分以白蛋白为主(60%~90%)或伴分子量更大的蛋白质提示肾小球性蛋白尿。如尿蛋白以小分子蛋白质如溶菌酶、β_2- 微球蛋白、轻链蛋白为主,提示肾小管性蛋白尿,尿蛋白量较少(<500mg/24h),还有可能伴肾小管功能障碍临床表现。

(四) 第四步:进一步确定蛋白尿的病因

依据伴随的临床症状、体征及实验室检查结果,大部分病理性蛋白尿可以明确病因诊断。①伴有血尿及高血压者,考虑急、慢性肾炎综合征;②伴有水肿、低白蛋白血症、高脂血症者,考虑肾病综合征;③伴有皮肤紫癜、关节肿痛、腹痛者,考虑紫癜性肾炎;④伴有多系统损害、自身抗体阳性者,考虑狼疮性肾炎;⑤伴有听力下降、眼底改变、进行性肾脏损害、肾功能不全及家族史者,考虑遗传性进行性肾炎。对于临床不能确定病因的蛋白尿者可行肾活检或基因检测,以帮助诊断。

五、治疗要点

(一) 病因治疗
主要是针对原发病的治疗。

(二) 中医中药治疗

1. 辨证施治

(1)外感风邪,风水相搏。

〔主证〕症见颜面眼睑水肿,迅及全身,尿少,伴恶寒、发热、咳嗽、脉浮等表证。

〔治法〕疏风利水。

〔方药〕越婢加术汤或麻黄连翘赤小豆汤:麻黄、杏仁、桑白皮、生姜、赤小豆、白术、连翘、生石膏、甘草,可加苏叶、蝉蜕、白茅根等。

(2)疮毒内侵,水气邪毒。

〔主证〕症见累发疮疖,颜面四肢水肿,尿少口渴。

〔治法〕清热解毒。

〔方药〕五味消毒饮:银花、野菊花、紫花地丁、蒲公英、天葵子、白花蛇舌草、大青叶、栀子、木通、滑石,可加赤芍、当归、苦参、苍术、土茯苓等。

(3)湿热壅盛,蓄结膀胱。

〔主证〕遍体水肿,皮色光亮,小便短赤,口苦口渴,舌苔黄腻。

〔治法〕清热利湿。

〔方药〕三仁汤或甘露消毒丹:杏仁、白蔻仁、薏苡仁、厚朴、半夏、滑石、茵陈、栀子、黄芩、石菖蒲、竹叶、藿香等。

(4)脾为湿困,脾阳不展。

〔主证〕面黄腹胀,四肢水肿,神疲纳呆,胸脘痞闷,舌苔白腻。

〔治法〕健脾渗湿

〔方药〕五苓散:白术、茯苓、猪苓、泽泻、桂枝、大枣、生姜,可加党参、木香、陈皮、砂仁等。

(5)下元虚寒,肾虚不固。

〔主证〕面色㿠白,形寒肢冷,腰膝酸软,尿淡而频,夜间尤甚。

〔治法〕温肾固精。

〔方药〕真武汤、济生肾气丸或右归丸:附子、肉桂、菟丝子、枸杞子、杜仲、泽泻、牛膝、茯苓、干姜,可加桑螵蛸、益智仁、五味子、仙茅、仙灵脾、葫芦巴等。

(6)脾虚气陷,精微下注。

〔主证〕面色萎黄,神疲倦怠,纳呆便溏,舌淡苔薄,脉象虚软。

〔治法〕益气升清。

〔方药〕补中益气汤合缩泉丸:党参、黄芪、白术、陈皮、升麻、甘草、山药、乌药、益智仁,可加芡实、牡蛎、五味子等。

(7)肾气亏虚,精关不固。

〔主证〕头晕耳鸣,失眠健忘,腰腿酸软,发育迟缓,脉沉无力。

〔治法〕强肾塞流。

〔方药〕水陆二仙丹、王子衍宗丸、金锁固精丸、桑螵蛸散等:菟丝子、枸杞子、金樱子、芡实、女贞子、桑螵蛸、五味子、复盆子、桑葚子、山茱萸、龙骨、牡蛎等。

(8)肝肾阴虚,相火妄动。

〔主证〕眩晕耳鸣,甚至耳聋,视物昏花,或视力减退,潮热颧红,急躁易怒,两足痿弱,舌红少津,脉沉细数。

〔治法〕滋养肝肾。

〔方药〕左归丸、杞菊地黄丸:地黄、山茱萸、菟丝子、牛膝、龟板胶、鹿角胶、枸杞子、菊花、女贞子、牡丹皮,可加龙骨、牡蛎、金樱子、莲须、紫河车等。

(9)气滞血瘀。

〔主证〕面色晦暗或黧黑,皮肤不泽,爪甲不荣,常伴腰痛,或伴尿血,唇舌紫暗,或有瘀点瘀斑,病程较长。舌下静脉曲张瘀血,脉涩。

〔治法〕行气活血。

〔方药〕桃红四物汤:桃仁、红花、生地、当归、川芎、赤芍、丹参、益母草、党参、黄芪、陈皮、香附,可加延胡索、乳香、田三七、蒲黄、云南白药等。

(10)脾肾阳虚。

〔主证〕面色苍白或晦滞,神疲嗜睡,少气无力,畏寒肢冷,恶心呕吐,纳呆便溏,小便短少,肾功能损害。舌质淡胖,苔白腻或灰腻,脉沉细。

〔治法〕温阳降浊。

〔方药〕实脾饮合五苓散加减:附子、干姜、人参、白术、甘草、大枣、陈皮、茯苓、猪苓、吴茱萸、生姜、半夏、厚朴、大黄等。

(11)阴阳两虚。

〔主证〕阴虚与阳虚相互转化而呈腰腿酸软,头晕耳鸣,神疲乏力,口干咽燥,自汗盗汗,夜尿频多。

〔治法〕阴阳双补。

〔方药〕金匮肾气丸或龟鹿二仙胶:桂枝、附子、人参、地黄、山茱萸、山药、鹿角、龟板、枸杞子、茯苓、丹皮、泽泻等。

2. 其他疗法

(1)黄芪50g,水煎代茶,每天饮用;或用黄芪水煲粥吃。

(2)芡实合剂:芡实30g,白术、茯苓各12g,山药15g,菟丝子、金樱子、黄精各24g,百合18g,枇杷叶9g,水煎服,每天1剂。

(3)玉米须煎剂:干玉米须60g,水煎服,疗程6个月。

(4)近代研究,藏红花、丹参、益母草、茜草等均有减少蛋白尿的作用。

(文敏,李志辉)

【专家点评】

1. 蛋白尿是肾小球疾病常见的临床表现,也是导致肾功能进行性减退的重要原因,临床医师须重视蛋白尿的病因诊断及治疗。

2. 蛋白尿的病因及发病机制较为复杂,临床上对于除了蛋白尿以外,还有其他伴随症状者,诊断不难。如果表现为无症状性蛋白尿(孤立性蛋白尿),这部分患儿要确定病因诊断比较困难,常需要进行肾活检肾脏病理检查,甚至基因检测。

第七节 遗 尿

遗尿(enuresis)俗称尿床,是一种不随意的排尿,临床上指睡眠时不自觉地排尿于床上。儿童到了能够控制膀胱排尿的年龄而仍不能从夜间睡眠中醒来而发生的无意识排尿行为为"遗尿症"。2017年,中国儿童遗尿疾病管理协作组调查全国5~18岁儿童遗尿状况,范围覆盖24个省、自治区、直辖市,筛选合格样本超过10万人,结果发现总遗尿发病率为4.8%。据统计大约有16%的5岁儿童、10%的7岁儿童和5%的11~12岁儿童患有夜遗尿,儿童夜遗尿虽然每年有15%的患儿可以自然痊愈,但约0.5%~2%的患儿遗尿症状可持续至成年期。

遗尿症如果得不到及时治疗,会造成孩子产生心理障碍,如自卑、焦虑、胆小。久而久之,则会表现为性格内向、孤僻、发怒等。睡眠昏沉、难以觉醒为遗尿症的突出表现。也可能造成孩子学习困难、注意力不集中、好动或不能久坐、上课走神等现象的发生,直接影响大脑神经系统功能及其发育,影响孩子的学习能力和身体发育。

一、病因

原发性遗尿症的病因包括:

(一)遗传因素

夜间遗尿具有明显的家族倾向性,提示其为遗传相关性疾病。

(二)抗利尿激素分泌节律失调

正常儿童抗利尿激素的分泌存在日少夜多的周期性节律,在遗尿儿童中,这种节律存在紊乱甚至颠倒。遗尿症儿童血浆抗利尿激素水平明显较低,由于夜间抗利尿激素分泌较低,使患儿产生大量夜间低渗尿液,成为原发性遗尿症的重要病因之一。

(三)睡眠觉醒异常

原发性遗尿症患儿在睡眠中难以因感受膀胱膨胀等外界刺激而觉醒。遗尿症儿童比同龄儿童唤醒更为困难。

(四) 膀胱功能不良

原发性遗尿症的膀胱功能异常主要包括:逼尿肌不稳定、功能性膀胱容量减小、不同形式的逼尿肌括约肌不协调及梗阻型排尿类型。在遗尿症患者中,部分患者仅出现夜间膀胱功能不良,而另一部分患者亦伴有白天膀胱功能不良症状,如尿频、尿急、尿失禁等。在膀胱功能不良的各种类型中,夜间功能性膀胱容量减小与原发性遗尿症关系更为密切。多数遗尿症患儿功能性膀胱容量较正常同龄儿童小。

(五) 脑干反射抑制功能发育延迟

尽管某些精神疾病如精神发育迟滞、焦虑症导致的是继发性遗尿,但在原发性遗尿症的发生发展过程中,心理学因素起着重要的推进作用,譬如临床上常见遗尿症的患儿因家长责骂而表现为遗尿症状加重;在治疗中,情绪好、自信心强的患儿遗尿往往易于得到控制。另外,中枢神经系统的发育延迟也是原发性遗尿症的病因之一。不少遗尿症儿童常伴有生长迟滞、认知障碍、大动作和精细动作协调性差等。

(六) 肾脏因素

肾脏因素在遗尿发生中有一定作用,尤其是肾脏自身固有的生理节律紊乱在抗利尿激素抵抗型夜遗尿发生中起着至关重要的作用。

二、诊断要点

(一) 定义

根据 2014 年中国儿童遗尿疾病管理协作组制定的"中国儿童单症状性夜遗尿疾病管理专家共识",儿童夜遗尿定义为:①患儿年龄 ≥5 岁;②患儿睡眠中不自主排尿,每周 ≥2 次,并持续 3 个月以上(疲劳或临睡前饮水过多而偶发遗尿的儿童不作病态);③对于大年龄儿童诊断标准可适当放宽夜遗尿的次数(<10 岁 ≥2 次 / 月,>10 岁 ≥1 次 / 月)。与遗尿相关的术语定义见表 14-7-1。

临床上,需对患儿进行详细的病史采集、体格检查和必要的辅助检查,进一步明确诊断,以除外非单症状性夜遗尿,以及其他潜在疾病引起的夜遗尿,如泌尿系统疾病、神经系统疾病、内分泌疾病等,并指导临床治疗。

表 14-7-1 遗尿疾病相关术语定义

术语	定义
夜遗尿(nocturnal enuresis,NE)	≥5 岁儿童平均每周至少 2 次夜间不自主排尿,并持续 3 个月以上
单症状性夜遗尿(monosymptomatic enuresis,MNE)	患儿仅有夜间遗尿,不伴有日间下尿路症状
非单症状性夜遗尿(non-monosymptomatic enuresis,NMNE)	也称复杂性遗尿症,是指除夜间尿床外,日间伴有下泌尿系统症状(如膀胱激惹症状、尿失禁、排尿延迟等),常为继发于泌尿系统或神经系统疾病
原发性遗尿症(primary nocturnal enuresis,PNE)	自幼遗尿,没有 6 个月以上的不尿床期,并除外器质性疾病
继发性遗尿症(secondary nocturnal enuresis,SNE)	之前已经有长达 6 个月或更长不尿床期后又再次出现尿床。多由于精神创伤或行为问题,这种情况为间歇性一过性遗尿,还有继发于膀胱或器质性病变如受某些导致尿量增多的全身疾病亦可引起遗尿:慢性肾衰、尿崩症、肾小管疾病、糖尿病、泌尿道感染、大脑发育不全、脊髓膜膨出症等,某些局部异常刺激,如包茎、包皮龟头炎、外阴炎、肠寄生虫、便秘或不良习惯等因素亦可引起遗尿
夜间多尿(nocturnal polyuria,NP)	夜间尿量超过同年龄段儿童预期膀胱容量130%
膀胱过度活动症(overactive bladder,OAB)	一种以尿急症状为特征的症候群,可伴或不伴有急迫性尿失禁
预期膀胱容量(expected bladder capacity,EBC)	膀胱容量是指白天膀胱充盈至最大耐受程度时的膀胱充盈量。EBC 计算公式为 [30+(年龄 ×30)],单位 ml(见表 14-7-2)
最大排尿量(maximum bladder volume,MVV)	24 小时内出现的单次最大排尿量(早晨第 1 次排尿除外),该排尿量需在膀胱日记中保持记录超过 3~4 天(见表 14-7-2)

表 14-7-2 不同年龄预计膀胱容量、最大排尿量
及夜间总尿量正常参考值

年龄（岁）	预计膀胱容量（EBC，ml）	日间最大排尿量 MVV(ml)[1] 低于所示数值（即 EBC 的 65%）提示膀胱容量偏小	夜间总尿量 TVV(ml)[2] 高于所示数值（即 EBC 的 130%）提示夜间多尿
5	180	117	234
6	210	137	273
7	240	156	312
8	270	176	351
9	300	195	390
10	330	215	429
11	360	234	468
12~18	390	254	507

注：[1] MMV 的测量（早晨第 1 次排尿除外）至少需进行 3~4 天；周末或假日是理想的时间。日间发生的任何漏和液体摄入量均应被记录。液体摄入量与治疗 / 建议的相关性尚未得到证实，但应记录以确保日记的最大可用性。[2] TVV 的测量须将早晨第 1 次排尿量与夜间排尿量（包括尿布增重）相加以计算夜间产生的尿量。

（二）诊断步骤

1. 采集病史

（1）发病年龄：从起病的年龄可了解是否为原发性或继发性。原发性遗尿一般从婴儿期即起病，未曾有持续 6 个月以上的不尿床期，约占 80%。继发性遗尿是指有 6 个月以上的不尿床期后再次出现尿床的情况。

（2）发生的遗尿时间：夜间、日间或昼夜均发生，以及发生的频率。原发性遗尿一般出现在夜间的多见，而继发性遗尿昼夜均可出现。

（3）坐便习惯：排尿与排便频率。有些患儿由于行为习惯和精神因素，可导致排尿的次数增多，甚至遗尿，多半有诱因。

（4）相关症状及体征：大便失禁、多饮、尿频大多为继发原因。

（5）其他病史包括尿路感染，也是引起遗尿的原因之一。

（6）行为 / 发育史、年龄发育水平、坐便习惯、行为问题对了解是否有肾脏疾患和行为心理问题有帮助。排尿训练有必要了解，因它对小儿的排尿控制很有帮助。

（7）药物治疗特别是有利尿效果的药物可引起遗尿。

（8）典型的液体摄入，了解有无夜间过量饮水，若过多的夜间过量饮水可致遗尿。

（9）遗尿对患儿影响及父母对遗尿的态度：患儿与朋友同眠、宿营、是否被嘲笑、父母是否责罚等，是影响小儿病情和心理的重要内容。

（10）遗尿的家庭史：原发性遗尿有较明显的家族倾向，约 3/4 的遗尿男孩及 1/2 的遗尿女孩有双亲之一的遗尿史。

（11）鉴别诊断中有其他家庭史的疾病：如膀胱输尿管反流或反流性肾病、糖尿病、尿崩症等。

2. 体格检查

（1）生长参数：若为继发性遗尿可影响患儿的生长发育，如慢性肾功能不全。原发性遗尿无此影响。

（2）腹部检查：腹部肿块、肾脏肿大，可触到膀胱、便秘的粪块提示遗尿的原因。

（3）生殖器、激惹、粘着、皮疹或其他持续性潮湿引起的体征、龟头炎、狭窄、异物、外伤等提示遗尿的原因。

（4）观察排尿的尿流特征：尿淋滴、排尿困难、尿踌躇、尿急，表明有结构缺陷、排空障碍、尿路感染，是继发遗尿。

（5）触诊脊柱：检查骨质缺损及潜在脊髓缺陷的皮肤体征，如朗格汉斯组织细胞增多症遗尿伴随颅骨缺损、脊髓膨出可能伴随神经性膀胱的遗尿。尾骶部有无皮肤凹陷、脂肪瘤、多毛症或骶骨发育不全。

（6）神经系统：双膝腱反射、步态、肌张力及紧张性，以了解神经系统情况。如大脑发育不全，也可伴随遗尿。

3. 辅助检查

（1）尿比重、尿分析（特别是尿糖）、显微镜检查及尿培养，以排除尿路感染、糖尿病及尿崩症。大多数病例，只需查明这些项目。

（2）若有尿路感染史、排空障碍或排尿症状时，则应行膀胱输尿管造影术、肾脏、膀胱 B 超检查，排除解剖学异常。X 线检查腹平片也可发现便秘及椎骨缺陷。部分患儿有隐性脊柱裂。

（3）若检查结果表明有神经功能障碍，应行尿动力学检查。

（4）如果是癫痫患儿，可在夜间癫痫出现尿失禁，而不是遗尿，故脑电图检查有鉴别意义。

（5）大便找虫卵：有些患儿也可因为肠道寄生虫出现遗尿现象。

（三）排尿日记

排尿日记是评估儿童膀胱容量和是否存在夜

间多尿的主要依据,同时也是单症状性夜遗尿具体治疗策略选择的基础,有条件的家庭均应积极记录。排尿日记中涉及的日间最大排尿量(maximum voided volume,MVV)指除清晨第 1 次排尿以外的日间最大单次排尿量,而夜间总尿量(total voided volume,TVV)应包括夜间尿布增重或夜间排尿量与清晨第 1 次尿量之和。不同年龄预计膀胱容量、最大排尿量及夜间总尿量正常参考值见表 14-7-2。临床医师可根据患儿排尿日记的数据信息评估患

儿膀胱容量和夜间总尿量,从而判断患儿夜遗尿类型,指导治疗。排尿日记应在做到睡前 2 小时限水、睡前排空膀胱之后进行评价,需详细记录至少 3~4 个白天(儿童上学期间可于周末记录)和连续 7 个夜晚儿童饮水、遗尿、尿量等情况,详见表 14-7-3。排尿日记在实际使用中存在一定困难,填写前临床医师应与家长和患儿充分沟通,详细讲解排尿日记的具体记录方法,以确保数据记录的准确性和真实性。

表 14-7-3　排尿日记
第 1 部分　3~4 天的日间日记(儿童上学期间可于周末记录)

星期六(第一个周末)				星期日(第一个周末)				星期六(第二个周末)				星期日(第二个周末)			
时间 ml	饮水 ml	尿量 ml	漏尿 有无	时间 ml	饮水 ml	尿量 ml	漏尿 有无	时间 ml	饮水 ml	尿量 ml	漏尿 有无	时间 ml	饮水 ml	尿量 ml	漏尿 有无

第 2 部分　连续 7 个夜晚的夜间日记

	星期一	星期二	星期三	星期四	星期五	星期六	星期日
昨晚入睡时间							
入睡前 2h 内饮水情况							
起床时间							
夜间未尿床 a							
夜间尿床 b							
夜间起床排尿[如果有,记录尿量(ml)]							
晨起尿布增重(g)							
早晨第 1 次排尿量(ml)							
今天是否排大便							
药物治疗(记录药物名称、剂量及服药时间)							
医生填写本行　夜间尿量 = 排尿量 + 尿布重量变化值							

注:a. 未发生尿床的夜晚是指没有尿湿床单或尿布的夜晚;b. 发生尿床的夜晚是指尿湿床单或尿布的夜晚。

然而,实际工作中,共 4 个白天,7 个夜晚冗长耗时、乏味无趣、记录时的疲劳和绝望、漏记,这些情况屡见不鲜。浙江大学附属儿童医院改良版的排尿日记(表 14-7-4),是周末记录(周五晚开始,2 天 3 夜,标准化水量摄入:25~30ml/(kg·d),经中国儿童临床验证可行。介绍如下:

表 14-7-4　排尿日记(简化版)

儿童姓名:　　　　　年龄:　　　　　家长姓名:　　　　　联系电话:

体重:　　　　　标准饮水量:

周五		周六		周日	
白天时间	尿量(ml)	白天时间	尿量(ml)	白天时间	尿量(ml)
白天尿量不计					
		白天总尿量		白天总尿量	
夜间时间	尿量(ml)	夜间时间	尿量(ml)	夜间时间	尿量(ml)
夜间起床总小便量		夜间起床总小便量		夜间起床总小便量	
次日晨起第一次尿量		次日晨起第一次尿量		次日晨起第一次尿量	
尿片总量		尿片总量		尿片总量	
夜间总尿量		夜间总尿量		夜间总尿量	

注:您需要做的事情:

①两天三夜:从周五至周日连续三天夜间的尿量,以及周六及周日连续两天白天的尿量。

②您将需要两个量杯或最简分别计量孩子每一次尿量及饮水量。

③夜间,您将需要给孩子穿上尿片(纸尿裤)以测量夜间尿量。

④您还需要一杆秤,称量孩子穿上前的尿片重量和被尿液浸湿后的尿片重量,计算两者之差,之后将重量差值转换为毫升数(ml)(1g=1ml),并记录在日记尿片总量中。

⑤白天总尿量即为各个时间尿量相加之和。夜间总尿量为夜间起床小便量、次日晨起第一次尿量和尿片总量三项之和。

医生填写项目:

预计膀胱容量(EBC):ml(EBC=(年龄 +1)× 30ml)最大排尿量(MV):ml,总夜间尿量:ml。根据日记判断,您的孩子为:夜间多尿( );功能性膀胱容量减少( );同时伴有夜间多尿及功能性膀胱容量减少( )夜间尿量及膀胱容量均正常( )。

三、治疗要点

治疗方法主要包括基础治疗、一线治疗和其他治疗等。在不同治疗方法选择时,需结合患儿的年龄、症状的严重程度、患儿及家长的意愿,以及排尿日记等信息综合考虑。

(一) 基础治疗

临床医师应加强对夜遗尿患儿家长的教育,向其讲解关于儿童夜遗尿的基本信息。夜遗尿并不是儿童的过错,家长不应就此对其进行责罚。同时,积极的生活方式指导是儿童夜遗尿治疗的基础,某些夜遗尿儿童仅经生活方式、生活习惯的调整,夜遗尿症状便可消失。对于小年龄儿、遗尿对生活影响小的儿童可先进行基础治疗,且基础治疗贯穿夜遗尿治疗的全过程。

1. 调整作息习惯　帮助家庭规律作息时间,鼓励患儿白天正常饮水,保证每天的饮水量。避免食用含茶碱、咖啡因的食物或饮料。晚餐宜早,且宜清淡,少盐少油,饭后不宜剧烈活动或过度兴奋。尽早睡眠,睡前 2~3 小时应不再进食,睡前 2 小时禁止饮水及食用包括粥汤、牛奶、水果、果汁等含水分较多的食品。

2. 奖励机制　家长不应责备患儿,应该多一些鼓励,减轻孩子对疾病的心理负担,让孩子自己积极参与到治疗过程中。

3. 养成良好的排尿、排便习惯　养成日间规律排尿(每天 4~7 次)、睡前排尿的好习惯,部分家长尝试闹钟唤醒。同时,建议多食用纤维素丰富的食物,每天定时排便,对伴有便秘的患儿应同时积极治疗便秘。

4. 记录排尿日记　指导家长认真记录"排尿日记",以帮助评估儿童夜遗尿的个体化病情并指导治疗。

(二) 一线治疗

去氨加压素(desmopressin)和遗尿报警器是目前多个国际儿童夜遗尿指南中的一线治疗方法,可有效治愈大部分的儿童单症状性夜遗尿。去氨加压素和遗尿报警器的选用原则:①夜间尿量增多但膀胱容量正常的患儿宜使用去氨加压素治疗;②膀胱容量偏小的患儿可能出现去氨加压素抵抗,宜使用遗尿报警器治疗;③夜间尿量增多且膀胱容量偏小的患儿,宜联合去氨加压素和遗尿报警器治疗;④夜间尿量正常且膀胱容量正常的患儿可给予遗

尿警报器或去氨加压素治疗。若患儿及家长对选择遗尿报警器有抵触,无论患儿为哪一亚型单症状性夜遗尿,均可先考虑使用去氨加压素治疗。

1. 去氨加压素　去氨加压素推荐剂量为 0.2mg/d,从小剂量起开始使用,并根据患儿情况及疗效调整剂量,最大剂量 0.6mg/d。建议初始治疗时每 2 周评价 1 次药物的治疗效果,无改善者应重新评估,包括记录排尿日记等。如果仍有夜间多尿,可以增加去氨加压素剂量。若治疗 6~8 周后对疗程不满意,可联合遗尿报警器治疗或转诊至遗尿专科诊治。去氨加压素疗程一般为 3 个月,治疗 3 个月后评估疗效,以治疗第 3 个月与开始治疗前 1 个月尿床夜数进行比较,疗效包括完全应答(尿床夜数减少 ≥ 100%)、部分应答(尿床夜数减少 50%~99%) 及无应答(尿床夜数减少 <50%)。患儿达到完全应答后停药并观察,如果停药后夜遗尿复发,则可以再次使用去氨加压素治疗。有研究显示,去氨加压素结构性停药明显可减少停药后的复发率。结构性停药的方法:剂量不变,定期逐渐减少给药频率(如单次服药剂量不变,隔天一次维持 2 周;单次服药剂量不变,1 周 2 次维持 2 周;单次服药剂量不变,1 周 1 次维持 2 周,然后停用)。去氨加压素治疗注意事项包括:①夜间睡前 1 小时服药,予以少量水送服。②服药前 1 小时和服药后 8 小时限制饮水,以达到治疗效果并避免药物不良反应。③若患儿出现发热需要大量补充液体,应暂停使用去氨加压素,以免引起水中毒。如果已经服用,仍需限制饮水。④必要时监测血压及血钠。

2. 遗尿报警器　遗尿报警器是利用尿湿感应器装置,当患儿尿湿时,警铃报警唤醒患儿起床排尽余尿并清洁床单,通过反复训练建立膀胱胀满-觉醒之间的条件反射,使患儿最终能感受到尿意而自觉醒来排尿。遗尿报警器治疗注意事项包括:①遗尿报警器不适用于每晚遗尿频率>2 次的患儿;②内裤或床单浸湿时触发警报器,若患儿无反应,此时家长应积极配合协助患儿起床排尿;③患儿应每晚使用遗尿报警器,持续治疗 2~3 个月或至患儿连续 14 晚无尿床(无论先达到哪个标准);④遗尿报警器还适用于去氨加压素药物减量阶段,以促进患儿自行觉醒及减少复发的概率。

3. 联合治疗　夜间尿量增多且膀胱容量偏小的患儿可考虑去氨加压素和遗尿报警器的联合治疗。若联合治疗仍无好转,需记录患儿发生遗尿的当天情况,再次记录排尿日记重新评估患儿病情,

并转诊至遗尿专科进行诊治。

（三）其他治疗

1. 抗胆碱药物 抗胆碱药物可以有效抑制膀胱逼尿肌过度活动症状,有效减少患儿夜间遗尿频率。当患儿有夜间排尿次数过多、疑似膀胱过度活动者,排除了神经源性膀胱等器质性疾病时可考虑联合使用抗胆碱药物和去氨加压素。临床常用的抗胆碱药物为奥昔布宁,起始推荐剂量为 2~5mg,年龄较大者可增加至 10mg,睡前服用。主要不良反应包括口干、皮肤潮红、便秘、视力模糊、瞌睡等。需严格在专科医生指导下使用,并注意监测残余尿量。

2. 中医中药治疗 中医中药及针灸、推拿、敷贴等外治法是我国传统中医学治疗儿童夜遗尿的特色。中医认为遗尿属肾虚,治则补之,多以温补固肾醒脑为主。对肾气不足、下元虚寒者宜温肾固涩;对脾肺气虚者则益气固涩;肝经湿热者用泻火清热法。

3. 膀胱功能训练 膀胱功能训练有利于加强排尿控制和增大膀胱容量。可督促患儿白天尽量多饮水,并尽量延长 2 次排尿的间隔时间使膀胱扩张。训练患儿适当憋尿以提高膀胱控制力,当患儿排尿时鼓励时断时续排尿,然后再把尿排尽,以提高膀胱括约肌的控制能力。也可通过生物反馈治疗训练膀胱功能,治疗频率一般为每周 1~2 次,疗程至少持续 3 个月。

4. 心理治疗 对于伴有明显心理问题的患儿除上述治疗外,建议同时心理专科治疗。

（四）5 岁以下遗尿儿童的治疗

鉴于<5 岁儿童排尿中枢可能尚未发育完全,目前临床建议可先对其进行生活方式和生活习惯的调整,以及排尿习惯的引导,其次可采用较安全的治疗方法如中药、推拿等。有强烈治疗意愿的遗尿儿童也可使用遗尿报警器等治疗。

（文敏,党西强）

【专家点评】

大多数儿童的遗尿是功能性的。诊断原发性遗尿症时,应仔细了解儿童的性格、精神发育状况、生活环境(家庭和学校)和家庭教养习惯等,才能明确原因。并应做详细体格检查和神经系统检查。如果是由于躯体缺陷或其他器质性疾病引起的,应查找原发病。还要检查中段尿以排除尿路感染。夜间癫痫发作,可有小便失禁,应加以鉴别。

儿童夜间遗尿原因多种,有30%的患儿白天可有不稳定膀胱表现,示部分病例由本症所致。不稳定膀胱症又称持续性婴儿膀胱,是一种功能性排尿障碍,由于膀胱充盈期逼尿肌不自主的收缩所致,临床表现为尿频、尿急、尿失禁和夜间遗尿。目前,不稳定膀胱症与遗尿症的关系研究越来越受到人们重视,在诊断遗尿症时,要注意与此症鉴别。

第十五章

血液系统疾病

第一节　儿童造血和血液特点

一、儿童造血特点

造血器官起源于中胚叶,包括肝、脾、骨髓、胸腺和淋巴等器官。小儿造血可分为胚胎期造血和生后造血。

(一)胚胎期造血

胚胎期造血是一个动态过程,三个阶段相互交错,此消彼长。

1. 中胚叶造血期　约于胚胎第 6~14 天,卵黄囊是孕 3~6 周红细胞生成的主要部位,以维持胚胎的活性直至肝脏开始造血。

2. 肝脾造血期　在胚胎第 6~8 周开始肝脏造血,4~5 个月达高峰,6 个月后消退,约于初生时停止。约在胚胎第 8 周脾脏开始造血,同期胸腺和淋巴结开始有造淋巴细胞功能,淋巴结为终身造淋巴细胞和浆细胞的器官。

3. 骨髓造血期　在胚胎第 6 周开始出现骨髓,但其造血功能在第 4 个月才开始,并迅速成为主要的造血器官,直至出生 2~5 周后骨髓成为唯一的造血场所。

(二)生后造血

出生后主要是骨髓造血,淋巴组织产生淋巴细胞,特殊情况下可出现骨髓外造血。

1. 骨髓造血　出生后骨髓是生成红细胞、粒细胞和巨核细胞的唯一器官,同时也生成淋巴细胞和单核细胞。婴幼儿全部骨髓均含红髓,5~7 岁后长骨中开始出现脂肪细胞(黄髓)浸润,随着年龄增长,黄髓逐渐增多,而红髓相应减少,年长儿和成人期红髓仅限于脊柱、肋骨、胸骨、骨盆、颅骨、锁骨、肩胛骨及长骨近端,当造血需要增加时,黄髓可转变为红髓而恢复造血功能。小儿在出生后头几年因缺少黄髓而造血代偿能力低,故当骨髓造血功能紊乱或溶血严重等造血需要增加时,易发生骨髓外造血或骨髓造血衰竭。

2. 淋巴器官造血　生后胸腺、脾脏和淋巴结继续产生淋巴细胞,其中胸腺产生 T 细胞,淋巴结产生 B 淋巴细胞。在贫血时,脾和淋巴结可恢复胎儿期造血。

3. 骨髓外造血　在正常情况下,髓外造血极少。在婴幼儿遇到感染性贫血或溶血性贫血等造血需要增加时,由于骨髓造血代偿能力低,其肝、脾及淋巴结可随时适应需要,恢复到胎儿时的造血状态,导致肝、脾和淋巴结肿大,外周血中可出现有核红细胞和 / 或幼稚中性粒细胞。这是小儿造血器官的一种特殊反应,称为"骨髓外造血"。当病因除去后,又可恢复正常的骨髓造血。

二、血液特点

小儿血象有明显的年龄特征,故需熟悉各年龄阶段的正常血象。

(一)红细胞数和血红蛋白量

出生时红细胞数为 $(5.0\sim7.0) \times 10^{12}/L$,血红蛋白量为 150~220g/L,未成熟儿可稍低。生后 6~12 小时,其红细胞和血红蛋白量比出生时高,此后才开始下降。至 2~3 个月时红细胞数降至最低点约 $3.0 \times 10^{12}/L$,血红蛋白降至 100g/L,出现轻度贫血,为"生理性贫血",呈自限性经过。3 个月后,红细胞数和血红蛋白量又缓慢增加,约于 12 岁时达成人水平。

(二)白细胞数与分类

初生时白细胞数为 $(15\sim20) \times 10^9/L$,生后 6~12 小时达 $(21\sim28) \times 10^9/L$,然后逐渐下降,1 周后平均

为 $12 \times 10^9/L$,6~12 个月维持在 $10 \times 10^9/L$ 左右,8 岁后接近成人水平。

初生时中性粒细胞约占 0.60~0.65,淋巴细胞约占 0.30~0.35。出生后 4~6 天两者比例相等,曲线第一次交叉;学龄前期中性细胞逐渐增加,4~6 岁时两者比例又相等,形成第二次交叉。以后中性粒细胞逐渐增多,与成人相似。初生儿末梢血液中亦可出现少量的幼稚中性粒细胞,数天内即消失。血小板数与成人相似,约为 $(100~300) \times 10^9/L$。

(三) 血容量

新生儿期血容量约占体重的 10%,以后约占体重的 8%~10%。

（何笑兰,杨明华）

【专家点评】

了解儿童时期造血和血象特点是判读有无异常,进一步进行评估,鉴别诊断血液系统相关疾病的基础和根本,本部分知识的切实掌握是血液系统规范诊疗的必要条件。

第二节 贫 血 概 述

一、贫血定义和分度

(一) 贫血的定义

贫血是指外周血液中单位体积血液内红细胞、血红蛋白或红细胞压积低于正常值。一般小儿贫血血红蛋白标准以海平面为标准:新生儿期,<145g/L;1~4 个月,<90g/L;4~6 个月,<100g/L;6 个月 ~6 岁,<110g/L;6~14 岁,<120g/L。海拔每升高 1 000m,血红蛋白上升 4%。

(二) 贫血的分度

根据外周血 Hb 含量分为四度:正常值低限~90g/L,为轻度;90~60g/L,为中度;60~30g/L,为重度;<30g/L,为极重度。

新生儿 Hb 值<144~120g/L 者为轻度,~90g/L 为中度,~60g/L 为重度,<60g/L 为极重度。

二、贫血的分类

(一) 病因分类

可分为红细胞或血红蛋白生成不足、溶血性贫血和失血性贫血三大类。

1. 红细胞和血红蛋白生成不足

(1)缺乏造血物质:如缺铁性贫血、营养性巨幼细胞贫血、维生素 B_6 缺乏、铜缺乏、维生素 C 缺乏等。

(2)骨髓造血功能障碍:再生障碍性贫血、单纯红细胞再生障碍性贫血等。

(3)红细胞生成素不足:慢性炎症性疾病、慢性肾病、甲状腺功能减退、垂体功能低下、蛋白质缺乏、氧亲和力下降的血红蛋白病。

(4)其他:铅中毒、铁粒幼细胞性贫血、红细胞生成性原卟啉症、白血病、恶性淋巴瘤等。

2. 溶血性贫血

(1)红细胞内在缺陷

1)红细胞膜结构缺陷:遗传性球形红细胞增多症、遗传性椭圆形红细胞增多症等。

2)红细胞酶缺乏:葡萄糖 -6- 磷酸脱氢酶缺乏症、丙酮酸激酶缺乏症等。

3)血红蛋白合成与结构异常:①珠蛋白肽链量的异常:地中海贫血(珠蛋白生成障碍性贫血);②珠蛋白肽链异常:血红蛋白病等。

(2)红细胞外在因素:免疫性疾病如 Rh 同种免疫性溶血、A 或 B 同种免疫性溶血、自身免疫性溶血性贫血、药物所致免疫性溶血性贫血等，非免疫性因素如物理化学物质、感染、毒素等。

3. 失血性贫血 急性失血性贫血，如创伤性大出血、出血性疾病等；慢性失血性贫血，如溃疡病、钩虫病、过敏、肠息肉等。

(二) 按形态分类

根据平均红细胞容积(mean corpuscular volume，MCV)、平均红细胞血红蛋白量（mean corpuscular hemoglobin，MCH)、平均红细胞血红蛋白浓度（mean corpuscular hemoglobin concentration，MCHC)分四类(表 15-2-1)。

表 15-2-1

项目	MCV (fl)	MCH (pg)	MCHC (%)
正常值	80~94	28~32	32~38
大细胞性	>94	>32	32~38
正细胞性	80~94	28~32	32~28
单纯小细胞性	<80	<28	32~38
小细胞低色素性	<80	<28	<32

三、诊断要点

(一) 发病年龄

小儿时期的贫血注意年龄特点，出生后即有严重贫血者要考虑产前、产时或产后失血；生后 24 小时内出现贫血伴有黄疸者，应考虑新生儿溶血症；婴儿期贫血者多考虑营养缺乏性贫血、遗传性溶血性贫血；儿童期发病者多考虑慢性出血性贫血、再生障碍性贫血、其他造血系统疾病、全身性疾病引起的贫血。

(二) 性别和籍贯

我国南方地区常见葡萄糖 -6- 磷酸脱氢酶(G-6-PD) 缺乏，主要为男性；地中海贫血亦主要发生在南方地区。

(三) 病程经过和伴随症状

起病急、病程短者，提示急性溶血或急性失血；起病缓慢者，提示营养性贫血、慢性失血、慢性溶血等。如伴有黄疸和血红蛋白尿，提示溶血；伴有呕血、便血、血尿、瘀斑等，提示出血性疾病；伴有神经和精神症状如嗜睡、震颤等，提示维生素 B_{12} 缺乏；伴有骨病，提示骨髓浸润性病变；肿瘤性疾病多伴有发热、肝脾及淋巴结肿大。

(四) 喂养史

1 岁内单纯乳类喂养而添加辅食不及时，幼儿及年长儿饮食质量差或搭配不合理，则易致缺铁性贫血；而单纯母乳或羊乳喂养未及时添加辅食者，易患营养性巨细胞性贫血。详细询问喂养方式及饮食的质与量，对贫血的诊断和病因分析有重要意义。

(五) 既往史及家族史

有无钩虫病等寄生虫病史；有无与贫血相关的疾病如消化系统疾病、慢性肾病、严重结核、慢性炎症性疾病等；有无服用氯霉素、磺胺等药物，影响造血系统。此外，还需询问家族中有无与遗传相关的贫血。

(六) 体格检查

1. 生长发育 慢性贫血可见生长发育障碍。重型 β- 地中海贫血表现有特殊面容，如颧、额突出，眼距宽，鼻梁低，下颌骨较大等。

2. 营养状况 营养不良常伴慢性贫血。

3. 皮肤、黏膜 皮肤和黏膜苍白的程度一般与贫血程度呈正比。长期慢性贫血者皮肤呈苍黄，甚至古铜色；反复输血皮肤可见色素沉着。贫血伴皮肤、黏膜出血点或瘀斑，需排除出血性疾病和白血病，伴有黄疸者应注意溶血性贫血。

4. 指甲和毛发 缺铁性贫血患儿指甲菲薄、脆弱，严重者扁平呈匙形反甲。巨幼细胞性贫血者头发细黄、干稀、无光泽，有时呈绒毛状。

5. 肝脾和淋巴结肿大 是婴幼儿贫血常见的体征。肝脾轻度肿大多提示髓外造血；如肝脾明显肿大其以脾大为主者，多提示遗传性溶血性贫血。贫血伴有明显淋巴结肿大者，应考虑造血系统恶性疾病，如白血病、恶性淋巴瘤等。

(七) 辅助检查

1. 血常规检查 是最基本的检查，根据红细胞计数和血红蛋白含量可帮助判断有无贫血及其严重程度，根据 MCV 可作形态分类帮助查找病因。白细胞计数和血小板计数可协助诊断或初步排除造血系统其他疾病及感染性疾病所致的贫血。

2. 红细胞形态检查 是一项简单且重要的检查。仔细观察血涂片中细胞大小、形态及染色情况，对贫血的诊断有很大启示。如红细胞较小、染色浅、中央淡染色区扩大，多提示缺铁性贫血；红细胞呈球形、染色深提示遗传性球形红细胞增多症；红细胞大小不等、染色浅并有异性、靶形和碎片者，多提示地中海贫血；红细胞形态正常则见于急性溶血或骨髓造血功能障碍。同时，观察血涂片中白细胞和血小板的形态及数量的改变，对判断贫血的原因也有帮助。

3. 网织红细胞计数 可反映骨髓造红细胞的功能。增多提示骨髓造血功能活跃，可见于急慢性溶血或失血性贫血；减少则提示造血功能低下，可见于再生障碍性贫血、营养性贫血等。此外，在治疗过程中定期检查网织红细胞计数，有助于判断疗效，如缺铁性贫血经合理的治疗后，网织红细胞在1周左右即开始增加。

4. 骨髓检查 对某些贫血的诊断具有决定性意义（如白血病、再生障碍性贫血、营养性巨幼红细胞性贫血）。骨髓活检对白血病、转移瘤等骨髓病变具有诊断价值。

5. 血红蛋白分析检查 如血红蛋白碱变性试验、血红蛋白电泳、包涵体生成试验等，对地中海贫血和异常血红蛋白病的诊断有重要意义。

6. 红细胞脆性试验 脆性增高见于遗传性球形红细胞增多症等；减低则见于地中海贫血等。

7. 特殊检查 需了解红细胞酶活力测定对先天性红细胞酶缺陷所致的溶血性贫血有诊断意义；抗人球蛋白试验可以协助自身免疫性溶血的诊断；血清铁、铁蛋白、红细胞游离原卟啉等检查可以分析体内铁代谢情况；基因检测等。

贫血的鉴别诊断思路，见图 15-2-1。

四、治疗要点

（一）去除病因

是治疗贫血的关键。对病因尚未明了的贫血应积极寻找病因。

（二）一般疗法

加强护理、预防感染、注意饮食质量与搭配等。

（三）药物治疗

针对贫血的病因，选择有效的药物治疗，如铁剂治疗缺铁性贫血；维生素 B_{12} 和叶酸治疗营养性巨幼细胞贫血；肾上腺皮质激素治疗自身免疫性溶血贫血和先天性纯红细胞再生障碍性贫血等。

（四）输血

长期慢性贫血而代偿功能良好的患者，可不必输红细胞。当贫血引起心功能不全时，输红细胞是抢救措施，应注意输注量和速度，贫血重者浓缩红细胞按每次 10ml/kg 计量，速度不应过快，以免引起心力衰竭和肺水肿；对于贫血合并肺炎的患儿，每次输注量以 5~6ml/kg 为宜。输入浓缩红细胞 10ml/kg，约可提高血红蛋白 10g/L。

（五）造血干细胞移植

是目前治疗部分遗传性溶血性贫血和再生障碍性贫血的有效方法。

（六）并发症治疗

婴幼儿贫血易合并急、慢性感染，以及营养不良、消化紊乱等，应予以积极治疗，同时还应考虑贫血与合并症相互影响的特点。

（何笑兰，杨明华）

【专家点评】

按照贫血原因的分类作为脉络，进行合理的鉴别诊断，对明确贫血病因具有重要意义。

贫血不是一个疾病，而是一种症状或综合征。贫血的诊断包括详细询问病史、全面仔细的体格检查和各种必要的实验室检查。除了判断贫血的程度，还要查明贫血的性质和原因，综合考虑，客观分析，才能进行合理有效的治疗。切不可在确诊前滥用维生素 B_{12}、铁剂和激素等药物或输血，否则会延误诊断。

由简及繁，通过综合分析病史、体征和初步的实验室检查资料，对大多数贫血可作出初步诊断或确定诊断；病因分类有利于理解疾病的病因，形态学分类更有利于疾病的诊断，对一些病情复杂者，可根据初步线索进一步选择必要的检查或把握转诊时机。

附:

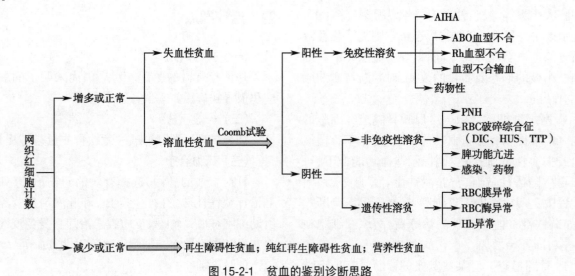

图 15-2-1 贫血的鉴别诊断思路

第三节 营养性贫血

营养性贫血是一组由于各种原因导致造血原料供应不足,红细胞及血红蛋白低于正常的血液系统疾病。本节主要讨论常见的营养性缺铁性贫血及营养性巨幼细胞贫血。

营养性缺铁性贫血

营养性缺铁性贫血是体内铁缺乏导致血红蛋白合成减少的一种贫血。临床上以小细胞低色素性贫血、血清铁蛋白减少和铁剂治疗有效为特点。

缺铁性贫血是儿童最常见的一种贫血,以6~24个月婴幼儿发病率最高,是我国重点防治的儿童常见病之一。

一、病因

(一)先天储铁不足

早产、双胎、胎儿失血和孕母患严重缺铁性贫血等均可使胎儿储铁减少。

(二)铁摄入不足

是营养性缺铁性贫血的主要原因。

(三)生长发育因素

婴儿期和青春期发育较快,如不及时添加富铁食物,易发生贮存铁耗尽。

(四)铁的吸收障碍

食物搭配不合理和胃肠疾病可影响铁的吸收。

(五)铁的丢失过多

长期慢性失血可致贫血,如肠息肉、梅克尔憩室、膈疝、钩虫病等可致慢性失血;用不经加热处理的鲜牛奶喂养的婴儿可因对牛奶过敏而致肠出血。

二、发病机制

铁的主要功能有合成血红蛋白、肌红蛋白,构成人体内必需的酶,运转储存等。因此,缺铁可对机体多系统造成影响。

(一)对血液系统的影响

缺铁时血红素形成不足,进而血红蛋白合成减少,故新生红细胞细胞质不足,细胞变小;而缺铁对细胞的分裂、增殖影响较小,因此,红细胞数量减少程度不如血红蛋白减少明显,从而形成小细胞低色素性贫血。

缺铁通常经过以下三个阶段:①铁减少期:体内储存铁已减少,但供红细胞合成血红蛋白的铁尚未减少;②红细胞生成缺铁期:储存铁进一步耗竭,红细胞生成所需的铁亦不足,但循环中血红蛋白的量尚未减少;③缺铁性贫血期:出现小细胞低色素性贫血,还有一些非造血系统的症状。

（二）对其他系统的影响

缺铁可影响肌红蛋白的合成。人体内有多种酶均含有与蛋白质结合的铁，这些含铁酶与生物氧化、组织呼吸、神经介质分解与合成有关，产生一系列非造血系统的临床表现。缺铁还可引起组织器官的异常及细胞免疫功能低下。婴幼儿贮存铁耗尽及缺铁性贫血，可影响中枢神经系统的功能，导致认知能力减退。缺铁性贫血越严重，认知能力就越低下，并且缺铁性贫血对认知发育损害有持续性和关键期。

三、诊断要点

（一）临床表现

任何年龄均可发病，以 6 个月至 2 岁最多见。

1. 一般表现　开始常有烦躁不安或精神不振，不爱活动，食欲减退，皮肤黏膜逐渐苍白，易疲劳。年长儿可诉头晕、眼前发黑、耳鸣等。

2. 髓外造血表现　肝脾和淋巴结肿大，年龄越小贫血越重，病程越久肝脾大越明显。

3. 非造血系统症状　①消化系统症状：食欲减退，少数有异食癖、口腔炎、舌炎，甚至萎缩性胃炎或吸收不良综合征；②神经系统症状：烦躁不安或萎靡不振，精神不集中、记忆力减退，智力多数低于同龄儿；③心血管系统症状：心率增快，心脏扩大，重者可发生心力衰竭；④因细胞免疫功能降低，常合并感染，可因上皮组织异常而出现反甲。

（二）辅助检查

1. 血象　血红蛋白降低比红细胞减少明显，呈小细胞低色素性贫血。外周血涂片红细胞大小不等，以小细胞为主，中央淡染区扩大。平均红细胞容积（MCV）<80fl，平均红细胞血红蛋白量（MCH）<26pg，平均红细胞血红蛋白浓度（MCHC）<310g/L，红细胞宽度（RDW）升高。网织红细胞数正常或轻度减少。白细胞、血小板一般无异常。

2. 骨髓象　呈增生活跃，以中晚幼红细胞增生为主。各期红细胞均较小，细胞浆少，染色偏蓝，显示胞浆成熟程度落后于胞核。粒细胞和巨核细胞系一般无明显异常。

3. 有关铁代谢的检查

（1）血清铁蛋白（serum ferritin, SF）：血清铁蛋白值可在缺铁的贮存铁耗尽期即已降低，红细胞内铁缺乏和缺铁性贫血期降低更明显，因而是诊断缺铁贮存铁耗尽期的敏感指标。由于感染、肿瘤、肝脏和心脏疾病时血清铁蛋白明显升高，故当缺铁合并这些疾病时其血清铁蛋白值可不降低。需注意与隐匿性缺铁性贫血的鉴别。

（2）红细胞游离原卟啉（FEP）：FEP 值增高是红细胞内缺铁的证据。若血清铁蛋白降低，FEP 升高而未出现贫血，是缺铁红细胞内铁缺乏期的典型表现。

（3）血清铁（SI）、总铁结合力（TIBC）和转铁蛋白饱和度（TS）：这三项检查反映血浆中铁含量，通常在缺铁的缺铁性贫血期才出现异常，血清铁和转铁蛋白饱和度减低，总铁结合力升高。血清铁易受多种疾病影响，如感染、恶性肿瘤、类风湿关节炎等亦可降低。总铁结合力生理变异小，在病毒性肝炎时可增高。转铁蛋白饱和度<15% 有诊断意义。

（4）骨髓可染铁：红细胞内的铁粒细胞数，如<15%，则提示储存铁减少，细胞外铁亦减少。这是一项反映体内贮存铁的敏感且可靠的指标。

四、鉴别诊断

主要与各种小细胞低色素贫血的鉴别（表15-3-1），可根据各病临床特点和实验室检查特征加以鉴别。

五、治疗要点

（一）治疗原则

1. 去除病因　合理搭配饮食，纠正不合理的饮食习惯和食物组成。营养干预措施对贫血症状的改善效果显著。此外，如驱除钩虫、手术治疗肠道畸形、控制慢性失血等也可改善。

2. 铁剂治疗

（1）口服铁剂：口服剂量以元素铁计算，一般为每天 2~6mg/kg，分 2~3 次口服。最好在两餐之间服药，既减少对胃黏膜的刺激，有利于吸收；同时口服维生素 C 能促进铁的吸收。同时补充维生素 A，能够更好地改善促红细胞生成素、血红蛋白和血清铁蛋白指标，临床疗效更好。铁剂应继续用至血红蛋白正常水平后 6~8 周左右再停药，以补足铁的贮存量。如口服 3 周仍无效，则应考虑是否有诊断错误或是否遵医嘱服药，或存在影响铁吸收、导致铁继续丢失的原因。在不能进行铁代谢检测的基层医疗单位，可作诊断性补铁治疗。

（2）注射铁剂：应慎用，常在不能口服铁的情况下使用。

铁剂治疗有效者约 2~4 天后网织红细胞即可

表 15-3-1　小细胞低色素性贫血鉴别诊断

疾病	主要临床特征	网织红细胞	骨髓	血清铁	总铁结合力	转铁蛋白饱和度	血清铁蛋白	红细胞游离原卟啉
缺铁性贫血	有缺铁原因(喂养不当史)	N/↓	内铁↓ 外铁↑	↓	↑	↓	↓	↑
地中海贫血	有家族史,地域分布,特殊面容,肝脾明显肿大,血涂片靶形红细胞,HbF、HbA₂ 或 HbH、Hb-Barts 升高	↑	铁粒幼细胞↑	↑	↓	↑	↑	↓
慢性炎症性贫血	慢性炎症史及相应临床表现,有时可仅为小细胞性	N/↓	铁粒幼细胞↓ 外铁↑	↓	↓	↓	↑	↑
铁粒幼红细胞贫血	顽固贫血铁剂治疗有效,个别病例母系 B₆ 治疗有效	N/↓	外铁↑ 可见环状铁粒幼细胞	↑	N/↓		↑	↑
肺含铁血黄素沉着症	发作性苍白、无力、咳嗽、痰中带血,X 线胸片肺野中可见网点状阴影,痰和胃液中可找到含铁血黄素细胞	↑		↓	↑	↓		
铅中毒	红细胞中可见嗜碱性点彩,血清中铅含量增高,长骨端 X 线改变	↑	可见铁粒幼细胞			不定	↑	↑
转铁蛋白缺乏症	自幼贫血,1 岁左右贫血严重,肝脾轻度肿大,铁剂治疗无效	↓	内铁↓ 外铁↓	↓	↓	↓	↓	
铜缺乏性贫血	脂溢性皮炎,皮肤毛发色素少,浅表静脉扩张,自发性肋骨及干骺端骨折,精神发育障碍	白细胞减少,血铜蓝蛋白↓						

注:N:正常,↑:升高,↓:下降。

见升高,7~10 天达高峰,2~3 周后下降至正常;治疗约 1~2 周后血红蛋白逐渐上升,通常于治疗 3~4 周达到正常。

(二)输血治疗

一般病例无须输红细胞。重症贫血并发心功能不全或明显感染者可输注浓缩红细胞,贫血越重,一次输注量应越小,速度越慢,以免加重心功能不全,血红蛋白<30g/L,每次输注浓缩红细胞 5~10ml/kg,可同时用快速利尿剂。

(三)中医中药治疗

1. 辨证论治

(1)脾胃虚弱

〔主证〕面色苍黄,形瘦体倦,食欲不振,或大便溏泻,舌质淡,苔白,脉细无力,指纹淡红。

〔治法〕健运脾胃,益气养血。

〔方药〕六君子汤加味:党参、白术、茯苓、陈皮、法半夏、当归、鸡血藤、炙甘草。

(2)心脾两虚

〔主证〕面色苍黄或苍白,唇口黏膜、爪甲淡白,心悸气短,头晕目眩,体倦乏力,夜寐不安,舌质淡,苔薄白,脉细弱,指纹淡。

〔治法〕健脾养心。

〔方药〕归脾汤:党参、白术、茯神、当归、黄芪、龙眼肉、远志、枣仁、木香、甘草。

(3)肝肾阴虚

〔主证〕潮热盗汗,目眩耳鸣,口干舌燥,腰膝酸软,舌质红,苔少或无苔,脉细数或弦数。

〔治法〕滋养肝肾,补益精血。

〔方药〕左归丸加减:熟地、山药、山茱萸、牛膝、菟丝子、枸杞子、菊花、龟板、鹿角胶。

(4)脾肾阳虚：

〔主证〕面色㿠白，神倦无力，心悸气短，畏寒肢冷，食欲不振，或大便溏泻，浮肿，舌质淡胖，苔白，脉沉无力。

〔治法〕补脾温肾，益精养血。

〔方药〕右归丸加减：熟地、山药、山茱萸、菟丝子、枸杞子、仙灵脾、党参、黄芪、陈皮、补骨脂、鹿角胶。

2. 其他疗法

(1)中药成药：①六君子丸：每次 3g，每天 3 次，治疗脾胃虚弱型贫血；②归脾丸：每次 3g，每天 3 次，治疗心脾两虚型贫血。

(2)单方验方：①仙鹤草 30g、苡仁 30g、红枣 10 枚，水煎，分 2 次服；②仙鹤草 30~60g、炙黄芪 10~15g，水煎，分 2 次服；③何首乌 9~30g、菠菜 60~120g，同煮吃菠菜及汤；④党参 10~15g、大枣 15~20 枚，水煎，去党参，食枣喝汤；⑤大枣 1 枚、皂矾(研细)6g，先将枣捣烂，再加皂矾捣匀，捻成 40 丸，每次 1 丸，每天 2 次，20 天为 1 疗程。

六、预防

做好卫生宣教工作，提倡母乳喂养，及时添加含铁丰富且铁吸收率高的辅助食品，添加铁强化食品，纠正厌食和偏食等不良习惯。若以鲜牛乳喂养，必须经加热处理。对早产儿、低体重儿宜自 1~2 个月左右给予铁剂预防。母孕晚期补充铁剂，可以减少婴幼儿贫血和贮存铁耗尽。

营养性巨幼细胞贫血

营养性巨幼细胞贫血是由于缺乏维生素 B_{12} 和 / 或叶酸所致的一种大细胞性贫血。主要临床特点是贫血、神经精神症状、红细胞的胞体变大、骨髓中出现巨幼红细胞、维生素 B_{12} 和 / 或叶酸治疗有效。

一、病因

(一)维生素 B_{12} 缺乏

1. 储存和摄入量不足 孕妇缺乏维生素 B_{12}、单纯母乳喂养而未及时添加辅食、偏食或仅进食植物性食物者。

2. 吸收和运输障碍 食物中维生素 B_{12} 的吸收是先与胃底部壁细胞分泌的糖蛋白结合成 B_{12}-糖蛋白的复合物后，由末端回肠黏膜吸收，进入血液循环后需与转钴蛋白结合，再运送到肝脏贮存，此过程任何一个环节异常均可致维生素 B_{12} 缺乏。

(二)叶酸缺乏

1. 摄入量不足

2. 药物作用 长期应用广谱抗生素，抗叶酸代谢药物如甲氨蝶呤、巯嘌呤等抑制叶酸代谢而致病。长期服用抗癫痫药物如苯妥英钠、苯巴比妥、扑痫酮等，也可致叶酸缺乏。

3. 吸收不良 慢性腹泻、小肠疾病、小肠切除等可致叶酸吸收障碍。

4. 代谢障碍 遗传性叶酸代谢障碍、某些参与叶酸代谢的酶缺陷可致叶酸缺乏。

二、诊断要点

(一)临床表现

以 6 个月至 2 岁多见，起病缓慢。目前尚不少见，包括城市患儿亦需要注意。

1. 一般表现 多呈虚胖或颜面轻度水肿，毛发纤细稀疏、黄色，严重者皮肤有出血点或瘀斑。

2. 贫血表现 皮肤常呈蜡黄色，睑结膜、口唇、指甲等处苍白，偶有轻度黄疸；疲乏无力，常伴有肝脾大。

3. 精神神经症状 可出现烦躁不安、易怒等症状。维生素 B_{12} 缺乏者表现为表情呆滞、目光发直、对周围反应迟钝、嗜睡、不认亲人、少哭不笑，以及智力、动作发育落后甚至退步。重者可出现不规则形震颤、手足无意识运动，抽搐、感觉异常、共济失调、踝阵挛和巴氏征阳性等。叶酸缺乏不发生神经系统症状，但可导致神经精神异常。

4. 消化系统症状 常出现较早，如厌食、恶心、呕吐、腹泻及舌炎等。

(二)辅助检查

1. 血象 呈大细胞性贫血，MCV>94fl，MCH>32pg。血涂片可见红细胞大小不等，以大细胞为主，易见嗜多色性和嗜碱点彩红细胞，可见巨幼变的有核红细胞，中性粒细胞呈分叶过多现象。网织红细胞、白细胞及血小板计数常减少。铁缺乏使 MA 实验室指标如 MCV 增高、LDH 及 UB 增高表现不典型或缺失，而常表现为全血细胞减少、正细胞贫血、无高胆红素血症及近乎正常的铁代谢。对再生障碍性贫血、骨髓异常增生综合征等恶性血液病鉴别诊断的敏感性下降。

2. 骨髓象　增生明显活跃，以红细胞系增生为主，粒、红系统均出现巨幼变，表现为胞体变大、核染色质粗而松、副染色质明显。中性粒细胞的胞浆空泡形成，核分叶过多。巨核细胞的核有过度分叶现象。

3. 血清维生素 B_{12} 和叶酸测定　血清维生素 B_{12} 正常值为 200~800ng/L，<100ng/L 为缺乏。血清叶酸水平正常值为 5~6ng/L，<3ng/L 为缺乏。

4. 其他　血清乳酸脱氢酶（LDH）水平明显升高。维生素 B_{12} 缺乏者血清胆红素水平中等升高，尿甲基丙二酸含量增高。

三、鉴别诊断

1. 营养性混合型贫血　血象中红细胞呈大细胞、低色素；骨髓象既有巨幼红细胞又有血红蛋白化不良现象。

2. 红白血病

3. 恶性贫血　恶性贫血多见于 40 岁以上患者，神经系统症状表现为亚急性脊髓联合退行性变，骨髓象示巨红细胞并伴有病态白细胞及巨核细胞，可与该病相鉴别。

4. 黄疸性肝炎　少数患者出现黄疸、肝大、尿胆原阳性、血胆红素升高，易误诊为黄疸性肝炎。

5. 骨髓增生异常综合征

四、治疗要点

（一）一般治疗

注意营养，及时添加辅食；加强护理，防治感染；震颤明显不能进食者可用鼻饲。

（二）去除病因

（三）维生素 B_{12} 和叶酸治疗

1. 有精神神经症状者，以维生素 B_{12} 治疗为主，若单用叶酸有加重症状的可能。小剂量持续疗法：维生素 B_{12} 每次肌内注射 100μg，每周 2~3 次，连用数周，直至临床症状好转，血象恢复正常；或大剂量突击疗法：500~1 000μg 一次肌内注射。

2. 当有神经系统受累表现时，可给予 1mg/d，连续肌内注射 2 周以上。

3. 由维生素 B_{12} 吸收缺陷所致，每个月肌内注射 1mg 一次，长期应用。

用维生素 B_{12} 治疗后 6~72 小时骨髓内巨幼红细胞可转为正常幼红细胞，精神症状 2~4 天后好转，网织红细胞 2~4 天开始增加，6~7 天达高峰，2 周后降至正常；精神神经症状恢复较慢。

叶酸口服剂量为 5mg，每天 3 次，连续数周至临床症状好转、血象恢复正常。同时口服维生素 C 有助于叶酸的吸收。服叶酸后 1~2 天食欲好转，骨髓中巨幼红细胞转为正常，2~4 天网织红细胞增加，4~7 天达高峰，2~6 周红细胞和血红蛋白恢复正常。因使用抗叶酸代谢药物而致病者，可用亚叶酸钙治疗。先天性叶酸吸收障碍者，口服叶酸剂量应增至 15~50mg/d 才有效。

（四）维生素 B_6

有助于神经症状恢复，重症加用氯化钾 0.25~0.5g，每天 3 次，预防低血钾，恢复期需要大量的铁，应加用铁剂。

（五）输注红细胞

重度贫血伴心功能不全或其他并发症者可给予红细胞输注。

（六）中医中药治疗

同营养性缺铁性贫血治疗。

五、预防

改善哺乳母亲的营养，婴儿及时添加辅食，注意饮食均衡，纠正偏食及不良烹调习惯，对素食者的饮食加以指导，预防并及时治疗肠道疾病，注意合理应用抗叶酸代谢药物。对高危人群定期体检，及时治疗。

（何笑兰，杨明华）

【专家点评】

　　常见的小细胞低色素性贫血的鉴别中容易忽略慢性失血（肠道等）。营养性缺铁性贫血的三个临床特点和发病年龄是诊断的重要提示，同时了解铁代谢特点有利于清楚解释发病年龄和临床特点。

第四节　溶血性贫血

溶血性贫血（hemolytic anemia）指红细胞破坏加速，而骨髓造血功能代偿不足时发生的一类贫血。正常情况下，成熟红细胞的平均寿命为 120天。骨髓制造红细胞的代偿功能甚强，如红细胞破坏增加，骨髓造血足以代偿其损耗，则不发生贫血，这种情况称为溶血性疾病。

一、临床分类

1. 按溶血的部位分类，可分血管内溶血和血管外溶血。红细胞在血液循环中被破坏称血管内溶血或细胞外溶血；在肝脾等单核 - 巨噬系统的巨噬细胞内破坏，称为血管外溶血或细胞内溶血。

2. 按病情可分轻、中、重及溶血危象。

3. 按病程可分为急性、慢性。

4. 按病因可分为先天性（或遗传性）缺陷和后天获得性两大类；按发病机制可分为红细胞内因性和红细胞外因性。

（1）除先天（遗传）性溶血性贫血：除阵发性睡眠性血红蛋白尿症外，其他红细胞内在缺陷均为遗传性溶血性贫血。

1）红细胞膜结构与功能缺陷：如遗传性球形红细胞增多症（HS）是一种常染色体显性遗传的家族性疾病，是最常见的红细胞膜缺陷导致的溶血性贫血。

2）红细胞内酶缺乏：如葡萄糖 -6- 磷酸脱氢酶（G-6-PD）缺乏症是最常见的遗传性酶缺乏疾病。

3）血红蛋白病：如珠蛋白生成障碍贫血是一组单基因遗传性慢性溶血性疾病。

（2）后天（获得）性溶血性贫血：红细胞外部因素所致溶血性贫血均属获得性。

1）物理与机械因素：如大面积烧伤、心瓣膜钙化狭窄、心脏人工瓣膜；微血管病性溶血性贫血。

2）化学因素：如苯肼、砷化氢、蛇毒等。

3）感染因素：如疟疾（原虫）、传染性单核细胞增多症（病毒）、支原体肺炎（支原体）等。

4）免疫因素：新生儿溶血性贫血、血型不符输血反应、自身免疫性溶血性贫血（温抗体型或冷抗体型）、药物性免疫溶血性贫血。而红细胞内部异常所致溶血性贫血中仅阵发性睡眠性血红蛋白尿症属于获得性溶血性贫血。

二、临床表现

溶血性贫血的临床表现与溶血的速度、程度和场所有关。分急性和慢性溶血性贫血两种，慢性溶血性贫血的病程中可有急性溶血（溶血危象）发作。

急性溶血性贫血或慢性溶血性贫血急性发作起病急，进展快，可有严重的腰背疼痛及四肢酸痛，伴头痛、呕吐、寒战，随后高热、烦躁。这是由于红细胞在短期内大量破坏，其分解产物对机体的毒性作用所致，可出现血红蛋白尿。由于贫血、缺氧可出现烦躁或嗜睡，严重者可致昏迷、休克和心功能不全。溶血产物对肾小管的毒性作用可引起肾小管细胞坏死，血红蛋白沉积于肾小管致管腔阻塞及急性溶血时的严重缺氧和周围循环衰竭，最终可导致急性肾衰竭。

慢性溶血性贫血一般起病缓慢，临床表现轻重不一，症状轻微主要为慢性贫血的临床表现。具有贫血、黄疸和肝脾大三大特征。慢性溶血引起长期的高胆红素血症，可导致胆石症和肝功能损害。某些遗传性溶血性贫血可有反复发作的下肢溃疡及骨骼系统的异常。多伴有生长发育迟缓。慢性溶血性贫血过程中可出现病情急剧加重，全血细胞减少，网织红细胞减少或消失，骨髓象增生减低，称为再生障碍性危象。

溶血危象的发生多急骤。患者表现为进行性贫血加重、发热、黄疸、乏力、头晕、烦躁；胸痛、气短、呼吸急促；心搏加速、脉搏频数；尿色明显加深，严重者尿色呈浓红茶或红褐如酱油色；部分患者可出现腰酸背痛、恶心、呕吐、上腹绞痛。严重贫血患者面色恍白、虚弱不适、神志淡漠、精神萎靡。大量急速溶血患者甚或发生心功能不全、血压下降、循环衰竭和急性肾衰竭等。

三、辅助检查

1. 血管内溶血检查　游离血红蛋白增高(正常为 10~14mg/L)。血清结合珠蛋白降低(正常为 0.5~1.5g/L)。血红蛋白尿。尿常规示隐血阳性,尿蛋白阳性,红细胞阴性。含铁血黄素尿阳性。

2. 血管外溶血检查　总胆红素增高,以血清间接胆红素增高为主。慢性溶血性贫血患者由于长期高胆红素血症导致肝功能损害,可合并肝细胞性黄疸。24 小时粪胆原和尿胆原排出量增加。

3. 红细胞破坏增多检查　乳酸脱氢酶升高;外周血涂片镜检发现破碎红细胞或红细胞碎片。

4. 骨髓代偿增生实验室检查　网织红细胞增多,可达 0.05~0.20 以上。外周血涂片出现幼稚细胞,通常是晚幼红细胞,严重溶血时可见幼粒细胞。骨髓幼红细胞增生,以中幼和晚幼红细胞为主,形态正常。

5. 红细胞缺陷检查

(1) 红细胞形态改变,血片中可见球形细胞增多或靶形、椭圆形、破裂细胞等。

(2) 红细胞吞噬现象 / 自身凝集反应,自身抗体、补体等吸附在红细胞膜上时,骨髓涂片可观察到巨噬细胞吞噬红细胞现象。当血液内有凝集素时,可有红细胞自身凝集现象。红细胞被吞噬或出现凝集反应均提示溶血。

(3) 红细胞渗透脆性异常,正常红细胞在 0.45%~0.38% 的盐水中开始溶血,于 0.34%~0.30% 的盐水中完全溶血。球形红细胞可能在 0.51%~0.72% 的盐水中就开始溶血,而在 0.45%~0.38% 的盐水中已完全溶血,显示对低渗盐水的抵抗力减低。靶形和镰形红细胞则相反,显示对低渗盐水的抵抗力增强。

(4) 红细胞寿命可用放射性核素 ^{51}Cr 标记红细胞的方法进行测定。正常红细胞半衰期为 25~32 天。

四、诊断及诊断思路

儿童溶血性疾病诊断与其他血液病一样,正确诊断依赖于严谨的临床思维及合理的实验室检查。凡临床疑诊为溶血性贫血的患儿首先须明确下面几个问题。

1. 确定有无溶血,寻找红细胞破坏和骨髓代偿增生的依据是关键。

(1) 红细胞破坏增加的依据

1) 红细胞和血红蛋白不同程度的降低。

2) 血清总胆红素增高,以间接胆红素增高为主,结合珠蛋白含量降低或消失,血浆游离血红蛋白升高。

3) 尿血红蛋白阳性,尿胆原增加。

4) 红细胞寿命缩短,外周血涂片可见红细胞碎片、形态异常。

(2) 骨髓造血代偿性增加的证据

1) 网织红细胞增加,外周血涂片可见嗜多色性、嗜碱点彩红细胞和豪 - 周小体等,白细胞和血小板可增加。

2) 骨髓增生活跃,呈粒红比例降低或倒置,幼稚红细胞增生,成熟红细胞的形态特点与外周血所见相同。

2. 确诊溶血性贫血的病因　失血性、缺铁性或巨幼细胞贫血的恢复早期,可有贫血及网织红细胞增多。家族性非溶血性黄疸患者有非胆红素尿性黄疸而无贫血。骨髓转移瘤患者有幼粒细胞性贫血、幼红细胞性贫血、成熟红细胞畸形、轻度网织红细胞增多。以上情况虽然部分临床表现类似溶血性贫血,但本质不是溶血,故容易鉴别(图 15-4-1)。

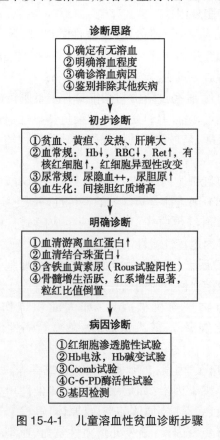

图 15-4-1　儿童溶血性贫血诊断步骤

(贺湘玲)

【专家点评】

儿童溶血性贫血是指由于体内红细胞内在异常或红细胞外在因素所致红细胞破坏加速,而骨髓造血功能代偿不足时发生的一类贫血。病因复杂,病程可急可慢,病情可轻可重,甚至出现溶血危象,对儿童健康的危害性大。其确诊在很大程度上常取决于专业实验室检查,但病史和体格检查能够提供重要线索及其可能病因。因此临床医生需要提高对儿童溶血性贫血的临床警戒性和认知能力,做到及时识别转诊到专科医生诊治。

第五节 免疫性血小板减少症

免疫性血小板减少症(immune thrombocytopenia,ITP)是指由免疫介导的血小板减少症,本文指原发性免疫性血小板减少症,又称免疫性血小板减少性紫癜(immune thrombocytopenic purpura,ITP)、特发性血小板减少性紫癜、原发性血小板减少性紫癜,是儿童时期最常见的出血性疾病。

一、病因

发病前常有病毒感染史,或有疫苗接种史。一般认为病毒感染不是导致血小板减少的直接原因,而是病毒感染后体内产生一系列的免疫反应导致血小板破坏增多,以及巨核细胞成熟障碍、巨核细胞生成和释放受严重影响而致血小板生成减少。

二、诊断要点

(一)临床表现

发病前 1~3 周多有急性病毒感染史,主要表现为出血倾向,以皮肤黏膜出血最常见,如皮肤出血点、瘀点、瘀斑,齿龈出血,鼻出血。严重者可有消化道、泌尿道出血,最严重者为颅内出血。

(二)实验室检查

1. 血常规检查 血小板<100×10^9/L。血小板数与出血程度相关,血小板低于 20×10^9/L 时可出血明显,出血严重者可有血红蛋白下降。

2. 出凝血检查 出血时间延长,血块回缩不良,束臂试验阳性。

3. 血清学检查 血小板相关抗体 PAIg、PAC3 增多。

4. 骨髓检查 巨核细胞数量增多或正常,有巨核细胞成熟障碍。

骨髓检查的主要目的是排除其他血液肿瘤疾病,典型 ITP 可不做骨髓检查,但在用肾上腺皮质激素治疗之前应先做骨髓检查。

(三)诊断标准

ITP 是排他性诊断,诊断标准参照中华医学会儿科学分会血液学组等制定的《儿童原发性免疫性血小板减少性紫癜诊疗建议》,在治疗过程中疗效不佳或出现新的与 ITP 不符的临床表现时要重新评估。

1. 至少两次血常规检查血小板计数<100×10^9/L(血红蛋白和白细胞基本正常),血细胞形态正常。

2. 皮肤出血点、瘀斑和/或黏膜、脏器出血。

3. 一般无脾大。

4. 排除其他继发性血小板减少症,如白血病、再生障碍性贫血、遗传性血小板减少性症、其他免疫性疾病、药物或感染所致。

(四)疾病分期

1. 新诊断 ITP 确诊后 3 个月内的 ITP 患者。

2. 持续性 ITP 确诊后 3~12 个月内血小板持续减少的 ITP 患者。包括没有自发缓解的患儿和停止治疗后不能维持完全缓解的患儿。

3. 慢性 ITP 血小板减少持续>12 个月的 ITP 患儿。

4. **重症 ITP** 血小板 $<10\times10^9$/L,且就诊时存在需要治疗的出血症状或常规治疗中发生了新的出血症状,且需要用其他升血小板药物治疗或增加现有治疗药物剂量。

5. **难治性 ITP** 指满足以下所有三个条件的患者:①脾切除后无效或复发;②仍需要治疗以降低出血的危险;③除外其他引起血小板减少症的原因确诊为 ITP。

诊断中的关键点:ITP 一般只有出血和血小板减少,且一定要排除其他引起血小板减少的疾病。

三、鉴别诊断

需与各种原因导致的继发性血小板减少性紫癜相鉴别。

1. **病毒感染** 病毒感染急性期可出现血小板减少,有时或有出血点,感染恢复后血小板上升。而 ITP 发生在病毒感染之后。

2. **再生障碍性贫血** 一般血常规三系降低,骨髓检查时造血增生低下,巨核细胞数减少或消失。

3. **微血管病性溶血** 血栓性血小板减少性紫癜、溶血尿毒综合征和 DIC 均有血小板减少,但除血小板减少和出血外,还有溶血和血栓形成等其他表现。

4. **白血病和肿瘤** 可有血小板减少并出血。骨髓中见巨核细胞减少,可见白血病细胞或肿瘤细胞比例增高。

5. **骨髓增生异常综合征** 首发表现可为出血和血小板减少,但患者常伴有贫血,有时肝脾大,骨髓中可见病态造血,骨髓中巨核细胞数正常或增多或减少,可有巨核系病态造血,出现较多的小巨核细胞。

四、治疗要点

儿童 ITP 多为自限性,ITP 治疗的目标并不是要血小板恢复正常,而是要提升血小板至安全水平。是否需要治疗干预除取决于血小板计数外,更重要的是取决于出血的程度。血小板高于 20×10^9/L,无活动性出血者可先观察,但在偏远地区或医疗条件相对落后地区可考虑血小板低于 30×10^9/L 即开始治疗,如有明显活动性出血,血小板高于 30×10^9/L 亦应治疗。

根据中国儿童原发性免疫性血小板减少症诊断与治疗改编指南(2021 版),新诊断 ITP 患儿,0~2 级出血,但生活受到疾病干扰时亦可开始治疗。生活受到疾病干扰:即 ITP 患儿或监护人出现如下情况之一:①应用儿童 ITP 特定的生活质量问卷(如儿童 ITP 评估量表)评估后发现患儿生活质量下降;②患儿出现与 ITP 相关的明显疲劳、乏力等不适;③患儿出现与 ITP 不相关但来自疾病的过度担心和恐惧等;④患儿生活方式因疾病发生明显改变,如不能入托或就学,日常活动受到明显影响;⑤家庭生活方式因疾病发生明显改变:如需要反复就医、监护人无法正常工作;⑥ ITP 患儿或监护人感到非常焦虑、不安。

ITP 出血分级及对应的出血程度:① 0 级为无出血;② 1 级为轻微、微量出血:有少量瘀点(总数 ≤100 个)和 / 或 ≤5 个小瘀斑(直径 ≤3cm),无黏膜出血;③ 2 级为轻度、少量出血:有较多瘀点(总数 >100 个)和 / 或 >5 个大瘀斑(直径 >3cm),无黏膜出血;④ 3 级为中度、中量出血:有明显的黏膜出血,影响生活;⑤ 4 级为重度、严重出血:黏膜出血导致血红蛋白下降幅度 >20g/L,或怀疑有内脏出血。

根据中国儿童原发性免疫性血小板减少症诊断与治疗改编指南(2021 版),一线治疗:指应用糖皮质激素和 / 或静脉注射免疫球蛋白以提高血小板计数的传统治疗。一线治疗无效:指应用一线治疗药物后早期(1 周)和初始(1 个月)评估不能达到治疗反应且不能维持治疗反应(6 个月)者;或需要长期应用糖皮质激素才能保持反应者。二线治疗:指在治疗 ITP 时应用促血小板生成类药物、利妥昔单抗或脾切除术这三种治疗中的一种或多种。二线治疗的优先顺序:首选促血小板生成类药物,其次为利妥昔单抗,必要时开展脾切除。ITP 患儿 3 级出血时应住院治疗,并且建议优先选择 IVIG 开展紧急治疗,如果选择糖皮质激素紧急治疗,可选择大剂量糖皮质激素治疗。当 ITP 患儿发生 4 级出血时,可采用联合血小板输注、大剂量甲泼尼龙冲击和大剂量 IVIG 冲击的抢救治疗,以确保最有效、最迅速地提升血小板计数以有效止血,此时还可考虑加用促血小板生成类药物。

(一)一般治疗

注意护理,防止碰撞,严重者卧床休息。控制感染。忌用阿司匹林、双嘧达莫等影响血小板功能的药物,暂停预防接种。

（二）一线治疗

1. 肾上腺皮质激素　泼尼松 1.5~2mg/（kg·d）（最大量不超过 60mg/d）,分次口服。紧急治疗时可用地塞米松 0.6mg/（kg·d）,最大 40mg/d,连用 4 天,骤停。在血小板极低时,可以在排除结核后用大剂量激素治疗,如甲泼尼龙 20~30mg/（kg·d）（每天最大量<0.9g）,静脉滴注,连用 3~5 天,上述剂量完成后,可用泼尼松维持。血小板恢复正常 1~2 周后逐渐减量至停药,总疗程 4~6 周。

2. 静脉用丙种球蛋白　丙种球蛋白每天 1g/kg,用 1~2 天,或 400mg/（kg·d）,连用 5 天。

（三）二线治疗

1. 促血小板生成剂　重组人血小板生成素（rhTPO）300IU/（kg·d）,皮下注射,可用于血小板低于 20×10^9/L 的一线治疗无效者,血小板达到 100×10^9/L 后考虑停药,连用 14 天血小板不升视为无效,应停药。

艾曲泊帕为口服制剂。初始剂量:6~17 岁且体重 ≥27kg 患儿,50mg,每天 1 次;体重<27kg,或年龄 1~5 岁患儿,1.5mg/kg,每天 1 次。根据血小板计数进行剂量调整,使血小板计数 ≥50×10^9/L,最大剂量不超过 75mg/d。国产海曲泊帕已批准用于成人重型再生障碍性贫血和 ITP,成人起始剂量 2.5mg,每天 1 次,最大剂量不超过 7.5mg,每天 1 次,根据血小板计数进行调整。儿童适应证和用法尚未在说明书中体现。

2. 利妥昔单抗　二线治疗还可用利妥昔单抗（抗 CD20 抗体）治疗。

3. 脾切除　2/3 患者有效。切脾指征:①经以上正规治疗,仍有危及生命的严重出血或急需外科手术者;②病程 1 年以上,年龄>5 岁,反复严重出血,药物治疗无效或需长期大剂量激素维持（>30mg/d）者;③病程 3 年以上,年龄>10 岁,血小板持续<30×10^9/L,有活动性出血,药物治疗无效者;④有使用糖皮质激素禁忌者。

（四）其他免疫抑制治疗

1. 抗 D 抗体　适用于 RhD 阳性的 ITP,常用量 50~75μg/（kg·d）,用 1~3 天。

2. 免疫抑制剂　常用于激素和丙种球蛋白治疗效果欠佳者,或用于 2 岁以下严重出血而不宜切脾者,或用于切脾无效者。常用方法:长春新碱 1.5mg/m²,每周 1 次,连用 4~6 周;或用硫唑嘌呤 2~4mg/（kg·d）,分次口服,常连用数月,此药较安

全,可长时间应用维持量,1~2mg/（kg·d）;亦可用环孢素 A。目前此种治疗使用已逐渐减少。

（五）对症治疗

输入的血小板易被破坏,一般不予以输注,如血小板低于 10×10^9/L,特别是有颅内出血或其他内脏大出血时,可输注血小板悬液,但需同时使用较大剂量肾上腺皮质激素或用丙种球蛋白治疗以减少血小板破坏。

（六）中医中药治疗

1. 辨证论治

（1）血热妄行

〔主证〕起病急,病前多有外感风热史,皮肤出现较多的瘀点瘀斑,斑色鲜红,或伴鼻衄、齿衄、呕血、便血、尿血,并见心烦口渴,或发热,舌质红,苔薄黄,脉浮数。

〔治法〕清热解毒,凉血止血。

〔方药〕犀角地黄汤加味:犀角（以 10 倍量水牛角替代）、生地、丹皮、赤芍、栀子、白茅根、银花、连翘、地榆。

（2）阴虚火旺

〔主证〕皮肤黏膜散在瘀点、瘀斑,时起时伏,或鼻衄、齿衄,并见五心烦热,盗汗,颧红咽燥,舌质红、苔少,脉细数。

〔治法〕养阴清热,凉血安络。

〔方药〕大补阴丸合茜根散加减:生地、知母、玄参、旱莲草、阿胶、丹皮、茜根、侧柏叶、龟板。

（3）气不摄血

〔主证〕皮肤瘀点瘀斑,色较淡,反复出现,常伴齿鼻出血,面色苍黄,唇甲不华,神疲乏力,头晕心慌,饮食不振,舌淡胖,脉细弱。

〔治法〕益气摄血。

〔方药〕归脾汤:人参、白术、茯苓、黄芪、当归、枣仁、木香、阿胶、龙眼肉、远志、生姜、大枣、甘草。

（4）瘀血阻络

〔主证〕紫斑色暗,经久不消,或有瘀块,或疼痛,痛有定处,舌紫暗或有瘀点,苔薄白,脉涩。

〔治法〕活血化瘀。

〔方药〕桃红四物汤加减:桃仁、红花、生地、当归、赤芍、丹参、川芎、三七粉。

2. 其他疗法

（1）单方验方:①鲜茅根 500g,水煎,当茶饮,用于血热出血;②羊蹄根 9~15g,水煎服,每天 3 次,用于各型出血;③花生衣 15~30g、红枣 10~20 枚,水煎服,每天数次,用于各型出血;④丹皮 12g、

鳖甲 25~50g、生地 15~30g,水煎服,每天 1 剂,分 2 次服,连服 8 剂,用于阴虚火旺型;⑤党参 15g、红枣 10 枚、枸杞子 12g,水煎,每天 1 剂,用于气不摄血型。

(2)针灸疗法:①针刺:可取穴足三里、合谷、血海、曲池;②艾灸:主穴取八髎、腰阳关,隔姜灸,每天 1 次;③耳针:可取脾、内分泌、肾上腺、肺等穴。

五、预后

儿童 ITP 80%~90% 的病例可在病程 12 个月内恢复正常,其余转变为慢性型。慢性型者 30% 数年内可自行恢复,无效者切脾后 2/3 病例有效。总死亡率为 0.65%~1.9%。

(万伍卿)

【专家点评】

1. ITP 常只有出血表现和血小板减少,如有其他表现,应排除其他致血小板减少的疾病。

2. 骨髓检查不是诊断 ITP 必需的,骨髓检查的目的主要是排除再生障碍性贫血、白血病、肿瘤骨髓转移等。为避免用激素对急性淋巴细胞白血病和淋巴瘤等诊断带来干扰,初诊时为典型 ITP 者如果用丙种球蛋白治疗可先不行骨髓检查,但在使用肾上腺皮质激素前一定要完成骨髓检查。对持续性、慢性 ITP 患儿再评估时,推荐骨髓检查包括骨髓穿刺和活检,但婴幼儿,尤其是<1 岁的婴儿,骨髓活检风险较大,建议谨慎开展。当 ITP 进入慢性期时罹患自身免疫性疾病或存在潜在遗传性疾病概率的明显增加,故在持续性、慢性 ITP 患儿再评估时,还应结合具体情况,复查自身免疫系列检测和进行基因检测。

3. ITP 多为自限性疾病,血小板有安全水平就可以不干预,治疗的目的是使血小板维持在安全水平以上,而不是使血小板完全正常。

4. 如果 ITP 治疗效果不佳,要观察有无新的临床表现或血常规和骨髓的变化,部分可能是再生障碍性贫血、系统性红斑狼疮、肿瘤等其他疾病的早期表现,要动态观察,及时修正诊断。

第六节　疑难血液系统疾病的识别与转诊

血液系统疾病常发病急,病情重,易危及生命,基层医生应识别疑难血液系统疾病,并及时诊断治疗或转诊。

一、贫血

掌握贫血的输血指征,仔细询问病史和做相关检查,争取明确贫血病因诊断。

(一)重症贫血

贫血是否重症应根据贫血症状、体征和血红蛋白量来判断。如果患者发生贫血急,有明显的机体缺氧的表现,如精神差、乏力明显、呼吸快、心率明显增快等,特别是血红蛋白低于 60g/L 时,要及时处理,给予输氧、输红细胞治疗。如果是长期慢性的严重贫血,要注意有无贫血性心脏病,输红细胞时一定要注意心脏负荷问题,贫血越重、心脏功能越差,则每次输血量应越少,输血速度宜慢,必要时可先用利尿剂,以防心衰。

(二)疑难贫血性疾病

贫血的原因众多,根据外周血红细胞形态和血常规 MCV、MCH、MCHC 三项指标对贫血进行形态学分类。

1. 小细胞低色素贫血　提示血红蛋白合成障碍,最常见原因是缺铁性贫血和地中海贫血。婴幼儿缺铁性贫血病因常为喂养不当致铁摄入不足或先天储铁不足,年长儿缺铁性贫血多因消化道出血所致,女孩月经量过多亦可导致缺铁性贫血。重型 β 地中海贫血和部分中间型 α 或 β 地中海贫血可有重度贫血、肝脾大,如果无法做血红蛋白电泳和地中海贫血基因检测等相关地中海贫血检查,或已确诊为重型 β 地中海贫血,应转上级医院进行系统治疗,包括正规输血、祛铁治疗或造血干细胞移植等。

2. 大细胞性贫血　常由维生素 B_{12} 或叶酸缺乏所致,易诊断,少部分可由再生障碍性贫血、骨髓增生异常综合征、白血病所致,均有相应的临床表现。

(1)再生障碍性贫血:常表现为贫血、出血和感染,肝脾常不肿大,外周血三系血细胞减少,骨髓增生低下。应按再生障碍性贫血的诊断程序进行诊断。儿童常要排除先天性再障(先天性骨髓衰竭)。重型再生障碍性贫血或极重型再生障碍性贫血要进行包括抗胸腺细胞球蛋白的联合免疫抑制治疗或造血干细胞移植治疗,可转上级医院。

(2)单纯红细胞生成障碍性贫血:只有贫血症状,网织红细胞减少,骨髓检查示红系有核细胞比例低于 5%,其他系列正常。先天性者部分伴发先天畸形,基因检测异常。肾上腺皮质激素常有明显疗效,但应维持数月,有些患者对激素有依赖,必要时可改用或加用环孢素 A 治疗。获得性者先去除病因,除上述治疗外,尚可应用丙种球蛋白治疗。无论是先天性还是获得性,复发难治者均可采用造血干细胞移植治疗。对于婴儿期患儿,考虑到肾上腺皮质激素对生长发育的影响,可先只输血,1 岁以上再用激素治疗。

3. 正细胞性贫血病因复杂,诊断更为困难,要识别的疑难重症血液病较多。

(1)溶血性贫血:典型表现为贫血、溶血性黄疸、肝脾大,急性血管内溶血常有血红蛋白尿,蚕豆病及伯氨喹型药物性溶血性贫血为红细胞葡萄糖 -6- 磷酸脱氢酶缺乏所致急性溶血,起病急。免疫性溶血性贫血亦发展较快,如果发生溶血危象,应及时处理。自身免疫性溶血性贫血因有自身抗体存在,常不易准确测定血型和配血,输血时应输洗涤红细胞,如缺氧表现不严重,要少输血或不输血,以免加重溶血。对于配血困难或诊断不清的急性溶血性贫血应及时识别,转上级医院诊治。

(2)溶血尿毒综合征:溶血尿毒综合征属微血管病性溶血性贫血,同属此类的还有血栓性血小板减少性紫癜和弥散性血管内凝血。溶血尿毒综合征除贫血外,典型临床表现有肾脏损害和血小板减少,此病诊治难度较大,应转上级医院诊治。

(3)白血病:除贫血外,可有血小板减少,外周血白细胞可增加或减少,可有肝脾大等器官受浸润的表现,易伴发感染。外周血涂片可能见到原始细胞,骨髓检查可确诊。儿童白血病的诊断治疗技术近年飞速发展,规范化诊治疗效不错,但对医院综合条件及专业化要求较高,此类患者建议转相关定点医院治疗。

(4)骨髓增生异常综合征:主要特征是无效病态造血和易发展为急性白血病,可表现为正细胞性贫血或大细胞性贫血,亦可二系或全血细胞减少。可有发热、肝脾大等。骨髓检查示增生正常或低下,二系以上病态造血,部分有原粒细胞增加,但达不到白血病诊断标准。此病治疗难度大。

(5)噬血细胞综合征:临床特点为持续高热、肝脾和淋巴结肿大、全血细胞减少、肝功能受损、凝血因子异常、血清铁蛋白增高。起病急,进展很快,死亡率高,但及时的诊断治疗可大大降低死亡率。有上述临床表现者应参照国际组织细胞协会 2004 方案进行诊断,按 1994 方案积极及时治疗,部分病例诊断困难或难治复发,应及时转上级医院。

二、出血

明确是血管因素、血小板因素或是凝血因子缺陷所致出血,如果诊断不清,紧急情况下先给予相应治疗,如血小板减少或血小板功能障碍输注血小板,凝血因子缺乏输注相应的凝血因子、冷沉淀或新鲜冰冻血浆,先保证生命安全。

(一) 血管因素

血管因素中较常见者为过敏性紫癜,在其他章节中已提及,另一重症是暴发性紫癜。

暴发性紫癜又称环死性紫癜,可能是过敏性紫癜的变异型,多为儿童,为暴发性、泛发性及触痛性大面积瘀斑,常伴高热、寒战等严重全身中毒症状,多器官功能受损或衰竭,进展迅速,病情险恶。病初血小板可正常,但随之减少,凝血功能异常,各种凝血因子减少,弥散性血管内凝血。此为极重症,大多数致死,应及时诊断和治疗或转诊。

（二）血小板减少症

常表现为皮肤出血点、瘀斑和黏膜出血，出血程度与血小板减少程度有类。一般情况下，血小板在$(20~30) \times 10^9/L$以上，出血症状相对较轻，较为安全。如果血小板低于$(10~20) \times 10^9/L$，或尽管血小板较高，但有球结膜出血或口腔或其他黏膜出血明显，或伴有严重感染，应及时提升血小板，必要时输注血小板。

1. 免疫性血小板减少症　婴幼儿血小板减少，如果丙种球蛋白和激素治疗效果不佳，应排除先天性或遗传性血小板减少症。一线治疗无效，血小板低于$20 \times 10^9/L$，常有明显出血倾向者，常需采用二线治疗，可转上级医院。

2. Evans综合征　系自身免疫性疾病，可同时或先后出现免疫性血小板减少症、自身免疫性溶血性贫血和免疫性粒细胞减少，可有肝脾大。治疗基本同慢性免疫性血小板减少症。

3. 巨大血管瘤-血小板减少综合征　如果血小板减少伴巨大血管瘤，应考虑此病。

（三）血小板增多症

儿童血小板增多症常为继发性，多系炎症、肿瘤、药物、切脾等所致，血小板常在$(400~800) \times 10^9/L$，持续时间常不超过3个月，很少有出血和栓塞表现，原发病治愈血小板即正常。原发性血小板增多症患者，血小板常在$1\,000 \times 10^9/L$以上，有出血和栓塞表现，可有脾大，骨髓检查及相应基因检测有助于诊断。血小板在$(800~1\,000) \times 10^9/L$以上时，应口服阿司匹林和/或双嘧达莫，减少血小板凝集。原发性血小板增多症诊断治疗较复杂，可转上级医院。

（四）遗传性血小板疾病

1. 遗传性血小板减少症中，以血小板减少为主要症状，部分类型有血小板功能障碍。

2. 血小板无力症，属常染色体隐性遗传，自幼有出血症状，表现为轻至重度皮肤、黏膜出血，月经过多，外伤后出血不止。血小板计数正常，但血涂片上血小板不聚集成堆，血小板聚集功能异常，血小板膜蛋白CD41、CD61减少或异常。

遗传性血小板病诊治较为复杂。应避免使用阿司匹林等抗血小板聚集药物，局部出血时压迫出血。手术或拔牙前，以及有危及生命的出血时应输注血小板。异基因造血干细胞移植是唯一根治方法。

（五）凝血因子异常

可分为先天性凝血因子异常和后天性凝血因子异常，较常见的有以下几种。凝血功能异常者，禁忌剧烈活动，谨防外伤。

1. 血友病　在国内常见为血友病A（凝血因子Ⅷ缺陷症）和血友病B（凝血因子Ⅸ缺陷症）。血友病为X连锁隐性遗传，血友病A表现为男性发病，自幼发生，自发性，轻微外伤后出血不止或创伤、手术后严重出血，多数在1岁或稍大开始爬行或走路时发病。血友病B临床表现类似血友病A，但轻型患者较多，女性携带者亦可出血。APTT延长和PT正常，提示内源性凝血途径异常，凝血因子测定血友病A为Ⅷ降低而血友病B为Ⅸ降低。治疗采用替代治疗。血友病A补充凝血因子Ⅷ或冷沉淀。亦可输新鲜冰冻血浆，但其中Ⅷ因子浓度不够，对于重症出血治疗效果有限。血友病B可使用Ⅸ因子制剂，但目前国外许多单位无此产品，常用凝血酶原复合物治疗，急性出血时如无凝血酶原复合物，亦可使用冷沉淀或新鲜冰冻血浆。血友病A国内已开始预防治疗，建议用重组凝血Ⅷ因子进行初级预防，即婴幼儿在确诊后第1~2次出血后即开始预防治疗。

2. 维生素K依赖因子异常　包括新生儿自然出血症及乳儿维生素K缺乏症（晚发性维生素K缺乏症），易内脏出血，凝血功能示PT和KPTT显著延长，CT多数延长，凝血因子测定有Ⅱ、Ⅶ、Ⅸ、Ⅹ明显减少。应及时补充维生素K治疗，防止颅内出血等重要脏器出血。更重要的是对高危儿用维生素K预防。

3. 药物引起多种凝血因子缺乏症　抗凝血类灭鼠剂中毒，药物竞争性抑制维生素K的利用，维生素K依赖凝血因子缺乏而致出血，APTT和PT延长，维生素K_1疗效明显。溴敌隆属于香豆素类灭鼠剂，半衰期长达24.2天以上，大多食后3~7天才出现症状，并有蓄积作用，用维生素K_1有效，严重病例有时需用40mg/d以上，凝血功能正常后，如停用维生素K_1，可能几天后复发，因此应根据APTT和PT来决定维生素K_1剂量及疗程，部分病例需治疗数月。要注意的是，有相当部分的病例查不出明确毒物或药物接触史。

4. 弥散性血管内凝血（DIC）　表现为多发性出血倾向、休克或低血压、多发性微血管栓塞、微血管病性溶血。实验室检查有血小板减少，早期APTT缩短，其后APTT、PT明显延长，纤维蛋白原进行性降低。随后有FDP和D-二聚体增高。DIC是临床重症，治疗难度大，死亡率高，应按DIC诊断标准及时诊断,积极治疗,必要时在病情允许转诊的情况下可转上级医院治疗。

5. 其他 其他凝血因子缺乏或抗凝血物质异常亦可导致出血,如出血症状明显、诊断不清楚,应及时转院确诊。

三、白细胞数量或质量改变

(一)白细胞增多

1. 粒细胞增多为主 多见于炎症、应激等。如无感染或其他炎症等表现,或粒细胞极度增高,还要排除慢性粒细胞白血病。

2. 酸性粒细胞增多为主 多见于过敏性疾病、寄生虫感染等,酸性粒细胞显著增高常见于过敏性肺炎、嗜酸性粒细胞淋巴肉芽肿、高嗜酸性粒细胞综合征、特发性嗜酸性粒细胞增多综合征等,根据相应的临床特点诊断,进行对因治疗,一般肾上腺皮质激素治疗有效,但应用前要排除急性白血病、淋巴瘤、真菌感染等。

3. 淋巴细胞增多为主 常可见于病毒感染。传染性单核细胞增多症异型淋巴细胞≥10%,有EB病毒感染证据并有相应的临床表现。异型淋巴细胞增多,但无EB病毒感染证据,可诊断传染性单核细胞增多综合征。如无异型淋巴细胞增高,应考虑传染性淋巴细胞增多症,但要注意排除急性白血病。

(二)白细胞减少

常为中性粒细胞减少,原因众多。

1. 单纯中性粒细胞减少而既往无反复感染史者 如有近期感染史或应用药物史,可以观察8~12周,每周复查血常规。如两者均无,则查自身抗体谱和抗中性粒细胞抗体,如仍阴性则可考虑骨髓检查。如果明显感染伴粒细胞减少,可能是病毒感染或其他病原感染,病毒感染所致者常在起病的1~2天出现,持续3~8天,而细菌感染所致者可持续数周。

2. 单纯中性粒细胞减少伴有反复感染史者 应查先天性粒细胞减少症基因检测、自身抗体谱、T细胞亚群、HIV、维生素 B_{12}、叶酸,并做骨髓检查。

3. 中性粒细胞减少伴贫血或血小板减少者 应行血涂片、骨髓、维生素 B_{12}、叶酸、腹部超声检查等。常见疾病有 Evans 综合征、再生障碍性贫血、脾功能亢进、急性白血病、骨髓增生异常综合征、噬血细胞综合征、恶性肿瘤等。

(三)外周血出现异常细胞

如果是异型淋巴细胞应考虑传染性单核细胞增多症,如果是原始淋巴细胞或幼稚淋巴细胞、原始粒细胞、原始单核细胞增多,或出现其他异常的不明来源细胞,则及时行骨髓检查,排除白血病或肿瘤性疾病。

血液系统疾病相对复杂,如果因实验室条件有限诊断不清,或因缺乏相应治疗条件,均应及时转相关医院诊断治疗,但应对病情进行评估以保证转诊途中安全。

(万伍卿)

【专家点评】

1. 疑难血液病的识别是较困难的问题,对于基层医师应根据本院或本地的实验室条件做一些适当的检查,才有利于疾病的初步诊断。

2. 更重要的是要明确什么情况需要转诊,什么情况下能转诊。如果需转诊,应尽量保证转诊安全,可先给予相应治疗。

第十六章

遗传代谢及内分泌疾病

第一节　1型糖尿病

糖尿病（diabetes mellitus，DM）是体内胰岛素缺乏或胰岛素功能障碍所致的糖、脂肪和蛋白质代谢异常的全身性慢性疾病。1型糖尿病（type 1 diabetes mellitus，T1DM）约占儿童期各型糖尿病总数的90%，是危害儿童健康的重大儿科内分泌疾病，我国近年发病率为2/10万~5/10万，<5岁儿童发病率年平均增速为5%~34%，提示发病呈现低龄化趋势。1型糖尿病特指因胰岛β细胞破坏而导致胰岛素绝对缺乏，具有酮症倾向的糖尿病患者需终身依赖胰岛素维持生命。

一、病因

1型糖尿病是目前认为在遗传易感性的基础上，由于外界环境因素作用引发的自身免疫性疾病。自身免疫性1型糖尿病的敏感性与多重基因位点相关。人类白细胞抗原（human leucocyte antigen，HLA）基因是了解最清楚的相关基因，约占家族性1型糖尿病的40%。其中 HLA-DQ（DQα、DQβ）和 DRB 基因是1型糖尿病最重要的易感基因。除 HLA-DR 和 HLA-DQ 基因外，还有许多其他的易感基因与糖尿病危险性相关，并能与某种固定的 DR 和 DQ 等位基因组成具有不同患病风险的单体型。针对胰岛β细胞的抗体如胰岛细胞抗体（islet cell antibody，ICA）、胰岛素自身抗体（autoantibodies to insulin，IAA）、谷氨酸脱羧酶抗体（glutamic acid decarboxylase 65 antibody，GAD）、蛋白酪氨酸磷酸酶抗体（protein tyrosinephosphatase antibody，IA-2A）、锌转运体8抗体（Zinc transporter 8 antibody，ZnT8A）等常阳性，提示病因可能是环境诱发的自身免疫反应破坏胰岛β细胞所致。在

各种环境因素中饮食因素占有重要地位，有研究显示1型糖尿病易感者的发病与婴儿期进食牛奶有关，病毒感染在1型糖尿病的发病中也起着非常重要的作用。

二、病理生理

胰岛β细胞大都被破坏，分泌胰岛素明显减少而分泌胰高血糖素的细胞和其他细胞则相对增生。胰岛素是体内唯一降血糖、促进能量储存的激素。胰岛素可促进细胞内葡萄糖的转运，促进糖的利用和蛋白质的合成，促进脂肪合成，抑制肝糖原和脂肪的分解。1型糖尿病患儿由于胰岛素分泌不足或缺乏，使葡萄糖的利用减少，而反调节激素如胰高糖素、生长激素、皮质醇等增高，这些反调节激素具有促进肝糖原分解和葡萄糖异生的作用，使脂肪和蛋白质分解加速，造成血糖和细胞外液渗透压增高，细胞内液向细胞外转移。当血糖浓度超过肾阈值（10mmol/L 或 180mg/dl）时即产生糖尿，产生渗透性利尿，临床出现多尿症状，每天约丢失水分 3~5L，钠和钾 200~400mmol，因而造成严重的电解质紊乱和慢性脱水。由于机体的代偿，患儿出现渴感增强、多饮；因组织不能利用葡萄糖，能量产生不足而产生饥饿感，引起多食。胰岛素不足和反调节激素增高促进脂肪分解导致消瘦，使血中脂肪酸增高，肌肉和胰岛素依赖性组织即利用这类游离脂肪酸供能以弥补细胞内葡萄糖的不足，而过多的游离脂肪酸进入肝脏后，则在胰高血糖素等生酮激素的作用下加速氧化，导致乙酰辅酶A增加，超过了三羧酸循环的氧化代谢能力，致使乙酰乙酸、β羟丁酸和丙酮等酮体增高，形成酮症酸中毒。

三、诊断要点

（一）临床表现

儿童 1 型糖尿病起病多较急骤，部分患儿常因感染或饮食不当而诱发。多数患儿有多尿、多饮、多食和体重下降（"三多一少"）等典型症状。多尿常为首发症状，如夜尿增多，甚至发生夜间遗尿而就诊者，较大儿童突然出现遗尿应考虑有糖尿病的可能性。以酮症酸中毒为首发症状者占 20%~30%，年龄越小发生率越高。酮症酸中毒的主要表现：

1. 脱水　皮肤黏膜干燥、弹性差，眼窝凹陷，甚至休克等。

2. 酸中毒　呼吸深长、节律不整，有酮味，口唇樱红，两颊潮红。

3. 神经系统障碍　表现为神萎、意识模糊，甚至昏迷等。

4. 其他　恶心、呕吐、腹痛等。

（二）实验室检查

1. 血糖检测　包括空腹血糖、餐后 2 小时血糖、任意血糖测定。

2. 尿糖检测　任意尿糖呈阳性反应，根据含糖多少可分为 +、++、+++ 及 ++++。

3. 尿酮体检测　糖尿病酮症酸中毒及酮症时尿酮体呈阳性。

4. 口服葡萄糖耐量试验（oral glucose tolerance test，OGTT）　对临床无症状、尿糖阳性，但空腹和任意血浆葡萄糖阳性而不能确诊为糖尿病时才需行此检查。在测血糖的同时检测胰岛素及 C 肽的分泌情况有助于鉴别 1 型和 2 型糖尿病。方法：试验前夜起禁食 10 小时以上，清晨口服葡萄糖 1.75g/kg（最大量为 75g），每克加水 3~4ml，于 5~10 分钟内服完；在口服前（0 分钟）和服后 30、60、120 和 180 分钟，各采静脉血测定血糖、胰岛素、C 肽浓度。正常人血糖 0 分钟 <6.1mmol/L，60 和 120 分钟分别低于 10.0mmol/L 及 7.8mmol/L；糖尿病患儿 120 分钟血糖值 >11.1mmol/L，120 分钟血糖值 7.8~11.0mmol/L 为糖耐量受损。试验前应避免剧烈运动、精神紧张及服用影响糖代谢的药物等。

5. 血气分析和电解质检测　有酮症酸中毒时可见代谢性酸中毒和电解质紊乱等变化。

6. 血脂检测　血清胆固醇、甘油三酯和游离脂肪酸等可增加，经适当治疗后可使之降低，故定期检测血脂水平有助于判断病情控制情况。

7. 血胰岛素及 C 肽检测　可用于 1 型糖尿病、2 型糖尿病的鉴别诊断。1 型糖尿病早期可见血胰岛素轻度降低，随病程延长而愈趋明显。C 肽在血中半衰期较长，测定值较稳定，在酮症酸中毒纠正后检测餐前及餐后 2 小时的 C 肽值以了解患儿残余 β 细胞功能，对指导胰岛素治疗有帮助。

8. 血清抗体检测　1 型糖尿病时血中可测得 ICA、IAA、GAD、IA-2 抗体，对 1 型糖尿病、2 型糖尿病的鉴别有一定帮助。

9. 糖化血红蛋白（HbA1c）检测　HbA1c 是血液中葡萄糖或磷酸化葡萄糖与血红蛋白呈非酶化结合的产物，其半寿期与红细胞寿命相同，可以反映过去 8~12 周中血糖的平均水平。HbA1c 也是被认定的唯一与糖尿病控制和微血管并发症相关的标准指标。

10. 糖化血清蛋白检测　糖化血清蛋白反映 1~3 周前平均血糖浓度，用于短期血糖控制水平评价，对合并患有其他可导致红细胞寿命异常疾病的患儿也可采用。

（三）诊断标准

世界卫生组织（World Health Organization，WHO）发布的糖尿病诊断标准是国内外该病诊断的依据，符合下述 4 条中之一可诊断糖尿病：

1. 空腹血糖 ≥7.0mmol/L。

2. 口服糖耐量负荷后 2 小时血糖 ≥11.1mmol/L（葡萄糖 1.75g/kg，葡萄糖最大量 75g）。

3. HbA1c ≥6.5%。

4. 随机血糖 ≥11.1mmol/L 且伴糖尿病症状体征。

符合上述标准但对于无症状者建议在随后的 1 天重复检测以确认诊断。此外，血糖 5.6~6.9mmol/L 为空腹血糖受损，口服糖耐量试验 2 小时血糖 7.8~11.0mmol/L 为糖耐量受损。

5. 糖尿病酮症酸中毒（diabetic ketoacidosis，DKA）的诊断标准　当血酮或尿酮显著阳性，血糖升高或糖尿病患者，血清 HCO_3^- 降低和 / 或血 pH<7.3 即可诊断。儿童青少年糖尿病酮症酸中毒具体分级诊断标准见表 16-1-1。

表 16-1-1 儿童青少年糖尿病酮症酸中毒
具体分级诊断标准

分度	血糖 （mmol/L）	血 pH 值	HCO₃⁻ （mmol/L）	尿酮	血酮
轻度	>11.1	<7.3	<15	阳性	阳性
中度	>11.1	<7.2	<10	阳性	阳性
重度	>11.1	<7.1	<5	阳性	阳性

四、鉴别诊断

1. 非糖尿病性葡萄糖尿病　有些先天性代谢性疾病如 Fanconi 综合征、肾小管性酸中毒、胱氨酸尿症或重症重金属中毒等可发生糖尿，鉴别主要依靠空腹血糖测定，必要时进行糖耐量试验。

2. 婴儿暂时性糖尿病　病因不明，可能与胰岛 β 细胞功能发育不够成熟有关，多数在出生后 6 周内发病。表现为发热、呕吐、体重不增、脱水等症状；血糖增高，尿糖和酮体阳性，可持续数周。经补液等一般处理，或给予少量胰岛素（1U/kg）即可恢复。对这类患儿应长期随访，以与本病鉴别。

3. 其他发生酸中毒、昏迷的情况　如尿毒症、低血糖症和急腹症等。

4. 应激性高血糖症　常见于高热、严重感染、手术、呼吸窘迫、头部外伤后的患者，由应激诱发的一过性高血糖。

5. 药物诱导的糖尿病　常见于神经外科手术、器官移植术后，以及恶性疾病的化疗后。大剂量的地塞米松、左旋门冬、FK506 等可诱发糖尿病。

6. 假性高血糖　饮入或输注大量葡萄糖液，可使尿糖暂时阳性、血糖升高。

7. 1 型糖尿病和 2 型糖尿病的鉴别（表 16-1-2）

表 16-1-2　1 型糖尿病和 2 型糖尿病的鉴别

主要特征	1 型糖尿病	2 型糖尿病
家族史	3%~5%	74%~100%
年龄	6 个月至年轻的成年人	通常在青春期或者更迟
无症状	极少	常见
体重减轻	常见	常见
高渗性脱水	少见	可以发生
肥胖	与普通人群相同	较普通人群发病率高
黑棘皮	无	常见
高血糖	常见	不定

续表

主要特征	1 型糖尿病	2 型糖尿病
酮症 / 酮尿	常见	不常见
HbA1c	升高	升高
胰岛素,C 肽	低	正常~高
自身免疫标志	常见	否

五、治疗要点

（一）治疗原则

应采取综合治疗措施，胰岛素治疗、饮食管理、运动、血糖监测和健康教育是 1 型糖尿病治疗的基石，即"五驾马车"的合理应用。

（二）一般治疗

1. 饮食治疗

（1）每天所需热量 =4 184+ 年龄 × (290~420) kJ 或 1 000+ 年龄 × (70~100) kcal，总热量 ≤ 2 000kcal/d。括号中的系数 70~100 即 1~3 岁儿童按 100，3~6 岁按 90，7~10 岁按 80，大于 10 岁按 70 计算。

（2）热量分配：碳水化合物占 50%~55%，蛋白质占 15%~20%，脂肪占 25%~30%。每天每餐热量分配：早餐 1/5，午餐和晚餐各 2/5，每餐中留少量作为餐间点心，定时定量进餐。

2. 运动治疗　初诊的糖尿病患儿在代谢紊乱阶段，必须在血糖控制良好的情况下，根据年龄、运动能力安排适当的项目，如球类运动、游泳、跳舞等，每天定时定量进行运动。应避免攀高和潜水，因此时如发生低血糖则有危险。运动前可减少胰岛素用量或加餐以防低血糖。

3. 其他治疗

（1）糖尿病健康教育及心理治疗：应贯穿于糖尿病诊治的整个过程，对患儿进行糖尿病知识的普及心理教育，使患儿树立战胜疾病的信心。住院期间应对家长进行糖尿病知识的教育，首先是治疗的必须技能，如胰岛素注射、饮食安排、血糖监测等，针对患儿及家长的焦虑、恐惧、紧张情绪等进行细致的解释和安慰，如长期治疗控制好血糖的重要性等。

（2）自我监测：出院患儿应做好家庭记录，包括饮食、胰岛素用量、血糖及参加活动等情况。

（三）特异性治疗

胰岛素治疗是控制 1 型糖尿病患儿血糖的主要手段。胰岛素替代治疗的目的是模拟正常的生理胰岛素分泌模式。初发 1 型糖尿病患儿应尽快开始胰岛素治疗,尿酮体阳性者应在 6 小时内使用胰岛素。当糖尿病分型不清时,如患有 DKA、随机血糖浓度为 13.9mmol/L 和 / 或 HbA1c 为 8.5% 以上患儿,初始治疗也应使用胰岛素临床以 DNA 重组人胰岛素为主要剂型。近年有新的胰岛素类似物用于糖尿病治疗,为临床治疗提供了更多的选择。

1. 临床常用的胰岛素按照其作用时间分为速效、常规、中效、长效剂型(表 16-1-3)。

表 16-1-3 胰岛素种类及作用特点

胰岛素种类	起效时间(h)	峰浓度时间(h)	作用时间(h)
速效胰岛素类似物	0.15~0.35	1~3	3~5
常规胰岛素	0.5~1.0	2~4	5~8
中性鱼精蛋白锌胰岛素	2~4	4~12	12~24
长效胰岛素类似物			
甘精胰岛素	2~4	8~12	22~24
地特胰岛素	1~2	4~7	20~24

2. 常用的治疗方案

(1)每天 2 次方案:短效胰岛素或速效胰岛素类似物与中效胰岛素混合,在早晚餐前使用(早餐前短效或速效 + 中效,晚餐前短效或速效 + 中效),该方法操作方便,但由于药代动力学的原因,血糖波动大,建议应用在经济不发达、糖尿病蜜月期、生活作息规律、治疗依从性较差不愿采用其他方法或强烈要求保护隐私的患儿。

(2)每天多次注射(multiple daily injections,MDI)即基础 - 餐时方案:常用 3 餐前短效 + 睡前中效胰岛素或 3 餐前速效 + 睡前长效胰岛素,中效或长效胰岛素可酌情互换,青春发育期可能需要将基础胰岛素分成早餐前和睡前 2 次用药。

(3)持续胰岛素皮下注射(continuous subcutaneous insulin infusion,CSII)方案:可最大程度模拟生理性的胰岛素分泌模式,可减少胰岛素用量、低血糖、DKA 和慢性并发症的发生,但长期有效性受生活方式、运动等多因素的影响。

胰岛素方案的选择以患儿病情的个体化需要为基础,参考患儿家庭经济水平、知识层次、患儿及家长的接受度综合分析,由医生和家长详细沟通,帮助患儿选择个体化治疗方案,从每天 2 次到每天多次注射,以及持续胰岛素皮下注射治疗。

3. 胰岛素剂量及调节

(1)胰岛素剂量:新发 1 型糖尿病每天胰岛素总量一般为 0.5~1IU/(kg·d)。3 岁以下建议 0.5U/(kg·d)起始,部分缓解期儿童每天胰岛素总剂量<0.5IU(kg·d)。青春期前儿童(部分缓解期外)通常需要 0.7~1.0IU/(kg·d),青春期儿童常>1.0~1.5IU/(kg·d),个别可达 2IU/(kg·d)。剂量与以下多种因素有关,包括年龄、体重、发育阶段、糖尿病病程、注射部位的状态、运动、日常生活、血糖控制情况,以及有无合并其他疾病情况等。正确的剂量为使用后可达到最好的血糖控制而不引起严重低血糖,同时保证患儿的生长发育。

(2)胰岛素剂量的分配

1)每天 2 次方案:对使用每天 2 次方案的儿童(早餐前短效或速效 + 中效,晚餐前短效或速效 + 中效),中效胰岛素占 1 天总量的 40%~60%,初次使用短效或速效与中效用量比约为 1:2(中效是短效的 1~3 倍)。早餐前通常给予胰岛素总量的 2/3,晚餐前给予总量的 1/3,其后的比例根据血糖监测结果调节。

2)基础 - 餐时方案:以短效作为餐时胰岛素,其比例可达每天总量的 70%(50%~70%,早、中、晚 3 餐前等量分配,后视血糖调整),睡前中效胰岛素约占 30%(10%~30%)。以速效胰岛素作为餐时胰岛素时占总量的 50%~70%(早、中、晚等量分配,后视血糖调整),长效类似物可达 30%~50%,在睡前和 / 或晨起时使用(初次使用建议 30% 以预防夜间低血糖)。长效胰岛素类似物一般每天 1 次注射,必要时可 2 次。其在早餐前、晚餐前或睡觉前皮下注射,治疗效果是相似的。但在早餐前使用时,夜间低血糖的发生率明显降低。当由其他基础胰岛素换为长效胰岛素类似物治疗后,基础胰岛素的总用量可能需要减少以避免低血糖的发生。此后,用药剂量再根据血糖监测情况进行个体化调整。一般每天总体胰岛素需要量中的 40%~60%(对胰岛素使用经验不足者,建议从较低比例开始)应当由基础胰岛素提供,余量分次餐前给予速效或短效胰岛素。餐时的速效胰岛素通常在每餐前或餐后立即注射,但餐前 15 分钟注射可能效果更好,尤其是早餐前;短效胰岛素通常餐前 20~30 分钟注射以保证充分发挥作用;而中效胰岛素或基础 / 胰岛素类似物通常在睡前或每天 2 次早晚注射,偶尔也可在早餐或中餐前注射。

(3)胰岛素用量的调整:根据血糖(早晨空腹BS,早餐、午餐及晚餐后 2 小时及睡前的 BS)检测结果调整次日胰岛素剂量。

1)短效及速效胰岛素剂量调整:

早餐前用量:参照前一天早餐后 2 小时血糖进行调整。

午餐前用量:参照前一天午餐后 2 小时血糖进行调整。

晚餐前用量:参照前一天晚餐后 2 小时血糖进行调整。

睡前用量:参照前一天夜间及当天早餐前空腹血糖进行调整。

2)中效胰岛素剂量调整:

早餐前用量:参照前一天午餐后 2 小时及晚餐前血糖进行调整。

晚餐前或睡前用量:参照前一天夜间及当天早餐前空腹血糖进行调整。

3)每 2~3 天调整剂量一次,住院患儿可适当加快调节频率。每次增加或减少胰岛素的剂量不宜过大,不超过原剂量的 10%~15%。以 1~2U 为宜。

4)为即时降低血糖可以使用矫正剂量:根据"100 法则"计算,例如,用 100 除以每天总的胰岛素剂量得到 1U 速效胰岛素可以降低血糖的 mmoL/L 数;若短效胰岛素则为"83 法则"。然而,校正剂量的使用应根据患儿个体情况进行调整,因其会受到胰岛素抵抗等其他因素如运动的影响。

(4)注射部位:腹壁双上臂外侧、大腿前外侧、臀部的外上 1/4 等部位,必须轮换注射,每针每行间距均为 2cm。

(5)注射装置:包括注射器、注射笔、高压喷射注射器和胰岛素泵等。优良的注射装置可保证一定的注射深度和剂量,以及药效的稳定发挥。胰岛素笔使注射更加方便、灵活,便于外出使用。特殊的注射笔针头长度仅有 5~6mm,直径小,不适反应

少,对多次注射或固定比例的预混胰岛素注射的患儿有益。一次性注射装置使用后须按照生物安全规定处理。常用的一次性无菌胰岛素注射器和注射笔主要有刻度为 1U 或 0.5U 两种。不同胰岛素注射器须注意剂量准确性和胰岛素滴漏。有研究发现,注射 1U 胰岛素,笔的实际注射量为 0.89U 而注射器为 1.23U,注射剂量越小误差会呈现指数式增加,笔注射后保持原位放置 10~15 秒后拔出以减少滴漏。

胰岛素泵是目前模拟生理性胰岛素分泌方式的最好选择。它按照预设的胰岛素输注程序进行工作(包括基础胰岛素用量、餐前泵入量等)。速效胰岛素类似物是泵中使用最多的胰岛素类型,短效胰岛素也可在胰岛素泵中应用。与 NPH 作为基础胰岛素的每天多次胰岛素皮下注射治疗对比,胰岛素泵的低血糖发生率较低,血糖控制水平较好。

(6)注射局部反应:局部反应包括过敏反应、脂肪增生、脂肪萎缩等。局部过敏可换用另外一种胰岛素制剂;也可使用"脱敏"法或在胰岛素中添加小剂量皮质醇。轮换注射部位,以尽量避免脂肪增生、脂肪萎缩等。勿反复使用针头,以减少注射部位疼痛。瘀斑及出血在儿童常见且较难避免,通常可以自愈而不必过分关注。

(7)血糖控制的标准:血糖控制目标需差异化、个体化;对使用胰岛素泵、有能力进行规律血糖监测或使用动态血糖系统(continuous glucose monitoring system,CGMS)的患儿以及具有部分残存 β 细胞功能的新发 1 型糖尿病患儿,建议 HbA1c 控制目标值<7%;对于不能准确识别低血糖及较频繁低血糖、既往有严重低血糖或医疗资源落后地区的 1 型糖尿病患儿,建议 HbA1c 控制目标值<7.5%。国际青少年糖尿病联盟及美国糖尿病协会推荐的儿童糖尿病的控制目标见表 16-1-4。

表 16-1-4 HbA1c 及血糖控制目标值

学会	HbA1c(%)	餐前血糖(mmol/L)	餐后血糖(mmol/L)	睡前血糖(mmol/L)	夜间(mmol/L)
国际青少年糖尿病联盟	<7	4.0~7.0	5.0~10.0	4.4~7.8	4.5~9.0
美国糖尿病协会	<7.5	5.0~7.2	–	5.0~8.3	–

(四)糖尿病酮症酸中毒的治疗

1. 治疗目标

(1)急性期初 24 小时内的治疗目标不是要求血糖正常,而是保持正常的血流动力学状态,正常的酸碱平衡。

(2)应逐渐降低血糖,血糖下降速度每小时小于 4~5mmol/L,以保护脑组织,避免因血渗透压的急速改变加重中枢神经系统病变。慢慢纠正血糖,使血糖维持在 8~12mmol/L。

2. 中心内容 是补液和小剂量胰岛素应用等

降低血糖、纠正酮症酸中毒的相关处理。应特别注意正确补充水、电解质及合理应用胰岛素。开放两条静脉通道，分别用于纠正脱水、酸中毒和小剂量胰岛素的输入。

3. 补液治疗　补充累积丢失液体以恢复有效血容量，保证肾脏血流灌注，纠正高血糖和酮症，同时注意尽量减少脑水肿危险。

（1）补液量包括累积丢失量和生理维持量。

1）累积丢失量：估计脱水程度计算累积丢失，临床评估不可靠，推荐用初始血 PH，轻度脱水累积丢失量按体重 5%（50ml/kg），可口服补液；中度脱水按体重 7% 补充累积丢失量，重度脱水按体重 10% 补充累积丢失量。

2）生理维持量：体重法计算<10kg 100ml/kg，第二个 10kg（10~20kg）加 50ml/kg，大于 20kg 加 20ml/kg；体表面积法计算 1 200~1 500ml/（m²·d）。

（2）补液疗法：目前国际上推荐采用 48 小时均衡补液法，此种方法一般不需要额外考虑继续丢失量，补液总量 = 累积丢失量 + 生理维持量。液体复苏所补入的液体量（扩容）无须从总量中扣除，非休克患儿首批补液量需要扣除，总液体张力约为 1/2~2/3 张。

1）快速补液：重度脱水的患儿，尤其是休克者，最先给予生理盐水 20ml/kg 于 30~60 分钟内快速输注扩容，非休克患儿首批输液 10ml/kg。据外周循环情况可重复，但第 1 小时一般不超过 40ml/kg。继之进入序贯补液阶段。

2）序贯补液：48 小时均衡补入累积丢失液及维持液体。每小时输入率 = [（累积丢失量 – 初始输入量）/48 小时）]+ 每小时生理维持量。须强调，纠正酮症酸中毒脱水的速度应较其他原因所致者缓慢，因为过快输入张力性液体可能加重脑水肿进程。

4. 小剂量胰岛素的应用　胰岛素一般在补液后 1~2 小时开始应用，特别是对有休克的患儿，只有当休克恢复、扩容结束后，才可应用胰岛素。胰岛素 0.05~0.10U/（kg·h）+ 生理盐水 50ml [<5 岁 0.05U/（kg·h）]，每次配药 4~6 小时，微泵维持，血糖降低速度以 2~5mmol/L 为宜，血糖降速>5mmo/L 或降至 14~17mmol/L，改 0.45% NaCl，在液体中加入葡萄糖使其浓度为 5%，将血糖维持在 8~12mmol/L，必要时补液葡萄糖浓度增加至 10.0%~12.5%。当患儿清醒、可以进食，血 pH>7.3，血糖下降至 12mmol/L 以下时可皮下注射胰岛素，首次皮下注射常规胰岛素（0.25U/kg）1~2 小时后或速效胰岛素 5~30 分钟后停输液和静脉滴注胰岛素。

5. 碱性液的使用　碳酸氢钠的使用可加重中枢神经系统酸中毒和组织缺氧，可加重低钾血症和改变钙离子浓度而发生危险，还可增加血浆渗透压，因此应慎用。只有当动脉血气 pH<6.9，休克无好转，心脏收缩力下降时，才可以考虑使用。用 5% $NaHCO_3$ 按照 1~2ml/kg 稀释后在 1 小时以上缓慢输入，必要时可以重复。

6. 治疗中的评估内容

（1）生命体征：呼吸、脉搏、血压、体温等。

（2）意识状态：建议采用 Glasgow 评分法。对 2 岁以下，或 pH<7.1 的儿童建议每 30 分钟神经系统评估。

（3）严格记录出入量：包括静脉入量及口服量，随时记录尿量，注意小剂量胰岛素的静脉输入速度和总量。

（4）每 1 小时检查微量血糖，每 1~2 小时查毛细血管酮体，每 2~4 小时重复 1 次血电解质、血糖和血酮、血气分析检查，直至酸中毒纠正。

（5）每天测 2 次体重，帮助评估液体平衡。

（6）要注意血浆渗透压和 Na^+ 的变化，预防脑水肿等合并症的发生，部分患儿合并高糖高渗状态，处理中应该特别注意。

血浆渗透压的计算：mOsm/L=2×（K^++Na^+）mmol/L + 葡萄糖 mmol/L +BUN mmol/L。

校正后的血清钠浓度 mmol/L：校正血清钠 = 2×[（血糖 –5.6)/5.6]mmol/L+Na^+ mmol/L 实测值。有专家建议校正血清钠水平为脑水肿风险指标，如果 4~8 小时内校正血清钠升高>5mmol/L，表明液体丢失过多，补液不够，可加快补液速度；如果 4~8 小时内校正血清钠降低>5mmol/L，表明补液过多过快，应减慢补液速度。

（7）注意补钾、补磷。

7. 脑水肿　脑水肿的临床表现均为非特异性，与其他原因的神经系统症状和体征无法区分。酮症酸中毒脑水肿发生率为 0.5%~0.9%，其中约 21%~24% 死亡。脑水肿少数发生在治疗之前，常发生在开始治疗的 4~12 小时之内，治疗后 24~48 小时发生者更少见。

（1）诊断指标：①对痛觉刺激无反应（运动或语言反应）；②去皮层或去大脑强直；③脑神经麻痹（特别是脑神经Ⅲ、Ⅳ及Ⅵ）；④中枢性呼吸异常，如呻吟样、叹息样呼吸,气促,陈-施氏(潮式)呼吸。

(2)主要指标:①意识状态有改变或意识状态不稳定;②与血容量或睡眠状态不相称的持续的心率下降(下降 20 次/min);③大小便失禁。

(3)次要指标:①呕吐;②头痛;③嗜睡不易唤醒;④舒张压>90mmHg;⑤年龄<5 岁。

符合 1 项诊断指标、2 项主要指标或者 1 项主要加 2 项次要指标,则诊断脑水肿的敏感性达92%,假阳性只占 4%。

(4)脑水肿的治疗:一旦考虑脑水肿则应限制液体量,给予甘露醇 0.25~1.0g/kg,20 分钟输入,如治疗无反应可于 30 分钟到 2 小时后重复。甘露醇无效且血钠低者可给予 3% NaCl 5~10ml/kg,30分钟内输入。同时液体输入速度降低 1/3,抬高床头,必要时呼吸支持等。颅脑影像学检查有助于脑栓塞和脑出血的诊断,如果确实存在,则给予相应治疗。

8. 感染的治疗 酮症酸中毒时常伴感染,根据可能诱发感染的病因选用适当的抗生素治疗。

9. 在整个治疗过程中必须严密观察,随时修正治疗方案。

(五)中医中药治疗

1. 辨证论治

(1)阴虚热盛

〔主证〕烦渴多饮,口干咽燥,消谷善饥,尿频量多,大便干结,形体消瘦,舌干红,苔黄燥,脉细数。

〔治法〕清热生津。

〔方药〕消渴方合玉女煎加减:天花粉、黄连、生石膏、知母、栀子、生地、麦冬、沙参、玉竹、藕汁、蜂蜜。

(2)气阴两虚

〔主证〕气短易汗,多食消瘦,口渴喜饮,尿多如脂,夜尿遗尿,舌淡少苔,脉细无力。

〔治法〕益气养阴。

〔方药〕生脉散合玉液汤加减:人参、麦冬、五味子、黄芪、山药、知母、花粉、葛根、鸡内金、煅牡蛎、金樱子、芡实。

(3)阴阳两虚

〔主证〕小便频数,混浊如膏,饮一溲一,形体羸瘦,面色黧黑,畏寒肢冷,舌淡苔白,脉沉细弱。

〔治法〕温阳滋肾。

〔方药〕金匮肾气丸加味:附子、肉桂、山茱萸、生地、熟地、山药、茯苓、丹皮、泽泻、肉苁蓉、首乌、金樱子。

(4)阴虚阳浮:

〔主证〕面色灰暗,呼吸深长,气带酮味,烦渴纳呆,恶心呕吐,腹痛身痛,口唇樱红,神志迷蒙,重者昏迷肢厥,舌干深红,苔少乏津,脉疾而弱。

〔治法〕救阴敛阳,泄浊开窍。

〔方药〕地黄饮子加减:生地、山茱萸、麦冬、五味子、肉苁蓉、附子、肉桂、菖蒲、远志、大黄、牡蛎、生姜送服苏合香丸。

2. 其他疗法

(1)单方验方:据研究,下列药食有降血糖作用:人参、枸杞、玉米须、地骨皮、番石榴、荔枝核、亚腰葫芦、苦瓜、冬瓜、蚕蛹、木耳、洋葱、猪胰等。

(2)针刺疗法:以曲池、阳陵泉、三阴交、关元为主穴,多饮配鱼际、复溜;多食配中脘、内庭,多尿配带脉、水泉,用平补平泻法。

(3)辨证配膳:阴虚热盛型可选菠菜银耳汤、地黄麦冬炖豆腐、百合生地粥;气阴两虚型可选鸽肉山药玉竹汤、绿豆南瓜汤、鹅肉粥;阴阳两虚型可选韭菜煮蛤蜊肉、肉苁蓉煲羊肾。

(六)糖尿病病情及慢性并发症的监测

定期门诊随访,出院后 1~2 周复诊,病情稳定,可 2~3 个月复诊一次,每次复诊行血糖和糖化血红蛋白测定。

开始诊断及治疗后每半年检测血脂 1 次,以防止大血管并发症的发生。

糖化血红蛋白是评价血糖控制方案的金标准,血糖控制未达到目标或治疗方案调整后,糖尿病患儿应每 3 个月检查一次,血糖控制达到目标者应每年至少检查 2 次。

糖尿病慢性并发症是影响患儿长期生存的主要因素,常见有糖尿病肾病、糖尿病眼病变、糖尿病神经病变、大血管并发症。糖尿病慢性并发症筛查为糖尿病确诊时,异常者在血糖控制后 6 个月内复查;首次筛查正常者可每年筛查 1 次。

六、预后

儿童糖尿病的微血管并发症(如视网膜病变、肾脏病变及神经病变)较为少见,及时有效地控制代谢紊乱对预防并发症的发生和进展有明显作用。血糖长期得到良好控制能防止或延缓慢性并发症的发生,使生命得以延长。

七、预防

中小学生应每学期筛查饭后 2 小时尿糖，阳性者查静脉血糖或果糖胺，异常者可做 OGTT 试验。有糖尿病家族史者应定期查血中胰岛素抗体。IA-2Ab、GAD-Ab 及 IAA 三种抗体均阴性者发病危险度小于 0.5%，仅一种抗体阳性者危险度为 15%，两种阳性者危险度为 44%，三种均阳性者危险度为 100%。注意提高生活质量，了解营养知识，平素多锻炼身体，保证身心健康。

（张星星）

【专家点评】

1. 临床医生应提高对糖尿病，尤其是酮症酸中毒的警惕性，尤其以酮症酸中毒为首发症状者，易误诊和漏诊，凡出现呼吸深长、呕吐、腹泻及腹痛，有神志改变者，要注意酮症酸中毒的可能性。

2. 1 型糖尿病的治疗，饮食治疗是基础、胰岛素治疗是关键，胰岛素强化治疗方法和行为的管理并重，糖尿病最终是否获得理想治疗取决于"五驾马车"的运用成功与否。

3. 酮症酸中毒的治疗应特别注意正确补充水、电解质及合理应用胰岛素。

第二节 生长激素缺乏症

生长激素缺乏症（growth hormone deficiency，GHD）是由于腺垂体合成和分泌生长激素（growth hormone，GH）部分或完全缺乏，或由于生长激素分子结构异常等所致的生长发育障碍性疾病。患儿身高处于同年龄、同性别正常健康儿童生长曲线第 3 百分位数以下或低于其平均身高减两个标准差。

一、病因

下丘脑 - 垂体功能障碍或靶细胞对生长激素无应答反应等均会造成生长落后，根据病因可分为以下几类：

（一）原发性

1. 下丘脑 - 垂体功能障碍 垂体发育异常如垂体不发育、发育不良、空蝶鞍、视中隔发育不全等。由于下丘脑功能缺陷所造成的生长激素缺乏症远较垂体功能不足导致者多。下丘脑、垂体无明显病灶，但生长激素分泌功能不足，其中因神经递质 - 神经激素功能途径的缺陷，导致生长激素释放激素（growth hormone releasing hormone，GHRH）分泌不足而致的身材矮小称生长激素神经分泌功能障碍（growth hormone neurosecretory dysfunction，GHND），这类患儿生长激素药物刺激试验生长激素峰值 > 10μg/L。

2. 遗传性

（1）GH1 基因缺陷引起单纯性 GHD（IGHD）：Ⅰ型，常染色体隐性遗传，分Ⅰa、Ⅰb 两型；Ⅱ型，常染色体显性遗传；Ⅲ型，X 连锁遗传。

（2）调控胚胎垂体前叶细胞增殖、分化的转录因子及信号分子缺陷导致孤立垂体激素缺乏症（isolated pituitary hormone deficiency，IPHD）或联合垂体激素缺乏（combined pituitary hormone deficiency，CPHD）。迄今为止，近 30 个与 CPHD 相关的基因被发现，其中研究较多的有 POU1F1（又称 Pit-1 转录因子）、PROP1、GLI2、LHX3、LHX4、HESX1、PITX2、SOX2、SOX3、OTX2、TBX19 等基因，以及近来发现的 SLC20A1 和 SLC15A4 基因也存在关联。其中 POU1F1 和 PROP1 基因变异所致的

CPHD 约占目前已知基因的 50%。

(3) Laron 综合征（GH 受体缺陷）

(4) 非洲 Pygmy 人（IGF 受体缺陷）

(二) 继发性

继发于下丘脑、垂体或颅内病变，如肿瘤、放射性损伤、颅内感染、颅脑外伤、产伤、颅内异常细胞浸润等。

(三) 暂时性

社会心理抑制及原发性甲状腺功能减退等可造成生长激素分泌功能暂时性低下，在外界不良因素消除或原发病控制后即可恢复。

二、诊断要点

(一) 临床表现

1. 单纯性 GHD（IGHD） 新生儿出生时身长、体重正常，一般 1 岁后生长速度减慢，身高落后比体重低下更为明显；随年龄增长，生长发育缓慢程度也增加，身高年增长速度 3 岁以下每年 <7cm，3 岁至青春期前每年 <5cm，青春期每年 <6cm；自幼食欲低下，身材矮小，体形匀称，各部位比例正常，头围与身高比例适应，面容与年龄相比显幼稚，呈娃娃脸，皮下脂肪较丰满，特别在躯干部位。出牙换牙延迟，牙齿发育不全，骨龄延迟，比实际年龄落后 2~4 岁以上，声音尖高，即使已达青春期，有的也无明显声调改变。智力一般正常。

2. 联合垂体激素缺乏（CPHD） 这类患儿除有 IGHD 表现外，尚有垂体其他激素缺乏的表现：伴有促肾上腺皮质激素缺乏者容易发生低血糖；伴有促甲状腺激素缺乏者可有食欲不振、活动减少等甲状腺功能不足表现；伴有促性腺激素缺乏者，性腺发育不全，男孩小阴茎、隐睾、小睾丸及阴囊发育不全，青春期明显延迟或无青春期。

(二) 实验室检查

1. 血清胰岛素样生长因子 -1（IGF-1）及胰岛素样生长因子结合蛋白 -3（IGFBP-3）测定 生长激素的促生长作用主要通过 IGF-1 介导，IGF-1 主要由肝脏和肾脏合成，受生长激素的调节，同时与性激素水平及营养状况有关。IGF-1 在血液循环中主要以胰岛素样生长因子结合蛋白（IGFBPs）形式存在，其中 95% 以上为 IGFBP-3，IGFBP-3 的合成也受 GH-IGF 轴调控。IGF-1 与 IGFBP-3 分泌模式与 GH 不同，呈非脉冲分泌，较少日夜波动，血液循环中水平比较稳定，因此，IGF-1 检测是诊断 GH-IGF 轴问题的第一步，IGF-1 检测应选用有可靠参考值的试剂，参考值考虑年龄、性别、青春期状况，IGF-1 试剂的检测方法及患者健康状况如营养不良、慢性病、肝病等影响检测结果。目前认为 IGF-1 与 IGFBP-3 可作为 5 岁至青春期发育前筛查，IGFBP-3 水平降低对 3 岁以下的 GHD 诊断有帮助。对于更年长的患儿，IGF-1 水平低可提示 GHD，但不能明确诊断，若 IGF-1>均值基本排除 GHD，IGF-1 与 IGFBP-3 都低，可增加 GHD 的可能性，但也可见于其他情况如长期营养不良，生长激素不敏感，不耐酸亚单位（ALS）缺乏等情况。GHD 可造成青春期延迟，因此 IGF-1 水平的解读应考虑青春期状态。

2. 生长激素刺激试验 激发试验应在空腹状态下、其他激素稳定替代的状态下进行。

(1) 方法：此项试验方法见表 16-2-1。

(2) 结果判断：GH 峰值 <5μg/L 即为完全性缺乏，5~10μg/L 为部分性缺乏，>10μg/L 则属正常。必须基于两项不同原理刺激试验都异常时方能确诊 GHD。

表 16-2-1　生长激素刺激试验

试验	药物剂量	给药方法	取血时间	试验要求	备注
胰岛素低血糖	0.05~0.1U/kg	静脉注射	0、30、60、90、120 分钟	取血同时测 GH 及血糖，血糖应低于给药前的 50% 或 <50mg/dl 为有效的低血糖	可发生严重的低血糖，应床旁守候
精氨酸刺激	10% 精氨酸按 0.5g/kg 计算（最大量 30g）	于 30 分钟内静脉滴注完	同上	精氨酸用注射用水配制。取血测生长激素	
左旋多巴试验	10mg/kg（最大 500mg）	1 次口服	同上	取血测生长激素	少数人可轻度头晕、恶心，个别呕吐
可乐定试验	4μg/kg 或 0.15mg/m² 最大 250μg	1 次口服	同上	取血测生长激素	有困倦反应和轻度血压下降
溴吡斯的明	1mg/kg	1 次口服	同上	取血测生长激素	

3. 血总 T_3、总 T_4、TSH 测定　一般正常；若伴有重度垂体功能减退时，TT_3、TT_4 水平降低，TSH 下降或正常。

4. 促性腺激素　主要检测促黄体生成激素（LH）、卵泡刺激素（FSH）。到青春期不出现第二性征、血中促性腺激素很低者，可作促性腺激素释放激素（GnRH）刺激试验。

5. 手腕骨 X 线检查　骨龄延迟。

6. 头部 MRI 检查　已确诊为 GHD 的患儿，需行头部和垂体 MRI 检查，以了解有无下丘脑 - 垂体发育异常及器质性病变。

7. 染色体检查　所有女性矮小患儿应行染色体核型分析排除特纳综合征，对矮身材具有特殊体征提示染色体病者亦应行染色体核型分析。

8. 基因检测　严重 GHD、CPHD，明确的 GH 敏感者应行与腺垂体发育缺陷相关的基因（*HESX1*、*LHX3*、*LHX4*、*PROP1*、*POU1F1*）和 / 或与 GH-IGF-1 轴缺陷相关的基因（*GH1*、*GHR*、*IGF1*、*IGFR*、*STAT5b*、*IGF-ALS*）检测。

（三）诊断标准

1. 身高低于同龄儿、同性别正常健康儿童生长曲线第 3 百分位数以下或低于其平均身高减两个标准差，匀称性矮小，面容幼稚。

2. 生长缓慢，生长速度 3 岁以下每年 <7cm，3 岁至青春期每年 <5cm，青春期每年 <6cm。

3. 骨龄落后于年龄 2 岁或 2 岁以上。

4. 两种生长激素激发试验的峰值均 <10μg/L。

5. 智能正常。

6. 排除其他影响生长的疾病。

三、鉴别诊断

（一）体质性生长和发育延迟或体质性矮小

属正常生长发育中的一种变异，较常见，占矮小症的 30% 以上，其中 90%~95% 是男孩。出生时生长、体重正常，出生后头数年亦无异常，以后呈现逐年身高增长及成熟减慢，尤其是青春发育期前发育缓慢，生长速度在正常低限，身材矮小，骨龄亦落后于年龄 1~3 岁，青春期延迟，可迟至 18 岁以后。经过青春发育期后其身高和性发育都达正常水平。在青春期前与 GHD 不易鉴别。父母一方往往有青春发育延迟的病史。

（二）家族性矮小

父母身高均矮或一方矮小，小儿身高常在第 3 百分位数左右，但其年增长率大于 5cm，骨龄和年龄相称，智能和性发育均正常。

（三）小于胎龄儿

出生时体重和 / 或身高低于同胎龄第 10 百分位数，约 85% 的 SGA 儿童有生后自发性追赶生长，通常在 2 岁时大部分身高达到正常，10% 左右的 SGA 儿童不显示追赶性生长，导致儿童期和成年后身高低于正常均值的 2 个标准差。

（四）染色体异常

典型特纳综合征不难区别，但部分患儿系 X 染色体等臂畸形、部分缺失或各种嵌合型所致，其临床表现不典型，常以生长迟缓为主，应进行核型分析鉴别。21- 三体综合征除身材矮小外，同时有智能落后、特殊面容等特征，易鉴别。

（五）骨骼发育异常

是不匀称矮小的主要原因。如软骨发育不全、软骨发育低下等，都有特殊的体态和外貌，可选择进行骨骼 X 线和骨活检、相关基因检测等，以明确诊断。

四、治疗要点

（一）治疗原则

GHD 一经诊断，应尽早治疗，生长激素替代治疗以改善生长、代谢和生活质量。

（二）一般治疗

加强运动、合理营养和保证充足睡眠。

（三）特异性治疗

包括生长激素的补充治疗，CPHD 者补充相应的激素治疗。

1. 生长激素替代治疗

（1）适应证：确诊为 GHD 同时骨干骺端没闭合的，或有部分生长激素缺乏均可应用生长激素治疗，开始治疗年龄越小效果越好。

（2）用法：起始剂量应根据 GHD 严重程度决定，严重 GHD 应使用低剂量，重组人生长激素（rhGH）0.07~0.1U/（kg·d），其他情况剂量应更高，rhGH 0.1~0.15U/（kg·d），每晚睡前 1 小时皮下注射 1 次，每周 6~7 次。

（3）注意：治疗 1~3 个月应查血 T_3、T_4 水平，此时 T_4 向 T_3 转换增多，血中 T_4 下降，T_3 上升，在 T_4 一过性下降期间，身高发育进展顺利，不需要补充甲状腺素。如治疗前 T_4 低下，应先补充甲状腺素至正常后再补充 rhGH。

（4）rhGH 治疗过程中应规范监测：①生长发育指标：每 3 个月检测身高、体重、性发育情况、生长速率，每 6 个月到 1 年检测身高 SDS；②不良反应监测：每 3 个月常规监测不良反应，如脊柱侧弯、腺样体肥大、股骨头滑脱等；③实验室检查指标：每 3 个月检测甲状腺功能，若治疗过程中生长速率降低，及时复查，每 3 个月检测空腹血糖、胰岛素，若出现空腹血糖受损，及时行糖耐量试验，每 3~6 个月检测血清 IGF-1、IGBP-3，每 6~12 个月或根据病情检测肝肾功能、肾上腺皮质功能、HbA1c 等；④每 12 个月（青春期，必要时可半年复查）复查骨龄。

（5）以下情况禁用生长激素治疗：①活动性肿瘤；② Bloom 综合征、Fanconi 综合征、唐氏综合征等有肿瘤风险的疾病；③活动性精神病、严重肥胖、未控制的糖尿病、未控制的严重阻塞性睡眠呼吸暂停等；④骨骺已完全闭合。

（6）以下情况应慎用生长激素治疗：①具有肿瘤家族史或患有下列疾病：中枢神经系统肿瘤、白血病；组织细胞增生症；颅咽管瘤；混合性性腺发育不良、家族性腺瘤息肉症、神经纤维瘤病等。②重度肥胖、不能控制的体重增加，胃食管反流，呼吸道保护作用差、存在呼吸系统问题，特别是上气道梗阻的患儿。③有糖尿病高发风险者，应根据病情权衡利弊，在充分知情同意的前提下决定是否进行生长激素治疗。绝大多数肿瘤复发发生在最初 2 年内，所以不提倡颅内肿瘤患者在放疗后 2 年内进行生长激素治疗。

2. 肾上腺皮质激素　当伴有肾上腺皮质功能减退时应用，氢化可的松 8~12mg/(m^2·d)，口服。

3. 性激素　同时伴有性腺功能轴障碍的 GHD 患儿在骨龄达 12 岁时即可开始用性激素治疗，以促使第二性征发育。男孩可用长效庚酸睾酮，每月肌内注射 1 次，25mg，每 3 个月增加剂量 25mg，逐渐增加至成人量 250mg/4w；可以用十一酸睾酮胶丸 40mg/d，每 6 个月后增加 40mg/d，最终达到成人剂量 160mg/d。女孩可用妊马雌酮，剂量自每天 0.3mg 起，根据情况逐渐增加。

4. CPHD 者激素替代治疗顺序　首先是氢化可的松，其次是甲状腺激素，再次是生长激素，待骨龄 12 岁青春期发育年龄补充性激素。

五、预后

及早诊断，及早行生长激素替代治疗是关键。开始治疗的年龄越小，效果越好，甚至身高可达到正常人水平。如果到骨骺已闭合时才开始治疗，就很难见效。

六、预防

避免近亲结婚，降低遗传性生长激素缺乏症的发生率，对有遗传性生长激素缺乏症家族史者进行遗传咨询和产前诊断；预防宫内感染和产伤。

（熊晏，张星星）

【专家点评】

1. 应定期对儿童进行生长发育评估，对儿童身高偏离正常，低于正常人群平均身高 2 个标准差者或低于第 3 百分位数者，应行相关检查明确身材矮小的病因，以便早期诊断、早期治疗，改善预后。

2. 由于生长激素药物激发试验为非生理性体外动态试验，存在年龄、性发育依赖性变化及激发药物等影响，生长激素定量精确性、重复性有限，不宜仅凭生长激素激发试验诊断生长激素缺乏症，生长激素激发试验不是生长激素缺乏症诊断的金标准，诊断生长激素缺乏症时应结合临床症状体征及骨龄等综合判断。

第三节　特发性矮小

特发性矮小(idiopathic shot stature,ISS)指身高低于同种族、同性别和同年龄正常人群平均身高2个标准差,是一组目前病因未明的导致矮身材疾病的总称,包括家族性矮小和体质性青春期发育迟;排除生长激素缺乏症、小于胎龄儿、系统性疾病、其他内分泌疾病、营养性疾病、染色体异常、骨骼疾病、心理情感障碍等一系列已知原因引起的身材矮小。特发性矮小占矮身材儿童的60%~80%。

一、病因

特发性矮小实质上是一组目前病因未明的身材矮小的总称。虽然特发性矮小发病原因仍不十分明确,但近年来进行的大量相关基因及生长激素——胰岛素样生长因子轴等研究发现,相关基因的突变、基因多态性和自身免疫机制等都与ISS的发病密切相关。ISS患者可能存在GH分泌量减少,GH启动子功能障碍,GH分子异常,GH分子信号途径缺陷,发现ISS存在 SHOX、NPPC(编码C型利钠肽)、NPR2(编码对C型利钠肽有高亲和力的利钠肽受体β)、FGFR3(编码生长板软骨负调控因子)及 ACAN 基因(编码聚集蛋白聚糖)等缺陷。

二、诊断要点

(一)临床表现

1. 身高低于同性别、同年龄、正常儿童平均身高减2个标准差。

2. 生长速率正常或偏慢,一般生长速率每年<5cm。

3. 智力和性发育正常。

4. 出生时身高、体重处于同胎龄儿的正常范围。

5. 体格检查身材匀称,无明显阳性体征。

6. 家族性矮小　父母身高均矮或有一人矮小,身高在第3百分位数左右,骨龄和年龄相称,智能和性发育正常。

7. 体质性青春期延迟　多于1、2岁后渐呈生长迟缓,青春发育期推迟,女孩13岁、男孩14岁未显第二性征,父母多有类似既往史,患儿身高多低于2个标准差,伴骨龄延迟,部分患者最终身高仍属正常,但多偏矮。

(二)实验室检查

1. GH 激发试验　正常(峰值≥10μg/L),IGF-1正常、降低或升高。

2. 骨龄正常或稍落后

(三)排除生长激素缺乏症及其他疾病

如内分泌疾病、系统性疾病、营养性疾病、染色体异常、骨骼发育异常、心理情感障碍等导致身材矮小的病因。

三、鉴别诊断

ISS 是排他性诊断,在诊断过程中务必根据患者的病史、家族史、临床表现、体格检查、相关实验室检查等排除导致身材矮小的各种原因(参见本章第二节生长激素缺乏症鉴别诊断部分)。

四、治疗要点

(一)治疗原则

一经诊断尽早治疗,以补充生长激素治疗为主,使其身高达到正常范围。

(二)一般治疗

加强运动、合理营养和保证充足睡眠。

(三)特异性治疗

2003 年,美国 FDA 批准 ISS 为 rhGH 治疗的适应证。ISS 的治疗标准以生长学指标为主,目前尚无任何生化指标可以决定是否启动 ISS 治疗。

(1)国内推荐 ISS 患者 rhGH 治疗指征:①身高低于同性别、同年龄、正常儿童平均身高的2个标准差;②出生时身长、体重处于同胎龄儿的正常范围;③排除了系统性疾病、内分泌疾病、营养性疾病、染色体异常、骨骼发育异常、心理情感障碍等其他导致身材矮小的病因;④GH 激发试验 GH 峰值≥10μg/L;⑤起始治疗的年龄为5岁。

(2)用法:基因重组人生长激素(rhGH)0.125~0.2U/(kg·d),每晚睡前1小时皮下注射1次。

（3）生长激素治疗第一年有效反应的指标：①身高标准差积分（SDS）增加 0.3~0.5 以上；②生长速度较治疗前增加每年>3cm；③生长速率 SDS>1。

（4）身高 SDS 的变化是短期疗效评估的最佳指标，生长速率、生长速率 SDS、年生长速率的变化可作为参考。

（5）长期治疗效果评价指标：成人身高 SDS、成人身高 SDS 与生长激素开始治疗时身高 SDS 的差值、成人身高与预测身高及遗传靶身高的差值。

（6）影响 rhGH 疗效的因素：治疗剂量（在一定范围内，rhGH 治疗存在剂量依赖性效应）、治疗时身高、疗程、父母平均身高，治疗第一年的反应与疗效呈正相关，开始治疗的年龄与疗效呈负相关，依从性、GH 受体及受体后传导途径的效能也影响疗效。

（7）rhGH 治疗注意事项、禁忌证及治疗过程中的监测等；详见第二节生长激素缺乏症生长激素治疗部分。

（8）rhGH 的停药指征：①治疗达到近似成人身高后应停药，即生长速率每年<2cm，和 / 或男孩骨龄>16 岁，女孩骨龄>14 岁；②治疗后身高达正常成人身高范围内（ >–2S）可终止治疗；③其他因素影响疗程，如家长满意度、经济原因等。

五、预后

早期诊断，早期治疗者，终身高改善明显。

六、预防

由于特发性矮小目前病因不明，无预防方法。

（熊晏，张星星）

【专家点评】

特发性矮小是排他性诊断，在诊断过程中务必根据患者的病史、家族史、临床表现、体格检查、相关实验室检查等排除其他导致身材矮小的原因。

第四节　先天性甲状腺功能减退症

先天性甲状腺功能减退症（congenital hypothyroidism，CH）是由于先天性甲状腺激素合成不足或其受体缺陷引起的代谢水平低下、体格和智能发育障碍的一种疾病，是引起儿童智力发育及体格发育落后的常见儿科内分泌疾病之一，新生儿筛查患病率约为 1 :（3 000~4 000）。

一、病因

先天性甲状腺功能减退症按病变部位可分为原发性、继发性和外周性。

（一）原发性甲状腺功能减退症

即甲状腺本身的疾病所致，其特点为血促甲状腺激素（thyroid stimulating hormone，TSH）升高和游离甲状腺激素（free thyroxine，FT_4）降低。甲状腺先天发育异常是最常见的病因，约占 90%，其中 1/3 为甲状腺缺如，2/3 为甲状腺发育不良或异位甲状腺。甲状腺发育异常多为散发性，其原因尚未阐明，近年发现部分原因与遗传性基因突变有关，如 *TTF-1*、*TTF-2* 和 *PAX8* 等基因异常可造成甲状腺发育异常。甲状腺激素合成障碍，约占 10%，是由于甲状腺激素合成中各种酶的基因突变，如过氧化物酶、偶联酶、脱碘酶、甲状腺球蛋白合成酶缺陷等造成甲状腺素合成不足，极大多数为常染色体隐性遗传有关，TSH 分泌增多，常有甲状腺肿大。

地方性甲状腺肿多见于甲状腺肿流行的山区，

是由于该地区水土和食物中缺碘,临床表现常有甲状腺肿大。随着我国碘化食盐的规范应用,其发病率已明显下降。

(二) 继发性甲状腺功能减退症

病变部位在下丘脑或垂体,又称中枢性甲状腺功能减退症或下丘脑 - 垂体性甲状腺功能减退症,因垂体分泌促甲状腺激素缺陷,其特点为 FT_4 降低,TSH 正常、降低或轻度升高。继发性甲状腺功能减退症包括:TSH 缺乏(β 亚单位突变),腺垂体发育相关的转录因子缺陷,如 PROP1、PIT-1、LHX4、HESX1 等,TRH 分泌缺陷如垂体柄阻断综合征、下丘脑病变、TRH 受体突变导致 TRH 抵抗。以 TRH 不足多见。TSH 单一缺乏者少见,常与生长激素、催乳素、黄体生成素等其他垂体激素缺乏并存,临床上称为多种垂体激素缺乏症。

(三) 外周性甲状腺功能减退症

是因甲状腺或靶器官反应性低下,包括甲状腺激素抵抗、甲状腺激素转运缺陷等,临床少见。

先天性甲状腺功能减退症按疾病转归又分为持续性甲状腺功能减退症及暂时性甲状腺功能减退症。持续性甲状腺功能减退症是指由于甲状腺激素持续缺乏,患儿需终身替代治疗;暂时性甲状腺功能减退症是指由于母亲甲状腺疾病,如母亲服用抗甲状腺药物治疗、母源性 TSH 受体阻断抗体、母亲缺碘等,或者新生儿因各种原因,如早产儿发育不成熟、感染、窒息等致使出生时甲状腺激素分泌暂时性缺乏,甲状腺功能可恢复正常的患儿。

在新生儿筛查和临床中会发现部分患儿血 TSH 增高而 FT_4 水平在正常范围,称为高 TSH 血症。高 TSH 血症的临床转归可能为 TSH 恢复正常、高 TSH 血症持续,以及 TSH 进一步升高,FT_4 水平下降,发展到甲状腺功能减退症状态。

二、诊断要点

(一) 临床表现

CH 症状出现的早晚及程度的轻重与残留甲状腺组织的多少及甲状腺功能减退的程度有关。先天性甲状腺缺如或酶缺陷患儿在新生儿期即可出现症状,甲状腺发育不良者常在生后 3~6 个月出现症状,少数在数年后出现症状。

1. 新生儿期症状　临床仅有小于 5% 的 CH 在新生儿期出现症状,患儿常为过期产,出生体重超过正常新生儿,生理性黄疸期延长,一般自出生后即有腹胀、便秘,易被误诊为巨结肠。患儿常处于睡眠状态,对外界反应迟钝,喂养困难,哭声低,声音嘶哑,体温低,末梢循环差,皮肤出现斑纹或有硬肿现象,以上症状和体征均无特异性,极易被误诊为其他疾病。

2. 典型症状

(1)特殊面容和体态:头大、颈短,皮肤苍黄、干燥,毛发稀少,面部黏液性水肿,眼睑水肿,眼距宽,鼻梁宽平,舌大而宽厚、常伸出口外,腹部膨隆,常有脐疝。

(2)神经系统:患儿动作发育迟缓,智能发育低下,表情呆板、淡漠,神经反射迟钝。

(3)生长发育落后:患儿身材短小,躯干长而四肢短小,上部量 / 下部量>1.5,走路似鸭步状,骨龄延迟,出牙延迟,牙齿发育不全。

(4)生理功能低下:精神、食欲差,不善活动,体温低而怕冷,安静少哭,对周围事物反应少,嗜睡,声音低哑。脉搏及呼吸均缓慢,心音低钝,心电图呈低电压、P-R 间期延长、T 波平坦等改变。全身肌张力较低,肠蠕动减慢,腹胀和便秘多见。

3. 地方性甲状腺功能减退症

(1)"神经性"综合征:以共济失调、痉挛性瘫痪、聋哑和智能低下为特征,但身材正常且甲状腺功能正常或仅轻度减低。

(2)"黏液水肿性"综合征:以显著的生长发育和性发育落后、黏液性水肿、智能低下为特征,血清 T_4 降低,TSH 升高。约 25% 的患儿有甲状腺肿大,这两组症状有时会交叉重叠。

4. 多种垂体激素缺乏症状　TSH 和 TRH 分泌不足的患儿常保留部分甲状腺激素分泌功能,因此临床症状较轻,但常有其他垂体激素缺乏的症状如低血糖(促肾上腺皮质激素缺乏)、小阴茎(促性腺激素缺乏)或尿崩症(精氨酸加压素缺乏)等。

(二) 实验室检查

1. 新生儿筛查　足月新生儿出生 72 小时后(出生至少 48 小时后),7 天之内,并充分哺乳,足跟采血,滴于专用滤纸片上测定干血滤纸片 TSH 值,TSH>20mU/L 时(须根据筛查实验室阳性切割值决定),再采集血清标本检测 T_4 和 TSH 以确诊。该筛查方法只能检测 TSH 增高的原发性甲状腺功能减退症,无法检出中枢性甲状腺功能减退症及 TSH 延迟升高的患儿。因此对筛查阴性者,如临床症状可疑,仍应采血检测甲状腺功能。早产儿、低出生体重儿、患病婴儿筛查假阴性,后期发展为轻度 CH

高风险;可以考虑 10~14 日龄(体重>2 500g)进行第二次筛查。

2. 血清 T_4、FT_4、T_3、FT_3、TSH 测定　任何新生儿筛查结果可疑时,或临床有可疑症状的小儿都应检测血清 TSH 和 T_4(FT_4)浓度,如 TSH 明显增高、T_4(FT_4)降低,便可确诊先天性甲状腺功能减退症。血清 T_3(FT_3)在甲状腺功能减退时可能降低或正常。若 TSH 增高、T_4(FT_4)正常,可诊断为高 TSH 血症。若 T_4(FT_4)降低,TSH 降低、正常或轻度升高,诊断为继发性或中枢性甲状腺功能减退症。

3. 骨龄测定　多数患儿骨龄延迟(1 岁以内膝关节 X 线检查)。

4. 甲状腺 B 超检查　可评估甲状腺发育情况,但对异位甲状腺判断不如放射性核素显像敏感,甲状腺肿大常提示甲状腺激素合成障碍或缺碘。

5. 放射性核素检查　采用静脉注射 ^{99m}Tc 后,以单光子发射计算机体层摄影术(SPECT)检查患儿甲状腺有无异位、结节及其发育情况等。

6. 甲状腺球蛋白测定　可反映甲状腺组织存在和活性,甲状腺发育不良者甲状腺球蛋白水平明显低于正常。

三、鉴别诊断

(一) 佝偻病

虽有动作发育迟缓、生长落后等表现,但智能正常,无甲状腺功能减退特殊面容,有佝偻病体征,血生化和骨骼 X 线检查可协助诊断。

(二) 21- 三体综合征

患儿智能、骨骼和动作发育均迟缓,有特殊面容,皮肤毛发正常,无黏液性水肿,血 T_3、T_4、TSH 检查均正常,染色体核型分析可确诊。

(三) 先天性巨结肠症

患儿出生后即开始便秘、腹胀,并常有脐疝,但其面容、精神反应和哭声等均正常,血 T_3、T_4、TSH 检查均正常。

(四) 骨骼发育障碍的疾病

如骨软骨发育不良、黏多糖病等都有生长迟缓症状,骨骼 X 线和尿中代谢物检测可鉴别。

四、治疗要点

(一) 治疗原则

无论是先天性原发性还是继发性甲状腺功能

减退症,一旦诊断应立即治疗,治疗开始时间越早越好。甲状腺制剂注意个体差异,剂量随着年龄增长,定期调整。

(二) 一般治疗

饮食需富含热能、蛋白质、维生素及微量元素,加强训练和教育。

(三) 特异性治疗

甲状腺制剂治疗。

1. 对于新生儿筛查初次结果显示干血滤纸片 TSH 值超过 40mU/L,同时 B 超检查显示甲状腺缺如或发育不良者,或伴有先天性甲状腺功能减退症临床症状与体征者,可不必等静脉血检查结果立即开始左甲状腺素(L-T_4)治疗。不满足上述条件的筛查阳性新生儿应等待静脉血检查结果后再决定是否给予治疗。

2. 治疗首选 L-T_4,新生儿期先天性甲状腺功能减退症初始治疗剂量 10~15μg/(kg·d),每天 1 次口服,尽早使 FT_4、TSH 恢复正常,FT_4 最好在治疗 2 周内,TSH 在治疗后 4 周内达到正常。对于伴有严重先天性心脏病的患儿,初始治疗剂量应减少。治疗后 2 周抽血复查,根据血 FT_4、TSH 浓度调整治疗剂量。调整剂量后 4~6 周复查。L-T_4 治疗剂量应随静脉血 FT_4、TSH 值调整,婴儿期一般为 5~10μg/(kg·d),1~5 岁为 5~6μg/(kg·d),5~12 岁为 4~5μg/(kg·d)。

3. 在随后的随访中,甲状腺激素维持剂量需个体化。血 FT_4 应维持在平均值至正常上限范围之内,以利于 T_4 向 T_3 转化,TSH 应维持在正常范围内。在血清 FT_4、TSH 正常后,1 岁内可改为每 2~3 个月 1 次,1 岁以上 3~4 个月复查 1 次,3 岁以上每 6 个月 1 次。随访中监测血清 FT_4、TSH 变化和发育情况,随时调整剂量。

4. 药物过量患儿可有颅缝早闭和甲状腺功能亢进临床表现,如烦躁、多汗等,需及时减量,4 周后再次复查。

5. 对于 TSH>10mU/L 而 FT_4 正常的高 TSH 血症,复查后 TSH 仍然增高者应给予治疗,L-T_4 起始治疗剂量可采用维持剂量,4 周后根据 TSH 水平调整。部分高 TSH 血症患儿在随访中可发现 FT_4 升高,须逐步减少 L-T_4 剂量,直至停药。

6. 对于 TSH 始终维持在 6~10mIU/L 婴儿的处理方案目前仍存在争议,在出生头几个月内 TSH 可有生理性升高。对这种情况的婴儿,需密切随访甲状腺功能。

7. 对于 FT_4 和 TSH 测定结果正常而总 T_4 降低者,一般不需要治疗。多见于甲状腺结合球蛋白缺乏、早产儿或者新生儿有感染时。

8. 对于幼儿及年长儿下丘脑 - 垂体性甲状腺功能减退症,$L-T_4$ 治疗需从小剂量开始。

9. CH 伴甲状腺发育异常的需终身治疗,其他暂时性 CH 可在正规治疗 2~3 年后,尝试减量停药,停药后甲状腺功能正常者定期随访 1 年以上。

(四)中医中药治疗

1. 辨证论治

(1)心肾不足

〔主证〕发育迟缓,智能落后,体格矮小,四肢不温,多卧少动,面睑水肿,舌质淡,苔薄白,脉沉迟,指纹淡红。

〔治法〕补益心肾,填精养髓。

〔方药〕河车八味丸合菖蒲丸加减:紫河车、麦冬、五味子、肉桂、附子、茯苓、泽泻、山药、鹿茸、菖蒲、远志、海藻、昆布。

(2)脾肾阳虚

〔主证〕黄染不退,智力不聪,神情呆滞,面黄浮肿,肌肤不温,腹胀纳呆,大便秘结,舌淡胖大,脉沉细缓。

〔治法〕健脾补肾,养血益智。

〔方药〕补天大造丸加减:人参、白术、当归、酸枣仁、炙黄芪、远志、菖蒲、白芍、山药、枸杞、紫河车、茯苓、龟板、鹿角、熟地。

2. 其他疗法 ①中药成药:智力落后可选菖蒲丸、紫河车丸。②针灸疗法:语迟可艾灸心俞穴,每次 3 壮,每天 1 次;行迟可艾灸足两踝,每次 3 壮,每天 1 次。

五、预防

做好新生儿筛查,孕妇应进行甲状腺功能监测,防治碘缺乏和碘过量。

六、预后

预后与治疗开始的早晚密切相关。治疗时间越早则预后越佳。若在出生后 3 个月内治疗,74% 的患儿的智商可达 90 以上;出生后 4~6 个月治疗,33% 的患儿智商可达 90 以上。大多数早期治疗病例均可获得较高的智商、满意的学习成绩和最轻的运动障碍。但并非所有早期诊断和治疗病例均可达到较高智商,如出生时即发现明显宫内甲状腺功能减退症存在,骨龄已明显延迟,T_4 水平接近零,难以纠正的低 T_4 血症,甲状腺缺失等,对日后智商下降和其他神经系统后遗症具有高度危险性。

（张星星）

【专家点评】

先天性甲状腺功能减退症一经诊断应立即治疗,早期诊断、早期治疗预后好。应提高对本病的警惕性,做好新生儿筛查。部分高 TSH 血症患者在随访过程中发现 FT_4 增高,需逐步减少 $L-T_4$ 剂量直至停药观察;先天性甲状腺功能减退症伴甲状腺发育异常者需终身治疗,其他患儿可在正规治疗 2~3 年后尝试停药 1 个月,复查甲状腺功能、甲状腺 B 超或者甲状腺放射性核素显像,停药后甲状腺功能正常者为暂时性先天性甲状腺功能减退症,继续停药并定期随访 1 年以上,注意部分患者 TSH 会重新升高;对于用药量较大的患者如要停药,可先减半量,1 个月后复查,如果 TSH 增高或伴有 FT_4 降低,应给予甲状腺素终身治疗。

第五节 性 早 熟

性早熟是指在青春期以前,即过早出现与年龄不相应的第二性征,一般认为女孩 7.5 岁以前、男孩 9 岁以前出现第二性征为性早熟。无论男孩或女孩第二性征的出现皆源于体内性甾体激素水平超过青春前期并作用于性甾体敏感靶器官(组织)。性早熟按下丘脑 - 垂体 - 性腺轴(thalamus pituitary gonadal axis,HPGA)是否提前启动分为促性腺激素释放激素(GnRH)依赖性性早熟,又称为中枢性性早熟(central precocious puberty,CPP);非促性腺激素释放激素依赖性性早熟,又称为外周性性早熟;部分性性早熟,又称为不完全性性早熟或变异型青春发育,包括单纯乳房早发育、单纯阴毛早发育、单纯性早初潮。本节主要叙述中枢性性早熟。

一、病因

(一)中枢性性早熟的病因

1. 中枢神经系统异常 ①中枢神经系统感染、外伤、手术、化疗等导致的中枢神经系统损伤;②中枢神经系统肿瘤,如分泌 LH 的腺瘤、星形细胞瘤、胶质瘤等;③先天畸形,如脑积水、中隔神经发育不良、鞍上囊肿、蛛网膜囊肿、下丘脑错构瘤等。

2. 外周性性早熟转化而来 如先天性肾上腺皮质增生症、McCune-Albright 综合征、卵巢囊肿、家族性男性限性性早熟等开始表现为外周性性早熟,以后 HPGA 激活可转变为中枢性性早熟。

3. 特殊疾病 先天性甲状腺功能减退症长期未治疗可导致中枢性性早熟。

4. 特发性 未能发现器质性病变者,称为特发性中枢性性早熟(idiopathic central precocious puberty,ICPP)。女孩以特发性中枢性性早熟为多,约占 CPP 的 80%~90%,器质性中枢病变常见于小年龄患儿(6 岁以下),男孩 50%~80% 为器质性。ICPP 病因尚未明确,一般认为是遗传和环境因素共同作用的结果。已证实 LEPR、ERα、TTF1、EAP1、GABRA1、NPYR1、KISS-1、KISSIR、MKRN3、LIN28B、TAC3/TACR3 等基因与 ICPP 有关。其中大多在 HPG 轴的发育、调节、胚胎期 GnRH 神经元迁移和分泌,以及下丘脑 GnRH 的调节中发挥关键作用。然而,触发 GnRH 分泌的具体分子机制仍然不明确。已证明 GnRH 的分泌受 Kisspeptin 和强啡肽调节,共同组成的亲和肽 - 神经激肽 B- 强啡肽神经元系统是 ICPP 发生发展的关键。20% 的 ICPP 与宫内条件、营养、压力及暴露于环境内分泌干扰物质等环境因素有关,这些环境因素与外周和下丘脑信号的相互作用可能参与整个人群的青春期启动时间提前,营养可能在青春期提前启动的长期趋势中发挥关键作用。

(二)外周性性早熟的病因

外周性性早熟是由于各种原因引起体内性甾体激素浓度升高至青春期水平而致第二性征的呈现;男孩与女孩的病因不一。

1. 女孩同性性早熟(女性副性征) ①卵巢肿瘤、自律性卵巢囊肿;② McCune-Albright 综合征;③产生雌激素的肾上腺肿瘤;④异位分泌 HCG 的肿瘤;⑤外源性雌激素摄入,如误服避孕药、外用含雌激素药等。

2. 女孩异性性早熟(男性副性征) ①先天性肾上腺皮质增生症;②分泌雄激素的肾上腺皮质肿瘤;③分泌雄激素的卵巢肿瘤;④外源性雄激素摄入或外用。

3. 男孩同性性早熟(男性副性征) ①先天性肾上腺皮质增生症;②家族性高睾酮血症;③肾上腺皮质肿瘤;④异位分泌 HCG 的肿瘤,如中枢神经系统肿瘤、恶性胚胎性生殖细胞瘤、肝母细胞瘤、畸胎瘤和绒毛膜上皮细胞癌等;⑤睾丸间质细胞瘤。

4. 男孩异性性早熟(女性副性征) ①产生雌激素的肾上腺皮质瘤;②异位分泌 HCG 的肿瘤;③外源性雌激素摄入或外用。

(三)部分性性早熟的原因

是由于下丘脑 - 垂体 - 性腺轴的部分激活所致的特殊类型的中枢性性早熟。多表现为个别的性征发育,而缺乏其他第二性征,无骨成熟。①单纯性乳房发育:指女孩 7.5 岁前出现乳房发育而无其他第二性征发育的一种不完全性性早熟。目前认为单纯乳房早发育的发生可能与人体“小青春期"的生理特征延续有关。小青春期是指男孩从出生2周至6月龄、女孩从生后2周至2岁期间体内下丘脑-垂体-性腺轴相关激素（LH、FSH、E_2或T等）水平出现短暂性升高，并能达到青春期水平，之后即回落到发育期前的低值水平。由于女孩"小青春期"持续时间相对较长，部分激活的GnRH可刺激垂体促性腺激素持续分泌增加，导致乳房发育。根据发病高峰年龄分以下两种：一是经典型单纯乳房早发育，多发生在2岁以下女孩，发病高峰为12~18月龄，以双侧乳房增大多见，亦有单侧增大者，具有持续性、间歇性发作和自行消退的临床特点，一般2年消退完，预后良好，极少数乳房不缩小；二是非经典型单纯乳房早发育，起病年龄相对偏迟，高峰年龄为5~6岁，是处于经典型与CPP之间的特殊状态，大多预后良好，少数患儿可发展为真性性早熟，故应定期随访。②单纯性阴毛早现：亦称肾上腺早发育，除阴毛早现外，无其他第二性征发育，与下丘脑-垂体-性腺轴无关，而是由于肾上腺皮质网状带的过早发育，造成肾上腺来源的雄激素（脱氢表雄酮、硫酸脱氢表雄酮和雄烯二酮）合成分泌增加所致，临床少见，高峰发病年龄为4~6岁，女孩发病明显高于男孩，女男之比约为10：1。③单纯性月经早现：除月经之外无其他第二性征，不经治疗可自然消失，临床非常罕见，多见于4~8岁女孩。

二、诊断要点

（一）临床表现

1. 中枢性性早熟　是缘于下丘脑提前增加了促性腺激素释放激素（GnRH）的分泌和释放量，提前激活性腺轴功能，导致性腺发育和分泌性激素，使内、外生殖器发育和第二性征呈现。其过程呈进行性发展，直至生殖系统发育成熟。临床表现特点：女性最初症状是乳房发育，继之阴毛、外生殖器改变，腋毛，月经来潮。男孩性发育则首先表现为睾丸容积增大（超过4ml时即标志青春期开始），阴茎增长、增粗，阴毛、腋毛生长，声音低沉，遗精。随第二性征出现，体格发育加速，生长速度加快，骨龄增速。其发育过程正常，但是是在不正常的时间出现的，患儿骨骺闭合过早，造成最终身材矮小，其智力发育与实际年龄相符，但精神发育与体格发育之间有明显的不均衡性。

2. 外周性性早熟　亦称假性性早熟，是指副性征提前出现，但并不是受控于下丘脑-垂体-性腺轴的真正青春发动，而是与下丘脑GnRH无关的内、外源性甾体激素水平升高有关。其性发育过程不按正常发育规律出现，可出现部分第二性征，但性腺不发育，如男童睾丸不增大，无排精，女童无排卵。

3. 部分性性早熟（不完全性性早熟）　单纯乳房早发育，阴毛早现，月经早发生等。患儿有第二性征的早现，其控制机制也在于下丘脑-垂体-性腺轴的发动，但它的性征发育呈自限性；最常见的类型为单纯性乳房早发育。

（二）辅助检查

1. 基础性激素测定　LH仍然是诊断CPP的最佳生化指标。LH基础值具有CPP筛查和诊断价值。免疫化学发光法（ICMA，灵敏度0.01U/L）或电化学免疫分析检测（ECLIA，灵敏度0.1IU/L）LH基础值，如果在青春期范围内，即可诊断，LH基础值>0.83IU/L，表明为明确的青春期，无须进行促性腺激素释放激素（GnRH）刺激试验；0.3IU/L<LH基础值<0.83IU/L，可能是在青春期前，也可能是在青春期，如果临床表现不确定，需要进行GnRH激发试验；LH>0.2IU/L可认为是进入了青春期，但需要行GnRH激发试验确诊；LH基础值<0.2IU/L提示尚未有中枢性青春发动。要注意干扰因素，如2岁以下婴幼儿LH基础值与激发值更高，容易误诊为CPP。雌激素和睾酮水平升高有辅助诊断意义。β-HCG和甲胎蛋白（AFP）应当纳入基本筛查，是诊断分泌HCG生殖细胞瘤的重要线索。

2. 促性腺激素释放激素刺激试验

（1）方法：GnRH（戈那瑞林）每次$100\mu g/m^2$，或每次$2.5\mu g/kg$，每次最大量$100\mu g$，用生理盐水2ml溶解后静脉注射，于0、30、60、90分钟取血同时测定LH、FSH。

（2）判断：如用化学发光法测定，激发峰值LH>5.0IU/L是判断真性发育界点，同时LH/FSH比值>0.6时可诊断为中枢性性早熟。目前认为以激发后30~60分钟单次的激发值达到以上标准也可诊断。如激发峰值以FSH升高为主，LH/FSH比值低下，结合临床可能是单纯性乳房早发育或中枢性性早熟的早期，后者需定期随访，必要时重复检查。

3. 血T_3、T_4、TSH水平测定　鉴别是否为甲状腺功能减退所致性早熟。

4. 骨龄检测 是预测成年身高的重要依据，但对鉴别中枢和外周性性早熟无特异性。

5. 头颅鞍区 MRI 或 CT 检查 确诊为中枢性性早熟后需做头颅鞍区 MRI 或 CT 检查，尤其是以下情况：①确诊为 CPP 的所有男孩；② 6 岁以下发病的女孩；③性成熟过程迅速或有其他中枢病变表现者。

6. 子宫卵巢 B 超检查 单侧卵巢容积 ≥1~3ml，并可见多个直径 ≥4mm 的卵泡，可认为卵巢已进入青春发育状态；子宫长度 3.4~4cm 可认为已进入青春发育状态，可见子宫内膜影提示雌激素呈有意义的升高。但单凭 B 超检查结果不能作为 CPP 诊断的依据。

（三）诊断标准

1. 中枢性性早熟的诊断标准

（1）第二性征提前出现：女孩不足 7.5 岁、男孩不足 9 岁即出现第二性征。以女孩出现乳腺硬结、男孩睾丸体积增大为首发表现。

（2）血清促性腺激素水平升高达青春期水平：①促性腺激素基础值：LH>0.83IU/L 可肯定已有中枢性发动，不必再行 GnRH 兴奋试验；② GnRH 兴奋试验支持中枢性性早熟诊断。

（3）性腺增大：女孩在 B 超下见卵巢容积>1ml，并可见多个直径>4mm 的卵泡；男孩睾丸容积>4ml，并随病情延长进行性增大。

（4）线性生长加速。

（5）骨龄超过实际年龄 1 岁或 1 岁以上。

（6）血清性激素水平升高至青春期水平。

以上诊断依据中（1）（2）（3）条是最重要且是必备的。

2. 病因诊断 对所有确诊为 CPP 的男孩、6 岁以下发病的女孩，或成熟过程迅猛怀疑为鞍区肿瘤者，须作 MRI 或 CT 检查以发现病灶。MRI 对下丘脑和垂体器质性病变的分辨率优于 CT 检查。

三、鉴别诊断

虽然 GnRH 刺激试验基本上能鉴别中枢性和外周性性早熟，但还应鉴别以下情况：

1. 单纯乳房早发育 即部分性中枢性性早熟，GnRH 激发后 FSH 明显升高（正常青春前期女童激发后也会升高），但 LH 升高不明显（多数<5.0IU/L），且 FSH/LH>1。需要注意的是，在无任何临床先兆表现的情况下，部分性中枢性性早熟

可转化为 CPP。因此，诊断部分性中枢性性早熟后需定期随访，尤其是对乳房反复增大或持续不退者，必要时需要重复激发实验。

2. 由非中枢性性早熟转化而来的 CPP 如先天性肾上腺皮质增生症、McCune-Albright 综合征等，在治疗原发病过程中应注意监测 CPP 的发生。

3. 先天性甲状腺功能减退症伴发的性早熟 是性早熟的特殊类型，原发性甲状腺功能减退时，下丘脑分泌促甲状腺激素释放激素（TRH）增加，由于分泌 TSH 的细胞与分泌泌乳素（PRL）、LH、FSH 的细胞具有同源性，TRH 不仅会促进垂体分泌 TSH 增多，还可促进 PRL 和 LH、FSH 分泌。也有学者认为 FSH 和 TSH 的糖蛋白受体结构相似，甲状腺功能减退时升高的 TSH 可产生类 FSH 样作用。患儿临床出现性早熟的表现，如女孩出现乳房增大、泌乳和阴道出血等，但不伴有线性生长加速及骨龄增长加快。严重而长期未经治疗者可转变为 CPP，身材矮小是其重要特征。

四、治疗要点

（一）治疗原则

CPP 的治疗以改善成年期身高为核心，防止早熟和早初潮带来的心理问题。

（二）一般治疗

必须加强教育与保护。

（三）特异性治疗

1. 特发性中枢性性早熟的治疗

（1）GnRH 类似物（GnRH-a）治疗：是目前治疗中枢性性早熟尤其是特发性中枢性性早熟最有效的药物。国内目前可供应用的 GnRH-a 缓释型制剂有醋酸亮丙瑞林和曲普瑞林。GnRH-a 能有效抑制 LH 分泌，使性腺暂停发育，性激素分泌回到青春前期状态，从而延缓骨龄增长和骨骺融合，延长生长年限，改善最终身高。

（2）CPP 的治疗首先应明确治疗范围，并非所有 CPP 患儿均需 GnRH-a 治疗。

（3）GnRH-a 治疗指征：① CPP（快进展型）：性早熟患儿骨骼成熟和第二性征发育加速显著（超过线性生长加快程度）；②预测成人身高受损者：预测成人身高<3 百分位数或<遗传靶身高，骨龄身高<身高的 2 个标准差；③快进展型青春期：在性早熟界定年龄后开始出现性发育，但性发育进程及骨骼成熟迅速，可影响最终成人身高者；④出现与

性早熟直接相关的心理行为问题。

(4)慎用的指征:有以下情况时,GnRH-a 改善成年身高的疗效差,应酌情慎用:①开始治疗时骨龄:女孩>11.5 岁,男孩>12.5 岁;②遗传靶身高低于同性别、同年龄正常身高均值减两个标准差。

(5)不宜应用的指征:有以下情况不宜单独应用 GnRH-a,因为治疗几乎不能改善成年身高:①骨龄:女孩 ≥12.5 岁,男孩 ≥13.5 岁;②女孩初潮后 1 年或男孩遗精后 1 年。

(6)不需应用的指征:①性发育进程缓慢(骨龄进展不超越年龄进展)而对成年身高影响不大的 CPP,不需要治疗;②骨龄虽提前,但身高生长速度快,使身高年龄大于骨龄,预测成年身高不受损。但对初评认为暂时不需治疗者均需定期复查身高和骨龄变化,定期再评估治疗的必要性,按需制订治疗方案。

(7)GnRH-a 应用方法:国内推荐缓释剂首剂 3.75mg,此后剂量为 80~100μg/kg 或采用通常剂量 3.75mg,每 4 周注射 1 次。可根据性腺轴功能抑制情况进行适当调整。性腺轴功能特别强者,首剂后 2 周宜加强 1 次。不同药物制剂选择剂量有所不同。文献报道曲普瑞林的给药剂量为 60~160μg/kg,每 4 周注射 1 次;亮丙瑞林的治疗剂量为 30~180μg/kg,每 4 周注射 1 次,甚至可达 350μg/kg,每 4 周注射 1 次。应用 GnRH-a 治疗 CPP 患儿强调个体化原则。

(8)治疗监测:首剂 3 个月末复查 GnRH 激发实验,LH 激发值在青春前期值示剂量合适,以后对女孩只需定期复查基础 LH、FSH、E_2 和子宫、卵巢 B 超(每 6~12 个月)。治疗过程中每 2~3 个月测量身高,检查副性征。每半年复查骨龄。

(9)疗程:为改善成年身高,GnRH-a 的疗程至少 2 年。女孩在骨龄 12~12.5 岁时宜停止治疗,此时如延长疗程常难以继续改善成年身高。对开始治疗是年龄较小者,年龄追上骨龄并且骨龄已达正常青春发动年龄时可停药,使其性腺轴功能重新启动,应定期追踪。

2. 非特发性 CPP 的治疗 应强调同时进行病因治疗。

五、预防

避免接触环境类激素,如洗涤剂(烷基化苯酚类)、农药(有机氯)、塑料分解物(双酚 A)等具有雌激素活性的物质,这些物质相互联合作用强;避免吃鳝鱼、动物性腺、蜂王浆、花粉等含有多肽激素的食物和保健品;防止误服避孕药;乳母不用含有性激素的护肤品和丰乳素等;避免营养过剩、体脂过多,要营养平衡;避免过多紫外线照射,因松果体褪黑激素减少,性腺抑制减少可导致性早熟;有足够的睡眠,体育锻炼;避免看爱情电视、电影。

六、预后

性早熟预后视原发病因而异。ICPP 经 GnRH-a 治疗可改善成人身高,防止早熟,而不良反应较少。中枢肿瘤所致者,除异构瘤外,预后较差。

(张星星)

【专家点评】

性早熟为多病因疾病,诊断应首先确定是否为 GnRH 依赖性性早熟,即注意区别中枢性、外周性、不完全性早熟,LH 基础值、LH 激发后峰值具有中枢性性早熟诊断价值,对性早熟应先做基础 LH 进行初筛,LH 基础值<0.2IU/L 提示未有中枢性青春发动,应减少使用 GnRH/GnRH-a 激发试验,以免因 GnRH/GnRH-a 对垂体刺激的点火效应。对确诊为中枢性性早熟者应进行病因的鉴别诊断,尤其是 6 岁以下女孩、所有男孩、性发育过程迅猛者均应排查器质性病因;中枢性性早熟治疗目的应以改善成年期身高为核心,防止早熟和早初潮带来的心理问题;合理掌握 GnRH-a 应用指征,治疗中应监测、判断、把握生长/成熟的正平衡。

第十七章

神经肌肉系统疾病

第一节　神经系统体格检查

神经系统检查是临床医生的基本技能之一,检查所获体征可为疾病诊断提供重要诊断依据。

(一) 一般情况

指对患者的一般状况如意识、精神状态、头颅、颈部、躯干、四肢等进行检查与评估。

1. 精神状态与意识　精神状态要注意有无烦躁不安、激惹、淡漠、抑郁、幻觉。检查是否合作、有无注意及定向力障碍等。注意智能、语言发育水平,以及交流能力。意识障碍程度分为嗜睡、意识模糊、浅昏迷及深昏迷。

2. 皮肤　检查有无面部皮质腺瘤、色素脱失斑、咖啡牛奶斑、皮肤血管瘤;有无球结膜及面部毛细血管扩张;有无特殊的毛发稀疏、肤色白、少汗等。这些有可能是某种先天性神经系统疾病的特征性皮肤改变。此外,还应注意有无异常的毛发增生及皮肤窦道等。

3. 面容　有些疾病常有特殊面容,如先天愚型常有眼距宽、鼻梁低平、内眦赘皮;肌营养不良则可有"肌病"面容。

4. 头颅　注意观察头颅外形和头围大小。每个儿童都应该测头围,测量沿眉弓水平至枕骨隆突间的周径。初生时头围的正常参考值约为34cm,生后半年每月增长约为1.5cm,1岁时至46cm,2岁时至48cm,5岁时至50cm。注意有无"舟状颅"、小头畸形等。注意检查囟门的大小及张力。还应注意面部五官的位置、比例及形状等有无异常。

5. 气味　注意有无特殊气味,如枫糖尿症患儿可有烧焦糖味、异戊酸血症患儿可有干酪味或汗脚味、苯丙酮尿症患儿可有鼠尿味。

6. 脊柱、四肢及外生殖器　注意脊柱、四肢及外生殖器有无异常。

(二) 脑神经检查

1. 嗅神经(Ⅰ)　闭目检查患儿单侧鼻孔嗅出牙膏、香皂、橘子等气味的能力。避免使用氨水、胡椒等刺激三叉神经的物品。

2. 视神经(Ⅱ)　视神经检查包括视觉、视力、视野和眼底。智力发育正常的小婴儿有追随检查者移动光源或色彩鲜艳物品的眼球运动;年幼儿用图画视力表检测;年长儿视力可用视力表检查。视野指眼球固定不动、正视前方时能看到的空间范围。检查视野是否正常或有缺失。

3. 动眼、滑车、展神经(Ⅲ、Ⅳ、Ⅵ)　这三对脑神经共同支配眼球运动及瞳孔反射。检查时注意观察是否有上睑下垂,睑裂是否对称,有无眼球突出或凹陷、斜视及眼球震颤;观察眼球各个方向的运动情况;瞳孔大小、形状、对光反射等。眼睑下垂常见于重症肌无力、肌营养不良等。双侧瞳孔缩小见于深昏迷、颅高压,双侧瞳孔扩大见于中脑病变、深昏迷及阿托品中毒等。

4. 三叉神经(Ⅴ)　运动纤维支配咀嚼肌。三叉神经运动纤维受刺激时会出现牙关紧闭。感觉纤维司面部感觉。检查角膜反射可以了解三叉神经感觉支是否受损。

5. 面神经(Ⅶ)　观察鼻唇沟深浅及微笑时的面部表情。皱眉、闭眼、示齿时是否两侧对称。一侧中枢性面神经麻痹时只造成对侧下半面部表情肌瘫痪。一侧周围性面神经麻痹时则导致同侧面部所有表情肌均瘫痪。

6. 听神经和前庭神经(Ⅷ)　观察小儿对声音的反应,了解其有无听力损害。对可疑患者,进行特殊听力测验。前庭神经损害时可以产生眩晕、呕吐、眼球震颤和平衡失调。正常小儿在旋转时出现眼震,前庭神经或脑干病变时不能引出眼震。

7. 舌咽和迷走神经（IX、X） 两者常同时受累。一侧损伤时，患侧软腭低垂、悬雍垂偏向健侧。双侧麻痹时，悬雍垂虽仍可居中，但双侧软腭抬起受限，甚至完全不能。延髓损伤时可出现声音嘶哑、吞咽困难、饮水呛咳、咽反射消失，称为"真性球麻痹"。当病变在桥脑或桥脑以上部位时出现声音嘶哑、吞咽困难、饮水呛咳，但咽反射保留，称为"假性球麻痹"。

8. 副神经（XI） 支配胸锁乳突肌和斜方肌。分别通过转头、耸肩动作检查。斜方肌瘫痪时，患侧耸肩无力，胸锁乳突肌瘫痪时，头不能向对侧转动。

9. 舌下神经（XII） 支配舌肌，检查时伸舌，观察是否居中，是否有舌肌萎缩、肌束震颤。一侧神经受损时伸舌偏向患侧。

（三）运动系统检查

运动系统检查包括肌容积、肌张力、肌力、不自主运动、共济运动、姿势及步态等。

1. 肌容积 观察肌肉外形及体积，有无肌萎缩或肥大，以及双侧是否对称。肌萎缩主要见于下运动神经元病变及肌肉疾病，假性肌肥大常见于进行性肌营养不良。

2. 肌力 肌力指主动运动时肌肉收缩的力量。检查时以关节为中心检查肌群的伸、屈、内收、外展、内旋、外旋、旋前、旋后的运动等。一般查肩、肘、腕、指、髋、膝、踝、趾等关节。肌力采用0~5级的六级记录法：0级：肌肉无收缩；1级：有肌肉收缩，但是不产生动作；2级：可以产生水平运动，但不能对抗重力；3级：肢体能抬离床面但不能对抗阻力；4级：能对抗部分阻力，但较正常差；5级：正常肌力。

3. 肌张力 肌张力指静止松弛状态下肌肉的紧张度。用触摸肌肉的硬度或感知被动运动肢体时的阻力来判断。肌张力减低时，肌肉松弛，被动运动时阻力小，关节运动的范围增大，可见于下运动神经元病变、小脑病变及肌源性病变等；肌张力增高时，被动运动时阻力大，见于锥体束病变和锥体外系病变等。

4. 姿势与步态 观察患者卧位、坐位、站立和行走时有无姿势及步态异常。

正常足月新生儿屈肌张力稍高。仰卧位时，上肢屈曲内收、握拳、拇指内收，髋关节屈曲轻度外展，膝关节屈曲。若肩、肘、腕、髋、膝、踝各关节皆同时接触床面，似青蛙状则为异常；而头后仰、下肢伸直呈角弓反张状可见于脑炎等脑损伤者。

临床上常见的姿势异常有如偏瘫姿势、去大脑强直等。常见的异常步态："剪刀步态"，行走时双下肢强直内收、交叉呈剪刀样，见于痉挛性脑瘫患儿；"醉酒步态"，步态蹒跚、摇晃、前后倾斜，似乎随时都会失去平衡而跌倒，见于小脑共济失调；"鸭步"，进行性肌营养不良患者因盆带肌无力致脊柱前凸行走时臀部左右摇摆，又称摇摆步态。

5. 共济运动 注意观察小儿持物是否准确，玩耍、行走有无共济失调表现。年长儿可行指鼻试验、跟膝胫试验、轮替运动、闭目难立征等检查。

6. 不自主运动 注意观察有无不自主的异常动作，如震颤（静止性、动作性、姿势性）、舞蹈样动作、手足徐动、抽动、扭转痉挛等不自主运动，观察部位、范围、时限、强度、规律等。主要见于锥体外系疾病，如基底节病变。

（四）感觉系统检查

低龄儿童感觉检查难以配合，可以观察其对痛觉刺激的反应。年长儿可行浅感觉（痛、温、触觉）和深感觉（振动觉、位置觉、运动觉）检查，检查时采用左右、远近端对比的原则。

（五）反射检查

反射检查包括原始反射、浅反射、深反射、病理反射。

1. 原始反射 吸吮、觅食、拥抱、握持反射是生后最初数月婴儿存在的暂时性反射，到一定年龄逐渐消失，如未消失则属于异常。

2. 浅反射 刺激皮肤、黏膜引起的反射。

（1）咽反射：刺激咽喉壁，正常应出现呕吐或咳嗽动作。

（2）腹壁反射（$T_{7~12}$）：传导神经是肋间神经。检查者以钝针或木签沿肋下、平脐及腹股沟上的平行方向，由外向内轻划腹壁皮肤，反应为该侧腹肌的收缩。

（3）提睾反射（$L_{1~2}$）：传导神经是生殖股神经。用钝针或木签轻划大腿内侧皮肤，反应为同侧睾丸上提。

此外，还有角膜反射、跖反射、肛门反射等。

3. 深反射 刺激肌腱、骨膜等引起的反射。

（1）下颌反射： 检查者以示指轻按患儿下颌正中，使其半张口，以叩诊锤轻叩按压的示指。正常者反射无或微弱，双侧锥体束病变时反射增强。

（2）肱二头肌反射、肱三头肌反射、膝腱反射、跟腱反射等是临床常用的深反射检查。

4. 病理反射 包括 Babinski 征、Chaddock

征、Oppenheim 征、Gordon 征、Hoffmann 征,阳性提示锥体束损害。正常 18 个月以内婴幼儿可出现巴氏征阳性,18 个月以后阳性是锥体束损害的重要体征之一。

(六)脑膜刺激征

脑膜病变或各种原因所致颅压增高,皆可因神经根受刺激而致反射性颈背肌张力增高。

1. 颈强直　患儿仰卧位,检查者一手托住枕部,并将其颈部向胸前屈曲,使下颌接触前胸壁,正常时无抵抗。被动屈颈有阻力为阳性。

2. Kernig 征　患儿仰卧位,将一侧下肢曲髋屈膝成直角,再抬高小腿,正常时膝关节可被伸至 135° 以上,伸膝受限伴有疼痛为阳性。

3. Brudzinsk 征　患儿仰卧位,检查者一手托住枕部,另一手置于患儿胸前,并将其头部前屈,如膝关节有屈曲动作则为阳性。

(汤学专,尹飞)

【专家点评】

　　正确的诊断有赖于详细的病史询问及准确、有针对性的体格检查。例如,对于急性起病,以"发热、头痛、呕吐"为主要临床表现考虑颅内感染的患儿,除了检查神志、脑膜刺激征外,还要想到脑脓肿、颅底受累的可能,因此要注意脑神经、瞳孔、囟门、头围的检查并动态观察。对于以"抽搐"起病的患儿,要询问既往的抽搐、发育情况及家族史;对于有智力障碍家族史者,要注意观察皮肤(色素脱失斑、咖啡斑、结节等)、头围、有无外观畸形(面容、掌纹、外生殖器等);检查"运动障碍"的患儿时,要想到定位诊断,病史询问注意大小便功能、异常感觉、意识及抽搐的情况,检查时注意肌肉、关节、肌力、肌张力、反射、感觉平面的定位、延髓肌肉的受累(吞咽、构音、咽反射等)。总之,面对具体患儿时,需要结合病史特点与体格检查,力求全面而重点突出,作出最接近真相的初步诊断。

第二节　细菌性脑膜炎

细菌性脑膜炎又称化脓性脑膜炎,临床上简称化脑,是严重的颅内感染之一。多种化脓性细菌皆可致脑膜炎症,部分患者病变累及脑实质。临床以急性发热、头痛、呕吐、惊厥、意识障碍、脑膜刺激征、颅内压增高及脑脊液化脓性改变为特征。

一、病因

最常见的病原菌是脑膜炎双球菌、肺炎链球菌及流感嗜血杆菌,其次为金黄色葡萄球菌和大肠杆菌、变形杆菌等。

感染途径多为体内局部感染灶的致病菌经血行播散侵犯脑膜致病。在有局部解剖结构异常(如颅底骨折、皮肤窦道、邻近器官化脓性感染等)时,可有致病菌的直接播散。

二、病理

早期软脑膜及大脑浅表血管充血、扩张,蛛网膜下腔增宽,脑组织表面、基底部、脑沟、脑裂,甚至脊髓表面等皆可有炎性渗出物覆盖。如出现脑脊液循环障碍,则可导致脑室扩张、脑积水。病变严重者,脑膜血管壁可发生脉管炎、血栓形成,导致栓塞性静脉炎、脑实质出血性梗死等。

镜检可见脑膜有炎性细胞浸润,以中性粒细胞为主,有少量淋巴细胞和巨噬细胞。常可发现病原菌。血管充血、血栓形成,室管膜及脉络膜亦常有炎性细胞浸润。

三、诊断要点

(一)临床表现

1. 全身感染中毒症状　呈急性或暴发性起病,病前常有上呼吸道炎、肺炎或中耳炎等前驱感染。起病多发热、食欲减退、疲倦、萎靡、皮肤出血点及瘀斑;小婴儿常出现烦躁不安、喂养困难、易激惹等。

2. 非脑膜炎体征　紫癜和瘀斑被认为是脑膜炎双球菌感染的典型体征;发现心脏杂音应考虑心内膜炎的可能,应进一步检查;尤其是血培养发现肺炎球菌和金黄色葡萄球菌时,更应注意有无蜂窝织炎、鼻窦炎、肺炎、中耳炎、化脓性关节炎等化脑的原发感染病灶。

3. 神经系统症状

(1)高颅压:典型者为剧烈头痛与喷射性呕吐。婴幼儿常哭闹不安,前囟紧张或膨隆及颅缝增宽等。严重者可有脑疝。

(2)精神及意识障碍:精神差,多表现为萎靡、淡漠、呆滞;且常有意识障碍,呈嗜睡、昏睡,甚至昏迷。

(3)惊厥:局灶或全面性发作皆可见。脑实质炎症、梗塞及电解质紊乱均可致惊厥发作。若惊厥难以控制或病程4天后仍惊厥发作,则提示预后不良。

(4)脑膜刺激征:为脑膜炎的特征性表现。包括颈项强直、Brudzinski 征、Kerning 征阳性。但小婴儿可不明显。

(5)局灶体征:因血管闭塞可致偏瘫、感觉异常等。因局灶性炎症可致脑神经麻痹表现。

4. 非典型表现　<2月龄婴儿常症状隐匿,呈非典型表现,如体温不升、拒食、呕吐、不哭不动、呼吸节律和/或心律改变等,查体可仅有前囟饱满,无其他体征,极易误诊。

5. 并发症表现

(1)硬膜下积液:多见于1岁内患儿。临床特点:经有效抗生素治疗3天后体温不降,或退而复升;病程中进行性高颅压征象、反复惊厥、意识障碍等。可做头颅透光检查,以及B超、CT或MRI等头部影像学检查。试行前囟穿刺检查协助诊断。

(2)脑室管膜炎:多见于新生儿及小婴儿,尤其是治疗延误者。临床为脑脊液持续异常、持续发热、频繁惊厥发作等严重表现。头部B超、MRI 检查有侧脑室扩大,侧脑室穿刺检查可协助诊断。

(3)脑性低钠血症:炎症累及下丘脑及神经垂体致抗利尿激素分泌过多。表现为顽固性低钠血症、血浆渗透压下降,可加重脑水肿,导致惊厥及意识障碍。

(4)脑积水:小婴儿多见。系因炎性渗出物粘连致脑脊液循环障碍所致,即梗阻性脑积水。表现为头围增大,头皮静脉扩张,叩颅有破壶音,晚期有落日眼。可行头颅CT或MRI检查。

(5)其他:失明、耳聋、瘫痪、智力低下、中枢性尿崩等。

(二)实验室检查

1. 外周血检查　白细胞数增高,中性粒细胞占80%~90%。极少数重症患者可表现为白细胞下降或三系减少。血液CRP和降钙素原升高提示细菌感染。

2. 脑脊液检查

(1)常规检查:典型表现为压力增高、浑浊,白细胞数目明显增多,分类以多核细胞为主,糖含量明显下降,蛋白水平升高。新生儿化脑脑脊液中白细胞计数、葡萄糖和总蛋白水平可在正常范围内或仅轻度升高。

(2)病原学检查:脑脊液沉渣涂片找菌是早期确定致病菌的可靠方法。脑脊液细菌培养是明确病原最可靠的方法。若在检查前曾抗菌药物治疗者,则检出率可明显下降。

3. 其他检查　血培养、局部病灶分泌物培养、皮肤瘀斑涂片,对化脓性脑膜炎的病原诊断皆有重要参考价值。

4. 神经影像学检查　有异常定位体征、疗效差等疑有并发症者,影像学检查有助于并发症的诊断与监测。当出现以下情况,需在腰椎穿刺前行头部影像学检查:①局灶体征(不包括脑神经麻痹);②惊厥发作;③严重意识障碍;④严重免疫功能低下者。

四、鉴别诊断

典型急性细菌性脑膜炎诊断一般不难,但需与其他中枢神经系统感染相鉴别(表17-2-1)。

表 17-2-1　常见颅内感染的临床及脑脊液鉴别

疾病	临床表现	外观	细胞数（×10⁶/L）	蛋白	糖	氯化物	病原学检查
细菌性脑膜炎	急性起病；全身感染中毒症状重	浑浊	数百至数万，多核为主	升高	减少	正常或稍低	革兰氏染色、细菌培养
结核性脑膜炎	缓起，婴幼儿可急性起病；结核接触史；肺部等处结核感染灶	毛玻璃样	数十至数百，单核为主	明显升高	减少	减少	抗酸染色
病毒性脑膜炎	急性起病；全身感染中毒症状轻	清亮	正常至数百，单核为主	正常稍高	正常	正常	病毒分离、PCR检查
隐球菌脑膜炎	隐匿起病；进行性颅内高压、剧烈头痛	清亮/混浊	数十至数百，早期多核为主，晚期单核为主	升高	明显减少	可减少	墨汁染色、真菌培养、乳胶凝集试验

五、治疗

（一）对症支持治疗

1. 监护　急性期密切监测生命体征及意识状况变化，警惕脑疝发生。

2. 对症与支持治疗　及时退热、有效控制惊厥发作、降颅压及维持水电解质平衡等治疗。注意足够热量供给，禁忌使用低温处理。可少量输注新鲜血浆及人血免疫球蛋白治疗。

（二）抗生素治疗

1. 原则　早期、足量、足疗程，静脉给予能透过血脑屏障的抗生素治疗。

2. 经验性用药　药物选择应对常见致病菌敏感，且脑脊液药物浓度能达到杀菌水平。除院内感染者，建议根据患者年龄及当地耐药率，决定经验性治疗方案（表 17-2-2），病原菌明确后根据不同病原菌类型及药敏试验结果酌情调整抗感染治疗。

表 17-2-2　细菌性脑膜炎经验性抗生素选择

患者分类	标准治疗		静脉给药剂量
	肺炎链球菌对青霉素敏感性下降地区	肺炎链球菌对青霉素敏感地区	
新生儿	阿莫西林/氨苄西林/青霉素+头孢噻肟 阿莫西林/氨苄西林+氨基糖苷类		年龄<1周：头孢噻肟 50mg/kg，q.8h.；氨苄西林/阿莫西林 50mg/kg，q.8h.；庆大霉素 2.5mg/kg，q.12h. 年龄1~4周：氨苄西林 50mg/kg，q.6h.；头孢噻肟 50mg/kg，q.6~8h.；庆大霉素 2.5mg/kg，q.8h.；阿米卡星 10mg/kg，q.8h.
1月龄至18岁	头孢噻肟/头孢曲松+万古霉素/利福平	头孢噻肟/头孢曲松	万古霉素 10~15mg/kg，q.6h.；利福平 10mg/kg，q.12h.（最高至600mg/d）；头孢噻肟 75mg/kg，q.6h.~q.8h.；头孢曲松 50mg/kg，q.12h.

3. 已知病原　参考细菌药物敏感试验结果选用抗生素。

4. 疗程　流感嗜血杆菌、肺炎链球菌感染一般疗程为 2~3 周；脑膜炎双球菌感染一般疗程为 7~10 天；大肠杆菌和金黄色葡萄球菌感染疗程为 3~4 周以上；新生儿化脓性脑膜炎疗程应更长些，脑脊液细菌培养阴性后再用 2 周抗生素，或总疗程 ≥3 周。病原菌未能明确者，抗生素至少使用 2~3 周。目前，国内多主张症状消失、热退 1 周以上、脑脊液恢复正常后停药。

（三）糖皮质激素

可减低血管通透性，减轻脑水肿与高颅压，减少颅内炎症粘连、脑积水的发生，且可显著减少耳聋和神经后遗症的发生。除新生儿的细菌性脑膜炎，皆可采用皮质类固醇进行治疗，常用地塞米松 0.2~0.6mg/(kg·d)，分次静脉注射，连用 3~4 天。

（四）并发症的治疗

并发少量硬膜下积液无须处理，若积液量较

多或有明显颅内高压及局部刺激症状时,可穿刺放液,一般每次不超过 30ml。硬膜下积脓可局部冲洗并注入适当抗生素。并发脑积水、硬膜下积脓和脑脓肿者,可能需要神经外科协助干预。

(五) 中医中药治疗

1. 辨证论治

(1)热入心包,兼有腑实。

〔主症〕高热持续,神昏肢厥,可见嗜睡,昏迷,或谵妄、惊厥、呕吐,婴儿可有囟门饱满,腹部满硬,便秘,舌降,苔黄中黑而燥。

〔治法〕清心开窍,清上泄下。

〔方药〕安宫牛黄丸合凉膈散加减:黄芩、栀子、生地黄、生大黄、芒硝、薄荷、连翘、甘草。诸药煎水兑服安宫牛黄丸。

(2)热入心营,引动肝风。

〔主症〕发热不退,头痛不止,神志昏迷,手足抽动,囟门凸起,颈项强直,呕吐。皮肤疹点暗红,舌质红降,脉数。

〔治法〕清心开窍,凉肝熄风。

〔方药〕安宫牛黄丸合清营汤加减:水牛角、生地黄、玄参、淡竹叶、生甘草、金银花、黄芩、连翘、丹参。诸药煎水兑服安宫牛黄丸。

(3)正虚邪恋

〔主症〕夜热早凉,热退有汗,形体消瘦,拘急瘈疭,或有失语、失聪、痴呆。舌质红,少苔,脉细数。

〔治法〕养阴透邪,益智开窍。

〔方药〕青蒿鳖甲汤合地黄饮子加减:青蒿、鳖甲、生地黄、知母、丹皮、茯苓、远志、菖蒲、山茱萸、石斛、肉苁蓉、麦冬。

2. 针灸疗法　惊厥针刺人中、合谷、内关、太冲、涌泉、百会、印堂;高热针刺曲池、大椎,十宣放血。

六、预后

自以抗生素为主的综合治疗开展后,本病死亡率有所下降,但仍高达 5%~20%,且存活患儿中仍然有约 50% 遗留有不同程度的后遗症,其中 5% 为严重的远期神经系统后遗症,包括听力下降 / 丧失、癫痫、偏瘫、智力低下等。

国内有学者认为入院后反复抽搐 ≥ 3 次、CSF 蛋白 ≥ 1g/L、低 CSF 葡萄糖 / 血糖是细菌性脑膜炎不良预后的独立危险因素,尽早识别存在预后不良因素的患儿,早期干预并积极康复治疗,可改善患儿长期预后。

七、预防

对于存在脑脊液漏的细菌性脑膜炎患儿,可考虑接种流感嗜血杆菌 b 型和脑膜炎球菌疫苗。对于流行性脑脊髓膜炎患儿的家庭接触者和其他密切接触者,推荐采用包含头孢曲松、环丙沙星或利福平的抗菌药物预防性治疗。

(汤学专,尹飞)

【专家点评】

化脓性脑膜炎又称细菌性脑膜炎,是一种常见的中枢神经系统感染性疾病,好发于婴幼儿。我国常见病原菌为肺炎链球菌、流感嗜血杆菌和脑膜炎双球菌。主要临床表现为发热、头痛、呕吐、惊厥和意识障碍,可出现多种并发症,致死、致残率较高。在未经治疗患者的脑脊液中发现白细胞明显增多、糖含量明显下降、蛋白水平升高是重要诊断线索,但接受抗菌药物治疗后脑脊液改变不典型、培养阳性率下降,故对疑似患者,应在第一次给抗菌药物药前进行血培养及脑脊液相关检查。早期、足量、足疗程、静脉给予抗生素是治疗的核心环节,需注意必须选用能通过血脑屏障的抗生素。对于除流感嗜血杆菌或肺炎链球菌脑膜炎外,是否使用糖皮质激素治疗仍有争议,应谨慎使用。

第三节 病毒性脑炎

病毒性脑膜炎、脑炎是由多种病毒感染引起的中枢神经系统感染性疾病。病情轻重不一,轻者可自行缓解,危重者呈急进性过程,可导致死亡及后遗症。典型的病毒性脑炎患者有明显脑实质受累症候,常见有意识障碍、行为异常、反复惊厥发作、弥漫性或局灶性神经受损等。

一、病因

约 80% 以上病毒性脑膜炎由肠道病毒所致,包括柯萨奇病毒、埃可病毒等;虫媒病毒约占 5%。病毒性脑炎多由肠道病毒、单纯疱疹病毒、虫媒病毒、腺病毒、某些传染病病毒等感染所致。临床仅约 1/4 的病例可查出确切的致病病毒。

二、流行病学

不同病毒导致的颅内感染有不同的发病季节。部分病毒如单纯疱疹病引起的颅内感染累及所有人群,无明显季节差异。而部分病毒感染则有明显的流行性特征,如我国乙脑主要发生在夏秋季(7~9月),与其主要的传媒——库蚊的繁殖季节相关。肠道病毒感染也多在夏季,且在人与人之间直接传播。

三、病理

病理改变多呈弥漫性分布,但也可呈相对局限倾向,如单纯疱疹病毒常引起颞叶为主的脑部病变。急性期病理改变可较轻微,或仅有脑水肿。重症或慢性患者可能出现严重病理改变,受累脑组织及脑膜充血水肿,伴有淋巴细胞和浆细胞浸润。血管周围组织神经细胞变性、坏死,可见噬神经细胞现象。坏死神经髓鞘变性、断裂。胶质细胞增生可形成胶质结节。

四、诊断要点

(一) 临床表现

各种病毒所致病毒性脑炎的临床表现差异较大,取决于受累脑的部位、致病病毒毒力的强弱、患儿的免疫反应状态等。即使是同一种病毒导致的感染,临床表现亦可有异。

1. 前驱期感染症状 急起发热、乏力、咽痛、呕吐、腹泻等。

2. 神经精神症状

(1)颅内压增高:头痛、呕吐,小婴儿可发作性尖声哭闹、前囟张力增高,且可伴有血压增高、心动过缓、呼吸节律改变,严重者可出现脑疝危及生命。

(2)精神及意识障碍:表现为注意力涣散、言语减少、反应迟钝、情感淡漠、呆滞、易激惹或嗜睡;重者可出现谵妄,甚至昏迷。

(3)惊厥发作:若病变累及额叶皮质运动区,则以反复惊厥(全面性或局灶性)为主要表现。严重者呈惊厥持续状态。

(4)病理征:可有颈项强直、脑膜刺激征阳性。

(5)局灶性症状与体征:可表现为偏盲、偏瘫、失语、感觉异常、共济失调、不自主运动(震颤、舞蹈样动作等)等;若脑部病变主要累及额叶底部、颞叶边缘系统,则主要表现为精神异常,如躁狂、幻觉,以及定向力、计算力、记忆力障碍等,以单纯疱疹病毒感染最为常见。

3. 其他症状 病毒感染为全身性疾病,不同病毒感染可有其独特的临床表现。如埃可病毒及柯萨奇病毒感染时常出现细小的麻疹样皮疹,或同时有心肌炎、心包炎;腮腺炎病毒感染多同时有腮腺肿痛;单纯疱疹病毒感染可有口周疱疹;全身性淋巴结肿大提示 EB 病毒感染或 HIV 感染;口腔或生殖器溃疡提示单纯疱疹病毒感染。

(二) 辅助检查

1. 脑脊液检查 外观多清亮,压力正常或轻度升高,白细胞正常或轻度增加,多在 500×10^6/L 以下,单核细胞增多为主。蛋白质大多正常或轻度增高,多<1g/L,糖与氯化物正常。涂片及细菌培养呈阴性。

2. 病毒学检查

(1)病毒分离与鉴定:从脑脊液中分离出病毒可确诊。

(2)血清学检查:双份血清法测定,在疾病早期及恢复期取血或脑脊液送检,若抗体滴度升高4倍以上可确诊。部分病毒感染如CMV、腮腺炎病毒等在疾病早期检测IgM可助早期确诊。

(3)分子生物学技术:利用PCR技术可取患儿呼吸道分泌物、血清、脑脊液检测病毒DNA序列确定病原。

3. 脑电图检查　以弥漫性高幅慢波背景活动为特征,可有痫样放电。少数患者也可是正常脑电图。背景慢波活动只是提示异常脑功能,没有诊断特异性。

4. 影像学检查　轻症患者早期可无明显异常改变。严重病例CT及MRI检查均可显示炎性病灶,MRI检查对显示病变更有优势。

五、鉴别诊断

1. 颅内其他病原感染　根据临床特点结合脑脊液常规、生化、病原检查及影像学检查进行鉴别。经过不规则治疗的化脓性脑膜炎的脑脊液改变可以和病毒性脑炎相似,应结合病史、治疗经过,以及病原学检查甄别。婴幼儿结核性脑膜炎可急性起病,脑脊液部分改变与本病容易混淆,但结核性脑膜炎脑脊液糖、氯化物均低,且部分有结核接触史、脑外结核病灶,可资鉴别。真菌性脑膜炎一般缓起、病程长,颅内压增高明显,头痛剧烈,脑脊液墨汁染色可明确诊断。

2. 急性播散性脑脊髓膜炎　继发于急性感染或疫苗接种之后数周或数月,由细胞免疫介导为主的中枢神经系统急性炎症性脱髓鞘疾病。典型病例在起病前1个月内常有感染性疾病病史或疫苗接种史,多无畏寒、发热等感染中毒症状,而以脑病表现为主,病情进展迅速。脑脊液急性期和病毒性脑炎相似,部分患者MRI检查有特征性改变。

3. 其他　如中毒性脑病、代谢性脑病等,皆有相应的病史和相关的临床表现可资鉴别。

六、治疗

早期诊断、及早有效治疗是降低本病死亡率及致残率的关键。主要包括病因治疗,辅以免疫治疗和对症支持治疗。

(一)支持治疗

密切观察病情变化,保证水、电解质平衡和营养供给。重症患儿应在ICU监护治疗。

(二)对症治疗

有效控制高热与惊厥;积极控制脑水肿、颅高压;维持正常的呼吸、循环功能。对于重症患儿或继发细菌感染者,应适当给予抗生素治疗。

(三)抗病毒治疗

确诊或高度怀疑单纯疱疹病毒用阿昔洛韦,静脉给药每次5~10mg/kg,每8小时1次,或其衍生物丙氧鸟苷,每次5mg/kg,每12小时1次,疗程10~21天。对其他如水痘-带状疱疹病毒、巨细胞病毒、EB病毒也有抑制作用。甲型流感病毒可用奥司他韦,其他病毒感染可酌情选用干扰素治疗。

(四)肾上腺皮质激素治疗

仍有争议,部分学者认为急性期应用可控制炎症反应,减轻脑水肿,降低颅内压。

(五)中医中药治疗

1. 辨证论治

(1)痰热壅盛

〔主症〕起病急骤,热势多高,神志不清,或谵语妄动,颈背强直,阵阵抽搐,唇干渴饮,喉中痰鸣,恶心呕吐,大便秘结或泄泻,舌红,苔黄或黄腻,脉数。

〔治法〕清热泻火。

〔方药〕清瘟败毒饮加减:生石膏、知母、板蓝根、黄芩、黄连、栀子、天竺黄、浙贝母、金银花、生地黄、玄参、水牛角。

(2)痰气郁结

〔主症〕已无发热或低热,表情淡漠,目光呆滞,喃喃自语,或神志昏乱,善惊易怒,甚至毁物伤人,无由哭闹,饮食少思,小便自遗,肢体乏力,舌红,苔白,脉弦滑。

〔治法〕涤痰开窍,温化泄浊。

〔方药〕涤痰汤加减:陈皮、半夏、天竺黄、浙贝母、石菖蒲、远志、郁金、胆南星、川芎、茯神、大青叶。

(3)痰阻经络

〔主症〕病程后期,热退日久,但见神志不清,肢体麻木,瘫痪,或面瘫、斜视,舌紫暗,脉弦滑。

〔治法〕涤痰通络。早期用针灸、推拿治法,有益于促进瘫痪部位功能恢复。

〔方药〕指迷茯苓丸合桃红四物汤加减:半夏、茯苓、天竺黄、胆南星、郁金、川芎、红花、赤芍、桃仁、地龙、枳壳、丹参。

2. 针灸疗法　高热惊厥针刺大椎、合谷、曲池,痰涎壅盛针刺丰隆、中脘、膻中。吞咽困难针刺天突、内庭、廉泉、合谷。失语针刺哑门、廉泉、通里、合谷、涌泉。面瘫，针地仓透颊车，眉梢透阳白，四白透迎香，鱼腰透眉梢，可配下关、合谷、太阳、后溪、廉泉，每次取 1~2 对透穴及远端配穴。震颤针刺手三里、间使、合谷、涌泉。上肢瘫痪针刺养老、臂臑。下肢瘫痪针刺环跳、承扶、阳陵泉透阴陵泉、昆仑透太溪。尿闭针刺中极、阴陵泉，或按压利尿穴（神阙与曲骨穴之间正中）持续 1~2 分钟。二便失禁针刺关元、太溪。

七、预后

部分轻症可为自限性病程，多在 2 周内康复。

但重症患儿可遗留有不同程度的后遗症，如肢体瘫痪、癫痫、智力低下、失语、失明等，严重影响患儿的生活质量。疾病的严重程度、病毒种类及患儿年龄是影响预后的重要因素。

八、预防

鼓励按时进行疫苗接种，能有效预防风疹、麻疹、脊髓灰质炎、流行性乙型脑炎、流行性腮腺炎等病毒感染；重视增强体质、积极消灭蚊虫、保证饮食清洁等预防措施。妊娠后期有生殖器单纯疱疹病毒感染的孕产妇宜施行剖宫产术以避免感染新生儿。

（汤学专，尹飞）

【专家点评】

　　病毒性脑炎/脑膜炎是儿童期最常见的中枢神经系统感染性疾病，好发于低龄儿童。目前常见病原包括肠道病毒、单纯疱疹病毒、虫媒病毒、腺病毒及某些传染病病毒等。临床表现多种多样，大多为自限性病程，最常表现为急性无菌性脑炎或脑膜炎，神经系统以外的伴随症状可为诊断提供线索。病因诊断相当困难，需要和其他的中枢神经系统感染、免疫性脑炎、代谢性脑病等进行性鉴别。病毒性脑炎目前尚无特效治疗，主要为支持与对症治疗。如怀疑为单纯疱疹病毒脑炎的患者，可静脉使用抗病毒药物阿昔洛韦，甲型流感病毒可试用奥司他韦，其他病毒感染可酌情选用干扰素治疗。按时进行疫苗接种有助于预防部分病毒性脑炎/脑膜炎。

第四节　癫痫和癫痫综合征

癫痫不是单一的疾病实体，而是一种有着不同病因基础、临床表现各异但以反复癫痫发作为共同特征的慢性脑功能障碍。

一、癫痫相关的概念

临床实践过程中，明确以下癫痫及相关的基本概念，有助于临床诊疗过程采取正确的诊疗方案。

（一）惊厥

俗称抽筋、抽风、惊风，也称抽搐，是指全身或局部骨骼肌群异常的不自主收缩，并可引起关节运动。小儿惊厥发生的病理生理基础可以是癫痫性发作，也可以是非痫性发作，如脑干、脊髓、神经肌肉接头和肌肉本身的兴奋性增高所致，如体内电解质改变（如钾、钠升高或钙、镁等降低）。例如：低血糖引起的抽搐如果不伴有脑电图异常放电，不能称为癫痫发作，只能诊断低血糖惊厥。

（二）癫痫样放电

大脑神经元的异常超同步化电活动，可以在脑电图上记录到棘波、棘慢波等现象。仅有癫痫样放电不诊断为癫痫。例如：脑性瘫痪儿童、注意力缺陷多动障碍儿童，甚至正常儿童在脑电图可以记录到癫痫样放电,如果不伴有抽搐或者意识水平改变,一般情况下不需要抗癫痫药物治疗。

（三）癫痫发作

是指脑神经元异常过度、同步化放电所致的脑功能障碍,可分为诱发性发作及非诱发性发作,临床症状和体征多样,其表现取决于放电部位、强度和扩散途径,可以是肢体的抽搐,也可以仅表现为意识水平下降、动作停止等。和惊厥不同,癫痫发作强调伴有脑电图异常。需要注意的是,癫痫发作只是一种症状,可见于癫痫患儿,也可以见于非癫痫患儿的急性脑功能障碍,例如脑外伤、病毒性脑炎、各种脑病。例如:仅在急性期出现一次癫痫发作,可以不诊断癫痫,不需要长期抗癫痫药物治疗。

（四）癫痫

是一种以具有持久性的致痫倾向为特征的脑部疾病。强调反复发作性和慢性脑功能障碍的特点。

（五）癫痫脑病

是指由于频繁癫痫发作和/或癫痫放电造成的进行性神经精神功能障碍或退化。重点强调是由于癫痫本身造成的进行性神经功能衰退。

二、诊断要点

癫痫诊断的基本流程如下:①能否诊断癫痫,需要排除其他非痫性发作;②癫痫发作类型;③能否诊断癫痫综合征;④癫痫的病因是什么;⑤是否存在癫痫共患病。

（一）癫痫诊断和鉴别诊断

1. 癫痫诊断　2014 年国际抗癫痫联盟（International League Against Epilepsy,ILAE）推出了新的癫痫临床实用定义指南,明确提出癫痫临床诊断除了包括已被临床医师熟悉的至少 2 次间隔 24 小时的非诱发或非反射性癫痫发作和符合某种癫痫综合征之外,对于只有 1 次癫痫发作但满足:①为非诱发性或非反射性发作;②未来 10 年再发风险与两次非诱发性发作后再发风险相当（至少>60%）两个条件,临床也可诊断为癫痫。我国的癫痫领域权威机构中国抗癫痫协会（Chinese Anti Epilepsy Association,CAAE）于 2015 年修订和更新新版中国癫痫临床诊疗指南,将癫痫定义为不是单一的疾病实体,而是一种有着不同病因基础、临床表现各异但以反复癫痫发作为共同特征的慢性脑部疾病状态。另外,目前 CAAE 的癫痫诊疗

指南仍推荐将临床上出现两次（间隔至少 24 小时）非诱发性癫痫发作诊断为癫痫,并提出 ILAE 最新定义存在尚未可知的影响因素,有待于临床进一步实践验证。

2. 鉴别诊断

（1）各种器质性疾病:阿 - 斯综合征、长 Q-T 综合征、先天性心血管病的青紫发作、锥体外系症状、电解质紊乱等。

（2）功能性疾病:偏头痛发作、良性眩晕症、睡眠障碍。

（3）生理性事件:睡眠肌阵挛、正常反射性运动、交叉擦腿等行为问题。

（4）其他运动障碍:运动障碍、抽动症。

（5）心因性发作:真正意义上的伪发作。

（6）癫痫患者的非癫痫发作:"难治性癫痫假象"。

（二）癫痫发作类型

2017 年 3 月,ILAE 发布了最新的癫痫发作及癫痫分类修订指南,这是继 1981 年 ILAE 提出的癫痫发作分类体系之后又一革新之作,该版指南将意识状态存在与否作为局灶性癫痫发作的分类要点,将癫痫发作（seizure）分为局灶性起源（focal onset）、全面性起源（generalized onset）、未知起源（unknow onset）三大分类（图 17-4-1）。该分类强调起源,即便是无法分类的发作也要强调是未知起源,其目的是要在全世界医生的观念中强化起源这个概念,对于任何一个癫痫患者都要追问其起源究竟在哪里。

（三）癫痫综合征

癫痫综合征（epileptic syndrome）是一组具有相近的特定临床表现和电生理改变的癫痫（即电 - 临床综合征）。临床上常结合起病年龄、发作特点、伴随症状、病因学、家族史、EEG 及影像学特征等所有相关资料综合分析,作出某种癫痫综合征的诊断。同时补充了影像学综合征,如海马硬化;病因学综合征,如基因病。明确癫痫综合征的诊断,对病因、预后的判断,以及治疗方案的选择有重要的临床指导意义。但值得注意的是,癫痫综合征的诊断与病因学诊断并不是一对一的关系,也不是所有的癫痫都可以诊断为癫痫综合征。

1985 年 ILAE 在临床发作分类的基础上,综合病因、起病年龄、预后及 EEG 特征,将癫痫与癫痫综合征进行分类。1989 年重新修订,此分类长时间广泛应用于临床工作当中。2001 年以来,ILAE

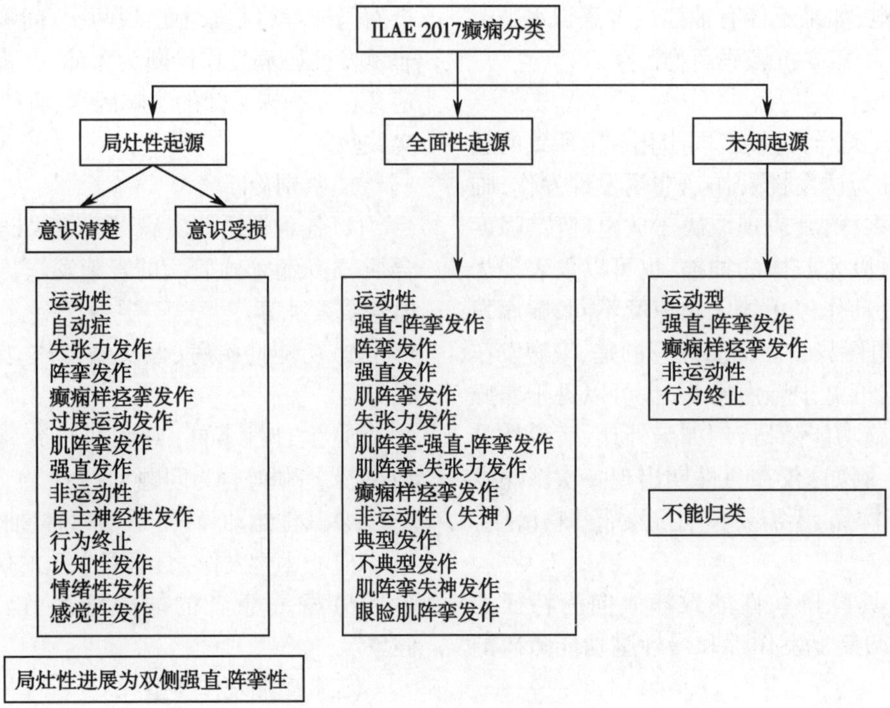

图 17-4-1 癫痫的分类

不断对癫痫的分类体系进行修订,癫痫与癫痫综合征的分类及所使用的术语、概念不断更新发展,2010 年 ILAE 发布的癫痫综合征分类(表 17-4-1)。

表 17-4-1 癫痫综合征国际分类(2010)

按起病年龄分类:

新生儿期(出生后至<44 周胎龄)

　　良性家族性新生儿癫痫(BFNE)

　　早期肌阵挛脑病(EME)

　　大田原综合征

婴儿期(<1 岁)

　　伴游走性局灶性发作的婴儿癫痫

　　West 综合征

　　婴儿肌阵挛癫痫(MEI)

　　良性婴儿癫痫

　　良性家族性婴儿癫痫

　　Dravet 综合征

　　非进行性的肌阵挛脑病

儿童期(1~12 岁)

　　热性惊厥附加症(FS+,可于婴儿期起病)

　　Panayiotopoulos 综合征

　　肌阵挛失张力癫痫

　　伴中央颞区棘波的良性癫痫(BECT)

　　常染色体显性遗传夜间额叶癫痫(ADNFLE)

　　晚发性儿童枕叶癫痫(Gastaut 型)

　　肌阵挛失神癫痫

　　Lennox-Gastaut 综合征

　　伴睡眠期持续棘慢波的癫痫性脑病(CSWS)

续表

　　Landau-Kleffner 综合征(LKS)

　　儿童失神癫痫(CAE)

青少年 - 成年期(>12~18 岁)

　　青少年失神癫痫(JAE)

　　青少年肌阵挛癫痫(JME)

　　仅有全面强直 - 阵挛发作的癫痫

　　进行性肌阵挛癫痫(PME)

　　伴有听觉表现的常染色体显性遗传性癫痫(ADPEF)

　　其他家族性颞叶癫痫

与年龄无特殊关系的癫痫

　　部位可变的家族性局灶性癫痫(儿童期至成年期)

　　反射性癫痫

其他一组癫痫

　　伴有海马硬化的颞叶内侧癫痫(MTLE 伴 HS)

　　Rasmussen 综合征

　　伴下丘脑错构瘤的痴笑性发作

　　半侧惊厥 - 半侧瘫 - 癫痫

　　不能归类于上述任何诊断分类,首先应明确是否存在已知结构异常或代谢原因,其次确定发作类型(全面性或局灶性)

脑结构 - 代谢异常所致的癫痫

　　皮质发育畸形(半侧巨脑回、灰质异位等)

　　神经皮肤综合征(结节性硬化、Sturge-Weber 等)

　　肿瘤、感染、创伤、血管瘤、围生期损伤、卒中等

原因不明的癫痫

伴癫痫样发作,但习惯上不诊断为癫痫的一个类型

　　良性新生儿惊厥(BNS)

　　热性惊厥(FS)

（四）癫痫的病因诊断

国际抗癫痫联盟（ILAE）于2017年将癫痫的病因重新分为六类：遗传性、结构性、代谢性、免疫性、感染性和其他（不明）原因，替换既往的特发性、症状性及隐源性癫痫病因分类，使癫痫分类更加清楚，便于研究、治疗及预后判断。

（五）癫痫的共患病

共患病是指患者同时患有非因果关联的两种及两种以上疾病，分别达到各自疾病的诊断标准。

1. 常见共患病

（1）偏头痛：癫痫人群中偏头痛的发生率高达8.4%~23%。

（2）孤独症谱系障碍：与癫痫之间存在双向关联，提示两者可能存在相似的危险因素。共患率高，为20%~25%。

（3）注意缺陷多动障碍：癫痫儿童患ADHD的风险是普通人群的4倍多，其患病率高达30%~40%，而普通人群中患病率约为3%~5%。普通人群中以混合型为主，男女患病率比约为(3~4):1。癫痫儿童中则以注意缺陷型为主，男女之间患病率无明显差异。

（4）情绪障碍：主要包括焦虑、抑郁、恐惧等一系列情绪障碍。焦虑障碍等共患率为13%~32.4%，常见类型有广泛性焦虑障碍、惊恐障碍、社交焦虑障碍、创伤后应激障碍和强迫障碍。抑郁障碍发生率为7%~30%，比普通人群高5~20倍。同时，患焦虑和抑郁者占10.7%，对立违抗障碍共患率为10%，品行障碍共患率为16%。

2. 诊疗原则

（1）明确癫痫共患病诊断：全面评估病史、临床表现、体检异常及辅助检查，评价影响患者疾病和整体功能状态的因素，进一步明确共患病表现与癫痫的关联。

（2）评价癫痫治疗与共患病的关系，必要时调整抗癫痫药物治疗。

（3）评估共患病是否需要治疗：症状轻微对患者生活不造成影响者可暂不处理；症状明显并且对生活造成较大影响者需要采取针对性治疗措施。

（4）确定共患病治疗管理策略：神经精神共患病不仅增加了癫痫的诊疗难度，还严重影响患儿及家人的生活质量。需要由神经内科癫痫专业医生、儿保科、精神心理科等多学科团队协作，共同制订治疗策略。注重知识宣教，加强风险防范，兼顾远期疗效，改善生活质量。

三、癫痫的辅助检查

（一）脑电图

脑电图（EEG）是诊断癫痫发作和癫痫的最重要的手段，且有助于癫痫发作和癫痫的分类，在临床应用中须充分了解脑电图的价值和局限性。临床怀疑癫痫的病例应进行长程视频EEG检查，尽量包括一个睡眠周期，并根据情况进行各种诱发实验，以提高EEG诊断阳性率。

（二）神经影像学检查

1. 头颅MRI检查 能够发现一些CT检查无法发现的细微结构异常，如较小的肿瘤、颅内血管异常、脑皮质异常增生等，对于病因诊断有很高的提示价值。

2. 头部CT检查 头部CT检查能够发现较为粗大的结构异常，但难以发现细微的结构异常。多在急性的癫痫发作时，排查有无颅内出血、占位性病变、钙化，或无法进行MRI检查时应用。

3. 单光子发射计算机断层扫描（SPECT） 可作为难治性癫痫的术前定位辅助方法。癫痫源在发作间歇期SPECT为低灌注，发作期为高灌注。

4. 正电子发射计算机断层显像（PETCT） 可作为癫痫致痫灶的定位诊断。通过脑代谢改变反映癫痫灶活动情况，发作间期致痫灶呈低代谢，发作期呈高代谢改变。通过VEEG、MRI检查，同时配合PETCT这一无创性检查可显著提高癫痫术前诊断的定位、定侧的准确性和灵敏性，并能指导手术方式的选择和预估手术疗效。

（三）其他实验室检查

1. 血生化检查 包括血常规、血糖、电解质、肝肾功能、血气、丙酮酸、乳酸等，能够帮助查找病因。定期检查血常规和肝肾功能等指标还可辅助监测药物的不良反应。临床怀疑中毒时，应进行毒物筛查。已经服用抗癫痫药物者，可酌情进行药物浓度监测。

2. 尿液检查 包括尿常规及遗传代谢病的筛查。

3. 脑脊液检查 主要为排除颅内感染性疾病，对某些遗传代谢病的诊断也有帮助。

4. 心电图检查 对于疑诊癫痫或新诊断的癫痫患者，如果临床表现不典型，抽搐前有黑蒙、胸闷等，建议进行心电图检查。这有助于发现容易误诊为癫痫发作的某些心源性发作,还能早期发现某些心律失常(如长 Q-T 综合征、Brugada 综合征和传导阻滞等),从而避免因使用某些抗癫痫药物而可能导致的严重后果。

5. 遗传学检测 目前已经成为重要的辅助诊断手段之一。对于明确癫痫病因有重要意义。

四、治疗要点

(一) 药物治疗

是癫痫治疗最重要的首选方案。

1. 药物治疗的原则 当癫痫诊断明确时应开始抗癫痫治疗,某些特殊情况如超说明书用药、新药治疗需与监护人进行讨论并达成一致;应尽可能依据病因、癫痫综合征类型选择抗癫痫药物,如果癫痫综合征诊断不明确,应根据癫痫发作类型做出决定。

(1)抗癫痫药治疗的起始决定需要与监护人进行充分讨论,衡量风险和收益后决定,讨论时要考虑到癫痫综合征的类型及预后。

(2)通常情况下,第二次癫痫发作后推荐开始用抗癫痫药治疗。

(3)虽然已有两次发作,但发作间隔期在 1 年以上,可以暂时推迟药物治疗。

(4)以下情况抗癫痫药治疗在第一次无诱因发作后开始,并与患者或监护人进行商议:患者有脑功能缺陷;脑电图提示明确的痫样放电;监护人认为不能承受再发一次的风险。

(5)通常抗癫痫治疗后至少两年无癫痫发作,可以考虑减停药。减停用药之前,需充分与患儿家属沟通,权衡停药后的复发风险与继续服药的利弊。对于单药治疗,减停用药时间通常不小于 6 个月;对于联合治疗,通常每次只减停 1 种药物,每种药物减药时间不小于 3 个月。减药中或停药后复发风险约为 25%~30%,儿童减药后的累计无发作可能性在第一年为 66%~96%。癫痫复发的危险因素与病因(如存在结构性病灶复发风险高)及癫痫综合征(如青少年肌阵挛癫痫复发风险高)等因素有关。

2. 常用抗癫痫药物的用法及用量 前 5 种为传统抗癫痫药物;后 6 种为新型抗癫痫药物(表 17-4-2)。

表 17-4-2 常用抗癫痫药物的用法及用量

药物名称	起始剂量	增加剂量	维持剂量	最大剂量	有效浓度	服药次数(次/天)
卡马西平						
<6 岁	5mg/(kg·d)	5~7 天增加 1 次	10~20mg/(kg·d)	400mg	4~12mg/L	2
6~12 岁	5mg/(kg·d)	每 2 周增加 1 次 100mg/d	400~800mg/d	1 000mg		2~3
氯硝西泮						
10 岁以下或体重<30kg	0.01~0.03mg/(kg·d)	0.03~0.05mg/kg,3 天	0.1~0.2mg/(kg·d)	20mg/d	20~90μg/L	2~3
苯巴比妥(鲁米那)	3~5mg/(kg·d)		3~5mg/(kg·d)			1~3
苯妥英钠(大仑丁)	5mg/(kg·d)	逐渐增加	4~8mg/(kg·d)	250mg		2~3
丙戊酸钠	15mg/(kg·d)	5~10mg/(kg·d)	20~30mg/(kg·d)	1 800mg/d	50~100mg/L	2~3
加巴喷丁						
12 岁以下剂量未定 12~18 岁剂量同成人	300mg/d		900~1 800mg/d	2 400~3 600mg/d		3

续表

药物名称	起始剂量	增加剂量	维持剂量	最大剂量	有效浓度	服药次数（次/天）
拉莫三嗪						
单药治疗	0.3mg/(kg·d)	0.3mg/(kg·d),1~2周	2~10mg/(kg·d)	500mg/d		2
与肝酶诱导类的AEDs合用	0.6mg/(kg·d)	0.6mg/(kg·d),1~2周	5~15mg/(kg·d)			2
与丙戊酸类药物合用	0.15mg/(kg·d)	0.15mg/(kg·d),1~2周	1~5mg/(kg·d)			2
左乙拉西坦	10~20mg/(kg·d)	每2周加量一次,同起始剂量	1个月~4岁:60mg/(kg·d);4~16岁:<3g/d			2
奥卡西平	8~10mg/(kg·d)	10mg/(kg·d),1~2周	20~30mg/(kg·d)	46mg/(kg·d)		2
托吡酯	0.5~1mg/(kg·d)	0.5~1mg/(kg·d),1~2周	3~6mg/(kg·d)			2
唑尼沙胺	2~4mg/(kg·d)	2~4mg/(kg·d),每周	4~8mg/(kg·d)			2

（1）苯巴比妥：价格低廉，服药次数少，抗癫痫谱广，但是对儿童认知功能影响比较突出。

（2）苯妥英钠：价格低廉，对强直-阵挛和部分性发作有效，但因其治疗窗窄，容易发生药物毒性反应，目前国内临床应用较少。

（3）卡马西平：部分运动性发作的首选药，对认知功能影响较小，但半衰期短，不良反应中皮疹发生率较高。

（4）乙琥胺：失神发作首选，但目前没有在中国上市。

（5）苯二氮䓬类抗癫痫药：包括硝西泮、氯硝西泮、咪唑安定等，硝西泮可用于多种类型发作的辅助治疗和癫痫持续状态治疗，可改善患儿焦虑，缺点是容易产生耐药性，神经系统不良反应较多，像嗜睡、肌张力减低、痰多、流涎等，注射用药剂量过大时或速度过快时易发生呼吸抑制和心血管功能抑制。

（6）拉莫三嗪：广谱抗癫痫药，多种类型癫痫具有较好疗效，包括全身强直-阵挛发作、青少年肌阵挛癫痫、婴儿痉挛症、失神发作及Rett综合征等，可用于Lennox-Gastaut综合征全面性发作的辅助治疗。但拉莫三嗪可能加重儿童肌阵挛发作，尤其是用于治疗青少年肌阵挛癫痫时。拉莫三嗪的主要不良反应有皮疹、头痛、乏力、恶心、眩晕等。

（7）托吡酯：具有广谱的抗癫痫作用，对除了失神发作的其他发作类型均有效，常见的不良反应包括嗜睡、少汗或无汗、言语障碍、发音困难、感觉异常、眼球震颤、注意力影响、食欲下降、体重下降等。托吡酯常导致患儿代谢性酸中毒加重，尤其是伴有肾脏疾病或接受生酮饮食治疗的癫痫患儿。

（8）奥卡西平：主要用于治疗局灶性癫痫，同时也可用于全身强直-阵挛发作的治疗。头晕、复视、恶心、共济失调为奥卡西平常见不良反应，但对儿童患者而言均轻微，且为一过性。此外，奥卡西平可能导致严重的皮疹，进而演变为Steven-Johnson综合征或中毒性表皮坏死，但发生率低于卡马西平。

（9）氨己烯酸：主要用于治疗婴儿痉挛症，尤其对伴有结节性硬化症的患儿疗效显著，对于儿童部分性发作癫痫和Lennox-Gastaut综合征同样有效，与之相反，其可能加重肌阵挛性癫痫发作。常见的不良反应包括疲劳、头痛、头晕、共济失调、眼球震颤、体重增加和多动症，其特殊不良反应是不可逆的视野缺损，对于使用氨己烯酸的儿童患者，应建议每3个月定期进行眼科检查。

（10）唑尼沙胺：广谱抗癫痫药，作为难治性癫痫添加药物时与其他药物相互作用少。不良反应体现在神经系统，包括嗜睡、乏力、思维缓慢等，当血药浓度过高时可能影响认知。

（11）左乙拉西坦：目前主要用于治疗局灶性发

作、全身强直 - 阵挛发作、婴儿严重肌阵挛、失神发作均有一定疗效。儿童癫痫患者对左乙拉西坦具有良好的耐受性,不良反应包括嗜睡、乏力、头痛、厌食等。导致停药的严重不良反应通常是对患儿行为改变的影响,包括患儿产生敌意、情绪波动、人格解体和精神行为改变等。

(二) 特殊治疗

1. 手术治疗 癫痫病因复杂,部分结构性病因患者药物治疗效果不满意,外科治疗是癫痫治疗的重要部分。目前常用的手术方法包括致痫灶切除术、大脑半球切除术、姑息性手术等。

2. 迷走神经刺激术 是一种新型治疗难治性癫痫的方法,避免了开颅手术所造成的神经功能损害。

3. 生酮饮食 是一种高脂、低碳水化合物和适当蛋白质的饮食,虽然其抗癫痫的机制目前还不清楚,但是其有效性和安全性已得到了公认。

(三) 中医中药治疗

1. 辨证论治

(1) 惊痫

〔主证〕发作时吐舌惊叫急啼,面色时红时白,惊惕不安,如人将捕之状,继之抽搐,大便色青,脉象弦滑,乍大乍小,指纹青色。

〔治法〕镇惊安神。

〔方药〕镇惊丸加减:茯神、酸枣仁、珍珠、朱砂、菖蒲、远志、钩藤、胆南星、牛黄、麦冬、黄连、甘草、蜈蚣、天竺黄。

(2) 风痫

〔主证〕发作时明显抽搐,意识丧失,口吐涎沫,眼睛发青,两目上视或斜视,面色红赤,苔白腻,脉弦滑。

〔治法〕熄风定痫。

〔方药〕定痫丸加减:天麻、全蝎、菖蒲、远志、竹沥、川贝母、胆南星、半夏、姜汁、陈皮、茯神、朱砂、琥珀、麦冬、丹参、甘草。

(3) 痰痫

〔主证〕发作时痰涎壅盛,喉间痰鸣,口角流涎,瞪目直视,神志模糊,犹如痴呆,手足抽搐不甚明显,苔白腻,脉弦滑。

〔治法〕涤痰开窍。

〔方药〕涤痰汤加减:橘红、半夏、胆南星、菖蒲、枳实、竹茹、人参、茯苓、甘草。

(4) 瘀血痫

〔主证〕本证见于有外伤及产伤史的患儿。发作时头晕眩仆,神昏窍闭,四肢抽搐,大便坚如羊屎,形体消瘦,肌肤甲错,面色泛青,舌红少津,可见瘀斑,脉象细涩。

〔治法〕活血化瘀,通窍定痫。

〔方药〕通窍活血汤加减:桃仁、红花、川芎、赤芍、麝香、菖蒲、远志、钩藤、全蝎、地龙。

(5) 虚痫

〔主证〕癫痫发作日久,或用峻利之剂治癫痫,出现神怯食少,面色不华,形容憔悴,时时头晕,智力迟钝,腰膝酸软,心悸健忘,脉象细弱。

〔治法〕补益心肾,健脾化痰。

〔方药〕大补元煎加减:熟地、山药、山茱萸、枸杞、当归、杜仲、人参、炙甘草、紫河车、菖蒲、远志、全蝎。

2. 其他疗法

(1) 中药成药:①紫金锭(即玉枢丹):每次半片(0.25g),每天 2 次,疗程 1 年。用于癫痫痰多者。②定痫丸:每次 5g,每天 3 次,疗程 3 个月。用于癫痫。

(2) 单方验方:①代白散:代赭石、白胡椒,按 1∶2 量共为细末,每次 2~4g,每天 1~2 次,白萝卜汤或开水送服。②二五丸:黑丑、白丑各等份,炼蜜为丸,每丸 6g,每次 1/2~1 丸,每天 2 次,疗程 3~6 个月。③白胡椒、荜茇等份,研粉,每次 3g,每天 2 次,以白萝卜汤或开水送服,3 个月为 1 疗程。

(3) 针灸疗法:①发作时取穴:人中、合谷、十宣、内关、涌泉,用泻法。②发作后取穴:大椎、合谷、神门、心俞、丰隆,平补平泻,隔天 1 次。灸百会、足三里、手三里各 3 壮,隔天 1 次。

(董丽芬,彭镜)

【专家点评】

新诊断癫痫,如果接受规范、合理的抗癫痫药物治疗,70%~80%患者的发作是可以控制的,其中60%~70%者经2~5年的治疗可以减停药。尽管我国抗癫痫事业取得了很大进步,由于人们对癫痫缺乏正确认识以及医疗资源匮乏,目前仍存在很多问题:①患者或家属对癫痫缺乏必要的科学知识,常认为癫痫是治不好的病,对医疗缺乏信心,容易听信传言,导致就医盲目流动。②过于担心抗癫痫西药的副作用,盲目轻信民间流传的未经国家批准验证的"自制中药"或"偏方""秘方",甚至迷信活动。③患者服药依从性差,随意停药、减量或换药。④重视癫痫儿童共患病情况,需要由神经内科(癫痫专业医生)、儿保科、精神心理科等多学科团队协作,共同制订治疗策略。注重知识宣教,加强风险防范,兼顾远期疗效,改善患儿及家人的生活质量。⑤国内医疗资源配置欠合理,城乡及地区间癫痫诊治技术水平不均衡,偏远贫困地区的患者许多得不到有效治疗,神经科医师特别是癫痫专业医师数量不足。部分非专科医生对癫痫的诊断、分类不准确,治疗不规范,选药不恰当。例如将局灶性发作诊断为全面性发作,不认识癫痫综合征,将非癫痫性发作诊断为癫痫,盲目地使用多药治疗。⑥基层非专科医生急需癫痫诊疗规范化培训,依法依规加强管理等。

第五节 头 痛

头痛是指头颅、眼眶和枕骨以上部位的疼痛,同时也会涉及面部或者颈部。它既可以是一种独立的疾病,也可能是多种严重疾病如颅内出血、脑膜炎、颅内占位病变或脑积水等的首发症状。头痛的敏感部位包括颅外各种组织、颅内的动脉、脑膜,以及Ⅴ、Ⅹ、Ⅸ对脑神经和颈1~3脊神经分支。近年来儿童头痛发病率有所上升,约为5%~10%,其中偏头痛最为常见,可发生于任何年龄的儿童,特别是青春期前后的女孩,其患病率在6~12岁儿童是2%~5%;14岁左右是10%。儿童头痛病因众多,临床表现复杂多样,临床医师对头痛诊断应综合分析,结合发病时情况、病史、查体及必要的辅助检查,仔细加以鉴别,正确及时诊治,以免延误病情。

一、病因

儿童头痛病因复杂,常包括颅内疾病、颅外疾病与全身性疾病。

(一)颅内疾病

1. 颅内感染性疾病 脑膜炎、脑膜脑炎、脑炎、脑脓肿等。

2. 颅内占位性病变 脑肿瘤、结核及寄生虫感染病灶等。

3. 脑血管病变 先天性脑血管畸形、动脉瘤、动静脉瘘、脑出血、脑梗塞、高血压脑病等。

4. 颅脑外伤 脑震荡、脑挫伤、硬膜下血肿、颅内血肿等。

5. 其他 颅内非感染性炎症性疾病(中枢神经系统脱髓鞘疾病、自身免疫性脑炎等)、脑白质病变、特发性颅高压、腰穿后及脑脊液漏等低颅压、癫痫发作等。

(二)颅外疾病

儿童时期因眼、耳、鼻、颈部及颅骨疾病引起的头痛甚为常见,症状各异。

1. 眼源性头痛 屈光不正、弱视、先天性青光眼、眶内肿瘤、脓肿、眼部炎症(结膜炎、虹膜炎)等。

2. 耳源性头痛 中耳炎、乳突炎等。

3. 鼻源性头痛 鼻炎、鼻窦炎、鼻息肉等。

4. 颈源性头痛 颈部外伤、颈椎病变、颈部皮肤或皮下组织炎症、颈动脉病变等。

5. 颅骨疾病 头皮炎症、颅骨骨折、颅底凹入症、颅骨肿瘤等。

6. 神经痛 三叉神经、舌咽神经及枕神经痛。

7. 其他 颞下颌关节病变、牙及口腔疾病等。

（三）全身性疾病

1. 全身感染性疾病 几乎所有伴有发热的全身感染性疾病均可引起头痛，如流行性感冒、支气管肺炎、败血症等。

2. 内分泌及代谢性疾病 如肾性脑病、肝性脑病、肺性脑病、低血糖、缺氧、高碳酸血症等。

3. 心血管疾病 如高血压、主动脉缩窄等。

4. 各种中毒 铅中毒、酒精中毒、一氧化碳中毒、有机磷农药中毒、药物（如颠茄、水杨酸类）中毒等。

5. 其他因素 紧张性头痛、癔症性头痛、心因性头痛、血管迷走性晕厥、直立性体位性心动过速综合征等功能性疾病，以及线粒体脑肌病等遗传性疾病。

二、分类

根据发病的缓急可分为急性头痛（病程在 2 周内）、亚急性头痛（病程在 3 个月内）和慢性头痛（病程大于 3 个月）。根据国际头痛学会（The International Headache Society，HIS）2018 年颁布的第 3 版《头痛疾病的国际分类》（The International Classification of Headache Disorders，3rd Edition，ICHD-Ⅲ）标准，将头痛分为 3 类，即原发性头痛、继发性头痛、痛性颅神经病变和其他面痛及其他类型头痛。每一种原发性头痛均可视为一种独立的疾病；继发性头痛一般只是某种疾病的一种症状。原发性头痛的分类以临床症状为主要依据，继发性头痛的分类以病因为主要依据。

1. 原发性头痛 包括偏头痛、紧张型头痛、三叉自主神经性头痛及其他原发性头痛。

2. 继发性头痛 指继发于头颈部外伤和 / 或血管病变、非血管性颅内疾病、中毒或某一物质戒断、感染、内环境紊乱，以及头颅、颈、眼、耳、鼻、鼻窦、牙、口腔或其他头面部结构病变的头面痛及源于精神疾病的头痛。

3. 脑神经痛、原发性和中枢性颜面痛及其他类型头痛。

三、诊断要点

头痛的病因复杂，明确其类型往往比较困难。诊断时详细的病史询问最为重要。病史包括头痛发作的急缓、发作的时间，以及头痛的性质、部位、缓解及加重的因素，先兆症状及伴发症状等，在病史基础上，结合详细的体格检查和合适的辅助检查，才能作出正确诊断。

（一）病史采集

包括询问头痛发病年龄、发作形式（包括诱因、前驱症状、起病方式、发展过程、头痛加重或缓解因素）、头痛的特征（部位、单侧或双侧、性质、频率、疼痛程度、持续时间及恶心、呕吐、畏光等伴随症状）等。另外，全面了解患者的生活习惯（睡眠、运动、体质量、学习或生活方式的变化、外源性激素的影响）、既往病史及基础疾病（是否有伴随疾病、近期是否有创伤、当前的用药情况）、家族史等情况，有助于头痛的诊断及鉴别诊断。特别需要注意的是，在症状不典型的原发性头痛临床诊断中，阳性家族史常能给出重要提示。

（二）体格检查

包括一般情况检查和神经系统检查，同时注意体位变化对头痛影响的检查。体格检查时发现其他异常时，应怀疑有继发性头痛疾病的可能。

1. 一般情况检查 观察生命体征（体温、呼吸、脉搏、血压）、意识水平、疾病面容、头围及前囟大小、头颈部外伤表现、额动脉搏动异常或压痛、鼻窦有无压痛、下颌关节触诊、颈肩部肌肉触诊等。

2. 神经系统检查 需要仔细排查是否有新发的局灶或非局灶性神经系统体征，特别注意脑神经检查、眼底检查、脑膜刺激征、病理征，以及运动、反射、小脑和感觉检查的对称性等。

3. 体位的影响 颅内肿瘤的患儿在用力、运动、咳嗽及头部转动时可致头痛加重，有的患儿可通过采取特殊的体位而缓解头痛。

（三）辅助检查

具体的检查部位（头、颈、面、鼻窦、脑神经等）应结合临床表现、体格检查及可能的诊断而进行。

1. 影像学检查 部分原发性头痛的患者有时不需要影像学检查就能诊断，比如偏头痛发作模式稳定、神经系统检查正常的患者。但近期有头痛模式改变、伴随其他表现、出现新的体征时，需要及时进行影像学检查。且影像学检查往往会意外发现其他与头痛无关的病灶，如钙化灶、小肿瘤、血管病变等。如头颅 X 线平片检查可了解有无颅内钙化斑、头颅骨质病变，鼻窦照片可了解鼻窦病变；头部 CT 检查可对颅内钙化、出血等提供依据；头部 MRI 检查对颅后窝占位性病变、脱髓鞘病变、脑干病变及脑膜炎症等优势较 CT 明显；脑血管成像及动静脉造影对颅内静脉窦血栓形成、动静脉畸形等有很好的诊断价值。

2. 脑脊液检查 可鉴别是否为颅内压增高、颅内感染或颅内出血所致的头痛。因此，临床上怀疑头痛由感染、炎症或肿瘤引起，或考虑蛛网膜下腔出血但头颅 CT 检查为阴性时，应及时行腰椎穿刺抽取脑脊液检测。

3. 脑电图检查 对偏头痛、癫痫的诊断及鉴别诊断有重要价值，偏头痛在脑电图上可出现颞叶慢波、中央棘波等异常脑电波形。

4. 眼底检查 可观察是否存在视盘水肿，有助于高颅压的判断。

5. 其他检查 尿常规显示蛋白尿、血尿伴高血压提示有肾性高血压存在；伴有全身系统性病变征象的头痛，还需行血生化、血糖、结缔组织全套、狼疮全套、血沉、血管炎相关因子等检查；颞动脉炎患者实验室检查可见红细胞沉降率和 / 或血清 C 反应蛋白升高，但金标准是颞动脉活检。

四、鉴别诊断

儿童头痛病因复杂，且常缺乏明确的定位体征，给临床诊断及鉴别诊断带来困难。详细病史询问、全面体格检查和恰当选择脑脊液检查、头颅 CT 或 MRI 检查，将有助于头痛性质的鉴别。

（一）原发性头痛

原发性头痛患者中 90% 左右为偏头痛和紧张型头痛。

1. 偏头痛 儿童偏头痛发作时间较成人短，双侧性头痛较成人多，视觉症状比成人少见。常在一定诱因下发作，如情绪紧张、天气变化、睡眠障碍等。常有家族史，女孩多见。常表现为突然发作一侧或双侧额颞部搏动性剧烈跳痛，发作时常伴随恶心、呕吐、畏光、畏声等非疼痛症状；伴夜尿、夜惊、夜游症者亦不少见。头痛在活动后加重，常影响日常活动。每次发作持续数小时至 1~2 天不等，有周期性倾向，两次发作之间患儿表现如常人。有的患儿可伴有一过性偏瘫，发作时脑电图可有异常，重点应与癫痫鉴别。

2. 紧张型头痛 紧张型头痛通常在午后学习时发作，平均每月发作 2~3 次，每次持续时间约 2 小时左右。紧张型头痛的症状常与偏头痛的症状重叠，但紧张型头痛常为双侧、压迫性或紧缩性（但非跳动性）头痛，可由心理压力、焦虑引发，常合并情绪障碍，常无恶心、呕吐、畏光、畏音，也不会因体力活动而加重，疼痛一般为轻 - 中度，不伴有搏动，对日常活动影响不大。在当今生活节奏加快和心理、学习压力较大的社会条件下，偏头痛合并紧张性头痛者并非少数，尤其应警惕紧张性头痛的漏诊或误诊。

3. 三叉自主神经性头痛 儿童三叉自主神经性头痛以丛集性头痛多见，比较罕见，多见于青少年，发病高峰为 11~14 岁。表现为单侧或局部，多为沉重或锐刺性质，主要在眼眶或眼眶上，伴或不伴颞部疼痛，每天可有 1 次或多次头痛，每次持续15 分钟至 3 小时不等。可同时出现头痛同侧的眼结膜和鼻黏膜充血、多涕多泪、额面多汗、瞳孔缩小及眼睑下垂等副交感神经兴奋表现。头痛发作往往有明显的季节性，发作高峰一般在春季（3、4 月份）和秋季（9、10 月份）。

（二）继发性头痛

1. 中枢神经系统感染性疾病 病毒性脑炎及脑膜脑炎、化脓性脑膜炎、结核性脑膜炎及真菌性脑膜炎等均可引起头痛。但脑膜炎所致头痛往往较严重且呈持续性，常伴有发热等全身中毒症状、脑膜刺激征阳性、脑脊液压力增高、细胞数及蛋白增多。根据脑脊液压力增高程度及细胞学、生化检查及病原学检查，结合头颅影像学检查可明确脑膜炎的性质。

2. 脑血管病性头痛 此类疾病有蛛网膜下腔出血、脑动脉瘤、脑动脉炎、颅内静脉窦血栓形成、动静脉畸形、脑栓塞、高血压脑病、可逆性脑血管收缩综合征等。该类疾病一般无发热，头痛发生的急缓、轻重与原发病有关。如蛛网膜下腔出血为突然发病，头痛剧烈，脑膜刺激征阳性，脑脊液检查为均匀性血性脑脊液，CT 检查早期即可明确出血的部位。头痛伴眼部或视觉的症状（如伴眶周疼痛或眼肌麻痹）提示海绵窦血栓形成或动静脉畸形；伴一侧瞳孔散大提示后交通动脉瘤；伴视野缺损提示存在视觉传导通路的损害（脑血管意外）。

3. 颅内占位性病变所致头痛 颅内占位性病变通常见于颅内肿瘤、脑脓肿、脑寄生虫病、颅内血肿、肉芽肿、脑积水等疾病。这类疾病一般起病较缓慢，头痛为发作性，清晨为主，迁延反复且逐渐加重，可为局限性或全头胀痛，易伴呕吐、惊厥，晚期出现意识障碍。查体除视乳头水肿之外，还可有神经系统定位体征，头颅 CT、MRI 检查可显示占位性病变的部位及范围，对于病变性质确定也有一定的帮助。

4. 脑外伤后的头痛 包括外伤后器质性因素和非器质性因素引起的头痛。常见的器质性原因为硬膜下血肿、硬膜外血肿、脑挫伤、新生儿产伤性颅内出血等,CT 和 / 或 MRI 检查可以确诊。非器质原因如脑震荡有时头痛持续数月或数年,往往同时伴有其他脑功能失调症状,如眩晕、耳鸣、失眠、注意力减退等。

5. 眼源性头痛 儿童眼部疾病所致的头痛以屈光不正为最常见。眶内肿物(肿瘤、脓肿、肉芽肿等)及先天性青光眼较成人少见。屈光不正所致的头痛清晨少见,仅在用眼后,如阅读、写字或看电视等活动后出现额部疼痛,呈持续性胀痛,有时较剧烈,可有眼球压痛或眼球活动疼痛,休息后可减轻。伴虹视需考虑闭角型青光眼;伴严重单侧视力丧失提示视神经炎。

6. 鼻源性头痛 儿童以急性、慢性鼻窦炎最常见。一般均有流涕,鼻窦处有压痛,头痛的部位与同侧鼻窦炎一致,额窦、上颌窦或前筛窦炎以前额头痛为主,蝶窦及后筛窦炎以枕部头痛多见。急性上颌窦炎患儿在早晨可无头痛,午后头痛逐渐加重。急性额窦炎的头痛,从晨间醒来时就已存在,整日持续,至晚间改善。上述头痛的特点与体位及鼻分泌物排空的条件有关。

7. 耳源性头痛 急、慢性中耳炎均可引起头痛。头痛表现为反射性,与患耳同侧。结合耳流脓史、耳部疼痛,有助于诊断。

8. 颈源性头痛 颈部疾病所致的头痛在儿童少见,可见于颈肌损伤或炎症、颈椎病变、颈部皮肤或皮下组织炎症。头痛多见于后枕部,与颈项疼痛同时发生,且在颅颈交界部位有压痛;可持续数月不止,时轻时重。

9. 全身性疾病 如结核病,结缔组织病,内分泌疾病如甲状腺功能亢进症、甲状腺功能减退症、糖尿病昏迷早期,代谢性疾病如尿毒症,还有功能性疾病如神经官能症、癔症均可导致头痛。该类疾病除头痛外,有相应原发病的临床表现及体征,血生化检查、结缔组织全套、狼疮全套、血沉、甲状腺功能检测等可以帮助鉴别。

五、治疗要点

(一)偏头痛的治疗

治疗包括非药物治疗和药物治疗两部分。

1. 非药物治疗 非药物性治疗包括饮食生活方式干预、前庭功能康复训练和增强空间定向感知的康复训练。饮食生活方式干预主要包括尽量避免可能头痛的诱发因素,包括劳逸结合,适量运动,保持愉悦心情、情绪稳定,避免食用刺激性食物(如咖啡、柑橘、熏制类食物)。

2. 药物治疗 包括急性发作期治疗和头痛间歇期预防性治疗。

(1)急性期治疗: 包括非特异性药物治疗和特异性药物治疗。非特异性药物主要包括对乙酰氨基酚 10~15mg/kg、布洛芬 10mg/kg 或萘普生等非甾体抗炎药;12~17 岁的年长儿还可用特异性药物,如阿莫曲坦、利扎曲普坦、舒马曲坦、佐米曲坦等药物治疗。

(2)预防性治疗: 对于偏头痛发作频繁,影响患儿的生活质量和学业者,可给予预防性治疗。如钙通道阻滞剂氟桂利嗪,β 受体拮抗剂美托洛尔,抗抑郁药阿米替林,抗癫痫药丙戊酸钠、托吡酯,抗组胺药赛康定等。

(二)继发性头痛的治疗

继发性头痛病因复杂,必须尽可能明确病因,行病因治疗和对症治疗。如颅内感染需积极抗感染治疗、降颅压及营养神经治疗;高血压性头痛应积极控制血压;副鼻窦炎需对症支持治疗;颅内肿瘤应行手术治疗。对症治疗可选用解热镇痛药物,如布洛芬、对乙酰氨基酚等。

(三)中医中药治疗

1. 痰浊头痛

〔主证〕头痛昏蒙,眩晕,呕恶痰涎,时作时止,胸脘满闷,舌体胖有齿痕,舌苔白腻,脉弦滑。

〔治法〕健脾燥湿、化痰降逆

〔主方〕二陈汤或半夏白术天麻汤加减:半夏、陈皮、茯苓、蔓荆子、胆星、菖蒲、郁金。病程久者常加天麻、白术、黄芪、党参、钩藤。

2. 肾虚头痛

〔主证〕头脑空痛,每兼耳鸣,眩晕,神疲乏力,健忘,用脑后疼痛加剧。舌淡少苔,脉细无力。

〔治法〕补肾益精。

〔主方〕杞菊地黄丸加减:枸杞、菊花、山萸肉、熟地、山药、炒枣仁、远志、白芍、蝉蜕、牛膝等。

3. 淤血头痛

〔主证〕有颅脑外伤史。头痛经久不愈,痛有定处,夜间加重,舌质紫暗,或舌淡,脉涩。

〔治法〕益气活血、化痰开窍。

〔主方〕补阳还五汤加减:黄芪、当归、川芎、桃仁、红花、菖蒲、赤芍、丹参、地龙,葱、姜为引。

4. 气血虚头痛

〔主证〕气虚为主者,头痛绵绵,劳累加重,体倦乏力,纳呆,气短怕冷,脉虚无力。血虚为主者,头痛、头晕、面白、心悸、舌淡、脉细。

〔治法〕益气养血,清头目。

〔主方〕八珍汤加味:人参、白术、茯苓、甘草、生地、当归、赤芍、川芎、蔓荆子、菊花、黄芪。

六、预后

原发性头痛难以根治,但大多数对药物反应较好,通过药物治疗及辅助治疗能很大程度上减轻患儿的痛苦,提高生活质量。对于继发性头痛的预后主要取决于原发病的严重程度及恢复情况,部分患儿在原发病解除或者治愈后仍可遗留不同程度的头痛,如颅内感染、脑出血等;如若原发病起病急骤,进展迅速,未能得到有效治疗,则可能导致严重后果,甚至危及患儿生命,包括蛛网膜下腔出血、严重颅脑外伤等。

七、预防

建立良好的生活习惯,合理安排饮食、睡眠、学习及文体活动,避免焦虑、紧张等对偏头痛患者有积极的预防作用。防治感染、避免外伤等可以减少颅内感染性疾病及颅脑外伤性疾病的发生。

(刘利群)

【专家点评】

头痛是儿童时期较常见的症状,也是神经系统的常见疾病。病因繁多,临床表现多样,且头痛缺乏明确的定位体征,往往难以定性,在临床工作中其诊断及鉴别诊断较为困难。因此,详细的病史收集、全面系统的体格检查、必要的辅助检查对于头痛性质的明确非常重要。对于头痛的诊断,首先要判断其是原发性还是继发性,若考虑继发性头痛应确定病因是否危急,并及时行影像学或其他检查。儿童头痛中以偏头痛最为常见,但任何原发性头痛的诊断均应排除继发性头痛的病因。原发性头痛的治疗以急性期对症治疗及预防性治疗等为主,而继发性头痛则应在明确病因的基础上进行病因治疗和对症治疗。

第六节　急性弛缓性瘫痪

急性弛缓性瘫痪(acute flaccid paralysis,AFP)是急性起病,以肢体运动障碍为主并伴有肌肉弛缓性瘫痪的一组疾病。临床主要表现为肢体乏力、肌力降低、肌张力及腱反射减弱,甚至消失。

我国规定以下 14 种疾病为急性弛缓性瘫痪:脊髓灰质炎(小儿麻痹症);吉兰 - 巴雷综合征;横贯性脊髓炎(脊髓炎、脑脊髓炎、急性神经根脊髓炎);多神经病(药物性多神经病、有毒物质引起的多神经病、原因不明性多神经病);神经根炎;外伤性神经炎(包括臀肌药物注射后引发的神经炎);单神经炎;神经丛炎;周期性瘫痪(包括低钾型软瘫、高钾型软瘫、正常血钾型软瘫);肌病(全身型重症肌无力、病毒性或原因不明性肌病);急性多发性肌炎;肉毒中毒;四肢瘫、截瘫、单瘫(原因不明);短暂性肢体麻痹。

一、病因

导致 AFP 的原因很多。在生物性致病因子中,肠道病毒是最常见的病因,在脊髓灰质炎疫苗使用之前,绝大多数儿童 AFP 是由脊髓灰质炎病毒引起的。随着疫苗的广泛使用,全球已接近实现消灭脊髓灰质炎的目标。目前,由非脊髓灰质炎肠道病毒导致的 AFP 病例越来越受到重视。一些非脊髓灰质炎肠道病毒可单纯引起中枢神经系统病变,类似脊髓灰质炎样麻痹病例,从临床上很难与脊髓灰质炎进行鉴别,需要依靠实验室结果明确诊断,是消灭脊髓灰质炎之后主要的致瘫痪病因之一。机制为病毒在脊髓前角细胞内复制,直接损伤细胞,从而引起下运动神经元性瘫痪。一般情况下瘫痪症状较轻,恢复较好,但也有引起严重病例的报道,个别病例可能进展为呼吸肌麻痹或延髓麻痹而死亡。迟缓性瘫痪可以引起无菌性脑膜炎、脑炎等。EV71 型肠道病毒引起的重症手足口病,可在发病 2~3 天后突然出现呼吸困难而死亡。多数病例经解剖发现延髓或脊髓存在灰白髓炎,且从病变部位分离到 EV71 型肠道病毒。50%~70% 的吉兰 - 巴雷综合征患者病前亦有病毒感染前驱表现,且在患者血清、脑脊液、脊髓、神经节中能分离到埃柯病毒、柯萨奇病毒和巨细胞病毒,在患者血清和脑脊液中可查到以上病毒的抗体。因此,肠道病毒在吉兰 - 巴雷综合征致病中的作用也越来越受到重视。此外,急性脊髓炎、急性播散性脑脊髓膜炎、单神经炎、神经丛炎、重症肌无力、急性多发性肌炎等与感染和免疫有关,发病前常有感染、疫苗接种史或服用驱虫药病史。多神经病患儿可能与应用异烟肼、呋喃类、呋喃唑酮及抗肿瘤类药物,或重金属、化学药品中毒等有关,也可能是麻风、尿毒症、白喉、血卟啉病等病的表现之一。外伤性神经炎常与肌内注射药物或腓骨小头受压有关。周期性瘫痪属于离子通道病,通常与遗传基因突变有关。

二、诊断要点

(一)脊髓灰质炎

1. 临床表现　有流行病史及接触史,早期表现为发热、咽部不适、流涕、恶心、呕吐、腹泻、头痛、乏力、肌肉酸痛等前驱感染症状,还可伴有烦躁不安、嗜睡。持续数天后出现肢体不对称性弛缓性肌无力,下肢多于上肢,患肢可出现疼痛,查体见肌张力减弱、肌力下降,腱反射减弱或消失,通常无感觉障碍、无膀胱及肛门括约肌功能障碍;也有仅以延髓性麻痹、脑炎为主要表现者;病程中可有肌束震颤、肌痛,可有双相病程。瘫痪后 1~2 周肢体肌力多从远端逐渐恢复。该病全年均可发生,夏、秋季为流行高峰,7~9 月发病最多,一般以 5 岁以下儿童为主。传染源为患者、隐性感染者和病毒携带者。潜伏期为 3~35 天,患者自发病前 2~3 天至发病后 3~6 周都具有传染性。主要通过粪 - 口途径传播,发病早期还可通过飞沫传播。未接种疫苗的儿童,其感染率可达 100%,其中 95% 为无症状感染或仅表现为流感样症状。人感染后能对同型病毒产生持久免疫力。

2. 辅助检查

(1)脑脊液检查:呈现细胞蛋白分离现象,即脑脊液中可见轻度至重度淋巴细胞数增高,蛋白正常或轻微增高,糖含量正常。

(2)肌电图检查:早期表现为运动单位电位募集减少,后出现运动动作电位波幅下降、大电位、失神经电位,神经传导速度正常,提示脊髓前角运动神经元受累为主的神经源性损害。

(3)病原学检查:发病后可从粪便、咽部、脑脊液、脑或脊髓组织中分离出病毒。弛缓性瘫痪后 1 个月内从脑脊液或血清中检测出 IgM 抗体阳性,恢复期血清中检测出特异性抗体 IgG 阳性或 IgG 抗体滴度 ≥ 4 倍急性期。

(4)脊髓 MRI 检查:T_2 加权像可见脊髓前角细胞区的高信号病变。

(二)吉兰 - 巴雷综合征

1. 临床表现　急性起病,进行性加重,常表现为肢体对称性弛缓性瘫痪,多从双下肢向双上肢发展,在数天内加重,可有轻度感觉异常、脑神经受累、大小便潴留等自主神经功能障碍表现,重症患者可有呼吸肌无力,甚至呼吸机麻痹。临床症状多在 2 周左右达到高峰,多呈单时相自限性病程。查体可见腱反射减弱或消失,肌力下降。患者多在病前 6 周左右有腹泻、上呼吸道感染等前驱感染或疫苗接种病史。

2. 辅助检查

(1)脑脊液检查:呈现蛋白细胞分离现象,但一般在起病后 2 周开始出现,糖及氯化物正常。部分患者脑脊液出现寡克隆区带和抗神经节苷脂抗体阳性。

（2）肌电图检查：提示运动神经传导潜伏期延长、传导速度减慢、F 波异常、传导阻滞和异常波形离散等，如果继发轴索损害，在发病 10 天至 2 周后肌电图可出现异常自发电位。

（3）血清学检查：少数患者出现肌酸激酶轻度升高，肝功能异常；部分患者血清抗神经节苷脂抗体阳性。

（4）病原学检查：部分患者血清可检测到抗空肠弯曲菌抗体、抗巨细胞病毒抗体等，粪便中可分离和培养出空肠弯曲菌。

（三）横贯性脊髓炎

包括脊髓炎、脑脊髓炎、急性神经根脊髓炎。

1. 临床表现　急性起病，病情在发病数小时至数天达到高峰。病前 1~4 周可有前驱感染或疫苗接种等病史，外伤、劳累也是其诱因。横贯性脊髓炎临床主要表现：①运动障碍：急性期处于"脊髓休克"状态，表现为脊髓受累平面以下肢体的弛缓性瘫痪、肌张力减低、腱反射消失，无法引出病理反射，此期持续时间多为 2~4 周；"脊髓休克"消失后进入恢复期，出现肌张力增高、腱反射亢进，病理反射阳性，肌力由肢体远端向近端逐渐恢复。②感觉障碍：病变水平以下呈横断性感觉障碍。③自主神经功能障碍：大小便失禁、大小便潴留，还可伴有体温调节障碍、高血压、少汗或无汗等，当 C_8~T_1 脊髓段受累时可引起交感神经损害，出现 Horner 综合征。脑脊髓炎及急性神经根脊髓炎可表现为脊髓部分受损症状。

2. 辅助检查

（1）脑脊液检查：细胞计数及蛋白多增高，少数正常，糖及氯化物正常，伴或不伴 IgG 指数升高，脑脊髓炎可检测到部分免疫相关抗体阳性，如寡克隆区带、MOG 抗体、AQP-4 抗体。

（2）脊髓 MRI 检查：为首选的影像学检查，可见病变脊髓肿胀、增粗，受累节段的髓内可见多发片状或弥散的 T_1 低信号及 T_2 高信号影，增强后有强化。

（3）肌电图检查：可出现运动神经传导速度下降、大电位等脊髓前角细胞受损表现，但不出现神经传导速度、末端潜伏时等周围神经受累表现。

（4）视觉诱发电位：多正常，部分可检测出正常波形消失及 P100 波潜伏期延长。

（5）体感诱发电位：可见双下肢波幅降低及 P40 波潜伏期延长。

（6）其他检查：如血清学抗双链 DNA 抗体、抗磷脂抗体等免疫指标的检测有助于诊断结缔组织疾病继发性脊髓炎；血清中 MOG 抗体的检测有助于累及脊髓的 MOG 抗体相关疾病的诊断；血清中 AQP-4 抗体的检测有助于早期仅以脊髓损害为临床表现的视神经脊髓炎谱系疾病的诊断。

（四）多神经病

包括药物性多神经病、毒物性多神经病，以及原因不明性多神经病。

1. 临床表现　急性、亚急性或慢性进行性起病；有药物应用史或毒物接触史。临床主要表现：运动障碍（多为肢体远端对称性肌无力）、感觉障碍（疼痛、麻木、感觉过敏、蚁走感及烧灼感、手套袜套样感觉减退）、腱反射减弱或消失、自主神经功能障碍（少汗、无汗或多汗等）。

2. 辅助检查

（1）相应的药物或毒物浓度检测。

（2）血常规、肝肾功能、电解质、血糖检测明确有无影响其他脏器功能；免疫、代谢筛查查找可能的病因，如 B 族维生素、维生素 E、叶酸、卟啉及其代谢物等。

（3）脑脊液检查：细胞数正常，但蛋白升高，即表现为蛋白细胞分离。

（4）肌电图检查：同吉兰-巴雷综合征。

（5）神经根、神经丛 MRI 检查：可见神经根、神经丛增粗及异常强化。

（6）神经活检：对于病因不明的多神经病，可行神经活检。主要病理改变为有髓神经纤维出现节段性脱髓鞘，轴索变性，施万细胞增生并形成洋葱皮样结构，炎症细胞浸润，异常代谢物质沉积，如淀粉样蛋白、小血管及间质损害等。

（五）神经根炎、外伤性神经炎、单神经炎、神经丛炎

1. 临床表现　一般都是急性或亚急性起病，发病前有前驱感染、外伤、肌内注射等相应病史，表现为受累神经分布区运动障碍（肌无力、肌萎缩、腱反射减弱或消失）、感觉障碍、自主神经功能障碍，可伴有呼吸肌麻痹及脑神经麻痹；臀肌注射后引发的坐骨神经炎可能会出现同侧下肢瘫痪、足下垂。

2. 辅助检查

（1）肌电图检查：运动及感觉神经传导速度显著减慢、末端潜伏式延长、CMAP 波幅下降，合并轴索损害者可见自发电位和大电位。

（2）神经根、神经丛 MRI 检查：早期表现为神经根水肿，伴有强化。急性期失神经改变也可表

现为相应支配肌肉的水肿,晚期为肌肉萎缩、脂肪浸润。

(六)周期性瘫痪

1. 临床表现　可由感染、剧烈运动、饮酒、劳累等诱发,可反复发作。患者临床表现为突发肢体无力,双下肢及近端为主,可累及上肢,严重者可累及呼吸肌,少数伴有肢体酸胀,无明显感觉障碍;数小时至一日内达高峰,肌无力可持续数小时或数周,发作间期可完全正常,通常无括约肌功能障碍。部分患者可追问到家族史。根据发作时血钾水平,分为低钾型、高钾型、正常血钾型周期性瘫痪三型,临床上以低钾型周期性瘫痪多见。

2. 辅助检查

(1)血电解质检查:发作期可检测到血钾降低或升高,正常血钾型周期性瘫痪血钾可以正常。

(2)部分患者血清肌酶增高;甲状腺功能、醛固酮检测有助于病因诊断。

(3)心电图检查:低钾型表现为 ST 段下降、出现 U 波、不同程度的房室传导阻滞等改变;高钾型表现为 T 波高尖、高大的 QRS 波等改变。

(4)肌电图检查:多表现为运动电位波幅降低,部分患者可见轻度传导速度减慢。典型表现为肌源性损害以近端肌受累明显。

(5)诱发试验:低钾诱发试验、高钾诱发试验可出现阳性。

(6)基因检测:检测 CACNA1S、SCN4A、KCNJ2 等基因突变。

(七)肌病

包括重症肌无力、中毒、原因不明性肌病。

1. 临床表现　急性或亚急性病程,表现为对称性近端为主的无力、肌萎缩,腱反射减弱,一般不伴感觉障碍和括约肌功能障碍。重症肌无力患者肌无力具有波动性,呈晨轻暮重,活动后加重,休息后可减轻,眼外肌最易受累。中毒性肌病可出现肌红蛋白尿、肌痛等。

2. 辅助检查

(1)肌病患者可出现血清肌酸激酶增高;重症肌无力可检测到抗 AchR、MuSK、LRP4 抗体阳性。

(2)新斯的明试验:重症肌无力患者新斯的明试验阳性。

(3)肌电图检查:重症肌无力患者重复低频刺激表现为波幅递减,单纤维肌电图可表现为颤抖增宽、阻滞,肌病患者呈肌源性改变。

(4)肌活检:肌病患者可见肌细胞变性坏死,或

肌细胞形态、结构异常,异常代谢物质沉积等。

(八)急性多发性肌炎

1. 临床表现　急性或亚急性病程,在数周至数月内出现对称性的四肢近端肌肉无力,常伴有肌肉关节部位疼痛,可伴有发热、食欲下降、乏力等全身症状,本病感觉障碍不明显,腱反射通常正常,病后数周至数月可出现肌萎缩。

2. 辅助检查

(1)急性期可有血白细胞增多;血清肌酶显著升高,特别是肌酸激酶;多数患者血沉加快;24 小时尿肌酸增加,严重者可见肌红蛋白尿;可检测到肌炎特异性抗体、肌炎相关性抗体。

(2)肌电图检查:可见自发性纤颤电位和正相尖波,即肌源性损害;晚期患者可表现为神经源性和肌源性损害混合相。

(3)肌肉 MRI 检查:早期可见肌肉水肿信号,慢性期见肌肉萎缩、脂肪浸润。

(4)肌活检:肌纤维大小不一、变性、坏死和再生,巨噬细胞和淋巴细胞等炎性细胞浸润、细胞核内移、空泡形成等。

(九)肉毒中毒

1. 临床表现　发病前多食用已发酵或腐败的食物,潜伏期为 12 小时至 15 天不等,早期可出现恶心、呕吐、腹痛、腹泻等胃肠道症状,数天后出现以延髓麻痹(如复视、构音困难、语言障碍、吞咽障碍)为主的 AFP,表现为对称性、下行性发展(开始于颈部肌肉,随后累及呼吸肌及四肢肌肉),可有腱反射减弱或消失、共济失调、自主神经功能障碍,意识清楚,无感觉障碍。

2. 辅助检查

(1)从可疑食物、呕吐物、血液及粪便中检出肉毒杆菌可明确诊断;各型抗毒素的中和试验有助于确定具体毒素分型;PCR 检测肉毒杆菌基因。

(2)肌电图检查:CMAP 波幅下降,高频重复电刺激波幅递增,低频递减。

(十)原因不明的四肢瘫、截瘫和单瘫

1. 临床表现　无明显诱因的肌无力症状,可伴有肌萎缩、感觉障碍或括约肌功能障碍,排除关节炎、滑膜炎等疼痛引起的运动受限,帕金森病引起的肌强直或运动迟缓。

2. 辅助检查

(1)CRP、ESR、免疫学检查:明确是否为自身免疫性结缔组织疾病所致。

(2)血清肌酸激酶检查:可初步鉴别是否肌肉

病变。

（3）肌电图检查：明确是否有肌源性、神经源性病因。

（4）影像学检查：有助于确定病变范围、程度、性质及病因等。

（十一）短暂性肢体麻痹

1. 临床表现　突然出现肌无力症状，起病前可有发热、腹泻、肌肉疼痛及注射史等，查体可见肌力下降、肌张力降低、腱反射减弱或消失，短时间内可完全恢复，可反复发作、自行缓解，间歇期正常。

2. 辅助检查

（1）发作期行血清电解质、血糖、肌酶检查，明确有无电解质紊乱、低血糖等，少数患者肌酸激酶升高。

（2）脑脊液检查：大多正常。

（3）脑电图检查：明确有无癫痫样放电，与癫痫发作鉴别。

（4）肌电图检查：多无特征性变化。

（5）头颅、脊髓及四肢 MRI 检查：明确有无局部病变。

三、治疗要点

AFP 治疗主要包括病因治疗和对症治疗。AFP 是一组疾病，可见于不同的病因和多种疾病，治疗的关键是明确病因，进行对因治疗。如低钾型周期性瘫痪需立即给予补钾治疗，肉毒中毒应用抗毒素，药物性多神经病需停用致多神经病药物，有毒物质引起的多神经病需予以有效的解毒治疗，重症肌无力需应用胆碱酯酶抑制剂、类固醇激素或免疫抑制剂等药物治疗，吉兰-巴雷综合征需予以免疫球蛋白或血浆置换治疗，急性脊髓炎或急性播散性脑脊髓炎需予以免疫球蛋白及甲泼尼龙冲击治疗。除对因治疗外，对症支持治疗亦很重要，如营养神经、改善微循环、抗惊厥及肢体功能恢复、针灸理疗等康复综合治疗。

四、预后

AFP 病因不同，预后不同。经过积极有效的综合治疗，大部分 AFP 患儿预后良好，部分可痊愈，但亦有部分患儿可能遗留运动障碍等后遗症。

五、预防

AFP 的预防主要在于减少脊髓灰质炎的发生，及时发现输入脊髓灰质炎野病毒病例和高危病例，需继续保持高水平的脊髓灰质炎疫苗接种率，提高医务人员对 AFP 病例的早期识别和诊断报告能力，针对每一例 AFP 患儿，及时向当地县级卫生防疫站报告；同时，进一步规范 AFP 病例标本的采集和运输，提高双份合格粪便采集率。所有疑似患者需单独隔离，根据疾病流行病学特点、临床特征及实验室检查结果综合分析，对脊髓灰质炎作出早期诊断，对非脊髓灰质炎的 AFP 患儿尽早明确病因。

（刘利群，尹飞）

【专家点评】

急性弛缓性瘫痪是指临床上急性起病，以肢体运动障碍为主并伴有肌肉弛缓性瘫痪的一组疾病。AFP 主要表现为相应的肌力及肌张力减退，甚至消失，肌肉松弛无力，腱反射减弱，甚至消失，可有感觉障碍、自主神经功能障碍。AFP 疾病种类繁多，病因复杂，包括感染、免疫、中毒、外伤、遗传因素等，不同病因的 AFP，其临床表现和治疗各不相同。肌电图检查是诊断 AFP 重要的辅助手段，肌酶及脑脊液检查，病原学检测，头颅、脊髓及肌肉 MRI 检查，神经肌肉活检，甚至基因检测等有助于明确诊断。治疗包括病因治疗、对症治疗及后期的康复训练。AFP 的预防主要在于减少脊髓灰质炎的发生，AFP 的动态监测是消灭脊髓灰质炎工作的关键措施。

第十八章

免疫风湿性疾病

第一节　过敏性紫癜

过敏性紫癜（Henoch-Schönlein purpura，HSP）是儿童期最常发生的血管炎，以小血管炎为主要病理改变的全身综合征。过敏性紫癜临床表现为非血小板减少性可触性皮肤紫癜，伴或不伴腹痛、消化道出血、关节痛、肾脏损害等症状。多数呈良性自限性过程，但也可出现严重的胃肠道、肾脏及其他器官损伤。2012年，国际教堂山共识会议（International Chapel Hill Consensus Conference，CHCC）血管炎分类标准中建议将过敏性紫癜更名为 IgA 相关性血管炎。

一、病因

该病病因可能涉及感染、免疫紊乱、遗传等因素。其发病机制以 IgA 介导的体液免疫异常为主，IgA1 沉积于小血管壁引起的自身炎症反应和组织损伤在 HSP 发病中起重要作用，特别是 IgA1 糖基化异常及 IgA1 分子清除障碍在 HSP 的肾脏损害中起关键作用。

（一）感染

常是 HSP 发生的触发因素。HSP 最常见的感染是以 A 族 β 溶血性链球菌所致的上呼吸道感染，幽门螺杆菌、金黄色葡萄球菌等感染可能也是 HSP 发病的原因之一。HSP 发生也可能与副流感、微小病毒 B19、柯萨奇病毒、EB 病毒、腺病毒、麻疹、风疹、水痘带状疱疹、流行性腮腺炎、肝炎病毒、人类免疫缺陷病毒等感染有关，其他病原体包括肺炎支原体感染可能与 HSP 发生有一定相关性。

（二）疫苗接种

某些疫苗接种如流感疫苗、乙肝疫苗、狂犬病疫苗、流脑疫苗、白喉疫苗、麻疹疫苗也可能诱发

HSP。

（三）食物和药物因素

某些药物如克拉霉素、头孢呋辛、米诺环素、环丙沙星、双氯芬酸、丙基硫氧嘧啶、肼苯哒嗪、别嘌呤醇、苯妥英钠、卡马西平、异维 A 酸、阿糖胞苷、阿达木单克隆抗体、依那西普等的使用也可能触发 HSP 发生。目前，尚无明确证据证明食物过敏是导致 HSP 的原因。

（四）遗传因素

HSP 存在遗传好发倾向，不同种族人群的发病率也不同，白种人的发病率明显高于黑种人。近年来有关遗传学方面研究涉及的基因主要有 HLA 基因、家族性地中海基因、血管紧张素转换酶基因、甘露糖结合凝集素基因、血管内皮生长因子基因、*PAX2* 基因、*TIM-1* 基因等。

二、病理

本病多为全身小血管炎，典型病理改变为白细胞碎裂性血管炎，血管周围中性粒细胞和嗜酸粒细胞浸润，血管壁可有灶性坏死及血小板血栓形成，严重病例出现坏死性小动脉炎。免疫荧光染色可见 IgA、C3、纤维蛋白及 IgM 沉积。

三、诊断要点

2006 年，欧洲抗风湿病联盟和欧洲儿科风湿病学会（EULAR/PReS）制定了儿童血管炎的新分类标准：

可触性（必要条件）皮疹伴如下任何一条：

1. 弥漫性腹痛。

2. 任何部位活检示 IgA 沉积。

3. 关节炎 / 关节痛。

4. 肾脏受损表现(血尿和 / 或蛋白尿)。

部分患儿仅表现为单纯皮疹而无其他症状,2012 年中华医学会儿科学分会免疫学组"儿童过敏性紫癜诊治专家座谈会"根据国内组织活检未普遍开展的情况下建议:对于典型皮疹急性发作的患儿排除相关疾病可以临床诊断,对于皮疹不典型或未见急性期发作性皮疹者,仍需严格按标准诊断,必要时行皮肤活检。

(一)临床表现

1. 皮疹 是 HSP 的常见症状,是 HSP 诊断的必需条件。典型的紫癜形成前可能是类似荨麻疹或红色丘疹,四肢或臀部对称性分布,以伸侧为主。可逐渐扩散至躯干及面部,并可能形成疱疹、坏死及溃疡,也可出现针尖样出血点。另外,皮疹也可见于阴囊、阴茎、龟头、手掌及足底处。少于 5% 的 HSP 患儿有皮肤坏死。皮疹一般在数周后消退,可遗留色素沉着,但是会逐渐消退。35%~70% 的年幼儿还可出现非凹陷性头皮、面部、手背或足背水肿,急性发作期部分患儿尚有手臂、腓肠肌、足背、眼周、头皮、会阴部等神经血管性水肿和压痛。

2. 关节症状 关节受累发生率为 82%,以单个关节为主,主要累及双下肢,尤其是踝关节及膝关节,但很少出现侵蚀性关节炎。有 30%~43% 的患儿以关节痛或腹痛起病,可长达 14 天无皮疹,极易误诊。

3. 胃肠道症状 胃肠道症状发生率为 50%~75%,包括轻度腹痛和 / 或呕吐,但有时为剧烈腹痛,偶尔有大量出血、肠梗阻及肠穿孔。肠套叠是少见但很严重的并发症,发生率为 1%~5%。还可有少见的肠系膜血管炎、胰腺炎、胆囊炎、胆囊积水、蛋白丢失性肠病及肠壁下血肿致肠梗阻。

4. 肾脏损害 临床上肾脏受累发生率为 20%~60%。常见有镜下血尿和 / 或蛋白尿,肉眼血尿也常见,高血压可单发或合并肾脏病变,急性肾小球肾炎或肾病综合征,严重的可出现急性肾衰竭。

5. 其他系统表现 生殖系统受累以睾丸炎常见,男孩 HSP 发生率为 27%。神经系统受累占 2%,常见头痛,可出现抽搐、瘫痪、舞蹈症、运动失调、失语、失明、昏迷、蛛网膜下腔出血、视神经炎、吉兰 - 巴雷综合征,也有颅内占位、出血或血管炎报道,但较少见。儿童少见肺部改变有肺出血、肺泡出血及间质性肺炎。也有患儿出现肌肉内出血、结膜下出血、反复鼻出血、腮腺炎和心肌炎。

(二)辅助检查

HSP 目前尚无特异性的辅助检查方法,相关辅助检查仅有助于了解病程和并发症。可根据病情选择下列检查。

1. 外周血检查 白细胞正常或增加,中性粒细胞可增高。血小板计数正常或升高。ESR 正常或增快,CRP 升高。凝血功能检查通常正常,抗凝血酶原 - Ⅲ 可增高或降低,部分患儿纤维蛋白原含量、D- 二聚体含量增高。

2. 尿常规检查 可有红细胞、蛋白、管型,重症可见肉眼血尿。镜下血尿和蛋白尿为最常见的肾脏表现。

3. 血液生化检查 血肌酐、尿素氮多数正常,极少数急性肾炎和急进性肾炎表现者可升高。血 ALT、AST 少数可有升高。少数血 CK-MB 可升高。血白蛋白在合并肾病或蛋白丢失性肠病时可降低。37% 患儿血清 IgA 升高,部分患儿类风湿因子 IgA 和抗中性粒细胞抗体 IgA 可升高。

(三)特殊检查

1. 超声检查 对 HSP 消化道损伤的早期诊断和鉴别诊断起重要作用。高频超声检查 HSP 急性期肠道损害显示病变肠壁水肿增厚,回声均匀减低,肠腔向心性或偏心性狭窄,其黏膜层及浆膜层呈晕环状低回声表现,肠系膜淋巴结肿大及肠间隙积液。临床诊断或排除肠套叠首选腹部超声检查。

2. 腹部 X 线及 CT 检查 HSP 合并胃肠道受累时,腹部 X 线可表现为黏膜折叠增厚、指纹征、肠祥间增宽,小肠胀气伴有多数液气平面,同时结肠和直肠内无气体;CT 表现为多发节段性肠管损害,受累肠壁水肿增厚、肠管狭窄、受累肠管周围常可见少量腹腔积液。在诊断 HSP 并发症,如肠套叠、肠穿孔、肠梗阻时,CT 表现较具特征性,肠系膜血管炎 CT 影像可表现为肠壁、血管壁水肿及增厚圈。对怀疑有肠套叠的 HSP 患者,行钡剂或空气灌肠对诊断和治疗意义不大,而且有可能会加重炎症,导致肠穿孔。CT 检查多在 X 线检查及 B 超检查有疑问时适用。

3. 内镜检查 仅有消化道症状而临床无皮肤皮疹患儿,消化道内镜虽然能直接观察患儿胃肠黏膜呈紫癜样改变、糜烂和溃疡,但由于不符合诊断标准,在临床诊断上要谨慎,内镜检查常在合并严重腹痛或消化道大出血时采用。

4. 皮肤活检 对于不典型可触性皮疹或疑诊患者可行皮肤活检协助诊断。典型病理改变为白细胞碎裂性血管炎,血管周围中性粒细胞和嗜酸粒细胞浸润,血管壁可有灶性坏死及血小板血栓形成,严重病例出现坏死性小动脉炎。免疫荧光染色可见 IgA、C3、纤维蛋白及 IgM 沉积。

四、鉴别诊断

1. 以紫癜为首发症状 需与原发性血小板减少性紫癜鉴别:原发性血小板减少性紫癜其出血点呈全身性分布、针尖大小、不高出皮面,实验室检查提示外周血血小板减少、出血时间延长、血块退缩不良,有时可检出抗血小板抗体;还需与脓毒症、细菌性心内膜炎、脑膜炎、立克次体等严重感染鉴别,严重感染可出现皮肤紫癜,常伴有血小板减少和凝血时间延长,可根据全身感染中毒症状及紫癜分布、形态与 HSP 鉴别。HSP 典型皮疹为非血小板减少可触性紫癜,四肢臀部对称性分布。

2. 以腹痛为首发症状 HSP 的脏器损伤以消化道发生率最高,常以腹痛为首发症状,当在紫癜前发生腹痛、呕吐、便血,容易误诊为外科急腹症。需鉴别的疾病有急性阑尾炎、肠道或胆道蛔虫症、肠梗阻、结核性腹膜炎、梅克尔憩室炎、克罗恩病等。

3. 以便血为首发症状 当以血便为首发症状,伴有腹部隐痛时,大便常规检查除红细胞外,尚有少许白细胞,故容易误诊为出血性肠道感染;若发生便血同时有腹痛、腹胀、面色苍白时,注意肠套叠或坏死性小肠炎。HSP 本身可导致肠坏死、肠穿孔而发生弥漫性腹膜炎。

4. 以关节为首发症状 HSP 可累及膝、踝、腕、肘等关节,可单发亦可多发,呈游走性,可有关节积液,如紫癜出现前关节肿痛需与风湿性关节炎及幼年型特发性关节炎鉴别。

5. 以血尿为主要症状 HSP 的肾损害常以血尿和蛋白尿为主,严重时可发展为急、慢性肾衰竭。故当临床出现血尿,伴水肿(系血管性水肿),而病史采集不全面,或家属忽视皮疹的描述则易误诊。

6. 以神经系统症状为主要表现的误诊 本病的病理改变广泛,但神经系统较少受累。有人推测其发生率为 2%~5%。由于毛细血管炎的作用,脑组织的毛细血管脆性增加而出现出血和渗血,可表现为急性偏瘫和惊厥。偶可发生颅内出血,故临床时有误诊的报道。

此外,HSP 尚需与下列疾病鉴别:

1. 急性婴儿出血性水肿 <2 岁婴儿紫癜注意与急性婴儿出血性水肿鉴别。急性婴儿出血性水肿特点为发热、水肿、大圆形紫癜、帽徽样皮损(面部、耳郭、四肢、阴囊),仅有皮肤关节损害,很少有腹痛和肾脏损害,少复发。

2. 脓毒症、细菌性心内膜炎、脑膜炎、立克次体等严重的感染 可出现皮肤紫癜,常伴有血小板减少和凝血时间延长,可根据全身感染中毒症状及紫癜分布、形态与 HSP 鉴别。HSP 典型皮疹为血小板减少可触性紫癜,四肢臀部对称性分布。

3. 其他风湿性疾病 血管炎包括混合型结缔组织疾病和皮肌炎等风湿性疾病,可并发皮肤血管炎,可出现紫癜。混合型结缔组织疾病常有心肺受累和食管蠕动障碍,抗 RNP 也是重要诊断依据。皮肌炎特点是肌无力,患儿病程初期多为步态不稳和不能爬楼梯,可仅有皮疹,或皮疹早于肌肉受累数年,皮疹也是双侧对称性的,但伴肘及膝关节伸侧面萎缩,有肌电图异常和肌酶升高。

4. 急性链球菌感染后肾小球肾炎并发皮肤超敏反应 也可以出现广泛皮疹。急性链球菌感染后肾小球肾炎也可有关节痛、血尿和水肿,这些均与 HSP 相似。但是,与 HSP 不同,其肾脏组织免疫荧光检查为广泛的 IgG 和 C3 颗粒沉积。皮肤表现为散在红斑、荨麻疹或血管性水肿。HSP 的荨麻疹或血管性水肿通常是无瘙痒的。详细询问病史,包括近期接触、用药史及临床表现可与 HSP 鉴别。

5. 外伤性紫癜 外伤性皮肤损伤不会引起全身症状,如腹痛、血尿或蛋白尿。但婴幼儿 HSP 可仅以水肿、红斑和面部紫癜起病,而没有全身症状。鉴别有困难时可予以皮肤活检,若显示为 IgA 沉积的白细胞破碎性血管炎可排除外伤性紫癜。

五、治疗要点

(一)一般治疗

目前无明确证据证明食物过敏是导致 HSP 的病因,故仅在 HSP 有胃肠道损害时需注意控制饮食,以免加重胃肠道症状。HSP 腹痛患儿若进食可能会加剧症状,但是大部分轻症患儿可以进食少量少渣易消化食物,严重腹痛或呕吐者可能需要营养要素饮食或短暂禁食肠外营养支持。

(二)抗感染治疗

急性期呼吸道及胃肠道等感染可适当给予抗

感染治疗,注意急性期感染控制后的抗感染治疗对HSP的发生并无治疗和预防作用。

(三)糖皮质激素的应用

单纯的皮疹并不需要糖皮质激素治疗,部分疱疹和坏死性皮疹可以考虑使用糖皮质激素治疗。糖皮质激素适用于HSP胃肠症状、关节炎、血管性水肿、肾损害较重者及表现为其他器官的急性血管炎。目前认为激素对HSP胃肠道及关节症状有效。早期应用激素能有效缓解腹部及关节症状,明显减轻腹痛,提高24小时内的腹痛缓解率,可减少肠套叠、肠出血的发生风险;对腹部症状严重的患儿早期应用激素是有益的,有可能降低外科手术干预风险。注意HSP腹痛时应用激素治疗应严密观察肠套叠、肠穿孔、腹膜炎等急腹症症状和体征。多个随机对照试验证明早期应用糖皮质激素不能阻止HSP患者肾病的发生,也没有证据提示糖皮质激素能预防HSP的复发,但能有效改善肾脏症状。

有腹痛症状者推荐采用口服泼尼松治疗,1~2mg/kg(最大剂量60mg),连用1~2周,后1~2周减量。胃肠症状较重(包括持续腹痛、肠出血、肠系膜血管炎、胰腺炎等)不能口服的患儿推荐静脉使用糖皮质激素:氢化可的松琥珀酸钠每次5~10mg/kg,根据病情可间断4~8小时重复使用,甲基泼尼松龙5~10mg/(kg·d);病情严重者如肠系膜血管炎大量出血者,给予冲击治疗剂量可达15~30mg/(kg·d),最大剂量<1 000mg/d,连用3天,必要时1~2周后重复冲击3天;或地塞米松0.3mg/(kg·d),严重症状控制后应改口服糖皮质激素,并逐渐减量,总疗程推荐2~4周,注意疗程不宜过长。

血管性水肿、关节炎、严重肾损伤及其他系统器官血管炎患者,也推荐采用静脉一般剂量糖皮质激素治疗,严重器官血管炎给予冲击治疗剂量。

在大剂量糖皮质激素冲击治疗前、治疗期间及治疗后应密切观察糖皮质激素的副作用,包括有无感染、高血压、应激性胃溃疡出血、血糖升高、骨质疏松、眼损害等并发症的发生。

(四)其他免疫抑制剂的应用

糖皮质激素治疗HSP反应不佳或依赖者加用或改用吗替麦考酚酯后,可改善胃肠道症状、关节炎症状及皮疹反复发作,吗替麦考酚酯20~30mg/(kg·d),分为2~3次口服。也有采用静脉用甲基泼尼松龙和环磷酰胺冲击治疗HSP合并颅内血管炎、颅内出血及HSP合并肺泡出血的有效治疗病例报道,以及静脉环孢霉素A有效治疗HSP合并肺泡出血的病例报道。环磷酰胺8~12mg/(kg·d),静脉滴注,连续应用2天,间隔2周为一疗程,共6~8个疗程,也可选择500~750mg/m²,最大剂量每次小于1 000mg,每月一次,累积量<150mg/kg。环孢霉素A治疗按3~5mg/(kg·d),每12小时一次,建议药物谷浓度维持在100~150ng/ml。近年来,吗替麦考酚酯、环磷酰胺、硫唑嘌呤、咪唑立宾、环孢素A、他克莫司等免疫抑制剂常用于严重HSPN患者的治疗,但目前尚无较高的证据水平研究来证明对HSP肾脏以外症状治疗的有效性,尚需进一步研究证实。有报道抗CD20单克隆抗体利妥昔单抗治疗严重慢性HSP可改善皮肤和肾脏症状。病例回顾性分析显示其在缓解HSP反复皮疹、严重胃肠道症状、中枢神经性系统并发症、HSPN等方面有效。

(五)静脉用丙种球蛋白

静脉用丙种球蛋白(IVIG)能明显改善HSP坏死性皮疹、严重胃肠道症状(包括腹痛、肠出血、肠梗阻)、脑血管炎(包括抽搐、颅内出血)的症状,推荐剂量1g/(kg·d),连用2天,或2g/(kg·d),用1天,或400mg/(kg·d),连用5天。由于缺乏良好的临床RCT研究证据,对于IVIG应用于治疗HSP的适应证和剂量还不确定,仍有待于高质量的临床研究证实。有报道部分患者使用IVIG后出现肾衰竭,故临床不要盲目扩大使用指征,仅在HSP严重症状常规糖皮质激素无效时选用。

(六)血浆置换

血浆置换适用于治疗急进性紫癜性肾炎(病理提示新月体肾炎),HSP伴有严重合并症患者。

单独血浆置换治疗可以明显提高肾小球滤过率,改善急进性紫癜性肾炎预后;但对终末期肾衰竭治疗疗效仍有争议。

血浆置换可缓解HSP神经系统症状,可作为合并严重神经系统并发症的一线治疗。HSP合并肺肾综合征或反复肺出血时建议血浆置换;有报道血浆置换联合免疫抑制剂治疗HSP并多脏器功能衰竭后胃肠道出血停止,因此快速进展或危及生命的HSP推荐使用血浆置换联合免疫抑制剂治疗。

注意对于轻-中度过敏性紫癜及肾炎的一线治疗方法仍以药物治疗为主。

(七)血液灌流

血液灌流可能对改善HSP急性期严重症状有效,但确切疗效尚需更大规模设计良好的RCT研究进一步证实。

（八）白细胞去除法

对于 HSP 糖皮质激素及 IVIG 治疗无效时使用，可改善皮疹及胃肠道症状，由于研究病例少，确切疗效需进一步证实。

（九）器官系统损伤的治疗方案

1. 皮疹治疗　皮疹很少需要治疗，目前尚无证据证明糖皮质激素治疗对皮疹的消退及复发有效，但有报道糖皮质激素用于皮肤疱疹和坏死性皮疹治疗有效，也有一些使用氨苯砜和秋水仙素治疗反复发作性皮疹有效的报道，秋水仙碱在治疗慢性、复发性或疱疹性皮疹病例中显示出良好的疗效，且无明显不良事件发生，可用于治疗及预防皮疹的反复发作，推荐剂量为 20~30μg/（kg·d），最大不超过 1mg/d，可分次口服。其他用于治疗皮疹的药物有氨苯砜、硫唑嘌呤、羟氯喹等。值得注意的是，这些药物都是基于个案报道，还需前瞻性随机对照研究支持其安全性及有效性。

2. 关节症状治疗　关节痛患儿通常应用非甾体抗炎药能很快止痛。口服泼尼松［1mg/（kg·d），2 周后减量］可降低 HSP 关节炎患儿关节疼痛程度及疼痛持续时间。

3. 胃肠道症状治疗　糖皮质激素治疗可较快缓解急性 HSP 的胃肠道症状，缩短腹痛持续时间。腹痛明显时需要严密监测患儿出血情况（如呕血、黑便或血便），必要时需行内镜检查。严重胃肠道血管炎，有应用丙种球蛋白、甲泼尼松龙静脉滴注及血浆置换或联合治疗有效的报道。大部分 HSP 患者存在 XIII 因子减少与腹痛和胃肠道出血有关。XIII 因子补充治疗对于治疗腹痛和胃肠道出血可能有效。部分患者可表现为持续性或慢性腹痛，有报道应用吗替麦考酚酯及甲氨蝶呤后可明显缓解症状且停药后无复发。

对于保守治疗无效的严重胃肠道并发症，应考虑是否合并外科疾病，如可合并急性胰腺炎，且不易区分 HSP 胃肠道表现，建议对有严重腹痛表现的患者，完善其血清淀粉酶的检查，以早期识别并及时治疗。对于严重消化道并发症，如肠梗阻、肠套叠、肠穿孔等，及时评估，必要时采取手术治疗，避免贻误患儿病情。

4. 呼吸系统症状治疗　少数 HSP 可累及呼吸系统，表现为肺出血、肺泡出血及间质性肺炎等，最常见为弥漫性肺泡出血。肺出血是 HSP 罕见的并发症，报道的发生率为 0.8%~1.5%。HSP 肺出血的临床表现差异很大，从轻度咳嗽到急性重度呼吸困难和呼吸衰竭，还包括胸痛、咯血和进行性贫血等。当出现弥漫性肺泡出血时，首选静脉滴注甲泼尼龙冲击治疗，如肺出血伴有呼吸衰竭推荐联合环磷酰胺、硫唑嘌呤、环孢霉素 A 治疗，必要时机械辅助通气。

5. 神经系统症状治疗　严重的神经系统症状可予以糖皮质激素冲击治疗并加用免疫抑制剂（环磷酰胺、环孢霉素 A、硫唑嘌呤等）。血浆置换可作为严重神经系统并发症的一线治疗。当患儿出现头痛、意识障碍、视力受损和癫痫发作等一系列临床症状时，应注意是否合并可逆性后部脑病综合征。本病多继发于高血压或肾衰竭，影像学检查可以较好地显示病变，治疗重点在于控制高血压，严重时需要血液透析缓解水钠潴留和氮质血症，有个案报道应用激素治疗取得较好的效果，其他治疗包括控制癫痫发作、抗凝等对症处理。对于有脑出血患者，应严密监测出血量及部位，必要时行手术治疗。周围或脑神经病变大多倾向于自发恢复，预后较好，不建议使用糖皮质激素和免疫抑制剂治疗；合并吉兰-巴雷综合征者，建议静脉用免疫球蛋白或血浆置换治疗。

六、预防

积极控制口腔、耳、鼻、喉感染，以及扁桃体及腺样体切除术，可能对皮疹反复复发及紫癜性肾炎病情的改善有效。

七、预后

HSP 多为自限性疾病，急性期注意胃肠道并发症的发生，如肠出血、肠梗阻、肠穿孔及肠套叠，一般预后良好，紫癜性肾炎总体预后良好，发生终末期肾病的风险度<2%，但表现为肾炎综合征、肾病综合征、肾炎型肾病的患儿有 5%~20% 会发展为终末期肾病。

（吴小川）

【专家点评】

过敏性紫癜急性期应注意严重的胃肠道并发症,如肠出血、肠梗阻、肠套叠、肠穿孔等,必要时行消化道内镜检查或外科手术治疗。有观点认为出现胃肠道并发症时早期糖皮质激素治疗可以减少外科手术的可能性。紫癜性肾炎的肾损害的治疗主张给予糖皮质激素治疗,对于病理分型Ⅲ及以上的主张加用其他免疫抑制剂,如环磷酰胺、吗替麦考酚酯等。

第二节 川 崎 病

川崎病(Kawasaki disease,KD)于1967年由日本川崎富作首先报道,曾称为皮肤黏膜淋巴结综合征(mucocutaneous lymph node syndrome,MCLS),约15%~20%未经治疗的患儿会发生冠状动脉损害。20世纪70年代以来,世界各国均有发生,以亚裔人发病率为高。我国北京和上海近年来发表的资料显示,每10万名0~4岁儿童中每年就有超过100例新发本病。本病呈散发或小流行,四季均可发病。发病年龄以婴幼儿多见,80%在5岁以下,男女比例为1.5∶1。

一、病因

病因不明,流行病学资料提示立克次体、丙酸杆菌、葡萄球菌、链球菌、逆转录病毒、支原体感染为其病因,但均未能证实。

本病的发病机制尚不清楚。推测感染原的特殊成分,如超抗原(热休克蛋白65等)可不经过单核/巨噬细胞,直接通过与T细胞抗原受体(TCR)Vβ片段结合,激活CD30$^+$T细胞和CD40配体表达。在T细胞的诱导下,B淋巴细胞多克隆活化和凋亡减少,产生大量免疫球蛋白(IgG、IgM、IgA、IgE)和细胞因子(IL-1、IL-2、IL-6及TNF-α)。抗中性粒细胞胞浆抗体(ANCA)、抗内皮细胞抗体和细胞因子损伤血管内皮细胞,使其表达细胞间黏附分子-1(ICAM-1)和内皮细胞性白细胞黏附分子-1(ELAM-1)等黏附分子,导致血管壁进一步损伤。

二、病理

本病病理变化为全身性血管炎,好发于冠状动脉;病理过程可分为四期,各期变化如下:

1. Ⅰ期 约1~9天,小动脉周围炎症。冠状动脉主要分支血管壁上的小营养动脉和静脉受到侵犯。心包、心肌间质及心内膜炎症浸润,包括中性粒细胞、嗜酸性粒细胞及淋巴细胞。

2. Ⅱ期 约12~25天,冠状动脉主要分支全层血管炎,血管内皮水肿、血管壁平滑肌层及外膜炎性细胞浸润。弹力纤维和肌层断裂,可形成血栓和动脉瘤。

3. Ⅲ期 约28~31天,动脉炎症渐消退,血栓和肉芽形成,纤维组织增生,内膜明显增厚,导致冠状动脉部分或完全阻塞。

4. Ⅳ期 数月至数年,病变逐渐愈合,心肌瘢痕形成,阻塞的动脉可能再通。

三、诊断要点

(一)临床表现

1. 主要表现

(1)发热:常为反复发热,39~40℃,抗生素治疗无效。1周内发热自动消退或用药(如糖皮质激素)后消退者,不能排除川崎病。

(2)球结合膜充血:发热后不久患儿可出现双侧球结膜非渗出性充血,通常不累及边缘和虹膜周围的无血管区；发热第 1 周，裂隙灯检查常可见到前葡萄膜炎；偶有结膜下出血及点状角膜炎。

(3)唇及口腔表现：唇充血皲裂，口腔黏膜弥漫充血，舌乳头突起、充血，呈草莓舌。

(4)手足症状：急性期出现手掌、足底潮红和硬性水肿，有时伴有疼痛；2~3 周手指和脚趾出现从甲周开始的脱皮(膜状脱皮)，并可能延伸到手掌和脚底；在病程 1~2 个月，指甲上可出现深的横槽(Beau 线)或脱甲现象。

(5)四肢末梢改变：皮疹通常在发热后 5 天内出现，常见弥漫性斑丘疹、猩红热样和多形性红斑样皮疹，而荨麻疹或小脓疱疹较少见；皮疹通常广泛分布，主要累及躯干和四肢，腹股沟处皮疹加重和早期脱皮，以及肛周潮红、脱皮是川崎病的特点。亚急性期也可出现新发过敏性皮炎。大疱性、水疱性皮疹和瘀点、瘀斑样皮疹通常不是川崎病的表现。卡疤红肿是指原卡介苗接种处急性炎症，是川崎病的一项相对特异的早期表现，发生率为 9.4%~49.9%，高于淋巴结肿大及四肢末梢改变的发生率。目前认为，即使没有全身其他皮疹表现，卡疤红肿也可作为川崎病的一项临床特征。

(6)颈淋巴结肿大：非化脓性肿大，常为单侧，直径 ≥1.5cm，通常局限于颈前三角区。

2. 心脏表现 于疾病 1~6 周可出现心包炎、心肌炎、心内膜炎、心律失常。发生冠状动脉瘤或狭窄者，可无临床表现，少数可有心肌梗死的症状。冠状动脉损害多发生于病程 2~4 周，但也可于疾病恢复期。心肌梗死和冠状动脉瘤破裂可致心源性休克，甚至猝死。

3. 其他系统表现 呼吸系统症状：咳嗽、流涕等，胸 X 线检查示支气管周围及间质渗出、少量胸腔积液，甚至肺部结节等；神经系统症状：易激惹、无菌性脑膜炎、脑脊液细胞数增多、面神经麻痹、感音神经性聋等；消化系统症状：腹痛、呕吐、腹泻、麻痹性肠梗阻、肝大、黄疸等；肌肉骨骼症状：关节红肿、关节痛，大小关节均可累及，滑膜液细胞数增多，可持续较长时间；泌尿系统症状：无菌性脓尿、尿道或尿道口炎、鞘膜积液等。

(二)辅助检查

1. 血液检查 周围血白细胞增高，以中性粒细胞为主，伴核左移；轻度贫血，血小板早期正常，第 2~3 周增多；血沉明显增快，C- 反应蛋白等急相蛋白、血浆纤维蛋白原和血浆黏度增高；血清转氨酶升高。

2. 免疫学检查 血清 IgG、IgM、IgA、IgE 和血液循环免疫复合物升高；Th2 细胞类细胞因子如 IL-6、TNF-α 明显增高，总补体和 C_3 正常或增高。

3. 心电图检查 早期示非特异性 ST-T 变化；心包炎时可有广泛 ST 段抬高和低电压；心肌梗死时 ST 段明显抬高、T 波倒置及异常 Q 波。

4. 胸部 X 线检查 可示肺部纹理增多、模糊或有片状阴影，心影可扩大。

5. 超声心动图检查 急性期可见心包积液，左室内径增大，二尖瓣、主动脉瓣或三尖瓣反流；可有冠状动脉异常，如冠状动脉扩张，冠状动脉内径 Z 值即均值的标准差能够客观地反映病变情况，目前建议使用 Z 值来定义冠状动脉扩张。当冠状动脉内径 Z 值 ≥2.5 时，称为冠状动脉扩张。尽管 Z 值是更量化的评估方法，但不是所有中心都能应用，如果检查者不能使用 Z 值，仍然可应用传统的冠状动脉内径方法诊断冠状动脉扩张(<5 岁，≥3mm；≥5 岁，≥4mm)、冠状动脉瘤(≥8mm)、冠状动脉狭窄。

6. 冠状动脉造影检查 超声检查有多发性冠状动脉瘤或心电图有心肌缺血表现者，应进行冠状动脉造影，以观察冠状动脉病变程度，指导治疗。

(三)诊断标准

根据 2022 年中华医学会儿科学分会的关于川崎病诊断和急性期治疗专家共识，川崎病的诊断标准：川崎病为临床综合征，诊断主要依靠临床表现并结合实验室检查，并排除其他疾病。川崎病包括完全性川崎病(complete Kawasaki disease，CKD)和不完全性川崎病(incomplete Kawasaki disease，IKD)两种类型。

1. 完全性川崎病 发热，并具有以下 5 项中至少 4 项主要临床特征：①双侧球结膜充血；②口唇及口腔的变化：口唇干红，草莓舌，口咽部黏膜弥漫性充血；③皮疹，包括单独出现的卡疤红肿；④四肢末梢改变：急性期手足发红、肿胀，恢复期甲周脱皮；⑤非化脓性颈部淋巴结肿大。

2. 不完全性川崎病 发热 ≥5 天，但主要临床特征不足 4 项的患儿按以下不完全性川崎病的诊断流程图(图 18-2-1)流程评估是否为不完全性川崎病。川崎病的临床特征通常不会在单一时间点全部呈现，因此极少会在发热 3 天内确定诊断；有些临床特征也会在数天内消退，需仔细询问和检查先前的症状和体征以助确定诊断。

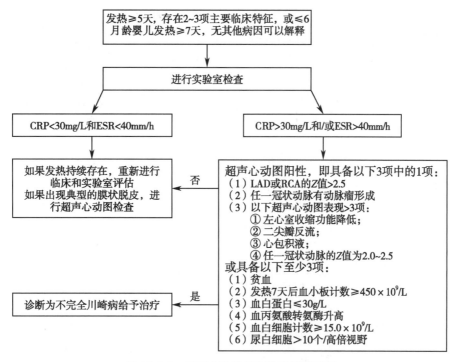

图 18-2-1 不完全性川崎病的诊断流程图

注：CRP：C 反应蛋白；ESR：红细胞沉降率；LAD：左前降支；RCA：右冠状动脉。

四、鉴别诊断

由于川崎病临床表现无特异性，因此在诊断之前，需要排除其他有类似表现的疾病。

（一）发热出疹性病毒感染

1. 麻疹、流感、腺病毒、疱疹病毒感染等，常有发热、皮疹、抗生素治疗无效，临床上需要与川崎病鉴别。鉴别要点：川崎病常伴有眼红、口唇皲裂、杨梅舌、手足肿胀脱皮等，病毒感染较少出现类似症状；病毒感染的血常规检查白细胞数不高甚至降低，以淋巴细胞为主，C 反应蛋白升高不明显，而川崎病与之相反。某些病毒感染存在特有的征象，如麻疹患者眼结膜充血，有明显分泌物，皮疹有典型的出疹顺序，口腔有 Köplik 斑；腺病毒感染呼吸急促，肺部感染的症状突出。相应的病毒抗原、抗体检测有助于与川崎病的鉴别诊断。需要注意的是，由于川崎病的病因不明，某些病毒感染可能是川崎病的致病因素之一，即使病毒的检测为阳性，也不能完全排除川崎病，应对照诊断标准进行诊断。

2. 传染性单核细胞增多症、慢性活动性 EB 病毒感染临床表现上有发热、皮疹、颈淋巴结肿大，并可出现冠状动脉扩张，甚至冠状动脉瘤，需要与川崎病鉴别。鉴别要点：传单发热时间可以较长，特别是慢性活动性 EB 病毒感染发热常超过 3 个月，

川崎病发热一般在 2 周内，且有自限性；EB 病毒感染常有眼睑水肿，扁桃体肿大可见白膜、肝脾大，而无川崎病的眼结膜充血、手足肿胀脱皮等表现。传单外周血中单核细胞增多，可见异型淋巴细胞，嗜异性凝集反应阳性，亦可检测到 EB 病毒 IgM 抗体和 EB 病毒 DNA。

（二）细菌感染性疾病

1. 猩红热 为 A 组乙型溶血性链球菌感染，临床表现可有发热、咽峡炎、杨梅舌、皮疹及皮疹消退后有脱皮和脱屑，末梢血白细胞和中性粒细胞升高，与川崎病相似。鉴别要点：猩红热的皮疹为猩红色针尖大小的丘疹，疹间皮肤发红，瘙痒明显，面部潮红，口周苍白圈，而川崎病的皮疹常为多形性斑丘疹，无疹间皮肤充血；猩红热咽部及扁桃体充血明显，有脓性分泌物，川崎病口唇皲裂明显，咽部较少脓性分泌物；猩红热皮疹消退时按出疹顺序开始脱皮、脱屑，较少有大块样脱皮，川崎病脱皮只限于指 / 趾末端膜状脱皮；川崎病用抗生素治疗无效，猩红热则对青霉素类抗生素敏感。

2. 葡萄球菌烫伤样皮肤综合征 又称金黄色葡萄球菌型中毒性表皮坏死松解症，为金黄色葡萄球菌感染引起，临床表现为发热、皮疹伴口周红肿结痂、眼结膜炎，与川崎病相似。鉴别要点：葡萄球菌烫伤样皮肤综合征的皮疹出现早，持续时间长，皮疹特点为弥漫性表皮红肿、大疱及脱皮，常有脓

疱疮,而川崎病的皮疹为多形性斑丘疹,较少形成水疱,脱皮仅限于指/趾的末端;川崎病眼结膜充血无分泌物,冠状动脉常受累,葡萄球菌烫伤样皮肤综合征眼结膜充血常有脓性分泌物。

(三)幼年特发性关节炎

其全身型除关节炎的症状外,还表现为发热、皮疹、全身淋巴结肿大、末梢血白细胞及中性粒细胞升高、红细胞沉降率及C反应蛋白明显升高。鉴别要点:幼年特发性关节炎发热持续时间较长,通常超过6周,发热时皮疹及全身中毒的症状明显,热退则恢复正常。而川崎病的热程很少超过2周,皮疹也为一过性;川崎病还伴有眼结膜充血、手足硬肿、脱皮等表现,幼年特发性关节炎则很少见,其关节炎的症状比较明显,并反复出现持续较长的时间;川崎病使用大剂量丙种球蛋白冲击治疗,绝大部分患者能够退热,临床症状改善;而丙种球蛋白治疗对幼年特发性关节炎往往无效。

(四)渗出性多形性红斑

是一种与免疫相关的急性非化脓性炎症,表现为广泛的黏膜病变及内脏受累,需与川崎病鉴别。鉴别要点:渗出性多形性红斑的皮疹为多形性红斑,可见典型的靶形损害,常有水疱、脱皮、糜烂和结痂,而川崎病较少见到;川崎病的眼结膜及口咽部虽充血但无分泌物,渗出性多形性红斑的眼结膜充血伴有明显的脓性分泌物,口咽部充血常伴假膜形成;川崎病的末梢血白细胞和中性粒细胞升高,渗出性多形性红斑白细胞正常;渗出性多形红斑可有心肌炎的表现,但较少累及冠状动脉,与川崎病不同。

(五)其他可引起冠状动脉扩张的疾病

可引起冠状动脉扩张的疾病包括先天性冠状动脉瘘、多发性大动脉炎、系统性红斑狼疮、感染(真菌、晚期梅毒)等。因此,在临床工作中,对发热、超声诊断冠状动脉扩张的患者在诊断川崎病之前,一定要注意排除这些疾病的可能。

五、治疗要点

(一)川崎病急性期的治疗

急性期治疗的目标是减轻并终止全身炎症反应,预防川崎病冠状动脉病变的发生和发展,并防止冠状动脉血栓形成。急性期治疗应一直持续到全身炎症消退,冠状动脉内径稳定不再扩张。明确川崎病诊断后,应尽早开始治疗。

1. 大剂量静脉用丙种球蛋白(IVIG) 2g/kg,静脉输注时间通常控制在10~12小时,大体重患儿(如>20kg)可采用每天1g/kg的剂量,连用2天。部分患儿对IVIG效果不好,可重复使用1~2次,但约1%~2%的病例仍然无效。大剂量IVIG应用9个月后再接种麻疹-流行性腮腺炎-风疹及水痘疫苗,避免干扰疫苗的免疫作用,但对于接触麻疹的高风险患儿可提早接种,在应用IVIG 9个月后需再补种1次。

2. 阿司匹林 30~50mg/(kg·d),分3次口服。如果川崎病患儿延迟诊断超过10天甚至更久,只要存在临床症状和/或炎性指标仍异常,仍建议给予以上治疗;如果临床症状已消退、炎性指标恢复正常、超声心动图显示无冠状动脉病变(coronary artery lesions,CAL),可不进行上述初始治疗,仅给予后续抗血小板治疗和随访。

患儿退热48~72小时后复查炎性指标(白细胞计数及CRP)恢复正常,阿司匹林减量至3~5mg/kg顿服。对于无CAL或急性期冠状动脉轻度扩张但30天内恢复正常的患儿,阿司匹林持续应用至病程2~3个月。用阿司匹林注意:①合并流行性感冒(简称流感)或水痘感染的川崎病患儿应用较大剂量阿司匹林有发生Reye综合征的风险,应避免应用,可单独应用大剂量IVIG;后续抗血小板治疗选择氯吡格雷或双嘧达莫,但双嘧达莫对于巨大冠状动脉瘤或冠状动脉狭窄患儿有引起窃血的风险,故不建议选用。②长期口服阿司匹林患儿如果出现流感或水痘症状或密切接触流感或水痘患者也需及时停用阿司匹林2周,用氯吡格雷替代;建议长期口服阿司匹林患儿在流感高发季节注射流感疫苗。③川崎病患儿急性期如果合并严重肝功能损伤,不建议应用阿司匹林,但肝功能恢复后可继续给予小剂量阿司匹林。

3. 糖皮质激素 IVIG无应答的挽救治疗。甲泼尼龙2mg/(kg·d),分2次静脉滴注,CRP正常时逐渐减停;或大剂量甲泼尼龙10~30mg/(kg·d)静脉滴注冲击治疗,最大剂量1g/d,连用3~5天,继之以泼尼松2mg/(kg·d)口服,并逐渐减停。总疗程2周或以上,剂量及疗程根据病情严重程度及激素反应和依赖程度而决定。部分重症患儿可选择大剂量IVIG和激素联合用药。

4. 英夫利昔单抗 为TNF-α拮抗剂,在儿童甚至婴幼儿中应用耐受性均较好,在川崎病患儿作为IVIG无应答的挽救治疗或重症川崎病IVIG联合用药时,可起到较好的退热抗炎作用,用法为5mg/kg,2小时缓慢静脉滴注,通常为单次用药,用前需排除结核、乙肝、EB病毒,以及其他全身活动性感染。存在巨噬细胞活化、肝功能异常或骨髓抑制的患儿慎用。常见不良反应为皮疹,用药过程中需注意观察;肝大、感染等发生率较低。

5. 其他治疗 ①抗血小板聚集:除阿司匹林外可加用双嘧达莫每天 3~5mg/kg;②对症治疗:根据病情给予对症及支持疗法,如补充液体、护肝、控制心力衰竭、纠正心律失常等,有心肌梗死时应及时进行溶栓治疗;③心脏手术:严重的冠状动脉病变需要进行冠状动脉搭桥术。

（二）中医中药治疗

1. 卫气同病

〔主证〕发热无汗,目赤唇干,口咽潮红,烦躁纳呆,舌红赤,脉洪数。

〔治法〕疏风清热解毒。

〔方药〕银翘白虎汤加减:银花、连翘、生石膏、薄荷、牛蒡子、菊花、知母、蝉蜕、板蓝根、蚤休、桔梗。

2. 气营两燔

〔主证〕壮热不退,汗出不畅,神昏谵语,斑疹散布,扁桃体红肿,颈淋巴结肿大,掌跖红肿,杨梅舌,脉细数。

〔治法〕清气凉营解毒。

〔方药〕凉营清气汤加减:水牛角、生地、玄参、栀子、生石膏、银花、连翘、赤芍、丹皮、僵蚕、紫草、鸡血藤。

3. 气阴两虚,余热未清

〔主证〕身热已退,或有低热,神疲倦怠,汗多口渴,指/趾端脱皮,舌干红,脉细弱。

〔治法〕益气养阴,清解余热。

〔方药〕竹叶石膏汤加减:淡竹叶、沙参、麦冬、生石膏、天花粉、玉竹、知母、丹参、红花、青蒿、甘草。

六、预后

川崎病为自限性疾病,如果冠状动脉受累会影响其预后。不完全川崎病因延迟诊断与治疗,更易发生冠状动脉病变,预后较完全川崎病差。1%~2% 的患儿复发。无冠状动脉病变患儿于出院后 1、3、6 个月及 1~2 年进行一次全面检查(包括体检、心电图和超声心动图等)。未经有效治疗的患儿,15%~25% 发生冠状动脉瘤,更应长期密切随访,每 6~12 个月检查一次。冠状动脉瘤多于病后 2 年内自行消失,但常遗留管壁增厚和弹性减弱等功能异常。大的动脉瘤常不易完全消失,常致血栓形成或管腔狭窄。因此,川崎病的远期管理很重要,尤其是对血栓的预防和冠状动脉的监测。

（党西强,文敏）

【专家点评】

儿科医生在临床工作中遇到任何年龄的患者出现不明原因持续至 5 天的发热,其表现特点与川崎病相似,但并没有完全符合川崎病的诊断标准,以及不足 6 月龄的患儿出现不明原因发热,并持续至 7 天(即使无川崎病的临床表现)都应怀疑不完全川崎病的可能。即使缺乏该病的其他临床表现,也应及时进行超声心动图检查和 / 或使用静脉用免疫球蛋白治疗,降低冠状动脉病变的发生率,不断提高川崎病的诊治及管理水平。

第三节 原发性免疫缺陷病的早期筛查

原发性免疫缺陷病(primary immunodeficiency diseases,PID)是指因免疫系统先天遗传缺陷或发育不全,造成免疫活性细胞和免疫活性分子发生缺陷引起的免疫反应缺如或降低,导致机体易患感染、恶性肿瘤和自身免疫性疾病的一组临床综合征。其共同特点为反复、严重、持续的感染,因病因不同各自有其特点,部分患儿表现为严重的过敏反应、早发性自身免疫性疾病或肿瘤。2017 年版 PID 分类首次建议使用免疫出生错误(inborn error of immunity,IEI)这一概念来代替 PID。

PID 主要发生在儿童时期,大约 40% 起病于 1 岁以内,40% 在 5 岁以内,15% 于 16 岁以内,仅 5% 发病于成人期。很多患儿在婴幼儿期夭折,误诊、漏诊及延误治疗情况突出。PID 患病率美国为 1/10 000,澳大利亚为 2.82/100 000,日本和瑞典为 1/5 000。我国目前缺乏全面准确的 PID 统计数据。

一、原发性免疫缺陷病的分类

迄今共发现 400 余种 PID,其中大多已明确致病基因。PID 命名和分类原则是以细胞、分子遗传学为基础,2019 年国际免疫学会联盟(IUIS)PID 专家委员会(PID EC)最新分类标准:

(1)T 淋巴细胞、B 淋巴细胞联合免疫缺陷:主要包括严重联合免疫缺陷病、X 连锁严重联合免疫缺陷病、Omenn 综合征等。

(2)伴综合征的联合免疫缺陷综合征:主要包括湿疹血小板减少伴免疫缺陷综合征、共济失调毛细血管扩张综合征、DiGeorge 综合征、高 IgE 综合征等。

(3)以抗体缺陷为主的免疫缺陷:主要包括 X 连锁无丙种球蛋白血症(X-linked agammaglobu-linemia,XLA)、普通变异型免疫缺陷病、X 连锁高 IgM 综合征、高 IgM 综合征、选择性 IgA 缺乏症、婴儿期短暂低丙种球蛋白血症等。

(4)免疫失调性疾病:X 连锁淋巴细胞异常增生症、家族性噬血细胞性淋巴组织细胞增生症、Chediak-higashi 综合征等。

(5)先天性吞噬细胞数目、功能缺陷:主要包括慢性肉芽肿病、白细胞黏附缺陷等。

(6)天然免疫缺陷。

(7)自身炎症性疾病:包括家族性地中海热等。

(8)补体缺陷。

(9)骨髓衰竭。

(10)先天性免疫缺陷的拟表型。

其中体液免疫缺陷病常见,占原发性免疫缺陷病的 50%(不包括一些 T 细胞辅助功能缺乏而致 B 细胞产生抗体能力下降),细胞免疫缺陷占 10%,联合免疫缺陷占 20%,其他吞噬细胞、中性粒细胞缺

陷占 18%,补体缺陷等占 2%。

二、原发性免疫缺陷病的早期预警症状

为了早期识别 PID 需注意 PID 常见的临床表现:①反复呼吸道或皮肤内脏化脓性感染;②反复感染同一病原体,特殊严重感染和机会感染,少见和极严重的感染,严重湿疹;③早期婴儿生长障碍;④顽固性腹泻有或无明确的病原体;⑤自身免疫或慢性炎症。

Jefftey Model 基金会根据临床研究提出了儿童 PID 的 10 大临床预警症状:①1 年内中耳炎次数>4 次;②1 年内严重鼻窦炎>2 次;③抗生素治疗 2 个月疗效不佳;④1 年内患肺炎>2 次;⑤婴幼儿体重不增或生长发育极度迟缓;⑥反复深部皮肤或器官脓肿;⑦持续鹅口疮或皮肤真菌感染;⑧需要静脉应用抗生素以清除感染灶;⑨≥2 处的顽固性感染(包括败血症);⑩有 PID 家族史。

患儿临床具备 2 项以上应警惕 PID。此外,研究还显示慢性腹泻在 PID 患者中发生率明显增高,需要静脉应用抗生素清除病灶、体重不增或生长发育极度迟缓和 PID 家族史对 PID 有较好预警作用,中耳炎、中枢神经系统感染和反复呼吸道感染在抗体缺陷免疫缺陷中较为多见,深部脓肿、卡介苗接种后异常反应对慢性肉芽肿病有预警意义。接种卡介苗后出现异常反应,尤其是播散性卡介苗病对 PID 有预警意义。卡介苗接种后异常反应病例中有半数患有 PID,多见于联合免疫缺陷病、慢性肉芽肿病和某些特定的免疫缺陷综合征等。部分 PID 有特殊的临床特征,有助于临床早期识别。如胸腺发育不全常见低钙血症、先天性心脏病和面部畸形;白细胞黏附功能缺陷常见脐带延迟脱落、外周血白细胞增高和反复感染;Chediak-Higashi 综合征常见眼部及皮肤白化症伴反复感染;毛细血管扩张共济失调综合征常见神经系统进行性变、共济失调伴反复呼吸道感染;湿疹血小板减少伴免疫缺陷综合征常见严重湿疹、血小板减少伴免疫缺陷。

三、原发性免疫缺陷病的初步筛查

反复和慢性感染、过敏反应、早发性自身免疫性疾病或肿瘤是 PID 临床的主要特征。当患儿考虑存在免疫缺陷病时,通过认真采集病史和详细询

问家族史,以及进行全面体格检查和实验室检查可帮助明确诊断。

(一) 病史采集

多数 PID 患儿有家族史,注意患儿家族中是否有因感染而夭折的成员,患者家族中过敏性疾病、自身免疫性疾病和肿瘤的发生情况。出生后即发生严重感染者应注意筛查联合免疫缺陷病,生后 6 个月后发生反复化脓感染者可能为抗体缺陷病,奈瑟菌易感者可能与补体缺陷有关,慢性肉芽肿形成与中性粒细胞功能障碍有关,脐带延迟脱落是黏附分子缺陷的重要线索,接种减毒活疫苗或菌苗引起全身性感染是细胞免疫功能缺陷的表现,骨髓灰质炎疫苗引起的麻痹提示 XLA,严重的麻疹或水痘病程提示细胞免疫缺陷,输血、血制品引起的不良反应如移植物抗宿主反应和卡介苗不良反应提示细胞免疫或联合免疫缺陷。同时要了解是否使用过免疫抑制剂,是否有扁桃体切除、脾切除或淋巴结切除手术史,是否进行过放射治疗等,以排除由此引起的继发性免疫缺陷病。

(二) 体格检查

PID 患儿感染严重或反复发作,可出现营养不良、轻或中度贫血、体重下降或不增、发育迟缓、肝脾大。可能存在皮肤疖肿、瘢痕、口腔炎、牙周炎和鹅口疮等感染证据。B 细胞缺陷者的周围淋巴组织如扁桃体和淋巴结变小或缺如。X 连锁淋巴组织增生性疾病患儿肝脾及全身淋巴结肿大。

(三) 实验室检查

反复不明原因的感染和阳性家族史仅提示 PID 的可能性。确诊 PID 并进行分类必须有相应的实验室检查依据。PID 的实验室检查可分为三个层次进行,即初筛试验、进一步检查、特殊或研究性实验。当疑似 PID 时,全血细胞计数和分类,以及血清免疫球蛋白(包括 IgG、IgG 亚类、IgA 和 IgM)水平测定、流式细胞仪分析 T 细胞亚群(包括 CD3$^+$、CD4$^+$ 和 CD8$^+$)、B 细胞(CD19$^+$)、自然杀伤细胞(natural killer cell,NK)细胞比例、四唑氮蓝试验或中性粒细胞呼吸暴发试验,以及血清补体成分测定是主要的初步筛查试验,可对大多数患儿作出诊断,必要时进行抗原特异性抗体水平测定和迟发型超敏反应皮肤试验。

PID 的病因复杂,但又有其各自的特点,临床医生也可以结合家族史、病史、体检进行一些有目的的筛查,不同种类免疫缺陷病的相关筛查如下。

1. B 细胞缺陷初筛试验　包括 IgG、IgM、IgA 水平,以及同族凝集素、嗜异凝集素、抗链球菌溶血素 O 抗体、分泌型 IgA 水平。进一步检查包括 B 细胞计数、IgG 亚类水平、IgD 和 IgE 水平、抗体反应、侧位 X 线咽部腺样体影。

2. T 细胞缺陷初筛试验　包括外周淋巴细胞计数及形态、胸部 X 线胸腺影、迟发皮肤超敏反应。进一步检查包括 T 细胞亚群计数、丝裂原增殖反应或淋巴细胞培养、人类白细胞抗原配型、染色体分析。

3. 吞噬细胞缺陷初筛试验　包括中性粒细胞计数、四唑氮蓝试验、中性粒细胞呼吸暴发试验。进一步检查包括化学发光试验、白细胞动力观察、特殊形态学、移动和趋化性、吞噬功能测定、杀菌功能和吞噬细胞还原型烟酰胺腺嘌呤二核苷磷酸氧化酶活性测定等。

4. 补体缺陷初筛试验　包括血清总补体活性、C3 及 C4 水平。进一步检查包括调理素测定、各补体成分测定、补体活化成分测定等。

5. 基因检测　目前大多数 PID 可通过对致病基因进行序列分析得以确诊。基因检测对于 PID 的诊断非常重要。仅基因检测还不能确定基因突变与蛋白功能异常(即遗传型与表型)的关系。因此,国际上多数 PID 诊断中心均在 PID 疾病相关蛋白分析的基础上进行 cDNA 或 DNA 基因检测。

四、新生儿严重联合免疫缺陷病筛查

严重联合免疫缺陷病(severe combined immunodeficiency disease,SCID)属于细胞和体液免疫功能严重受损的一类疾病。新生儿 SCID 发生率估计为 1:100 000,由于很多患儿在就诊前已死亡,因此实际发生率更高。SCID 的典型临床表现包括反复严重感染,生长发育明显落后。严重疫苗接种反应,如接种脊髓灰质炎病毒疫苗、卡介苗、水痘疫苗及轮状病毒疫苗等,对 SCID 患儿将导致致命后果。由于缺乏排斥外源组织的能力,SCID 患儿在发生母源性 T 细胞植入和输注未经辐照的血液制品后,可发生严重移植物抗宿主病。SCID 有发生各种严重感染的巨大风险,如果不进行造血干细胞移植,几乎 100% 的 SCID 患儿将于 2 岁前死亡。若能对其早期诊断尤其是在感染发生之前进行有效根治,将极大改善预后。由于 SCID 的特殊性和早期诊断的重要性,使该病成为首先被考虑作为新生儿正式筛查项目的 PID。近年来,在美国率先开展基于人群的新生儿 SCID 筛查工作并取得良好效果。

由于多数 SCID 患儿缺乏 T 细胞,淋巴细胞绝对计数可作为对该病的筛查项目。T 细胞约占外周淋巴细胞的 70%,因此,多数 SCID 患儿外周血淋巴细胞绝对计数减少。新生儿外周血淋巴细胞绝对计数 $<3 \times 10^9/L$ 者,应考虑 SCID 可能,需对其进一步进行免疫学检测和基因检测。所以应高度重视淋巴细胞绝对计数在 SCID 筛查的价值,尤其对具有 SCID 阳性家族史的患儿。采用定量 PCR 检测 T 细胞受体重排删除环(T cell receptor rearrangement excision circles,TREC)联合 B 细胞重排删除环(kappa-deleting recombination excision circles KRECs)进行 SCID 筛查,可作为反映 T 细胞及 B 淋巴细胞的可靠指标。几乎所有 SCID 患儿均存在初始 T 细胞降低,所以 TREC 检测可作为新生儿 SCID 筛查的方法。另外,TREC 检测可采用干纸血片提取 DNA,从而有利于其广泛推广。注意新生儿 TREC 检查不能确诊 SCID,其结果必须结合婴儿临床特点和家族史综合分析。此外,TREC 检查阴性不能排除新生儿患其他 PID 的可能。

对筛选 SCID 阳性病例重复 TREC 检测后结果均异常的新生儿,需进行细胞和体液免疫功能评估。对疑诊 SCID 新生儿应进行外周血淋巴细胞亚类的流式细胞术分析和 T 细胞功能检测。B 细胞和 NK 细胞数量检测结果,将有助于 SCID 分型和致病基因鉴定。对 SCID 患儿进行基本体液免疫功能评估包括免疫球蛋白水平测定。造血干细胞移植是治疗 SCID 的主要治疗手段。早期移植(3.5 个月龄内)将显著改善 SCID 患儿存活质量。SCID 患儿在等待移植过程中,除预防机会感染治疗外,尚需避免接种活疫苗。

五、常见原发性免疫缺陷病的临床特征

1. XLA　XLA 病因为酪氨酸激酶基因缺陷,导致前 B 细胞分化发育障碍,成熟 B 细胞数量减少或缺失,血清各类免疫球蛋白明显降低或缺乏(IgG<2g/L),对很多抗原不能产生特异性抗体反应,但 T 淋巴细胞数量及功能正常。患儿一般在出生 6~8 个月时发病,以反复持久的细菌感染为多见。临床上反复细菌感染的男性患儿免疫球蛋白明显低于正常值,T 细胞亚群正常,外周血 CD19⁺B 细胞<2%,应考虑 XLA 的可能。

2. 普通变异型免疫缺陷病　普通变异型免疫缺陷病目前主要靠临床诊断,男性或女性患儿 2 岁以后发病,血清 IgG、IgA、IgM 中一种或几种明显降低(至少低于相应年龄均值 2S 以下)且 CD19⁺ B 细胞大致正常,应注意普通变异型免疫缺陷病可能。

3. DiGeorge 综合征　又称胸腺发育不全,是典型原发性 T 细胞免疫缺陷。外周血淋巴细胞数目下降,尤其是 T 细胞减少,B 细胞的百分比相对增高。出生后不久即出现特殊面貌,如眼距过宽、下颌过小、耳郭低位等畸形;顽固性的低血钙搐搦症,单纯补钙不能纠正;主动脉弓异常等。新生儿期以后,反复发生病毒、真菌或卡氏肺囊虫感染,感染多为慢性过程。其他表现为先天性心血管异常,尤其是大血管和房室间隔异常。胸片 X 线检查示胸腺缩小或缺如。

4. 严重联合免疫缺陷病　是一组以 T 细胞、B 细胞和 / 或自然杀伤细胞功能缺陷为主的免疫缺陷病。主要遗传特征是常染色体隐性遗传或伴性连锁遗传。患儿出生后即发生严重感染,典型表现包括慢性腹泻、持续性真菌性口炎、严重尿布疹或其他皮疹、肺炎或脓毒血症,甚至夭折。严重联合免疫缺陷病发病年龄小、感染重、死亡率高,死亡年龄大多在 2 岁以内。患儿生后大部分均出现淋巴细胞减少或缺如。所以其诊断要点为婴儿早期出现致死性严重感染、免疫球蛋白降低、淋巴细胞(尤其是 T 细胞)缺如。

5. 慢性肉芽肿病　发病机制主要是还原型辅酶 Ⅱ 氧化酶功能障碍,导致吞噬细胞清除微生物功能丧失而反复发生严重感染,反复感染部位形成色素沉着性肉芽肿为特征。临床上幼年起病,病史中有反复脓肿及肉芽肿形成,查体发现卡介苗接种部位红肿硬结或卡瘢直径大于 10mm,肝、脾、淋巴结肿大,多发脓肿形成的患儿,注意慢性肉芽肿病可能,应常规行四唑氮蓝试验、中性粒细胞呼吸暴发试验或烟酰胺腺嘌呤二核苷磷酸氧化酶活性检测。

6. 湿疹血小板减少伴免疫缺陷综合征　是由于 WAS 蛋白基因突变所致的单基因遗传病。多见于男孩发病,少见女孩发病。婴儿期起病,临床特点为反复感染、湿疹、血小板减少和出血。注意外周血常规有血小板体积小,血小板减少($<70 \times 10^9$),血清 IgM 水平下降,IgG 水平轻度降低或正常,IgA 和 IgE 可升高,外周血 B 细胞数量

明显增加,而 T 细胞数量显著减少。

7. 高 IgE 综合征　又称 Job 综合征,临床表现主要包括湿疹、反复葡萄球菌感染、肺脓肿、肺膨出及肺大疱形成、病理性骨折及脊柱侧弯等。实验室检查以末梢血中性粒细胞趋化功能降低、嗜酸细胞增高(绝对计数>700/L)及高血清 IgE 水平为特征。其中最为显著的是血中 IgE 增高,通常血 IgE 超过正常 10 倍以上有诊断价值。影像学表现包括反复肺炎导致肺气囊形成,持续的单发或多发肺气囊是最显著的表现。

8. 高 IgM 综合征　为一种联合免疫缺陷病,70% 为 X 连锁遗传,其余为常染色体隐性遗传。为 T 细胞 CD40 配体基因突变或缺失,B 细胞内 Ig 转换障碍,不能从 IgM 向下游 Ig 类别转化。血清 IgM 正常或增高,而 IgG、IgA 和 IgE 均减少或缺如,外周血和淋巴组织中有大量分泌 IgM 的浆细胞。临床易反复感染,尤其是呼吸道感染。若发现男性患儿血清 IgG 水平低于同年龄正常值 2S 以上,T 细胞和 B 细胞数正常者可能提示高 IgM 综合征。

(吴小川)

【专家点评】

1. 细胞免疫缺陷、严重联合免疫缺陷病患儿不能接种减毒活疫苗,如接种后往往造成严重感染,注意不要接触已经服用了活的脊髓灰质炎病毒疫苗的儿童。慢性肉芽肿病患儿应避免接种卡介苗,以防止出现播散性卡介苗病。

2. T 淋巴细胞缺陷、严重联合免疫缺陷患儿使用血制品时,应使用未感染过巨细胞病毒并经辐照处理过的血制品,否则有可能感染巨细胞病毒,并且引起移植物抗宿主疾病。选择性 IgA 缺乏症的患儿应避免输注血制品,否则可使机体产生抗 IgA 抗体,出现溶血反应。

3. PID 患儿一般不做扁桃体和淋巴结切除术,脾切除为禁忌,糖皮质激素类及免疫抑制剂等药物应慎用。

4. 同胞中已确定为联合免疫缺陷病者,新生儿应进行免疫缺陷病筛查。家庭有免疫缺陷患者,应接受遗传学咨询,妊娠期应做产前筛查。

第十九章

感染性疾病

第一节　儿童结核病

人类结核病是全球重点控制的慢性传染病之一，结核分枝杆菌是人类结核病的最常见病原菌。

潜伏结核感染（latent tuberculosis infection，LTBI），即机体感染了结核分枝杆菌，但没有临床症状、体征及细菌性或影像学方面阳性的证据，但机体对结核分枝杆菌特异性免疫反应试验阳性，即结核菌素皮肤试验（tuberculin skin test，TST）阳性并除外卡介苗接种反应和/或γ-干扰素释放试验阳性。原发性肺结核为儿童肺结核的主要类型，占儿童肺结核总数的85%~90%。原发性肺结核包括原发综合征与支气管淋巴结结核及儿童干酪性肺炎。儿童潜伏感染是发展为活动性肺结核、粟粒性结核或结核性脑膜炎等严重病例的根源。目前，对潜伏结核感染进行及时诊断和治疗成为结核病防控的重要措施。

一、病因

结核分枝杆菌形如杆状，属于分枝杆菌科、分枝杆菌属，也称"抗酸杆菌"，棒状杆菌、诺卡氏菌和一些细菌孢子也具有一定的抗酸性。结核分枝杆菌为专性需氧菌，营养要求高，生长缓慢，一般需要2~4周。结核分枝杆菌对酸、碱、自然环境和干燥有较强的抵抗力，但对湿热、酒精和紫外线敏感。

二、病理

结核病具有增殖、渗出和干酪样坏死三种基本病理变化。三种病变常同时出现在结核病患者中，结核分枝杆菌因机体状态的不同，病变常以一种为主，在治疗和发展过程中病变的性质可发生变化。结核病变的良性结局是吸收、纤维化、钙化和骨化。

三、诊断要点

（一）结核病接触史

结核病密切接触史对儿童结核病的诊断具有重要的参考价值，尤其1岁内婴儿绝大多数是家庭内密切接触而感染的病例。当怀疑有结核分枝杆菌感染时，与患儿密切接触的家庭成员应行胸片检查。

（二）临床表现

儿童结核分枝杆菌感染大多表现为潜伏感染；肺结核也多数症状、体征轻微，仅在胸部影像学检查时发现；有症状者临床表现多样，均无特异性，儿童肺结核误诊率高。

1. 症状

（1）结核（感染）中毒症状：低热、食欲不振、盗汗、乏力，体重不增或消瘦，表现为营养不良及发育迟缓、体弱易感染，典型病例为长期午后低热，但婴儿可发病急、热度高，常有全身淋巴结肿大。急性传染病史如麻疹、百日咳等，可能为结核病发病的诱因。

（2）可有刺激性咳嗽、胸痛和呼吸困难等，如淋巴结肿大压迫气管者可出现痉挛性咳嗽、喘鸣及呼吸困难，有时造成肺气肿、肺不张；压迫喉返神经可引起声音嘶哑；压迫静脉可导致颈部一侧或双侧静脉怒张等；咯血少见。

（3）少数患者可伴有结核过敏症状，可出现皮肤结节性红斑、疱疹性结膜炎及结核性关节炎等。合并肺外结核病时，可出现相应累及脏器的症状。

2. 体征　早期肺部体征不明显，当病变范围大时,可闻及管状呼吸音,合并感染或支气管扩张时,可闻及湿啰音。病变累及气管、支气管局部狭窄时,可闻及哮鸣音。

原发性肺结核多伴有浅表淋巴结肿大,血行播散性肺结核可伴肝脾大。

(三) 胸部影像学

X 线检查胸片是诊断儿童肺结核的主要方法,胸部正侧位片可提高检出率。胸部 CT 优于 X 线检查,临床上发现很大部分的患者胸片报告"正常"而胸部 CT 却异常。

1. 原发综合征　典型的"哑铃征"已少见,仅遗留局部肿大的淋巴结,表现为纵隔增宽或肺门淋巴结肿大,临床上诊断为支气管淋巴结结核。儿童原发性肺结核也可表现为空洞、干酪型肺炎,以及支气管淋巴瘘导致的支气管结核。

2. 血行播散性肺结核　典型表现为磨玻璃影,可见粟粒状阴影布满双肺,其密度、大小、分布均匀,称为"三均匀"。

3. 结核性胸膜炎　干性胸膜炎通常无明显的影像改变;渗出性胸膜炎表现为胸腔积液。

(四) 实验室检查

1. 细菌性检查　从痰、胃液、脑脊液、浆膜腔液等涂片抗酸阳性和 / 或分枝杆菌培养阳性,且菌种鉴定为结核分枝杆菌复合群。

2. 分子生物学检查　结核分枝杆菌核酸检测阳性。

3. 病理检查　符合结核病病理特征。

4. 免疫学检查

(1) 结核菌素皮肤试验中度阳性或强阳性。

(2) γ- 干扰素释放试验阳性。

5. 支气管镜检查　可直接观察气管和支气管病变,也可抽吸分泌物、刷检及活检。

四、诊断及鉴别诊断

(一) 结核病诊断

1. 诊断原则　肺结核的诊断是以病原学(包括细菌性、分子生物学)、病理学作为确诊依据,结合流行病学史、临床表现、胸部影像、相关的辅助检查及鉴别诊断等,进行综合分析作出诊断。儿童肺结核的诊断,除痰液病原学检查外,还要重视胃液病原学检查。

2. 诊断

(1) 潜伏结核感染病例:符合下面二者之一

1) PPD 皮试中度阳性或强阳性(除外卡介苗接种反应)。应记录皮试硬结测量值横径(mm)与直径(mm)的乘积,并记录水疱。

示例: 结核分枝杆菌潜伏感染者:PPD 皮试 10mm×12mm,水疱(无免疫功能缺陷的人群以 PPD 皮试硬结平均直径 ≥10mm,判定为结核分枝杆菌自然感染)。

2) γ- 干扰素释放试验阳性

(2) 肺结核临床诊断病例:经鉴别诊断排除其他肺部疾病,同时具备以下 2 条:

1) 胸部影像学改变中任一条及临床表现阳性。

2) PPD 皮试中度阳性(除外卡介苗接种反应)和 γ- 干扰素释放试验阳性任一条者。

3) 胸部影像学阳性及肺外组织病理证实为结核病变者。

(3) 肺结核确诊病例:临床诊断病例同时具备以下之一者:

1) 痰(或胃液、脑脊液、胸腹水、肺泡灌洗液等)抗酸阳性。

2) 结核分枝杆菌培养阳性。

3) 结核分枝杆菌核酸检测阳性。

4) 符合结核病组织病理学改变。

(二) 鉴别诊断

1. 支气管肺炎　鉴别由细菌和病毒、支原体及混合感染引起肺炎,细菌培养、支原体抗体及病毒抗原、核酸检测可帮助诊断。

2. 百日咳　结核病变累及气管、支气管者,淋巴结肿大压迫气管者有刺激性干咳,可呈痉挛性咳嗽,应与百日咳鉴别。

3. 支气管异物　支气管内膜结核应与支气管异物鉴别,后者应有异物吸入史,结核分枝杆菌相关检测阴性。

五、治疗要点

(一) 治疗原则

早期、规律、联合、适量、全程、分段治疗。提倡个体化方案。

(二) 一般治疗

注意休息和营养,选择富含蛋白质和维生素的食物。

(三) 抗结核药物治疗

1. 抗结核药

(1) 异烟肼(INH 或 H): 是目前儿童结核病化疗

的首选药物,其特点为疗效高、渗透性强、全杀菌药、副作用少;10mg/(kg·d)(最大量≤300mg/d),每天1次顿服,结核性脑膜炎剂量可达20mg/(kg·d),必要时可一半静脉滴注;副作用有肝毒性、末梢神经炎、过敏、发热等。

(2)利福平(RFP或R):为儿童结核病全程使用药物,其特点为起效快、作用广、口服吸收良好、全杀菌药;10~20mg/(kg·d)(最大量≤600mg/d),空腹1次顿服;副作用有肝毒性、胃肠道反应。

(3)吡嗪酰胺(PZA或Z)半杀菌药:25~30mg/(kg·d),分2次口服。注意有肝毒性、关节痛、过敏、发热等反应。

(4)乙胺丁醇(EMB或B)抑菌药:15~25mg/(kg·d),分2次口服;副作用有皮疹、视神经炎,年幼患儿可造成视神经损害,不易早期发现,多用于5岁以上的患者。

2. 化疗方案

(1)儿童潜伏结核感染的治疗

1)首选异烟肼(INH):疗程6~9个月。异烟肼引起的周围神经病在儿科中极罕见,故使用异烟肼时不必常规加用维生素B_6。

2)次选方案利福平(RFP):用于不能耐受异烟肼或对异烟肼耐药,疗程4个月。

3)异烟肼和利福平联合应用:用于耐异烟肼或利福平肺结核患者密切接触者,疗程3个月。应注意监测肝功能。

(2)儿童肺结核及肺外结核(除结核性脑膜炎和骨关节结核)的治疗

1)广泛性肺结核和所有高HIV流行或异烟肼耐药地区肺结核患者:异烟肼+利福平+吡嗪酰胺+乙胺丁醇2个月,继用异烟肼+利福平4个月,即2HRZE/4HR。

2)低HIV流行或低异烟肼耐药地区的轻-中度肺结核或淋巴结核患者,方案为2HRZ/4HR。

(3)结核性脑膜炎、骨关节结核的治疗:异烟肼+利福平+吡嗪酰胺+乙胺丁醇2个月,继用异烟肼+利福平10个月,即2HRZB/10HR。

(4)耐药结核病的治疗:儿童单一耐药的发生率为6.8%~7.2%,最常见是对异烟肼耐药。该类患者可采用利福平+吡嗪酰胺+乙胺丁醇,疗程为9~12个月。

(5)多重耐药菌(耐异烟肼和耐利福平)发生率为0.5%~0.7%,治疗较困难,强调个体化治疗,

应选择4种以上的敏感药物联用,并且有一种以上的注射给药,可选择的药物有氨基糖苷类(链霉素、阿米卡星、卡那霉素、卷曲霉素)、乙(丙)硫异烟胺、环丝氨酸、对氨基水杨酸(PAS)、大环内酯类(阿奇霉素、克拉霉素)等,疗程为18~24个月。喹诺酮类(环丙沙星、氧氟沙星等)目前已成为成人耐药结核病治疗的主要药物,但在儿童病例中不推荐使用。

六、预后

早期、规律、联合、适量、全程的治疗能杀灭绝大部分结核杆菌,防止结核病复发,防止耐药发生,最终降低结核病的发病率。提高依从性,直视督导患儿服下每一剂抗结核药物是患者得到良好预后的关键。结核性脑膜炎是儿童死亡的主要原因。

七、预防

控制结核病主要通过控制传染源、传播途径及易感人群这三个环节。

(一)控制传染源

发现和治疗排菌的肺结核患者是控制结核病流行的重要措施。儿童潜伏感染可在短期内进展恶化,迅速演变成肺结核、粟粒性结核,近年也成为结核病的传染源,目前对潜伏结核感染进行及时诊断和治疗是控制及消除结核病的关键。

(二)卡介苗接种

我国实行对未受感染的新生儿普种卡介苗,卡介苗能减少或防止初感染患者发生血行播散引起粟粒性肺结核与结核性脑膜炎。

(三)预防性化疗

1. 目的是预防儿童活动性肺结核和肺外结核病的发生,预防青春期结核病复燃。国际上认为控制结核病发病药物预防效果优于卡介苗。

2. 对有下述指征的儿童,可用异烟肼预防性服药,剂量、疗程同潜伏结核感染。

(1)密切接触家庭内开放性肺结核者。

(2)婴幼儿未接种卡介苗而结核菌素皮肤试验阳性者或γ-干扰素释放试验阳性。

(3)结核菌素皮肤试验新近由阴性转为阳性或γ-干扰素释放试验阳性者。

（4）结核菌素皮肤试验阳性或 γ- 干扰素释放试验阳性伴结核中毒症状者。

（5）结核菌素皮肤试验阳性或 γ- 干扰素释放试验阳性，新患麻疹或百日咳者。

（6）结核菌素皮肤试验阳性或 γ- 干扰素释放试验阳性而需较长时间使用肾上腺皮质激素或其他免疫抑制剂者。

（7）结核菌素皮肤试验阳性或 γ- 干扰素释放试验阳性的艾滋病毒感染者及获得性免疫缺陷综合征（艾滋病）患者。

[附录]

结核菌素皮肤试验

1. 结核菌素皮肤试验方法　在左前臂掌侧下 1/3 处皮内注射纯蛋白衍生物（purified protein derivative，PPD）0.1ml（5U），以局部出现 6~8mm 大小的圆形橘皮样皮丘为宜。

2. 查验反应　72 小时查验反应，一般以硬结为准。

阴性（-）：硬结平均直径<5mm 或无反应者为阴性。

阳性反应（+）：硬结平均直径 ≥5mm 者为阳性。硬结平均直径 ≥5mm，<10mm 为一般阳性；硬结平均直径 ≥10mm，<15mm 为中度阳性；硬结平均直径 ≥15mm 或局部出现双圈、水疱、坏死及淋巴管炎者为强阳性。

3. 结核菌素皮肤试验的假阴性反应
（1）年龄太小，6 个月以内，特别 3 个月以内的婴儿可出现假阴性。

（2）初次感染结核在 4~8 周内。

（3）免疫系统受干扰：急性病毒感染或接种疫苗或某些细菌感染，如麻疹、风疹、伤寒等。

（4）机体免疫功能低下或受抑制而出现假阴性反应：见于重症结核病、重度营养不良、肿瘤、结节病、艾滋病等患某些急性传染病期间（麻疹、伤寒、百日咳、猩红热等），以及某些预防接种后（接种麻疹疫苗后）、患有某些免疫缺陷病或使用抗过敏药物及某些免疫抑制剂等。

（5）结核菌素过期失效或错误的操作技术。

4. 结核感染判断标准
（1）一般情况下，在没有卡介苗接种和非结核分枝杆菌干扰时，PPD 反应 ≥5mm 应视为已被结核分枝杆菌感染。

（2）在卡介苗接种地区和/或非结核分枝杆菌感染流行地区，PPD 反应 ≥10mm 为结核感染标准。

（3）在卡介苗接种地区和/或非结核分枝杆菌感染流行地区，对 HIV 阳性、接受免疫抑制剂大于 1 个月，PPD 反应 ≥5mm 为结核感染标准。

（4）与痰涂片阳性肺结核有密切接触的 5 岁以下儿童，PPD 反应 ≥5mm 为结核感染标准。

（5）PPD 反应 ≥15mm 及以上或局部出现双圈、水疱、坏死及淋巴管炎者为结核感染强阳性。

（罗如平）

[专家点评]

　　我国为结核病高负担国家之一，结核病人数居世界前三。

　　儿童结核病临床症状及体征无特异性，儿童结核感染多无症状及体征，表现为潜伏感染，极易漏诊及误诊。活动性结核病接触史和结核菌素皮试阳性和/或 γ- 干扰素释放试验阳性在诊断儿童结核病中具有重要意义。

　　早期、规律、联合、适量、全程的治疗及直视督导患者服下每一剂抗结核药物是患者得到良好预后的关键，联合多药治疗对防止耐药结核发生、最终控制结核病有重大意义。对潜伏结核感染进行及时诊断和治疗是结核病预防的重要措施。

第二节　流行性感冒

流行性感冒(简称流感)是流感病毒引起的急性呼吸道传染病,是人类面临的主要公共健康问题之一,儿童是高发人群及重症病例的高危人群。2岁以下婴幼儿在流感季节因患流感住院的概率是2岁以上年龄组的12倍。国家卫生健康委颁布的流行性感冒诊疗方案(2018年修订版),强调5岁以下儿童是重症流感的高危人群,2岁以下儿童是发生严重并发症的高危人群,因流感引起并发症而导致患儿死亡是临床不可忽视的问题。应深化儿科医生对流感的全面认知,提高诊疗能力,早诊早治是减少重症和死亡病例的关键。

一、病因

流感病毒属正黏病毒科,为有包膜病毒。根据病毒内部的核蛋白(NP)和基质蛋白(MP)抗原性的不同分为 A(甲)、B(乙)、C(丙)、D(丁)4型。A型流感病毒宿主范围广,能感染包括人、猪、马、狗、禽类和海豹等多种动物,并多次引起世界性的人流感大流行;B型流感病毒分为Victoria系和Yamagata系,在人和海豹中发现,可引起季节性流行和暴发,但不会引起世界性的大流行;C型流感病毒能在人和猪中分离到,但多以散发病例形式出现,一般不引起流行,且感染后症状较轻;D型流感病毒主要感染猪、牛等,尚未发现感染人。目前,已知A型流感病毒表面的血凝素蛋白(HA)有18种亚型(H1~H18),神经氨酸酶蛋白(NA)有11种亚型(N1~N11),除H17N10和H18N11两种亚型仅在蝙蝠中发现,其余所有亚型均能在鸟类中检测到。目前,引起流感季节性流行的病毒是A型中的H1N1、H3N2亚型及B型病毒的Victoria和Yamagata系。HA是流感病毒的主要抗原之一,能与宿主细胞表面的唾液酸受体结合,介导病毒颗粒进入细胞,能诱导宿主产生保护性中和抗体;NA参与子代病毒从细胞表面的释放,也是主要的抗流感药物——神经氨酸酶抑制剂的靶蛋白。

二、病理

单纯流感的病理改变,仅限于上、中呼吸道纤毛柱状上皮细胞变性、坏死、脱落,2周左右恢复成新的纤毛柱状上皮细胞。流感病毒性肺炎的病变特征是肺组织充血、水肿,呈暗红色,出血性支气管肺炎。

三、流行病学

流感患者和隐性感染者是流感的主要传染源,主要通过其呼吸道分泌物的飞沫传播,也可以通过口腔、鼻腔、眼睛等黏膜直接或间接接触传播。潜伏期常为1~4天(平均2天),从潜伏期末到发病的急性期均有传染性。一般感染者在临床症状出现前24~48小时即可排出病毒,在发病后24小时内达到高峰。成人和较大年龄儿童一般持续排毒3~8天(平均5天),低龄儿童发病时的排毒量与成人无显著差异,但排毒时间更长。

四、诊断要点

(一) 临床表现

潜伏期一般为1~3天,短者数小时。临床症状轻重不一,典型的临床症状急性起病。高热、干咳、咽痛、流涕或鼻塞,明显乏力、全身酸痛,肌炎和横纹肌溶解、中耳炎等,通常早期全身症状重,而呼吸道症状轻,少数可出现胃肠道症状,如恶心、呕吐、腹痛、腹泻等。热程一般为2~3天,退热症状缓解,但大龄儿童乏力可达1周余。近年发现乙型流感甚至比甲型流感发热时间长,有时发热可达1周之久,多合并肺炎,引发死亡的甲型流感病毒H3N2型多于甲型H1N1型和乙型。新生儿流感往往症状不典型,易合并肺炎,表现为拒奶、嗜睡、呼吸暂停等。重症患儿病情发展迅速,多在5~7天出现肺炎,持续高热,体温39℃以上,呼吸困难,伴有顽固性低氧血症,可快速进展为急性呼吸窘迫综合征

(acute respiratory distress syndrome,ARDS)、感染性休克、心力衰竭、肾衰竭、多器官功能障碍。其首要死亡原因是呼吸系统并发症。合并细菌感染可增加流感死亡率。常见细菌为耐药金黄色葡萄球菌、肺炎链球菌及流感嗜血杆菌等。

(二) 实验室检查

1. 血常规检查 白细胞总数减少,淋巴细胞增高;并发细菌感染时,白细胞总数和中性粒细胞增高。

2. 病原学检测 目前仍缺乏可靠的快速、简便、准确、成本低、适合广泛普及的检测方法。以下项目中任何一项病原学检测结果为阳性即可确诊流感:

(1)流感病毒快速抗原检测:免疫荧光法或胶体金免疫层析法检测鼻咽分泌物脱落细胞中病毒抗原,是目前临床上最为常用的快速诊断方法。这两种快速诊断方法要求标本中有一定量的呼吸道上皮细胞,标本采集时间或标本质量(标本中所取呼吸道上皮细胞的量和所含病毒的量)都会影响结果的判断,容易出现"假阴性",阳性结果具有诊断价值,阴性结果不能完全除外流感。

(2)流感病毒核酸检测:采用核酸杂交法或RT-PCR 法检测鼻咽分泌物中病毒特异性基因。具有特异性强、灵敏度高的特点,准确度优于其他检测手段。

(3)病毒分离:是流感病毒鉴别的"金标准",但灵敏度低,培养时间长,很少用于临床快速诊断。

(4)血清学检测:测定急性期和恢复期血清中抗体,若抗体效价达 4 倍以上升高,有诊断价值。

3. 血生化检查 转氨酶、乳酸脱氢酶、肌酸激酶、肌酸激酶同工酶可升高。

4. 脑脊液检查 中枢神经系统受累时脑脊液细胞数和蛋白可正常或升高。ANE 典型表现为细胞数大致正常,蛋白升高。

5. 影像学检查 合并肺炎时可表现为肺内斑片影、磨玻璃影、双侧或多叶段渗出性病灶或实变,少数病例可见胸腔积液。

五、诊断及鉴别诊断

(一) 诊断

流感流行季节诊断较容易,流行病学史结合流感样临床表现,流行病学史是诊断流感重要依据。

实验室检查假阴性高,阳性可以诊断,阴性不排除。非流行季节病例确诊有赖于病原学检查。

(二) 鉴别诊断

1. 与其他感冒病毒感染的鉴别,主要依靠病原学检测。

2. 某些儿童常见病毒感染性传染病初期,如麻疹、风疹、手足口病、水痘、流行性腮腺炎等应与流感鉴别,前驱期后会有相应的临床表现。

3. 与儿童常见的流感嗜血杆菌、肺炎链球菌及支原体肺炎鉴别。

4. 新型冠状病毒感染 感染早期一般表现为发热、乏力、干咳,多数患儿症状在 1 周内消失。少数患儿发病后 1 周病情加重,出现呼吸困难、呼吸窘迫、休克等,伴或不伴发热。部分儿童、小婴儿及新生儿感染后症状可不典型,表现为呕吐、腹泻等消化道症状,或仅表现为反应差、呼吸急促。其临床表现与流感相似,新型冠状病毒感染流行病学史是早期识别和鉴别诊断的重要依据,核酸和抗体检测可帮助明确诊断。

5. 其他病毒感染相关性脑病和脑炎 出现神经系统并发症时需与其他病毒感染引起的神经系统损伤相鉴别,如单纯疱疹病毒脑炎、流行性乙型脑炎等。脑脊液检查、病原学检查、头颅 CT 或 MRI 和脑电图检查可助鉴别。

六、治疗要点

(一) 治疗原则

评估患儿的一般状况、疾病的严重程度、症状起始时间及当地流感流行状况等确定流感患儿治疗方案。重症或有重症流感高危因素的患儿在发病 48 小时内尽早开始抗流感病毒药物治疗,早期治疗可获得更好的临床效果,但是在出现流感样症状 48 小时后的治疗也有一定临床获益。合理使用对症治疗药物及抗菌药物。

(二) 一般治疗

患者应充分休息,饮食清淡,补充水分和营养。

(三) 对症治疗

高热及全身酸痛,可适当使用退热镇痛药,儿童应禁用阿司匹林,防止瑞氏综合征的发生。

(四) 抗病毒治疗

主要为神经氨酸酶抑制剂,有奥司他韦、扎那米韦及帕拉米韦。口服奥司他韦目前是治疗儿童各型流感的首选药物,应尽早使用,理想状态是症状出现 48 小时内进行抗病毒治疗,超过 48 小时应用抗流感病毒仍可获益。奥司他韦可安全用于 1 岁及 1 岁以上儿童甲型和乙型流感的治疗。1 岁及 1 岁以上儿童用量见表 19-2-1;3~12 月龄,每次 3mg/kg,每天 2 次,0~3 月龄不推荐使用,除非紧急情况下,经临床评估应用,用法与 3~12 月龄相同,疗程为 5 天。扎那米韦为吸入剂型,用于 ≥7 岁儿童,每天 2 次,帕拉米韦为静脉注射剂,对于无法接受口服或吸入药品治疗或者重症患者可以考虑使用。

表 19-2-1 1 岁及 1 岁以上儿童奥司他韦用法用量

体重	推荐剂量(服用 5 天)
≤15kg	30mg,每天 2 次
>15~23kg	45mg,每天 2 次
>23~40kg	60mg,每天 2 次
>40kg	75mg,每天 2 次

(五) RNA 依赖的 RNA 聚合酶抑制剂

法匹拉韦 2014 年在日本获批使用;玛巴洛沙韦 2018 年在美国上市。日本感染学会在抗流感药物使用的公开建议中明确为 12~19 岁及成年人,由于缺乏临床数据,目前无法确定推荐使用或不推荐使用;12 岁以下的儿童,考虑到低水平耐药,应慎重考虑给药;对免疫功能低下或重症患者,不推荐单独给药。

(六) 耐药及临床用药选择

流感病毒随着季节变换很容易产生耐药毒株。但目前测试中 99% 的甲型 H1N1 病毒株对奥司他韦和帕拉米韦敏感,所有测试的流感病毒株均对扎那米韦敏感。对奥司他韦治疗无反应或者曾使用奥司他韦预防流感无效的患儿,可考虑使用扎那米韦或帕拉米韦替代治疗。应注意免疫功能严重低下由于病毒再活化而接受了延长疗程抗病毒治疗的患儿,耐药特点可能发生改变。

(七) 流感患儿联合应用抗菌药物的诊疗建议

临床或实验室确诊流感患儿如出现以下征象,应在抗病毒治疗同时行进一步检查并经验性治疗合并的细菌感染:出现重症流感的早期征象;早期抗病毒治疗临床好转后病情再次恶化;应用抗病毒治疗 3~5 天仍无好转。

(八) 重症病例的治疗

治疗原则:积极治疗原发病,防治并发症,并进行有效的器官功能支持。

1. 呼吸支持 低氧血症或呼吸衰竭是重症和危重症患儿的表现,需要密切监护,及时给予相应的治疗,包括常规氧疗、鼻导管高流量氧疗、无创通气或有创机械通气等。对常规治疗和挽救性治疗措施无效的难治性低氧血症患儿,可考虑使用体外膜氧合。

2. 循环支持 临床诊断脓毒性休克的患儿,应尽快积极液体复苏,应用正性肌力药物。

3. 合并神经系统并发症 给予降颅压、镇静止惊等对症处理。ANE 目前无特效治疗,可给予糖皮质激素和丙种球蛋白等治疗。

(九) 肾脏替代治疗

合并急性肾损伤的患儿可采用持续的静脉 - 静脉血液滤过或间断血液透析治疗。肾脏替代治疗有助于合并急性肾功能不全的 ARDS 患儿的液体管理。

(十) 其他支持治疗

重视营养支持,纠正内环境紊乱,出现其他脏器功能损害时,给予相应支持治疗。

(十一) 中医中药治疗

1. 辨证论治

(1)风寒感冒

〔主证〕恶寒重发热轻,无汗,头痛身痛,精神困倦,咽痒咳嗽,舌淡红,苔薄白,脉浮紧,指纹浮红。

〔治法〕辛温解表。

〔方药〕荆防败毒散加减:荆芥、防风、枳壳、桔梗、柴胡、前胡、羌活、独活、川芎、生姜、大枣。

(2)风热感冒

〔主证〕发热恶风,微汗口渴,头痛咽痛,全身酸痛,疲乏烦躁,舌尖红,苔薄黄脉浮数,指纹浮紫。

〔治法〕辛凉解表。

〔方药〕银翘散加减:银花、连翘、薄荷、竹叶、荆芥、牛蒡子、桔梗、贯众、板蓝根、僵蚕、蝉蜕。

2. 中药成药 风热型可选银黄颗粒、板蓝根冲剂、抗病毒口服液;风寒型可选用荆防颗粒。

七、预后

绝大部分预后良好。合并重症肺炎、多器官功能障碍者预后不良,合并细菌、真菌感染者,死亡率高。流感危重和死亡病例的高危因素:<2 岁的婴幼儿;肥胖;长期接受阿司匹林治疗;有慢性基础疾病,包括慢性呼吸、心脏、肾、肝、血液、内分泌、神经系统疾病和免疫缺陷患儿。这类人群应做重点防治。

八、预防

1. 早期确诊就地隔离,热退、流感样症状消失48 小时后解除隔离。

2. 保持室内空气新鲜,公共场所应加强通风和空气消毒。流行期间减少集体活动。

3. 保护易感人群

(1)接种疫苗:每年进行灭活流感疫苗接种,预防季节性流感。接种时间最好在每年 10 月底前。

有哮喘、糖尿病、长期使用阿司匹林的慢性疾病患者及孕妇、哺乳期妇女、儿童卫生保健服务人员为重点接种对象。

流感疫苗接种实施和注意事项:6 月龄至 8 岁儿童,既往未接种过流感疫苗者,首次接种需接种 2 剂次(间隔≥4 周);上一流行季接种过 1 剂或以上流感疫苗的儿童,则建议接种 1 剂。8 岁以上儿童仅需接种 1 剂。

(2)药物预防:对于不能接种流感疫苗的高危儿童、存在免疫异常、对疫苗无反应的儿童、疫苗接种 2 周内的高危儿童与未免疫的高危儿童、年龄<24 个月的婴儿密切接触的家庭成员或看护人员等在流感流行季均适用药物预防;儿童聚集地(如幼儿园)、与流感患者密切接触后均为药物预防的适用人群。奥司他韦用于 3 月龄以上儿童(0~3 月龄不推荐使用,除非紧急情况下,经临床评估必须使用),每次用量与治疗剂量相同,每天 1 次,扎那米韦用于≥5 岁预防,10mg,每天 2 次。

(廖艳娥,罗如平)

【专家点评】

流感病毒抗原变异性高,传染性大,可引起世界范围大流行。流感是对人类危害极大的急性呼吸道传染病。流感流行季节、流行病学史结合流感样临床表现是诊断流感的重要依据。尽早抗病毒治疗可减轻流感症状,缩短病程,降低重症流感的病死率。药物治疗主要是奥司他韦。接种流感疫苗是预防流感最有效的手段。

第三节 麻 疹

麻疹(measles)是麻疹病毒感染引起的具有高度传染性出疹性呼吸道传染病。发病前有麻疹接触史,以发热、喷嚏、流涕、结膜炎、口腔有麻疹黏膜斑(Köplik spots)及特殊的斑丘疹为特征。此外,还有一些不典型的,如轻型麻疹、重型麻疹、非典型麻疹综合征、无皮疹麻疹及麻疹并发症等。

一、病原学

麻疹病毒为有包膜的单链 RNA 病毒,属副黏病毒科麻疹病毒属,病毒颗粒由外膜和核心组成,基因组为单股负链 RNA,含包膜蛋白 M、血凝素 H、融合蛋白 F 及三种核衣壳蛋白 N、P 和 L。麻疹病毒体外生存力弱,对热、酸、强光、干燥及一般消毒剂均敏感,但耐干燥、寒冷。

患者是唯一传染源,主要通过呼吸道飞沫或直接接触污感染者的鼻咽分泌物,无患病史和麻疹免疫史的人群普遍易感。

二、病理

麻疹病毒侵入机体,在感染后第 2~3 天,形成第一次病毒血症,然后在局部或末梢网状内皮系统繁殖,更多病毒再次入血形成第二次病毒血症(感染后第 5~7 天),从前驱症状到皮疹出现 3~5 天内在患者鼻咽、口腔、血液和尿液中均能分离出麻疹病毒。

血液中单核细胞是主要的受感染细胞,在呼吸道和淋巴样组织中可见有核和细胞浆内包涵体的多核巨细胞。整个呼吸道系统的感染造成特征性的咳嗽和鼻卡他症状,对呼吸道普遍的损害和纤毛的丧失可引起肺炎及中耳炎。

三、诊断要点

(一) 临床表现
1. 典型麻疹:前驱期 6~21 天,中位数 13 天。

(1) 前驱期(出疹前期):持续 3~4 天,有发热、流涕、喷嚏、咳嗽、流泪、畏光、结膜炎,体温最高可达 39~40℃,口腔黏膜粗糙,颊黏膜处有 0.5~1mm 大小白色或者灰白色小点,称麻疹黏膜斑(Köplik spots)但不是每一例患者均出现麻疹黏膜斑。

(2) 出疹期:多在发热 2~4 天后出现,持续 3~5 天。出疹顺序:耳后发际、前额→颜面、颈部→躯干→四肢→手掌、足底。自上而下,由近及远,皮疹为淡红色斑丘疹,后期可部分融合成暗红色,少数为出血性,疹间皮肤正常。出疹后第 4 天,皮疹开始按出疹顺序开始消退,出疹时全身及呼吸道症状加重,体温更高,可出现咳嗽、呼吸急促、嗜睡等症状。

(3) 恢复期:皮疹消退,伴糠麸样细小脱屑并有浅褐色色素沉着。体温下降,全身及呼吸道症状好转。整个病程大约 10 天。
2. 其他类型麻疹

(1) 轻型麻疹:见于体内已有免疫力的患者。

主要特点潜伏期延长,症状轻,轻型麻疹患者的病情不具有高度传染性。

(2) 重型麻疹:反复高热,持续高热在 40℃ 以上,也可出现严重肺炎或惊厥、昏迷等表现。
3. 并发症

(1) 呼吸道并发症:肺炎、喉炎、中耳炎、鼻窦炎和颈淋巴结炎的细菌性重叠感染最为常见。肺炎的多数病例是病毒性的,近年来肺炎克雷伯菌、大肠埃希菌、铜绿假单胞菌等革兰氏阴性杆菌为儿童麻疹合并重症肺炎的主要病原菌。麻疹并细菌性肺炎常较严重,易发展为重症肺炎、气胸、呼吸窘迫症,病死率高。

(2) 脑炎:麻疹脑炎发病率为 0.1%,常发生于出疹后 1 周,也可见前驱期或恢复期,与麻疹轻重无关,约 15% 在 1~2 周内,1/4~1/3 的患儿可发生瘫痪和智力障碍等后遗症。亚急性硬化性全脑炎发病率为 1/100 万,主要见于幼时患过麻疹的年长儿童。表现为致死性慢性进行性脑退行性病变,先见智力和情绪改变,不久发生阵挛性肌肉抽搐,最后是去大脑强直状态。血清抗体效价很高,脑组织中病毒抗原阳性。

(3) 胃肠道并发症:包括胃肠炎、肝炎、阑尾炎、回结肠炎和肠系膜淋巴结炎。

(4) 营养不良及维生素 A 缺乏症:对胃肠功能紊乱、喂养护理不当者,可致营养不良和维生素 A 缺乏。

(二) 实验室检查
1. 血常规检查　白细胞总数下降,淋巴细胞增多,伴细菌感染时白细胞总数升高。
2. 血清学检查　IgM(补体结合抗体)可作为早期诊断指标,IgG 双份血清升高 ≥4 倍为阳性,可作流行病学调查或回顾性诊断标准。
3. 病原学检查　病毒分离少用,病毒抗原检测用于早期诊断。

四、鉴别诊断

麻疹应与其他发热出疹性疾病鉴别,如风疹、幼儿急疹、猩红热、肠道病毒感染、传染性单核细胞增多症、川崎病、药物疹等(表 19-3-1)。

表 19-3-1　麻疹与风疹、幼儿急疹及猩红热的鉴别表

疾病	病原	全身症状与其他特征	皮疹特点	前驱期
麻疹	麻疹病毒	呼吸道卡他症状,结膜炎,发热第 2~3 天出现麻疹黏膜斑	红色斑丘疹,自头面部至颈、躯干、四肢,疹退后有色素沉着及细小脱屑	3~4 天
风疹	风疹病毒	全身症状轻,耳后、枕部淋巴结肿大并有触痛	面部至躯干、四肢,斑丘疹,疹间有正常皮肤,退疹后无色素沉着及脱屑	半天至 1 天
幼儿急疹	人疱疹病毒 6 型	一般情况好,高热时可有惊厥,耳后淋巴结肿大,常伴有轻度腹泻	红色细小密集斑丘疹,头面部、颈及躯干多见,四肢少,1 天出齐,次日开始消退	3~5 天
猩红热	乙型溶血性链球菌	高热,中毒症状重,咽峡炎,杨梅舌,环口苍白圈,扁桃体炎	皮肤弥漫性充血,上有密集针尖大小丘疹,持续 2~3 天后退疹,退后伴大片状脱皮	1~2 天

1. 麻疹与肠道病毒感染鉴别　后者夏季多见,前驱期短,皮疹少且在较短时间内出齐。

2. 麻疹与传染性单核细胞增多症鉴别　后者表现为发热、咽峡炎和淋巴结肿大三联症,外周血淋巴细胞数和异型淋巴细胞明显增多。

3. 麻疹与川崎病鉴别　川崎病表现有发热、皮疹、颈部淋巴结肿大、球结膜充血、口咽部弥漫性充血、杨梅舌、口唇皲裂、指 / 趾端硬性水肿和脱皮。

4. 麻疹与药疹鉴别　有相关药物使用史,皮疹多样且瘙痒明显。

五、治疗要点

无特效抗病毒药物,主要为加强护理,防治并发症。包括一般治疗、对症治疗、抗病毒治疗、并发症治疗及中医治疗。

(一) 一般治疗

患者应隔离至出疹后 5 天,有并发症 10 天。居室通风,温度、湿度适宜,休息,多饮水,给予富营养、易消化的饮食。

(二) 对症治疗

高热:酌用退热剂及物理降温,忌退热过猛;对并发中耳炎或细菌性肺炎的患儿适当使用抗生素治疗,对并发脑炎的病例,需严密监测,尤其是颅内压的监测。

(三) 抗病毒治疗

无特效抗病毒药物。利巴韦林 10~15mg(kg·d),肌内注射或静脉滴注。

(四) 并发症治疗

1. 支气管肺炎　合并细菌感染时应使用抗菌药物,合并真菌感染时抗真菌治疗。尽早行痰培养 + 药敏试验。吸氧,输液。

2. 急性喉炎　抗菌,镇静,超声雾化,吸氧,解除喉梗阻(气管插管或切开)。

3. 脑炎　保持呼吸道通畅,吸氧,镇静,脱水,呼吸机治疗等。

六、预后

轻型及无并发症者大多数可顺利恢复,预后良好;有基础疾病和重型麻疹病情常较重,易发生严重并发症,如果不及时发现或处理不当,则预后不良,病死率高,可遗留肺功能不良或神经系统后遗症等。

七、预防

预防接种为主的综合措施。

(一) 管理传染源

隔离患者,接触者检疫 3 周,曾被动免疫者检疫 4 周。

(二) 切断传播途径

减少公众活动,患者逗留过的房间用紫外线消毒或通风半小时,衣物阳光下暴晒或用肥皂水清洗。

(三) 保护易感者

1. 主动免疫　易感者接种麻腮风疫苗,8 月龄时初种,7 岁时复种。在麻疹流行地区,在接触麻疹后头 2 天内行应急接种,可防止发病或减轻症状。免疫效果:85%~95% 可产生保护性抗体。

2. 被动免疫　对象:年幼、体弱、麻疹接触者。在接触麻疹后 5 天内肌内注射丙种球蛋白 3ml 或 0.25ml/kg,可预防发病;5 天后肌内注射只能减轻症状。免疫期为 3~8 周。

(朱力逄,李双杰)

【专家点评】

　　麻疹是儿科常见的发热出疹性疾病,应与其他发热出疹性疾病相鉴别。随着我国计划免疫麻疹疫苗的广泛接种,典型麻疹病例已很少见,但前几年仍有区域性流行。麻疹属于急性呼吸道感染性疾病,传染性强,及时发现临床病例、早期隔离是预防麻疹传播的关键。麻疹的常见并发症有肺炎、喉炎,是引起麻疹患儿死亡的重要原因。麻疹病毒只有一种血清型,只要坚持预防接种为主的综合预防措施,彻底消灭麻疹是可能的。广泛使用麻疹疫苗后,麻疹发病率及死亡率大幅下降,一些国家和地区已经消灭了麻疹。

第四节 百 日 咳

　　百日咳是一种具有高度传染性的急性呼吸道疾病,其临床特征为阵发性痉挛性咳嗽及阵咳终末出现吸气鸡鸣样回声。如未经治疗,病程可迁延2~3个月。本病传染性较强,5岁以下儿童多见,近年来婴幼儿百日咳有上升趋势,且年龄越小病情越重,可因肺炎、脑病危及生命。

一、病因

　　吸入带有百日咳杆菌的空气而致病。百日咳杆菌属鲍特杆菌属,为革兰氏阴性的短小球杆菌,需氧,无鞭毛,有荚膜。侵入呼吸道黏膜在纤毛上皮进行繁殖,使纤毛麻痹,上皮细胞坏死;坏死脱落的上皮、炎性渗出物及黏液排出障碍,堆聚潴留,不断刺激神经末梢,导致痉挛性咳嗽。支气管阻塞也可引起肺不张或肺气肿等。

二、病理

　　百日咳杆菌引起的病理改变主要在气管、支气管黏膜,鼻黏膜可存在病变,主要表现为上皮细胞坏死变性,胞浆出现空泡,胞核碎裂、溶解、细胞死亡、脱落。上皮的中层和基底层有多核细胞及单核细胞浸润。支气管及肺泡周围淋巴细胞和粒细胞聚集,形成间质炎症。并发脑病时有脑组织充血水肿,神经细胞变性及多处小出血灶。分泌物可引起不同程度的呼吸道阻塞,可出现肺不张、肺气肿、支气管扩张等,易并发感染。长期剧烈咳嗽可引起肺泡破裂,严重的可出现皮下气肿或纵隔气肿;痉挛性咳嗽可使脑部缺血缺氧、充血水肿等而引起百日咳脑部病变,甚至引起颅内出血等。

三、诊断要点

(一)流行病学史

　　3周内接触过百日咳患者,或该地区有百日咳流行。早期患者缺乏特征性表现和体征,对有咳嗽者应注意询问当地百日咳的流行情况、接触史及预防接种史。

(二)临床表现

　　潜伏期2~21天,一般为7~14天,典型临床经过分3期。

　　1. 痉咳前期(卡他期) 自起病至出现痉挛性咳嗽,约7~14天,可表现为轻微咳嗽、喷嚏、流涕、流泪、结膜充血,类似感冒症状,此期传染性最强,但治疗效果也最好,若能及时治疗,往往可以有效地控制本病的发展。

　　2. 痉咳期 痉咳前期未能有效控制,患者出现明显的阵发性、痉挛性咳嗽,一般持续2~6周,亦可达2个月以上。咳嗽特点是成串的、频繁不间断的痉挛性咳嗽,伴一次深长吸气,此时由于咳嗽而造成胸腔内负压,加之吸气时,声带仍处于痉挛缩窄状态,空气气流快速地通过痉挛狭窄的声门而发出一种高音调的鸡鸣样吸气性回声,如此反复发作,直至咳出大量黏稠痰液和呕吐胃内容物而止。随疾病的进展,痉咳频率及严重程度逐渐增减,由于剧咳可导致眼睑及颜面充血水肿、口唇发绀、呼吸暂停、眼结膜充血、鼻出血、脐疝、气胸,甚至颅内出血。

3. 恢复期　一般持续 2~3 周,咳嗽频繁和严重程度逐渐减轻,但病情可反复,再次出现痉咳,常可迁延不愈,持续数月。

(三)实验室检查

1. 血常规检查　发病早期外周血白细胞计数及淋巴细胞分类升高,痉挛期增高最为明显,白细胞总数可达 $(20\sim50)\times10^9/L$ 或更高,以淋巴细胞为主,比例为 60%~90%。有继发感染时,中性粒细胞可增高。

2. 病原学检查

(1)百日咳杆菌培养:采用咽试子或咳碟法培养,早期阳性率较高。

(2)核酸检测:取鼻咽分泌物,采用聚合酶链反应技术检测百日咳杆菌 DNA,可快速、敏感、特异诊断百日咳。

(3)血清学检查:留取急性期和恢复期双份血清,用酶联免疫吸附方法,检测特异性抗体,主要用于回顾性诊断。另外,单份血清中百日咳特异性 IgM 抗体,有助于对疾病作出早期诊断。

四、治疗要点

(一)一般治疗

按呼吸道传染病隔离,保持室内安静、空气新鲜,以及适当的温度、湿度,避免嘈杂和刺激。痰多者要及时吸痰。婴儿容易突然窒息,尤其是在夜间,故应有专人守护。一旦发生窒息,应及时按窒息紧急处理。适当镇静,减少患儿恐惧、忧虑和烦躁,避免诱发痉挛性咳嗽,可选用苯巴比妥 2~3mg/kg,或氯丙嗪 0.5~1.0mg/kg,每天 2~3 口服。

(二)抗生素治疗

发病早期应用抗生素治疗,效果较好,可以减轻痉咳或预防痉咳发生;进入痉咳期后,抗生素使用不能缩短病程,但可以缩短排菌时间和预防继发感染。<1 月龄的婴儿,推荐首选阿奇霉素 10mg/(kg·d),使用 5 天。≥1 月龄婴儿则可使用任一种大环内酯类抗生素,红霉素 30~50mg/(kg·d),每天 3 次,口服或静脉应用,14 天为一疗程;或者克拉霉素 15mg/(kg·d),分 2 次口服,7 天为一疗程;如使用红霉素静脉滴注 1 个疗程症状无改善时,可考虑复方新诺明 50mg/(kg·d),分 2 次口服,疗程 3~5 天,值得注意的是,因其可与胆红素竞争在血浆蛋白上的结合部位,增加新生儿胆红素脑病的危险,故 2 月龄以下婴儿禁用,使用前还需除外葡萄糖 -6- 磷酸脱氢酶缺乏症。

(三)肾上腺皮激素

重症患儿可以使用泼尼松,1~2mg/(kg·d),疗程 3~5 天,能减轻症状和缩短病程,但要注意该药的副作用。

(四)百日咳免疫球蛋白

一般用 1.25~2.5ml(400μg/ml),肌内注射,每天 1 次,连用 3~5 天,适用于重症患儿,能减少痉咳次数和缩短痉咳期。

(五)其他治疗

1. 合并肺实变和 / 或肺不张时,可以采取体位引流、吸痰,必要时用支气管镜排出局部堵塞的分泌物。

2. 百日咳脑病易出现惊厥,除给予有效抗生素治疗外,还需应用镇静剂,可选用苯巴比妥 5mg/kg 肌内注射,或地西泮 0.1~0.3mg/kg 肌内注射或静脉注射。难以控制的惊厥可选用异戊巴比妥钠 5mg/kg,稀释后静脉注射或采用冬眠疗法。出现脑水肿者静脉应用 20% 甘露醇或山梨醇 1~2g/kg。必要时可应用地塞米松静脉注射,有减轻脑水肿的作用,可防止脑疝出现。

(六)中医中药治疗

1. 辨证论治

(1)前驱期

[主证]伤风感冒症状 2~3 日后咳嗽加剧,咯痰不爽,入夜尤甚,苔薄黄,脉浮数。

[治法]疏风宣肺化痰。

[方药]桑菊饮加减:桑叶、菊花、牛蒡子、杏仁、桔梗、连翘、薄荷、百部、甘草。

(2)痉咳期

[主证]连咳不已,伴鸡鸣样吸气声,必待吐出痰涎食物后痉咳方可暂止,反复发作,日轻夜重,或伴目赤鼻出血,苔黄腻,脉滑数。

[治法]泻肺止咳涤痰。

[方药]桑白皮汤加减:桑白皮、黄芩、川贝母、法夏、杏仁、苏子、栀子、白僵蚕、蜈蚣、枇杷叶、白茅根。

（3）恢复期

〔主证〕咳嗽渐减，时有干呛，汗多神疲，舌淡红，苔薄净，脉细弱。

〔治法〕润肺健脾。

〔方药〕沙参麦冬汤合人参五味子汤加减：太子参、沙参、麦冬、玉竹、桑叶、天花粉、茯苓、白术、甘草、大枣、五味子。

2. 单方验方

（1）紫皮大蒜制成 50% 糖浆，每次 5~10ml，每天 3 次口服，>5 岁酌加量。疗程 7 天。

（2）敷贴疗法：用百部、黄连、白及、麻黄、矮地茶、甘草各 90g，芦根 180g，每 500g 药中加 1 500g 麻油，煎后去渣，制成膏药，在气户、身柱、双侧库房等每穴贴 1 张，4 天更换 1 次。

五、预后

与患儿年龄、一般健康状况及并发症的有无等因素有关，1 岁以下婴儿，尤其是 3 个月以下婴儿并发百日咳脑病、支气管肺炎者预后较差。

六、预防

（一）管理传染源

及早发现患者并进行隔离，隔离期自有效抗生素治疗 5 天或发病起 40 天或痉咳出现后 30 天。密切接触者应隔离检疫 21 天。

（二）切断传播途径

室内通风换气，每日用紫外线消毒病房。

（三）保护易感人群

1. 主动免疫　接种百白破（百日咳、白喉、破伤风）三联疫苗。自出生 3~6 个月开始预防接种。剂量为 0.5ml、0.5ml、0.5ml，每隔 4~6 周皮下注射一次。有过敏史、惊厥史及急性病者禁用。

2. 被动免疫　百日咳免疫球蛋白内含高效价抗毒素及特异性免疫球蛋白，可用于脑病患儿。

3. 药物预防　对无免疫力但有百日咳接触史的患儿可用红霉素、复方新诺明进行预防，连续用药 7~10 天。

（朱力逢）

【专家点评】

百日咳有很强的传染性，可引起流行。尽管我国实行计划免疫广泛接种疫苗，但近年来婴幼儿百日咳仍有上升趋势，且年龄越小病情往往越重，可因肺炎、脑病危及生命，需引起临床关注。

第五节　水　痘

水痘是由水痘-带状疱疹病毒感染所致，多见于儿童，临床表现为全身斑疹、丘疹、水疱、结痂同时出现。全年均可发生，冬春季高发。

一、病因

水痘-带状疱疹病毒属于疱疹病毒科 α 亚科，是双链 DNA 病毒，呈球形，直径 150~200nm，存在于疱疹液与上呼吸道黏膜中，水痘患者是唯一的传染源，主要通过呼吸道飞沫和直接接触传播，也可通过被疱疹液污染的玩具传播，疱疹完全结痂后方没有传染性。水痘传染性强，人群普遍易感。病后可获得持久免疫力，但可再患带状疱疹。

二、病理

病毒进入呼吸道后首先在呼吸道黏膜细胞增殖，2~3 天后进入血液，产生病毒血症，随后在单核-巨噬细胞系统内增殖后再次入血,形成第二次病毒血症,并向全身扩散,引起相应器官病变。主要累及皮肤,皮疹的分批出现与病毒间歇性入血有关。出现皮疹1~4天后机体产生特异性抗体,随着病毒血症消失皮肤症状缓解。皮肤改变主要是细胞肿胀伴气球样变,组织液渗入形成疱疹,疱液含有大量病毒,水痘疱液开始透明,随着上皮细胞脱落伴随炎性细胞浸润,疱内液体变浊变少,最后上皮细胞再生形成结痂,痂皮脱落后一般不留痕迹。儿童初次感染水痘-带状疱疹病毒时表现为水痘,痊愈后获得持久免疫力。有部分病毒可经神经纤维传入,潜伏于脊髓北侧神经根和三叉神经节的神经细胞内,形成慢性潜伏感染,成年后形成慢性反复带状疱疹。

三、诊断要点

(一)临床表现

潜伏期10~21天,典型病例分为两期:

1. 前驱期　婴幼儿常无症状或症状轻微,可有低热、易激惹、拒奶等;年长儿可表现为畏寒、发热、咽痛、头痛、食欲减退等症状,24~48小时后出现皮疹。

2. 出疹期　出诊顺序:先是躯干部,随后是头面部及四肢,呈向心性分布,四肢皮疹较少。开始为红色斑疹,数小时形成丘疹随后发展为疱疹,疱疹常伴有瘙痒,1~2天后疱疹从中心开始干枯、结痂,水痘为自限性疾病,一般1周左右痊愈,不留瘢痕。如继发感染,形成脓疱,则结痂时间延长。

(二)实验室检查

1. 血常规检查　白细胞总数正常或稍高,淋巴细胞分类增高。

2. 病原学检查

(1)抗原检测:对病变皮肤刮取物,可用免疫荧光法检查病毒抗原。

(2)核酸检测:用聚合酶链反应(PCR)检测患者呼吸道上皮细胞和外周血白细胞中的病毒DNA,可早期快速诊断。

(三)并发症

1. 皮肤继发感染　如皮肤化脓感染、丹毒、蜂窝织炎等。

2. 肺炎　多见于继发细菌感染。轻者可无临床表现,仅X线显示肺部有弥漫性浸润;重者表现为咳嗽、胸痛、呼吸困难等;严重者24~48小时发展为呼吸衰竭致死。

3. 脑炎　多见于出疹后1周左右,脑脊液呈病毒性脑炎改变,预后较好;严重者可遗留神经系统后遗症。

4. 肝炎　表现为转氨酶轻度升高。

四、诊断与鉴别诊断

(一)诊断

水痘根据皮疹特点可临床诊断。

(二)鉴别诊断

1. 手足口病　由肠道病毒感染所致,皮疹主要见于手、足、臀部及口腔,与水痘向心性分布不同。

2. 脓疱疹　为细菌感染所致,常见于鼻唇周或四肢暴露部位,由疱疹继而发展为脓疱,最后结痂,无全身症状。

3. 丘疹样荨麻疹　婴幼儿多见,为皮肤过敏所致,四肢和躯干部皮肤分批出现红色丘疹,顶端有小疱,周围无红晕,不结痂,不累及口腔与头部。

五、治疗要点

(一)一般治疗

隔离至疱疹结痂为止。高热时可用对乙酰氨基酚退热,不主张用阿司匹林(防止发生瑞氏综合征),注意休息,补充水分,给予易消化食物。注意皮肤清洁,避免搔抓以防继发细菌感染。皮肤瘙痒者可涂炉甘石洗剂,疱疹破裂后擦抗生素软膏。

(二)抗病毒治疗

首选阿昔洛韦口服,每天600~800mg,分次服用,疗程10天。皮疹出现24小时内开始服用可缩短病程。另外,还可用干扰素。

(三)防治并发症

继发细菌感染时用抗生素,出现脑水肿脱水治疗。不宜使用糖皮质激素。

(四)中医中药治疗

1. 辨证论治

(1)风热轻证

〔主证〕疹色红润,疱浆清亮,根盘红晕不明显,点粒稀疏,伴有喷嚏及咳嗽,舌苔薄黄,脉浮数。

〔治法〕疏风清热解毒。

〔方药〕银翘散加减：银花、连翘、竹叶、薄荷、牛蒡子、芦根、桔梗、荆芥、淡豆豉、甘草、蒲公英、野菊花。

(2)毒热重证

〔主证〕壮热不退，疹色紫暗，疱浆混浊，分布较密，根盘红晕较著，舌苔黄燥而干，质红或红绛，脉洪数。

〔治法〕清热凉营解毒。

〔方药〕清胃解毒汤加减：升麻、黄连、黄芩、生石膏、生地、丹皮、甘草、紫草、栀子。

2. 其他疗法 皮疹抓破可用青黛散外扑。口腔溃疡可用冰硼散涂患处，每天2~3次。

六、预后

一般预后好，结痂后不留瘢痕。重症或并发脑炎者可遗留后遗症，甚至死亡。

七、预防

所有患者应隔离至疱疹结痂为止。接种水痘减毒活疫苗有预防作用。免疫功能低下者如有接触史可肌内注射免疫球蛋白。

（康美华）

【专家点评】

1. 水痘主要通过呼吸道飞沫和直接接触传播，水痘患者是唯一的传染源，传染性强。及时发现临床病例、早期隔离是预防水痘传播的关键，所有患者应隔离至疱疹结痂为止。痊愈后可获得持久免疫力。

2. 早期易与其他出疹性疾病混淆，特别是不伴有发热时，应注意根据出疹情况鉴别。

第六节　流行性腮腺炎

流行性腮腺炎是由腮腺炎病毒感染引起的急性呼吸道传染病，是以腮腺肿痛为特点的非化脓性炎症。常见的并发症为脑炎、脑膜炎、睾丸炎或卵巢炎、胰腺炎等。

一、病因

流行性腮腺炎病毒为单链 RNA 病毒，抗原结构稳定，只有一个血清型。冬春季为发病高峰，全年散发。传染源为患者与隐性感染者，经空气飞沫传播，也可经被病毒污染的物品传播。腮腺肿大前1周到肿大后2周都有高度传染性。一次感染，包括隐性感染后可获得终身免疫。

二、病理

腮腺炎病毒经飞沫通过口鼻从呼吸道侵入人体，大量增殖后进入血液循环，产生病毒血症，播散至腮腺和中枢神经系统，引起腮腺炎、脑膜炎。随后病毒进一步复制，再次侵入血流产生第二次病毒血症，侵犯第一次病毒血症未受累的器官，如颌下腺、舌下腺、睾丸、胰腺等，引起相关器官的疾病炎性改变。

腮腺炎的病理特征是非化脓性炎症，腺体增大，周围组织充血红肿，腺体细胞发生肿胀、坏死，腮腺导管发生卡他性炎症，腺体间质有纤维素样渗出物和淋巴及少量中性粒细胞浸润,导致腮腺导管阻塞、扩张、淀粉酶潴留,唾液中的淀粉酶经淋巴入血,引起血清淀粉酶升高;从尿液中排出,导致尿淀粉酶升高。

三、诊断要点

(一) 临床表现

1. 潜伏期　潜伏期 2~3 周,平均 18 天。

2. 前驱期　少数患儿有发热、乏力、食欲减退等前驱症状。

3. 腮腺肿胀期　一般是一侧腮腺先肿大,以耳垂为中心,向周围扩大,肿痛明显,有触痛,局部皮温升高,无明显发红,与周围组织边界不清。腮腺肿大 2~3 天达高峰,1 周左右开始消退。早期腮腺管口红肿具有特异性,可累及颌下腺及舌下腺,部分病例仅有颌下腺肿胀而腮腺无肿胀。

(二) 并发症

流行性腮腺炎最常见的并发症为脑炎、脑膜炎,表现为发热、头痛、呕吐、嗜睡、颈项强直等。脑脊液检查细胞数数十到数百,淋巴细胞为主,糖、氯化物基本正常。预后一般良好。

睾丸炎多为单侧,常发生于腮腺肿大开始消退时,睾丸肿痛明显,多见于青少年,病程 10 天左右。卵巢炎发生率较低,症状较轻,可仅有腰酸、下腹压痛等,需与阑尾炎鉴别。

胰腺炎多发生于腮腺肿胀后 3~7 天,体温骤升,恶心、呕吐频繁,上腹剧烈疼痛等,因单纯腮腺炎也可致血、尿淀粉酶增高,如同时伴血清脂肪酶升高可协助诊断。

(三) 实验室检查

1. 常规检查　血常规、尿常规一般正常,有睾丸炎者白细胞可升高;出现肾损害可见蛋白尿与管型。

2. 血、尿淀粉酶测定　腮腺炎早期 90% 患者血、尿淀粉酶可升高,增高程度与腮腺肿胀程度成正比;如合并胰腺炎可同时出现血清脂肪酶升高。

3. 脑脊液检查　有腮腺炎但无脑膜炎症状、体征者,脑脊液可分离出腮腺炎病毒,约 50% 的患者脑脊液白细胞数轻度增高。

4. 病原检测

(1)抗体检查:特异性抗体一般在病程第 2 周才能检出,急性期抗体阴转阳或恢复期比急性期抗体滴度升高 4 倍以上有诊断价值。

(2)抗原检查:使用特异性抗体或单克隆抗体检测腮腺炎病毒抗原可帮助早期诊断。

四、诊断与鉴别诊断

(一) 诊断

腮腺肿胀明显,有明确腮腺炎接触史,除外其他原因后临床可诊断。外周血白细胞数正常或稍增高,计数以淋巴细胞为主,睾丸炎白细胞增高。血、尿淀粉酶轻度增高,淀粉酶增高程度与腮腺肿胀程度成正比,合并胰腺炎者血清脂肪酶升高。

(二) 鉴别诊断

1. 化脓性腮腺炎　主要是一侧腮腺肿大,可多次复发,且均见于同侧腮腺,不伴睾丸炎或卵巢炎。挤压腮腺管口可见脓液流出,外周血白细胞总数、中性粒细胞计数升高。抗生素治疗有效。

2. 其他病毒性腮腺炎　流感、副流感、腺病毒、肠道病毒均可导致腮腺炎,结合流行病学及血清学、病毒分离进行鉴别。

3. 局部淋巴结炎　耳前、耳后、颈部淋巴结炎多见于单侧,多伴有口腔、咽部炎症表现,淋巴结肿大不以耳垂为中心,压痛明显,边界清楚。

五、治疗要点

(一) 对症支持治疗

无特效抗病毒治疗,主要为对症支持治疗。避免食用酸性食物,有高热时可口服对乙酰氨基酚或布洛芬,配合物理降温。并发睾丸炎时可用丁字带或棉花垫将睾丸托起,局部冷敷可减轻疼痛。并发胰腺炎时禁食,静脉输注抗生素。脑炎、脑膜炎按照病毒性脑炎处理。

(二) 中医中药治疗

1. 辨证论治

(1)温毒在表

〔主证〕轻微发热恶寒,一侧或双侧腮部漫肿疼痛,咀嚼不便,或有咽红,舌质红,苔薄白或薄黄,脉浮数。

〔治法〕疏风清热,散结消肿。

〔方药〕银翘散加减:银花、连翘、竹叶、荆芥、牛蒡子、薄荷、桔梗、芦根、夏枯草、甘草。

(2)热毒蕴结

〔主证〕壮热烦躁,头痛,口渴引饮,食欲不振,或伴呕吐,腮部漫肿、胀痛、坚硬拒按,咀嚼困难,咽红肿痛,舌红苔黄,脉滑数。

〔治法〕清热解毒,软坚散结。

〔方药〕普济消毒饮加减:黄芩、黄连、连翘、板蓝根、牛蒡子、薄荷、僵蚕、玄参、马勃、桔梗、升麻、柴胡、甘草。

2. 其他疗法

(1)单方验方:轻症可选:①夏枯草15g、板蓝根15g,水煎,每天1剂,连服3~4天;②蒲公英30g、紫花地丁30g,水煎,每天1剂,连服3~4天;③夏枯草、菊花等量,泡茶服。

(2)药物外治:①如意金黄散或紫金锭用麻油调敷患处,每天2次;②新鲜仙人掌除刺剖开,捣烂外敷患处,每天2次;③蚯蚓20条、白糖100g,拌和,20分钟后即浸出溶液,搽患处,每天3次;④生大黄粉、青黛粉各等份,用蛋清调成糊状,外敷患处,每天1~3次。

(3)针刺疗法:取翳风、颊车、合谷强刺激。发热者加曲池、大椎;睾丸肿痛者加血海、三阴交,每天1次。

(4)灯火灸法:①点灼角孙穴法:用灯芯草蘸麻油少许,点燃,迅速烧灼患侧角孙穴,听到清脆"嗦"声即可,每天1次;②点灼耳穴:用火柴点燃,迅速烧灼耳穴"腮腺刺激点",燃火即时熄灭,每天1次,一般1~3次即可。

六、预后

本病大多预后良好。病死率为0.5%~2.3%,主要见于腮腺炎合并脑炎脑膜炎。

七、预防

1. 管理传染源 流行性腮腺炎患者隔离至腮腺肿胀完全消退。对于接触者应逐天检查,有可疑症状者应隔离治疗;集体儿童机构检疫3周。

2. 免疫接种 麻疹、腮腺炎、风疹三联疫苗接种抗体阳转率达96%,对自然感染腮腺炎的保护效果可达97%。

(康美华)

【专家点评】

流行性腮腺炎是一种自限性疾病,传染性强,注意隔离,如无并发症对症处理即可,出现脑炎脑膜炎按照病毒性脑炎处理。接种麻疹、腮腺炎、风疹三联疫苗为有效的预防手段。

第七节 猩 红 热

猩红热(scarlet fever)为A组β型溶血性链球菌感染引起的急性呼吸道传染病。其临床特征为突发高热、咽峡炎、全身弥漫性鲜红色点状皮疹和疹退后明显的脱屑。少数患者病后由于变态反应而出现心、肾、关节的损害。本病一年四季都有发生,尤以冬末春初流行。患者和未经有效抗菌治疗的带菌者是主要传染源,经由空气飞沫传播,也可经由皮肤伤口或产道感染。多见于3岁以上儿童。

一、病因

猩红热是A组β型溶血性链球菌感染所致。A组β型溶血性链球菌为球形或卵圆形,革兰氏阳性菌,可形成荚膜,无运动力,无芽孢和鞭毛,也称化脓性链球菌,可侵及人体任何部位,以侵及上呼吸道最常见。细菌本身菌体成分及其产生的毒素和蛋白酶,均参与致病过程,引起一系列化脓性、中毒性和变态反应性病变。链球菌多由呼吸道侵入人体,首先引起咽峡炎和扁桃体炎,在其产生的蛋白酶的作用下,使炎症扩散并引起组织坏死。同时由于细菌产生的致热外毒素(红疹毒素)的作用,可引起全身毒血症表现。

二、病理

A组β型溶血性链球菌在侵入部位的黏膜和淋巴组织不断产生毒素及细胞外酶,引起机体出现感染性、中毒性和变态反应性病变。

(一)化脓性病变

A组链球菌感染机体后主要通过细胞壁的脂壁酸黏附于咽部黏膜使局部产生炎性变化,因其M蛋白有抗吞噬作用而迅速繁殖,并产生溶血素、外毒素,使宿主细胞死亡,并通过破坏机体组织的防卫屏障,使感染扩散,引起局部和周围化脓性改变。可引起化脓性扁桃体炎、扁桃体周围脓肿、鼻旁窦炎、中耳炎、颈部淋巴结炎、蜂窝织炎等。少数可侵入血流引起败血症或其他部位的化脓性病灶。

(二)中毒性病变

病原菌所产生的红疹毒素及其他产物入血后可引起全身毒血症表现,如发热、头痛、食欲缺乏等,并可引起皮肤和黏膜血管充血、水肿,上皮细胞增殖,白细胞浸润,以毛囊周围最为明显,形成典型的猩红热样皮疹,最后表皮死亡脱落,形成"脱屑"。黏膜亦可见出血。肝、脾、淋巴结等器官可见不同程度的充血、脂肪变性。心肌可有混浊肿胀和变性,重者可坏死。肾脏呈间质性炎症。

(三)变态反应性病变

主要表现为心、肾及关节滑膜囊浆液性炎症,原因可能与A组溶血性链球菌某些型与受感染者心肌、肾小球基底膜或关节滑膜的抗原产生交叉免疫反应,也可能是形成了抗原抗体复合物沉积在上述部位而致免疫损伤。

三、诊断要点

(一)流行病学

1周内接触过猩红热或咽峡炎患者,或该地区有猩红热流行。常见于学龄前和学龄期儿童,冬末春初季节常见。

(二)临床表现

潜伏期1~7天,平均3天,分3期:

1. 前驱期 多骤起畏寒、发热,持续性发热,重者体温可升到39~40℃,伴头痛、咽痛、食欲减退、全身不适、恶心、呕吐等一般中毒症状。婴儿可有谵妄和惊厥。体检可见咽红肿,扁桃体上可见点状或片状分泌物;软腭充血水肿,并可有米粒大的红色斑疹或出血点,即黏膜内疹,一般先于皮疹出现。

2. 出疹期 皮疹为本病最重要的症候。一般于发病后24小时内出现,偶有迟至第5天出疹。此时体温最高,全身中毒症状明显。皮疹从耳后、颈部及上胸部开始,1天内即蔓延及胸、背、上肢,最后及于下肢,少数需经数天才蔓延及全身。典型的皮疹为在全身皮肤充血的基础上有猩红色弥漫性细小斑丘疹,压之褪色,去压后经数秒复现。偶有皮疹隆起如寒冷时所引起的"鸡皮疙瘩"状,抚摸有砂纸感,可在其顶端出现粟粒状小疱疹;中毒重者可有出血疹,患者常感瘙痒。在皮肤皱褶处如腋窝、肘窝、腹股沟部可见皮疹密集,色深红,间或有出血点,呈线状,称为"帕氏线"或"帕氏征"。面部充血潮红,但无皮疹,口鼻周围不充血,相形之下显得苍白,形成"口周苍白圈"或"环口苍白"征。皮疹一般在48小时内达到高峰,1周内消退,可出现颌下及颈部淋巴结肿大,有压痛,一般为非化脓性。

病初起时,舌苔厚白,舌乳头红肿,突出于白苔之上,以舌尖及边缘处为显著,称为"草莓舌"。2~3天后白苔开始脱落,舌面光滑呈肉红色,味蕾仍较明显,称"杨梅舌"。

3. 恢复期 1周末至第2周开始脱皮,脱皮部位的先后顺序与出疹的顺序一致,躯干常呈糠样脱屑。严重者四肢、手掌、足底可见片状脱皮,甲端皲裂样脱皮是典型表现。脱皮持续2~4周,不留色素沉着。部分严重患者可出现暂时性脱发。

4. 临床分型

(1)轻型:此型多见,95%以上的患者属于此型。表现为不发热、低热或中度发热,全身症状轻,咽部轻度充血,皮疹少、色淡、消退快,疹退后脱屑不明显,少数患者可有少量片状脱皮,整个病程2~3天,易被漏诊。

(2)中毒型:目前少见,临床表现主要为毒血症。全身中毒症状明显,高热、剧吐、头痛、出血性皮疹,甚至神志不清,可有中毒性心肌炎及周围循环衰竭、化脓性脑膜炎、中毒性休克、败血症等。此型病死率高。

(3)脓毒型：近年罕见，主要表现为严重的化脓性咽峡炎，咽峡局部黏膜坏死形成溃疡，有脓性假膜。可出现咽部脓肿，细菌扩散至邻近组织，形成化脓性并发症如化脓性中耳炎、鼻窦炎、乳突炎、颈淋巴结炎等。严重者可致败血症。

(4)外科型或产科型：病原菌由创口或产道侵入，局部先出现皮疹，由此波及全身，但无咽炎，全身症状大多较轻，预后好。

(三) 实验室检查

1. 一般检查　血常规白细胞计数和中性粒细胞比例均升高，白细胞计数可达$(10\sim20)\times10^9/L$，中性粒细胞可达 80% 以上，严重者胞浆中可见中毒颗粒，有化脓性并发症者更高。出疹后嗜酸性粒细胞增多，占 5%~10%。尿常规检查一般无明显异常，少数患者可出现肾脏变态反应的并发症，尿检可见尿蛋白、红细胞、白细胞及管型。

2. 细菌培养和抗原检测　咽拭子或其他病灶分泌物培养可有 A 组 β 型溶血性链球菌生长。但由于 10%~20% 的正常儿童咽部也可带有此菌，故阳性培养结果需结合临床考虑。也可用免疫荧光法检查咽拭子涂片进行快速诊断。近年采用快速 A 组链球菌抗原检测，敏感性为 60%~95%，特异性在 95% 以上，但要注意约 1/5 的患者可出现假阴性，故不能替代细菌培养。

四、鉴别诊断

(一) 与其他咽峡炎鉴别

在出皮疹前猩红热的咽峡炎与一般急性咽喉炎无法区别，主要通过细菌学检查进行鉴别。与白喉患者的咽峡炎鉴别，白喉患者的咽峡炎较轻，且假膜较坚韧且不易抹掉，而猩红热患者咽部脓性分泌物容易被抹掉。但要注意，猩红热与白喉有可能合并存在，所以应仔细进行细菌学检查鉴别。

(二) 与其他发疹性疾病的鉴别

1. 麻疹　病初有明显的上呼吸道卡他症状。皮疹在起病后 4 天出现，大小不等，形状不一，为暗红色斑丘疹，皮疹之间皮肤正常，面部皮疹多于躯干部。口腔颊黏膜处可见。

2. 风疹　起病第 1 天即出皮疹。为浅红色斑丘疹，开始呈麻疹样，很快增多且可融合成片，类似猩红热，但无弥漫性皮肤潮红。皮疹消退后无脱屑和色素沉着。咽部无炎症，常有耳后、枕后淋巴结肿大。

3. 药疹　有用药史。皮疹可呈多样化表现，既

有猩红热样皮疹，同时也有荨麻疹样皮疹，分布不均匀，感染中毒症状较轻，无咽峡炎症状。出疹顺序也不像猩红热那样由上而下，由躯干到四肢。无草莓舌和杨梅舌。病原菌培养阴性，停药后症状减轻。

4. 其他细菌感染　金黄色葡萄球菌、C 组链球菌也有能产生红斑毒素的菌株，其毒素的生物特性虽与 A 组链球菌的红斑毒素不相同，但引起的猩红热样皮疹则无明显区别。金黄色葡萄球菌感染的皮疹持续时间短暂，皮疹消退后全身中毒症状不减轻，病情进展快，预后差。鉴别主要依据细菌培养。

5. 川崎病　为多形性皮疹，可呈弥漫性红斑或麻疹样皮疹，以躯干部多见，伴球结膜充血、口唇皲裂、四肢末端肿胀脱皮、淋巴结肿大、杨梅舌等，抗生素治疗往往无效。

五、治疗要点

(一) 一般治疗

及时隔离患者至咽拭子培养阴性。对咽拭子培养持续阳性者应延长隔离期。急性期应卧床休息。咽痛明显者给予流质或半流质饮食，多喝水。保持口腔及皮肤清洁卫生，可用温盐水漱口，预防继发感染，高热不退者应积极物理或药物降温。

(二) 抗生素治疗

青霉素是治疗猩红热和一切链球菌感染的首选药物，化脓性链球菌至今对青霉素仍高度敏感，早期应用可迅速消灭病原菌，缩短病程，减少并发症，病情严重者可增加剂量。根据病情可口服或静脉使用，疗程至少 10 天。对青霉素过敏者可用红霉素、新大环内酯类或第 1、2 代头孢菌素，疗程 10 天。

(三) 对症治疗

对中毒型或脓毒型猩红热，除应用大剂量青霉素之外，还可适当给予糖皮质激素治疗，严重病例可给予静脉注射丙种球蛋白，并严密监护，维持水电解质及酸碱平衡。若发生感染中毒性休克，应积极抗休克治疗。对中耳炎、鼻窦炎、肾炎、心肌炎等并发症，给予积极治疗。如有组织坏死及脓肿形成，积极给予外科切除或切开引流。

(四) 中医中药治疗

1. 辨证论治

(1)邪侵肺卫

〔主证〕发热骤起，头痛畏寒，灼热无汗，咽部红肿疼痛，吞咽困难，皮肤潮红，可见隐约细小红点，状如锦纹。舌苔薄白或薄黄，舌质红，脉浮数。

〔治法〕辛凉宣透,清热利咽。

〔方药〕解肌透痧汤:桔梗、射干、牛蒡子、蝉衣、浮萍、荆芥、淡豆豉、甘草。

(2)毒在气营

〔主证〕壮热不解,面赤口渴,咽喉肿痛,糜烂白腐,皮疹密布,色红如丹,甚则色紫如瘀点。舌面光红起刺,状如杨梅,脉数有力。

〔治法〕清气凉营,泻火解毒。

〔方药〕凉营清气汤:水牛角、生石膏、黄连、生地、石斛、芦根、竹叶、玄参、连翘。

(3)痧后阴伤

〔主证〕丹痧布齐后 1~2 天,皮肤开始脱屑,诸症减轻,但留有低热,唇口干燥,或伴有干咳,食欲缺乏,舌红少津。

〔治法〕养阴生津,清热润喉。

〔方药〕沙参麦冬汤:沙参、麦冬、天花粉、玉竹、扁豆、桑叶、甘草。

2. 其他疗法

(1)中药成药;高热神昏可服用安宫牛黄丸、紫雪丹。

(2)中药外治:①咽喉肿腐可用冰硼散、锡类散、西瓜霜吹喉,若已溃烂可用金不换散、珠黄散吹喉,每天 2~3 次;②颈肿者可外敷冲和膏或紫金锭;③脱屑期可涂炉甘石洗剂。

六、预后

早发现、早治疗常能很快痊愈。体弱患儿可因病菌在体内扩散引起败血症、脑膜炎等。部分患者在恢复期可发生变态反应性疾病,如风湿热、急性肾小球肾炎等。

七、预防

1. 隔离传染源 对猩红热患者应及时隔离、治疗;猩红热流行期间,对可疑猩红热、急性咽炎和扁桃体炎患者,均应进行隔离治疗;对于带菌者可用常规治疗剂量的青霉素治疗,直至咽拭子培养转阴,以控制传染源。密切接触患者的易感儿需检疫 1 周。

2. 切断传播途径 疾病流行期间,应避免到拥挤的公共场所,尤其是儿童,经常开窗通风,保持室内空气流通。注意个人卫生,勤洗手,避免皮肤软组织感染等。

3. 保护易感者 对体弱患儿可预防性给予青霉素或头孢菌素口服。

4. 预防并发症 早期足量、足疗程的抗菌治疗,可有效预防风湿热和急性肾小球肾炎等发生。

(朱力逢,欧阳文献)

【专家点评】

猩红热是 A 组 β 型溶血性链球菌感染所致。可侵及人体任何部位,引起了一系列化脓性、中毒性和变态反应性病变。同时,由于细菌产生的红疹毒素,可引起全身毒血症表现。皮疹为本病最重要的症候,应与其他发疹性疾病相鉴别。

第八节 细菌性痢疾

细菌性痢疾简称菌痢,是由志贺菌引起的急性肠道传染病。临床特点是发热、腹痛、腹泻、里急后重及黏液脓血便。人群普遍易感,多见于 3 岁以上儿童,中毒型菌痢主要发生在 2~7 岁儿童。全年均可发生,夏秋季多发。可分为急性菌痢、中毒型菌痢及慢性菌痢。中毒型菌痢起病急骤,病情凶险,若抢救不当可迅速发生呼吸或循环衰竭而死亡。

一、病因

志贺菌属于肠杆菌科志贺菌属,为革兰氏阴性杆菌,可分痢疾志贺菌、福氏志贺菌、鲍氏志贺菌和宋内志贺菌。患者和带菌者是传染源。不典型患者及带菌者因症状轻或无症状,在疾病传播上有重要意义。病后带菌者亦有一定的传播作用。本病通过粪-口途径传播,病原菌污染食物、水、生活用品,或经手、生活接触及苍蝇等媒介传播致病。水源传播可致大规模暴发流行。

二、病理

肠道病变主要分布在回肠末端和结肠,以乙状结肠及直肠最为显著。以渗出性炎症为主,急性期肠黏膜表面可见大量黏液和渗出物,形成浅表糜烂或溃疡。黏膜溃疡可完全愈合。慢性患者因反复炎症和溃疡致肠壁增厚、息肉状增生、局部瘢痕组织,引起黏膜萎缩或肠腔狭窄。

三、诊断要点

(一)临床表现

潜伏期数小时至 7 天不等,平均 1~2 天。

1. 急性细菌性痢疾

(1)普通型(典型):起病急,高热、畏寒、恶心、呕吐,左下腹痛,腹泻。大便初为稀便,以后转为黏液脓血便,每天排便 10~20 次或更多,量少,有里急后重。

(2)轻型(非典型):全身中毒症状轻,低热或无明显发热。轻微腹泻,稀便或黏液便,无典型黏胨或脓血便。里急后重不明显,类似一般肠炎而易被误诊。

(3)中毒型菌痢:多见于 2~7 岁体质较好的儿童,起病急骤,全身中毒症状严重,高热或超高热,精神萎靡,迅速出现反复惊厥、昏迷及呼吸、循环衰竭。消化道症状早期常不明显,甚至无腹痛及腹泻表现,需用直肠拭子或生理盐水灌肠采集大便后才能发现大量脓细胞及红细胞。

1)脑型(呼吸衰竭型):可有脑水肿及颅内压升高,严重者可发生脑疝。患儿反复惊厥嗜睡继而昏迷。若抢救不及时,严重者可因脑疝及中枢性呼吸衰竭而死亡。

2)休克型(周围循环衰竭型):以感染性休克为主要表现。

3)混合型:具有以上两型的表现,为最凶险类型。

2. 慢性细菌性痢疾　病程迁延达 2 个月以上称为慢性菌痢。表现为腹泻迁延不愈,为黏胨软便或成形便带黏胨或少量脓血,时有腹痛、腹胀等症状。部分慢性患儿有时症状突然加重,呈急性发作表现,但全身中毒症状不明显。

(二)实验室检查

1. 血常规检查　白细胞总数(10~20)×10^9/L,以中性粒细胞为主,重症患者可有核左移。慢性患者有红细胞下降。发生 DIC 时,血小板减少明显。

2. 便常规检查　外观为黏液脓血便或黏胨便,镜检可见大量白细胞、脓细胞和少量红细胞,发现吞噬细胞有助于诊断。

3. 病原学检查　粪便培养有志贺菌生长。细菌培养在使用抗生素前取新鲜脓血便标本立即送检。及早、多次送检有助于提高培养的阳性率。

4. 核酸检测　采用核酸杂交或聚合酶链反应(PCR)检测标本中的细菌核酸,具有早期、快速的优点,适用于使用抗生素治疗后患者标本的检测。

四、鉴别诊断

典型细菌性痢疾诊断一般不困难。但临床有时需与其他疾病鉴别,见表 19-8-1、表 19-8-2。

表 19-8-1　急性细菌性痢疾鉴别诊断表

疾病	临床表现	大便常规	大便培养
其他细菌引起的肠道感染	与菌痢极为相似	与菌痢极为相似	不同的病原菌
急性阿米巴痢疾	起病缓慢,少有全身中毒症状,粪便多为果酱色黏液血便,血多、脓少,有腥臭味	粪便涂片可见阿米巴滋养体或包囊	阿米巴原虫
细菌性食物中毒	潜伏期短,呕吐、腹痛明显,黄色水样便或脓血样便。集体进食同一食物,多人同时发病	可见白细胞、红细胞	可疑食物、呕吐物、粪便中检出同一细菌
炎症性肠病	发热、腹痛、黏液便或脓血便。没有痢疾流行病史,可伴有贫血等肠道外表现,病程长者有营养不良	可见白细胞、红细胞	阴性

表 19-8-2 中毒型菌痢鉴别诊断表

疾病	临床表现	大便常规、脑脊液	大便培养
流行性乙型脑炎	起病及病情进展略缓，数日后出现昏迷或呼吸衰竭，休克少见	大便常规正常，脑脊液检查为病毒性脑膜炎改变	阴性
流行性脑脊髓膜炎	多发于冬末春初。发热、头痛、呕吐、惊厥、颈强直等中枢神经系统感染表现，皮肤可见瘀点、瘀斑	大便常规正常，脑脊液检查可为细菌性脑膜炎改变	阴性

五、治疗要点

本病重点在于控制感染，做好液体疗法和对症治疗。

（一）急性菌痢

1. 一般治疗　肠道隔离至临床症状消失，粪便连续培养 2 次阴性。中毒症状严重者应卧床休息，给予流质或半流质饮食，忌生冷、油腻及刺激性食物。呕吐严重者可短时禁食给予静脉输液。

2. 抗菌治疗　轻型菌痢可不用抗菌药物。抗生素选用应根据当地流行菌株药敏试验或患者大便培养药敏结果选择敏感抗生素；宜选择易被肠道吸收的口服药物，病情严重或不能口服时可用静脉注射抗菌药；抗菌疗程原则上不宜短于 5~7 天。常用药物：

（1）三代头孢菌素：如头孢曲松钠每天 100~150mg/kg，分 2 次静脉滴注；头孢噻肟钠 75~150mg/(kg·d)，每 8 小时 1 次，用于不能口服的患者；头孢克肟 3~6mg/(kg·d)，分 2 次口服。

（2）喹诺酮类药物：若三代头孢菌素过敏，可在家长知情同意情况下，严格掌握适应证使用。如左氧氟沙星，剂量为 10~15mg/(kg·d)，疗程不超过 7 天。

（3）利福昔明：是一种肠道抗生素，最大特点是口服在肠道内基本不被吸收，抗菌作用强，抗菌谱广。6~12 岁，每次 100~200mg，每天 4 次口服，疗程不超过 7 天；>12 岁，每次 200mg，每天 3~4 次口服，疗程不超过 7 天。

（4）黄连素：每天 10~20mg/kg，分 3 次口服，疗程 7 天。可减少肠道分泌，始终稳定保持中度敏感。

3. 对症治疗　轻度脱水可给予口服补盐液（ORS）冲服。呕吐、腹泻频繁者，给予静脉输液，维持水、电解质及酸碱平衡。高热者可用物理降温及退热药；呕吐者给予硫糖铝保护胃黏膜；腹痛轻者可给予山莨菪碱（654-2）口服，重者给予山莨菪碱肌内注射，每次 1mg/kg。

（二）中毒型菌痢

1. 抗菌治疗　可用三代头孢菌素如头孢曲松钠、头孢噻肟钠，待病情明显好转后改为口服，剂量和疗程同急性菌痢。

2. 对症治疗　高热伴烦躁、惊厥者，可给予氯丙嗪和异丙嗪各 1mg/kg 肌内注射。必要时静脉滴注。反复惊厥不止者，可选用地西泮、水合氯醛或苯巴比妥钠。

3. 抗休克治疗　充分液体复苏，扩容纠酸，维持水及电解质平衡。凡确诊为中毒型菌痢，均应尽早应用 654-2，越早用效果越好。654-2 原液静脉注射，轻症每次 0.5~1mg/kg，重度每次 1~2mg/kg。每 10~15 分钟静脉注射一次，直至面色变红润，呼吸、循环好转，然后延长到 0.5~1 小时静脉注射一次，如病情稳定则可停药观察。如病情又恶化，可再重复给药。如连用 10 次，病情仍不见好转，应分析原因。注意保护主要脏器心、脑、肾的功能。病情危重时可使用肾上腺皮质激素；有早期 DIC 表现者可给予肝素抗凝；休克患儿心功能多受损害，在首次快速输液后可常规用 1 次强心药物如毛花苷 C（已有心功能不全者则提前应用）。

4. 防治脑水肿和呼吸窘迫　伴有脑水肿时在采用 654-2 基础上应及时给予 20% 甘露醇降颅内压，当出现呼吸困难时给予氧疗，必要时给予机械通气治疗。

（三）慢性菌痢

1. 一般治疗　适当休息，饮食应富于营养，容易消化、吸收，补充各种维生素及微量元素，尤其是补锌。有营养不良、佝偻病者应加强支持疗法及相应处理。

2. 病原治疗　反复多次大便培养，最好根据药物敏感试验选用抗生素，通常联用 2 种不同类型药物或交叉用药连续治疗 2 个疗程。切忌盲目滥用抗生素，否则会造成肠道菌群紊乱，反使腹泻迁延不愈。

3. 微生态疗法　乳酸杆菌或双歧杆菌等微生态制剂治疗，可帮助恢复肠道内生态平衡以促进疾病恢复。

（四）中医中药治疗

1. 辨证论治

（1）疫毒痢

1）毒邪内闭

〔主证〕突然高热，恶心呕吐，烦躁谵妄，甚则反复惊厥，神志昏迷，或痢下脓血，小便黄赤，或虽无下痢但肛门指检可获黏液粪便，舌质红，苔黄厚或灰燥，脉滑数。

〔治法〕清肠解毒，泄热开窍。

〔方药〕黄连解毒汤加减：黄连、黄柏、黄芩、栀子、大黄、枳实、厚朴、白头翁、槟榔。

昏迷惊厥者，加钩藤 10g、水牛角 30g（先煎），研服至宝丹半粒。壮热不退者，加寒水石 15g、紫雪散 1.5g（吞）。恶心呕吐者，加玉枢丹 3g，分 2 次吞服。大便量少，或无粪便，肚腹作胀者，加生大黄 10g（后下）、枳实 10g。

2）内闭外脱

〔主证〕突然出现面色苍白或青灰，四肢厥冷，汗出不温，脉细数无力，口唇发绀，皮肤花纹。甚则呕吐咖啡样液体，呼吸浅促，节律不匀，目光无神，神志不清。

〔治法〕回阳救逆，益气固脱。

〔方药〕参附龙牡救逆汤加味：人参、附子、桂枝、龙骨、牡蛎、芍药、甘草。

（2）湿热痢

〔主证〕发热腹痛，里急后重，下痢赤白，肛门灼热，小便短赤，舌质红，苔腻微黄，脉滑数。

〔治法〕清热解毒，行气化浊。

〔方药〕白头翁汤合芍药汤加减：白头翁、黄连、黄柏、赤芍、白芍、当归、木香、槟榔、银花、马齿苋、大黄、生甘草。

（3）寒湿痢

〔主证〕痢下黏冻，白多赤少，或纯为白冻，腹痛肠鸣，里急后重，脘闷纳呆，舌淡红，苔白腻，脉沉缓。

〔治法〕温化寒湿。

〔方药〕理中汤合平胃散加减：苍术、白术、厚朴、炮姜、桂枝、茯苓、陈皮、槟榔、木香、枳壳。

（4）虚热痢

〔主证〕下痢迁延日久，午后低热，下痢赤白黏稠，里急欲便，量少难下，腹中热痛绵绵，心烦口干，形体消瘦，小便短黄，舌红苔少，脉细数。

〔治法〕养阴清热，和血止痢。

〔方药〕驻车丸加减：黄连、马齿苋、阿胶、当归、麦冬、白芍、乌梅、石榴皮、甘草。

（5）虚寒痢

〔主证〕下痢日久，便多黏液白沫，或淡红，或紫晦，甚则滑痢不止，腹痛绵绵，喜温喜按，神疲食少，四肢不温，舌淡苔白，脉沉细而迟。

〔治法〕温补脾肾，收涩固脱。

〔方药〕真人养脏汤加减：党参、白术、肉桂、当归、白芍、诃子、肉豆蔻、煨木香、茯苓、甘草。

（6）休息痢

〔主证〕下痢时发时止，或轻或重，日久难愈，面色萎黄，神疲乏力，纳呆，舌淡苔腻，脉细弱。

〔治法〕温中清肠，调气化滞。

〔方药〕连理汤加减：党参、白术、炮姜、黄连、马齿苋、槟榔、木香、枳实、茯苓、陈皮、山楂、甘草。

2. 其他疗法

（1）中药成药：寒湿痢可用藿香正气丸，湿热痢可用香连丸，高热、神昏、抽搐可选安宫牛黄丸、紫雪丹。

（2）单方验方：湿热痢可选下方之一：①马齿苋 30g、地锦草 30g，水煎服，每天 1 剂；②白头翁 30g、凤尾草 30g，水煎服，每天 1 剂；③生大蒜头，紫皮者佳，每天 1~2 个，或用 5% 大蒜浸液作保留灌肠；④绿茶碾末为丸，每次 2g，每天 4 次，或用 25% 浓茶汁 25ml，每天 4 次，内服。

（3）针灸疗法：取穴气海、日枢、上巨虚、足三里、大肠俞、神阙（灸）。发热加曲池、合谷；呕吐加中脘、内关；止惊加十二井、人中、百会。

六、预后

急性菌痢如果及时得到敏感的抗菌药治疗，可以很快痊愈，预后良好。重度营养不良、免疫功能低下患儿或者感染耐药菌株，可迁延不愈，带来严重后果。中毒型菌痢病情经过极为凶险，如治疗不及时，可很快发生呼吸和/或循环衰竭而死亡。

七、预防

及早发现菌痢患儿，做到早隔离、早治疗；注意卫生，饭前便后洗手；对集体儿童机构的炊事员、保育员定期查粪便，必要时做细菌培养，发现带菌者应及时处理；加强营养，及时处理合并症，如佝偻病和营养不良。

（康美华，刘静）

【专家点评】

1. 细菌性痢疾是一种常见的传染病,最好在使用抗生素前进行大便细菌培养及药敏试验,便于临床确诊和选择敏感有效的抗菌素治疗。
2. 做好家长的健康宣教,注意儿童饮食卫生,防止病从口入,做好消毒隔离。
3. 对中毒型菌痢救治有困难时,需及时转上级医院。

第九节 手足口病

手足口病(hand-foot-mouth disease,HFMD)是一种由肠道病毒感染引起的急性丙类传染病,5岁以下儿童多发,柯萨奇A组16型(CV-16)、肠道病毒71型(EV-71)最为常见。手足口病是全球性疾病,我国各地全年均有发生,近年报道病死率为(6.46~51.00)/10万。临床特征为手、足、口腔等部位的斑丘疹、疱疹。重症病例多由EV-71感染引起,表现为脑膜炎、脑炎、脑脊髓炎、神经源性肺水肿、循环障碍等。

手足口病流行无明显的地区性。一年四季均可发病,以春夏季节多见,而非肠道病毒感染全年均可散发。人是肠道病毒唯一宿主,患者和隐性感染者均为本病的传染源。各年龄组均可感染发病,但以≤3岁年龄组发病率最高。肠道病毒主要经粪-口和/或呼吸道飞沫传播,亦可经接触患者皮肤、黏膜疱疹液而感染。通常以发病后1周内传染性最强。人对肠道病毒普遍易感,显性感染和隐性感染后均可获得特异性免疫力,持续时间尚不明确。病毒的各型间无交叉免疫。

一、病因

手足口病的病原为肠道病毒,属于小RNA病毒科肠道病毒属,适合在湿热的环境下生存,各型之间无交叉免疫力。主要致病血清型包括柯萨奇病毒A组4~7、9、10、16型和B组1~3、5型,埃可病毒的部分血清型和肠道病毒71型(EV-A71)等,其中以CV-A16和EV-A71最为常见,重症及死亡病例多由EV-A71所致。部分地区CV-A6、CV-A10近年来有增多趋势。

二、传播途径

肠道病毒可通过感染者的粪便、咽喉分泌物、唾液和疱疹液等广泛传播。密切接触是手足口病重要的传播方式,接触被病毒污染的手、毛巾、手绢、牙杯、玩具、食具、奶具,以及床上用品、内衣等可引起感染;还可通过呼吸道飞沫传播;饮用或食入被病毒污染的水和食物亦可导致感染。

三、病理

肠道病毒主要在扁桃体、咽部和肠道的淋巴结大量复制后释放入血液,可进一步播散到皮肤及黏膜、神经系统、呼吸系统、心脏、肝、胰、肾上腺等,引起相应组织和器官发生一系列炎症反应,导致相应的临床表现。少数病例因神经系统受累导致血管舒缩功能紊乱及IL-10、IL-13等炎性介质大量释放引起心肺衰竭。口腔溃疡性损伤和皮肤斑丘疹为手足口病的特征性病变。EV-A71感染所致的中枢神经系统病变以脑炎、脑干脑炎、脑膜脑炎、脑脊髓炎为主要病理学特征。呼吸系统表现为肺淤血和不同程度的神经源性肺水肿及肺出血。消化系统黏膜上皮未见病变,回肠末端黏膜固有层和黏膜下层内淋巴组织显著增生,淋巴滤泡内细胞凋亡严重。

四、诊断要点

(一)临床表现

潜伏期一般为2~10天,平均3~5天。根据疾

病的发生发展过程,分为以下 5 期:

第 1 期(出疹期):主要表现为发热,手、足、口、臀等部位出疹(斑丘疹、丘疹、小疱疹),可伴有咳嗽、流涕、食欲缺乏等症状。皮疹周围有炎性红晕,疱疹内液体较少,不疼不痒,皮疹恢复时不结痂、不留疤。不典型皮疹通常小、厚、硬、少,有时可见瘀点、瘀斑。部分病例仅表现为皮疹或疱疹性咽峡炎,个别病例可无皮疹。绝大多数病例在此期痊愈,属于手足口病普通型。

第 2 期(神经系统受累期):少数病例可出现中枢神经系统损害,多发生在病程 1~5 天内,表现为精神差、嗜睡、吸吮无力、易惊、头痛、呕吐、烦躁、肢体抖动、肌无力、颈项强直等。此期病例大多数可痊愈,属于手足口病重症病例重型。

第 3 期(心肺功能衰竭前期):多发生在病程 5 天内,表现为心率和呼吸增快、出冷汗、皮肤花纹、四肢发凉、血压升高。此期属于手足口病重症病例危重型,降低病死率的关键在于及时发现上述表现并予以正确治疗。

第 4 期(心肺功能衰竭期):病情继续发展,可在第 3 期的基础上迅速出现心动过速(个别患儿心动过缓)、呼吸急促、口唇发绀,咳粉红色泡沫痰或血性液体,持续血压降低或休克。亦有病例主要表现为严重脑功能衰竭,神经源性肺水肿表现不明显,可出现频繁抽搐、严重意识障碍及中枢性呼吸循环衰竭等。此期病例病死率较高,属于手足口病重症病例危重型。

第 5 期(恢复期):体温逐渐恢复正常,对血管活性药物的依赖逐渐减少,神经系统受累症状和心肺功能逐渐恢复,少数可遗留神经系统后遗症状。部分病例(多见于 CV-A6、CV-A10 感染者)在病后 2~4 周有脱甲的症状,新甲于 1~2 个月后长出。

(二)辅助检查

1. 血常规检查　多数病例白细胞计数正常,部分病例白细胞计数、中性粒细胞比例可明显升高。

2. 炎症标志物检查　部分病例 C 反应蛋白(C-reactive protein,CRP)可升高;血清淀粉样蛋白 A(serum amyloid A,SAA)在感染急性期,可早于 CRP 出现明显升高至正常水平的 20 倍,在重症患者中甚至高达 1 000 倍以上。

3. 血生化检查　部分病例可有轻度丙氨酸氨基转移酶(ALT)、天门冬氨酸氨基转移酶(AST)、肌酸激酶同工酶(CK-MB)升高,重症、危重症病例可

有肌钙蛋白(cTnI)、血糖、乳酸升高。

4. 脑脊液检查　神经系统受累时符合病毒性脑膜炎和 / 或脑炎改变,表现为外观清亮,压力增高,白细胞计数增多,以单核细胞为主(早期以多核细胞升高为主),蛋白正常或轻度增多,糖和氯化物正常。

5. 病原学检查　临床样本(咽拭子、粪便或肛拭子、血液等标本)肠道病毒特异性核酸检测阳性或分离出肠道病毒。

6. 血清学检查　急性期血清相关肠道病毒 IgM 抗体阳性。恢复期血清 CV-A16、EV-A71 或其他相关肠道病毒的中和抗体比急性期有 4 倍及以上升高。

7. 胸片检查　轻症患儿肺部无明显异常。重症及危重症患儿并发神经源性肺水肿时,两肺野透亮度减低,磨玻璃样改变,局限或广泛分布的斑片状、大片状阴影,进展迅速。

(三)诊断标准

结合流行病学史、临床表现和病原学检查作出诊断。

1. 临床诊断病例　在流行季节发病,常见于学龄前儿童、婴幼儿,在当地托幼机构及周围人群有手足口病流行,发病前与手足口病患儿有直接或间接接触史。符合上述临床表现。极少数病例皮疹不典型,部分病例仅表现为脑炎或脑膜炎等,需结合病原学或血清学检查结果诊断。

2. 确诊病例　临床诊断病例具有下列之一者即可确诊。

(1)肠道病毒(CV-A16、EV-A71 等)特异性核酸检查阳性。

(2)分离出肠道病毒,并鉴定为 CV-A16、EV-A71 或其他可引起手足口病的肠道病毒。

(3)急性期血清相关病毒 IgM 抗体阳性。

(4)恢复期血清相关肠道病毒的中和抗体比急性期有 4 倍及以上升高。

3. 重症病例早期识别　年龄 3 岁以下、病程 3 天以内和 EV-A71 感染为重症高危因素,下列指标提示患儿可能发展为重症病例危重型:

(1)持续高热:体温大于 39℃,持续 3 天以上。

(2)神经系统表现:出现精神萎靡、头痛、呕吐、易惊、肢体抖动、站立或坐立不稳等。

(3)呼吸异常:呼吸增快或节律不整,安静状态下呼吸频率超过 30~40 次 /min。

(4)循环功能障碍:心率增快(＞160 次 /min)、

出冷汗、四肢末梢发凉、皮肤发花、血压升高、毛细血管再充盈时间延长（>2秒）。

（5）外周血白细胞计数升高：外周血白细胞计数 ≥ 15×10^9/L，除外其他感染因素。

（6）血糖升高：血糖>8.3mmol/L。

（7）血乳酸升高：血乳酸 ≥ 2.0mmol/L。

五、鉴别诊断

（一）普通病例

需要与其他儿童出疹性疾病鉴别，如丘疹性荨麻疹、水痘、不典型麻疹、幼儿急疹、风疹及川崎病等鉴别。

（二）重症病例

1. 与其他中枢神经系统感染鉴别　其他病毒如单纯疱疹病毒、巨细胞病毒、EB病毒等所致中枢神经系统感染的表现可与重症手足口病相似，皮疹不典型者，应该结合流行病学史并尽快留取标本，进行肠道病毒尤其是EV-A71的病毒学检查，结合病原学或血清学检查作出诊断。

2. 与重症肺炎鉴别　重症病例可发生神经源性肺水肿，应与重症肺炎鉴别。肺炎患儿一般无皮疹，胸片可见肺实变病灶、肺不张及胸腔积液等。

六、治疗要点

（一）一般治疗

1. 注意隔离，避免交叉感染；适当休息，清淡饮食，做好口腔和皮肤护理。

2. 可采用中西医结合治疗积极控制高热。

3. 惊厥病例需要及时止惊，同时需严密监测生命体征，做好呼吸支持准备。如无静脉通路可首选咪达唑仑肌内注射，0.1~0.3mg/kg，体重<40kg者，最大剂量每次不超过5mg，体重>40kg者，最大剂量每次不超过10mg；地西泮缓慢静脉注射，0.3~0.5mg/kg，最大剂量每次不超过10mg，注射速度1~2mg/min；还可使用水合氯醛灌肠抗惊厥。

4. 注意保持呼吸道通畅，必要时吸氧。

5. 注意营养支持，维持水、电解质平衡。

（二）病因治疗

目前尚无特效抗肠道病毒药物。早期使用干扰素-α喷雾或雾化可有一定疗效，推荐方案：

IFN-α喷雾剂：喷于患儿口腔病变、咽部、双侧扁桃体及皮肤患处，以覆盖整个创面为宜，每1~2小时给药1次，100万IU/d，第一天剂量可加倍，建议疗程3~7天。对于重症手足口病患儿经权衡利弊后，可慎重使用利巴韦林10~15mg/(kg·d)，分2次静脉滴注，疗程3~5天，但使用过程中要密切关注其不良反应和生殖毒性。不可使用阿昔洛韦、更昔洛韦、单磷酸阿糖腺苷等药物治疗。

（三）神经系统受累治疗

1. 限制入量　给予生理需要量60~80ml/(kg·d)（脱水剂不计算在内），建议匀速给予，即2.5~3.0ml/(kg·h)，注意维持血压稳定。

2. 降颅压　给予20%甘露醇0.25~1.0g/kg，每4~8小时一次，20~3分钟快速静脉注射，根据病情调整给药间隔时间及剂量。必要时加用呋塞米。

3. 静脉注射用丙种球蛋白　第2期不建议常规使用静脉注射用丙种球蛋白。有脑脊髓炎和持续高热等表现者，以及危重病例可酌情使用，剂量1.0g/(kg·d)，连用2天。

4. 糖皮质激素　有脑脊髓炎和持续高热等表现者，以及危重病例可酌情使用。可选用甲基泼尼松龙1~2mg/(kg·d)，或氢化可的松3~5mg/(kg·d)，或地塞米松0.2~0.5mg/(kg·d)，一般疗程3~5天。

（四）恢复期治疗

避免继发呼吸道等感染；进行康复治疗及护理或中西医结合治疗，以促进各脏器功能，尤其是神经系统功能的恢复。

（五）中医中药治疗

手足口病属于中医"温病"范畴，湿热疫毒经口鼻而入，发于手足，上熏口咽，外透肌肤，发为疱疹，并见发热、倦怠、恶心、便秘等症状；或邪毒内陷，出现高热、抖动、肢体痿软，甚则发生喘、脱，危及生命。

婴幼儿系稚阴稚阳之体，感受疫毒后，病情变化迅速，宜早发现，早治疗，防变证。

1. 辨证施治

（1）常证

1）邪犯肺卫

〔主证〕发热，口腔黏膜出现散在疱疹，手、足和臀部出现斑丘疹、疱疹，疱疹周围可有红晕，伴咽痛、流涎、倦怠、纳差，大便多秘结，舌淡红或红，苔腻，脉数，指纹红紫。

〔治法〕清热解毒，化湿透邪。

〔方药〕甘露消毒丹加减：金银花、野菊花、黄连、生石膏（先下）、知母、紫草、白茅根、青蒿、藿香、生甘草，药物用量根据患儿年龄、体重、病情等酌定。

加减：①高热、抖动、易惊加羚羊角粉冲服；②便秘加生大黄；③咽喉痛加元参、板蓝根；④咳嗽加杏仁、枇杷叶。

2）湿热毒盛

〔主证〕高热不退，汗少，疹出不畅，嗜睡易惊，呕吐，肌肉瞤动，或见肢体痿软、无力，甚则昏睡等，舌红，苔厚腻，脉细数，指纹紫暗。

〔治法〕清热凉营，解毒祛湿。

〔方药〕清瘟败毒饮加减：生石膏、生大黄、栀子、滑石（包煎）、寒水石、桂枝、生龙骨、生牡蛎、赤石脂、广地龙、全蝎、羚羊角粉（冲服），药物用量根据患儿年龄、体重、病情等酌定。

中成药：紫雪丹或新雪丹等。

（2）变证

邪伤心肺

〔主证〕发热，喘促，面色苍白晦暗，口唇发绀，四肢厥逆、冷汗出，或口吐白色、粉红色或血性泡沫液（痰），舌质紫暗，脉细数或迟缓，或脉微欲绝。

〔治法〕回阳救逆。

〔方药〕参附龙骨牡蛎汤加减：人参、炮附子、山萸肉、煅龙骨、煅牡蛎，药物用量根据患儿年龄、体重、病情等酌定。

重症患儿发病急，传变快，应密切观察病情变化，有针对性地加强中西医结合救治工作。

（3）中医药外治法：口咽部疱疹：可选用西瓜霜、双料喉风散、冰硼散等，蜜调外涂敷用，1天2~3次。

七、预后

普通病例预后良好，自然病程1周左右。危重病例，积极救治，也可痊愈，但病死率较高，生存者可有语言、运动与智力障碍等后遗症。

八、预防

（一）控制传染源

早发现感染病例，及时采取隔离措施。普通病例居家隔离，重症病例定点收治医院隔离治疗，隔离期为14天。

（二）阻断传播途径

加强本病的疫情监测，幼儿集体单位做好晨检，及时发现疑似病例。环境消毒，倡导勤洗手，不让儿童喝生水，吃生冷食物。儿童玩具和常接触到的物品应当定期进行清洁消毒。避免儿童与患手足口病儿童密切接触。医院加强预检，设立专门诊区和防止交叉感染，严格执行手卫生，加强诊疗区域环境和物品的消毒，选择中效或高效消毒剂如含氯（溴）消毒剂等进行消毒，75%乙醇和5%来苏对肠道病毒无效。

（三）保护易感人群

接种EV-A71疫苗。接种对象为6个月至5岁儿童，剂量0.5ml，上臂三角肌肌内注射，1个月后再重复接种一次。

（周瑜，刘潇，李双杰）

【专家点评】

1. 手足口病普通型病例属于自限性疾病，经对症处理可自愈，预后良好无后遗症。但重症病例常因并发严重的并发症，且进展迅速而危及生命。因此，早期识别重症病例，采用及时正确的治疗是抢救成功并减少后遗症的关键。

2. 基层医生主要是针对手足口病普通型进行临床治疗，对于皮疹不典型甚至无皮疹的病例，血清学炎症标志物检测有助于鉴别诊断和判断疾病的严重程度并指导用药。

3. 重症病例诊疗关键在于及时准确地识别第2期和第3期，阻止发展为第4期。基层医生早期识别出重症病例后，应及时转诊到有救治条件的医院。

第十节　传染性单核细胞增多症

传染性单核细胞增多症是由 EB 病毒原发感染所致,主要临床症状为发热、咽扁桃体炎和颈淋巴结肿大,可合并肝脾大、外周血异型淋巴细胞增高。本病是一种良性自限性疾病,多数预后良好。少数可出现上气道梗阻、脑炎、脑膜炎、心肌炎、溶血性贫血、血小板减少性紫癜,极少数可出现噬血综合征等严重并发症。

一、病因

EB 病毒(Epstein-Barr virus,EBV)属于疱疹病毒科 γ 亚科中嗜人类淋巴滤泡的疱疹病毒。EBV 在正常人群中感染非常普遍,约 90% 以上的成人血清 EBV 抗体阳性。原发性 EBV 感染为患者首次感染,其典型表现为传染性单核细胞增多症,感染后病毒在记忆性 B 淋巴细胞间潜伏感染,可无症状感染或不典型临床症状,此时可成为传染源。EBV 再激活是指机体免疫功能受到抑制和某些因素促发下 EB 病毒有明显的嗜淋巴组织特性,在黏膜下淋巴组织、扁桃体及腺样体等淋巴器官增殖,主要通过唾液传播,也可经输血传染。

二、病理

EB 病毒经口侵入人体,先在咽部淋巴组织内复制,当 EB 病毒与鼻咽部细胞的 CD21 受体结合后,可导致细胞基因活化而影响细胞周期,此外,还可进入血液中与 B 淋巴细胞结合,引起 B 细胞对 T 淋巴细胞的作用发生改变,成为细胞毒性 T 淋巴细胞,进而参与免疫损伤,引起器官功能异常。

三、诊断要点

(一) 临床表现

发病的高峰年龄在 4~6 岁,潜伏期平均为 4~8 周。

1. 前驱表现　起病或急或缓,半数有前驱症状,表现为乏力、头痛、鼻塞、恶心、食欲缺乏等。

2. 典型表现

(1)发热:热型不定,一般波动在 38~39℃,亦可高达 40℃ 以上,呈弛张、不规则或稽留热型,持续约 1 周。

(2)淋巴结肿大:淋巴结急性肿大为本病的特征之一,肿大部位主要在双侧前后颈部、腋窝、肱骨内上髁等处,直径约 1~4cm。一般数天、数周内逐渐缩小。

(3)咽峡炎:80% 以上患儿可出现咽痛及咽峡炎症状,上腭瘀点,扁桃体充血肿大,陷窝可见白色渗出物,可形成假膜。

(4)肝脾大:20% 病例可有肝大、肝区压痛,约 10% 出现黄疸。在发病 1 周多可触及脾脏 1~3cm,伴轻压痛,2~3 周后脾脏即逐渐缩小。

(5)皮疹:出现率低于 10%,可出现多样性皮疹,如红斑、斑丘疹或麻疹,无特异性疹型。

(6)眼睑水肿:15%~25% 的病例可有眼睑水肿。

3. 并发症

(1)肝脏:多有肝酶增高,少数伴黄疸,甚至可发生肝衰竭。

(2)神经系统:脑炎、脑膜炎、吉兰-巴雷综合征、横贯性脊髓炎等,大多可恢复,但为本病死亡的首要原因。

(3)血液系统:自身免疫性溶血、噬血细胞综合征、轻度血小板减少症和自限性粒细胞减少症也较常见。

(4)脾破裂:很少见,多发生于病程第 2~3 周。

(5)心脏:不常见,有心电图异常、心肌炎和心包炎。

(6)其他:间质性肺炎、眼部异常(结膜炎、视神经炎、视网膜炎等)、肾脏病变(肾炎、肾综、溶血性尿毒综合征)、腮腺炎、中耳炎、睾丸炎等。

(二) 实验室检查

1. 血常规检查　白细胞减少或增多,淋巴细胞总数增高,高达 5×10^9/L,其中非典型性淋巴细胞增多达 1×10^9/L 以上,异形淋巴细胞>10%。

2. EB 病毒特异性抗体检测

(1)抗衣壳抗体:分 IgM 及 IgG 两型,分别出现在本病的急性期及恢复期,IgM 可维持 4~6 周,IgG 可终身存在。

(2)抗早期抗原抗体:一般维持 2 个月至 3 年。

(3)抗核心抗原抗体:出现在发病后 4~6 周,可持续终身。

3. EB 病毒 DNA 检测　聚合酶链反应进行检测发现血清中高浓度的 EB 病毒 DNA,提示存在病毒血症。

(三) 诊断标准

1. 临床诊断病例　发热、咽峡炎、颈淋巴结肿大、肝大、脾大、眼睑水肿中任意 3 项,同时外周血异型淋巴细胞比例 ≥10%。

2. 实验室确诊病例　上述六大临床表现中任意 3 项及以下实验检查中任意 1 项:

(1) 抗 EBV-CA-IgM 和抗 EBV-CA-IgG 抗体阳性,且抗 EBV-NA-IgG 阴性。

(2) 抗 EBV-CA-IgM 阴性,但抗 EBV-CA-IgG 抗体阳性,且为低亲合力抗体。

(3) 双份血清抗 EBV-CA-IgG 抗体滴度 4 倍以上升高。

四、鉴别诊断

1. 巨细胞病毒、鼠弓形体及肝炎病毒等所致的类传染性单核细胞增多症　临床表现典型而血清嗜异凝集反应为阴性,EB 病毒特异性抗体也为阴性。

2. 链球菌咽峡炎　扁桃体有白色膜状分泌物,易误诊为化脓性扁桃体炎,如按链球菌咽峡炎治疗 48~72 小时后发热等症状仍无缓解应考虑该病。

3. 病毒性肝炎　出现黄疸、肝大、转氨酶升高者需注意鉴别。

4. 早期出现严重并发症,特别是发生在典型传染性单核细胞增多症表现出现之前,易因突出的器官或系统损害而误诊为其他疾病,应动态监测血象及 EBV 抗体。

5. 本病继发其他疾病,如川崎病、噬血细胞综合征、类风湿关节炎等。这些疾病可在本病急性阶段发生,更多见于慢性活动性 EB 病毒感染。综合分析,必要时诊断性治疗。

五、治疗要点

本病无特效治疗,以对症及支持治疗为主。

(一) 一般治疗

急性期应卧床休息,加强护理,避免发生严重并发症。如肝功能损害明显应卧床休息,并按病毒性肝炎治疗;脾显著增大时尤应避免剧烈运动,以防破裂。

(二) 抗生素治疗

对本病无效,如合并细菌感染,可使用敏感抗生素,忌用氨苄西林和阿莫西林,以免引起皮疹,加重病情。

(三) 抗病毒治疗

在疾病早期,可以考虑使用抗病毒药物,如阿昔洛韦、更昔洛韦、泛昔洛韦。此类药物通过抑制病毒多聚酶,终止 DNA 链的延伸。首选更昔洛韦 5mg/kg,12 小时一次,疗程 5~7 天。

(四) 肾上腺皮质激素

1. 严重病例并发有持续高热、咽喉部梗阻或脾肿痛症状明显者可短期应用,疗程 3~7 天。

2. 发生心肌炎、心包炎、严重肝炎、溶血性贫血或因血小板减少性紫癜并有出血及神经系统并发症者,疗程 2 周。选用泼尼松 1mg/(kg·d),最大量 <60mg/d,第 2 周逐渐减量停用。

(五) 防治脾破裂

避免任何可能挤压或撞击脾脏的动作。

1. 限制或避免运动,由于脾脏的病理改变恢复很慢,因此,患儿尤其是青少年应在症状改善 2~3 个月,甚至 6 个月后才能剧烈运动。

2. 进行腹部体格检查时动作要轻柔。

3. 注意处理便秘。

4. 患儿应尽量少用阿司匹林降温,因其可能诱发脾破裂及血小板减少。

(六) 中医中药治疗

1. 辨证论治

(1)温邪袭表

〔主证〕发热咽痛,扁桃体红肿,颈淋巴结大,或见皮疹,舌质红,苔薄黄,脉浮数。

〔治法〕辛凉解表,清热达邪。

〔方药〕银翘散加减:银花、连翘、薄荷、牛蒡子、桔梗、蝉蜕、玄参、板蓝根、菊花、浙贝母。

(2)热毒炽盛

〔主证〕壮热不退,烦躁口渴,咽喉肿痛,甚则溃烂,神萎嗜睡,甚或神昏谵语,颈强抽搐,大便干结,小便黄赤,舌红苔黄,脉弦数。

〔治法〕解毒利咽,清心开窍。

〔方药〕普济消毒饮加减:黄芩、黄连、玄参、柴胡、桔梗、连翘、板蓝根、马勃、牛蒡子、僵蚕、蒲公英、钩藤。

神昏加安宫牛黄丸,抽搐加紫雪丹。

(3)肝胆湿热

〔主证〕发热缠绵,身倦乏力,肢体困重,脘痞腹胀,恶心呕吐,甚或身目俱黄,肝脾大,小便短黄,舌质红,苔黄腻,脉濡滑。

〔治法〕清热利湿,疏肝利胆。

〔方药〕龙胆泻肝汤加减:龙胆草、茵陈、柴胡、泽泻、黄芩、山栀子、车前子、生地、当归、青蒿、竹茹、郁金、甘草。

(4)正虚邪恋

〔主证〕低热盗汗,消瘦纳呆,面色不华,神疲气短,肝脾尚大,舌质淡紫,脉细无力。

〔治法〕补益气血,清解余邪。

〔方药〕八珍汤加减:太子参、黄芪、白术、茯苓、当归、生地、赤芍、玄参、牡蛎、地骨皮、银柴胡、丹参、甘草、海藻、昆布。

2. 其他疗法 淋巴结肿痛明显可敷如意金黄散或消炎散。

六、预后

本病预后良好,病死率小于1%,主要死因为脾破裂、心肌炎或严重并发症,如噬血细胞综合征、脑干脑炎等。有先天性免疫缺陷者一旦感染本病,预后差。

七、预防

本病尚无有效的预防措施,急性期可进行呼吸道隔离、口腔分泌物及其污染物的消毒处理,严格筛选献血员和器官移植的供体。

(朱力逢)

【专家点评】

1. 传染性单核细胞增多症属于自限性疾病,病程7~10天,对症处理多能自愈,不需要进行过多的干预治疗,预后良好。

2. 如果经对症处理仍持续高热不退,且感染中毒症状较重,注意并发症及重症,需及时转诊。

第二十章

儿童急救

第一节　危急重症的识别

　　儿童与成人不同,就诊时多不能准确表达不适,且器官功能储备有限,病情进展难以预料和控制,当出现危急重症状态而没有有效识别及时干预时,患儿可能在短时间内死亡,易引发医患矛盾。且对于危急重患儿的识别和危重程度评估关系到治疗策略、预后评价、疗效判定等诸多方面。早期识别危急重症可以改善疗效、降低医疗风险和提高患者家属满意度。

　　接诊时详细的病史采集和仔细的体格检查是识别危急重症患儿的首要步骤,儿科医护人员应认识急重症患儿病情演变规律,掌握如何识别急重症患儿的知识技能。我们将从危重症异常的症状和/或体征着手,把危重症患儿识别出来并及时干预处理。

一、体温

　　应注意体温升降的方式、发热的程度、发热的类型及发热伴随症状,休克或极度衰弱患儿体温可不升反降,必须予以重视。体温过高(41℃以上)或过低(35℃以下),提示病情严重。

　　1. 是否过高或过低　低热 37.3~38℃;中等38.1~39℃;高热 39.1~41℃;超高热>41℃。

　　2. 四肢是否温暖　四肢末端冰凉往往提示循环不良或存在休克状态。

　　3. 体温维持情况　注意热型和热程等。

二、皮肤

　　1. 是否红润　皮肤苍白、青紫、花纹亦提示循环不良或存在休克状态。

　　2. 有无出血点、瘀斑、黄疸、水肿或皮疹等　提示出血性疾病、过敏、感染、DIC、脏器衰竭。

　　3. 有无压疮　提示有感染或外伤等。

三、意识状态

　　精神或意识状态变化是评估急危重症患儿最为客观的指标。凡能影响大脑功能的疾病皆能引起意识状态的改变,如兴奋、恐惧、不安、焦虑、抑郁及不同程度的意识障碍等。根据其程度分为清醒、嗜睡、意识模糊、谵妄、昏睡、浅昏迷、深昏迷。

　　1. 清醒状态　被检查者对自身及周围环境的认识能力良好,应包括正确的时间定向、地点定向和人物定向。当问诊者问及姓名、年龄、地点、时刻等问题时,被检查者能作出正确回答。

　　2. 嗜睡状态　是一种以意识清晰度降低为主的意识障碍,指意识清醒程度降低较轻微,呼叫或推动患者肢体,可立即清醒,并能进行一些简短而正确的交谈或做一些简单的动作,但刺激一消失又入睡。此时,患者吞咽、瞳孔、角膜等反射均存在。

　　3. 意识模糊　指意识障碍的程度较嗜睡深,对外界刺激不能清晰地认识;空间和时间定向力障碍;理解力、判断力迟钝,或发生错误;记忆模糊,近记忆力更差;对现实环境的印象模糊不清,常有思维不连贯、思维活动迟钝等。一般来说,患者有时间和地点定向障碍时,即为意识模糊。

　　4. 昏睡状态　意识清晰度降低较意识模糊状态为深,呼喊或推动肢体不能引起反应。用手指压迫患儿眶上缘内侧(或针刺患儿手足)时,患儿面部肌肉可引起防御反射。虽在强烈刺激下可被唤醒,但很快又再入睡。醒时答话含糊或答非所问。此时,深反射亢进,震颤及不自主运动,角膜、睫毛等反射减弱,但对光反射仍存在。

5. 昏迷　是严重的意识障碍,表现为意识持续的中断或完全丧失。按其昏迷程度可分为三阶段(表 20-1-1)。

表 20-1-1　改良 Glasgow 昏迷评分表

功能测定			评分
0~23 月龄	2~5 岁	>5 岁	
最佳语言反应			
微笑、发声	适当的单词、短语	能定向说话	5
哭闹、可安慰	词语不当	不能定向	4
持续哭闹、尖叫	持续哭闹、尖叫	语言不当	3
呻吟、不安	呻吟	语言难于理解	2
无反应	无反应	无反应	1
<1 岁	≥1 岁		评分
睁眼			
自发	自发		4
声音刺激时	声音刺激时		3
疼痛刺激时	疼痛刺激时		2
刺激后无反应	刺激后无反应		1
最佳运动反应			
自发	服从命令动作		6
因局部疼痛而动	因局部疼痛而动		5
因疼痛而呈屈曲回缩	因疼痛而呈屈曲回缩		4
因疼痛而呈屈曲反应(似去皮层强直)	因疼痛而呈屈曲反应(似去皮层强直)		3
因疼痛而呈伸展反应(似去大脑强直)	因疼痛而呈伸展反应(似去大脑强直)		2
无运动反应	无运动反应		1

备注:最高分为 15 分,表示意识清楚;12~14 分为轻度意识障碍;9~11 分为中度意识障碍;8 分以下为昏迷;分数越低则意识障碍越重。

(1)轻度昏迷:意识大部分丧失,无自主运动,对声、光刺激无反应,对疼痛刺激尚可出现痛苦的表情或肢体的退缩等防御反应。角膜反射等部分反射存在。

(2)中度昏迷:对周围事物及各种刺激均无反应,对于剧烈刺激可出现防御反射。角膜反射减弱,眼球无转动。

(3)重度昏迷:全身肌肉松弛,对各种刺激全无反应。深、浅反射均消失。

四、呼吸系统

呼吸频率、节律是否规则。

1. 呼吸频率　与年龄呈负相关,在兴奋、焦虑、运动、疼痛、发热时增快。

WHO 推荐的儿童气促定义:2 月龄>60 次/min,~12 月龄>50 次/min,>1 岁>40 次/min。婴幼儿以腹膈式呼吸为主,后逐渐转化为胸腹式呼吸,7 岁后为混合式呼吸。几种异常呼吸节律:

(1)Kussmaul 呼吸:多见于严重代谢性酸中毒时,表现为深而慢的呼吸,如糖尿病酮症酸中毒等。

(2)潮式呼吸:又称 Cheye-stokesi 呼吸,由浅慢变为深快,然后再由深快转为浅慢呼吸,之后出现一段呼吸暂停,又开始周期性呼吸。可能与脑缺血有关,多为严重疾病的前兆。

(3)间歇呼吸:又称 Biots 呼吸(毕欧氏呼吸),有规律呼吸几次后,突然停止一段时间,又开始如上呼吸,即周而复始间停呼吸,常是中枢神经系统严重受损的表现。

(4)抑制性呼吸:因胸部疼痛而致吸气相突然中断,呼吸运动突然短暂抑制,表情痛苦,呼吸节律较正常浅而快。

(5)叹息样呼吸:或抽泣样呼吸,双吸气,部分心因性疾病患儿或存在中枢神经系统疾病的患儿可出现(如 EV 病毒感染性脑炎)。

2. 呼吸是否费力、有无呻吟、点头状呼吸等,呼吸音是否有啰音。

三凹征:指吸气时,胸骨上窝、肋间隙、锁骨上窝凹陷,多提示上呼吸道梗阻或严重肺脏病变。

3. 吸气状态　有无吸气时凹陷,鼻翼扇动。

(1)吸气性呼吸困难:气道阻塞,喉、气管、支气管的狭窄或阻塞;喉部疾患,急性喉炎、喉水肿、喉痉挛;气管疾病,异物、受压(甲状腺肿大、淋巴结肿大、主动脉瘤压迫表现为吸气时“三凹征”)。

(2)呼气性呼吸困难:肺泡弹性减弱和/或小支气管狭窄(痉挛或炎症)、支气管哮喘、喘息型慢性支气管炎、弥漫性泛细支气管炎。

特点：呼气费力、呼气时间延长而缓慢、伴干啰音。

（3）混合性呼吸困难：肺部病变广泛或胸腔病变压迫致呼吸面积减少，影响换气功能。

（4）是否需要呼吸机支持或 CPAP。

（5）有无气管插管。

（6）有无咳痰，痰液的量、颜色、性质，警惕血性泡沫痰等。

（7）呼出气体有无大蒜味、烂苹果味等。

五、心血管系统

1. 心率及心律（表 20-1-2）

表 20-1-2　各年龄小儿心率、呼吸次数平均值（次/min）

年龄	心率	呼吸	比值
新生儿	120~140	40~44	3:1
<1 岁	110~130	30~40	3~4:1
2~3 岁	100~120	25~30	3~4:1
4~7 岁	80~100	20~25	4:1
8~14 岁	70~90	18~20	4:1

（1）心动过速：安静时心率增快，婴儿>160 次/min，幼儿>140 次/min，儿童>120 次/min。系代偿表现，心率快可增加每分心输出量，但心率快时，舒张期明显缩短，致心室充盈减低，因而代偿有限。

（2）心动过缓：婴儿心率在 100 次/min 以下，1~6 岁在 80 次/min 以下，6 岁以上在 60 次/min 以下即可认为窦性心动过缓。

2. 心音　是否有杂音，杂音分级（6 级）。

3. 血压、脉压

（1）新生儿：70~50/30~40mmHg。

（2）1 岁以内小儿：收缩压 = 月 × 2+68（mmHg）。

（3）1 岁以上小儿：收缩压 = 月龄 × 2+80（mmHg）。舒张压 = 收缩压的 2/3。小儿血压高于以上标准 20mmHg 为高血压，低于以上标准 20mmHg 为低血压。

4. 外周循环情况　毛细血管再充盈时间。

六、消化系统

1. 是否有腹胀或胃肠型，有无呕血、便血等。

2. 是否排便，大便是否带脓血，是否有异味。

3. 是否有胃肠减压，减压液量、颜色、性质。

4. 听诊肠鸣音　减弱：低钾血症、肠麻痹；亢进：肠梗阻、肠炎等。

七、泌尿系统

1. 尿量、颜色、性质　生后最初 2 天内每天尿量 15~30ml/kg，其后 4 周内可增至每天 25~120ml/kg。一般而言，婴儿每天排尿量为 400~500ml，幼儿为 500~600ml，学龄前为 600~800ml，学龄儿为 800~1 400ml。

2. 是否有导尿管存在。

3. 是否有外生殖器畸形。

4. 有无水肿、高血压等表现。

八、神经、运动系统

1. 前囟是否饱满（脑炎、颅内压增高、发热）或凹陷（脱水）、颅缝有无分离。

2. 瞳孔反应　直接及间接对光反射、大小等。

3. 四肢肌张力高或低　腱反射亢进（上运动神经元损伤）、腱反射减弱（下运动神经元损伤、低钾血症）。

4. 对刺激的反应　昏迷、易惊、胡言乱语、答非所问等。

5. 哭声是否尖直或微弱。

6. 是否有抽搐（全身或局部）。

7. 病理征或脑膜刺激征是否阳性。

8. 其他。

识别儿童危急重症主要指及时识别出呼吸衰竭和休克的患者。无论发病初始是哪种原发病，当疾病恶化时，最终的共同路径是发生心肺衰竭，并可能出现呼吸心搏停止，而此时心肺复苏的成功率低，预后很差。若临床医生能根据患者临床表现快速判断出呼吸衰竭和休克，并及时处理，通常可以预防心搏呼吸停止的发生，改善患儿预后。对于已出现严重意识障碍、器官功能衰竭、致命性心律失常、严重水电解质紊乱的患儿，其危重病情明显，相对容易识别；而对"潜在危重症"的识别有一定难度，如呼吸功能不全（潜在呼吸衰竭）和代偿期休克。这类患儿若早期未被及时识别，其病情可能在短期内急转直下，导致严重后果。急诊接诊时可参照儿童危重症评分标准（表 20-1-3），根据分值早期客观识别出危重症；同时，在治疗过程中可以根据病情发展实际情况，反复评估患儿的危重程度。

表 20-1-3　儿童危重症评分标准

检查项目	测定值及表现		分值
	<1 岁	≥1 岁	
心率（次 /min）	<80 或>180	<60 或>160	4
	80~100 或 160~180	60~80 或 140~160	6
	其余	其余	10
血压（mmHg）	<55 或>130	<65 或>150	4
	55~65 或 100~130	65~75 或 130~150	6
	其余	其余	10
呼吸（次 /min）	<20 或>70 或明显节律不齐	<15 或>60 或明显节律不齐	4
	20~25 或 40~70	15~20 或 35~60	6
	其余	其余	10
PaO_2（mmHg）	<60		4
	50~70		6
	其余		10
pH	<7.25 或>7.55		4
	7.25~7.30 或 7.50~7.55		6
	其余		10
Na^+（mmol/L）	<120 或>160		4
	120~130 或 150~160		6
	其余		10
K^+（mmol/L）	<3.0 或>6.5	以下各项同左	4
	3.0~3.5 或 5.5~6.5		6
	其余		10
Cr（μmol/L）	>159		4
	106~159		6
	其余		10
BUN（mmol/L）	>14.3		4
	7.1~14.3		6
	其余		10
Hb（g/L）	<60		4
	60~90		6
	其余		10
胃肠系统	应激性溃疡出血及肠麻痹		4
	应激性消化道出血		6
	其余		10

备注：

1. 不适用于新生儿及慢性疾病的危重状态。

2. 首次评分应该在 24 小时内完成，根据病情变化可多次进行评分。每次评分应当依据最异常值评定病情危重程度。当某项测值正常临床考虑短期内化可能不大，取标本不方便时，可按测值正常对待进行评分。

3. ≤70 分，极危重；71~80 分危重；<80 分，非危重。

4. 不吸氧条件下测定血氧分压 PaO_2。

（董丽芬）

【专家点评】

　　详细的病史采集和仔细的体格检查是识别危急重症患儿的首要步骤。精神或意识状态变化是评估危急重症患儿最为客观的指标。熟练掌握并利用各类危急重症评分标准,结合科学规范的评估流程,客观评估患儿的危急重症程度,增强医生识别潜在危急重症的能力,做到及时正确救治及合理转运,可以减少医疗事故发生。

第二节　心　肺　复　苏

　　心肺骤停是指患儿突然呼吸及循环功能停止,如得不到即刻及时抢救复苏,4~6分钟后会造成患儿脑和其他人体重要器官组织的不可逆的损害,复苏每延迟1分钟,患者的死亡率升高3%。心肺复苏(cardiopulmonary resuscitation,CPR)是采用急救医学手段,使中断的呼吸、循环得以恢复的方法。复苏开展得越早,抢救成功率越高。

一、病因

　　不同于成人患者,儿童和婴儿出现心肺骤停多由于各种意外及非心脏原因(特别是窒息),不同年龄各有特点,院内外也不尽相同。院外主要原因有外伤、溺水、触电、中毒、异物或奶汁吸入、被窝内窒息等意外伤害,院内主要为呼吸衰竭和/或休克。

二、诊断要点

　　突然昏迷,部分有一过性抽搐,呼吸停止或严重呼吸困难,发绀或面色苍白,颈动脉和股动脉搏动消失,瞳孔散大和对光反射消失,听诊心音消失,血压测不出,如做心电图可见等电位线、电机械分离或室颤等。

　　心肺骤停的诊断并不困难。凡患儿突然昏迷,伴大血管搏动或心音消失即可诊断。对可疑病例应立即开始复苏,避免反复检查脉搏或呼吸,以免延误抢救时机。

三、心肺复苏流程

(一)基本生命支持

　　1. 检查反应及呼吸(确保环境安全后开始)　双手轻拍患儿双肩并大声说话:"喂,你怎么了?",对于婴儿,轻拍足底,判断患儿反应水平。如患儿无反应,没有肢体活动或语言活动,需要大声呼救,并启动紧急反应系统(emergency medical service system,EMSS)。

　　2. 启动紧急反应系统　如发现患儿无反应,院内复苏或现场有其他人在场时,第一反应者应该指定现场某人启动紧急反应系统并获取自动体外除颤仪(automated external defibrillator,AED),自己马上开始实施心肺复苏。只有1人在现场,应首先进行5个回合(采用C-A-B顺序,即胸外按压-开放气道-人工呼吸)心肺复苏后,再启动EMSS。如为目击心搏骤停应先启动EMSS,并获取除颤仪,再回到患儿身边进行心肺复苏。

　　3. 检查呼吸及评估脉搏　快速检查是否有呼吸,同时判断脉搏(<10秒)。如没有自主呼吸或仅有喘息样呼吸,没有脉搏,开始进行心肺复苏。

　　医务人员在5~10秒判断脉搏(婴儿触摸肱动脉,儿童触摸颈动脉或股动脉),10秒内无法确认触摸到脉搏,或脉搏明显缓慢(<60次/min),认为无脉搏。

　　4. 胸外心脏按压　心肺复苏时为保证组织器官的血流灌注,必须实施有效的胸外按压。患儿仰卧于地面或硬板上,具体方法包括:对新生儿或婴儿,当只有一位施救者时,采用双指按压法(图 20-2-1):施救者一手托住患儿背部,另一手示指和中指置于两乳头连线正下方之胸骨上进行按压;两位施救者时采用双拇指环绕法(图 20-2-2):施救者双手大拇指按压,两手其余四指及手掌托住患儿两侧背部(更为推荐)。对于 1~8 岁的儿童可采用单掌按压法(图 20-2-3):一手固定患儿头部,便于通气,另一手的手掌根部置于胸骨下半段(避开剑突),手掌根的长轴与胸骨的长轴一致,垂直按压。对于年长儿(>8 岁),胸部按压方法与成人相同,采用双手按压法:施救者两手掌重叠,垂直按压胸骨下半部。每次按压与放松比例为 1:1,按压深度为至少为胸廓前后径 1/3,对大多数婴儿相当于 4cm,对于大多数儿童这相当于 5cm,不应超过6cm。按压频率为 100~120 次/min。只有快速、有力的按压才能产生效果,应减少胸外按压的中断,每次按压后胸部须回弹。

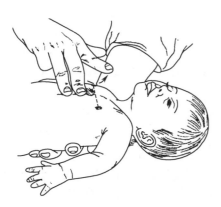

图 20-2-1 双指按压法

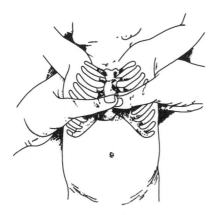

图 20-2-2 双拇指环绕法

5. 打开气道 建立和维持气道的开放及保持足够的通气是基础生命支持的重要内容,气道不通畅影响复苏效果。不怀疑存在头部或颈部外伤的患儿,可以采用仰头抬颏法(图 20-2-4)开放气道,

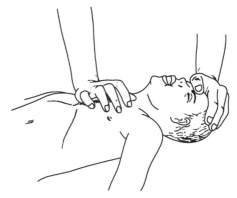

图 20-2-3 单掌按压法

一只手放在患儿前额用手掌把额头用力向后推,使头部向后仰,另一只手的手指放在患儿下颏骨处,向上抬颏,勿用力压迫下颌部软组织,以免可能造成气道梗阻。专业急救人员对怀疑存在头部或颈部外伤,可使用托颌法(图 20-2-5)开放气道,用双手的 2 或 3 个手指分别放于患儿下颌角处,轻轻用力向前上方推举下颌。也可放置口咽导管,使口咽部处于开放状态。如果气道内有分泌物、呕吐物或异物,须清除。

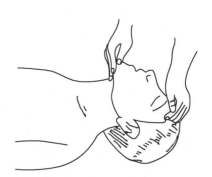

图 20-2-4 仰头抬颏法

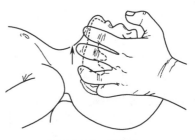

图 20-2-5 托颌法

6. 人工呼吸 气道通畅后,患儿可能出现自主呼吸,如仍无自主呼吸须采用人工呼吸,每次通气须使患儿肺膨胀充分,切忌过度通气,仅需使胸廓上抬即可。在院外常采用口对口人工呼吸与口鼻进行通气。人工呼吸时,要确保气道通畅,对于

1 岁以下小婴儿,将嘴覆盖于患儿的鼻和嘴上,较大的婴儿和儿童,用口对口,捏住患儿的鼻孔,用口把患者的口完全罩住,缓慢吹气,每次吹气应持续 1 秒,停止吹气后,放开鼻孔,使患儿自然呼气,排除肺内气体。医疗人员在院内进行人工呼吸可使用复苏囊正压通气。面罩大小以覆盖口鼻但不压迫双眼为宜。操作时注意开放气道,保持面罩与患儿面部的严密接触,提供合适的潮气量。使用时左手拇指与示指将面罩扣紧于患儿脸部,另外 3 指打开气道,右手挤压球囊,并观察胸廓起伏情况。

7. 按压与通气的协调 胸外心脏按压与呼吸的配合比例,未建立高级气道时,单人儿童心腹复苏为 30∶2,实施双人儿童心腹复苏时,按压通气比例应该为 15∶2。一般要求每 2 分钟两名施救者应交换职责,但每次交换应在 5 秒内完成。建立高级气道(气管插管)后,胸外按压应该持续 100~120 次 /min 的频率不间断按压,负责通气者以 8~10 次 /min 的频率通气。

8. 除颤 发现室颤或无脉室性心动过速,应尽快除颤,初始除颤可考虑使用单向波或双向波,推荐首剂 2J/kg,无效可加倍除颤剂量,但不超过 10J/kg,每次除颤后立即心腹复苏,2 分钟后评估心律是否恢复。

(二)儿童高级生命支持

1. 尽快做好监护 心电监护可明确心律失常性质,为治疗提供重要依据。后期复苏期间,尤应重视呼吸、循环、肾功能监测。在气管插管后监测血气分析,留置导尿监测尿量、尿比重等,对于循环难以维持稳定者,中心静脉压、有创动脉监测可为复苏提供更多有用信息。

2. 建立高级气道 当需要持久通气时,或面罩吸氧不能提供足够通气时,就需要用气管内插管代替。早期插管,即在 5~10 个循环(约 1~3 分钟)的常规心肺复苏后行经气管插管,建立有效通气可提高呼吸心搏骤停患儿复苏成功率,这是由于早期气管插管可明显改善呼吸心搏骤停患儿的机体缺氧状态,阻止心搏骤停病理过程的发展,降低对脑、心等的损害程度。同时,尽早气管插管不但可以清理呼吸道,还可以避免胃内容物反流到呼吸道。小于 8 岁的患儿用不带气囊的气管内插管,大于 8 岁的患儿用带气囊的气管内插管。气管插管的型号选择依其是否带气囊而异。若不带气囊,1 岁以内选 3.5mm 内径的气管导管,1~2 岁内径可为 4mm,大于 2 岁者插管内径(mm)=(16+ 患儿年龄)/4。

若带气囊,相同年龄患儿其内径比不带气囊者减少 0.5mm。插管后可继续进行气囊加压通气,或连接人工呼吸机进行机械通气。自主循环未恢复前,推荐使用 100% 纯氧,恢复后应逐步降低供氧浓度,氧饱和度维持在 94% 以上即可。

3. 药物治疗 大多数患儿,呼吸建立后心搏可恢复。如上述处理不能恢复心肺功能,可试用药物。迄今为止,未能证实任何药物应用与患者预后有关。开始初级复苏后,应尽快建立静脉通道。如果很难建立静脉通道,可经骨髓给药,部分脂溶性药物可经气管内给入。常用药物有:

(1)肾上腺素:增强心肌收缩力,增加冠脉及脑血流量,增加心肌自律性。剂量:0.01mg/kg(1∶10 000 溶液 0.1ml/kg),静脉或骨髓腔内给药,最大剂量为 1mg。或气管内给药 0.1mg/kg,最大剂量 2.5mg。必要时 3~5 分钟可重复 1 次,避免与碱性液体同管路。

(2)碳酸氢钠:仅用于严重酸中毒、高血钾、中毒等,碳酸氢钠剂量为 1mmol/kg,最好根据血气结果调整补碱量,防止产生碱中毒。轻、中度酸中毒,特别是通气不足时,不宜使用,改善通气和扩容后一般可以逐步恢复。

(3)阿托品:治疗迷走神经张力增高所致心动过缓、房室传导阻滞等。剂量:0.02mg/kg,静脉、气管内或骨髓腔给药,间隔 5 分钟可重复使用。最大剂量儿童不能超过 0.5mg,青少年不超过 1mg。目前已不推荐心腹复苏时常规使用。

(4)胺碘酮:用于室性、室上性心动过速,当心腹复苏、2 次除颤及给予肾上腺素均无效,可考虑使用。剂量为 5mg/kg,20~60 分钟内输注(单次最大量 300mg),可重复给药 2 次,日最大剂量 15mg/kg。慎与延长 Q-T 间期的药物联合使用。

(5)利多卡因:当存在室颤时无胺碘酮可用利多卡因。剂量:负荷量为 1mg/kg,给予负荷量后即给静脉维持,剂量为 20~50μg/(kg·min)。

(6)葡萄糖:无论是高血糖还是低血糖,均可导致脑损伤,因此危重儿心肺复苏时,应快速进行床旁血糖监测,有低血糖时应立即给予葡萄糖 0.5~1.0g/kg,新生儿用 10% 葡萄糖 5~10ml/kg,婴儿和儿童用 25% 葡萄糖 2~4ml/kg,青少年用 50% 葡萄糖 1~2ml/kg,静脉注射。心腹复苏后常出现应激性高血糖,高于 10mmol/L 时需要干预,使用无糖液或胰岛素。

(7)钙剂:不建议常规应用,仅在低钙血症、高钾血症、高镁血症、钙通道阻滞剂过量时考虑使用。剂量：10% 葡萄糖酸钙 1~2ml/kg；10% 氯化钙 0.1~0.3ml/kg，最大单次剂量不超过 2g。

（8）糖皮质激素：糖皮质激素广泛参与调节体内多种器官和系统的生理功能，具有抗炎、免疫抑制、抗毒素、抗休克等多种作用。心肺复苏中加用糖皮质激素与肾上腺素联合，能够改善自主循环的恢复。常用的如地塞米松、氢化可的松及甲泼尼龙等。

（9）其他对症处理：如低血压、心律失常、颅内高压等的对症处理。

（三）延续生命支持

即复苏后处理，心脏复搏只是复苏成功的第一步，之后可能相继出现缺血 - 再灌注损伤，如心、脑、肺、肾和肝脏缺氧损伤及代谢紊乱等所带来的严重影响，且这些损伤的程度对于复苏的转归起到决定性的作用。

本阶段的主要内容包括：维持有效循环；积极进行脑复苏；加强呼吸的管理；维持肾功能，防治水电解质酸碱平衡紊乱；避免继发感染等。

长时间心肺复苏伴随的代谢变化主要有 pH 值下降、乳酸和动脉血二氧化碳分压升高，以及随着心肺复苏时间延长，左心室壁持续增厚。这说明心肺复苏持续时间仍然是心搏呼吸骤停者生存的关键因素。对于心肺复苏持续时间 <60 分钟的患者，尽管存在严重的进行性代谢紊乱，采用 ECPR（ECMO 体外循环支持的心腹复苏）还是可以显著改善神经系统预后，也成为近年国际研究的热点。而小儿 ECMO 的并发症以肾功能不全为主，ECMO 持续时间越长、术前平均动脉压越低，需进行肾替代治疗的风险越高。故 ECPR 应用时间节点应为心脏停搏后 1 小时内，超过这个时间节点，与传统心肺复苏效果可能相近，且需把握使用时长，降低并发症风险。

（张新萍，雷晋莉）

【专家点评】

心肺复苏是抢救心搏呼吸骤停的有效技术。该项技术强调高效按压，重点是减少间断、合适的按压深度及频率、保证按压间期胸廓回弹、不要过度通气。儿童心搏呼吸骤停的病因有很大部分是呼吸衰竭，所以与成人的不同点是还要保证通气，在团队多人抢救时，按压通气比例应该为15：2。心肺复苏是操作技术，除了单纯的理论学习，还要进行反复的实践操作。反复培训达到熟练的操作是学习的重点。

第三节 休 克

休克是由各种强烈致病因素（如大出血、创伤、烧伤、感染、过敏、心泵衰竭等）作用于机体，导致急性循环衰竭，有效循环血量下降，细胞氧利用不足，产生组织缺氧、脏器功能障碍和细胞代谢异常的临床综合征，是儿童急诊和重症监护病房常见的危重病。若未被早期识别、干预，休克可呈进行性进展，从代偿性休克发展到失代偿性休克、微循环衰竭（缺血、淤血、微血栓形成），最后导致细胞死亡。

一、休克的临床分型

（一）根据病因分类

1. 低血容量性休克　病因是内源性或外源性体液丢失。快速大量失血、大面积烧伤所致的大量血浆流失、严重腹泻或呕吐、大量出汗等情况所引起的大量体液丧失都可使血容量急剧减少而导致低血容量性休克,儿童最为常见。

2. 心源性休克 病因是心输出量的急剧减少,常见于大面积心肌梗死,严重的心肌病变如暴发性心肌炎、心肌病、快速性或缓慢性心律失常,儿童相对少见。

3. 分布性休克 病因是外周血管(主要是微血管)扩张所致的血管容量扩大,如脓毒性休克、神经源性休克和过敏性休克等。此时,血容量和心泵功能可能正常,但由于广泛的血管床扩张,大量血液淤积在外周微血管中而使回心血量减少。

4. 梗阻性休克 病因是心排血量由于物理因素阻塞进出心脏血流而降低,如心脏压塞、张力性气胸、肺栓塞、动脉导管依赖性先天性心脏病等。

(二)根据血流动力学特点分类

1. 高排低阻型休克 低循环阻力、心排血量增加及血流重新分布,亦称高动力型休克。由于皮肤血管扩张,血流量增多,使皮肤温度升高,故亦称"暖休克",此期容易漏诊。常见于脓毒性休克早期、神经源性和变应性休克。

2. 低排高阻型休克 低心排血量伴循环阻力增高,亦称低动力型休克。由于皮肤血管收缩,血流量减少,使皮肤温度降低,故又称为"冷休克"。在临床上最为常见。低血容量性、心源性、梗阻性及大多数脓毒性休克均属本类。

3. 低排低阻型休克 低循环阻力,心排血量减少,见于休克终末期及少部分脓毒性休克。

二、病理生理

休克有着复杂的病理生理过程,虽然各种休克病因不同,临床表现各异,但其病理生理本质相同,即全身性组织灌注显著减少导致组织氧供下降。机体重要器官微循环障碍(缺血、淤血、DIC)致微循环动脉血灌流不足,导致细胞缺血缺氧,细胞代谢异常,继续发展可导致细胞损害,代谢紊乱,组织结构损伤,重要器官功能失常,最终出现 MODS。儿童对灌注不足的生理反应很独特,医生难以在休克早期,即尚未发生低血压时作出诊断,而此时治疗效果最好。

按机体代偿和对血压影响分为代偿期休克及失代偿期休克:

(一)代偿期即微循环缺血期

即早期休克,血管收缩压正常,但有组织和器官灌注不良的症状与体征。此期,机体的稳态机制会迅速代偿减少的灌注,如心搏加快、心排血量增加,选择性收缩外周和内脏的小血管使循环血量重新分布,将收缩压维持在正常范围,以保证心、脑等重要器官的有效灌注。此时,微循环内动静脉间短路开放,前括约肌收缩,血量减少,组织仍处于低灌注、缺氧状态。若能在此时去除病因积极复苏,休克常较容易得到纠正。

(二)失代偿期即微循环淤血期

即晚期休克,有休克体征同时存在体循环低血压。当休克继续发展,微循环将进一步因动静脉短路和直接通道大量开放,使原有的组织灌注不足更为加重。毛细血管中血流淤滞,部分血管失去代偿性紧张状态。临床表现为血压进行性下降、意识模糊、发绀和酸中毒。当休克持续较长时间后,发生 DIC,休克进入不可逆期,细胞处于严重缺氧和缺乏能量的状况,引起细胞自溶并损害周围其他的细胞,最终引起大片组织、整个器官,乃至多个器官受损。

三、诊断要点

(一)临床表现

1. 代偿期 以脏器低灌注为主要表现。神志尚清醒,但精神反应差,烦躁不安、焦虑或激动,面色苍白,口唇和肢端轻度发绀,皮肤花纹,肢端湿冷,毛细血管再充盈时间(CRT)>3 秒(除外环境影响)。呼吸、心率代偿性加快,血压正常或略低,脉压出现变化,尿量< 1ml/(kg·h),代谢性酸中毒等。

2. 失代偿期 代偿期表现加重,多有意识障碍,表情淡漠,四肢厥冷,呼吸困难,深大呼吸,无尿,伴有血压下降,收缩压小于该年龄组第 5 个百分位数或小于该年龄组正常值 2 个标准差[1~12 个月<70mmHg,1~10 岁<70mmHg+(年龄 ×2)mmHg,≥10 岁<90mmHg)]。休克继续进展,发生弥散性血管内凝血(DIC)和广泛的心脏器质性损害。前者引起出血可有皮肤黏膜和内脏出血、消化道出血和血尿;肾上腺出血可导致急性肾上腺皮质功能衰竭;胰腺出血可导致急性胰腺炎,可发生心力衰竭、急性呼吸衰竭、急性肾衰竭、脑功能障碍和急性肝功能衰竭等多器官功能衰竭。

(二)辅助检查

血气分析:表现为代谢性酸中毒,碱剩余(BE)多超过 –6mmol/L,血乳酸(LACT)升高,>2mmol/L,休克代偿期可表现为代偿性呼吸性碱中毒,氧分压多正常。失代偿期及微循环衰竭期可表现为低氧血症、呼吸性酸中毒，使酸中毒程度加深。

（三）新生儿休克

当新生儿出现皮肤苍白或青灰、肢端发凉、CRT 延长、股动脉搏动减弱、心音低钝、心率>160 次 /min 或<100 次 /min、呼吸增快、硬肿、血压下降、尿量减少时，均应警惕休克的发生。目前对新生儿休克研究最多者是脓毒性休克，当怀疑患儿有脓毒性休克时，应立即进行相关辅助检查，如血气分析、血糖、血乳酸、血培养、血常规、C 反应蛋白（CRP）、血清降钙素原（PCT）、电解质、肾功能和凝血功能等检查。PCT 和 CRP 动态监测不仅有利于早期发现感染，还有助于指导抗生素治疗。

四、治疗要点

（一）治疗原则

无论何种类型的休克，早期复苏的目标是一致的，即迅速恢复组织灌注与氧合。复苏的三要素遵循 VIP 原则，即通气（ventilate，供氧）、补液（infuse，液体复苏）、维持泵功能（pump，血管活性药物）。在寻找休克原因的同时应积极开始液体复苏，一旦发现休克的病因，必须立即给予纠正（如控制出血、感染性休克患儿使用抗生素、张力性气胸行胸腔闭式引流等）。复苏初始治疗终点为意识正常，年龄相关的血压正常、脉搏正常、中央和外周动脉搏动无差别，四肢末梢温暖、CRT ≤ 2 秒，尿量 > 1ml/（kg·h），血糖、血清离子钙水平正常，血清乳酸水平降低。

（二）一般治疗

患儿平卧位以减少脑缺氧，吸氧，监测心率、血氧饱和度、血压。建立外周静脉或中心静脉补液通路；烦躁不安者适当应用镇静剂；另外，也应加强实验室检测，包括动脉血气、电解质、肝肾功能、凝血状态（出血倾向及 DIC 的监测）、血红蛋白、红细胞压积。如条件允许可监测中心静脉压、混合静脉血氧饱和度、心指数、每搏量变异等指导容量复苏。严重呼吸困难、低氧血症、酸中毒的休克患儿应气管插管行有创机械通气。

（三）液体复苏

大多数休克主要的生理异常是绝对或相对的血管内容量不足，液体复苏是提高心排血量、改善组织灌流的根本措施。关于补液量，有些休克患儿，如感染性和过敏性休克患者，可能并无明显的失液，但

由于血管容量扩大、微循环瘀血、血浆外渗等，有效循环血量也是显著减少的；在失血性、失液性休克患者，除了向体外失液外，后期也有微循环瘀血、血浆外渗等变化。因此，补液量应当"量需而入"，进行限制性液体复苏，以达到迅速改善微循环的目的，而不发生心衰、肺水肿等严重的并发症为原则。

为了控制适当的补液量，应严密观察患者的颈静脉充盈程度、尿量、血压、脉搏、乳酸等临床指标，可行被动抬腿试验等方法评估容量反应性。有条件时，应当进行动态中心静脉压（CVP）监测、有创动脉压监测、床旁超声技术和脉搏指示连续心排血量（PiCCO）监测技术等指导补液。

在休克早期，快速给予 20ml/kg 生理盐水，20 分钟滴入。快速补液后，重新评估，若循环无改善，可以予以第二剂或第三剂，但 1 小时内不超过 40~60ml/kg，以免补液过量，注意排除心源性休克，否则需减半输注。如低血容量是由于丢失大量血液或富含蛋白的体液，可以使用新鲜冰冻血浆、白蛋白、浓缩红细胞，不建议使用羟乙基淀粉、低分子右旋糖酐。血流动力学稳定的休克，输血的阈值为 Hb<70g/L。液体复苏应根据血流动力学指标、血气分析和血生化检测决定输液量及性质。对于那些没有快速反应的患儿应尽早进行有创血流动力学监测。床旁超声心动图通过评估心脏功能、负荷状况（前负荷和后负荷）和心排血量来提供实时血流动力学信息，是监测新生儿和儿童血流动力学评估的理想工具。如果在液体复苏过程中出现肺部啰音或肝大，应将液体复苏转变到血管活性药物的治疗。

（四）合理应用血管活性药物维持泵功能

1. **多巴胺** 多巴胺是儿茶酚胺类药物。研究显示，小剂量多巴胺尽管可增加胃肠道血流量，但由于肠壁内血液分流及肠道需氧量增加，反而会加重缺氧，同时可提高心律失常发生率及病死率。目前，肾上腺素已取代多巴胺成为高外周血管阻力、冷休克患儿的首选药物。剂量：5~10μg/（kg·min），持续静脉泵入，最大不宜超过 20μg/（kg·min）。

2. **肾上腺素** 肾上腺素主要表现为增强心肌收缩力，加快心率，增加心肌耗氧量，皮肤、黏膜及内脏小血管收缩，冠状动脉和骨骼肌血管扩张。在儿童中，相对成人肾上腺素更常用。美国心脏病协会 / 儿科高级生命支持（AHA/PALS）指南建议儿童使用外周静脉或骨髓腔在心肺复苏或心肺复苏后休克时使用肾上腺素，并通过皮下或肌内注射方法治疗过敏反应。美国危重医学会（ACCM）建议

使用低剂量肾上腺素作为高外周血管阻力、冷休克的一线药物，0.05~2μg/(kg·min)，持续静脉泵入。

3. 去甲肾上腺素 去甲肾上腺素通过提升平均动脉压(MAP)而改善组织灌注，增快心率。去甲肾上腺素对肾脏有保护作用，可改善内脏器官灌注，增加心排血量。因此，去甲肾上腺素可作为暖休克、低外周血管阻力的患儿首选药物，0.05~0.3μg/(kg·min)，持续静脉泵入。

4. 血管升压素(AVP) 当去甲肾上腺素剂量>0.3μg/(kg·min)或多巴胺剂>10μg/(kg·min)血压无改善者，可使用血管升压素提高动脉血压。血管升压素和三甘氨酰基赖氨酸加压素被证实能增加血管舒张性休克患者的MAP、SVR和尿量，并能提高对儿茶酚胺的反应性。低剂量血管升压素不应作为常规的辅助治疗，可作为儿茶酚胺抵抗性休克患者纠正低血压的治疗方法。剂量：0.01~0.04U/min，持续静脉泵入。

5. 多巴酚丁胺 多巴酚丁胺能增加心肌收缩力，提高心排血量、SV，作用强度与应用剂量呈正相关，心肌收缩力和心排血量增加的同时使外周阻力有所下降，有利于心肌氧供需平衡和心脏功能恢复。因此，多巴酚丁胺是心源性休克的常用血管活性药物。剂量：5~10μg/(kg·min)，持续静脉泵入，不宜超过20μg/(kg·min)。

6. 磷酸二酯酶抑制剂 米力农可提高细胞内环磷酸腺苷(cAMP)水平而增加心肌收缩力，兼有冠状动脉及外周血管扩张作用。用于心功能障碍的休克患者，剂量：0.2~0.5μg/(kg·min)，持续静脉泵入。

血管活性药物需要动态评估和调整，切勿突然停药，应逐渐减少剂量。

（五）其他治疗

包括控制感染，清除病灶，纠正酸中毒，纠正低血糖、应激性高血糖，纠正凝血障碍，肾上腺皮质激素的替代治疗，应用丙种球蛋白，肠内、外营养等。过敏性休克给予肾上腺素 0.1mg/kg(总量不超过1mg)，10~15 分钟可重复 1 次。对于难治性休克对任何药物均无效时，国内部分医院儿科已开展体外膜氧合(ECMO)技术进行循环辅助治疗。休克时如出现器官功能衰竭，除采取一般治疗措施外，还应针对不同的器官衰竭采取不同的治疗措施。如出现心力衰竭时，除停止或减慢补液外，尚应强心、利尿，并适当降低前、后负荷；如出现呼吸衰竭时，则应机械通气，改善呼吸功能；如发生急性肾衰竭时，则可考虑腹膜透析、肾替代治疗。

综上所述，休克具有高发病率、高病死率的特点，及早识别休克患儿并采取积极治疗措施至关重要。

（张新萍，雷晋莉）

【专家点评】

无论什么原因的休克，均会导致组织灌注不足、缺氧，所以积极提高血氧含量，改善心排血量及有效血容量分布，降低全身氧气需求，调整代谢紊乱是治疗的重点。分布性休克中特别是感染性休克，治疗难度大，需要早期使用血管活性药物。心源性休克容易误诊，注意病因不明的休克患儿的心率、心音节律变化。学习的重点是容量复苏的方法，包括适应证、液体类型、剂量、速度。

第四节 脓 毒 症

脓毒症是世界各地婴幼儿死亡的最常见病因，其发病率和病死率均高。2005 年首次公布了国际儿科脓毒症相关概念和定义的专家共识，已得到全世界儿科界广泛认可。2015 年中华医学会儿科学分会对我国儿科脓毒性休克诊治推荐方案进行部分修订，提出更新的专家共识。至 2016 年美国医学会发布了最新的脓毒症定义和诊断标准即脓毒症 3.0，但该指南主要是在成人证据基础上提出的，并未包括儿童的推荐意见。2020 年 2 月,拯救脓毒症运动——儿童脓毒性休克和脓毒症相关器官功能障碍国际指南的发布,填补了长期以来国际儿童脓毒症标准治疗方案的空白。

一、定义

脓毒症(sepsis)是指由宿主对感染的反应失调进而导致的危及生命的器官功能障碍,是儿童重症监护病房(pediatric intensive care unit,PICU)内患儿的主要死亡和致残原因。脓毒性休克(septic shock)是指脓毒症诱导的组织低灌注和心血管功能障碍。脓毒性休克主要为分布异常性休克,在儿童常同时伴有低血容量性休克。儿童脓毒性休克早期可以表现为血压正常,休克晚期呈难治性低血压。

二、病因及病原学

感染因素和非感染因素都可以引起脓毒症。非感染因素如严重创伤、重症胰腺炎、烧伤、大手术等。

脓毒症的感染可发生于机体的任何部位,肺部是脓毒症最常见的感染部位。不同年龄儿童易感病原体不同,流感嗜血杆菌或者肺炎链球菌仍然是细菌类中最常见的病原体,其次有大肠埃希菌、铜绿假单胞菌、金黄色葡萄球菌、肺炎克雷伯菌、溶血性链球菌等。对于少数多次入院及住院时间较长的患儿,应考虑医院感染相关的病原,如凝血酶阴性葡萄球菌和耐甲氧西林金黄色葡萄球菌(MASA)。革兰氏阴性肠道细菌耐药性增加和机会性革兰氏阴性杆菌也会增加脓毒症感染患儿的死亡风险,使抗生素治疗的有效性下降,这些都对抗生素的使用提出了更高的要求。

严重的病毒感染也会引起脓毒症,如流感病毒、副流感病毒、腺病毒、呼吸道合胞病毒和人类偏肺病毒等。腹泻病也是引起婴儿和儿童脓毒症的主要疾病。轮状病毒引起的腹泻很常见,部分小婴儿可以表现为脓毒症,尤其多见于发达国家。对于严重脓毒症,需要考虑是否合并细菌感染,特别是耐甲氧西林金黄色葡萄球菌。

此外,10% 左右的儿童脓毒症是由真菌特别是念珠菌属引起的。寄生虫和立克次体也可引起脓毒症。

三、发病机制

感染所引发的宿主反应包括促炎反应和抑炎反应,宿主反应的方向和严重程度由感染因素及宿主因素决定。儿童免疫力低,感染后易引起机体失调,炎性反应增强,大量炎性反应介质释放,造成广泛的内皮细胞损伤,凝血级联激活,全身广泛微血管内血栓形成,血管张力丧失及心肌抑制,引起弥散性血管内凝血(DIC)、休克和多器官功能衰竭(MOF)。

四、诊断

脓毒症、脓毒性休克是机体在感染后出现的一系列病理生理改变及临床病情严重程度变化的动态过程,其实质是全身炎症反应不断加剧、持续恶化的结果。凡急性发热或低体温(肛温<35℃)、外周血白细胞及中性粒细胞明显升高,而无局限于某一系统的急性感染,或者最近有感染病灶,经抗感染治疗体温仍未控制且感染中毒症状明显,出现意识改变、低氧血症、血清乳酸增高都应高度怀疑有脓毒症的可能。但应注意与伤寒、粟粒性肺结核、结缔组织病(如 Still 病)、噬血细胞综合征等相鉴别。

五、治疗

脓毒血症是感染过度全身反应、凝血/纤溶系统和免疫功能紊乱等多因素相互作用的结果,因此应积极给予综合治疗措施。

(一)一般治疗

注意卧床休息,加强护理,供给营养丰富的食品及足够液体,注意电解质平衡。

(二)积极抗感染治疗

在识别脓毒症的 1 小时内启动有效的抗微生物治疗。需依据流行病学和地方病原流行特点选择覆盖所有疑似病原微生物的经验性药物治疗。尽可能在应用抗生素前获取血培养(外周、中央或深静脉置管处各 1 份)或其他感染源培养(如尿、脑脊液、呼吸道分泌物、伤口、其他体液等),但也不能因获取感染源培养困难而延误抗生素治疗。积极寻找感染源,可选择合适的影像学检查。尽快确定和去除感染灶,如采取清创术、引流、冲洗、修补、去除感染装置等措施。对大多数严重感染建议抗微生物治疗的疗程为 7~10 天,每天评估降阶梯治疗的可能。推荐选择降钙素原指导用药,根据降钙素原的动态变化,在一定程度上能够辅助临床医生缩短抗菌药应用时间或及时提出停药决策。

（三）并发症的防治

1. 脓毒症休克　详见本章第三节休克部分。

2. 基础疾病　脓毒症常发生在有基础疾病的患者,如慢性肾炎、恶性肿瘤、糖尿病、肝硬化等。对基础疾病不能忽视治疗。

3. 原发及转移性感染病灶　应及时清理,有效引流。

（雷晋莉）

【专家点评】

脓毒症的概念逐步演变,重点强调在感染的基础上出现器官功能受损,严重脓毒症可出现组织低灌注或器官功能障碍。所以,关注重症患儿的组织灌注及器官功能,可以早期诊断脓毒症,及时处理,提高抢救成功率。学习的重点在于认识低灌注的早期表现。

第五节　急性呼吸衰竭

呼吸衰竭(respiratory failure,RF)是指肺不能提供足够的氧气(低氧性呼吸衰竭)或排出二氧化碳(高碳酸血症性呼吸衰竭)以满足机体代谢需要,导致动脉血氧分压降低和/或二氧化碳分压上升,从而引起一系列生理功能和代谢紊乱的临床综合征。呼吸衰竭是儿科最常见的危重症,进入监护病房的患儿约半数诊断为呼吸衰竭。儿童呼吸心搏骤停多继发于严重的呼吸衰竭。

一、病因

（一）气道阻塞

呼吸道感染、烧伤等物理、化学因素和异物引起上呼吸道急性梗阻是引起急性呼吸衰竭的常见病因。

（二）肺实质性病变

各种类型的肺炎包括细菌、病毒、霉菌等引起的肺炎,误吸胃内容物入肺、溺淹等。

（三）肺水肿

包括心源性肺水肿和非心源性肺水肿,最常见

的是急性呼吸窘迫综合征,此类疾病常可引起严重的低氧血症。

（四）肺血管疾患

急性肺梗死是引起急性呼吸衰竭的病因,此类疾病来势凶猛、病死率高。

（五）胸壁和胸膜疾患

包括大量胸腔积液、自发性气胸、胸壁外伤等。

（六）呼吸泵功能障碍

此类疾病肺本身无病变,是由于呼吸中枢调节受损或呼吸肌功能减退造成肺泡通气不足而引起的呼吸衰竭。例如吉兰-巴雷综合征可损伤周围神经,重症肌无力、多发性肌炎、低血钾、周期性瘫痪等致呼吸肌受累,颅脑损伤、一氧化碳中毒、安眠药中毒等致呼吸中枢受抑制。

二、发病机制

由于通气功能障碍、气体弥散功能障碍和通气/血流比率(V/Q)失调,导致患儿出现低氧血症和/或二氧化碳潴留。

三、诊断要点

呼吸衰竭的诊断主要依据病史、临床表现及血气分析。急性呼吸衰竭多有突发的病史,有时在发病现场即可作出诊断,如异物吸入、溺水等。呼吸衰竭的临床表现因原发病的影响而有很大差异,但均以缺氧和/或 CO_2 潴留为基本表现,出现典型的症状和体征。

(一)呼吸衰竭的临床表现

1. 原发病表现 呼吸衰竭多见于呼吸系统疾病,也可继发于呼吸系统以外疾病,应仔细观察临床表现。

2. 呼吸改变 呼吸改变往往是呼吸衰竭最直接的临床表现。急性呼吸窘迫综合征(ARDS)是急性呼吸衰竭较为严重的典型病症。

(1)呼吸节律和形式改变:中枢性呼吸衰竭主要表现为呼吸节律改变,可出现潮式呼吸、间歇呼吸、点头呼吸、下颌呼吸、双吸气等,新生儿及小婴儿可表现为频繁呼吸暂停或呼吸停止;抑制性呼吸是另一种呼吸节律异常。除节律异常外,临床还可见到一些异常呼吸形式。连枷胸患儿往往因相邻的多根肋骨骨折,可造成胸壁浮动,出现反常呼吸,吸气时浮动的胸壁塌陷,呼气时则向外隆起;肋间肌疲劳或麻痹者常出现矛盾呼吸,即吸气时胸廓下陷,腹部膨隆,呼气时则相反。

(2)呼吸做功改变:呼吸做功增加多见于呼吸衰竭早期。患儿主要通过增加呼吸频率来代偿通气或氧合功能不足,增加呼吸运动幅度的潜力相对较小,由于辅助呼吸肌运动加强,可出现鼻翼扇动、三凹征等;重症哮喘患儿因呼气相呼吸困难明显,而出现喘憋严重、大汗淋漓、呼气时间明显延长。呼吸做功减少多见于某些神经肌肉病变、中毒及呼吸衰竭晚期。表现为呼吸频率减慢,呼吸动度变浅,呼吸道保护机制如呕吐反射、咳嗽反射往往减弱,并可出现矛盾呼吸、打鼾、发音困难和吞咽困难等呼吸肌疲劳或肌力异常表现,这往往是呼吸功能失代偿、呼吸停止的前兆,需紧急救治。

3. 低氧血症表现 ①发绀,一般 SaO_2 降至80%以下时出现发绀;②神经系统表现,烦躁、意识模糊,甚至昏迷、惊厥;③循环系统表现,心率增快,以后减慢,心音低钝,轻度低氧血症时心排血量增加,严重时减少,血压先增高,严重时则降低,严重缺氧可致心律失常;④消化系统表现,可有消化

道出血。亦可有肝功能受损及谷丙酸氨基转移酶增高;⑤肾功能损害,尿中出现蛋白、白细胞及管型,少尿或无尿。因严重缺氧可引起肾小管坏死、肾衰竭。

4. 高碳酸血症表现 早期有头痛、烦躁、摇头、多汗、肌震颤。神经系统表现有淡漠、嗜睡、谵语、视网膜充血,严重者可有昏迷、抽搐、视乳头水肿。如出现脑水肿则可出现颅内压增高、肌张力增高、意识障碍及呼吸节律不齐,以及瞳孔忽大忽小或一大一小。循环系统表现有心率增加,心排血量增加,血压升高。严重时心率减慢,血压下降,心律不齐。毛细血管扩张表现为四肢湿润,皮肤潮红,唇红,眼结膜充血及水肿。

(二)实验室检查

血气诊断标准:Ⅰ型呼吸衰竭(低氧性呼吸衰竭)$PaO_2 < 60mmHg(8kPa)$;Ⅱ型呼吸衰竭(高碳酸血症性呼吸衰竭)$PaCO_2 > 50mmHg(6.67kPa)$,$PaO_2 < 60mmHg(8kPa)$。

其他还有电解质检查、痰液检查、肺功能检查、胸部影像学等。

四、治疗要点

(一)病因治疗

引起呼吸衰竭的病因各异,针对直接引起呼吸衰竭的病因及诱因治疗。

(二)保持呼吸道通畅

呼吸道梗阻可由于黏膜肿胀、痰液阻塞和支气管痉挛 3 个因素造成,多与感染有关。温、湿化及清理呼吸道分泌物(必要时气管插管以利于清除痰液),以保持气道通畅;雾化吸入有助于解除支气管痉挛和水肿,常选用糖皮质激素(如布地奈德、氟替卡松等)、β_2 受体激动剂(如沙丁胺醇、特布他林)或联用 M 受体拮抗剂(如异丙托溴铵),每次吸入持续 5~15 分钟,每 6~8 小时 1 次。严重者可短期静脉应用糖皮质激素及氨茶碱。

(三)氧疗与无创呼吸支持

低氧血症较高碳酸血症危害更大,故在呼吸衰竭早期应给予吸氧。有自主呼吸者一般采用鼻导管给氧,如吸氧后缺氧症状仍不改善者,可用面罩加压给氧。以温、湿化给氧为宜。急性缺氧用中浓度(0.4~0.5),慢性缺氧用低浓度(0.3~0.4),吸纯氧不超过 6 小时,吸入氧度(FiO_2)>0.6 不超过 24 小时,以防氧中毒。一般主张低流量持续给氧。

在启动机械通气前,应早期优先应用无创性通气,体重<8kg 患儿可采取经鼻持续气道内正压通气(NCPAP),体重>8kg 患儿可采取双水平气道内正压通气(BiPAP),维持血氧饱和度为 0.90~0.94。经鼻间歇正压通气(NIPPV)可用于以上两种模式失败后的营救性治疗。

(四)气管插管及机械通气

经无创氧疗后呼吸衰竭不改善的,应给予机械通气辅助呼吸。呼吸骤停应立即进行人工通气,同时进行气管插管加压给氧。应用人工通气不见病情改善者,应及时改用机械通气。应用机械通气时,需根据年龄和病因、呼吸音的强弱、面色、脉搏、血压及血气分析等采用相应通气模式,调节呼吸道压力[如吸气峰压(PIP)、呼气末正压(PEEP)]、潮气量、呼吸频率及吸呼比等参数。经内科处理无效或气管插管过久而情况未见好转者,应考虑气管切开。

(五)纠正水、电解质紊乱和酸碱失衡

应补给足够的热量、水和电解质,以防脱水和电解质紊乱。液体量按 50~60ml/(kg·d) 供给,因气促时从呼吸道丢失的水分会比较多,如果液体入量太少可能会造成患儿脱水,但入量过多又可引起肺水肿,加重呼吸衰竭。溶液的张力以 1/4 张为宜。酸碱失衡以呼吸性酸中毒最为常见,但多伴不同程度的代谢性酸中毒。处理时以改善通气、纠正缺氧和二氧化碳(CO_2)潴留为主,必要时行机械通气。如果 pH<7.20,且有心律失常风险者,可酌情应用 5% 碳酸氢钠,每次 2~5ml/kg。但在未改善通气之前使用碳酸氢钠,可加重 CO_2 潴留。

(六)肺表面活性物质

肺表面活性物质由肺泡Ⅱ型上皮细胞合成及分泌,其主要功能是减低肺泡表面张力,以防止肺泡在低容量时塌陷。另外,肺表面活性物质也具有抗感染及抗微生物的活性。对 RDS 患儿推荐使用天然肺表面活性物质制剂,如猪肺表面活性物质,能快速改善患儿的肺部顺应性,提高氧合。

(七)吸入一氧化氮

一氧化氮能快速选择性作用于肺部血管,使血管平滑肌松弛,降低肺血管阻力和肺动脉压,增加肺血流,改善肺通气 / 血流比值,可提高血氧水平,阻止分流,改善心肺功能。

(八)体外膜氧合

体外膜氧合(ECMO)是应用体外膜式氧合器取代肺的呼吸功能,在体外对静脉(动脉)血进行氧合,去除 CO_2,同时使肺处于一种休息状态,为原发病的治疗争取时间,同时可以促进肺部病变改善。主要用于治疗以上方法无效的呼吸衰竭。

(刘潇,雷晋莉)

【专家点评】

呼吸衰竭的处理中,诊断呼吸衰竭是第一步;其次是给予氧疗和呼吸支持,降低呼吸功,保证通气,改善低氧血症;然后查找病因,针对原发病治疗;同时,注意呼吸衰竭时其他器官的功能变化,防治并发症和多脏器功能不全的发生,才能提高抢救呼衰的成功率。学习的关键点是掌握呼吸衰竭的临床表现,早期诊断,及时处理。

第六节　心 力 衰 竭

心力衰竭(heart failure),简称心衰,是由于多种原因导致的心脏结构和 / 或功能的异常改变使心室收缩和 / 或舒张功能发生障碍,心输出量不能满足机体的需求,同时引起神经内分泌调节障碍,对心脏及全身各器官造成影响的一组复杂临床综合征。儿童各年龄段均可发生,随着诊疗技术不

断提高,早诊断、早干预的窗口期更应被基层儿科重视。

一、病因

简单分为心室功能不良和非心室功能不良两大类。

1. 心室功能不良

(1)心源性疾病或因素,包括心肌病、感染及免疫介导的心肌损伤(如心肌炎、风湿性疾病)、心肌缺血或梗死(如川崎病)、心律失常、先天性心脏病(congenital heart disease,CHD)、心脏毒性药物等。

(2)非心源性疾病或因素包括脓毒症、多脏器功能衰竭等。

2. 非心室功能不良

(1)容量超负荷,包括左向右分流 CHD、瓣膜功能不良和非心源性因素(如慢性贫血、甲状腺功能亢进)。

(2)压力超负荷,包括左心系统(如主动脉狭窄)、右心系统(如肺动脉狭窄)、机械性因素(如心脏压塞、心脏肿瘤等)。

二、病理生理

心衰的病理生理变化十分复杂,不仅是血流动力学障碍,还是一组神经体液因子参与调节、导致心室重塑的分子生物学改变过程。

(一)血流动力学机制

调节心功能的主要因素:

1. 容量负荷 又称前负荷。指回心血量或心室舒张末期容量,当前负荷增加时,心输出量增加;但容量超过临界水平,则心输出量反而减低。

2. 压力负荷 又称后负荷。在心肌收缩力和前负荷恒定时,后负荷下降,心输出量增加,反之则减少。

3. 心肌收缩力 指心肌本身的收缩力,受交感神经系统调节,心肌收缩力增强,心输出量增加。

4. 心率 心输出量=心率×心搏量。心率变化可影响心搏量及心输出量。在一定范围内增快心率可提高心输出量。

5. 心室收缩运动的协调性 心室收缩时,室壁运动协调可维持最大的心搏量。心肌缺血、发生炎症,可致室壁矛盾运动;心律失常可使房室运动不协调,均可导致心搏量下降。

(二)神经内分泌系统的调节机制

1. 交感神经系统 心输出量下降反射性兴奋交感神经,引起大量去甲肾上腺素和肾上腺素释放,血中儿茶酚胺水平升高,使未受损的心肌收缩力增强,心率加快,外周血管收缩,在心衰早期可部分代偿血流动力学异常。但长期儿茶酚胺持续过度增高,可导致:①心肌代谢增加,氧耗加大;②心肌 β 受体密度下调,心肌收缩力下降;③外周血管收缩致心脏后负荷过重、室壁应力增加和组织灌注不足;④直接心肌毒性作用,引起心肌变性、坏死;⑤激活肾素 - 血管紧张素醛固酮系统,进一步加重外周血管收缩及水钠潴留。

2. 内分泌系统 心肌损伤早期迅速激活循环内分泌系统,包括交感神经和肾素血管紧张素醛固酮系统等,心功能取得代偿,临床可无心衰征象,但上述内稳定调节机制继续进行,可激活心脏、血管和其他组织的自分泌和旁分泌,如心房利尿钠肽(ANP)、内皮素(ET)、血管升压素(AVP)等,并在心衰不断进展恶化过程中起着重要作用。

(三)心肌重构

心室重塑是心衰发生发展的重要环节,由一系列分子和细胞机制导致心肌结构、功能和表型的变化。临床表现为心肌质量、心室容量的增加和心室形状的改变。神经内分泌系统的长期、慢性激活促进心肌重塑,加重心肌损伤和功能恶化,又进一步激活神经内分泌系统,形成恶性循环。因此,治疗心衰的关键环节之一是阻断神经内分泌系统,阻断心室重塑。

三、诊断要点

(一)临床表现

1. 心脏功能障碍 表现为心脏扩大、心动过速、第一心音低钝,重者可出现舒张期奔马律;还可表现为末梢灌注不良、血压低、脉压窄、尿量减少、皮肤发花发凉等。

2. 肺循环淤血 表现为呼吸急促,重者有呼吸困难与发绀,咳泡沫血痰,新生儿与小婴儿多表现为吸乳时气急加重、吸奶中断。听诊可闻及湿啰音及哮鸣音。

3. 体循环淤血 表现为肝大且缘钝(除外膈肌下移),进行性增大则更有意义,年长儿可诉肝区疼痛。颈静脉怒张,肝 - 颈静脉回流征阳性,年幼儿可见头皮静脉怒张。水肿可表现为短期体重较快增长,年长儿为双下肢水肿,婴儿常为全身性水肿,以眼睑与骶尾部为著,极少表现为周围凹陷性水肿。

(二) 辅助检查

1. X 线检查 儿童心胸比>0.5、婴儿>0.55 提示心脏增大,婴儿正常的胸腺心脏影易被误诊为心脏扩大。急性或舒张性心衰可无心脏增大。明显肺淤血、肺水肿提示严重左心衰。

2. 心电图检查 对心律失常及心肌缺血引起的心衰有诊断价值,对应用洋地黄治疗有指导意义。

3. 超声心动图检查 是评估心脏结构和功能的首选方法,二维超声心动图有助于病因诊断及治疗前后心功能评估。其测定心功能的常用指标:左心室射血分数(ejection fraction,EF),为心脏每次收缩时射出血量与心室舒张末期容量之比;短轴缩短率(fractional shortening,FS),为左心室舒张与收缩末期内径差与舒张末期之比。两者均反映心室泵血功能,EF 低于 55% 和 / 或 FS 低于 25% 提示左心室收缩功能不全。另外,容量超负荷的表现可有心房和 / 或心室增大,较大的间隔缺损伴大量分流,重度瓣膜关闭不全。压力超负荷的表现有心室肥厚,如左室壁增厚,重度流出道梗阻,如主动脉瓣或肺动脉瓣瓣膜、瓣下或瓣上狭窄。

4. 血浆脑利钠肽(BNP)检查 BN 及其前体氨基末端脑利钠肽(NT-proBNP)是重要的心衰标志物,可反映心衰的程度、疗效及预后。肌钙蛋白 I 或 T 及肌酸激酶同工酶对心衰病因诊断有参考意义。

5. 血生化检查 包括电解质、BUN 肌酐和肝功能检查。重度心衰患儿可有低钠血症;肾功能损害可能促发心衰,也可加重心衰;开始利尿剂和 ACEI 治疗前检测电解质基线水平,以避免这些药物潜在的副作用;右心衰时肝脏淤血,肝功能可异常。

(三) 心衰分级

改良 Ross 心功能分级法依据患者的症状和活动能力评估心衰的严重程度,为目前临床常用的心衰患儿心功能评估方法(表 20-6-1)。

表 20-6-1 儿童心力衰竭严重程度分级

分级	Ross 分级
I	体力活动不受限制或无症状
II	婴幼儿:轻度呼吸急促,喂养时多汗
	年长儿:活动时轻、中度呼吸困难
III	婴幼儿:明显呼吸急促,喂养时多汗,生长障碍
	年长儿:活动后明显的呼吸困难
IV	休息时出现症状,如呼吸急促、呻吟、吸气凹陷、多汗

(四) 心衰诊断标准

1. 具备以下四项考虑诊断心衰

(1)呼吸急促:婴儿>60 次 /min,幼儿>50 次 /min,儿童>40 次 /min。

(2)心动过速:婴儿>180 次 /min,幼儿>140 次 /min,儿童>120 次 /min。

(3)心脏扩大(体检、X 线或超声心动图检查)。

(4)烦躁、喂养困难、体重增加、尿少、水肿、多汗、青紫、呛咳、阵发性呼吸困难(两项以上)。

2. 具备以上四项加以下一项或以上两项加以下两项即可确诊心衰

(1)肝脏肿大,婴幼儿在肋下 ≥3cm,儿童>1cm;进行性肝脏肿大或伴有触痛者更有意义。

(2)肺水肿。

(3)奔马律。

四、鉴别诊断

很多非心脏性疾病可出现类似心衰的症状和体征,通过病史和体格检查可将其中多数与心衰区别,但最终可能还是需要超声心动图和其他检查(如心电图、胸片和 BNP)来证实。婴儿心衰应与毛细支气管炎、支气管肺炎相鉴别。婴儿心衰时,心脏病理性杂音可以不明显,尤其是新生儿可无杂音。轻度发绀、呼吸急促、心动过速、肝大是心衰和肺部感染的共性体征;肺炎合并阻塞性肺气肿使横膈下降,可出现肝下移,造成肝脏增大假象。若吸氧后发绀减轻或消失,血氧分压升高,氧饱和度正常考虑为肺源性;而心源性者则改善不明显。满肺湿啰音、胸片示肺部有片状阴影者,支持肺炎改变;心脏增大、杂音明显、有肺淤血的 X 线改变,则为心衰。

五、治疗要点

治疗原则是消除病因及诱因,改善血流动力学状况,保护心功能。治疗方案以限制入量、利尿、正性肌力药及扩张容量血管为主。

(一) 病因治疗

积极处理原发病,及时纠正心衰诱因,避免应用损伤心脏的药物。小儿心衰主要病因之一为先天性心脏畸形,应于适当时机手术根治,内科治疗只是为手术治疗做准备。

(二) 一般治疗

保证患儿休息,防止躁动,必要时用镇静剂;

采取半卧位降低前负荷；$SpO_2<95\%$ 时需供给湿化氧(但供氧可促使动脉导管依赖型新生儿的导管关闭,需要注意)；给予营养丰富、易于消化的食品,少量多餐。急性心衰或严重水肿者,应限制液体摄入量及食盐,大约每天摄入量为 1 200ml/m^2,或 50~60ml/kg。

(三)药物治疗

以正性肌力药、利尿剂、血管扩张剂及心肌能量代谢药为主。

1. 正性肌力药　包括肾上腺素能受体激动剂、磷酸二酯酶抑制剂和洋地黄制剂等,详见表 20-6-2。

表 20-6-2　急性心力衰竭患儿常用正性肌力药物用法及剂量

药物	用法及剂量
洋地黄制剂	
西地兰	洋地黄化量：早产儿和足月儿或肾功减退、心肌炎患儿 0.02mg/kg；<2 岁,0.03~ 0.04mg/kg；>2 岁,0.02 ~0.03mg/kg
	洋地黄化：首次用洋地黄化量的 1/3~1/2,余量分 2~3 次,每次间隔 6~8 小时
地高辛	洋地黄化量(饱和量)：口服剂量为早产儿 0.01~0.02mg/kg,足月儿 0.02~0.03mg/kg,<2 岁 0.03~0.04mg/kg,>2 岁 0.02~0.03mg/kg；静脉剂量为口服剂量的 75%
	洋地黄化：首剂给予洋地黄化量的 1/2,其余分 2 次给予,每次间隔 6~8 小时；洋地黄化后 12 小时开始维持量(维持量为每天给予,剂量是洋地黄化量的 25%,分 2 次)
肾上腺素能受体激动剂	
多巴胺	静脉持续滴注：<5μg/(kg·min),激动多巴胺受体,扩张肾血管
	5~10μg/(kg·min),激动心脏 β$_1$ 受体,正性肌力作用
	>10μg/(kg·min),激动心脏 β$_1$ 受体、外周血管 α 受体
	最大剂量为 20μg/(kg·min)
多巴酚丁胺	静脉持续滴注：2.5~10.0μg/(kg·min),持续用药时间不超过 3~7 天
肾上腺素	心搏停跳：静脉推注每次 0.01mg/kg,3~5 分钟后可重复应用
	低心输出量：静脉持续滴注 0.01~1.00μg/(kg·min)
去甲肾上腺素	静脉持续滴注：0.05~0.30μg/(kg·min),最大剂量为 2.0μg/(kg·min)
异丙肾上腺素	静脉持续滴注：0.01~0.05μg/(kg·min)
磷酸二酯酶抑制剂	
米力农	静脉负荷量：25~75μg/kg,静脉注射时间>10 分钟；继以 0.25~1.0μg/(kg·min)静脉滴注维持；一般用药时间为 7~10 天

(1)洋地黄类药物：此类药物有实现正性肌力、负性心率、负性传导及抑制神经内分泌活性的作用。

1)注意事项：洋地黄中毒量与治疗量较接近,故计算用量时必须十分仔细,并反复核对。每天服用地高辛维持量,经过 6~8 天可达到稳定的有效血药浓度。对于起病迅速、病情严重的急性心衰患儿,采用洋地黄化法；慢性心衰者,可用维持量法。用药前应了解患儿在 2~3 周内的洋地黄使用情况,以防药物过量引起中毒。各种病因引起的心肌炎患儿对洋地黄耐受性差,一般按常规剂量减去 1/3,且饱和时间不宜过快。未成熟儿和<2 周的新生儿因肝肾功能尚不完善,易引起中毒,洋地黄化剂量应偏小,可按婴儿剂量减少 1/2~1/3。使用洋地黄类药物时应避免用钙剂。此外,低血钾可促使洋地黄中毒。

2)洋地黄毒性反应：最常见的表现为心律失常,尤以窦性心动过缓、窦房传导阻滞、不完全性房室传导阻滞、交界性心律、非阵发性结性心动过速及室上性心动过速伴房室传导阻滞为多见,而室性期前收缩及室性心动过速较少见,可因心室颤动而致死；神经系统症状如嗜睡、昏迷、视力障碍等不多见；胃肠道反应有食欲缺乏、恶心、呕吐等。洋地黄中毒时首先应立即停药,并测定患儿血钾浓度及肾功能,建立静脉输液通道并监测心电图。

3)处理:若中毒较轻,血清钾正常,一般在停药12~24小时后中毒症状消失。若中毒较重,血清钾低或正常、肾功能正常者,可静脉滴注0.3%氯化钾,以每小时0.3~0.5mmol/kg的速度缓慢滴注,总量不超过2mmol/kg;有Ⅱ度以上房室传导阻滞者禁用。窦性心动过缓、窦房传导阻滞者可用阿托品每次0.01~0.03mg/kg,口服、皮下注射或静脉注射,每天3~4次。房室传导阻滞、室性期前收缩、室上性心动过速及室性心动过速可静脉注射苯妥英钠2~3mg/kg,一次量不超过100mg,溶于生理盐水缓慢静脉注射,不应少于5分钟,必要时15分钟后可重复使用。利多卡因用于室性心律失常者,静脉注射每次1~2mg/kg,一次量不超过100mg,必要时5~10分钟重复一次,总量不超过5mg/kg。有效后改为20~50μg/(kg·min)静脉滴注维持。高度房室传导阻滞者可安装临时起搏器。

(2)β受体激动剂:这类药物通过增加心肌细胞内钙含量或增加心肌细胞对钙的敏感性而发挥正性肌力作用。常用于低输出量性急性心衰及心脏手术后低心排血量综合征。多巴胺及多巴酚丁胺,两药作用迅速,持续时间短,可与硝普钠合用,应持续静脉滴注。一般静脉输入后1~2分钟即显效,10~15分钟达高峰,但停药10~15分钟药效即消失。通常用于急性心衰、心源性休克的短期应急治疗。多巴胺和多巴酚丁胺联合应用,各7.5μg/(kg·min),常取得较好效果,还可避免剂量较大引起周围血管收缩和心律失常的不良反应。

(3)磷酸二酯酶抑制剂:通过抑制磷酸二酯酶,减少细胞内cAMP降解,增加钙浓度,加强心肌收缩力。同时,扩张外周血管,减轻心室前、后负荷。米力农作用较氨力农强10倍,副作用较轻。用于低输出量性心衰、经常规治疗无效者。

2. 利尿剂 常用利尿剂的临床应用见表20-6-3。

表20-6-3 常用利尿剂的临床应用

药名	给药途径	剂量及方法	效应	主要副作用
袢利尿剂				
呋塞米	静脉	1~2mg/kg,q.6h.~q.12h.	强	低钠、低钾血症,代谢性碱中毒,听神经毒性反应
	口服	1~4mg/kg,q.6h.~q.12h.		
依他尼酸	静脉	0.5~1mg/kg	强	(同上)
	口服	25mg/(m²·d),q.8h.~q.12h.		
噻嗪类利尿剂				
氢氯噻嗪	口服	1~2mg/(kg·d),q.12h.	中	低钠血症,低钾血症,皮疹,粒细胞减少
醛固酮拮抗剂				
螺内酯	口服	1~2mg/(kg·次),q.12h.	弱	高血钾

3. 血管扩张剂 大多数血管扩张剂对心脏并无直接作用,其治疗心衰的机制主要在于降低小动脉的阻力,减轻后负荷,扩张静脉系统以减轻前负荷。儿科常用的扩张血管药见表20-6-4。

表20-6-4 儿科常见扩张血管药的临床应用

药名	作用机制	降低前负荷	降低后负荷	用药途径及剂量	主要副作用
硝普钠	提供一氧化氮	+++	+++	静脉0.5~8μg/(kg·min)	低血压,氰中毒
酚妥拉明	α受体拮抗剂	++	++	静脉0.1~0.3mg/kg 2.5~15μg/(kg·min)	心动过速,心律失常
哌唑嗪	(同上)	+++	++	口服0.005~0.05mg/g,6~8小时一次,最大量0.1mg/kg	首剂低血压效应
卡托普利	转换酶抑制剂	++	++	用法及副作用参阅本节有关内容	
依那普利	转换酶抑制剂	++	++		

+++效应强;++效应中;+效应弱。

（1）血管紧张素转换酶抑制剂（angiotensin converting enzyme inhibitors，ACEI）：作用为扩小动脉和静脉，减轻心室前、后负荷，心肌耗氧和冠状动脉阻力降低，增加冠状动脉血流和心肌供氧，改善心功能，长期使用时可介导左心室重构逆转。儿科常用的 ACEI 有卡托普利、依那普利。

1）卡托普利：口服，每 8~12 小时 1 次，早产儿初始剂量 0.01mg/kg，逐渐增至每次 0.1mg/kg；新生儿初始剂量 0.05~0.01mg/kg，逐渐增至每次 0.5mg/kg；婴儿及儿童初始剂量 0.15mg/kg，每周递增 1 次，渐增至 2.0mg/（kg·d），分 3 次，观察 3 个月，根据临床疗效可增至最大剂量 6mg/（kg·d），持续应用至少 6 个月以上。

2）依那普利：口服，初始剂量 0.05mg/（kg·d），每 12 小时 1 次；每周递增 1 次，每次增加 0.025mg/（kg·d），最大剂量为 0.1mg/（kg·d）；持续应用至少 6 个月以上。

ACEI 应从小剂量开始，逐渐递增，达目标量后长期维持，应避免突然停药。其副作用有低血压、咳嗽、高血钾及较少见的血管神经性水肿。ACEI 应避免与非类固醇类抗炎药、保钾利尿药合用，肾功能不全者慎用。长期应用需定期监测血钾和肝、肾功能。出现过血管神经性水肿导致喉头水肿的患儿禁用 ACEI。

（2）β 受体拮抗剂：β 受体拮抗剂主要通过阻断内源性神经激素，抑制交感神经系统而发挥作用。儿童用药治疗经验有限。使用时应注意以下几点：①目前主要用于扩张性心肌病引起的心衰。②宜用选择性 β_1 受体拮抗药（如美托洛尔和比索洛尔）和非选择性 β_1、β_2 和 α_1 受体拮抗药（如卡维地洛）。③剂量宜从小量开始，严密观察下缓慢增加剂量。美托洛尔口服初始剂量 0.10~0.25mg/（kg·d），每天 2 次，每周递增 1 次，每次增加 0.5mg/（kg·d），最大剂量 2mg/（kg·d），总剂量 <100mg/d。卡维地洛口服：初始剂量 0.1mg/（kg·d），每天 2 次，每周递增 1 次，每次增加 0.1mg/（kg·d）；最大剂量 0.3~1.0mg/（kg·d），总剂量 <50mg/d，在第 1 次用药和每次加剂量后需观察 2 小时，注意心动过缓或者低血压。④不适用于急性心衰，因其起效常需 2~6 个月。

4. 心肌能量代谢药

（1）辅酶 Q_{10}：儿童用量 5~10mg/（kg·d），分两次口服，长期治疗，在 3 个月内显效。有增强心肌细胞线粒体功能，改善心肌代谢，稳定细胞膜和抗氧自由基作用。

（2）1,6 二磷酸果糖：每次 50~150mg/kg，每天 1 次，静脉输入，7~10 天为一个疗程。慢性心衰者也可用口服制剂，每次 0.5~1.0g，每天 2~3 次，用于改善心肌线粒体能量代谢，稳定细胞膜，抑制中性粒细胞产生氧自由基。

（3）磷酸肌酸钠：静脉滴注给药，1~7 岁儿童剂量为 1g/d，≤1 岁剂量减半，每天 1~2 次，连用 10 天，用于改善心肌的能量代谢。

5. 其他药物

（1）血管紧张素 Ⅱ（Ang Ⅱ）受体拮抗剂：有罗沙坦、依白沙坦等。可减轻前、后负荷，保护心脏，改善心功能。

（2）钙通道阻滞剂：维拉帕米、地尔硫䓬、硝苯地平因负性肌力及反射性激活神经内分泌作用，可致心衰加重，并增加死亡率。但近年的研究表明，新的钙通道阻滞剂氨氯地平对儿童慢性严重心衰有明显疗效。

（四）非药物治疗

包括心室辅助装置、主动脉内球囊反搏、体外膜氧合、心脏移植等。

（刘潇，雷晋莉）

【专家点评】

1. 心衰是一个综合征，由四部分组成：心功能障碍，运动耐力减低，肺、体循环充血，以及后期出现的心律失常。心功能障碍是构成心衰的必备条件，其他三部分是心功能不全代偿机制的临床表现。

2. 新生儿及婴儿期心血管系统发育尚未完善，心肌结构未成熟，心室顺应性差，心肌收缩力弱。安静时心输出量较高，心率较快，提高心率增加心输出量的代偿功能受限，故新生儿和婴儿易发生心衰。

3. 儿童心衰时以地高辛为首选药物。早产儿和肾功能不良、心肌炎、心肌病、低血钾、酸中毒等患儿应用地高辛易致洋地黄中毒，用量宜减少。

第七节 急性肾损伤和肾衰竭

急性肾衰竭(acute renal failure, ARF) 简称急性肾衰,是由多种原因导致肾小球滤过率突然和持续性下降,尿素氮和其他代谢产物在血液中蓄积而出现的特殊临床综合征。近年来,一系列临床研究证实血肌酐水平的轻微改变与病死率的增加密切相关,在致病因子作用下有些患者虽已发生不同程度的急性肾功能异常,但还未进入肾衰竭阶段,此时即称为急性肾损伤(acute kidney injury, AKI),目前已经取代传统 ARF 的概念,目的是将其临床诊断提前,干预前移。急性肾损伤的定义即病程在 3 个月以内的肾脏结构或功能异常,包括血、尿、肾组织检查或影像学方面的肾损伤标志物异常。

一、病因

(一) 肾前性

系指任何原因引起血容量减少,肾血流下降,导致肾小球滤过率(glomerular filtration rate, GFR)显著降低。如新生儿的失血(前置胎盘、胎盘早剥)、重度窒息休克,婴幼儿时期的感染性腹泻、脓毒症、呕吐、脱水、外科手术大出血、烧伤等。

(二) 肾实质性

系指各种肾实质病变所导致的肾功能下降,或由于肾前性因素未能及时去除病因、病情进一步发展所致。常见的原因包括:急性肾小管坏死、急性肾小球肾炎、溶血尿毒综合征、急性间质性肾炎、肾血管病变(血管炎、血管栓塞和弥散性血管内栓塞),以及慢性肾脏疾病在某些诱因刺激下肾功能急剧衰退。由于肾对很多化学物质或生物学活性物质极为敏感,近年来毒性物质直接作用于肾直接损害肾实质细胞的病例也有所增加,如氨基糖苷类抗生素、重金属、氯仿、磺胺、中药、甘露醇不恰当使用等,需要引起基层医务人员的重视。

(三) 肾后性

尿路梗阻、先天尿路畸形、双侧输尿管连接部狭窄、肾结石(孤立肾结石嵌入输尿管)、肾结核、肿瘤压迫输尿管、磺胺结晶等。

二、发病机制

目前尚无一种学说能圆满解释急性肾损伤的发病机制,可能为多种因素综合作用的结果。

(一) 肾血流动力学异常

肾缺血和肾毒素能使肾素 - 血管紧张素系统活化,肾素和血管紧张素 Ⅱ 分泌增多,儿茶酚胺大量释放,TXA_2/PGI_2 比例增加,以及内皮素水平升高,还使 NO 释放减少,均可导致肾血管持续收缩和肾小球入球动脉痉挛,引起肾缺血缺氧、肾小球毛细血管内皮细胞肿胀致使毛细血管腔变窄,肾血流量减少,GFR 降低而导致肾功能损害引起急性肾损伤或急性肾衰竭。

(二) 肾小管损伤

肾缺血或肾中毒时引起肾小管急性严重的损伤,小管上皮细胞变性、坏死和脱落、肾小管基膜断裂。一方面脱落的上皮细胞引起肾小管堵塞,造成管内压升高和小管扩张,致使肾小球有效滤过压降低和少尿;另一方面肾小管上皮细胞受损引起肾小管液回漏,导致肾间质水肿。

(三) 缺血再灌注肾损伤

肾缺血再灌注时,细胞内钙通道开放,钙离子内流造成细胞内钙超负荷;同时局部产生大量的氧自由基,可使肾小管细胞的损伤发展为不可逆性损伤。

(四) 非少尿型急性肾小管坏死的发病机制

主要是由于肾单位受损轻重不一所致,部分灌注量几乎正常,而部分则明显减少。受损的和有管型阻塞的肾单位比少尿型少,GFR 降低程度比少尿型轻。

三、诊断要点

(一) 临床表现

急性肾损伤婴幼儿以肾前性和肾后性因素为主,而年长儿则以肾性因素为多,除有诱发病因的症状之外,患儿因肾功能下降而出现不同程度的水电解质紊乱和代谢性酸中毒等系列症状。

1. 水钠潴留　全身水肿、高血压、肺水肿、脑水肿和心力衰竭等高血容量表现。可出现稀释性低钠血症。

2. 水、电解质及酸碱平衡紊乱　代谢性酸中毒常表现为恶心、呕吐、疲乏、嗜睡、呼吸深快，甚至昏迷；电解质紊乱表现为三高三低，即高钾、高磷、高镁和低钠、低钙、低氯血症的相应症状。

3. 全身各系统中毒症状　与急性肾损伤程度相关。

(1)消化系统：食欲减退、恶心、呕吐、腹泻等，严重者消化道出血或黄疸，出血又加重氮质血症。

(2)心血管系统：高血容量导致高血压和心力衰竭，还可出现心律失常、心包炎。

(3)神经系统：意识障碍、躁动、谵语、抽搐、昏迷和自主神经功能紊乱。

(4)血液系统：出血倾向、皮肤瘀斑及贫血等。急性肾损伤早期白细胞总数及中性粒细胞比例均有增高。

(二)实验室检查

1. 血液检查　有轻、中度贫血；血尿素氮、肌酐进行性升高，少尿期常有高血钾、高血磷、低血钠、低血钙及代谢性酸中毒。

2. 尿液检查　包括尿常规、尿沉渣、尿比重、尿渗透压、肾衰竭指数及滤过钠排泄分数，有助于区分肾前性、肾性和肾后性急性肾损伤。

3. 影像学检查　尿路超声检查对排除泌尿系统梗阻和慢性肾功能不全很有帮助；必要时可行CT或MRI检查。放射性核素检查可了解肾血流量，肾血管造影可明确诊断，但造影剂有肾损害风险，须慎用。

4. 肾活检　是明确肾病理变化的最可靠手段。

(三)急性肾损伤诊断标准及分期

1. 诊断标准　48小时内血肌酐升高的绝对值≥26.5μmol/L(0.3mg/dl)；或血肌酐较前一次升高>50%~99%；或持续8小时以上尿量<0.5ml/(kg·h)。

2. 急性肾损伤分期标准　见表20-7-1。

表 20-7-1　AKI 分期标准

分期	估计肾小球滤过率(eGFR)	血肌酐(Cr)	尿量
1期	eGFR 下降超过 25%	48 小时内绝对值升高>26.5μmol/L(0.3mg/dl)；或 7 天内 Cr 较原水平升高>50%~99%	<0.5ml/(kg·h)，时间超过 8 小时
2期	eGFR 下降超过 50%	7 天内 Cr 较原水平升高>100%~199%	<0.5ml/(kg·h)，时间超过 16 小时
3期	eGFR 下降超过 75% 或 eGFR<35ml/(min·1.73m²)	7 天内 Cr 较原水平升高>200%	<0.3ml/(kg·h)，时间超过 24 小时 或无尿 12 小时

四、鉴别诊断

(一)肾性与肾前性肾衰竭的鉴别

肾性与肾前性肾衰竭的鉴别，见表20-7-2。

表 20-7-2　肾性与肾前性肾衰竭的区别

项目	肾性	肾前性
病史	有导致肾缺血、肾毒素史	吐泻入量不足
体征	水肿	有脱水征
血压	正常或偏高	低
眼	不凹	凹
血常规 Hb	低或正常	高
血 BUN	升高	正常或偏高
血钾	偏高	正常或偏高

续表

项目	肾性	肾前性
中心静脉压	正常或偏高	低
尿常规	蛋白＋管型	基本正常
尿比重	1.010	>1.020
尿钠	40mmol/L	<20mmol/L
尿渗透压	<350mOsm/L	>500mOsm/L
尿肌酐/血肌酐	<10	>40
排泄钠分数(Fena)	>3	<3
肾衰指数(RFI)	>1	<1
补液试验	尿量不增	尿量增加
利尿实验	尿量不增	尿量增加

1. 补液试验　当可能有脱水、血容量不足时，可作补液试验，即用 2∶1 等渗液，15~20ml/kg 快速输注(30 分钟内输完)，并观察尿量变化。

2. 利尿试验 如补液后无反应可使用 20% 甘露醇 0.2~0.3mg/kg，在 20~30 分钟静脉推注，或给呋塞米 1.5~3mg/kg，并观察尿量变化。对已有循环充血者，应慎用甘露醇。而对有明显血容量不足时，应慎用呋塞米。

3. 钠排泄分数（Fena） 是尿诊断指标中最敏感的，阳性率高达 98%。

钠排泄分数（Fena）=（尿钠/血钠）×（血肌酐/尿肌酐）×100%。

4. 肾衰指数（RFI） 肾衰指数 = 尿钠 × 血肌酐/尿肌酐。

（二）尿闭

任何原因引起的尿路梗阻（如结石、肿瘤）均可致尿闭，急性尿闭应首先除外肾后性因素，泌尿系影像学检查有助于病因诊断。

五、治疗要点

治疗原则为早期明确病因，及时对因治疗，维持水、电解质的平衡，早期行血液净化治疗是肾衰竭抢救成功的关键。

（一）对因治疗

肾前性应注意及时纠正全身循环血流动力学障碍。低血容量者需 30 分钟内快速静脉给予生理盐水 10~20ml/kg，可酌情重复 2 次，已发生休克的推荐在补液的同时联合使用升血压药物，防止肾前性进展为肾性急性肾损伤。避免接触肾毒性物质，严格掌握肾毒性药物用药指征，密切监测尿量和肾功能变化。对急进性肾小球肾炎、急性间质性肾炎等所致急性肾损伤的治疗，强调激素冲击和/或免疫抑制剂冲击，部分危重急进性肾小球肾炎患者还可联合使用血浆置换或免疫吸附疗法。肾后性应及时解除梗阻。

（二）饮食和营养

应选择高糖、低蛋白、低盐、低钾、低磷、高维生素的饮食，并尽可能供给足够的能量[50~60cal（210~250J）/（kg·d）]，脂肪占总热量的 30%~40%；蛋白质应限制在 0.5~1.0mg/（kg·d）为宜，行 RRT 治疗者为 1.0~1.5g/（kg·d），行持续性肾脏替代治疗及高分解状态者最高达到 1.7g/（kg·d）。且应以优质蛋白为主，如鸡蛋、肉类、奶类蛋白为佳。优选肠内营养支持，无法进食者及时肠外营养。

（三）控制水、钠摄入

严格"量出为入"，每天液体量 = 尿量 + 显性失水（呕吐、大便、引流量）+ 不显性失水 - 食物代谢和组织分解所产生的内生水。无发热患儿不显性失水为 300ml/（m²·d），体温升高 1℃增加 75ml/（m²·d）。内生水在非高分解代谢状态为 100ml/（m²·d）。所用液体均为非电解质液。对于高血容量的容量控制及试验性治疗，可短期应用呋塞米。

（四）纠正代谢性酸中毒

轻中度代谢性酸中毒一般不予以处理。当血 HCO_3^- <12mmol/ 或动脉血 pH<7.2 时，应给予碳酸氢钠，5% 碳酸氢钠 1m/kg 可提高 HCO_3^- 1mmo/L。但要警惕此时发生低钙性手足搐溺。

（五）纠正电解质紊乱

1. 高钾血症的治疗 血钾>6.5mmol/L 为危险界限，应积极处理。

（1）重碳酸盐：可用 5% 碳酸氢钠 2~3ml/kg，在 5 分钟内静脉注射。如未恢复正常，15 分钟后可重复 1 次。

（2）葡萄糖酸钙：10% 葡萄糖酸钙 10ml 静点，5 分钟开始起作用，可持续 1~2 小时，每天可用 2~3 次，但用洋地黄者宜慎用。

（3）高渗葡萄糖和胰岛素：每 3~4g 葡萄糖配 1U 胰岛素，每次用 1.5g/kg 糖可暂时降低血钾 1~2mmol/L，15 分钟开始起作用，可持续 12 小时或更长，必要时可重复。

以上三种疗法在高钾急救时可单独或联合使用，有一定疗效，但不能持久。因此，在治疗同时可开始准备透析。

防治高血钾要减少机体蛋白质的高分解代谢，供给足够热卡，限制含钾较高的饮食和药物及不输库存血等。对于危重患者，建议胰岛素治疗目标为血浆葡萄糖达 6.11~8.27mmol/l。

2. 低钠血症 在少尿期以稀释性低钠多见，严格控制水分入量多可纠正，一般不用高渗盐进行纠正。缺钠性低钠者当血钠<120mmo/L，且出现低钠综合征时，可适当补充 3% NaCl 1~2ml/kg 提高血钠 1mmol/L，可先给 3~6ml/kg 提高 2.5~5mmol/L。

3. 低钙血症 可静脉给 10% 葡萄糖酸钙 5~10ml，每天 1~2 次。

4. 高磷血症 通常采用口服磷酸盐结合剂（如碳酸钙、氢氧化铝）和膳食限磷来降低肠道磷吸收。

（六）高血压、心力衰竭及肺水肿

多与容量负荷有关。治疗应严格限制水分入量、限盐及利尿，及时透析。利尿可用呋塞米每次 1~2mg/kg，每天 2~3 次。如有难以控制的重症高血压可用硝普钠静脉滴注。不推荐使用低剂量多巴胺治疗急性肾损伤。

(七) 肾替代治疗

近年来,肾替代治疗在急性肾损伤治疗中取得了长足进展,显著改善了肾衰竭预后,成为急性肾损伤的重要治疗方法。

六、预后

急性肾损伤的预后与原发病性质、肾损害程度、少尿持续时间、早期干预与否、有无并发症直接相关。肾前性肾衰竭如适当治疗多可恢复;肾性肾衰竭中以急性肾小球肾炎预后最好;非少尿性急性肾衰竭预后较少尿或无尿好;年龄越小预后越差,尤其是合并泌尿系畸形或先天性心脏病者;学龄儿童中以急进性肾炎预后最差。

(刘潇,雷晋莉)

【专家点评】

1. 分析儿童肾衰竭的病因时一定要考虑先天性疾病的可能,如先天肾不发育或发育不全、多囊肾、尿路结构异常等。

2. 尿诊断指标在鉴别肾前性少尿和急性肾小管坏死中有重要价值,方法简单、灵敏,诊断正确率以排泄钠分数最佳。

3. 目前在急性肾损伤治疗方面,仍以肾替代治疗为主,药物治疗尚无重大突破。同时必须重视急性肾损伤原发病因的治疗,防止发生多器官功能障碍综合征。

第八节 脑 水 肿

脑水肿(brain edema,BE)是脑组织水分异常增加,导致脑容积增大和重量增加的病理状态。当脑容积增大到一定程度时,颅内压(intracranial pressure,ICP)即增高形成颅内高压(intracranial hypertension,ICH)。脑水肿与颅内高压是 ICU 最常见的危急重症,儿童尤其多见,早期诊断和及时治疗颅内高压,是控制脑水肿、预防脑疝形成、降低病死率和致残率的重要措施。

一、病因

临床常见导致脑水肿的疾病有:

(一) 感染性疾病

1. 颅内感染 各种病原所致的脑炎、脑膜炎、脑膜脑炎、脑脓肿、脑寄生虫病。

2. 颅外感染 各种病原感染所致的中毒性脑病,如中毒型菌痢、重症肺炎、败血症等。

(二) 非感染性疾病

1. 颅内非感染性疾病 癫痫、颅内出血、颅内肿瘤、颅内创伤。

2. 颅外非感染性疾病 中毒、酸碱水电解质紊乱,以及各种原因引起的脑缺血缺氧、心源性休克、溺水、窒息等。

二、发病机制

脑水肿的发病机制迄今尚未完全明了,根据近年来的文献报道,主要有以下几种学说:

(一) 脑微循环障碍学说

该学说认为正常情况下,脑血液循环具有"自动调节"功能,能通过改变血管口径,使脑血流始终保持相对稳定,当严重感染时这种"自动调节"功能被破坏。

(二)钠钾钙泵失衡学说

该学说认为钠是细胞水肿的主要离子,钙为细胞凋亡的主要离子,在脑缺血、缺氧等损伤时,钠-钾-钙泵功能失活。导致钠、钙进入细胞内形成细胞内高渗和细胞内超钙现象,引起脑水肿与神经性损伤。

(三)氧自由基学说

该学说认为当脑组织受到外伤、感染或缺血等损伤后,发生氧化还原代谢障碍,产生大量活性氧自由基,这些自由基引起的过氧化反应均可使血-脑屏障与神经细胞进一步损害,导致细胞外与细胞内水肿。

(四)分子学说

目前对创伤中脑水肿机制,分子领域的认知涉及血脑屏障完整性的破坏,各种离子泵和炎症反应对细胞体积的调节等病理生理过程,如炎性细胞因子、趋化因子、炎症细胞、血管内皮生长因子A、基质金属蛋白酶、P物质等参与。

脑水肿可根据其病理、病因与发病机制而分类,各种脑水肿特点如表 20-8-1 所示。

表 20-8-1　脑水肿类型及特点

类型	病因	水肿液成分	水肿部位	主要受累组织	常见疾病
血管源性脑水肿	血脑屏障受损	脑缺氧	脑脊液吸收障碍	细胞外渗透压降低	动脉和静脉压增高
细胞毒性脑水肿	血浆漏出液	Na^+、水	脑脊液	水	Na^+、水
间质性脑水肿	细胞外	细胞内	细胞外	细胞内	细胞外
渗透性脑水肿	白质	白质、灰质均有,灰质更明显	脑室周围白质	白质、灰质均有,灰质更明显	白质
流体静力压性脑水肿	颅内感染、创伤、肿瘤	缺氧、缺血、中毒性脑病,颅内感染	阻塞性脑积水	输液不当水中毒、抗利尿激素分泌增加	肾炎合并高血压脑病

三、诊断要点

(一)临床表现

儿童脑水肿发展迅猛,常于 1~2 天内出现颅内高压症,其主要临床表现有:

1. 呼吸不规律　呼吸节律不齐、暂停,叹息样呼吸,双吸气样呼吸,潮式呼吸,多为脑疝前驱症状,常提示中枢呼吸衰竭,脑干受压。

2. 前囟紧张或隆起　新生儿高颅压常表现为前囟紧张或隆起,骨缝裂开,头围增大,头面部浅表静脉怒张。

3. 意识障碍　当只是大脑皮质受累时,患儿表现为轻度的意识障碍;当大脑皮质和网状结构均受累时,患儿表现为重度昏迷。

4. 瞳孔改变　为高颅压的重要体征,可见双侧大小不等,忽大忽小,形态不规则,常提示发生脑疝。

5. 高血压　血压升高为延髓血管运动中枢的代偿性加压反应,又称 Cushing 反应。

6. 循环障碍　皮肤及面色苍白、发凉及指/趾发绀。脑干移位时的缺氧可致缓脉,但在儿童少见。

7. 头痛　常为弥漫性并无特异性,咳嗽、排便用力及头位改变时可加重。年龄较小的婴儿则表现为烦躁不安、尖叫哭闹。

8. 呕吐　由延髓呕吐中枢受刺激所致,儿童描述的喷射样呕吐常难于发现,故与其他疾病所引起的呕吐无明显差别。

9. 眼部表现　①眼球突出;②复视;③视野变化:表现为盲点扩大和向心性视野缩小;④视乳头水肿,严重的视乳头水肿可致继发性视神经萎缩。

10. 惊厥　因脑缺氧或炎性刺激大脑皮质,导致部分神经元异常放电,可引起惊厥,甚至癫痫样发作。

11. 肌张力增高　主要表现为去皮质强直(上肢屈曲内收,下肢伸直内旋)和去大脑强直(四肢外展伸直,严重者角弓反张),当病变向下蔓延累及网状结构时肌张力下降,称为中枢神经休克状态,提示患儿濒于死亡。

12. 体温调节障碍　呈持续性、难以控制的高热或超高热。

13. 脑疝　属于高颅压危象。意识障碍、瞳孔扩大及血压增高伴缓脉称 Cushing 三联征,为高颅压危象,常为脑疝的先兆。临床上常见脑疝有小脑幕切迹疝和枕骨大孔疝。

（1）小脑幕切迹疝：幕上占位病变不断增高时，其压力可使同侧的颞叶海马钩回等结构疝入小脑幕切迹（图20-8-1）。小脑膜切迹有动眼神经、大脑后动脉、小脑上动脉等重要血管和神经通过。由于动眼神经损伤，首先是脑疝侧瞳孔缩小，继之扩大，对光反应消失，如进一步恶化，对侧按此规律变化。对侧肢体瘫痪，眼睑下垂，其余眼外肌麻痹，最后眼球固定。切迹疝发生时可致脑干损伤，中枢性呼吸衰竭，意识障碍加重。

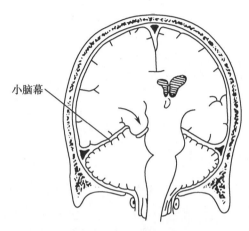

图 20-8-1　小脑幕切迹疝

（2）枕骨大孔疝：颅内压过高使脑干下移时，小脑扁桃体首先被挤入枕骨大孔，继而压迫延髓（图20-8-2）。患儿迅速昏迷，双侧瞳孔散大，对光反射消失，眼球固定，常因中枢性呼吸衰竭而呼吸突然停止。

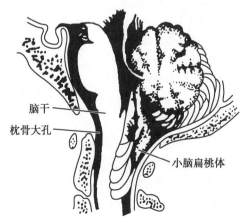

图 20-8-2　枕骨大孔疝的侧面

（二）辅助检查

1. CT 和 MRI 检查　是目前诊断脑水肿临床早期最可靠的方法。影像中颅内出现低密度区即可诊断。

2. B 超检查　新生儿和婴幼儿前囟未闭，超声扫描可诊断较重脑水肿和脑室变化。

3. 颅内压监测　直接测定颅内压力为诊断脑水肿和颅内高压最直接的方法，临床常用脑室穿刺或腰椎穿刺测压法。一般认为，颅内压 1.47~2.67kPa（11~20mmHg）为轻度增高，2.80~5.33kPa（21~40mmHg）为中度增高，超过 5.33kPa（40mmlg）为重度增高。在有明确高颅压时，腰椎穿刺测压和检查常致脑脊液引流过快易发生脑疝，因此一般不行腰椎穿刺，必要时放出脑脊液要缓慢，并于术前使用甘露醇。

（三）诊断标准

虞佩兰教授提出儿童急性脑水肿临床诊断的主要指标和次要指标各五项，具备一项主要指标及两项次要指标时，即可诊断。主要指标：①呼吸不规则；②瞳孔不等大或扩大；③视乳头水肿；④前囟隆起或紧张；⑤无其他原因的高血压［血压>（年龄 × 0.20+99.75）mmHg］。次要指标：①昏睡或昏迷；②惊厥和 / 或四肢肌张力明显增高；③呕吐；④头痛；⑤给予甘露醇 lg/kg 静脉注射 4 小时后，血压明显下降，症状、体征随之好转。

四、治疗要点

脑水肿为导致高颅压的各种因素中最常见者，两者相互影响，互为因果。所以，控制高颅压的关键在于抗脑水肿治疗。

（一）一般治疗

脑水肿和高颅压患儿应收入 ICU，密切监护患儿意识、瞳孔、血压、呼吸、脉搏、体温等生命体征。并注意以下几点：

1. 侧卧位，防止胃内容物反流引起的窒息。

2. 上半身抬高 20°~30°，以利静脉回流，但对休克未纠正患儿应采用平卧位以防脑灌注压降低，加重脑水肿。移动头部时需极为小心，避免脑疝的发生。

3. 保持气道通畅。昏迷和频繁惊厥者应气管插管。

（二）病因治疗

儿童内科脑水肿的病因以细菌感染最多，故必须及早明确感染病灶，选择合适的抗生素，抗生素治疗原则是早用、足量、有针对性；颅内占位性病变是颅脑外科常见病因，切除颅内肿瘤，清除颅内血肿，穿刺引流脓液是缓解高颅压的关键。

（三）脱水治疗

可直接减少脑组织容量,降低颅压。脱水药物分为渗透性脱水剂和利尿剂两大类。

常用脱水药物特性见表20-8-2。

表 20-8-2　常用抗脑水肿与高颅压脱水药物特性

药物	起效时间	高峰作用时间	持续时间	剂量与用法	降压机制及特征	不良反应和注意事项
甘露醇	10min	30min	4~6h	每次 1~2/kg,于 30min 内静脉注入,2~6h 1 次	①形成渗透压梯度 ②减少脑脊液形成 ③使血管扩张,降低血液黏滞度 ④作用快,降压效果强 ⑤具有清除自由基作用 ⑥为降低颅压的首选药物	①持久用药可致肾衰竭 ②突然大量吸收水分,可使血容量升高,引起心力衰竭 ③长期使用可致电解质紊乱 ④有颅内出血报道 ⑤ 3~6h 可有反跳现象 ⑥连续使用 5~6 次后,应与其他药交替,连续使用数天无意义,>2d 与其他药交替
甘油	5~10min	30~60min	70~160min	每次 0.5~1g/kg,于 60~120min 静脉滴入,3~6h 1 次	①形成渗透压梯度 ②作用缓慢 ③甘油大部分在肝转化为葡萄糖,可供能量	①较少致电解质紊乱,仅有 10%~20% 从尿排出 ②较少致肾衰竭及反跳
3% 高渗盐水				6.5~10ml/kg,以 0.1~1.0ml/(kg·h)的速度持续静脉输入	①形成渗透压梯度 ②维持细胞膜张力 ③促进心房利尿钠肽释放 ④抑制炎症反应 ⑤强心	①有可能导致脑桥外和脑桥中央髓鞘溶解 ②有引起蛛网膜下腔出血可能 ③有反弹性高颅压可能 ④可诱发肾衰竭
白蛋白					①提高胶体渗透压,脱水作用缓慢而持久 ②和呋塞米合用,保证血容量情况下脱水	
呋塞米	2~5min	1~2h	4~8h	每次 1~2mg/kg,肌内或静脉注射	①全身脱水而改善脑水肿 ②特别适用于脑水肿,并发心力衰竭、肺水肿、肾衰竭者 ③减少脑脊液形成 ④与甘露醇有协同作用	长期使用可致电解质紊乱

（四）特殊治疗

1. 亚冬眠疗法　亚低温除可使脑血流量下降、脑体积缩小、颅压降低外,还可降低脑代谢率,保护血脑屏障,增强对缺氧的耐受力,特别适用于高颅压伴高热者。对于儿童来说,维持理想颅压的低温条件变异较大,目前尚无统标准,一般可选用 32~33℃。低温疗法应该尽早使用,降温过程应防止寒战,否则可引起颅压增高,以及造成体温不升、高凝状态、心律失常等。采用低温治疗后,复温速度应小于 1℃ /4h,甚至更慢,由于复温过程中外周血管扩张,故需严密监测血压,若出现血压降低需积极治疗。

2. 高压氧疗　高压氧能收缩脑血管,减少脑血流量,降低颅内压,但此作用只有在血管反应存在时才能出现,如颅压增高至接近动脉压时,高压氧或过度换气均不能降低颅压,故不宜太晚进行。

3. 治疗性过度通气　对机械通气伴高颅压的

患儿可采用过度通气疗法治疗,脑血管直径对 pH 值和 $PaCO_2$ 在生理范围内的改变非常敏感,碱血症和低碳酸血症均可降低脑血流及脑血容量。过度通气疗法作用快,无反跳,但不持久,因此只用于短期高颅压的急诊处理。一般降至 25~30mmHg,1~2 小时即可达到治疗目的。

4. 糖皮质激素 糖皮质激素具有抗炎、调节钙平衡、改善微循环、保护血脑屏障及减轻脑水肿等作用。对肿瘤伴随脑水肿有效,但对代谢性、外伤后或炎症性脑水肿的作用存在较大争议。2012 年创伤性高颅压诊治指南亦不推荐在重型创伤性脑损伤急性期患儿中应用激素治疗。

5. 控制惊厥 儿童脑水肿常伴有惊厥或惊厥持续状态,必须立即控制,否则每一次惊厥都将加重脑水肿,甚至引起脑疝和死亡。常用控制惊厥的药物有:

(1) 地西泮:为控制惊厥的首选药物,每次 0.1~0.3mg/kg。地西泮导致呼吸抑制的情况临床并非少见,静脉推注速度应控制在 0.5mg/min。

(2) 咪达唑仑:近年来广泛应用于 ICU 机械通气、脑水肿、休克、惊厥持续状态,以及各种侵袭性操作的患儿。用法为持续静脉推注,速度 1~5μg/(kg·min)。使用该药最好在气管插管情况下,并严密监测呼吸、脉搏、血压和血氧饱和度。

(3) 苯巴比妥钠:是应用最早也是应用最广泛的长效巴比妥类镇静药,随着剂量的增大依次产生镇静、催眠、抗惊厥及麻醉作用,显效时间 30 分钟至 1 小时,作用持续 6~8 小时,通常首剂可给予 5~10mg/kg 静脉注射,以后用 5mg/(kg·d) 静脉注射维持,苯巴比妥的镇静和抗惊厥治疗最好在 ICU 进行,以免抑制呼吸。

6. 液体疗法 脑水肿需进行脱水治疗,但又要保持酸碱水电解质平衡,维持有效血容量及正常血压,从而维持一定的颅内压,保障脑灌注。输液过多、张力过低均可使脑水肿加重;输液不足,可致严重有效血容量不足和电解质紊乱;故应根据患儿的病情,严密监测中心静脉压、尿量、尿比重、血钠、血渗透压,按照具体情况适当补充液体和电解质,并记录尿量,入量应少于出量,以使患儿保持轻度脱水状态为宜。目前主张在应用甘露醇等脱水利尿剂时,可不必过分限制液体入量。休克、重度脱水、利尿后尿多者,均应快速补液与缓慢脱水;而患儿有脑疝、呼吸衰竭、心力衰竭、尿少时,则一般快速脱水,缓慢补液、补盐;对兼有明显高颅压及休克者应"快补快脱"或"稳补稳脱"。

7. 外科手术 能立即有效降低颅压,改善脑组织血流,对重型颅脑损伤和急性脑出血患儿有一定疗效。但有关手术时机及存活患儿远期预后等目前尚无定论。

(刘潇,雷晋莉)

【专家点评】

1. 儿童脑水肿较成人发展快,病程短,常危及生命。常见临床表现为呼吸不规律、惊厥、意识障碍、瞳孔改变,脑疝发生率亦较高。

2. 高颅压最常见的原因为脑水肿,其临床症状不典型且常缺乏主诉,因此,必须结合病史全面分析病情及综合判断后再作出诊断。如能早期消除病因,积极降低颅压,及时而合理地控制脑水肿,则病情往往可逆。

3. 甘露醇的渗透性脱水仅作用于相对正常脑组织,而在受损脑组织反而可因甘露醇积聚导致"逆脱水"(即吸收循环中水进入脑组织)而加重受损脑组织脑水肿。尽管其被广泛用于重型创伤性脑损伤伴高颅压儿童的治疗,但 2012 年《儿童重型创伤性脑损伤急性期诊治指南》并未对此药进行推荐。

第九节 急性中毒

大量毒物短时间内经皮肤、黏膜、呼吸道及消化道等途径进入人体内,使机体受损并发生功能障碍,称为急性中毒。儿童中毒多发生在婴幼儿至学龄前期,其中婴幼儿期主要为药物中毒,学龄前期主要为有毒动物、植物中毒。

一、原因

1. 药物或其他化学毒品用量、用法或保管不当,儿童易误服或接触而导致中毒。近年来,药物和农药中毒逐渐增多。

2. 进食未经去毒处理的各种含毒动植物(如河豚、木薯等)或把毒物错误的当作普通食物(如毒蕈误做蘑菇、桐油误做食用油等)来食用。

3. 某些食物由于处理不当而产生毒性,进食过量则导致中毒(如肠源性发绀)。

4. 有毒动物蜇咬伤。

二、途径

毒物进入机体内一般有三种途径,包括:

1. 消化道吸收(经口食入、经直肠灌肠吸收)。

2. 皮肤黏膜直接接触吸收。

3. 呼吸道吸入(一氧化碳、水银蒸气等)。

如果是医源性误用药物导致中毒,则有口服、肌内注射、静脉注射、灌肠、外用等多种途径。

三、诊断

如有明确的中毒病史,诊断极易,否则,由于中毒的种类繁多,临床症状及体征往往无特异性表现,加上儿童不能清晰陈述病情,有时诊断极为困难。临床工作中遇到以下几种情况均应考虑中毒的可能:①健康儿童突然起病,病史不明,且症状、体征不能用一种疾病解释;②集体同时或先后发病,症状相似;③难以诊断或诊断不明的患儿;④患儿经过"认为是有效治疗"而收不到应有效果时。此时,应从以下几个方面进行诊断:

1. 详细询问病史 包括病前饮食内容、生活情况、活动范围、家长是否从事接触毒物的职业、环境中有无放置有毒药物、家中有无常备药物、小伙伴是否同时患病等。

2. 现场检查 注意患儿周围是否留有剩余致毒物品,尽可能保留患儿饮食、用具以备鉴定。仔细检查患儿呕吐物、胃液或粪便中有无毒物残渣。

3. 临床症状 急性中毒首发症状多为呕吐、腹痛、腹泻,需与胃肠炎、细菌性痢疾、腹膜炎等相鉴别,但一般中毒早期不会出现发热。年幼儿,尤其是婴儿主要表现为惊厥或昏迷无法解释时,应考虑到中毒的可能。

4. 体格检查 重点注意肤色、瞳孔、气味、口腔黏膜等有诊断意义的中毒特征,如呼气中有蒜味、肌肉颤动提示有机磷中毒,呼气中有杏仁味提示杏仁、桃仁等中毒,瞳孔散大、口渴、皮肤无汗、潮红提示阿托品或曼陀罗中毒,面颊樱桃红、呼吸困难而无发绀提示一氧化碳中毒,皮肤紫蓝而无呼吸困难提示亚硝酸盐、氨基比林、安乃近中毒,幻觉、乱语提示氯丙嗪、毒蕈中毒,同时要检查皮肤、衣服及口袋中是否有残留毒物。

5. 诊断性治疗 如症状符合某种中毒,但未能获取确切病史和诊断依据,可试用该类毒物的特效解毒剂,并观察疗效。

四、治疗要点

急性中毒的处理原则:抢救争分夺秒,诊断未明确以前积极予以对症急救处理,诊断一旦明确,尽快使用特效解毒剂。抢救过程包括以下四个方面:①迅速清除未被吸收的毒物,防止毒物进一步吸收;②促使已吸收毒物的排出;③解除毒物的毒性;④对症支持疗法。

(一)去除毒物

1. 口服中毒 采取催吐、洗胃、导泻、洗肠等方法。尽早、彻底洗胃是减少毒物吸收的关键措施。注意事项:①强酸、强碱中毒禁忌洗胃,其他食入中毒者均应在4~6小时内洗胃;②未明确毒物类型时,一般采用盐水作为洗胃液;③导泻可选用甘露醇等;④泻药效果不好时可选用1%盐水或肥皂水行肠道灌洗。

2. 皮肤黏膜接触中毒 立即脱去衣物并清洗皮肤。有机磷用肥皂水或清水冲洗。强酸用3%~5%的碳酸氢钠或肥皂水冲洗；强碱用3%~5%的醋酸或食醋冲洗。

3. 吸入中毒 立即将患儿撤离现场，转移到通风良好、空气新鲜的环境，有条件应吸氧，并要保持呼吸道通畅，必要时做人工呼吸。

4. 有毒动物螫咬中毒 在近心端扎止血带，局部冰敷及应用相应的解毒剂。

（二）加速已吸收毒物的排泄

根据病情可以采取以下措施：

1. 利尿排毒 ①利尿剂：呋塞米或甘露醇；②能口服者大量饮水，以促进尿液排出。

2. 血液净化疗法 包括血液透析、腹膜透析、血液滤过、血浆置换等。

3. 高压氧疗法 适用于各种中毒引起的严重缺氧。

（三）解除毒物的毒性

1. 防止毒物的进一步吸收 一般强碱用弱酸中和，强酸用弱碱中和。中毒物质不明时，可选用通用解毒剂：药用炭2份、氧化镁1份、鞣酸1份，每次1勺加水一杯口服。

2. 特效解毒剂 某些中毒有特效解毒药，诊断一旦明确，应尽快使用。如有机磷中毒使用解磷定和阿托品；亚硝酸盐中毒使用亚甲蓝；酒精中毒使用纳洛酮；汞、铅等重金属中毒选用二巯基丙磺酸、硫代硫酸钠、依地酸钙钠、青霉胺等；阿托品中毒使用毛果芸香碱；肉毒杆菌外毒素中毒使用多价抗肉毒血清。

（四）对症支持治疗

包括：①控制惊厥；②抢救呼吸衰竭；③抗休克；④纠正水、电解质、酸碱平衡紊乱及贫血；⑤治疗和保护重要脏器（如心、肝、脑、肺、肾）功能，预防多器官功能衰竭；⑥预防和治疗继发感染；⑦营养支持；⑧做好监护。

五、常见中毒

1. 一氧化碳中毒 俗称煤气中毒，是由于吸入大量一氧化碳气体引起的中毒。轻者类似感冒症状，伴头痛、胸痛等，重者可出现抽搐、昏迷，甚至死亡。治疗上首先应迅速脱离中毒环境，保持呼吸道通畅，给予纯氧吸入或高压氧治疗。必要时可采

用输血或换血疗法。药物方面可使用维生素C、纳洛酮、安定等。

2. 食物中毒 是指进食被细菌、细菌毒素、毒物污染的或含有毒性物质的食物所引起的中毒。集体发病往往容易诊断，散发病例诊断困难，易与肠炎混淆。治疗原则包括催吐、洗胃、导泻、补液维持内环境稳定、抗感染，以及特效解毒剂的使用。

3. 毒蕈中毒 通常是将有毒菌类误认为是食用类蘑菇食用后所致。根据所含毒素类型，所致临床症状各异。一般分为急性肝损型、急性肾衰竭型、溶血型、横纹肌溶解型、胃肠炎型、神经精神型、光过敏皮炎型和其他损伤型。治疗原则包括催吐、洗胃、导泻、洗肠，药物使用包括大剂量青霉素G、水飞蓟素、N-乙酰半胱氨酸、灵芝煎剂、巯基类药物。对判定为致死性蘑菇中毒患者应尽早行血液净化治疗，优先选择血浆置换，当合并肝肾损伤或多脏器功能不全时，应联合应用血浆置换、血液灌流、血液透析及CRRT等技术。

4. 蛇毒中毒 多为儿童在山林或田野间玩耍时不慎被毒蛇咬伤所致。我国毒蛇种类多，蛇毒成分复杂，主要分为神经类毒素和血液类毒素两大类。神经类毒素主要表现为肌肉迟缓性瘫痪（眼睑下垂、张口苦难、吞咽苦难、声音嘶哑、四肢瘫痪、呼吸苦难）或呼吸肌麻痹（中枢性呼吸衰竭）。血液类毒素可引起出血、溶血或凝血，使血管舒缩功能发生障碍导致周围循环衰竭，也可并发急性肾衰竭。部分毒蛇如眼镜蛇、蝮蛇、竹叶青等咬伤后可出现混合症状。治疗包括：①局部处理：咬伤后立即在伤口近心端2~3cm处进行扎缚肢体，减少毒素扩散，每隔15~20分钟松开1~2分钟防止肢体缺血坏死；伤口局部用水清洗；从伤口周围向伤口挤压，将血液和毒素挤出；蛇药外敷。②全身治疗：使用抗蛇毒血清，多价抗蛇毒血清对多种蛇毒有效，使用前需做皮试；单价抗蛇毒血清对单种蛇毒有效，需稀释后使用。在不明确毒蛇种类时，建议选用多价抗蛇毒血清。还包括口服蛇药、肌内注射破伤风抗毒素、预防感染等。

5. 亚硝酸盐中毒 含有亚硝酸盐和硝酸盐的蔬菜如果放置过久或腌制不够，均可产生较多的亚硝酸盐。一般根据接触史、临床表现及实验室检查结果即可诊断。治疗包括一般急救处理，即洗胃、催吐、导泻等；药物包括特效解毒剂亚甲蓝（轻者口服，3~5mg/kg，每天3次）和抗氧化剂维生素C；

严重患儿可输新鲜血液或换血。

6. 鼠药中毒　多为患儿误食被鼠药污染的食物或含鼠药的灭鼠食物所致。治疗上先通过洗胃、灌肠等方法使未吸收的毒物尽快排出体外。对症处理,包括控制惊厥、呼吸支持、控制脑水肿等,必要时行血液净化治疗。

7. 有机磷农药中毒　随着农药在农业生产中的使用越来越广泛,农药中毒发生率也逐渐升高。儿童对农药极其敏感。中毒原因包括经口进入——误服或主动口服;经皮肤及黏膜进入——多见于热天喷洒农药时有机磷落到皮肤上,由于皮肤出汗及毛孔扩张,加之有机磷农药多为脂溶性,故容易通过皮肤及黏膜吸收进入体内;经呼吸道进入——空气中的有机磷随呼吸进入体内。口服毒物后多在 10 分钟至 2 小时内发病。经皮肤吸收发生的中毒,一般在接触有机磷农药后数小时至 6 天内发病。中毒症状与中毒途径、农药性质、进入量,以及身体的健康程度相关。血液胆碱酯酶活性在中毒早期可协助诊断。轻度中毒者出现头晕、头痛、恶心、呕吐、流涎、多汗等,胆碱酯酶活性下降至

正常的 50%~70%;中度中毒者除上述表现外,还可以出现意识障碍、语言不清、瞳孔缩小、肌肉震颤、流泪、轻度呼吸困难、支气管分泌物增多、心动过缓、腹痛、发热、寒战等表现,此时胆碱酯酶活性下降至正常的 30%~50%;重度中毒者除上述症状外,患者多呈昏迷、心律失常、发绀、呼吸困难、肺水肿、惊厥、大小便失禁、四肢瘫痪、反射消失等。胆碱酯酶活性下降至正常的 30% 以下。治疗措施包括:发现中毒后立即脱离中毒现场,去除被污染的衣物,眼部接触者立即用清水或生理盐水冲洗,消化道接触者尽快予以洗胃、催吐、导泻、吸附等肠道去污措施。解毒药物的应用,包括阿托品(轻度中毒 0.02~0.03mg/kg,必要时 2~4 小时重复使用;中度中毒 0.03~0.05mg/kg,必要时 0.5~1 小时重复使用,重度中毒 0.05~0.1mg/kg,必要时 5~20 分钟重复使用);复能剂(碘解磷定、氯解磷定)、盐酸戊乙奎醚。对症治疗包括吸氧、呼吸功能支持、营养支持、防治感染及脏器功能支持等。必要时行血液净化(血液灌流、血液透析及 CRRT)治疗。

(陈鹏,朱德胜)

【专家点评】

1. 对于有明确中毒史者,应根据毒物的种类、中毒的程度及患者的状态给予积极有效的救治。

2. 对于疑似中毒者,应留院进行观察,监测生命体征,完善相关检测以尽快明确或排除中毒。

3. 要熟练掌握儿童常见中毒种类的急救原则。对于诊断明确的严重病例应尽快转往上级医院救治。

第十节　溺　水

溺水是指人淹没于水中,由于水吸入肺内(湿淹溺 90%)或喉痉挛(干淹溺 10%)导致窒息,使生命处于危险状态。

一、流行病学

全世界每年约有 36 万人死于溺水,其中,儿童占 45% 左右。溺水已成为 1~14 岁儿童意外死亡的第二大原因,高危年龄段为 1~4 岁和 11~14 岁。由于其致死率和致残率高,溺水对患儿、家庭和社会造成了严重影响。1 岁左右的幼儿发生溺水最常见的场所是浴缸。2 岁以上的儿童在户外发生溺水的概率明显增加。总的来说,溺水的发生南方高于北方、城市高于农村,暑期发生率最高。一般认为非致死性溺水的发生率是致死性溺水的 2 倍。

二、病理生理

（一）窒息

溺水后由于刺激导致喉痉挛或声门关闭，或者呼吸道被吸入的水、泥沙所阻塞导致呼吸骤停，机体严重缺氧。所有窒息最先影响大脑和心脏的功能，脑细胞缺氧导致中枢性呼吸衰竭，心肌细胞缺氧导致心肌收缩力下降，甚至心搏骤停。其他脏器也由于缺氧导致功能紊乱，进而引起机体内环境紊乱，从而加重病情的进展。

（二）水、电解质、酸碱平衡紊乱

溺水后机体内环境的改变与溺水的种类有关。

1. 淡水溺水　淡水进入肺泡后，由于渗透压低，很快经肺泡壁吸收入血，使血液稀释。低渗溶液可以使血管内红细胞大量溶解，造成急性溶血性贫血。溶血后钾离子大量释出，导致高钾血症，进而引起心室纤颤或心搏骤停。由于血液被稀释，还可以导致低钠血症、低钙血症、低氯血症。

2. 海水溺水　发生海水淹溺时，吸入的高渗液体使血管腔内大量液体渗出至肺泡，导致肺水肿，加重心脏负荷进而导致心力衰竭。海水中的盐类成分迅速进入血液，使血钠、血氯、血钙、血镁等含量明显升高，导致严重的电解质紊乱。

（三）中枢神经系统改变

窒息、呼吸心搏骤停、酸中毒、脑组织缺氧均可引起脑水肿、脑细胞线粒体肿胀及脑细胞死亡。心肺复苏过程中，如不能迅速解除缺氧状态，或使组织血液灌流量迅速恢复至正常的 30% 以上，可引发再灌注损伤，加速脑细胞的死亡。

（四）脏器损伤

淡水吸入导致肺泡表明活性物质灭活，肺顺应性下降，肺泡表面张力增加，肺泡塌陷萎缩，肺泡容积急剧减少，呼吸膜破坏，通气/血流比值失调，出现肺水肿、急性肺损伤，甚至急性呼吸窘迫综合征。另外，淡水入血可以引发全身炎症反应综合征，炎症介质的释放进一步导致多脏器功能不全。此外，缺氧、溶血还可以导致血红蛋白尿，引起急性肾衰竭。

（五）迟发型肺水肿

此种情况多出现在溺水患者复苏稳定后 1~6 小时(有长达 24 小时或更长者)，是由于血容量增加，血浆胶体渗透压降低，肺泡壁受损，肺泡表面活性物质减少，肺毛细血管通透性增加，血浆成分广泛透过肺泡膜，进入细支气管肺泡及肺间质内，形成肺水肿，严重影响呼吸功能。

三、临床表现

咳嗽、青紫和呼吸衰竭最常见。此外，还可见血性泡沫痰从上呼吸道涌出、呕吐、腹胀及心动过速。淡水淹溺者常有心室颤动及神经、精神症状。海水淹溺者常有明显口渴。

如果在水温低于 20℃甚至低于 5℃时发生溺水，低温的刺激可产生迷走神经反射，导致心动过缓、心室颤动，甚至心搏停止。

另外，临床症状还与溺水的时间及吸入的水量有关。

1. 刚落水时，可暂时憋气在水面上下浮动，吸入的水量不多，神志清楚，有血压上升、心率增快，如及时获救症状通常可自行缓解。

2. 溺水 1~2 分钟，由于机体不能耐受长时间缺氧而开始呼吸，水进入气道导致剧烈呛咳，进入胃引起呕吐，呛出物和呕吐物可被吸入肺内，进一步加重呼吸道阻塞导致窒息。有一部分溺水者在溺水后反射性引起喉痉挛，声门紧闭，这时即使没有水吸入肺内，也可以导致窒息。此时，溺水者的神志模糊，呼吸浅快不规则，血压下降，心搏减慢，反射减弱。

3. 溺水 3~4 分钟，可出现重度症状，表现为全身青紫，颜面水肿，眼、口、鼻黏膜充血，并有血性泡沫样物质从口、鼻腔溢出，四肢冰凉，血压下降，神志不清或烦躁不安，常有肺部啰音及心律失常。如吞入水过多者可出现腹部膨隆。

四、诊断

一般根据溺水史即可明确诊断。但应迅速了解溺水的时间、水温、水的性质等。以及获救时的意识状态、有无自主呼吸、心率、瞳孔大小、对光反射、体温、血压，以及呼吸道分泌物的性质和量。同时，还应了解有无其他疾病(如癫痫、心脏病等)以及有无合并其他损伤(如骨折等)。

五、治疗

溺水导致死亡的过程非常迅速，抢救必须争分夺秒，原则是立即清除呼吸道梗阻，恢复自主呼吸及心搏，加强监护，防治感染等并发症。要实施有效的心、肺、脑复苏和充分的呼吸管理,保证从事故现场到医院的转运过程有系统、连续的治疗。

(一)院前急救

1. 现场抢救　将溺水者从水中救上岸后,应立即"控水"处理。注意控水时间不宜过长,一般在1分钟内。许多溺水者在气道吸入水之前会吞进水,导致60%~80%的溺水者在恢复或复苏过程中出现呕吐,而误吸胃内容物后可加重肺损伤,故复苏时需要注意及时清理呕吐物。

2. 心肺复苏　如果溺水者无意识,应及时开放气道,观察其有无自主呼吸,如果没有呼吸,则先进行5次人工呼吸,并检查颈动脉搏动。如果无脉搏,且溺水时间<1小时,无明显死亡证据(腐烂、尸斑、尸僵),则开始心肺复苏。胸外按压与人工呼吸次数之比:单人抢救为30:2,双人抢救为15:2。按压频率为100~120次/min。心肺复苏过程中,要注意观察溺水者的意识是否有改善,以及自主呼吸是否恢复等。具体抢救流程如图20-10-1所示。

3. 保温　当溺水者的体温(肛温)低于30℃时,要积极进行复温治疗。当体温低于32℃时,溺水者可能对心肺复苏无反应,应尽快复温至37~40℃,如果溺水患儿有意识,可尽快脱去其衣服,用干毛毯或棉被包裹保暖;如果无意识,则立即进行早期复苏,待有条件再行保温处理。

4. 其他　有条件的话,对于复苏成功的患者,在转运过程中应尽可能建立静脉通道,保证抢救用药,给予高流量吸氧,监测基本生命体征。对于没有复苏成功的患者,在专业人员到达现场后,可以采取边转运边抢救的方法。

(二)医院内的救治与监护

1. 因肺水肿常在4小时内发生,对于清醒的溺水患者,如果检查结果(包括胸片、血气分析、电解质)正常,应留院观察4小时,如4小时后无肺水肿症状,可考虑出院。

2. 如患者有水吸入肺内的迹象,如咯血、肺部湿啰音、胸片有絮状影和缺氧症状,应住院进一步治疗。

3. 如现场急救后溺水者的心搏、呼吸没有恢复,不管淹溺时间长短,到达医院后应立即进行正规心肺复苏,包括气管插管、心脏按压、心电监护、留置胃管、直肠测温、动脉血气分析、胸部X线检查、中心静脉导管置入等。

4. 目标　①恢复自主呼吸,纠正低氧血症;②恢复有效循环;③防治脑水肿及肺水肿;④防治急性呼吸窘迫综合征;⑤纠正酸中毒和水电解质紊乱;⑥防治感染;⑦恢复脑功能(高压氧及脑低温疗法);⑧防治支气管痉挛及抽搐。

5. 监护内容　包括脑干功能、心功能、水电解质酸碱平衡、血细胞比容、血压及中心静脉压、尿量等。

6. 药物治疗　包括呼吸兴奋剂、血管活性药物、治疗心律失常药物、利尿消肿药物、肺泡表面活性物质、糖皮质激素、止痉药物、抗生素及降颅压药物等。

六、预后

预后与溺水时间长短、获救时有无自主呼吸和心搏、体温、酸中毒程度、血糖,以及进行心肺复苏的成效有关。以下5项中符合2项以下者,预后较好,符合3项以上者,预后较差。①年龄小于3岁;②溺水时间超过5分钟;③救助到复苏开始时间超过5分钟;④入院时深昏迷;⑤动脉血pH值不超过7.10。此外,水温超过25℃、复苏超过25分钟及脑干反射消失也是预后不良的标志。

(陈鹏,朱德胜)

【专家点评】

1. 根据病史及临床表现,儿童溺水的诊断问题不大,关键是诊断后的正确救治。施救者应掌握基本心肺复苏技能,如没有专业医务人员在场,在施救同时需第一时间联系附近医院。

2. 医务人员应尽量详细了解患者溺水的具体情况以利于判断溺水的种类和程度,确定正确的处理方案,还要熟练掌握溺水患者的救治原则。

3. 如患儿溺水时间长,脑功能损伤重,需要呼吸机支持治疗等,应尽快转至有条件医院进行救治。

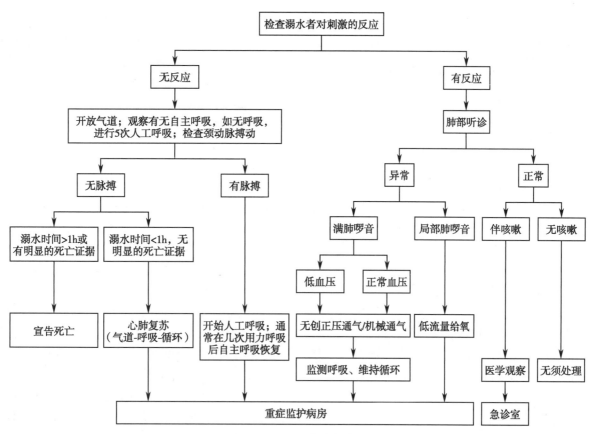

图 20-10-1 溺水抢救流程

第十一节 触 电

触电又叫电击伤，是指当人体某两处同时接触两个不同电位的电极，电流快速经过人体组织，造成人体结构破坏或功能紊乱。

随着家用电器越来越普及，儿童触电事故的发生率也随之增高。儿童触电是家庭日常生活中比较常见的意外伤害，因触电死亡的人数占儿童意外死亡总人数的 10.6%。

一、触电的原因

导致儿童触电的原因很多，主要是由于儿童缺乏对电的认识、不懂安全用电知识所致。

1. 玩弄电器或电灯的插头、插座、电线等。

2. 室内电器插座安装过低，没有保护装置，易被儿童触摸，或用手指、金属物掏挖。

3. 没有防护设备的情况下去牵拉触电者。

4. 在屋顶或树上玩耍时误触电线。

5. 电线断落，不知躲避或用手触摸。

6. 雷雨天气时，衣服淋湿后在大树或屋檐下避雨、玩耍，被闪电击中。

二、触电的种类

1. 低压触电（家庭电路触电） 分为单线触电和双线触电。

2. 高压触电（高压电路触电） 分为高压电弧触电和跨步电压触电。

3. 雷击触电 阴雨天被雷电击伤。

三、临床表现

触电后机体的损伤程度取决于电流强度、电压高低、人体电阻、电流通过人体的途径,以及电流频率和接触时间。

1. 局部损伤 人体触电后,于接触电源及电流穿出部位可见"入电口"和"出电口",两者之间的局部组织可发生灼伤。轻者皮肤被电火花烧伤呈0.5~2cm半圆形焦黄色或灰褐色干燥灼伤,偶可见水疱,与正常组织皮肤界限清晰。严重者局部组织损伤深,创面大,可深达肌肉和骨骼引起坏死,甚至皮肤碳化、骨骼断裂。

2. 全身损伤 轻者只感到麻木、惊吓、头晕、面色苍白、心悸、四肢软弱、表情呆滞等;重者立即出现休克、昏迷,并伴强直性肌肉收缩和叫声,阴茎勃起,甚至可有短暂的惊厥,随之心室纤颤、瞳孔散大、心搏呼吸停止而死亡。

3. 其他损伤 由于触电是强烈的肌肉痉挛或身体弹跳摔伤,可致骨折或关节脱位及器官损伤,进而出现相应症状。血管损伤可发生出血。脊髓电击伤后可导致肌肉麻痹,甚至截瘫。

四、诊断

有触电史和触电的临床表现即可诊断。

五、辅助检查

1. 血常规、电解质、肝肾功能、心肌酶谱、凝血功能等检查。

2. 血气分析 了解有无代谢紊乱及酸中毒。

3. 心电图检查 了解有无心律失常。

六、治疗

(一) 现场抢救

1. 迅速脱离电源 包括:①关闭电源;②切断电路;③挑开电线;④拉开触电者。注意事项:使用干燥的木棒、竹竿等绝缘物体去挑开或分离接触人体的电线,切记不能用金属物体或用手直接接触触电者,也不能用潮湿的物品去分离电源。以上是家用220V电压的处理措施,高压与低压电线常不易区分,尤其在户外。警告:如果可能是触及高压电线,为了避免施救者休克,电源切断前不要企图

去解救伤者。

2. 心肺复苏 当触电者脱离电源后,立即检查神志、呼吸、心率及瞳孔情况,如果出现心搏呼吸停止,要立刻进行心肺复苏。

(二) 院内抢救

1. 轻度电击伤 此类触电者神志尚清醒,仅有轻微症状,无须特殊处理,但是应监测生命体征,警惕迟发型电休克发生。

2. 重度电击伤 对于此类触电者,在抢救过程中,注意监测心率、呼吸、血压等,维持内环境平衡;及时供氧;防止脑水肿,预防肾衰竭和继发感染;加强营养支持;对于心搏呼吸停止经心肺复苏后恢复自主心搏呼吸的患者,仍需警惕发生心律失常及再次心搏骤停等。

3. 局部灼伤 创面清洁消毒包扎,严重灼伤需植皮的患者,需待坏死区域边界与正常组织分界清楚后方可行切痂植皮。

4. 其他 骨折患者及时固定;使用抗生素预防感染;监测肾功能,警惕急性肾损伤;对于神经系统损伤及肢体运动障碍者,尽快给予高压氧治疗;有内脏出血的患儿必要时手术止血。

七、预防

1. 宣传安全用电的知识和方法,使大家了解电的危险,掌握日常电器安全使用的方法。

2. 经常检查电的线路,电线的绝缘部分是否老化,及时更换可以预防发生触电或火灾。

3. 把家里的排插等收好,墙下面的插座孔不用时用胶带粘住,不给儿童接触电源的机会。

4. 对于家庭的电线路不要乱接、乱拉,减少短路和人为原因导致的触电事故。家里使用大功率电器时,大人不能随意离开,大功率电器易导致火灾。

5. 给孩子选购电动玩具时,多考虑安全性能,防患于未然。

6. 发现有人触电时,应立即切断电源,或者用长木棍、竹竿等把电线拨弄离开人体,切不可心急用手去拉触电者。当发现公共区域电线脱落时,不可走近,立即报告有关部门处理。

(陈鹏,朱德胜)

【专家点评】

　　1. 根据病史及临床表现，儿童触电可迅速诊断，关键是诊断后的救治。正确规范的救治流程对患儿的预后可起到决定性作用。

　　2. 减少意外伤害的发生重在预防，政府、社会及学校应积极宣传用电相关知识，家长应教育孩子识别带电物体，远离高压电线等危险区域。

　　3. 对于严重患儿，例如需要植皮甚至截肢等处理，应在生命体征稳定后尽快转往上级医院。

第十二节　灾害中的儿童健康问题

一、儿科医生在灾害社区预防工作的作用

　　因为儿童是灾害中最易受到伤害的群体之一，所以儿科医生在灾害应急和防灾预案中担当着重要的角色。只有儿科医生参与灾害救治规划中的各个方面时，受灾儿童的特殊需求，如营养、心理和发育等方面的需求才能在规划中得以体现。儿科医生不要把自己的工作局限于直接为患儿提供医疗服务，可以在许多方面协助社区灾后的救援和恢复工作，如儿童的营养评估和需求评估，并主动与公共卫生、应急救援和相关政府人员沟通，以便为防灾预案提供服务，确保社区儿童保健决策的正确性。

二、灾害中儿童创伤的处理

　　1. 根据灾害类型、受伤人数和受灾地区的抗灾能力不同，做好儿童相应的救治准备工作，包括适合儿童救治应用的伤情评估、气道管理、血管内通路及液体管理、监护设备、血液净化设备、相应手术设备，还有通讯联络和个人防护设备。

　　2. 针对大批儿童创伤患者，必须配备专业的医护人员处理有严重创伤的患儿。尤其是对儿童颅脑损伤、胸部外伤、腹部外伤、四肢外伤，以及特殊事故的创伤，如烧伤、电击伤、溺水、挤压综合征、爆炸冲击伤，现场儿科医生必须快速对伤情作出准确评估和现场急救处理。对心搏呼吸骤停患儿及时实施心肺复苏。

　　3. 儿童创伤的特点　①呼吸频率快，更容易受到雾化吸入剂、化学品、一氧化碳等的影响；②儿童保留液体能力低，容易出现脱水、低血容量性休克；③呼吸道分泌物量大，可能需要更多次吸痰；④3个月以内婴幼儿仅用鼻式呼吸，容易出现气道梗阻；⑤腺样体较大，鼻腔插管常导致出血；⑥处于弱势发育阶段，不能及时识别和躲避灾害或危险情况，也无法遵照指令作出及时的选择。

　　4. 儿童创伤评估　主要采用适合儿童特点的ABCDE评估系统。初步检查评估危及生命的情况，包括：A. 气道通畅；B. 呼吸及通气；C. 循环及出血控制；D. 神经系统状态（Glasgow 昏迷量表，儿童 / 婴儿）；E. 暴露 / 环境。进一步检查评估应用儿童创伤评分（pediatric trauma score，PTS），见表 20-12-1。

表 20-12-1　儿童创伤评分

类别	+2	+1	−1
体重	>20kg	10~20kg	<10kg
气道	正常	稳定	不稳定
收缩压	>90mmHg	50~90mmHg	<50mmHg
中枢神经系统	清醒	迟钝	昏睡
开放伤口	无	小	大
骨折	无	闭合性	开放性或多发性

注：①>8 分：预计死亡率<1%；②<8 分：建议转送到儿童创伤专科；③<4 分：预计死亡率 50%；④<1 分：预计死亡率>98%。

5. 在资源允许的情况下,创伤儿童应该得到优先的救治和转运。

三、灾害中儿童常见的感染性疾病

在灾害人道主义紧急救助中,由于居住环境拥挤、卫生条件差、环境污染、供水不足、营养物质缺乏,导致个人健康水平下降,儿童常见感染性疾病死亡率上升。灾害中儿童常见的感染性疾病有肠道感染(霍乱弧菌、痢疾杆菌、轮状病毒、诺如病毒、蓝氏贾第鞭毛虫、肠道蠕虫等感染)、麻疹、急性呼吸道感染、甲肝和戊肝、脑膜炎和流行性乙型脑炎、疟疾和登革热、钩端螺旋体病、结核病、球孢子菌感染等。

四、灾害中儿童的营养管理

灾害中儿童的营养状况直接影响儿童对感染性疾病的抵抗力和发生感染性疾病的严重程度,一旦出现营养不良,会大大增加儿童的死亡率。良好的营养状态还可以促进伤口愈合。

(一)营养状况评估

1. 识别受灾儿童中的营养脆弱人群　①5 岁以下儿童;②与家庭分离或失去亲人的儿童;③患有慢性疾病的儿童;④残疾儿童或患有精神心理障碍的儿童。

2. 确定受灾儿童可获得食物储备的数量和质量　尤其是营养脆弱儿童可获得营养物质的质量和安全性。

(二)体格测量评价

1. 最常用的儿童体格测量指标　年龄别体重、身高别体重、年龄别身高、中上臂围、体重指数。

2. 使用体格测量指标评价营养状况(表 20-12-2)

表 20-12-2　使用体格测量指标评价营养状况

营养状况	中上臂围	身高别体重	身高别体重(Z评分)	百分位数
轻、中度急性营养不良	110~125mm	>70%, <80%	-2~$-3S$	
重度营养不良	<110mm 或水肿	<70% 或水肿	$<-3S$ 或水肿	
低体重				BMI<第 5 百分位数

(三)再喂养综合征

再喂养综合征是机体经过长时期饥饿或营养不良,重新摄入营养物质后发生的以低磷血症为特征的电解质代谢紊乱及由此产生的一系列症状。特别是补充大量含糖制剂后,血糖升高,胰岛素分泌恢复甚至分泌增加,导致钾、磷、镁转移入细胞内,形成低磷血症、低钾血症、低镁血症;糖代谢和蛋白质合成增强还需消耗维生素 B_1,导致维生素 B_1 缺乏。上述因素联合作用,会损伤心、脑、肝、肺等重要脏器功能,甚至引起死亡。

预防再喂养综合征的关键在于逐渐增加营养素摄入量,包括口服及静脉途径。禁止摄入含糖量多的食物与饮品,可用少糖奶制品替代。禁止输入大量葡萄糖液,可使用脂肪乳剂或氨基酸制剂。注意补充磷、钾、维生素 B_1。

饥饿后的营养补充应遵循"先少后多、先慢后快、先盐后糖、多菜少饭、逐步过渡"原则,1 周后再恢复至正常饮食。

五、灾害中儿童的预防接种

1. 在紧急救援时,唯一必须常规接种的疫苗是麻疹疫苗,所有 6 个月至 5 岁的儿童应进行接种。对于 6~9 个月内接种过第一针的儿童,在 9 个月时应接种第二针。

2. 破伤风疫苗在灾害情况下不是常规接种。但如果有可能引起破伤风的伤口,而又从来没有接种过破伤风疫苗,或离上次接种破伤风疫苗时间 5 年,则需要接种。

3. 需要预防的特殊疾病包括百日咳、白喉、流行性脑膜炎、流行性乙型脑炎、甲型肝炎、乙型肝炎、流行性出血热、钩端螺旋体病、伤寒等。需要根据当时当地疫情防控要求进行相应的疫苗接种工作。

六、灾害对儿童心理的影响

在灾害中儿童和青少年的心理适应能力常是非常脆弱的。灾害中环境因素影响儿童对灾害的反应。另外，儿童的反应和适应能力还受到儿童年龄、性别、对成人的依赖程度、个性特征和以往经历的影响。

1. 灾害中儿童的正常心理反应　当一个儿童经历灾害时，心理反应的变化幅度非常大，包括轻微的痛苦、漫不经心、不快乐、恐惧、焦虑、忧伤、闪回记忆、回避、过度警觉和行为紊乱等反应。而这些反应只在灾后一段时间出现。

2. 灾害后儿童最常见的心理问题　灾后儿童最常出现的心理反应是焦虑、情绪低落和行为紊乱。最常见的心理问题包括：①严重的应激反应和适应不良；②急性应激反应和创伤后应激障碍；③抑郁和反复出现的抑郁紊乱；④儿童期的分离焦虑紊乱；⑤儿童期的恐怖焦虑紊乱；⑥儿童期的社会焦虑紊乱；⑦家庭环境内的行为紊乱。

3. 灾害中可能出现不良心理问题的高危儿童　①受伤儿童；②与父母分开较长时间的儿童；③灾后有生理疾病的儿童；④缺乏家庭心理支持的儿童；⑤父母最近离婚的儿童；⑥直接目击了灾害现场、死亡或严重破坏的儿童；⑦有被虐待史的儿童。

4. 灾后儿童心理创伤的预防性干预措施　儿科医生的角色是儿童 - 家庭 - 学校 - 社区联系中的一个纽带，了解和强调受灾儿童早期的心理问题，是预防儿童出现长期心理不良反应的最有效的方法。灾后儿童心理创伤的预防性干预措施包括：①尽快恢复到正常生活；②保持耐心，给孩子充分的时间和支持，帮助他们适应和缓解灾害造成的痛苦感受和压力；③适当限制孩子的行为；④允许孩子讨论自己的担忧和感受；⑤鼓励儿童和朋友在一起；⑥鼓励儿童恢复他们以往的日常活动；⑦鼓励其父母处理好自己的情绪。

（易著文）

【专家点评】

近年来全球的灾害发生率正在不断上升，无论是自然灾害还是人为灾害中，近半数的受害者是儿童。灾害来临的时候，儿童、特别是婴幼儿是最容易受到伤害的，是最不能表达需求的弱势群体，尤其是 5 岁以下的儿童，其发病率和死亡率最高。儿童早期的灾害经历往往导致他们长期的生理、心理障碍。因此在灾害中的紧急救援和灾后重建过程中，基层儿科工作者和相关人员均应掌握有关儿童救援和儿童保健的专业知识，了解灾害中儿童的特殊需求，尽可能减少因灾害给儿童带来的伤害，保障儿童的健康和成长。

第二十一章

外科疾病

第一节　普通外科常见疾病

一、儿童急腹症的早期识别

急腹症是儿童时期外科常见的危急重症之一，是以腹痛为主要临床表现的一类急性疾病。儿童急腹症具有病因复杂、病情发展迅速、预后凶险不一、采集病史困难、体格检查不合作等临床特点。这些特点使得临床确定诊断困难，同时也给及时治疗增加了一定的难度。作为临床医生，要能够及时捕捉儿童急腹症临床表现的蛛丝马迹，在急诊情况下至少需要确定为器质性还是功能性的疾病，对必须紧急处理的疾病(主要指外科情况)进行迅速诊断，及时处理，以免延误病情，导致严重后果。另一方面，必须严格掌握手术探查指征，避免不必要的手术。

(一) 儿童急腹症的病因及分类

儿童急腹症包括腹部脏器及血管两方面病变，主要病因包括损伤、炎症、穿孔、梗阻和血管病变。按病因分类如下：

1. 损伤性急腹症
(1) 腹壁损伤；
(2) 肝脏损伤；
(3) 肝外胆管损伤；
(4) 胰腺损伤；
(5) 脾脏损伤；
(6) 十二指肠损伤；
(7) 小肠及其系膜损伤；
(8) 结肠损伤；
(9) 腹膜后血肿。

2. 炎症性急腹症
(1) 腹膜炎；
(2) 急性肠系膜淋巴结炎；
(3) 阑尾炎；
(4) 胃肠道憩室炎；
(5) 急性出血性坏死性肠炎；
(6) 新生儿坏死性小肠结肠炎；
(7) 溃疡性结肠炎；
(8) 局限性肠炎；
(9) 肝脓疡；
(10) 急性胆囊炎；
(11) 急性化脓性胆管炎；
(12) 急性胰腺炎。

3. 穿孔性急腹症
(1) 新生儿胃肠道穿孔；
(2) 胃十二指肠溃疡急性穿孔；
(3) 婴儿胆管自发性穿孔；
(4) 小肠穿孔；
(5) 结肠穿孔；
(6) 肠伤寒穿孔；
(7) 肠结核穿孔。

4. 梗阻性急腹症
(1) 脐膨出；
(2) 嵌顿性腹股沟斜疝；
(3) 幽门梗阻；
(4) 先天性十二指肠梗阻；
(5) 先天性肠闭锁与狭窄；
(6) 先天性直肠肛门闭锁；
(7) 先天性肠扭转不良；
(8) 胃肠道扭转；
(9) 肠梗阻；
(10) 急性肠套叠；
(11) 先天性巨结肠症；
(12) 消化道异物引起的梗阻。

5. 出血性急腹症
(1) 消化道出血；

(2)胰源性溃疡出血；

(3)急性胆道出血；

(4)梅克尔憩室溃疡出血；

(5)炎症性肠病出血；

(6)消化道息肉出血；

(7)卵巢破裂出血。

6. 腹部血管病变

(1)腹主动脉瘤破裂；

(2)肠系膜血管血栓形成或栓塞。

（二）儿童急腹症的早期临床表现

1. 腹痛　急起腹痛往往是儿童急腹症的最早表现。年长儿能自诉腹痛，年幼儿常表现为反常哭闹、烦躁及固定的特殊体位。哭闹时可伴有惧怕震动、拒绝活动等表现。尤其是当被抱起摇晃、拍打时，常使患儿哭闹加重。腹痛患儿常喜蜷缩身体，或手捂腹部，或取保护性体位。这些表现均为不可忽视的腹痛征象，往往是诊断的重要线索，应仔细询问和注意观察。

2. 恶心、呕吐　儿童急腹症的早期症状往往随腹痛伴有恶心、呕吐，或以恶心、呕吐为首发症状。这时应注意患儿呕吐出现的时间、呕吐次数和频率，呕吐物的性质，以及与其他症状的关系。如肠梗阻、肠扭转等引起的呕吐频繁且剧烈，呕吐物中可伴有胆汁和肠内容物。阑尾炎、肠套叠及肠闭锁，因肠系膜神经受刺激可引起反射性呕吐。新生儿以呕吐为主要症状的急腹症，多因先天性消化道畸形所致。

3. 排便异常　新生儿出生后无正常胎便排出，是肛门闭锁和肠闭锁的特点之一。果酱样黏液血便则是儿童肠套叠的特征。进行性便秘需用药物或灌肠才能排便则多为先天性巨结肠症。腹痛伴有血便提示过敏性紫癜的可能。

4. 全身反应　如儿童有腹痛、呕吐及排便异常等上述症状时，伴有发热、食欲减退，或伴有精神不振、乏力、活动减少、喜卧床、嗜睡，甚至出现烦躁、哭闹、谵语、惊厥、昏迷等全身症状时，需高度警惕急腹症。

5. 腹部检查

(1)腹痛的部位：一般腹痛的部位与病变的部位相一致，如上腹部疼痛常为肝胆疾病、胃十二指肠溃疡或胰腺疾病。右下腹疼痛为阑尾炎、梅克尔憩室炎及肠系膜淋巴结炎。脐周位置游移的腹痛为小肠痉挛性腹痛的特点。

(2)腹痛的性质：按疼痛程度可分为轻、中、重度腹痛，按腹痛持续的时间可分为阵发性疼痛、持续性疼痛或持续性腹痛阵发性加剧。阵发性疼痛或绞痛有梗阻性疾病，若局部喜按或热敷后腹痛减轻者，常为胃、肠、胆管等空腔脏器的痉挛；持续性腹痛加剧多见于胃肠穿孔；持续性钝痛，改变体位时加剧、拒按，常为腹腔脏器炎症、包膜牵张、肿瘤及腹膜脏层受到刺激所致。隐痛多见于消化性溃疡。放射性疼痛为一个局部病灶通过神经或邻近器官而波及其他部位的疼痛。腹痛伴排粪或排尿困难，可能为粪块堵塞或尿路感染、结石。

总之，腹部器质性病变的疼痛特点为：①持续性钝痛，阵发性加剧；②局部压痛明显；③有腹肌紧张；④肠鸣音异常。

（三）儿童急腹症早期识别的辅助检查

1. 常规检查

(1)血常规：应常规检查血红蛋白、白细胞计数及分类。

(2)尿常规：包括尿的颜色、尿量、比重及尿中细胞。

(3)粪常规：包括粪便性状。肠套叠为果酱样大便；上消化道出血为柏油样便；新鲜血便常提示肠道出血或过敏性紫癜肠出血；正常大便附有新鲜血液常为肛裂或直肠息肉出血。

2. 特殊检查

(1)肛门指检。

(2)腹腔穿刺检查。

3. 影像学检查

(1)腹部超声：包括腹腔各脏器的常规检查，以及腹腔、腹膜后检查。超声检查具有无创、可反复多次动态检查的特点，成为急腹症早期诊断中最有价值的形态学检查方式；对于肝胆脾胰疾病、泌尿生殖系统疾病和腹部闭合性损伤及肿瘤性疾病有重要诊断价值，近年来更广泛应用于胃肠道疾病的诊断，成为急腹症的常规检查。

(2)X线：包括腹部透视及摄片。立位腹片，应观察膈下有无游离气体，小肠及结肠充气情况，液平面升降及气过水征象。若疑及肠套叠可作空气灌肠以协助诊断和复位治疗，但疑有内脏穿孔者禁用。疑有尿路病变可摄腹部平片或作静脉肾盂造影。前后卧位腹片，应观察肠管排列及分布、肠间隙厚度及肋腹部异常情况。对休克患儿宜摄左侧卧位前后位片。

(3)腹部CT：作为一种急腹症诊断中可靠、高度精确性的检查方法被广泛接受。常用于儿童腹痛中病情复杂,常规检查后仍诊断不明,或病情较重需要手术或其他紧急干预的患儿。主要优势在于可以迅速观察整个腹部情况,在快速确定诊断及决定是否需要手术方面起决定性作用。文献报道,CT检查在儿童急腹症诊断中的准确率可达90%以上。

4. 消化道内镜检查

【专家点评】

> 1. 儿童急起腹痛往往是急腹症的首发症状和主要主诉。应结合病史和体格检查,进行全面分析,必要时辅以实验室及影像学检查,尽快作出早期、正确的诊断。
>
> 2. 急腹症的病因繁多复杂,很多情况下找不到确切病因,功能性腹痛占很大比例。要重视鉴别诊断,避免误诊及漏诊。突然起病的急性腹痛,首先要考虑外科急腹症,应及时转诊到具有外科治疗条件的医疗机构诊治。

二、急性阑尾炎

急性阑尾炎是阑尾的急性炎症,是儿童最常见的急腹症之一,也是急腹症中误诊、漏诊最多的疾病,尤以缺乏小儿外科专科经验的医疗单位为甚。本病随年龄增加发病率逐渐增加,12岁以后发病率接近成人,而3岁以下儿童发病率较低,症状不典型,易漏诊,可出现危重病例。

(一)诊断要点

1. 临床表现

(1)腹痛:阑尾炎的腹痛常开始于上腹或脐周围,数小时后转移至右下腹部。但所谓转移性右下腹疼痛并非是儿童阑尾炎的典型表现,儿童腹痛不易准确定位,但多次仔细检查仍然为右下腹固定压痛,是诊断急性阑尾炎的最重要体征。全腹疼痛、压痛及反跳痛,提示阑尾穿孔导致弥漫性腹膜炎。

(2)发热:体温多在38℃左右,可高达39~40℃,幼儿体温中枢不稳定和炎症反应剧烈,甚至会出现寒战、高热、抽搐、惊厥。阑尾穿孔导致弥漫性腹膜炎时,出现严重全身中毒症状,危重者体温可不升。

(3)呕吐:儿童常见,多发生于疾病早期,为反射性呕吐,持续时间不长。较晚期发生的呕吐多因穿孔腹膜炎所致。阑尾穿孔后可见便频、里急后重等直肠刺激症状。

2. 辅助检查

(1)实验室检查:白细胞总数和中性粒细胞增多,穿孔弥漫性腹膜炎时可达$20 \times 10^{12}/L$,中性粒细胞占80%~95%,可见中毒颗粒,血清C反应蛋白明显增高。如阑尾周围脓肿波及输尿管或膀胱,尿中可见红细胞,直肠受刺激时大便内可有少量脓球。

(2)超声检查:彩超检查对诊断阑尾炎有重要价值,正常阑尾彩超下难以显示,彩超诊断阑尾炎的直接征象是看到肿大的阑尾,间接征象是右下腹发现炎性包块影。

(3)CT检查:主要用于诊断困难或需排除其他疾病的病例,CT增强扫描更有诊断价值。

(4)腹腔穿刺:对疑难病例腹腔穿刺右下腹穿得脓液可帮助诊断,随着影像技术的进步,腹腔穿刺主要用于阑尾脓肿的引流,已很少用于单纯诊断。

(二)鉴别诊断

儿童急性阑尾炎表现不典型,变化较多,易与其他急腹症相混淆,其鉴别诊断尤为重要。

1. **急性肠系膜淋巴结炎** 常有急性上呼吸道感染或急性扁桃体炎的病史,腹部压痛位置不固定,常位于脐周,短期观察腹部体征无恶化,B超检查可见肠系膜淋巴结肿大。

2. **急性胃肠炎** 有些肠炎患儿在腹泻未出现前会有腹痛、呕吐及发热,可能被误诊为阑尾炎,待观察数小时后,出现腹泻,压痛消失,多可确诊。

3. **梅克尔憩室炎** 因梅克尔憩室位于回肠末端,发炎时临床表现与急性阑尾炎极相似,术前鉴别困难。超声检查发现较阑尾更粗大的管状炎性包块或伴便血者,阑尾手术时如见阑尾病变与临床表现不符,应探查回肠末端100cm,以明确是否存在梅克尔憩室。

4. 过敏性紫癜 腹型过敏性紫癜由于腹膜及肠浆膜下出血,可有腹痛和压痛,应注意检查有无皮下出血点,关节肿胀和疼痛可帮助鉴别,超声检查发现异常增厚水肿的肠管有助于诊断。

5. 卵巢囊肿扭转 女孩阑尾炎要注意排除右侧卵巢病变,卵巢囊肿扭转可引起右下腹疼痛。腹部直肠双合诊可触及包块,超声检查可明确诊断。

6. 肠痉挛 反复多次发作,无腹部固定压痛点,短期内疼痛缓解,发作时超声检查有时可见小肠套叠样改变,短期内复查套叠又自行松解消失。

(三) 治疗要点

阑尾炎一经诊断,原则上宜早期行手术治疗。但近年来阑尾炎的手术指征有些调整变化。对于年长儿童,症状、体征显著轻微的简单型阑尾炎,允许短期内观察保守治疗,部分患儿可保守治疗成功。文献报道,无阑尾粪石梗阻的病例,阑尾炎复发的比例在 10% 以下,在可以接受保守治疗的范围之内。既往认为病程超过 3 天、阑尾脓肿已形成的病例手术治疗的风险大于保守治疗,应选择非手术治疗,在腹腔镜下阑尾切除术成为主流手术后,这一观点受到挑战,越来越多的阑尾脓肿患儿接受了急诊手术。

1. 非手术疗法

(1) 一般疗法:应卧床休息,给流食或半流食。若因纳差而有脱水时,应输液矫正脱水和水电解质失衡。

(2) 抗生素治疗:大部分阑尾炎为需氧菌与厌氧菌混合感染,应遵循联合、足量、有效的原则静脉使用抗生素,如选用针对 G^- 杆菌及 G^+ 球菌的广谱抗生素 + 甲硝唑。

(3) 认为保守治疗成功的患儿应在 3 个月后择期行阑尾切除术的观点,基本已被摒弃,多数学者认为阑尾炎再发的比例并不高,所以如无症状,不必主动手术切除阑尾,应在阑尾炎再发时,行急诊手术。

2. 手术疗法 术前须改善一般症状,如矫正脱水及电解质失衡、退热、应用抗生素、用胃肠减压改善腹胀等。

手术以阑尾切除为主。同时,对腹腔积脓、有坏死组织的做腹腔引流。对局部浸润粘连严重的,先引流,2~3 个月后再行阑尾切除术。

腹腔镜下阑尾切除术已普遍开展,可方便探查全腹,便于发现阑尾之外的病变,切口感染率也明显下降,有取代常规开放手术的趋势。

3. 术后处理

(1) 无并发症的阑尾炎手术后,肠蠕动恢复后可早期进食,鼓励患儿下床活动。

(2) 阑尾炎术后要根据手术情况、体温、腹部体征、血象等情况决定抗生素的使用时间。

【专家点评】

1. 阑尾炎是儿童急腹症中最需要警惕的疾病之一,年龄越小症状越不典型。

2. 反复多次仔细检查,右下腹固定点压痛是儿童阑尾炎最有诊断价值的体征。

3. 腹部超声检查对诊断有重要价值,但依赖超声医生的经验技术。对于诊断有困难的病例,有必要行 CT 增强扫描。

4. 一般情况良好、评估阑尾病变较轻的病例,允许在严密观察情况下保守治疗;而对于就诊较晚已形成阑尾脓肿的病例,既往主张保守治疗,后期手术,随腹腔镜技术的进步,多数专家认为急诊手术可缩短病程。

三、急性肠套叠

肠套叠是因某段肠管及其相应的肠系膜套入相邻肠腔内引起肠梗阻、肠管血液循环障碍,甚至肠坏死腹膜炎,有原发性和继发性两大类。原发性肠套叠多发生于婴幼儿,1 岁以内发病者占 60%~65%,又以 4~10 个月最多见,以春末夏初发病率最高,冬季次之,秋季相对较少。婴儿期原发性肠套叠大部分为回肠末端套入结肠的回 - 结型或回 - 回结型肠套叠。

(一) 诊断要点

1. 临床表现

(1)阵发性哭闹:为突起发病的阵发性哭闹不安,伴有手足乱动、拒食、痛苦表情。持续时间约10~20分钟。短暂安静后再次发作。

(2)呕吐:为肠套叠的早期症状,初为奶汁或其他食物,以后为含胆汁的消化液。

(3)腹部包块:在发作间歇期,可在上腹部结肠区触及腊肠样有弹性的长条状包块,伴压痛。

(4)果酱样大便:多于发病后 6~12 小时出现,为稀薄黏液或果酱色血便。近年来由于腹部超声检查广泛用于肠套叠的诊断,大部分肠套叠得以早期确诊,典型果酱样大便越来越少见,不再是临床诊断肠套叠的重要指标。

(5)肛门指诊:指尖带血,可于便血发生之前发现早期病例。同上原因,指诊带血的病例也在减少。个别严重病例在直肠内可扪及套叠肠管。

(6)晚期病例有肠坏死腹膜炎,可出现腹胀、高热、脱水、电解质紊乱等全身中毒及休克征象。

2. 辅助检查

(1)腹部 B 超:腹部 B 超为首选检查方法,套叠部位呈现一个实质性团块,横切面显示多层肠壁形成的"同心圆"征,纵切面时呈"套筒征"。小肠痉挛时超声检查亦可显示短小的"同心圆"征,要注意鉴别。

(2)空气灌肠:为传统检查手段,以空气灌肠机作结肠充气,以 6~8kPa 的压强缓慢充气,在电视透视下看到结肠部位典型的杯口状阴影即可确诊。因超声检查的广泛应用,诊断性的空气灌肠在临床已很少应用。空气灌肠主要用于肠套叠的复位治疗。

(二) 鉴别诊断

1. 细菌性痢疾　多发生于夏季,早期出现高热,黏液脓血便,腹部无包块,细菌培养阳性可确诊。

2. 急性坏死性肠炎　以腹泻为主,大便呈洗肉水样,特殊腥臭。伴高热、脱水、休克等严重全身中毒表现。

3. 过敏性紫癜　有腹泻或血便,个别可在下腹部扪及肿大肠管。应注意有无双下肢出血性皮疹、关节肿痛及血尿等。部分腹型紫癜可伴发肠套叠,应及时作超声检查或空气灌肠鉴别。

4. 梅克尔憩室出血　突然发生的无痛性出血,量大可发生休克。

5. 直肠脱垂　少数严重肠套叠套入直肠肠管可从肛门脱出。直肠脱垂无急腹症症状,多发生于用力排便时,排便后肠管常可自行还纳。

很多消化系统疾病在肠道功能出现严重紊乱时,易并发肠套叠,应予以注意。

(三) 治疗要点

1. 非手术治疗

(1)适应证:发病 48 小时之内,一般情况好,腹部不胀,无腹膜刺激征。

(2)禁忌证:病程超过 48 小时,高度腹胀或有腹膜刺激征,一般情况差,有明显脱水酸中毒。3个月以内婴儿非手术治疗要慎重。

(3)方法

1)超声监视下水压灌肠复位:在注水入结肠时,可见"同心圆"或"靶环"状影逐渐退缩,最后通过回盲瓣突然消失。复位成功率约为 95%。超声下复位无放射性损伤,应予以推广应用。

2)空气灌肠复位:肛门注气压力不超过100mmHg,可见套叠块影向盲肠退缩,直至完全消失,小肠大量进气,证明复位成功。复位成功率约为 95%。

3)灌肠复位并发症:严重并发症为结肠穿孔。灌肠过程中,突然出现呼吸困难、心律加快、面色苍白、病情突然恶化,应立即排出腹腔内液体(水压灌肠),抽出腹腔气体(空气灌肠),紧急抢救,并迅速做好手术准备,紧急手术。

2. 手术治疗　手术适应证:①各种非手术治疗禁忌证的病例;②非手术治疗复位失败;③小肠套叠;④继发性肠套叠。

手术中探查肠管,如无坏死,即行肠套叠挤压复位术;如有肠管坏死,行肠切除吻合术;病情危重的患儿,行肠造瘘术,病情稳定后再择期关瘘。

【专家点评】

1. 肠套叠病因未明,但不少病例继发于各类肠炎、过敏性紫癜等。上述疾病治疗过程中临床特点发生变化,特别是血便增多、不明原因哭闹,出现消化道梗阻症状时,要警惕合并肠套叠发生。

2. 超声检查是目前最好的无创性检查手段,但小肠痉挛亦可形成同心圆样改变,要注意鉴别。超声检查发现比较短小的肠套叠时,可暂观察,4小时后复查。

3. 及早诊断,可大大提高非手术方法复位的成功率。对非手术复位失败的病例,应尽快手术,避免发生肠坏死穿孔。

四、先天性腹股沟斜疝

胚胎早期,腹膜通过腹股沟管向外突出,为鞘状突。腹膜鞘状突在出生前大部分会闭合,如出生后仍然开放,腹腔内脏器可通过未闭合的鞘状突突出于外环口,是儿童腹股沟斜疝的病理基础。腹股沟斜疝男婴多见,右侧多于左侧,约 10% 双侧发病。

(一) 病理

由于腹膜鞘状突闭塞的情况不同,儿童的腹股沟斜疝分为睾丸疝及精索疝两种类型:如整个鞘状突均为闭锁,腹腔疝出物进入阴囊,为睾丸疝;鞘状突远端已闭塞,腹腔疝出物仅在腹股沟区,则为精索疝。疝内容物为小肠最多见,其次是盲肠和阑尾。女孩卵巢疝出较为常见。

(二) 诊断

(1) 一般症状和体征:可在新生儿期即被发现,亦可出生数月后方出现症状。最初主要表现是腹股沟区可还纳性包块,当哭闹或用力时腹股沟区出现肿物,安静、平卧时肿物消失。部分病例肿物逐渐增大,发作时进入阴囊。一般不妨碍活动,不影响儿童正常发育。除非发生疝内容物嵌顿,很少有痛苦不适。年长儿可自述有坠胀感。女婴的腹股沟斜疝疝出内容物体积不大,发病率相对较少,易被忽视。

(2) 体检时腹股沟局部有可复性包块,肿物质软、光滑、柔软;包块较小者,多位于腹股沟管内或由腹股沟管突出到阴囊起始部,呈椭圆形,大者可突入阴囊。内容物多为肠管,轻轻挤压包块可还纳腹腔,疝内容物还纳后可触及外环扩大,站立位嘱儿童咳嗽时外环口处有冲击感。

(3) 嵌顿性腹股沟斜疝:若腹腔脏器进入疝囊后被紧缩的疝环阻止不能还纳入腹腔,出现血液循环障碍,称为嵌顿性腹股沟斜疝。嵌顿物以小肠多见,亦可为卵巢等。因疼痛儿童哭闹不安,未及时处理可逐渐出现肠梗阻症状,呕吐、腹胀,肛门停止排气、排便。进一步加重时,疝内容物缺血坏死,称为绞窄性腹股沟斜疝。女婴嵌顿物为卵巢时,不出现肠梗阻症状,发现过晚会导致卵巢坏死等严重后果。

(4) 超声检查可见疝囊通过未闭鞘状突与腹腔相通而确诊,并能了解疝内容物的性质、疝出物的血运情况,并可发现对侧暂未发现的隐性疝。

(三) 鉴别诊断

1. 鞘膜积液　儿童鞘膜积液与先天性腹股沟斜疝的发病机制有相同部分,区别是未闭的腹膜鞘状突比较狭细,腹腔内肠管无法脱出,疝内容物为液体。根据鞘状突的闭锁位置,可分为精索鞘膜积液及睾丸鞘膜积液两种。精索鞘膜积液或睾丸鞘膜积液所致的包块常在夜间睡眠或平卧休息后缩小或消失,活动和玩耍后增大。鞘膜积液透光试验为阳性,彩超检查可准确判别内容物性质而确诊鞘膜积液。

2. 隐睾　亦可表现为腹股沟区包块,是睾丸位于腹股沟管内或阴囊上部,为实质性肿块,挤压胀痛。患侧阴囊发育较小,空虚、瘪缩,阴囊内触不到睾丸。超声检查可确诊。

3. 睾丸肿瘤　多为无痛性实质性肿块,阴囊有沉重下坠感,不能还纳入腹腔内。部分患儿有性早熟现象。超声检查及血清 AFP 测定等有助诊断。

(四) 治疗

既往认为儿童腹股沟疝有自愈的可能,但临床上真正自愈的病例却很少见,以前对阴囊肿物未作精确鉴别,常将鞘膜积液也误诊为斜疝,大部分鞘膜积液会自行吸收消失,造成斜疝自愈的错误判断。对确诊的腹股沟斜疝均应及时手术治疗。

1. 手术时机　随着儿童麻醉及手术方法的进步,腹股沟斜疝手术已没有年龄的限制,新生儿期即可安全手术。早期手术可以大大减少疝嵌顿的发生。若当地没有儿童专科医院,缺乏儿童麻醉及手术经验,手术年龄可适当放宽到半岁以上。

2. 手术方式

(1)腹腔镜下疝囊高位结扎术:腹腔镜下疝囊高位结扎术疗效可靠,美容效果好,可同时探查及处理对侧疝囊,已成为腹股沟斜疝的首选术式。

(2)传统开放手术:不具备腹腔镜手术技术条件时可采用传统小切口开放手术,效果良好;美容效果略差,阴囊肿胀发生率高于腹腔镜手术。

儿童嵌顿性疝需紧急处理。可在镇静的情况下试行手法复位,复位失败者均需行急诊手术。嵌顿时间过长疑有肠坏死、腹胀明显、全身情况恶化及新生儿嵌顿时间无法准确判断的病例为手法复位的禁忌证,应行急诊手术。

不建议儿童腹股沟斜疝采用非手术方式治疗,既往沿用多年的疝带压迫法没有实质性的治疗作用,反而可能因捆绑过紧引起患儿不适、剧烈哭闹,加大疝嵌顿的风险。仅作为合并全身性疾病、无法耐受手术的患儿不得已采用的临时措施。

【专家点评】

1. 腹股沟斜疝自然愈合的可能性很小,故斜疝确诊后均应及时手术治疗。

2. 腹股沟斜疝以男婴多见,女婴发病易漏诊。对于原因不明的哭闹、呕吐等情况,要重视腹股沟区检查。

3. 疝带捆绑等保守治疗方法,无根治价值,总体弊大于利,应予以淘汰。

4. 早期手术可最大限度减少疝嵌顿导致的严重并发症,应结合当地医疗条件,尽早手术。

5. 腹腔镜微创手术相对于常规开放手术,优势明显。

五、肥厚性幽门狭窄

肥厚性幽门狭窄是婴儿最常见的消化道疾病之一,因幽门环肌肥厚增生,导致生后不久出现机械性幽门梗阻,以严重呕吐及营养不良为突出表现。发病有种族和地区差异,我国发病率为1:(1 000~3 000)。

(一)病因

病因不十分清楚,一般认为与消化道神经节细胞发育不良、消化道激素紊乱及遗传因素有关。有研究表明,本病可能不是先天性疾病,而与母婴接触药物、病毒感染,甚至人工喂养有关。

(二)病理

主要病理改变是幽门环肌纤维异常增生肥厚,导致幽门管变长狭窄。

(三)诊断要点

1. 临床表现

(1)呕吐:一般先天性肥厚性幽门狭窄患儿出生后多无症状,吸奶及大小便均正常。多于生后2~4周出现呕吐,极少于生后3~4天即吐,也偶有迟至3个月后才吐,呕吐逐渐加重,开始为食后溢乳,逐渐次数增多,终至每次奶后必吐。婴儿呕吐后仍食欲旺盛,如再喂奶,仍能照常用力吸吮。呕吐物为乳汁及胃液或乳凝块,不含胆汁,呕吐严重时可呈咖啡色。

(2)脱水和营养不良:呕吐进行性加重,导致营养不良,皮下脂肪减少,皮肤松弛、干燥、有皱纹、弹性消失,前囟及眼窝凹陷,颊部脂肪消失,呈老年人面容。由于确诊时间提前,目前很多患儿无典型脱水及营养不良表现。

(3)腹部肿物:右上腹部触到橄榄样肿块是幽门狭窄的特有体征,如能触到并结合典型呕吐的病史,可确定诊断。大部分患儿上腹部可见胃蠕动波。目前患儿普遍就诊较早,严重营养不良腹壁消瘦的情况减少,上腹部典型肿物及胃蠕动波的阳性率减少,临床诊断价值有所降低。

(4)黄疸:部分患儿出现黄疸,主要为间接胆红素增高,原因不甚清楚。一般认为与肥厚的幽门及胃扩张,压迫胆总管产生机械性梗阻;自主神经平衡失调,引起胆总管的痉挛;脱水致胆汁浓缩及淤积等有关。

2. 辅助检查

(1) 超声检查:诊断价值已超过上消化道造影,成为诊断本病的首选检查手段。如幽门肥厚 ≥4mm、幽门管内径 ≤3mm、幽门管长度 ≥15mm,即可诊断。

(2) 上消化道造影:可见胃排空延迟,造影剂通过幽门管困难,胃窦呈鸟嘴样改变。目前造影检查已不作为常规检查手段,仅用于临床症状不典型、B超检查未能确诊,或需要与其他导致呕吐的疾病,如胃食管反流、幽门痉挛等相鉴别的情况。

(3) 内镜检查:可见幽门管呈菜花样狭窄,镜头不能通过幽门管,有胃潴留。一般不作为常规检查手段。

(4) 实验室检查:血常规、生化及肝肾功能检查主要发现本病的并发症,如营养不良、水电解质失衡、手足搐搦症、代谢性酸中毒、高胆红素血症和胆汁淤积综合征等。

(四) 鉴别诊断

1. 幽门痉挛 呕吐次数不定,吐出量也较少;呕吐程度较轻,无喷射状呕吐。无严重脱水和营养不良。少数患儿偶可见胃蠕动波,但扪不到肿块。B超及X线检查无典型幽门狭窄的影像。用镇静药及阿托品等效果良好,可使症状消失。

2. 喂养不当 人工喂养时由于奶瓶倾斜将瓶内气体吸入胃内,或喂奶后放置不当等,均为新生儿呕吐的常见原因。正确喂养后呕吐症状可消失。

3. 幽门前瓣膜 本病少见,生后即发病,临床上与幽门狭窄相似,难以鉴别。当临床表现典型但超声检查未见典型包块时,应想到本病,内镜检查可确诊。

4. 胃食管反流 由于食管下端括约肌发育不良,胃贲门部缺乏肌张力,经常处于开放状态。患儿多在生后几天内出现呕吐,特别是喂奶后将患儿放平时发生呕吐。钡餐X线透视见贲门开放,造影剂逆流入食管即可确诊。

(五) 治疗要点

1. 内科保守治疗 抗痉治疗:主要采用解痉药物阿托品,采用的剂量及给药途径并不统一。一般先静脉给药,待呕吐缓解后再口服给药。保守治疗的疗效不可靠,疗程长,现已基本不用。

2. 外科手术治疗 先天性肥厚性幽门狭窄确定诊断后,应积极早期手术治疗,腹腔镜下幽门环肌切开术已取代开腹手术成为主流手术方法。

(六) 术后处理

术后 6~12 小时即可缓慢开始进食,早期进食可促进胃肠功能恢复,缩短康复时间。部分患儿在手术后短期仍有不同程度的呕吐,调整喂养后可很快恢复。

【专家点评】

1. 肥厚性幽门狭窄的呕吐具特异性,即发生于出生后2~4周,呕吐物不含胆汁,呕吐后食欲旺盛。

2. 大部分患儿可通过典型症状及超声检查确诊,个别临床症状不典型或有必要与其他上消化道梗阻鉴别时,需要行上消化道造影检查。

3. 腹腔镜下幽门环肌切开术是本病的首选术式,预后良好。

六、先天性巨结肠症

先天性巨结肠症是一种以顽固性便秘为主要症状的消化道发育畸形,其发病率约为1:(2 000~5 000),与先天性肛门直肠畸形不相上下,男性较女性多见,有遗传倾向。

(一) 病因

先天性巨结肠症又称先天性结肠无神经结细胞症,因病变肠管肠壁肌层的神经丛和黏膜下神经丛内神经结细胞缺如,导致结肠肠段平滑肌持续收缩,呈痉挛状态,蠕动消失,形成非器质性肠狭窄,使得粪便通过发生障碍,而导致便秘。因粪便滞积,近端肠管剧烈蠕动,久之肠管有代偿性的扩张、肥厚,形成巨大的扩张段。研究证实,先天性巨结肠有明显遗传倾向,遗传方式多样,可表达为常染色体显性、隐性或多基因遗传。部分病例则与环境因素密切相关。

(二) 病理

典型结肠改变可分为三个部分,无神经节细胞肠管呈细小痉挛状,位于远端,近端肠管被动扩张,肠壁肌层增厚,先天性巨结肠症因此得名。远端痉挛段与近端扩张段之间有一呈漏斗状的过渡移形区。依据病变无神经节细胞肠管累及的范围,将先天性巨结肠分为超短段型、短段型、常见型、长段型、全结肠型及全肠型等类型。

上述分型方法有利于治疗方法的选择,并对手术效果的预测和预后均有帮助。以上各型中常见型占 75% 左右,其次是短段型。全结肠型占 3%~5%,亦有报道高达 10%。

(三) 诊断要点

1. 临床表现

(1)胎粪排出延迟:大多数患儿出生 24~48 小时内没有胎便排出,或只有少量胎便排出。

(2)顽固性便秘:顽固性便秘是巨结肠症的主要症状,患儿常 3~5 天不主动排大便,甚至长达十余天不排便,需刺激肛门或灌肠等方可好转,但不久症状再次出现,少数病例经处理好转后,有数周甚至数月的缓解期。

(3)腹部膨胀:多数为中等程度的腹胀,严重时腹壁皮肤发亮,腹壁静脉怒张,可见肠型及肠蠕动波,有时可触及充满粪便的肠袢及粪石。直肠指检肛门无狭窄,可激发排便反射,有大量粪便和气体排出,随之腹胀得到不同程度好转。

(4)小肠结肠炎:小肠结肠炎是先天性巨结肠的一种非常严重的并发症,尤其是新生儿时期。其病因尚不明确,一般认为结肠梗阻、肠壁循环不良是基本原因,免疫功能异常或过敏性变态反应、细菌和病毒感染也可能是其病因。患儿有高热、腹胀加剧、腹泻、脱水酸中毒、休克,可导致死亡。

(5)营养不良发育迟缓:长期腹胀便秘,可使患儿食欲下降,影响营养的吸收,导致营养发育障碍。

(6)新生儿有时以急性肠梗阻起病,腹胀、呕吐,全身中毒症状严重,甚至出现肠穿孔。

2. 辅助检查　出生不久即出现便秘合并腹胀,均应怀疑先天性巨结肠症的可能,为确定诊断可做下列检查。

(1)钡剂灌肠 X 线检查: 典型病例可见到扩张、狭窄、移行端肠管,新生儿病例肠管扩张不典型。24 小时复查钡剂可粗略判断结肠功能状况,如钡剂大部分潴留有助于诊断。

(2)肛管直肠测压:测定内括约肌松弛反射与肛管直肠各段的压力,正常情况下,当直肠被大便充盈,压力感受器发出刺激,通过肠壁肌间神经丛神经节细胞及节后神经纤维,引起内括约肌松弛,激发排便。但先天性巨结肠时,反射弧阻断,不能激发内括约肌松弛。肛管直肠测压可鉴别巨结肠和其他原因所致的便秘。

(3)乙酰胆碱酯酶组织化学检查:正常肠黏膜下乙酰胆碱酯酶染色检测为阴性,但在病变无神经节细胞肠段,无髓鞘样胆碱能神经纤维增多,乙酰胆碱酯酶检测为阳性,其诊断准确率可达 95% 以上。

(4)直肠活体检查:手术切取少量直肠壁,观察黏膜下层或肌层有无神经节细胞可确诊。

(四) 鉴别诊断

便秘是儿童常见的临床症状。考虑先天性巨结肠时,要注意与下列疾病鉴别:

1. 单纯性胎粪性肠梗阻　又称胎粪栓综合征,症状与新生儿巨结肠类似,但经直肠指检或开塞露刺激,或盐水灌肠清除胎粪后症状消失,此后排便正常,无便秘复发。

2. 巨结肠同源病　肠壁神经节细胞存在,但稀少或功能不良,出现与先天性巨结肠类似的临床症状,与先天性巨结肠的鉴别需依靠病理诊断。

3. 甲状腺功能减退　新生儿甲状腺功能减退常引起腹胀、便秘。此类患儿活动能力弱、哭闹少,检测血甲状腺功能的生化指标可鉴别。

4. 肛门狭窄　早期常无便秘腹胀表现,随儿童大便成形出现排便费力腹胀表现,肛查手指进入困难可诊断。

5. 特发性巨结肠　新生儿期多无便秘,钡灌肠检查见肛管以上直肠扩张,肛门直肠测压内括约肌有正常松弛反射。

6. 中枢神经系统病变　如呆小病、脑积水、大脑发育不全等常伴有便秘,需加以鉴别。

(五) 治疗要点

1. 治疗原则　切除神经节细胞缺如及继发扩张无法恢复的肠管是先天性巨结肠的主要治疗方法。如一般情况欠佳,手术耐受性差,或尚未完全确诊,可先行保守治疗。

2. 保守治疗

(1) 口服润滑剂或缓泻剂：如液状石蜡、酚酞、番泻叶、大黄等。

(2) 塞肛：用开塞露或甘油栓塞肛，每天或隔天1次。

(3) 灌肠：0.9% 盐水灌肠是有效的治疗方法。灌肠时必须注意盐水用量及排出情况，如盐水灌入后不能排出，需注入甘油、50% 硫酸镁液，待大便软化后再次灌洗，应注意小肠炎的发生，如有腹胀、发热、水泻等症状时应及时住院。

3. 手术治疗

(1) 巨结肠根治手术：腹腔镜下巨结肠根治术及经肛门拖出巨结肠根治术与开腹手术相比有显著优势，成为先天性巨结肠的主流手术方式。

(2) 肠造瘘术：姑息性手术，在病情危重且高度肠梗阻、一般状况恶劣等情况下，为抢救生命可先行造瘘术，解除肠梗阻，待全身情况改善后再行根治性手术。

【专家点评】

1. 先天性巨结肠的突出临床表现是慢性顽固性便秘伴腹胀，新生儿期发病时可出现急性梗阻症状，甚至肠穿孔，危及生命。

2. 钡灌肠是诊断先天性巨结肠的基本检查，确诊有赖于病变肠管的病理学检查。

3. 彻底切除无神经节细胞的痉挛病变肠管，并尽量减轻对盆腔的损伤是根治性手术的原则。因本病病理类型复杂，需根据病理结果个体化决定手术切除范围。

4. 注意与引起儿童便秘的其他疾病鉴别，难点是与巨结肠同源病的鉴别。

七、漏斗胸

漏斗胸是儿童胸廓畸形中最常见的疾病，发病率为新生儿的 0.2%~0.3%，男性多于女性。主要表现为部分胸骨连同肋骨向胸内凹陷，呈舟状或漏斗状；胸骨体与剑突交界处凹陷最深。

(一) 病因

病因尚未弄清，有人认为此畸形是由于肋骨生长不协调，下部较上部生长迅速，挤压胸骨向后而成；亦有认为是因膈肌纤维前面附着于胸骨体下端和剑突，膈中心腱过短，将胸骨和剑突向后牵拉所致。因该病有家族倾向或伴有其他先天性畸形，故目前认为遗传是主要因素。另外，也有少数患者有明确病因，发生于外伤或手术后，为继发性漏斗胸。

(二) 病理生理

漏斗胸对患儿的影响主要有几方面：一是对局部的影响：凹陷的胸骨和肋骨减少了胸腔的容积，压迫心脏和支气管，严重者造成反复的肺部感染或诱发哮喘；二是对全身的影响：抵抗力降低，心肺功能储备减少，患儿活动耐力减退，可影响生长发育；三是对心理的影响：患儿懂事以后，会有心理影响，致使性格内向、孤僻、不合群。

(三) 诊断要点

1. 临床表现　胸骨凹陷明显者家长多能早期发现而就诊。凹陷不明显、压迫症状较轻者，常被忽视。有些患儿可发现吸气性喘鸣和胸骨吸入性凹陷。患儿常体形瘦弱，不好动，易患上呼吸道感染；肺活量减低，活动能力受到限制；活动时出现心慌、气短和呼吸困难。

体征除胸廓畸形凹陷外，常有轻度驼背、腹部凸出等特殊体型，称漏斗胸体型。心脏受压左移，心尖冲动偏左。部分患儿可于心前区闻及收缩期杂音。

2. 辅助检查

(1) X 线检查和心电图检查：常有心脏向左移位和顺时针转位。X 线侧位胸片可见下段胸骨向后凹陷，与脊柱间的距离缩短。

(2) CT 检查：显示胸骨凹陷更为清楚，且可观察到心脏受压的程度。漏斗胸 CT 指数（Haller 指数），是目前判断漏斗胸严重程度应用较多的方法，可作为是否需要手术治疗的参考指标。正常人该指数为 2.52，轻度漏斗胸<3.2，中度为 3.2~3.5，重度为>3.5。

(四) 治疗要点

虽然大多数漏斗胸患儿症状不明显，但其对身体素质和心理方面的不利影响也不容忽视。目前，唯一有效的治疗方法是外科手术。因此，除畸形较轻者外，CT 指数 ≥ 3.2 的中重度漏斗胸患儿，以及有症状、有心理影响的患儿均应手术治疗。

对于手术年龄的选择有不同看法，多数医生认为 3~5 岁手术矫治效果较好，复发率低。如果症状严重，可提早手术，不受年龄限制。

胸腔镜辅助微创手术矫治漏斗胸（Nuss 手术）

已成为主要的手术方法。传统的胸骨翻转术因创伤过大、效果较差已基本弃用。胸骨抬举术和其他改良手术则仅在不适合采用 Nuss 手术和该手术失败后的患儿考虑选择。

（五）预后

漏斗胸患儿大都预后良好。手术治疗效果满意，个别患儿有复发可能。畸形严重未给予治疗者，可影响心肺功能。

【专家点评】

漏斗胸病因目前尚未确定，亦无有效预防方法。补钙对本病无明显治疗效果，外科手术是唯一有效的治疗方法。

八、脓胸

脓胸是指胸膜的化脓性感染，脓液积聚于胸膜腔而形成，可分为单侧或双侧、局限性脓胸或全脓胸。根据病程的长短和不同的病理改变又可分为急性脓胸和慢性脓胸。脓胸常继发于邻近脏器的感染，常见为肺部炎症继发感染，约占 50% 以上。

（一）病因

常见的致病菌为金黄色葡萄球菌，其次为肺炎链球菌、链球菌及革兰氏阴性杆菌，有时为混合感染。上述致病菌中，以金黄色葡萄球菌肺炎引起的脓胸最为多见，有支气管扩张、肺脓肿等。

（二）感染途径

1. 肺部感染。

2. 继发于败血症或脓毒血症。

3. 由邻近脏器感染蔓延而来，如膈下脓肿、肝脓肿。

4. 胸腔的开放性损伤感染。

（三）病理

脓胸的病理过程一般分为三期。

1. **渗出期** 病程最初 3 天，因胸膜毛细血管通透性增加，有少量稀薄、无菌浆液性液体渗出。内含中性粒细胞，pH 值和葡萄糖测定正常，可自愈。

2. **纤维化脓期** 发病 3~7 天，细菌侵入胸膜，炎症加重，积液变浑浊，并逐渐形成分隔和粘连。有中性多核细胞浸润，纤维组织存积。胸膜增厚呈

膜状。脓液中 pH 值下降，葡萄糖含量减少，蛋白和乳酸脱氢酶增高。

3. **机化期** 如果未能及时治疗或治疗不当，发病 2~3 周以后，随着纤维母细胞增殖，脓液变得稠厚，胸膜表面肉芽和纤维组织机化，逐渐形成纤维板，转化为慢性脓胸。肥厚的壁层胸膜使肋间隙变窄，影响胸廓运动。肺组织被增厚的脏层胸膜包裹，扩张受到限制，影响呼吸功能。

（四）诊断要点

急性脓胸依据基础疾病和胸腔积液量的不同而有不同表现。部分患儿近期有上呼吸道感染、肺炎或胸部外伤病史。肺炎治疗好转后又突然加重，体温下降后又升高。患侧胸廓饱满，呼吸运动减弱，叩诊为浊音，听诊呼吸音减弱或消失。纵隔向对侧移位。胸片和 B 超检查有胸腔积液。实验室检查白细胞计数增高，核左移。胸膜腔穿刺抽出脓液。

慢性脓胸有急性脓胸治疗不及时不彻底的病史。因胸膜腔广泛粘连，胸膜肥厚，形成纤维板，可见胸廓塌陷、肋间隙变窄、呼吸运动减弱等表现。叩诊浊音，听诊呼吸音减弱或消失。X 线检查示胸廓肥厚、粘连，纵隔向患侧移位。CT 检查能更准确地反映胸膜肥厚、粘连的程度及范围、残余脓腔的部位及大小。

（五）治疗要点

原则是控制感染，排出脓液，改善患儿的全身情况，恢复胸廓和肺的呼吸功能。

1. 全身抗感染治疗，选用广谱抗生素联合用

药,待细菌培养结果出来后根据药敏试验选择敏感的抗生素。

2. 支持疗法为多次少量注入新鲜血或血浆,提高机体抵抗力。

3. 穿刺抽脓适用于脓液稀薄且全身中毒症状轻的患儿。应在 B 超定位下进行穿刺抽脓,抽完脓液后可向胸膜腔内注入抗生素,开始每天抽脓一次,以后隔天一次,直到仅能抽到少量脓液为止。

4. 闭式引流术适用于脓液黏稠、抽脓后脓液积聚很快或出现液气胸者。如脓液形成凝块,引流不畅,但尚未形成广泛纤维化粘连的患儿,也可在胸腔镜下清除脓块,尽量剥除纤维膜,能以较小的创伤取得较好的效果。

5. 转为慢性脓胸者,则需扩大创口,保证胸膜腔引流通畅。胸膜增厚、粘连严重、影响肺扩张者,应行脓胸纤维板剥离术。

（六）预后

脓胸早期经过有效治疗,预后良好。胸部 X 线改变 3~6 个月消失,肺功能和运动功能恢复正常。

（七）预防

加强营养,多做户外活动,增强体质,及时治疗肺部感染和其他可能导致脓胸的疾病,可减少脓胸的发生。

【专家点评】

脓胸治疗的关键在于积极控制原发感染和早期彻底的胸膜腔引流。脓液稀薄时可作胸腔穿刺,尽量抽尽积液;一旦脓液转为黏稠,要改为闭式引流。引流管口径要足够大,并保持通畅,避免引流不畅而转为慢性脓胸。

九、外伤性血气胸

胸部外伤可引起胸壁和胸腔内器官受损,导致胸膜腔内积血和积气,二者常同时存在,统称血气胸。

（一）病因

气胸的形成多由于肺组织、气管、支气管等含气脏器破裂,空气逸入胸膜腔,或因胸壁伤口穿破胸膜,胸膜腔与外界相通空气进入所致。气胸可以分为闭合性气胸、开放性气胸和张力性气胸三类。血胸是胸部外伤常见的并发症。出血的来源有胸壁血管破裂出血、肺组织裂伤出血和心脏大血管损伤出血。后者往往出血凶猛,来不及抢救而多于现场死亡。

（二）病理生理

闭合性气胸量少者一般无明显影响。大量气胸则因肺压缩导致缺氧而出现呼吸困难。

开放性气胸对呼吸和循环系统均可造成影响。患侧胸膜腔与外界相通,负压消失,肺萎陷。纵隔向对侧偏移,使健侧肺也受压。两侧胸膜腔因压力不平衡可造成纵隔摆动。此外,呼气时健侧肺内残气部分排出体外,另一部分则进入患侧肺内,在吸气时再进入健侧肺。这部分气体来往于两肺之间,影响正常气体交换。上述原因均可造成缺氧。胸腔负压消失、纵隔摆动影响血液回流,血管移动扭曲,可导致循环功能紊乱。胸壁的创口也是细菌进入导致感染的途径。

张力性气胸因伤处形成活瓣,气体进入胸膜腔并积聚,压力越来越高。肺组织受压萎陷,将纵隔向健侧推移,使健侧肺亦受挤压。通气面积减少,引发严重的呼吸功能障碍和低氧血症。胸腔内高压也严重影响血液回流,加上纵隔移位导致的心脏大血管扭曲,患儿将很快出现呼吸循环功能衰竭。

血胸的病理生理与出血量和胸内积血的压迫有关。少量出血无明显症状。随着出血量增加,患儿可有血容量不足和积血压迫所导致的症状,量大者甚至有休克和呼吸循环功能衰竭。

（三）诊断要点

1. 临床表现

（1）闭合性气胸:少量气胸肺压缩在 30% 以下,患儿可无任何症状。中量气胸肺压缩为 30%~50%,大量气胸肺压缩超过 50%。中量和大量气胸常见症状和体征有气促、胸痛,气管向健侧偏移,患侧胸部叩诊呈鼓音,听诊呼吸音减弱或消失。部分患儿有皮下气肿。

(2)开放性气胸:患儿可出现呼吸困难、烦躁不安、脉搏细弱、血压降低等症状。体格检查可见胸壁开放性创口,可听到空气随呼吸进出创口的声音,患侧呼吸音减弱或消失。

(3)张力性气胸:高度呼吸困难、发绀、躁动不安、昏迷,甚至窒息;血压下降,并常伴有颈、纵隔,甚至阴囊的皮下气肿。查体可见颈静脉、四肢静脉怒张,患侧胸壁饱满,肋间隙变宽,气管移向健侧。胸部叩诊呈鼓音,呼吸音消失。

(4)血胸:少量血胸临床多无症状和体征。中量血胸患儿可出现面色苍白,呼吸困难,脉搏细弱,血压下降。查体可见患侧呼吸运动减弱,下胸部叩诊呈浊音,呼吸音明显降低。大量血胸除可因血容量的减少产生失血性休克外,积血对胸腔脏器的压迫可导致呼吸、循环功能障碍。患儿有较严重的呼吸与循环功能紊乱表现,查体患侧呼吸运动减弱,肋间隙变平,气管向健侧移位,叩诊呈浊实音,呼吸音明显减弱或消失。

2. 辅助检查 胸部 X 线和 CT 检查可发现胸腔积气、肺压缩改变,有助于判断积气、积血的量。有的患儿还可见纵隔、皮下积气。血胸者在下胸部有积液阴影。血气胸患儿可见胸腔内液气平面。要注意复合伤的诊断。怀疑有腹部脏器损伤的患儿,需做腹部超声、CT 等检查明确。胸腔穿刺抽到气体或不凝固血液,即能确定诊断。

(四)鉴别诊断

单纯气胸需与肺大疱、肺囊肿鉴别。既往病史、胸片及胸部 CT 检查有助于鉴别。

(五)治疗要点

1. 气胸的治疗

(1)闭合性气胸:少量气胸一般无须治疗,注意观察即可。胸腔内气体可让其自行吸收。中到大量闭合性气胸应在锁骨中线第 2 肋间穿刺抽气,促使肺复张。抽气后密切观察病情,如症状缓解后又加重,应安放胸腔闭式引流,排出积气。置管位置一般选择锁骨中线第 2 肋间。考虑美容因素者也可选择在腋前、腋中线第 4、5 肋间放置闭式引流管。

(2)开放性气胸:病情较重,一经确诊,应立即实施救治。可先用急救包或灭菌纱布封闭创口,使开放性气胸变为闭合性气胸。同时吸氧,有休克者予以纠正。清创缝合,放置胸腔闭式引流,促进肺膨胀。鼓励患儿咳嗽排痰,早下地活动,应用抗生素预防感染。

(3)张力性气胸:张力性气胸发展迅速,病情危重,如不及时治疗可迅速导致死亡。紧急情况下可在第 2 肋间用粗针穿入排气减压。然后用乳胶管连接于水封瓶作胸腔闭式引流。转运患者时,可于穿刺针尾端拴一橡胶指套,其顶部剪一小口,形成活瓣单向排气。此方法为暂时急救措施,若具备胸腔闭式引流条件,应尽快在锁骨中线第 2、3 肋间放置引流管。若胸腔闭式引流漏气严重,患儿呼吸困难不改善,疑有严重的肺裂伤或支气管断裂时,应开胸探查,修复肺或支气管的破口。

2. 血胸的治疗 主要是防治休克,对活动性出血进行止血,及早清除胸膜腔内积血,防治感染,处理血胸引起的并发症。

出血已停止、积血量少的血胸,无须特殊处理,积血往往能被吸收而不留后遗症。量稍多者也可以胸腔穿刺抽血,使肺及时复张。中量或中量以上的血胸,应在第 5、6 肋间腋中、后线间放置闭式引流,要求引流管口径要足够大。这样可使积血及积气尽快排出,促进肺尽早复张,减少胸腔感染的机会。同时,需监测漏气及引流量,以判断是否有活动性出血。如活动性出血不能控制,应手术探查。下列情况提示有活动性出血的可能:①脉搏加速,血压持续下降;②经输血、补液等抗休克措施治疗后不见好转,或情况暂时好转后不久后又恶化;③每小时胸腔闭式引流量超过 50~200ml(需考虑体重因素)持续 3 小时以上,引流出的血液颜色鲜红;④血红蛋白、红细胞计数和血细胞比容重复测定,呈持续下降;⑤胸腔穿刺因血液凝固抽不出血液,但病情继续恶化,X 线检查显示胸腔阴影继续增大。

由于心、肺、膈运动所产生的去纤维蛋白作用,血液在胸膜腔内在较长时间内可保持不凝固状态。早期通畅的胸腔引流能将血液从胸膜腔引流干净,防止形成凝固性血胸。多数情况下小量残余血块也可在几天内液化排出,部分血液还可以溶解后被胸膜的间皮层吸收。如短期内大量出血,去纤维蛋白作用不完全,可发生凝固而成为凝固性血胸。至少有 10%~15% 转变为机化性血胸或脓胸。因此,对大量残余血胸的患儿现多主张及时手术清除,以免继发感染和血胸机化,增加治疗难度。

血胸患儿如果出现高热、寒颤、乏力等全身中毒症状,实验室检查白细胞计数明显升高,要考虑继发感染。可行胸腔穿刺抽取积液涂片和做细菌培养明确诊断,并可为选择敏感抗生素提供依据。

血胸并发胸膜腔感染者,应按脓胸进行治疗。尽早作胸腔闭式引流,同时选择应用敏感抗生素。

【专家点评】

在血气胸的诊疗过程中,应有整体观念。既要避免只注重血气胸而遗漏其他重要脏器的损伤;又要避免只注重胸部损伤而遗漏头部、腹部等复合损伤。应全面细致检查,迅速判明病情,分清主次,优先处理危及生命或易造成严重后遗症的病症,才能挽救患儿生命,减少并发症。

(周小渔,刘平波)

第二节 骨科常见疾病

一、先天性肌性斜颈

先天性肌性斜颈是以一侧胸锁乳突肌纤维性挛缩,颈部偏向患侧,下颌转向健侧为特征。

(一)病因

先天性肌性斜颈的病因不明,可合并其他畸形,如髋关节发育不良、先天性马蹄内翻足等。

(二)诊断要点

临床表现:生后 2 周左右,患侧胸锁乳突肌出现肿块;6 个月左右肿块消失,胸锁乳突肌硬化呈索状、变短;逐步出现头颈偏向患侧,下颌转向健侧。

(三)鉴别诊断

骨性斜颈、眼性斜颈和颈部炎症。

(四)治疗要点

早期采用物理治疗可获得满意效果。年龄大于 1 岁或物理治疗效果不好的患儿应行手术治疗。

二、发育性髋关节脱位

发育性髋关节脱位是指髋臼、股骨近端和关节囊等在构造和相互的对应关系上异常。从髋臼浅小、髋关节不稳定、股骨头半脱位至全脱位,变化广泛。

国内没有髋关节发育性不良准确的发病率统计,约为 1‰~3.9‰。不同的种族、地区间存在差异。女多于男,约为 6:1。左侧比右侧多见。

(一)诊断要点

1. 临床表现

(1)外观:大腿、小腿与对侧不对称,可表现为增粗变短或变细、外旋(单侧);臀部增宽(双侧)。

(2)皮纹:臀部、腹股沟与大腿皮纹增多、增深和上移不对称。

(3)肢体活动:患肢活动少,在换尿布时最易发现。

(4)跛行:升降式跛行(单侧)或鸭步(双侧)。

2. 常见体征

(1)Allis 征阳性(单侧):患儿平卧位双髋屈曲90°,双腿并拢对齐,患侧膝关节低于健侧为阳性(图 21-2-1)。

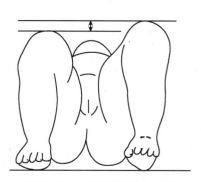

图 21-2-1 Allis 征阳性(右侧)

(2) Ortolani(弹入)试验：新生儿仰卧位，助手固定骨盆。患儿的膝关节位于检查者的虎口内，拇指置于股骨内侧上段正对大转子处，其余指置于股骨大转子外侧。将髋、膝关节各屈曲 90°，并逐步外展，同时置于大转子外侧的四指将大转子向前、内侧推压，此时听到或感到"弹跳"，即为阳性(图 21-2-2)。

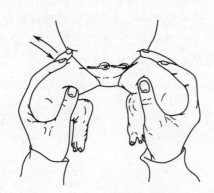

图 21-2-2　Ortolani(弹入)试验

(3) Barlow(弹出)试验：患儿仰卧位，屈髋屈膝逐步内收髋关节，检查者用拇指向外、后推压，听到

弹响声或感到弹跳(股骨头自髋臼脱出)；当解除推压力时，复现弹跳(股骨头自然弹回髋臼内)，即为阳性(图 21-2-3)。阳性结果表示髋关节不稳定，有可能脱位。

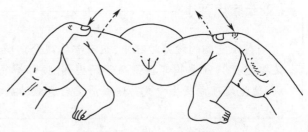

图 21-2-3　Barlow(弹出)试验

3. 影像学检查

(1) B 超检查：适用于 6 个月以下的幼儿。测量 α 角和 β 角。α 角代表髋臼的骨性发育，正常值大于 60°，角度越大，说明髋臼的骨性发育越好。β 角代表髋臼覆盖软骨部分，正常值小于 55°，角度越小，说明覆盖形成越好(图 21-2-4)。

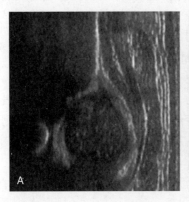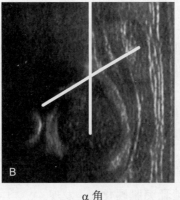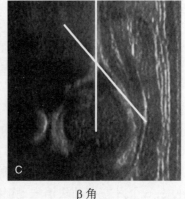

α 角　　　　　　　β 角

图 21-2-4　新生儿髋关节 B 超检查

B 超判断髋关节的 Graf 法简单分类：

Ⅰ 型：正常髋关节 α 角>60°，β 角<55°，骨性髋臼发育良好。

Ⅱ 型：髋关节发育不良，α 角 43°~60°，β 角 55°~77°。

Ⅲ 型：半脱位，α 角<43°，β 角>77°。

Ⅳ 型：完全脱位，α 角和 β 角均无法测量。

(2) X 线检查：适用于大于 6 个月的儿童。

1) 测量髋臼指数(髋臼角)：通过双侧髋臼软骨(亦称 Y 形软骨)中心点连线并加以延长，称 Y 线。从 Y 形软骨中心点向髋臼外上缘作连线，称 C 线。C 线与 Y 线的夹角即为髋臼角或称髋臼

指数(图 21-2-5)。正常新生儿为小于 30°，1 岁为 23°~28°，3 岁为 20°~25°。大于此范围者表示髋臼发育不全。

2) Perkin 方格：由髋臼外上缘向 Y 线作一垂直线，将髋臼分为四个区。正常股骨头的骨化中心位于内下象限。如不在此区内，依程度不同可分为半脱位或全脱位(图 21-2-5)。

(3) 三维 CT 和 MRI 检查：必要时可做三维 CT 和 MRI 检查，测量股骨颈前倾角，并观察髋臼内的情况。

(二) 鉴别诊断

1. 先天性髋内翻。

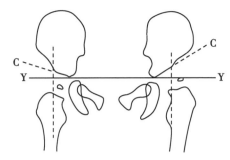

图 21-2-5　髋臼指数和 Perkin 方格
右侧股骨头位置正常,左侧为全脱位。

2. 病理性髋关节脱位。

3. 麻痹性与痉挛性髋关节脱位。

4. 佝偻病。

(三) 治疗要点

本病的预后关键在于早期诊断和早期治疗,治疗方法与诊断时年龄和脱位程度有关。随年龄增大,病理改变越重,治疗越复杂,效果越差。治疗的目标是要获得同心圆复位,维持髋关节的稳定,刺激髋关节的正常生长发育并防止并发症。

1. 6 个月以下　使用 Pavlik 吊带。

2. 6 个月至 18 个月　闭合复位,内收肌腱切断和髋人字石膏固定。

3. 18 个月至 8 岁　切开复位,股骨和 / 或骨盆截骨治疗。

(四) 并发症

1. 闭合复位的并发症　股骨头缺血性坏死,髋关节半脱位,髋臼发育不良。

2. 切开复位、股骨和骨盆截骨手术的并发症　术后再脱位或半脱位,股骨头缺血性坏死,关节僵硬。

三、先天性马蹄内翻足

先天性马蹄内翻足是一种致残率很高的畸形。发病率大约为 1‰~3‰,男性多于女性,约半数为双侧畸形。真正的病因目前还不明确。同样的畸形可以发生在神经损伤等疾病,常见的有腓总神经损伤、脊柱裂、脊髓灰质炎、痉挛性瘫痪、多关节挛缩及一些综合征,但其本质与先天性马蹄内翻足不同。

(一) 诊断要点

1. 生后即可发现足畸形,根据畸形的病理改变诊断并不困难。

2. 先天性马蹄内翻足通过产前超声检查就能发现;B 超检查的敏感性为 71%,阳性(81%)预测值和阴性(99%)预测值较高。因为诊断单纯性马蹄足有可能出现假阳性,且其治疗效果良好,向家长解释时不要过度地进行危害预测。

3. 先天性马蹄内翻足常合并其他畸形或是某些综合征的一个表现,因此要进行全身检查,以防漏诊。

(二) 鉴别诊断

1. 先天性多关节挛缩。

2. 脊髓脊膜膨出、脊髓栓系等神经源性马蹄内翻足。

3. 脑性瘫痪。

(三) 治疗要点

1. 治疗的目的是要恢复跖行足,避免治疗后足的柔韧性丧失,尽可能地确保患足接近正常足的功能并且确保患足不产生疼痛,防止畸形复发。

2. 治疗的方法根据患儿开始治疗的年龄、畸形程度和对治疗的反应情况而有所不同。总的原则是从系列手法石膏、软组织松解、肌力平衡、截骨矫形到三关节融合逐渐升级。

3. Ponseti 方法是目前治疗先天性马蹄内翻足方法的金标准。出生后 7~10 天即可开始治疗。在 9 个月以前开始治疗,效果最好。在 9~28 个月之前开始治疗,仍可以矫正全部或多数畸形。对于超过 28 个月的幼儿多数需要做手术矫正,但在手术前仍需要行 Ponseti 方法治疗,可使松解范围缩小。

四、下肢旋转畸形

下肢旋转畸形是儿童骨科门诊常见的问题,其主诉就是走路内八字或外八字。绝大多数的此类畸形属于正常变异,随着生长发育会自行改善。这种异常除了行走难看以外,有些还会导致下肢疼痛等问题。

(一) 诊断

1. 主要表现为足的内八字或外八字,少数患儿还存在间歇性下肢痛。

2. 检查方法

(1) 足行进角:是指行走时,足底轴线与前进方向所构成的夹角。足行进角是下肢旋转对线的总和。正常为 +10°~15° 左右。记录方法与前进方向平行。为 0°,内八字以 − 号表示,如 −5°,外八字以 + 号表示,如 +5°(图 21-2-6)。

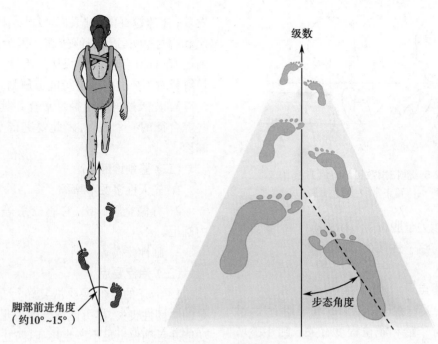

脚部前进角度
（约10°~15°）

级数

步态角度

图 21-2-6　足行进角测量

（2）股内旋角和股外旋角（髋关节旋转弧度）：代表股骨的扭转，间接反映股骨颈前倾角。检查位置：俯卧位膝关节屈曲 90° 位，髌骨朝下，检查时肢体内外旋转在儿童放松状态下进行，不可施加外来力量。检查方法：小腿向外侧旋转为股内旋角，小腿向内侧旋转为股外旋角。正常内、外旋角的总和等于 90°。（图 21-2-7）。

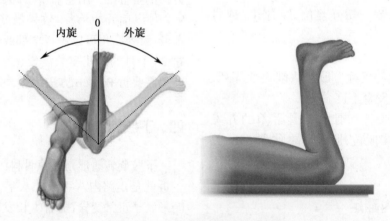

内旋　0　外旋

图 21-2-7　股内旋角和股外旋角测量

（3）股足角：代表胫骨的扭转。检查体位同上，在安静放松的情况下测量大腿轴线与足底轴线的夹角。记录方法：与大腿轴线一致为 0°，与大腿轴线成外侧成角用"+"表示，与大腿轴线成内侧成角用"−"表示（图 21-2-8）。

（4）足底轴线：检查前足的内收和外展。正常足底轴线应该从足跟中点与第二趾中点的连线上，检查时可根据足外侧缘是否在一直线上进行判断。检查体位同上，在安静放松的情况下测量足底轴线。记录方法：前方向内侧成角为跖内收，用"−"表示；前方向外侧成角为跖外展，用"+"表示（图 21-2-9）。

3. 检查结果的评价　这些检查结果可以对下肢的三个解剖节段，即股骨、胫骨和足部的旋转畸形进行评价。判断畸形发生在哪一个解剖节段，还是几个解剖节段混合产生的结果。旋转程度在离平均值两个标准差的范围内称为"旋转"，超过两个标准差的范围时这种旋转就被认为是病理性的，

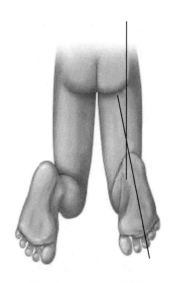

图 21-2-8 股足角测量

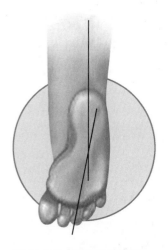

图 21-2-9 足底轴线测量

被称为"扭转"。股内旋角>股外旋角 30° 诊断为股骨内扭转,股内旋角<股外旋角 30° 诊断为股骨外扭转。股足角为"–"就可以诊断胫骨内扭转,股足角大于 +30° 诊断胫骨外扭转。

(1)要特别注意混合性的下肢旋转问题,股骨和胫骨同时都向内或向外旋转,单个节段看都没有达到异常的诊断标准,但其综合结果却会导致明显的内八字或外八字步态。

(2)扭转排列不齐综合征:是指两种相反的旋转异常,股骨内扭转合并胫骨外扭转是最常见的,又称为"灾难性下肢排列异常综合征",会引起髋股关节的轨迹异常和疼痛。这种情况下,足行进角可以是正常的。相反情况,即股骨外扭转合并胫骨内扭转少见。

(3)双侧肢体的旋转情况不对称,如一侧正常,另一侧有内扭转或外扭转。双侧均为内扭转或外扭转,但程度有差别。这些情况也是导致下肢间歇性疼痛的原因。

(4)旋转异常是一个动态过程,需要定期随访以评价患儿及畸形的进展情况。特别对单侧发病、症状有进展、畸形导致有相关症状、有疼痛、不对称和有非预期发展的患儿更应定期复查。

(二)治疗要点

旋转畸形很少需要治疗,通常会自己消失。那些持续的畸形没有随着生长而消失,引起功能和外观上的问题的才需要进一步的检查。当确实需要治疗的时候,唯一的方法就是手术矫正。支具治疗胫骨和股骨的旋转畸形,目前尚无确切的资料证明其效果。手术治疗的指征是年龄大于 8 岁有进行性加重的股骨内扭转畸形及由此引起的功能障碍或影响美观。特别是对于股骨内扭转合并胫骨外扭转的"灾难性下肢排列异常综合征"需要手术治疗。

1. 矫形鞋垫 通过运动链对胫骨的旋转进行调整,使胫骨和股骨的旋转尽量保持一致,可以起到减轻和缓解疼痛症状的作用,可用于尚无手术指征的患儿。但鞋垫对生理性膝内翻、外翻的自然转归有影响,需要权衡利弊后考虑使用。

2. 大多数胫骨内扭转有自发消失的倾向,减少或增加胫骨的旋转很少会引起残疾,如果出现个别的功能或外观美容的问题,手术也应该推迟到 8 岁以后。

3. 跖内收采用物理治疗,石膏或支具多有较好效果。必要时可行手术治疗。

【专家点评】

运动系统畸形对儿童健康影响较大。对于发育性髋关节发育不良、马蹄内翻足等要做到早期诊断和早期治疗。扁平足和下肢旋转畸形常是导致儿童下肢痛的原因,以前多被当做生长痛而延误治疗。儿科医生对于这类问题应该有大概的了解,及时请专科医生进行会诊和处理。

五、脊柱侧凸

脊柱侧凸是指脊柱在冠状面上有>10°的弯曲，并伴有不同程度的脊柱旋转畸形；<10°的弯曲称为脊柱不对称，一般不会产生严重后果(图21-2-10)。

(一) 脊柱侧凸的分类与病理

脊柱侧凸可由多种病因所致，可分为非结构性和结构性脊柱侧凸。非结构性也称功能性脊柱侧凸，没有脊柱内在的结构异常。结构性脊柱侧凸由脊柱的骨骼、肌肉及神经病变引起，可分为先天性脊柱侧凸、骨源性脊柱侧凸、神经源性脊柱侧凸、肌源性脊柱侧凸和特发性脊柱侧凸。

特发性脊柱侧凸最常见，约占脊柱侧凸的75%~85%，发病原因不明。根据脊柱侧凸的初发年龄分为婴儿型(0~3岁)、幼儿型(4~10岁)和青少年型(大于10岁)。各种类型有不同的预后和治疗方法。

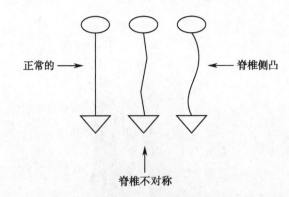

图21-2-10 正常脊柱、脊柱不对称和脊柱侧凸示意图

脊柱侧凸的病因不同，但病理变化相似。根据病理变化特点分为可逆性和不可逆性。不可逆性脊柱侧凸多指结构性脊柱侧凸，畸形较固定。常合并胸廓畸形(图21-2-11)，表现为凸侧胸前壁凹陷，后壁隆起；凹侧胸前壁凸起，后壁下陷和肺功能下降。典型X线正位片显示三个侧弯，中间侧凸为原发，上、下侧凸为代偿或继发(图21-2-12)。

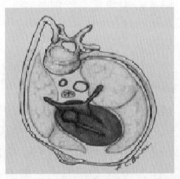
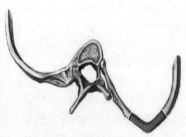

图21-2-11 脊柱侧凸的胸廓畸形和边嵴
脊柱侧凸侧肋骨向后突出形成边嵴，多根肋骨边嵴突出称为剃刀背。

(二) 诊断要点

1. 临床表现和体征　双肩高度、骨盆上缘的高度不对称(图21-2-13)。一侧肩胛区向后突出，形成剃刀背。有些脊柱外的皮肤外观等发生改变，如出现背中线部位小凹陷、毛发增生或黑毛痣和颜色改变。Adam征(弯腰试验)阳性(图21-2-14)。

2. X线评价

(1)脊柱侧凸的测量和评价：Cobb测量法(图21-2-15)。

(2)椎体旋转的测量和评价：Nash-Moe方法(图21-2-16)。

(3)骨骼发育成熟度的评价：骨盆Risser征(图21-2-17)。特发性脊柱侧凸一定弯曲角度范围内，骨骼发育成熟后，畸形不会进一步发展。

（三）治疗要点

功能性脊柱侧凸以预防为主，学龄儿童应保持正确姿势，加强腰背肌、腹肌、髂肌及肩部肌肉锻炼。

青少年特发性脊柱侧凸治疗的目标：进入成人期前，弯曲弧度控制在 50° 以内。根据畸形轻重、弧度进展快慢及患儿发育成熟度确定治疗方案。弧度<25°，患儿发育不成熟者观察，定期复查。弧度在 25°~30°，患儿发育不成熟，与前次相比进展 5°~10° 者，用支具治疗。弧度在 30°~40°，患儿发育不成熟者，用支具治疗。弧度>40°，患儿发育不成熟或发育成熟的患儿弧度>50° 者，采用手术治疗。

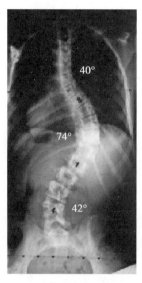

图 21-2-12　X 线正位片显示三个侧弯

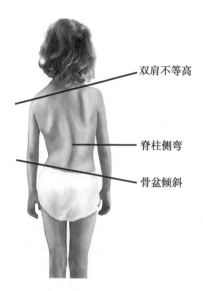

图 21-2-13　脊柱侧凸背部外观

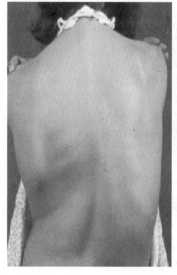
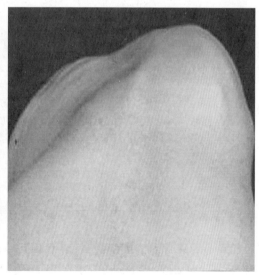

图 21-2-14　站立位脊柱侧凸

Adam 征：双足并拢，膝关节伸直，做弯腰，前臂自然下垂用手摸脚的动作。

仍有脊柱侧凸，可见剃刀背为阳性。

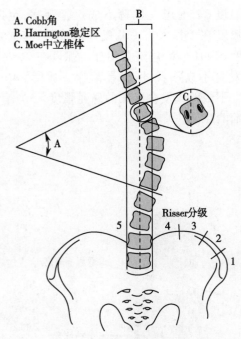

A. Cobb角
B. Harrington稳定区
C. Moe中立椎体

Risser分级

图 21-2-15　Cobb 角测量方法确定脊柱侧弯
弧度上、下端椎体

上端椎体的确定方法：椎体上方椎间隙凹侧增宽,凸侧变窄；椎体下方椎间隙凹侧变窄,凸侧增宽。下端椎体的确定方法：椎体下方椎间隙凹侧增宽,凸侧变窄；椎体上方椎间隙凹侧变窄,凸侧增宽。上端椎体上缘平面延长线的垂线和下端椎体下缘平面延长线的垂线所构成的夹角为实际侧弯角。

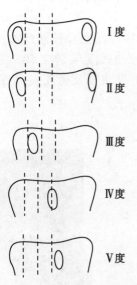

Ⅰ度
Ⅱ度
Ⅲ度
Ⅳ度
Ⅴ度

图 21-2-16　Nash-Moe 椎体旋转的
测量方法

将椎体中线到椎弓根分为三等份：Ⅰ度为正常,Ⅱ度、Ⅲ度、Ⅳ度为出现旋转,Ⅴ度为旋转最大。

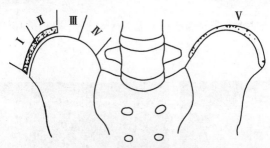

图 21-2-17　骨盆 Risser 征

正常髂嵴骨骺从前向后骨化,在 X 线片上表现为从外向内的骨化。将髂嵴分为 4 等份：髂嵴未骨化为 Risser 0 征,随着骨化的增加依次为 Risser1~4,髂嵴骨突与髂嵴融合为 Risser5。Risser1 代表骨骼发育最旺盛期,Risser5 代表骨骼生长停止。

【专家点评】

　　脊柱侧凸已成为继肥胖症、近视之后危害我国儿童和青少年健康的第三大杀手。首先要明确分类,不同类型的脊柱侧凸其治疗和预后差别很大；其次对于特发性脊柱侧凸要知道康复治疗和手术治疗的适应证。应教会家长居家自我筛查脊柱侧凸：①颈部是否偏斜；②双肩是否等高；③双侧肩胛骨是否对称,肩胛下角是否等高；④双侧躯干是否对称；⑤背部棘突连线是否偏离正中线；⑥髂骨是否往一侧突出；⑦双侧乳房是否对称；⑧双侧肋弓是否对称。如发现外观异常体征超过 2 个,则提示脊柱侧凸可能。

六、儿童骨与关节损伤

儿童骨骼的解剖、生理及生物学与成人有很大的区别。儿童的长骨分为骨骺、骺板、干骺端和骨干4个解剖区,在儿童生长的不同年龄段,其骨的生理和生物力学也会发生相应的变化,因此,每一区随年龄的增长都易发生某种损伤。儿童的骨密度低,称为多孔骨,有更多的血管通道,很少发生粉碎性骨折。外伤后可能发生肉眼看不见的骨折,表现为骨骼弯曲变形、青枝骨折等不完全骨折。由于儿童骨的这一特点,骨皮质对螺钉的把持力差,钢板内固定手术后都要加用坚强的石膏外固定。儿童骨膜厚,血管更丰富,生物活性更大,因此儿童的骨愈合能力和再塑性能力更快、更强。在骨膜保持完整的情况下,部分骨缺损也可完全由新骨形成替代而获得重建。

儿童的生长机构即生长中心,由骨骺和骺板及周围的纤维膜、血管和神经构成,并通过骺板与干骺端和骨干隔开。骺板两侧的血液循环相互独立而互不相通。这在儿童干骺端发生血源性骨髓炎时,可起到防止炎症向关节内蔓延的作用。生长机构由软骨组成,因此比较软弱,而周围的韧带非常坚强。由于这些特点,能导致成人韧带断裂的力量,在儿童只能导致骨折和生长结构的损伤,很少发生韧带断裂和关节脱位。

(一)骺板(生长板)损伤

骨骺板骨折是儿童骨科特有的一种损伤,约占儿童骨骼创伤的1/3。此种骨折可能带来的问题有成角畸形、肢体不等长和关节面不匹配。尽管骺板损伤会产生较严重的问题,但如果处置妥当,通常有良好的结果,处理不当则可能导致终身遗憾。

1. 骺板损伤出现生长紊乱的原因

(1)骺板缺血坏死。

(2)骺板受压或者感染、肿瘤。

(3)其他损伤,包括辐射、烧伤、冻伤、电击伤、神经损伤、代谢异常、医源性损伤和不明原因的损伤。

(4)骺板的骨桥形成。

(5)受伤充血导致局部过度生长。

2. 治疗原则　骺板骨折应当尽早整复,手法要轻柔。外伤后7~10天避免试图手法复位,只会加重对骺板的损伤。对骨骺骨折尝试反复复位,会加重骺板损伤。如果预计将来会发生问题都应当在术前及时和家长沟通。有些情况下,即使是MRI检查或者关节造影检查,仍不能排除存在关节内骨折和骺板损伤的可能,但却又无法证实时,应当鼓励手术探查。

3. 并发症

(1)开放性骨骺骨折可能发生败血症、延迟愈合或不愈合、骨筋膜室综合征等。

(2)血管损伤导致的骨骺缺血性坏死。

(3)畸形愈合所致的生长紊乱:如过度生长、生长缓慢、生长不均衡所致的成角畸形、肢体不等长及神经麻痹等。

(4)骨骺早闭致肢体不等长。

(二)桡骨头半脱位

桡骨头半脱位又称牵拉肘或"保姆肘",常发生于5岁以前的儿童。在肘关节半屈曲、前臂旋前位时,手或前臂突然被牵拉伸直时发生。

1. 诊断要点

(1)外伤史:有前臂旋前位牵拉病史,有时能同时听见前臂弹响。

(2)症状和体征:肘或前臂疼痛。肘关节半屈曲旋前位,不愿活动。局部无肿胀。上肢能上举,前臂不能旋转。

(3)影像学检查:X线检查正常。

2. 治疗要点　手法复位多能成功。医生将拇指放在桡骨头的外缘,将前臂旋后并同时使肘关节过屈。可以感觉到环状韧带被挤出肘关节,并有弹响。患儿的肘部疼痛马上消失,前臂恢复自主活动。

3. 注意事项　如果局部有肿胀,桡骨头半脱位的诊断就不成立。如果牵拉伤的病史不清楚,就要进行整个上肢的仔细检查。

【专家点评】

　　骨与关节损伤是儿童时期最常见的一类问题。大多数儿童长骨骨干骨折的预后都比较好,治疗也多数可以采用保守治疗。但对于累及骨骺、生长板和关节面的骨折,要求达到解剖复位。有些病例即使达到解剖复位,手术很漂亮,也可能出现后来的生长发育畸形,这是其生长机制受损伤的结果,而非治疗出现的问题。年龄越小的儿童,其韧带对外力的承受能力比骨更大,因此很多外伤X线检查看起来是关节脱位,实际上是骨骺分离骨折。还有许多部位在不同的年龄段有特殊的骨骺核影,不要误认为骨折。只有熟悉这些情况,才能够对需要特别注意的关键问题进行把握,必要时早期请专科医生会诊。对影响生长的骨折,治疗后至少要坚持随诊1年以上,有些要随诊到骨骼发育成熟。

七、骨与关节感染

(一) 化脓性骨髓炎

　　化脓性细菌侵入骨组织引起的炎性反应即为化脓性骨髓炎。致病菌大多数是金黄色葡萄球菌,其次是溶血性链球菌,其他如大肠埃希菌、肺炎双球菌等也可引起。细菌侵入途径大多为血源性。临床表现可分为急性和慢性,慢性化脓性骨髓炎大多是因急性化脓性骨髓炎没有得到及时、正确、彻底治疗而形成。少数低毒性细菌感染,如局限性骨脓肿等,一开始就是慢性发病,急性症状多不明显。

　　本节主要叙述急性血源性骨髓炎。

　　急性血源性骨髓炎最常见于10岁以下的儿童,男多于女。

　　1. 病理机制　从解剖学上看,儿童骨骺和干骺端的血流分别走行,骨干骺端有很多的终末小动脉,其终末支呈袢状,在骨骺板处形成180°的转折注入静脉窦。此处循环丰富,血流较慢,利于细菌繁殖。新生儿和小婴儿在其骨骺次级骨化中心出现之前,干骺端和骨骺为一套血供系统,因此,新生儿和小婴儿骨髓炎可同时累及干骺端和骨骺部,形成骨骺骨髓炎。

　　急性血源性骨髓炎起始于长骨的干骺端,成团的细菌在此处停滞繁殖。病灶形成脓肿后脓肿扩大依局部阻力大小而向不同方向扩散。

　　(1) 沿骨髓腔蔓延。

　　(2) 通过骨小管到骨膜下,形成骨膜下脓肿,再沿骨膜下蔓延或穿破骨膜形成软组织脓肿。

　　(3) 穿入关节,儿童长骨骨骺板是抵御感染的天然屏障,但某些关节的干骺端位于关节囊内(如股骨颈),脓液可穿破干骺端骨皮质直接进入关节

腔,形成化脓性关节炎。

　　2. 诊断要点

　　(1) 全身症状:全身症状严重。前驱症状有全身倦怠,继以全身酸痛、食欲缺乏、畏寒,严重者可有寒战。新生儿和小婴儿全身表现不明显,出现拒食和烦躁不安等。高热,早期呈稽留热,形成骨膜下脓肿后表现为弛张热。脉搏快且弱,甚至有谵妄、昏迷等,往往还有贫血脱水和酸中毒。

　　(2) 局部症状:早期有局部剧烈疼痛和跳痛,肌肉有保护性痉挛,肢体不敢活动。肢体患部圆周性肿胀及压痛明显。如病灶接近关节,则关节亦可肿胀,但压痛不显著。当骨膜下脓肿穿破至软组织或皮下时,即有疼痛减轻,局部出现波动感。穿破皮肤后,形成窦道,经久不愈。

　　(3) 实验室检查:白细胞计数增高,中性粒细胞比例增高,核左移;血沉快;C反应蛋白增高;做血培养和脓液培养 + 药敏,早期血培养阳性率较高;一般有贫血。

　　(4) X线检查:早期无明显变化,早期可见局部深层软组织肿胀,起病3周后可见骨质脱钙、破坏,少量骨膜增生等。

　　(5) MRI检查:对早期诊断骨与关节感染有特异性。在T_1加权下表现为低信号,T_2加权时为高信号。

　　(6) 分层穿刺检查:起病3天后多可抽到骨膜下脓液。

　　3. 鉴别诊断　与蜂窝组织炎、化脓性关节炎、血友病、风湿性关节炎和恶性骨肿瘤等鉴别。

　　4. 急性血源性骨髓炎的治疗

　　(1) 全身支持疗法:包括充分休息与良好护理,注意水、电解质平衡,预防发生褥疮及口腔感染等,

给予易消化的富于蛋白质和维生素的饮食,适当镇痛。

(2)抗生素治疗:及时采用足量而有效的抗菌药物,开始选用广谱抗菌素,两种以上联合应用,以后再根据细菌培养和药物敏感结果选择敏感药物。抗菌素应继续使用至体温正常、症状消退后2周左右。

(3)局部治疗:每天观察患处以判断对治疗的反应。起病3天后可根据局部检查行分层穿刺,如抽得脓液应尽早切开引流。患肢适当制动,抬高患肢,以防止畸形、减少疼痛和避免病理骨折。

5. 急性骨髓炎的转归

(1)早期药物治疗(一般起病3天以内正规治疗),以及适当的局部治疗和支持治疗,炎症消退,病变吸收而痊愈。

(2)急性期未得到及时正确的治疗(起病4~7天正规治疗)或病菌毒力大,可引起严重的败血症或脓毒血症,甚至危及生命。正规治疗形成骨膜下脓肿的典型病理过程。

(3)转为慢性骨髓炎(起病7天以上正规治疗),可能会有大段死骨形成、病理性骨折或骨缺损,如不能彻底根除病灶常复发。

(二)急性化脓性关节炎

急性化脓性关节炎为化脓性细菌引起的关节急性炎症。多为血源性感染,受累多为单一的肢体大关节,如髋关节、膝关节等。

1. 病理 细菌侵入关节,先有滑膜炎、关节渗液、关节肿胀及疼痛;进一步发展,积液由浆液性转为浆液纤维蛋白性,最后为脓性。关节受累后,病变逐渐侵入软骨及骨质,最后发生关节僵硬。关节腔内的脓液可穿破关节囊及皮肤流出,形成窦道,或蔓延至邻近骨质,引起化脓性骨髓炎。此外,由于关节囊的松弛及肌肉痉挛,亦可引起病理性关节脱位,关节出现畸形,失去功能。

2. 诊断要点

(1)全身表现:与血源性骨髓炎基本相同。

(2)局部表现:红、肿、热、痛明显。关节处于半屈曲减张位,关节各向活动受限。

(3)实验室检查:与血源性骨髓炎基本相同。

(4)关节穿刺:是最直接的诊断方法,抽出的脓液应进行涂片找细菌,细菌培养+药敏实验,以指导临床用药。

(5)影像学检查:X线检查在早期帮助不大,仅见关节肿胀和关节间隙增宽。超声检查可发现关节积液,但诊断的特异性不明显。MRI检查有早期特异性诊断价值。

3. 治疗要点 治疗原则是早期诊断,及时正确处理,以保全生命与肢体,尽量保持关节功能。抗生素的应用与急性化脓性骨髓炎相同。局部治疗包括关节穿刺、患肢固定及手术切开引流等。

【专家点评】

儿童骨与关节感染如果延误正规治疗的时间,容易导致残疾,早期诊断和早期治疗很重要。因为X线检查不能做到早期诊断,而MRI检查也难以早期完成,因此,临床诊断就非常关键,要特别重视有高热和局部疼痛的患儿,在长骨的干骺端有圆周形的肿胀和单指圆周形骨触痛是长骨急性血源性骨髓炎的临床证据。

(刘宏)

第三节　泌尿外科常见疾病

一、睾丸炎

睾丸炎通常由细菌和病毒引起。细菌性睾丸炎大多数是由于邻近的附睾发炎引起,所以又称为附睾-睾丸炎。

(一)病因

常见的睾丸炎有非特异性和腮腺炎性两种。任何化脓性败血症均可并发急性化脓性睾丸炎,甚至引起睾丸脓肿。致病菌多为大肠埃希菌、链球菌、葡萄球菌及绿脓假单胞菌,最常见的是由附睾炎蔓延而引发的感染,因此,实际上应该是附睾-睾丸炎。流行性腮腺炎病毒主要侵犯儿童的腮腺,但也嗜好侵犯睾丸,所以往往在流行性腮腺炎发病后不久,睾丸炎常于腮腺炎出现4~6天后发生,但也可无腮腺炎症状。约70%为单侧,50%受累的睾丸发生萎缩。

(二)诊断要点

1. 临床表现

(1)高热、畏寒。

(2)患病睾丸疼痛,并有阴囊、大腿根部及腹股沟区域放射痛。

(3)患病睾丸肿胀、压痛,如果化脓摸上去就有积脓的波动感觉。

(4)常伴有阴囊皮肤红肿和阴囊内鞘膜积液。

(5)儿童发生病毒性睾丸炎,有时可见到腮腺肿大与疼痛现象。

2. 辅助检查

(1)实验室检查:外周血检查。尿道分泌物可做染色或非染色检查。尿液分析也是一项重要的检查手段。

(2)超声检查:可将附睾与睾丸的肿胀和炎症范围显示出来。

(3)磁共振检查:附睾炎呈弥漫性或局灶性。

(三)鉴别诊断

1. 睾丸肿瘤　没有痛感,肿块与正常睾丸易区别,前列腺液及尿常规检查均正常,必要时可以做组织病理检查。

2. 精索扭转　常见于儿童。扭转的早期,睾丸上提与附睾有清楚的界限,扭转的后期可能界限不清,如轻轻上推睾丸则发生疼痛,说明为精索扭转。

3. 附睾结核　早期病变局限于附睾尾,最后累及整个附睾。一般发病比较缓慢,不痛,输精管有串珠样改变。

(四)治疗

1. 一般处理　卧床休息,应用阴囊托或自制的软垫托起阴囊可减轻症状。疼痛重者可用止痛药,局部热疗可缓解症状,并可促进炎症消退。但过早使用热疗可加重疼痛,并有促进感染扩散的危险。所以早期宜用冰袋局部冷敷。活动和体力劳动可加重感染,故应避免。

2. 抗菌药物　应选择对细菌敏感的药物,通常静脉给药1~2周后,口服抗菌药物2~4周,预防转为慢性炎症。

3. 手术减压　若抗生素治疗无效疑有睾丸缺血者,应行附睾切开减压,纵行或横行多处切开附睾脏层鞘膜,但要避免伤及附睾管。

4. 注意点　诊断后主要治疗就是要绝对卧床休息。

二、尿道下裂

尿道发育不全,导致尿道口达不到正常位置的阴茎畸形。尿道下裂是男性泌尿生殖系最常见的先天畸形,发病率为(3~4):1 000。

(一)病因

1. 胚胎期外生殖器发育异常所致。

2. 遗传因素。

3. 激素影响。

(二)诊断要点

1. 临床表现

(1)尿道口异位。

(2)阴茎屈曲畸形。

(3)包皮分布异常:背侧包皮呈头巾状堆积,腹侧包皮缺如。

2. 尿道下裂分型 临床上按尿道开口位置分四型。

(1)阴茎头型：尿道开口在冠状沟腹侧中央。此型除尿道开口较窄外，一般不影响排尿和性交功能，可不手术治疗。

(2)阴茎体型：尿道外口开自于阴茎腹侧(图21-3-1)。

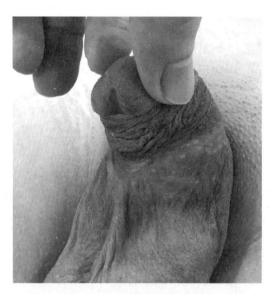

图 21-3-1 阴茎体型尿道下裂

(3)阴囊型：尿道外口位于阴囊，除具有尿道下裂一般特征外，一般阴囊发育差，可有不同程度分裂，有时伴有隐睾(图21-3-2)。

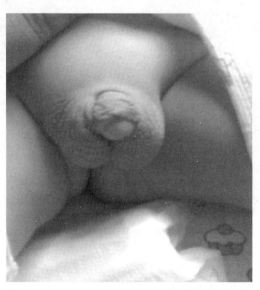

图 21-3-2 阴囊型尿道下裂

(4)会阴型：尿道外口位于会阴，阴囊分裂，阴茎阴囊伴有完全性或者不完全性转位，若外生殖器发育极差，阴茎短小而屈曲严重形如女性外阴，有时家长误作女孩抚养(图21-3-3)。

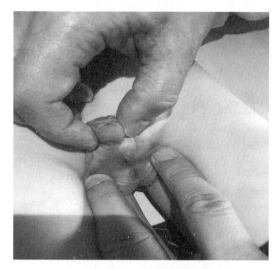

图 21-3-3 会阴尿道下裂

3. 诊断 根据阴茎屈曲畸形尿道口异位帽状包皮诊断容易，所有患儿应行染色体检查。

(三) 鉴别诊断

诊断尿道下裂并不困难，但对阴囊型和会阴型，需要与性分化异常相鉴别。

(四) 治疗要点

1. 尿道下裂手术目的和指征 Ⅱ型以上的尿道下裂者由于阴茎屈曲，成人后有性交困难，尿道口位置异常，影响射精，因此尿道下裂必须手术矫正，否则成人后不能正常性生活及引起不孕。手术目的：第一，能正常站立排尿；第二，成人后能正常性生活及生育。因此需矫正阴茎畸形，伸直阴茎；重建尿道，包皮整形，阴茎头整形使之外观尽量完美。通过手术恢复其正常排尿和射精功能。阴茎型尿道下裂可采用一期手术，阴囊型及会阴型尿道下裂则根据情况分别采用一期或分期手术。手术指征：除冠状沟型尿道下裂且不伴有阴茎屈曲畸形的可不做手术外，其余各型必须经手术纠正。目前认为最佳手术年龄在6~18个月之间。早期手术后能站立排尿，可减轻儿童的心理负担，避免多次手术，降低手术费用，而且在3岁之内阴茎增长幅度很小，不会影响阴茎的发育。

2. 尿道下裂手术后并发症 常见的并发症有尿瘘、狭窄、伤口感染裂开等。

3. 注意点

(1)尿道下裂手术对手术医生要求高，要求由专业的专科医生操作，否则一期手术难以成功。

(2) 尿道成形术后，新的尿道由于缺乏尿道海绵体保护，尿道前壁薄弱，最好在两年内避免玩可能压迫阴茎及会阴的玩具，如自行车、木马等。

(3) 出院后注意尿线，若尿线变小，去医院行尿道扩张。

三、隐睾

隐睾包括睾丸下降不全、睾丸异位和睾丸缺如。睾丸下降不全是指出生后睾丸未能通过腹股沟管并沿着腹膜鞘突下降至阴囊，而停留在下降途中，包括停留在腹腔内。睾丸异位是睾丸离开正常下降途径，到达会阴部、股部、耻骨上，甚至对侧阴囊内。睾丸缺如是指一侧或两侧无睾丸。

(一) 病因

引起隐睾的确切原因还不十分明确。内分泌调节异常和 / 或多基因缺失可能是主要原因。

(二) 诊断要点

1. 临床表现　患侧或双侧阴囊发育差，阴囊空虚。若双侧睾丸均不能触及，同时合并小阴茎、尿道下裂，可能为两性畸形。

2. 辅助检查

(1) 检查主要针对不可触及的隐睾患者。超声检查因其无创、价廉、简便，可作为常规术前检查。

(2) 影像学检查目的在于对睾丸组织定位，据此决定手术方式。睾丸动静脉造影及精索静脉造影能提供 100% 的准确率，但为有创检查，因而在婴幼儿中不常规进行。

(三) 治疗要点

有效保留生育能力的理想年龄是在出生后 12~24 个月。出生后睾丸自行下降可发生于 6 个月内，之后可能性减少，1 岁后已无可能自行下降。回缩睾丸多需要观察而不是手术，它们多随患儿生长，几乎总能降入阴囊并保留在那。通常睾丸离阴囊越远，自行到达正常位置的可能性越小。

1. 激素治疗　激素治疗常采用绒毛膜促性腺激素或促黄体激素释放激素或二者合用。推荐绒毛膜促性腺激素用于不可触及隐睾或一些病例的手术前准备，其可增加睾丸血供便于手术。

2. 开放手术　可触及隐睾且精索血管长度足够者推荐行睾丸下降固定术，如有鞘突未闭者需高位结扎鞘突。目前认为手术年龄在 6~18 月龄间。

3. 腹腔镜手术　对于所有不可触及睾丸或可疑的诊断可应用腹腔镜探查。

4. 注意点　影像学检查未发现睾丸者，仍需进行手术探查。腹腔镜是当前不可触及隐睾诊断的金标准，在定位的同时可进行治疗。

四、隐匿阴茎

隐匿阴茎指阴茎隐匿于皮下，外观阴茎短小，包皮口与阴茎跟距离短。包皮似一鸟嘴抱住阴茎，与阴茎体不附着。背侧短、腹侧长，内板多、外板少。用手握住阴茎同时将周围皮肤后推，可显示正常阴茎体。

(一) 病因

隐匿阴茎是由于包皮与阴茎体分离，白膜层的发育异常，与下腹壁筋膜相连的阴茎皮下肉膜发育异常，失去弹性，变成较厚的纤维筋膜，将阴茎向后牵拉，束缚在耻骨联合下方，没有了阴茎体的刺激，阴茎皮肤不能附在阴茎体上也就发育不良，结果便把阴茎隐匿起来了。

(二) 诊断要点

1. 临床表现　阴茎体发育正常，阴茎体埋在皮下，向后推包皮可以露出正常阴茎体（图 21-3-4，图 21-3-5）。

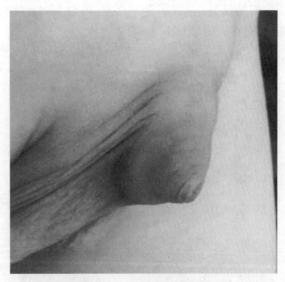

图 21-3-4　隐匿阴茎（站立位）

2. 诊断根据　根据临床表现即可诊断。

(三) 鉴别诊断

1. 假性隐匿阴茎　身体肥胖，下腹部和耻骨周围大量脂肪堆积，也会把阴茎埋藏起来。仔细检查可以发现阴茎海绵体和阴茎皮肤附着正常，发育

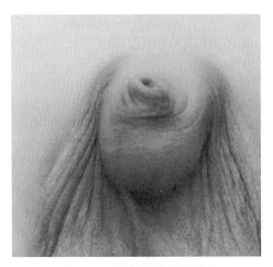

图 21-3-5 隐匿阴茎（平卧位）

正常,在其发育成熟并减肥后,阴茎可以自然地恢复正常状态,不需手术治疗。

2. 阴茎发育不良 阴茎体短小,向后推包皮也没有发育好的阴茎体。

(四) 治疗

1. 手术治疗 隐匿性阴茎延长术(隐匿阴茎整复术)。

2. 注意点 有的医生把造成隐匿性阴茎的原因错误地归咎于包皮,以为做了包皮环切就可以使阴茎显露出来。恰恰相反,对这种患儿是切忌做包皮环切手术的。因为隐匿性阴茎的阴茎皮肤发育差,做阴茎矫正手术时,在切除了包裹着阴茎的增厚的肉膜和纤维索带,使阴茎完全松解并充分伸直后,包皮内板和外板便是补充阴茎皮肤不足的宝贵材料,如果贸然做了包皮环切手术,不但术后不能恢复阴茎的解剖位置和形态,还可能把有用的包皮白白地丢掉了。

五、包茎

包茎是指包皮口狭小,使包皮不能翻转显露出阴茎头。

(一) 病因

分先天性及后天性两种。先天性包茎可见于正常儿童及婴幼儿。儿童出生时包皮与阴茎头之间粘连,数月后粘连可逐渐吸收,包皮与阴茎头分离。至3~4岁时由于阴茎及阴茎头生长,阴茎勃起,包皮看自行向上退缩,外翻包皮看显露出阴茎头。后天性包茎多继发于阴茎头包皮炎及包皮和阴茎头的损伤。包皮口瘢痕性挛缩形成,失去皮肤的弹性和扩张能力,并常伴有尿道口狭窄。这种包茎不会自愈。

(二) 诊断要点

根据临床症状即可诊断。包皮口狭小者有排尿困难,尿线细,包皮膨大呈一水泡。尿积留于包皮囊内经常刺激包皮及阴茎头,促使其产生分泌物及表皮脱落,形成过多的包皮垢。严重者可引起包皮和阴茎头溃疡或形成结石。积聚的包皮垢呈乳白色豆腐渣样,从细小的包皮口排出。有的包皮垢如黄豆大小,堆积于冠状沟处,隔着包皮略呈白色或者淡黄色的小肿块,常被家长误认为肿瘤而就诊。由于包皮垢积留于包皮下,可诱发阴茎头包皮炎。急性发炎时,阴茎头及包皮的黏膜潮湿红肿,可产生脓性分泌物。儿童疼痛不安、包皮水肿,有时可有急性尿潴留。

(三) 治疗要点

1. 婴幼儿期的先天性包茎,可将包皮反复试行上翻,以便扩大包皮口。当阴茎头露出后,清洁包皮垢,涂抗生素药膏或液体石蜡使其润滑,然后将包皮复原,否则会造成嵌顿包茎。后天性包茎患者由于其包皮口呈纤维狭窄环,需做包皮环切术。有人认为包皮环切可减少阴茎癌或宫颈癌的发病率。从防病的角度考虑,包茎的儿童常规切除包皮,可以减少肿瘤及炎症的发病率。

2. 包皮环切术的适应证

(1)包皮口有纤维性狭窄。

(2)反复发作的阴茎头包皮炎。

(3)5岁以后包皮口狭窄,包皮不能退缩而显露阴茎头。

六、鞘膜积液

鞘膜腔内液体聚集过多称为鞘膜积液。

(一) 病因

分为原发性和继发性鞘膜积液两种。

1. 原发性鞘膜积液 临床90%以上小儿鞘膜积液均存在因鞘状突未闭合形成的细小交通管。不同部位的鞘状突闭合不全造成不同部位的鞘膜积液。

2. 继发性鞘膜积液 多有原发性疾病,如急性睾丸炎、附睾炎、精索炎等刺激鞘膜渗出增加,造成积液。这类在儿童中少见。

(二) 诊断要点

1. 临床表现 阴囊或腹股沟囊性包块,包块大小与体位变化无明显关系。

2. 诊断

(1) 阴囊或腹股沟囊性包块。

(2) 体格检查：囊性包块透光试验阳性。

(3) B 超检查：阴囊或者腹股沟液暗区。

(三) 鉴别诊断

腹沟疝：一般是腹股沟或阴囊可复性肿块，透光试验阴性，B 超检查有混合回声。鞘膜积液与腹股沟疝可以同时出现或者交替出现。

(四) 治疗要点

1. 对体积较小、张力不高且无症状的囊肿，无须急于手术，尤其是 1 岁以内的婴儿尚有自行消退的可能；但对体积较大张力很高因可影响睾丸血液循环，导致睾丸萎缩者，应及时手术治疗。

2. 硬化治疗　目前已很少采用。

3. 手术治疗

4. 注意点　目前建议在 1 岁后至学龄前手术，没有手术前在观察过程中要定期去医院做 B 超检查，若出现突然增大或者伴有疼痛，应及时就诊。

七、肾积水

儿童肾积水多因先天性泌尿生殖系统发育畸形所致。

(一) 病因

临床常见病因包括：非病理性短暂或一过性肾积水、先天性肾盂输尿管连接处梗阻 (UPJO)、原发性膀胱输尿管反流 (VUR)、输尿管末端梗阻、输尿管囊肿、输尿管开口异位，以及后尿道瓣膜、神经源性膀胱等继发性膀胱输尿管反流等。不同病因所致肾积水的临床表现有所不同，明确病因的关键是正确选择影像学检查。

(二) 诊断要点

1. 临床表现　产前超声检查即可发现胎儿肾积水，新生儿或婴幼儿肾积水常因腹部肿块、年长儿肾积水多以反复间断性腰腹疼痛或伴有血尿而初步诊断。无症状肾积水常在体检或因其他疾病而行超声检查时发现。

2. 辅助检查

(1) 超声检查：是肾积水最基本和首选的检查，不能仅根据单一超声辅助检查确定病因，应选择性结合其他辅助检查。

(2) X 线检查：静脉肾盂造影结合多层螺旋 CT检查可一次性获得包括肾盏、肾盂、输尿管、膀胱在内的整个立体泌尿系影像，能准确定位肾、输尿管及膀胱病变。

(3) 放射性核素肾图：既可评价分肾功能，又可判断有无上尿路梗阻。该检查对新生儿诊断准确性较差。

(4) MRU 水成像：将替代其他影像学方法，成为常规的儿童泌尿放射学诊断手段。

(三) 治疗要点

对积水严重、有明确临床症状和病因，伴肾功能损害的肾积水，进行早期手术，恢复或阻止肾功能继续损害的治疗已成为公认原则。

1. 手术治疗指征　包括：①至少 2~3 个月内 2 次随访利尿肾图提示梗阻，受损分肾功能低于 40%；②随访分肾功能下降超过 5%；③即使分肾功能为 40%~50%，有临界发热性尿路感染后的重度肾积水；④有发热性尿路感染等临床症状；⑤肾积水进行性加重的梗阻性肾积水；⑥单侧积水超过 5cm，双侧超过 3cm；⑦孤立肾重度积水。如果同时存在对侧原发性膀胱输尿管反流、多囊肾、肾发育不良、双侧肾积水、同侧原发性膀胱输尿管反流或膀胱输尿管连接处梗阻等因素，应放宽手术指征。除了肾实质多发性积脓外，保留患肾的治疗是明智选择。

2. 手术方式选择　手术方式因肾积水病因不同而异，应针对病因选择相应术式。经典的先天性肾盂输尿管连接处梗阻外科手术，成功解除梗阻和改善肾功能达 90%~99%。近年来，腹腔镜下治疗婴幼儿和年长儿肾积水得到推广。

3. 注意点　只有达到中重度肾积水才需要手术。需要和家长说明手术目的是解除梗阻，术后仍然会存在积水，术后要定期随访。

八、尿路结石

尿路结石是人体中异常矿化的表现，应看作是全身性疾病的一种局部表现。儿童膀胱结石仅见于经济不发达的边远山区。而肾结石发病率却逐渐上升，这与生活水平的日益提高，不注意合理调配饮食，一味的进食高糖、高蛋白有关。

(一) 病因

泌尿系统结石的病因包括一系列代谢综合征，如高钙尿症、高草酸尿症、高尿酸症、低枸橼酸尿症、肾小管性酸中毒及低镁尿症等。营养不良主要引起膀胱结石。

（二）诊断要点

1. 临床表现　急性泌尿系结石的症状包括：①疼痛；②血尿；③恶心、呕吐；④膀胱刺激症状。慢性结石所致肾积水，可有肾区胀痛；双侧肾积水可有尿闭。

2. 辅助检查

（1）常规检查：包括血液分析、尿液分析和结石分析。

（2）超声检查：简便、经济、无创伤，可以发现2mm 以上 X 线阳性及阴性结石。超声可作为泌尿系结石的常规检查方法，尤其是在肾绞痛时作为首选方法。

（3）尿路平片（KUB 平片）检查：尿路平片可以发现 90% 左右 X 线阳性结石。但是胱氨酸结石在尿路平片上的显影比较淡。

（4）静脉尿路造影（IVU）：静脉尿路造影应该在尿路平片的基础上进行，其价值在于了解尿路的解剖，确定结石在尿路的位置，发现尿路平片上不能显示的 X 线阴性结石。

（5）CT 检查：泌尿系统结石的诊断通常不需要做 CT 检查。增强 CT 能够显示肾脏积水的程度和肾实质的厚度，从而反映肾功能的改变情况。

（6）逆行或经皮肾穿刺造影：属于创伤的检查方法，仅在静脉尿路造影不显影或显影不良，以及怀疑是 X 线阴性结石需要作进一步的鉴别诊断时应用。

（7）磁共振水成像（MRU）：一般不用于结石的检查。对于不适合做静脉尿路造影的患者（例如造影剂过敏、严重肾功能损害、儿童和孕妇等）可考虑采用。

（三）治疗要点

1. 疼痛的治疗　肾绞痛是泌尿外科的常见急症，用药物前注意与其他急腹症仔细鉴别。

2. 排石治疗　适应证：①结石直径<0.6cm；②结石表面光滑；③结石以下尿路无梗阻；④结石未引起尿路完全梗阻，停留于局部少于 2 周；⑤特殊成分的结石，对尿酸结石和胱氨酸结石推荐采用排石疗法；⑥经皮肾镜、输尿管镜碎石及体外冲击波碎石术术后的辅助治疗。

3. 手术治疗　包括体外冲击波碎石术、经皮肾镜取石术、输尿管软镜、腹腔镜取石术及开放手术等。体外冲击波碎石术为目前治疗直径 ≤20mm 或表面积 ≤300mm^2 的肾结石的标准方法。经皮穿刺行介入溶石治疗可作为胱氨酸结石的辅助治疗手段。

4. 注意点　因儿童输尿管管径细小，一般输尿管结石在 4mm 以上就要治疗。

九、睾丸扭转

指睾丸沿纵轴（精索）旋转，导致睾丸缺血称为睾丸扭转。睾丸扭转属于一种严重的阴囊急诊，可以导致睾丸梗死。睾丸对缺血耐受差，一般睾丸缺血 6 小时影响生殖细胞，10 小时以上不仅影响生殖细胞还影响间质细胞。

睾丸扭转后是否发生缺血坏死，与扭转程度有关，扭转 90° 持续 7 天睾丸发生坏死，扭转 180° 持续 3~4 天发生睾丸坏死，扭转 360° 则在 12~14 小时坏死，若扭转达到 720° 以上 2 小时睾丸就可坏死。

（一）病因

病因不明确，可能与解剖异常或突然变换体位有关。

（二）诊断要点

1. 疼痛　一般是突发的疼痛逐渐加重，有少部分儿童伴有呕吐。

2. 体格检查　阴囊肿大，睾丸位置上移，睾丸精索触痛明显，提睾反射较对侧减弱或消失。

3. 辅助检查　超声检查正常睾丸一般是点状血彩，但是睾丸扭转后血彩稀少或者没有血彩。

（三）鉴别诊断

1. 睾丸附睾炎　有睾丸疼痛，体查阴囊红肿皮温增高，有触痛，彩超检查见附睾增大，睾丸附睾血彩丰富。

2. 嵌顿疝　突发疼痛可能伴有呕吐，体查腹股沟或阴囊肿块，有触痛，彩超检查见肿块为网膜或者肠管，睾丸血彩正常，但是要注意有少部分嵌顿疝导致精索血液循环受阻而出现睾丸血彩减少，术后睾丸萎缩。

（四）治疗要点

1. 阴囊探查和对侧睾丸固定术。

2. 注意点　超声检查是诊断和鉴别诊断的最佳检查，一旦诊断明确应尽量早手术探查，手术最佳时间是 2 小时之内。

十、小阴唇粘连

小阴唇粘连是两小阴唇的内侧在中线粘连，中间仅留有一小孔,尿液通过小孔排出。小阴唇粘连在婴幼儿女婴中比较常见。

(一) 病因

1. 雌激素水平不够。

2. 炎症。

(二) 诊断要点

1. 尿线不是直线。

2. 体查小阴唇粘连,看不到尿道口和阴道口。

(三) 鉴别诊断

阴道闭锁,无排尿异常,体查可见尿道口,但是阴道口未见。

(四) 治疗要点

1. 手术分离粘连。

2. 注意点 手术分离后要注意卫生,否则可能复发,若分离粘连,发现没有阴道口,则可能合并阴道闭锁。

(祖建成)

【专家点评】

1. 尿道下裂手术是一类精细的整形手术,必须由经过训练的专科医师完成。尿道成形术后,新的尿道由于缺乏尿道海绵体保护,尿道前壁薄,最好在 2 年内避免玩可能压迫阴茎及会阴的玩具及游戏。出院后如发现尿线变小,应及时到医院进行尿道扩张。

2. 睾丸扭转是一种严重的阴囊急症,睾丸缺血 6 小时以上会影响生殖细胞。所以一旦确定诊断,应尽早手术探查。手术最佳时间是发生睾丸扭转 2 小时之内。

3. 对于那些包皮过长但当阴茎勃起时包皮可自行向上退缩完全显露阴茎头者,不必切除过长的包皮,只需注意局部清洁即可。

第二十二章

眼科疾病

第一节　眼的解剖及眼部发育

一、眼的解剖

人的眼睛近似球形,位于眼眶内。眼球分为眼球壁和眼内容物两个部分。眼球壁由外层、中层、内层共三层构成:外层由前 1/6 透明的角膜和后面 5/6 白色的巩膜组成;中层为葡萄膜,亦称为色素膜,具有丰富的色素和血管,由前到后是虹膜、睫状体和脉络膜;内层是视网膜,是一层透明的膜,由内层的神经上皮和外层的色素上皮组成。眼球内容物包括房水、晶状体及玻璃体,三者均透明,与角膜一并构成眼的屈光系统。

眼的附属器包括眼睑、结膜、泪器、眼外肌和眼眶,它们共同辅助眼球外观形成及功能进行。

二、眼部发育

(一)视力的发育

人类从怀孕第 21 天眼睛便开始发育。刚出生时,宝宝的视力比较差,只有光感,对强光有反应,瞳孔在光照下会出现反应,此时的视野是比较窄小的,上下不超过 15°,左右不超过 30°,看不见 20cm 以外的东西。3 月龄时:视野明显增大,眼球能够缓慢跟随人运动,开始出现瞬目反射(眨眼睛)。4 月龄时:双眼的视觉功能开始发育,双眼可以同时注视了,会有初步的视觉条件反射可追视移动的小物体,也可以辨别不同的颜色。建立起视觉和听觉的关系,可以认识亲人,听到声音,会用双手去触摸物体。6 月龄时:注视持续时间延长,双眼可以对准焦点,眼睛能够协调运动,此时立体视也开始发育。1 岁时:视力约为 0.2,视野宽度接近成人。2~3 岁时:能区分形状不一样的物体和儿童图形视

力表,也会模仿别人的动作,双眼视觉发育最快,此时视力在 0.4~0.6,有精细的视觉反射动作。4~5 岁时:视力为 0.6~0.8。6 岁时:视力为 0.8~1.0。8 岁时:视力发育完成,视力达到 1.0 及以上。

(二)眼轴的发育

每个时期的眼球大小都是不一样的。眼球近似于一个球状体,它从前到后的长度叫"眼轴长度",眼轴的长度在每个年龄段是不一样的,就像我们的身高一样,在不断增长。刚出生时,宝宝眼轴的长度约为 16~17mm,1 岁时为 19mm,3 岁时为 21mm,18 岁以上眼轴才达到成人标准约为 24mm。一般情况下,眼轴每增长 1mm,近视增加 3D。因此,可以通过监测眼轴的长度来监测幼儿视功能的发育。

(三)屈光的发育

眼轴的发育是从出生的 16mm 长到成人的 24mm,因此婴幼儿通过眼睛的屈光系统后,眼睛所看到的景物是聚焦到视网膜的后方,称这种状态为远视状态,所检测的远视称为"远视储备"。不过这种远视状态是生理性的,远视储备会随着儿童生长发育和眼球成熟,逐渐发展为正视眼。从远视发育为正视眼的这一过程称为"正式化过程"。正视后进一步发育就成为近视。因此儿童发育成近视的过程可以分为以下几个阶段:生理性远视、正视、近视。由此可以看出,远视储备是保护和阻止眼睛发生近视的储备能力。值得注意的是,在不同的年龄,孩子拥有的远视储备值是有所不同的。3 岁前所拥有的远视度数为 +3.0D,4~5 岁时远视度数为(+2.00~+2.50)D,6~7 岁时远视度数为(+1.75~+2.00)D,8 岁时远视度数为 +1.50D,9 岁时远视度数为 +1.25D,10 岁时远视度数为 +1.00D,11 岁时远视度数是 +0.75D,12 岁时远视度数为 +0.50D。

(钱素琴,田彧)

【专家点评】

 1. 儿童的视力与年龄相关,切不可将所有人的视力都等同于1.0。

 2. 儿童从出生开始,眼球比较小,屈光状态为远视,随着生长发育,眼球慢慢长大,远视逐渐消耗趋于正视,这一过程称为"正视化",提早的正视化将导致近视的发生。因此,为儿童保留足够的远视储备是非常重要的。

第二节　新生儿高发性眼病

一、早产儿视网膜病

 早产儿视网膜病(retinopathy of prematurity,ROP)是发生于早产儿或低出生体重儿的增殖性视网膜病变。患儿多为妊娠32周以下,出生体重不足2 000g,多有吸氧史或合并发育迟缓。ROP是目前导致婴幼儿视功能受损或盲的主要原因之一。ROP多双眼发病,出生体重越低或胎龄越小的早产儿发生率越高。正常视网膜血管是在妊娠后半期以视盘为中心,向视网膜周边部发育;约在胚胎36周视网膜血管发育至鼻侧锯齿缘,胚胎40周时发育至颞侧锯齿缘。早产儿未血管化的视网膜组织过早暴露于高浓度氧中,则抑制了视网膜毛细血管的生长,停止供氧后,无血管区纤维组织迅速增生,产生不同程度的眼底改变。约90%的轻度患者病变可自行消退,10%的患者进一步进展至中重度病变需要接受激光或手术治疗,因此ROP处理的关键是及时筛查,对需要接受治疗的患儿做到早发现、早治疗。由于ROP的检查治疗均有固定的时间窗,相关高危因素早产儿一定要及时请眼科专科医师检查或及时转诊。

【专家点评】

 ROP筛查及治疗的时间点都非常重要,需反复向患儿家长阐明。近些年抗血管内皮生长因子药物的使用使ROP的治疗有了新的方向,特别是1区plus病变使用抗血管内皮生长因子药物使得视野得到最大化保存,在AP-ROP治疗中亦效果明显。但眼内注射抗血管内皮生长因子药物是否会影响患儿血液和脑部血管内皮生长因子的表达,从而影响患儿身体及脑部的发育尚未有定论,且抗血管内皮生长因子药物在ROP的治疗应用属于超适应证应用,需谨慎。

二、先天性白内障

 先天性白内障是指出生前即存在或出生后才逐渐形成的先天遗传性或发育障碍所引起的晶状体混浊。先天性白内障的患病率为0.01%~0.15%,是儿童失明和弱视的重要原因。先天性白内障可单眼发病,也可双眼发病,可伴发眼部或全身其他异常,也可为单纯性晶状体混浊。我国22%~30%的盲童是由先天性白内障所致。

 先天性白内障晶状体混浊的形态表现各异,常见的有膜性、核性、绕核性、前级、后级、粉尘状、点状、盘状、缝状、珊瑚状、花冠状、硬核液化及全白内障等。

先天性白内障的治疗目标是恢复视力,减少弱视和盲目的发生。对视力影响不大者,一般不需要治疗,可定期随诊观察。明显影响视力者,应选择手术治疗。手术越早,患儿获得良好视力的机会越大。手术后根据弱视的情况需进行相应的视功能训练。

【专家点评】

　　手术是治疗影响视力的先天性白内障患儿的唯一方法,明确诊断后需及时手术。婴幼儿晶体的特点决定手术不仅要清除白内障,还要行后续的屈光治疗,方可达到满意的效果。

三、先天性青光眼

先天性青光眼又叫发育性青光眼,是胚胎期和发育期内眼球房角组织发育异常所引起的一类青光眼。临床上分为原发性婴幼儿型青光眼(<3岁)、青少年型青光眼(3~30岁)、伴有其他先天异常的青光眼三类。先天性青光眼的患病率在出生活婴中约为万分之一,其中原发性婴幼儿型青光眼最常见,约占先天性青光眼病的50%,75%为双眼发病,男性多见,约占2/3。多为单个散发病例,10%~40%有家族遗传倾向,以常染色体隐性遗传居多。

婴幼儿型青光眼特征性的表现为畏光、流泪、眼睑痉挛。高眼压常导致眼球的增大,角膜直径大于10.5mm,具有诊断意义。婴幼儿或新生儿出现这些症状,应及时转诊眼专科进一步检查。

先天性青光眼原则上一旦确诊应尽早手术治疗。药物治疗仅作为短期的过渡治疗,以及术后眼压控制不理想患眼的补充治疗。

【专家点评】

　　除氯烷酮外,大多数全身麻醉剂和镇静剂有降低眼压的作用,因此在评估婴幼儿眼压测量值时应考虑麻醉剂和镇静剂因素。有资料表明,先天性青光眼即使手术成功控制眼压,但还有部分患者因弱视而视力无法恢复,所以先天性青光眼术后应尽早行弱视治疗且需终身定时随访。

四、新生儿泪囊炎

新生儿泪囊炎是婴幼儿常见的一种眼病,约占婴幼儿的5%~6%。大多由于婴幼儿鼻泪管下口的Hasher瓣膜封闭,鼻泪管被上皮细胞屑、黏稠的分泌物阻塞所致,导致泪液排出受阻,出现溢泪、溢脓的现象。

新生儿泪囊炎表现为出生后1周至数周出现单眼或双眼的泪溢伴分泌物增多,泪囊区按压检查可见分泌物从泪小点处溢出,使用抗生素滴眼液后,症状稍好转,停药后症状又复发。

新生儿泪囊炎的治疗:3月龄以前保守治疗,泪囊按摩＋抗生素滴眼液＋泪道冲洗。3月龄后泪道仍不通畅者,行泪道探通手术治疗。

【专家点评】

　　泪道探通时要非常注意,以防假道形成。

五、上睑下垂

上睑的正常位置为平视时遮盖上方角膜缘下2mm,具体位置有小的差异。上睑下垂是指上睑提肌或米勒肌功能不全或丧失,导致一侧或双侧的上睑明显低于正常位置。

上睑下垂根据病因可将其分为先天性和获得性两大类。先天性上睑下垂是最常见的一种,约占所有上睑下垂的60%。获得性上睑下垂根据病因进一步分为腱膜性、肌源性、神经源性、机械性和外伤性。

先天性上睑下垂以手术治疗为主。手术的目的是恢复外观的对称。如果下垂严重遮挡瞳孔可导致弱视的发生,应早期手术。获得性上睑下垂应先进行病因治疗或药物治疗,无效时再考虑手术。

【专家点评】

先天性上睑下垂原来观点以是否遮盖瞳孔影响视觉发育决定手术时机,若视力不受影响手术往往在年龄较大可以耐受局麻手术时进行,然而有研究表明外观异常会给儿童心理发育及性格形成造成负面影响,现在主张先天性上睑下垂患儿学龄前手术,有利于身心健康发展。

六、先天性眼球震颤

先天性眼球震颤是一种非自主性、节律性的眼球摆动,早产儿及前庭系统、中枢神经系统发育不完善均可引起眼球震颤,导致严重的难治性弱视。

先天性眼球震颤的治疗,如存在明显的屈光不正,应配镜矫正;配戴三棱镜,可以减轻或抑制眼球震颤。手术治疗的目的是改善或消除代偿头位,增进视力,减轻眼震程度。随年龄增加,患儿的眼球震颤会有改善,手术应考虑在6岁以后进行。

(钱素琴,田彧)

第三节 斜 视

斜视是指双眼不能同时对准同一注视目标,视轴呈分离的状态。斜视是小儿眼科中的常见病,发病率约为3%。斜视眼的眼位异常可以出现于任何注视野,可在看远或看近时出现,或看远和看近均出现斜视。

一、斜视的病因及分类

共同性斜视的病因至今还不完全清楚,一般认为与解剖因素或神经支配因素或两种因素的合并有关。因斜视的病因及其临床表现复杂,目前临床上没有系统的分类:

1. 根据融合功能 分为隐斜视和显斜视。
2. 根据注视性质 分为单眼性斜视和交替性斜视。
3. 根据斜视发生频率 分为间歇性斜视和恒定性斜视。
4. 根据发病年龄 分为先天性斜视(婴儿型斜视)和获得性斜视。
5. 根据眼球运动及斜视角有无变化 分为共同性斜视和非共同性斜视。
6. 根据偏斜方向 分为水平斜视(内斜视和外斜视)、垂直斜视、旋转斜视和混合型斜视。

二、斜视对机体的影响

斜视会对视力和双眼视觉造成影响,因儿童期的视力和视觉处在发育阶段,根据斜视的角度大小、发生频率、注视性质及发病年龄的不同,斜视造成的影响也不尽相同。

(一) 视力

单眼的恒定性斜视及小角度内斜视易引起单眼抑制,被抑制眼的视力发育落后,形成弱视。

(二) 立体视

立体视是人作为高级动物所拥有的高级视觉功能,在日常生活工作学习的方方面面都需要用到立体视。斜视会破坏双眼同时视,造成立体视觉功能损害或丧失,对于发育中的儿童而言,立体视觉功能的损害与丧失还会造成不同程度的大运动或精细运动发育落后。

(三)眼性斜颈

眼性斜颈在眼科中又被称为代偿头位,一些斜视的儿童会使用代偿头位来弥补眼外肌功能的不足。代偿头位的产生是为了消除复视、维持双眼单视。代偿头位多在6月龄以后出现,且只要遮盖一眼,消除融合功能,歪头通常可消除或有改善,在鉴别眼性斜颈和其他原因引起的斜颈时,单眼遮盖法有一定的参考价值。代偿头位进而导致面部发育不对称、高低肩、脊柱侧弯、骨盆侧倾等,影响到整个身体的对称美观。

(四)心理健康

斜视儿童在与人的交往过程中容易被误会眼睛在看别处,对人不礼貌,也会因为不对称的外观被同学议论甚至孤立,形成内向自卑性格,影响心理健康。

三、诊断要点

(一)斜视的检查

斜视临床检查有一般检查、遮盖检查、斜视角检查、眼球运动功能检查及感觉功能检查。

1. 交替遮盖法　是一种斜视的定性检查,可判断有无隐斜视。遮盖片交替遮盖一眼,使另一眼注视眼前33cm处或5m处固定的视标,注意去遮盖眼的运动方向。如去遮盖时,该眼出现由外往内的运动,说明患儿存在外隐斜,反之则是内隐斜。

2. 角膜映光法　利用角膜反光点来测定斜视度,是一种定量检查。双眼注视眼前33cm处或5m处的点光源,光点落在双眼角膜中央,则无显性斜视(图22-3-1)。光点落在角膜鼻侧,则该眼为外斜视,用"-"号表示(图22-3-2)。落在角膜颞侧则该眼为内斜视,用"+"号表示(图22-3-3)。光点落在瞳孔缘,约为15°,落在角膜缘则为45°,落在瞳孔缘和角膜缘中央则约为25°~30°。

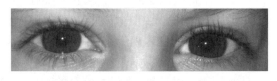

图 22-3-1　角膜映光点落在双眼角膜中央,则无显性斜视。

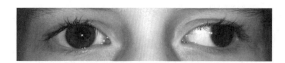

图 22-3-2　右眼角膜映光点在角膜正中央,右眼为注视眼,左眼角膜映光点在鼻侧角膜缘,左眼为外斜视,可记作"左眼 -45°"。

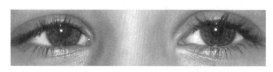

图 22-3-3　左眼角膜映光点在角膜正中央,左眼为注视眼,右眼角膜映光点在颞侧瞳孔缘,右眼为内斜视,可记作"右眼 +15°"。

(二)儿童常见的几种斜视

1. 内斜视

(1)假性内斜视:婴幼儿因怀疑内斜视而就诊者,最常见的是假性内斜视。患儿常表现为鼻根部较宽,有明显内眦赘皮,或瞳孔间距小,应与真性内斜视相鉴别,尤其要注意有无小角度内斜视。假性内斜视在遮盖去遮盖试验中,不出现眼位移动。

值得注意的是,虽然确诊为假性内斜视(图22-3-4),但真性内斜视出现的时间晚,以后仍有可能会出现。因此需同时行屈光筛查,排除屈光不正,尤其是高度远视,并告知父母定期带儿童随访检查。

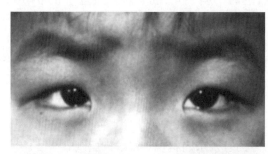

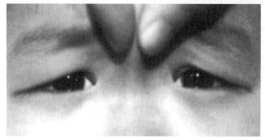

图 22-3-4　假性内斜视

(2)先天性内斜视:先天性内斜视是指生后6个月以内发生的内斜视。新生儿在生后数周内眼位常不稳定,在内斜位和外斜位之间变动,很少呈正位,故在采取病史或做检查时应特别注意。婴儿在生后 3 个月左右才能建立起正常的眼球运动。先天性内斜视角度大,大多大于 40 棱镜度,屈光一般呈轻度远视。先天性内斜视多呈交替性注视,一般不形成弱视,如为单眼注视则常合并弱视。眼球运动可有假性外转受限,用娃娃头试验或遮盖注视眼数日可以排除。先天性内斜视常合并下斜肌亢进、分离性垂直偏斜和隐性眼球震颤等。

治疗先天性内斜视首先应该防止弱视的发生,其次是矫正眼位。散瞳检影验光如有超过 +2.00D 以上的远视,则需戴镜矫正。如为单眼注视,还需进行遮盖治疗,待双眼视力平衡或呈现交替注视后,可手术矫正斜视。一般认为在 2 岁以内行手术治疗预后较好。

(3)调节性内斜视:平均发病年龄为 2.5 岁,患儿集合功能异常伴调节反射活跃。

1)屈光调节性内斜视:患儿常有 +3.00D 以上的远视,斜视角常为中度。1% 阿托品散瞳后,配戴足矫远视眼镜可矫正内斜视。发病初期呈间歇性,逐渐发展成恒定性,非调节性的成分增加,即使戴镜矫正也残留部分内斜视,成为部分调节性内斜视。因此对本病的治疗应在斜视间歇性发作的时期,尽早戴镜治疗。

2)非屈光性调节性内斜视:看近时斜视角大于看远时的斜视角,屈光状态接近于正常同龄儿童,为轻度远视,但调节性集合 / 调节(AC/A)值高。诊断非屈光性调节性内斜视时必须使用调节视标作为注视目标,在戴足矫远视眼镜后,检查看近时是否存在明显内斜视。

3)部分或失代偿性调节性内斜视:充分矫正远视后,屈光性和非屈光性调节性内斜视明显减轻,但仍有残余内斜视。残余内斜视属于非调节因素,是由于调节性内斜视发病后,没有及时充分矫正远视。视残余内斜视的角度大小,行正位视训练或手术矫正。

(4)分开不足型内斜视:斜视常在出生 6 个月以后出现,看远时内斜视角度大于看近时的内斜视角,无明显远视性屈光不正。如果是急性起病的分开不足型内斜视,应行头颅 CT(轴位和冠状位)或 MRI 检查及神经系统检查以排除颅内占位。

2. 外斜视 婴幼儿期外斜视较内斜视少见,但随年龄增加患病率逐渐升高。患儿可由外隐斜发展为间歇性外斜视再进展为恒定性外斜视,也可以一发病就是间歇性外斜视或恒定性外斜视。

(1)先天性外斜视:出生 1 岁以内发病,大角度的恒定性外斜视,斜视度一般较稳定,双眼同向运动和单向单眼运动均正常,但可合并头位异常。一些患儿可合并分离性垂直偏斜,A 或 V 型外斜视,上斜肌或下斜肌功能异常,可伴有隐性眼球震颤。先天性外斜视中约有 67% 同时存在眼病或全身性疾病,并且合并的全身疾病较眼病更多,合并的全身性疾病有颅面异常、脑积水、脑瘫、癫痫、发育迟缓和精神发育迟缓等神经系统疾病。先天性外斜视以手术治疗为主。

(2)间歇性外斜视:间歇性外斜视在外斜视中比较常见,主要是外展和集合功能之间的平衡失调、集合功能不足和融合力低下。发病较早,但发现较晚,一般到 5 岁左右才逐渐表现明显(图 22-3-5)。斜视角变异较大,随着融合和调节性集合力强弱而变化,清晨双眼位置可能正常,傍晚劳累后则出现斜视,也有向远或向上看时偏斜出现或加大,看近或向下看时减少或消失,思想集中时不斜,出神时则外斜。精神状态、健康状态和焦虑均可影响斜视度。间歇性外斜视患者在户外强光下喜闭一眼,这常是主诉之一。

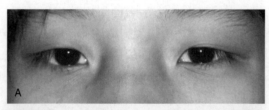
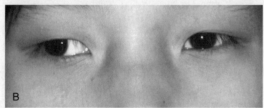

图 22-3-5 间歇性外斜视
A. 眼位控制正位时; B. 眼位外斜时。

间歇性外斜视以手术治疗为主,但也适于某些非手术治疗。手术时机应掌握在双眼视功能受损之前,在密切随访立体视觉正常情况下可延迟手术。有明显屈光不正,特别是散光和屈光参差必须矫正,使视网膜成像清晰,增强对融合的刺激,近视患者应做全部矫正,以便保持主动的调节性集合。

远视患者是否完全矫正或部分矫正,要根据屈光不正的程度、年龄和 AC/A 而定,通常对屈光不正在 +2.00D 以内的外斜视不予以矫正。

(3)恒定性外斜视:幼年期发生的恒定性外斜视,一般预后较差,常采取同侧交替性注视,而非交叉性注视。常无症状,在强光下要闭合一眼,客观检查常有单眼或交替性抑制、集合不足、屈光不正等,异常视网膜对应和弱视。可表现为 A-V 型外斜视,伴有斜肌功能异常或伴有垂直位斜视。适于手术治疗,根据看远和看近的斜视角选择手术方式。

3. 垂直斜视　垂直斜视几乎都是非共同性斜视,其检查、诊断、处理都比水平斜视复杂。先天性的垂直斜视由解剖异常(眼外肌的附着点异常、肌肉缺如等)或神经肌肉麻痹引起,获得性垂直斜视可以由闭合性颅脑外伤、眶壁骨折和眶肿瘤、脑干病变及全身性病变等引起。

4. 先天性上斜肌麻痹　以不全麻痹较为多见,单侧性或双侧性,以单侧性者多见。患儿无明显自觉症状,代偿头位是最突出的症状,常因斜颈被家长发现,偶有患眼向上偏斜被发现。代偿头位为头向健侧肩倾斜、下颌内收、面向患侧转,很少合并弱视。

先天性上斜肌不全麻痹以手术治疗为主,度数较小或手术后有残余小度数者可用三棱镜矫正。

客观检查结果可靠者应尽早手术。早期手术不仅能及时恢复双眼视觉功能,还可以减少面部和骨骼的发育畸形。

四、治疗要点

儿童斜视治疗的主要目标是恢复双眼视觉功能,如果合并有屈光异常,则首先应戴镜矫正屈光不正;最重要的是消除斜视造成的知觉缺陷,包括治疗弱视、脱抑制等;待两眼视力平衡后,再运用非手术或手术的方法矫正斜视。

儿童时期,立体视觉的发育需要满足三个条件:

1. 双眼中心凹同时注视。

2. 双眼视网膜上的成像相似,即没有较大的屈光参差。

3. 在 3 岁前同时满足以上两个条件。

因此,儿童斜视一经确诊即应开始治疗。有研究发现,出生后早期发生的内斜视,2 岁左右矫正斜视预后较好,年龄越大,双眼视觉功能的恢复越困难。但近些年有研究发现成人年的视觉系统仍然具有可塑性,即使是立体盲的成年人,经过系统的视觉训练,也能获得双眼视觉功能。

(李娜,田彧)

【专家点评】

1. 斜视是儿童常见病。斜视可以导致弱视、立体盲,影响外观、面部对称性及体态平衡发育。需要尽早发现,及时治疗。

2. 戴镜治疗(框架眼镜与三棱镜)和手术治疗是斜视两大基础治疗。

3. 斜视对双眼的视觉功能造成影响与破坏,即使手术治疗后仍需要通过视觉训练来恢复或提高双眼视觉功能,以防斜视复发。

第四节　弱　　视

一、定义

弱视是较为常见的儿童眼病,患病率为

2%~4%。在视觉发育期,由于单眼斜视、未矫正的屈光参差、未矫正的高度屈光不正、形觉剥夺引起的单眼或双眼最佳矫正视力低于相应年龄的视力为弱视;或双眼视力相差 2 行及以上,视力较低眼为弱视。

弱视是视觉发育相关性疾病,0~3 岁是儿童视觉发育的关键期,3~6 岁是儿童视力发育的敏感期,8 岁以后视觉系统发育基本成熟,因此 8 岁以上的儿童不会再患弱视。

二、诊断要点

(一) 临床表现

1. 视力　弱视眼的远视力及近视力均低于相应年龄的视力。

2. 对比敏感度　是检查形觉功能的方法之一,它不仅反映视器对细小目标的分辨能力,还反映对粗大目标的分辨能力,较视力表检查敏感。弱视患儿的视力与对比敏感度之间有线性关系,当视力低下时,对比敏感度也低下,且曲线的高峰值向低空间频率移动。经治疗后,弱视眼视力达到正常,但弱视眼的对比敏感度仍可低于主视眼。

3. 拥挤现象　弱视眼进行视力检查时,对单个视标的辨认能力强于排列成行的同等大小的视标,这个现象叫拥挤现象。因此,用单个视标检查不能反映弱视的真实情况。

4. 注视性质　弱视患者中有两种不同注视性质,即中心注视及旁中心注视。可用直接检眼镜检查,遮盖健眼,令弱视眼注视直接检眼镜中的亮光,中心凹反射位于 0~1 环为中心注视,2~3 环为旁中心注视,4~5 环为黄斑旁注视,5 环外为周边注视。注视点离中心凹越远,视力越差。

(二) 临床检查

1. 屈光检查　所有儿童初次验光均需要在睫状肌麻痹状态下进行客观验光。内斜视儿童及 6 岁以下儿童初次验光宜使用 1% 阿托品眼膏或凝胶,6 岁以上不伴有内斜视的儿童,初次验光可使用 1% 环喷托酯滴眼液。先天性无虹膜儿童仍需要在睫状肌麻痹下验光。

2. 电生理检查　视觉诱发电位包括图形视觉诱发电位和闪光视觉诱发电位,弱视儿童的图形视觉诱发电位 P100 波潜伏期延长、振幅下降。婴幼儿可用闪光视觉诱发电位检查。

(三) 弱视程度诊断标准

1. 轻中度弱视　最佳矫正视力低于相应年龄视力正常值下限,且 ≥0.2。

2. 重度弱视　最佳矫正视力 <0.2。

(四) 临床分类

1. 屈光不正性弱视　为双眼弱视,多发生于未配戴过矫正眼镜的高度屈光不正患儿,远视屈光度数 ≥+5.00DS 和 / 或散光度数 ≥2.00DC 可增加形成弱视的风险。双眼矫正视力相等或接近,没有双眼物像融合障碍,一般不引起脑中枢功能抑制,配戴合适的眼镜后视力能逐渐提高,因此需配戴矫正眼镜 3~6 个月后才能确诊。

2. 屈光参差性弱视　双眼多为远视性屈光不正,且球镜屈光度数相差 ≥1.50DS,或柱镜屈光度数相差 ≥1.00DC,屈光度数较高眼形成的弱视。由于双眼度数相差较大,同一物体在两眼视网膜上形成的物像清晰度不等,致使双眼物像不易或不能融合,视皮层中枢只能抑制度数较高眼的物像,日久发生弱视。

屈光参差性弱视通常正常眼的视力较好,患儿几乎不表现出视觉异常的症状,家长也难以发现异常,因此早期行屈光筛查对该病的检出有重要意义。

3. 斜视性弱视　单眼斜视或小度数内斜视的患儿,由于眼位偏斜易产生复视和视觉混淆,视皮质主动抑制由斜视眼黄斑输入的视觉冲动,斜视眼黄斑部分功能长期被抑制就形成了弱视。

4. 形觉剥夺性弱视　由于屈光间质混浊(如先天性白内障、角膜混浊等)、先天性性上睑下垂遮挡视轴、不适当的遮盖等形觉剥夺因素,使视觉影像很难进入眼内成像,导致视觉发育关键期黄斑功能发育不足引起的单眼或双眼弱视。

三、治疗要点

弱视一旦确诊,应立即治疗。弱视治疗原则包括:

1. 消除形觉剥夺的原因。

2. 矫正屈光不正。

3. 单眼弱视者遮盖非弱视眼,双眼弱视者,若双眼视力无差别、无眼位偏斜,则无须遮盖治疗。

弱视治疗效果与年龄密切相关,年龄越小预后越好,年龄越大预后越差。但近些年有大量研究发现成年人的视觉系统仍然具有可塑性,因此,即使年龄大的弱视患儿也应当尝试治疗。

精准的配镜和对优势眼的遮盖是弱视治疗的

两大基础,在此基础上还可以辅助视觉训练,视觉训练必须配戴矫正眼镜进行。弱视治愈后可能复发,治愈后仍需随访 2~3 年。

(李娜,田彧)

【专家点评】

1. 弱视是视觉发育相关性疾病,在儿童视觉发育敏感期(6 岁以前)弱视治疗效果最好,应早发现、早治疗。

2. 精准的配镜和对优势眼的遮盖是弱视治疗的两大支柱,在此基础上可以辅助其他方法。

3. 即使患儿年龄较大,仍应尝试弱势治疗。

第五节　近　视　眼

近视眼是世界范围的高发疾病。目前,全球近视眼患病率已经超过 25%,并在逐年攀登,预计到 2050 年将达到 50%。我国是近视眼发病情况最严重的国家之一。低、中度近视眼量大面广,影响视觉功能和人口质量,而高度近视所致的并发症将导致视力低下甚至致盲。儿童青少年是近视眼发生的关键时期,也是近视眼预防和干预的关键阶段。

一、近视定义

近视是最常见的屈光不正。在调节放松状态时,外界平行光线(大于 5m 距离)经过眼球屈光系统折射后聚焦在视网膜之前,这种屈光状态称为近视。

二、诊断要点

(一) 临床表现

近视眼,并伴有视久后揉眼、反复眨眼等视疲劳症状。近视度数较高者,除远视力差外,常伴有夜间视力差、飞蚊症、漂浮物、闪光感等症状,并可发生程度不等的眼底改变。

(二) 近视分类

近视的分类方法较多,最常见的是按照近视度数及眼底的改变进行分类。

1. 按屈光程度分类

(1)轻度:-3.00D 及以内的近视。

(2)中度:-3.25D~-6.00D 的近视。

(3)高度:-6.25D~-10.00D 的近视。

(4)超高度:-10.00D 以上的近视。

2. 按病程进展和病理变化分类

(1)单纯性近视眼:近视程度多为 -6.00D 以内的轻中度近视眼,绝大多数无眼底变化,矫正视力正常,多于学龄期发病,20 岁左右基本停止进展。

(2)病理性近视眼:也称进行性近视眼,多为超高度近视眼,眼球过度伸长并伴有眼底退行性改变,矫正视力多不满意,成年后近视仍然继续加深。

三、近视的影响因素

1. 遗传因素　父母近视的青少年发生近视的风险明显增大,而且与父亲和母亲的最大近视度数呈正相关。目前,已有较多近视相关基因的家系研究、双生子研究及群体遗传学研究。对于高度近视,尤其是病理性近视者,遗传因素的作用更为明显。因此,近视父母的子女应作为重点监测对象。

2. 环境因素

(1)近距离工作:近距离工作被公认为是影响近视发生发展的危险因素,与近视的发展呈正相关。除了近距离工作的总量外,近距离工作持续时间（>45 分钟）、阅读距离近（<33cm）等也是近视的重要危险因素。

（2）户外活动时间：户外活动是唯一全球公认可以预防近视的最有效的方法。户外活动时间与近视的发病率和进展量呈负相关，是近视的一种保护因素。充足的阳光可以刺激视网膜分泌多巴胺，可有效预防近视的发生，控制近视的发展。户外活动时间的减少增加了青少年儿童近视的发生。

（3）读写习惯：不良的读写习惯是近视的危险因素。写字时歪头、握笔时指尖距笔尖近（<2cm）的青少年近视患病率较高。

（4）采光照明：光照强度对人眼的屈光状态有着至关重要的影响，低光照（1~50lux）和黑暗（<1lux）有利于眼轴的伸长，导致近视。而强光照（1 000~2 800lux）会延缓近视的发生发展。

（5）睡眠：睡眠时间的减少增加了青少年儿童近视的发生。正常的昼夜节律对人类眼睛发育有重要作用，睡眠紊乱可能会干扰中断控制眼球正视化生长过程的调节机制，从而导致屈光不正。

（6）饮食：饮食习惯也会对近视造成危害，如吃甜食过多、吃的过精、偏食、挑食、吃硬质食物过少、大量食用油炸食品等会增加近视的患病率，这样的饮食结构会造成多种元素和微量元素的缺失，从而影响眼球的正常发育，进而导致近视的发生。

四、近视的危害

近视容易造成视力下降、眼睛干涩疲劳、注意力不集中、头晕等，影响儿童青少年的生活和学习，近视会引起眼部结构的变化，导致近视相关性视网膜变性、视网膜裂孔、视网膜脱离、黄斑变性等并发症，造成不可逆的视力损害，严重者可导致失明。近年来，我国儿童青少年近视率不断升高，近视低龄化、重度化日益严重，已成为影响儿童青少年生长发育和国民健康的重大公共卫生问题之一。

五、近视管理

（一）近视管理的内容

1. 对未发生近视的儿童青少年进行眼健康管理。

2. 对于已经发生近视的儿童青少年，应当通过科学宣教和规范的诊疗，采用个性化的矫正、干预等综合措施来延缓近视进展。

（二）屈光档案的建立

屈光档案应包含病史、眼部检查及屈光检查项目，根据检查并对比前一年的结果，确定近视进展情况，给予适当的干预措施。

六、近视的预防

（一）定期进行视力检测

视力检测是早期发现青少年儿童近视的最重要和最为有效的手段，视力是眼科诊断的第一道关口，眼科的任何一种病因最后造成的结果都是视力的变化。

（二）坚持充足的白天户外活动

坚持充足的白天户外活动对于预防近视和防止近视加重有重要意义。儿童青少年应保证每天进行 2 小时以上的白天户外活动。

（三）保持正确的读写姿势

不正确的读写姿势会增加发生近视的风险。读书写字要使用适合自己坐高的桌椅，应有良好的照明，并保持"三个一"的正确姿势，即眼睛离书本一尺、胸口离桌沿一拳、握笔的手指离笔尖一寸，读写连续用眼时间不宜超过 40 分钟。认真做眼保健操。

（四）避免不良的读写习惯

预防近视要避免不良的读写习惯，应做到不在走路、吃饭、卧床、晃动的车厢内、光线暗弱或阳光直射等情况下看书、写字及使用电子产品。

（五）保证充足的睡眠和合理的营养

充足的睡眠和合理的营养是保证视力健康的基础。儿童青少年应听从家长和老师的作息安排，小学生每天睡眠时间要达到 10 小时，初中生 9 小时，高中生 8 小时。平时应做到营养均衡，不挑食，不偏食，不暴饮暴食，少吃糖，多吃新鲜蔬菜水果。

（六）控制使用电子产品的时间

3 岁以内的幼儿禁止使用电子产品。随着年龄的增长，酌情使用电子产品。使用电子产品时，应使眼睛与屏幕保持一定距离，屏幕亮度适中。课余时间使用电子产品学习 30~40 分钟后，应休息远眺放松 10 分钟。非学习目的使用电子产品单次不宜超过 15 分钟，每天累计不宜超过 1 小时。

七、近视的矫正及控制

对于已经近视的儿童通过屈光矫正的方法，使近视儿童达到看得清楚、看得舒服、看得持久的目的,以获得最佳视觉效果。在预防近视的基础上还要进行近视控制,以期能延缓近视发展,尤其是避免近视儿童发展为高度近视。

(一) 配验合适的眼镜

框架眼镜是最简单安全的矫正器具,不同儿童近视发生的年龄和状态是不同的,需要结合眼位、视功能、屈光异常状态(屈光参差及高度数散光)等多种因素给予配镜处方。近视防控的功能性镜片现应用的也较多,有一定的防控作用。

(二) 角膜塑形镜

角膜塑形镜是指逆几何设计的硬性透气性接触镜,通过重塑角膜形态来暂时性降低近视屈光度数,从而提高裸眼视力的可逆性,是一种非手术物理矫形治疗手段。角膜塑形镜对儿童近视进展有明确、有效的控制作用。

(三) 低浓度阿托品

近年来,大量研究发现低浓度(0.01%)阿托品可以有效延缓儿童近视发展。阿托品控制近视进展的药物机制是通过直接拮抗视网膜、脉络膜或巩膜上的特殊受体发挥作用,与其他睫状肌麻痹剂仅仅是解除睫状肌调节作用不同,其他睫状肌麻痹药物是没有近视控制作用的。有实验表明,浓度越高的阿托品近视防控效果越好,但0.01%的低浓度阿托品副作用最小且不影响视近物,长期使用(至少2年)方可能控制近视发展。

(钱素琴,田彧)

【专家点评】

1. 近视是我国青少年最常见的眼病,近视患病率和近视人口总数高居世界第一位,青少年近视已成为我国重大的公共卫生问题。

2. 建立青少年屈光发育档案,监测近视发展趋势,有效预防近视出现,控制近视发展是未来我国青少年近视防控工作的重心。

3. 足量的户外活动和减少近距离用眼时间能有效预防近视发生,长期坚持点用低浓度阿托品眼药水和配戴角膜塑形镜能有效控制近视发展。

第六节　阅读障碍与学习困难

阅读障碍(dyslexia)本质上是一种神经生理因素引起的特殊的学习困难(learning disabilites),是最常见的学习困难,大约80%的学习困难者存在阅读障碍。

阅读障碍是一种基于接受性语言的学习困难,其特点是解码困难、单词识别困难和/或阅读理解能力低下。主要指的是那些拥有正常的智力、良好的学习动机和平等的受教育机会,却不能正常学会阅读、在读写能力获得方面存在特殊困难的儿童。

阅读能力在人口中是非常多样化的,并且随着教育水平的不同而有很大的差异。在表音文字(如英语)国家中,有7%~10%的儿童存在阅读障碍,且无种族与性别差异。阅读障碍会影响儿童的学习,可能使其减少阅读经验,从而抑制词汇、书面表达和背景知识的增长,进一步影响其社会化过程。

一、病因

阅读障碍是一种复杂的神经发育障碍,受多种基本认知能力缺陷的影响。有大量的研究致力于理解导致阅读障碍的加工缺陷,这些缺陷包括:联想学习、规则学习、选择性注意和注意转移的缺陷;

听觉或视觉感觉系统特有的加工缺陷,如视觉感知、视觉注意、视觉记忆或视觉大细胞通路缺陷;视听整合缺陷等。但有些研究对这些加工缺陷与阅读障碍的因果关系产生了争议。

阅读障碍也是一个复杂的多基因共同作用的遗传疾病,这些基因影响神经元迁移、皮质形态发生、神经突起的生长,以及纤毛的结构和功能,影响视听整合,引起阅读障碍。阅读障碍有高度遗传性,家庭素养和教学质量也对儿童的阅读能力有很大的影响。

二、神经生理学

正常的阅读过程相当复杂,阅读过程依赖于三个大脑区域:第一区域包括颞上回和下顶叶,支持字形与音素的映射;第二个区域为额下回,监管发音过程和对语音成分的主动分析;第三个区域包括枕颞区和颞下回,有助于视觉字符、词组,以及语义和语言表征的直接映射。

在阅读障碍患者的大脑中观察到神经解剖改变、微结构改变和语言相关区域的 MRI 表现:大脑实质异常,在枕颞区和顶颞区观察到灰质体积减少。例如,诵读困难患者的中颞回、下颞回、梭状回、缘上回和双侧小脑前部灰质减少,这导致了发音和言语处理的困难,此外,左颞叶灰质结构改变,左后颞上回白质结构改变,弓状束与阅读障碍者的阅读和拼写缺陷有关。而白质发育异常与健康人群和阅读障碍患者的阅读成绩差有关。阅读障碍患者大脑的对称性也发生了改变,正常情况下,大脑语言区域左侧颞平面较右侧颞平面大,而阅读障碍患者左右颞平面的体积相似。

值得注意的是,阅读障碍患者的小脑紊乱与自闭症谱系障碍和注意缺陷多动障碍患者的小脑紊乱不同,这表明特定的神经回路导致各种症状。

三、诊断要点

阅读障碍的病因及发病机制十分复杂,且其症状会随着时间的推移而改变,使得诊断困难。阅读障碍存在家族性及遗传性,如果孩子存在阅读障碍的家族史或有其他可以预测学习障碍的因素的病史,包括听力、语言或言语问题,则需要进行早期阅读障碍的检查。有早期语言障碍史,如语言发育迟缓或困难、学习押韵或识别字母困难、命名困难等,都可能是阅读障碍的早期表现。在学前教育结束时有语言障碍的儿童具有更高风险。

如果存在家族风险,但孩子的早期字母命名能力得到提高,那么患阅读障碍的风险就会大大降低,4.5~5.5 岁字母命名能力较差但语音意识良好的儿童患阅读障碍的风险也会降低。语言的早期干预是有效的。

阅读障碍是多因素导致的复杂结果,怀疑存在学习困难的儿童,应先接受听力和视力障碍的检查,同时进行语言发育及阅读能力的评估。

四、鉴别诊断

阅读障碍需要与其他引起学习困难或学习障碍的疾病进行鉴别:

1. 神经系统问题 如脑瘫、头部创伤、中枢神经系统感染或铅中毒等。

2. 行为、情绪或精神问题 如焦虑、抑郁、强迫症或对立违抗性障碍等。

3. 注意缺陷障碍 临床研究发现阅读障碍和注意缺陷障碍存在共病现象,共病率可以达到15%~50%。

4. 听力障碍

5. 视觉损害 先天性白内障、视网膜疾病、高度屈光不正等。

6. 视觉功能及眼运动异常 集合不足、集合过度、斜视、眼球震颤、扫视异常等。

五、治疗要点

阅读障碍的诊断和治疗对卫生专业人员来说都是一个艰难的挑战,需要眼科医生、儿童康复科医生、儿童神经学家、心理学家和 / 或神经心理学家共同合作。

早期的语言干预措施是必要的,包括增强视听多感官处理能力,加强语音和字符信号的整合等。

此外,家长、教师和学校管理者的共同参与,在改善阅读障碍患者的预后方面也发挥着重要作用。

(李娜,田蕺)

【专家点评】

1. 阅读困难是一种较常见的表现为阅读、书写等能力缺陷的神经综合征,其特征是终身的语音信息处理困难。

2. 与阅读相关的调节、双眼视觉、眼球运动功能障碍即视觉效率障碍也可能影响阅读。

3. 视觉治疗的目的是减少或消除与特定的视觉缺陷相关的症状和体征,从而改善患者的阅读困难症状。视觉治疗包括验配矫正眼镜、棱镜及视觉训练,同时也需要进行感觉统合治疗。

第二十三章

耳鼻喉科疾病

第一节 外 耳 疾 病

一、外耳湿疹

外耳湿疹是指发生在耳郭、外耳道及其周围皮肤的多形性皮疹。儿童多见，可分为急性和慢性。

（一）病因

药物或其他过敏物质刺激，以及湿热、牛奶、鱼虾等是可能的变应原。慢性化脓性中耳炎患者的脓液、泪液或汗液刺激耳部皮肤可引起本病。

（二）临床表现

急性湿疹局部剧痒，常伴有烧灼感，婴幼儿因不能诉说，可表现为各种止痒动作，烦躁不安。皮肤呈红斑或粟粒状小丘疹，溃破后可流出黄色水样分泌物，表皮溃烂，有时有黄色痂皮覆盖。若继发感染，则病损扩大，渗液增多。急性湿疹一般 2~3 周可治愈，但易复发。慢性湿疹常因急性湿疹反复发作或久治不愈发展而来。

（三）治疗要点

1. 一般治疗 祛除病因，避免致敏因素。如及时清除外耳道脓液，注意调整饮食，避免进食有较强变应原性的食物。避免搔抓，忌用热水、肥皂等清洗，忌用刺激性药物。

2. 局部治疗 渗出液较多时可用硼酸溶液或氧化锌溶液湿敷；渗液较少或无渗液者可涂用糖皮质激素类软膏；若有干痂，可用 3% 过氧化氢溶液洗净后涂用上述药物。

3. 全身治疗 可口服抗过敏药物，如氯苯那敏、氯雷他定等。

二、外耳道异物

儿童外耳道异物较为常见，常由于玩耍时将小物体塞入耳内导致，另外在野外游玩时昆虫飞入或爬入外耳道内也可导致外耳道异物。

（一）临床表现

小而无刺激的非生物异物可不引起症状，异物较大、越接近鼓膜症状越明显。活昆虫等动物性异物可爬行，引起耳痛，使患儿惊恐不安。豆类异物如遇水膨胀，阻塞外耳道，可引起耳闷、耳痛及听力下降，并可继发外耳道炎引起耳痛、耳流液等症状。

（二）治疗要点

根据异物性质、形状和位置不同，采取不同的取出方法。

1. 圆形光滑的异物可用异物钩沿着空隙越过异物而将其取出，操作中如遇儿童不合作时，切勿用镊子夹取，以免将异物推入深处。

2. 异物细小时可用冲洗法洗出，但如为较大的植物性异物（如豆类），遇水易膨胀者，不建议使用此法。

3. 昆虫等动物性异物，可先滴入甘油、食用油或丁卡因等麻药将其淹毙，使其麻醉瘫痪后用镊子取出或冲洗排出。

4. 不合作的儿童可在全身麻醉下取出异物。

5. 外耳道继发感染者，应先用敏感抗生素治疗，待炎症控制后再取出异物，或取出后积极治疗外耳道炎。

三、耵聍栓塞

外耳道软骨部皮肤有耵聍腺，其分泌物称耵聍。耵聍在空气中干燥后呈薄片状；有的耵聍呈油脂状，俗称"油耳"。耵聍具有保护外耳道皮肤的作用。若耵聍逐渐凝聚成团阻塞于外耳道内，称耵耵栓塞。

（一）临床表现

外耳道未完全阻塞者多无症状。完全阻塞者可有听力减退。若耵聍压迫鼓膜可引起眩晕、耳鸣及听力下降。检查时可发现棕黑色或黄褐色块状物堵塞外耳道。

（二）治疗要点

1. 对于可活动、未完全阻塞外耳道的耵聍可

用镊子或耵聍钩取出。较硬者用耵聍钩从外耳道后上壁将耵聍与外耳道壁分离出缝隙后，将耵聍钩扎入团块中间慢慢钩出，尽量完整取出。

2. 难以取出者，可先滴入 5% 碳酸氢钠溶液，每天滴 3~5 次，待软化后用器械取出。已有外耳道炎症者，应先控制炎症，再行耵聍取出。

（杨径）

【专家点评】

婴幼儿外耳道呈弧形弯曲，其长度随年龄增加，到 10~12 岁时可达 2.5cm，外耳道软骨部与骨部相交成钝角，管径最窄，名为峡部，异物常嵌顿于此。软骨部皮肤多绒毛、皮脂腺和耵聍腺，骨部皮肤无上述结构，因此，外耳疖肿和耵聍栓塞仅见于软骨部。

第二节　中耳炎症性疾病

一、大疱性鼓膜炎

大疱性鼓膜炎是一种由病毒感染引起的鼓膜原发性炎症，是鼓膜及其相连续外耳道皮肤的急性炎症。好发于儿童及青年人，无性别差异，多为单侧。

（一）病因

本病常发生于病毒性上呼吸道急性感染的流行期，故一般认为本病可能系病毒感染所致。

（二）诊断要点

1. 临床表现

（1）耳痛：为本病的主要症状。疼痛往往突然发生，并迅速加重，呈持续性，较剧烈，可伴随同侧头痛或颞部疼痛。大疱破裂后疼痛可缓解。

（2）耳流液：大疱破裂后，耳内可流出淡黄色或略带血性的分泌物，量不多，持续时间短暂。

（3）听力下降：常较轻，为传导性。

2. 检查　外耳道深部皮肤充血，可延及整个外耳道皮肤。鼓膜松弛部充血，偶见膨出。疱疹多

位于鼓膜后上方，呈圆形，大小不一，数目不等，数个小疱疹可融合形成单个大疱疹。疱疹壁薄而软，容易破溃。破溃后局部呈暗红色或蓝色，但鼓膜不会出现穿孔，数日后可迅速愈合，不留瘢痕。

3. 诊断　根据耳深部剧痛及鼓膜表面典型大疱，即可作出诊断。注意与急性化脓性中耳炎相鉴别。

（三）治疗要点

1. 大疱未破者，在确保消毒和无菌的前提下可用针刺破。

2. 大疱已破者，耳内尚有分泌物者，可用抗生素滴耳液滴耳。

3. 为预防继发感染，可口服抗生素。

二、分泌性中耳炎

分泌性中耳炎是以传导性聋及鼓室积液为主要特征的中耳非化脓性炎性疾病，是儿童常见的听力下降原因之一。中耳积液包括浆液、黏液、浆-黏液。本病可分为急性和慢性两种。慢性分泌性

中耳炎是由于急性分泌性中耳炎未得到及时恰当的治疗，或由于急性分泌性中耳炎反复发作、迁延、转化而来。目前认为急性分泌性中耳炎病程延续6~8周，中耳炎未愈者可称为慢性分泌性中耳炎。

病因

本病病因复杂，与多种因素有关，咽鼓管功能障碍、中耳局部感染和变态反应等为其主要病因。

1. 咽鼓管功能障碍 咽鼓管是中耳与外界环境沟通的唯一通道。传统观念认为，咽鼓管口的机械阻塞是分泌性中耳炎的基本病因，但随着病因学研究的不断深入，咽鼓管的其他功能障碍都可能是导致本病的重要原因。

(1) 咽鼓管阻塞：机械性阻塞如儿童腺样体肥大、慢性鼻窦炎、肥厚性鼻炎、鼻咽部肿瘤或淋巴组织增生等。非机械性阻塞包括儿童腭帆张肌、腭帆提肌和咽鼓管肌等肌肉薄弱，收缩无力，加之咽鼓管软骨发育不够成熟、弹性较差，当咽鼓管处于负压状态时，软骨段管壁容易发生塌陷。另外，儿童咽鼓管短而近于水平，易使鼻部及咽部感染扩散至中耳。此为儿童分泌性中耳炎发病率较高的解剖生理学基础。

(2) 功能障碍：咽鼓管黏膜的黏液纤毛传输系统功能障碍及各种原因导致的咽鼓管关闭不全，给致病菌侵入中耳以可乘之机。

2. 中耳局部感染 过去认为分泌性中耳炎是无菌性炎症，但近年来的研究发现中耳积液中细菌培养阳性者约为1/2~1/3，其中主要致病菌为流感嗜血杆菌和肺炎链球菌。分泌性中耳炎可能是一种轻型的或低毒性细菌感染。同时应用PCR检测技术发现，慢性分泌性中耳炎积液中可检测出流感病毒、腺病毒、呼吸道合胞病毒等，因此病毒也可能是本病的致病微生物。

3. 变态反应 儿童免疫系统尚未发育成熟，可能也是儿童分泌性中耳炎发病率较高的原因之一。临床上发现，本病患者中合并呼吸道变应性疾病的较多，如变应性鼻炎、鼻息肉、支气管哮喘等，故Ⅰ型变态反应是中耳炎发病的危险因素之一。

三、诊断要点

(一) 临床表现

1. 听力下降 急性分泌性中耳炎病前大多有"感冒"病史。以后出现耳痛、听力下降，可伴有自听增强感。少数患儿主诉听力在数小时内急剧下降，往往被误诊为"突聋"。头位前倾或偏向健侧时，因积液离开蜗窗，听力可暂时改善；积液黏稠时，听力可不因头位变动而改变。儿童大多无听力下降的主诉；幼儿可表现为言语发育迟缓；学龄前儿童可表现为对父母呼唤不理睬，对声音反应迟钝；学龄儿童表现为注意力不集中、学习成绩下降，看电视时声音要求过大音量。若一耳患病，另一耳听力正常，可长期不被察觉。

2. 耳痛 急性分泌性中耳炎起病时可有耳痛，疼痛可轻可重，慢性患儿常无耳痛。

3. 耳内闭塞感 耳内闭塞感通常为较大患儿的主诉，按压耳屏后闭塞感可暂时缓解或减轻。

4. 耳鸣 可为间歇性，如"噼啪"声、"嗡嗡"声及"流水"声等。有患儿可诉当头部运动或打呵欠、擤鼻时，耳内出现气过水声。若鼓室内积液较多或黏稠，则此症状缺如。

(二) 检查

1. 鼓膜象 急性期松弛部或全鼓膜充血，紧张部周边有放射状扩张的血管纹。紧张部或全鼓膜内陷，表现为光锥缩短、消失，锤骨柄向上方移位。鼓室积液时，鼓膜失去正常光泽，呈淡黄色、橙色或琥珀色，慢性者可呈乳白色或灰蓝色，不透明，毛玻璃样。若液体未充满鼓室，可透过鼓膜见到液平面。透过鼓膜有时可见气泡，咽鼓管吹张后气泡可增多。

2. 鼓气耳镜检查 可发现鼓膜活动受限。

3. 听力检查 音叉检查及纯音听阈测试结果示传导性聋，听力损失程度不一，因积液量常有变化，故听阈可有一定波动。听力损失一般以低频为主，积液排出后听力可改善。声导抗图对诊断有重要意义，平坦型 (B 型) 为分泌性中耳炎的典型曲线；负压型 (C 型) 示咽鼓管功能不良，部分有鼓室积液。

4. 颞骨 CT 检查 可见中耳系统气腔有不同程度的密度增高。

(三) 诊断及鉴别诊断

根据病史和临床表现，结合听力检查结果，诊断一般不难。诊断性鼓膜穿刺术可确诊。

对于儿童患者来说，鼓室积液需与脑脊液耳漏鉴别。颞骨骨折或先天性缺损破裂并脑脊液漏而鼓膜完整者，脑脊液聚集于鼓室内，可产生与分泌性中耳炎类似的临床表现。根据头部外伤史、积液实验室检查结果及颞骨影像学检查可鉴别。蓝鼓膜者需要与胆固醇肉芽肿、颈静脉球体瘤鉴别。

(四) 治疗要点

治疗原则为首选非手术治疗 3 个月,严格掌握手术指征,病因治疗,改善中耳通气引流及清除中耳积液。

1. 非手术治疗

(1)抗生素或其他抗菌药物治疗:急性期可根据病变严重程度选用合适的抗生素,但疗程不宜过长。可供选用的药物有各类广谱青霉素、头孢菌素、大环内酯类抗生素等。

(2)糖皮质激素治疗:必要时可用地塞米松或泼尼松口服,作短期治疗。

(3)保持鼻腔及咽鼓管通畅:可用糖皮质激素类鼻喷剂喷鼻,亦可加用 0.25% 赛洛唑啉鼻喷剂短期喷鼻。

(4)促进纤毛运动及排泄功能:稀化黏液类药物有利于促进纤毛运动功能、降低咽鼓管黏膜的张力和促进咽鼓管开放的压力。

2. 手术治疗。

四、急性化脓性中耳炎

急性化脓性中耳炎是中耳黏膜的急性化脓性炎症,好发于儿童,冬春季多见,常继发于上呼吸道感染。具有易复发、并发症及后遗症多等特点,同时又具有与成年患者不同的临床特点。无论是化脓性或非化脓性,绝大多数都与细菌的急性感染有关,并且其致病菌种也大致相同。随着抗生素的早期及广泛应用,大多数化脓性中耳炎可转变为分泌性中耳炎,因此,不少学者将两者不加区分而统称为急性中耳炎。

(一) 病因

各种原因导致的身体抵抗力下降,全身慢性疾病以及邻近部位的病灶、腺样体肥大等均是本病的诱因。主要致病菌为肺炎链球菌、流感嗜血杆菌、溶血性链球菌、葡萄球菌等。急性化脓性中耳炎时,若致病菌毒性强、机体抵抗力弱或治疗不彻底时,中耳炎可侵入乳突,乳突内脓液蓄积于气房内,引流不畅,可形成急性乳突炎。若病情仍未被控制,炎症可继续发展,可穿破乳突骨壁,向颅内及颅外发展,引起颅内、颅外并发症。

急性化脓性中耳炎及乳突炎常见于儿童,其原因主要有:

1. 儿童咽鼓管解剖与成人不同,儿童咽鼓管较成人短、管腔相对较大,咽口位置较低,走行呈一直线,与水平面几乎平行,因此鼻部及鼻咽部的分泌物及病原微生物易经此侵入中耳。

2. 儿童咽部及鼻咽部淋巴组织丰富,常出现不同程度的增生或肥大,腺样体或扁桃体易隐藏细菌和病毒,使中耳感染的机会增多。

3. 儿童抵抗力较差,容易感染各种上呼吸道传染病。

4. 中耳局部的免疫功能发育不完全,防御能力较差。

5. 哺乳姿势不正确,或婴儿吞咽乳汁不及时而致乳汁进入咽鼓管。

(二) 诊断要点

1. 临床表现

(1)耳痛为本病的早期症状,因儿童尤其是婴幼儿不会诉说耳痛、耳鸣等症状,常表现出挠耳、摇头晃脑及哭闹不安。鼓膜穿孔后耳痛症状可减轻。

(2)由于婴幼儿鼓膜较厚且富于弹性,中耳炎时不易穿孔,甚至当中耳已蓄脓时鼓膜仍无红肿或穿孔,仅表现为膨隆,体查时需警惕。

(3)因乳突气房 2 岁时方始发育,6 岁左右气房才有较广泛延伸,故 2~3 岁儿童不易发生急性乳突炎,而出现急性鼓窦炎。新生儿乳突气房发育不全,且外侧壁骨质较薄,急性化脓性中耳炎时该处骨膜易形成水肿。

(4)儿童患者全身症状较重,可出现急性面容、发热,甚至惊厥。常伴有消化道中毒症状,如恶心、呕吐、腹泻等。2 岁以内儿童岩鳞缝尚未闭合,且中耳黏膜与硬脑膜之间有丰富的血管及淋巴管连接,故中耳的急性化脓性炎症可使邻近的硬脑膜受到炎症刺激,出现脑膜刺激征,但脑脊液无典型化脓性变化,称假性脑膜炎。严重时可引起颅内并发症。

2. 检查　由于儿童急性化脓性中耳炎的全身症状较重,局部症状常被掩盖,加之儿童缺少主诉,体查时鼓膜厚、不易穿孔等特点,因此本病常被漏诊。对不明原因发热伴消化道症状的患儿,应注意检查耳部,必要时作颞骨高分辨率 CT 扫描。

(1)耳镜检查:年龄较大患儿耳镜检查时可见鼓膜松弛部充血,周边可见放射状扩张血管,鼓膜可全部向外膨出。穿孔前在隆起最明显的部位出现小黄点,然后从此处穿孔。穿孔一般位于紧张部,病变初期甚小,不易发现,清除外耳道分泌物后方可见穿孔部位,并有分泌物从该处渗出。

(2)因乳突部骨膜的炎性反应,乳突尖及鼓窦区可能有压痛,但鼓膜穿孔后渐消失。

（3）对于较大患儿可行听力检查，呈传导性听力损失；如内耳受细菌毒素损害，则可出现混合性听力损失。

（4）血液检查：白细胞增多，多形核白细胞增加，穿孔后血象可逐渐恢复正常。

（三）治疗要点

1. 全身治疗　早期应用足量非耳毒性敏感抗生素，直至感染完全控制，待炎症彻底消退后仍继续给药数天。儿童可伴有呕吐、腹泻等症状，应注意适当补液及维持电解质平衡。

2. 鼓膜切开

3. 单纯乳突开放术

（杨径）

【专家点评】

　　绝大多数分泌性中耳炎具有自限性，建议进行 3 个月的随诊等待。75%~90% 继发于急性中耳炎后残余分泌性中耳炎的患儿在 3 个月后可以自愈。婴幼儿的自发缓解率更高。在 3 个月的观察期内，应对分泌性中耳炎患儿进行定期随访，定期检查耳镜及鼓室压力图。

第三节　外鼻炎症性疾病

一、鼻前庭炎

鼻前庭炎是发生在鼻前庭皮肤的弥漫性炎症，分急性和慢性两种。

（一）病因

最常见的病因为急性鼻 - 鼻窦炎、变应性鼻炎、鼻腔鼻窦特异性感染引起的鼻腔分泌物增多，反复的分泌物刺激引起鼻前庭皮肤的炎症。长期的有害粉尘、挖鼻或摩擦鼻前庭等不良习惯亦是常见的病因。

（二）诊断要点

1. 临床表现　急性期：鼻前庭处剧痛，尤以擤鼻涕、挖鼻时明显。慢性期：鼻前庭发热、干痒、干燥及异物感等不适。

2. 检查　急性期：检查可见鼻前庭内及其与上唇交界处皮肤弥漫性红肿，或有皲裂、浅表糜烂，鼻毛上附有黏脓。行前鼻镜检查时患儿常感鼻前庭处疼痛而畏惧检查。慢性期：主要表现为局部鼻毛稀少，皮肤增厚、皲裂，可有痂皮附着。

（三）鉴别诊断

根据临床表现，诊断较易。临床上本病需与鼻前庭湿疹鉴别。后者瘙痒较剧烈，常是全身湿疹的局部表现，多见于易感或过敏体质的儿童。

（四）治疗要点

1. 去除病因　积极治疗鼻腔、鼻窦疾病，避免有害粉尘的刺激，改正不良挖鼻习惯。

2. 急性期治疗　可给予抗生素软膏外用，可考虑局部热敷或局部理疗，酌情全身使用抗生素。

3. 慢性期治疗　可用生理盐水或 3% 过氧化氢溶液清洗，去除痂皮；皮肤皲裂或糜烂者可用 10%~20% 硝酸银烧灼，再抗生素软膏涂抹。

二、鼻疖

鼻疖是鼻前庭、鼻尖部的毛囊、皮脂腺或汗腺的局部急性化脓性炎症。多以鼻前庭多见。

（一）病因

拔鼻毛、挖鼻或外伤致鼻前庭、外鼻皮肤损伤，继发细菌感染；糖尿病或机体抵抗力低下者鼻疖多继发于鼻前庭炎；鼻腔、鼻窦急性化脓性炎症，脓液反复刺激可引起局部皮肤损伤，诱发感染。常见的致病菌为金黄色葡萄球菌。

（二）诊断要点

1. **临床表现** 局部表现为红、肿、热、痛等化脓性炎症，局部炎症控制不佳时可出现蜂窝织炎，严重者可出现全身发热、不适等全身感染症状。不恰当的挤压鼻疖可导致感染逆行向上直达海绵窦，引起海绵窦血栓性静脉炎，其临床表现为寒战、高热、头部剧痛、一侧眼睑水肿、眼球突出、视神经水肿，甚至失明，严重者危及生命。

2. **检查** 检查可见局部隆起，触痛明显，疖肿成熟后，于最隆起处出现黄色脓点，继而破溃、脓液流出，此时疼痛较前缓解。疖肿一般为单个发病，在糖尿病、机体免疫力低下者可多个发病。病情严重者可出现鼻翼、鼻尖部软骨膜炎，以及上唇、颊部、眼眶蜂窝织炎等。

（三）鉴别诊断

临床中需与鼻部丹毒进行鉴别，丹毒为乙型溶血性链球菌感染引起，皮肤红肿呈斑片状，易迅速扩散，与邻近皮肤之间有清楚的界限是其特征性的临床表现。

（四）治疗要点

1. 疖肿未成熟时，以消炎止痛为主。局部热敷、超短波、红外线照射等理疗，局部涂抹抗生素软膏，患处用 10% 鱼石脂软膏覆其表面促进疖肿成熟。疼痛剧烈者可酌情使用镇痛剂。

2. 疖肿成熟时，待其自然穿破或在无菌操作下促其破溃。可用细针蘸少许 15% 硝酸银腐蚀脓头，亦可用小尖刀挑破脓头后小镊子取出脓栓，小吸引头吸出脓液。切开时不可切及周围炎症组织，切忌挤压。

3. 疖肿破溃者，局部消毒清洁，通畅引流，破口抗生素软膏涂抹，保护伤口防止结痂。

4. 全身感染者酌情全身使用抗生素，并发海绵窦血栓性静脉炎时必须住院观察，予以足量、有效抗生素治疗，避免感染进一步加重。

（五）预防

本病应以预防为主，首先需戒除拔鼻毛、挖鼻等不良习惯；积极治疗鼻腔鼻窦炎症性疾病，避免有害物刺激；糖尿病患者需积极控制血糖，免疫低下者加强锻炼提高免疫力；出现鼻疖避免挤压，未成熟时忌行切开，疖肿成熟切开时勿切开周围炎症浸润部分。

（杨径）

【专家点评】

儿童外鼻及鼻前庭炎症性疾病常因鼻腔、鼻窦炎症蔓延引起，因此需注意原发疾病的治疗。面部危险三角指两侧口角至鼻根部所连成的三角形区域，区域内的炎症有引起颅内感染的风险，因此该区的疖肿切忌挤压。

第四节 鼻腔及鼻窦炎症性疾病

鼻炎指鼻腔黏膜的炎症，鼻窦炎指鼻窦黏膜的炎症。由于鼻腔和鼻窦黏膜相连续，鼻窦炎症多与鼻炎同时存在，因此常合称为鼻-鼻窦炎。

一、急性鼻-鼻窦炎

（一）病因

多为细菌感染引起的炎症性疾病，病因如下：

1. **细菌感染** 急性鼻-鼻窦炎常在上呼吸道感染的基础上发生，最常见的致病菌有肺炎链球菌、金黄色葡萄球菌、流感嗜血杆菌，厌氧菌亦不少见。鼻-鼻窦感染混合性感染常多于单一细菌感染。

2. **邻近器官感染** 上颌窦底毗邻上列第 2 双尖牙以及第 1、2 磨牙，尖牙的感染或拔牙损伤可引起牙源性上颌窦炎症。腺样体炎、扁桃体炎也可波及鼻窦。

3. 外界感染　鼻窦骨折、异物进入鼻窦、游泳感染、鼻腔填塞物、肿瘤均可直接或间接诱发急性鼻 - 鼻窦炎。

（二）诊断要点

1. 临床表现

（1）全身症状：可有头痛、发热、畏寒、精神萎靡、烦躁不安等症状。

（2）局部症状：鼻塞、流脓涕、嗅觉下降、局部痛或头痛等。

2. 检查　前鼻镜或鼻内镜检查常可出现以下病变：鼻甲肿胀，黏膜水肿，中鼻道变窄；中鼻道、鼻底、蝶筛隐窝、嗅裂可见脓性分泌物；受累鼻窦体表区压痛或叩痛。

（三）鉴别诊断

本病需与急性鼻炎、变应性鼻炎、鼻腔鼻窦异物等疾病鉴别。单纯急性鼻炎俗称"伤风""感冒"，主要由病毒感染引起，临床表现有鼻塞、鼻痒、流涕等症状，可有头痛、发热，可并发急性鼻窦炎，急性鼻炎常有自限性，多以抗病毒、对症处理为主。变应性鼻炎临床表现为鼻痒、鼻塞、喷嚏及流清涕，多因接触变应原后出现症状。鼻腔鼻窦异物可出现鼻塞、流脓涕，多有异物进入史，脓涕臭，鼻内镜或 CT 检查可发现异物。

（四）治疗要点

1. 药物治疗　除发生眶、颅内并发症时需适时采取手术治疗外，急性鼻 - 鼻窦炎主要采取药物治疗。

（1）抗生素：首选阿莫西林 + 克拉维酸钾，二代头孢抗生素，使用时间 2 周左右。

（2）局部糖皮质激素：是最重要的局部抗炎治疗，单独使用效果优于单独使用阿莫西林，两者联合能提高疗效，使用时间为 12 周内。

（3）黏液促排剂：有稀化黏液、促进纤毛运动的作用，使用时间为 12 周内。

2. 其他治疗　包括鼻腔冲洗、体位引流、负压置换疗法、鼻窦穿刺冲洗等。

（五）预后

本病经积极治疗常可控制症状，部分患儿发展为慢性鼻 - 鼻窦炎，因此急性鼻 - 鼻窦炎治疗需注意治疗原则，合理使用药物。

二、慢性鼻 - 鼻窦炎

慢性鼻 - 鼻窦炎是指鼻窦与鼻腔黏膜的慢性炎症，病程超过 12 周。多因急性鼻 - 鼻窦炎反复发作未彻底治愈而迁延所致，可单侧或单窦发病，也可双侧或多窦发病。临床中可分为两型：慢性鼻 - 鼻窦炎不伴鼻息肉；慢性鼻 - 鼻窦炎伴鼻息肉。

（一）病因

病因与急性鼻 - 鼻窦炎相似，多因素导致的非感染性黏膜炎症、鼻腔鼻窦解剖学异常、纤毛功能异常等均可导致本病的发生。

（二）诊断要点

诊断依据临床表现、鼻内镜检查及鼻窦 CT 检查。对儿童慢性鼻 - 鼻窦炎诊断时应严格掌握 CT 检查的指征。

1. 临床表现

（1）主要症状：鼻塞，黏性或黏脓性鼻涕。

（2）次要症状：嗅觉减退或散失，头面部胀痛。

四种症状中必须有两种以上，其中主要症状必具其一，症状持续超过 12 周。

2. 检查

（1）鼻内镜检查可见中鼻道或嗅裂有黏性或黏脓性分泌物，鼻黏膜充血、水肿或有息肉。

（2）鼻窦 CT 检查对显示窦口鼻道复合体和了解鼻窦窦腔内病变情况具有重要价值。

（三）鉴别诊断

慢性鼻 - 鼻窦炎根据临床表现、体查及辅助资料诊断一般不难。需要进行鉴别诊断的疾病包括真菌性鼻窦炎、鼻窦内翻性乳头状瘤、鼻窦恶性肿瘤等，这些疾病常可出现慢性鼻 - 鼻窦炎的临床表现。

（四）治疗要点

先采取规范的保守治疗。效果不佳或伴鼻息肉，可考虑功能性鼻内镜鼻窦手术。

1. 药物治疗

（1）糖皮质激素：鼻用糖皮质激素具有抗炎、抗水肿的作用，疗程不少于 12 周；全身糖皮质激素主要用于慢性鼻 - 鼻窦炎伴鼻息肉，尤其是严重、复发性的鼻息肉患者，多短期减量口服，儿童需慎重全身应用糖皮质激素。

（2）抗菌药物：多根据细菌培养和药敏试验结果选择敏感的抗菌药物，常规剂量疗程不超过 2 周。

（3）黏液溶解促排剂：可稀化鼻腔和鼻窦分泌物，改善鼻黏膜纤毛活性，促进黏液排出，有利于鼻腔鼻窦生理功能的恢复，推荐使用。

(4)减充血剂：严重鼻塞患者可短期使用（疗程少于7天）。

(5)鼻腔冲洗：是慢性鼻-鼻窦炎有效的治疗手段，也是鼻内镜术后常用的辅助治疗。

2. 手术治疗　经药物治疗效果不佳或伴鼻息肉，可考虑功能性鼻内镜鼻窦手术，手术应尽可能多的保留鼻腔、鼻窦黏膜和骨质，手术操作应限制在窦口鼻道复合体区域。对儿童慢性鼻-鼻窦炎手术的适应证应严格控制，12岁以下原则上不宜手术。

（五）预后

经规范的保守治疗大多可以康复，部分需要行功能性鼻内镜鼻窦手术治疗。

（杨径）

【专家点评】

儿童鼻腔鼻窦炎症性疾病常在"感冒"的基础上继发感染，考虑到儿童鼻腔鼻窦发育问题，多以药物治疗为主。慢性鼻-鼻窦炎治疗用药周期较长，应尽量选择局部药物，避免长期全身用药，同时需注意各种药物使用的方法。

第五节　变应性鼻炎

变应性鼻炎是指机体暴露于变应原后，主要由免疫球蛋白（IgE）介导的以发作性喷嚏、流涕和鼻塞为主要症状的鼻黏膜非感染性慢性炎性疾病。

一、病因

主要由吸入性变应原引起，可分为以下两类：

1. 季节性变应原　常见的为花粉、真菌等季节性吸入物变应原。

2. 常年性变应原　常见的为粉尘螨、屋尘螨、动物皮屑等。

二、病理

变应性鼻炎是机体对变应原诱发引起的Ⅰ型变态反应，涉及多种细胞及细胞因子。其基本的病例改变为：以组胺为主的多种炎症介质的释放，引起鼻腔黏膜反应，表现为鼻腔阻力血管收缩（鼻黏膜苍白）或容量血管扩张（鼻塞、鼻黏膜呈浅蓝色），毛细血管通透性增高（黏膜水肿），单核细胞、多形核细胞浸润，尤以嗜酸性粒细胞浸润为主。嗜酸性粒细胞的活性增高，腺体增生、分泌旺盛（鼻涕增多），感觉神经敏感性增强（连续性喷嚏发作）。

三、诊断要点

（一）临床表现

变应性鼻炎的典型症状为鼻塞、鼻痒、阵发性喷嚏、清水样涕，可伴有眼痒、眼红、流泪、灼热感等眼部症状。约40%的患者同时合并有支气管哮喘。体征：双侧鼻腔黏膜苍白水肿、下鼻甲肿胀，鼻腔内可见水样分泌物。变应性鼻炎患儿可出现某些特征性的表现：例如为缓解鼻痒而用手掌或手指向上揉鼻，出现"变应性敬礼"；下眼睑肿胀导致静脉回流障碍而出现下眼睑暗影，也称"变应性暗影"；反复搓鼻尖而引起的鼻部皮肤出现横行皱纹，也称"变应性皱褶"。

（二）检查

1. 变应原检测　变应原皮肤试验是确定变应性鼻炎的最重要手段，主要方法包括皮肤点刺试验及皮内试验。

2. 血液检查　包括血清总IgE检测和血清特

异性 IgE 检测。需注意,血清总 IgE 增高不能作为变应性鼻炎的诊断依据,而且,常年性变应性鼻炎患者的总 IgE 并不一定高。

3. 鼻激发试验 是将某种变应原直接作用于鼻腔黏膜,观察其是否诱发相关临床症状。

4. 其他检查 包括鼻分泌物涂片、鼻灌洗液中特异性 IgE 检测等。

(三) 诊断

1. 症状 鼻塞、鼻痒、阵发性喷嚏、清水样涕等症状出现 2 个或以上,每天症状持续或累计 1 小时以上,可伴有眼痒、眼红、流泪等眼部症状。

2. 体征 常见鼻黏膜苍白、水肿,鼻腔水样分泌物。

3. 变应原检测 至少一种变应原点刺试验和 / 或血清特异性 IgE 阳性。

四、鉴别诊断

(一) 血管运动性鼻炎

又称特发性鼻炎,可能与鼻黏膜自主神经功能障碍有关。诱因包括冷空气、强烈气味、烟雾、体育运动等。主要症状同变应性鼻炎相似,但变应原检测阴性,嗜酸性粒细胞数正常。

(二) 非变应性鼻炎伴嗜酸性粒细胞增多综合征

以嗜酸性粒细胞增多为特征的非变应性鼻炎。症状较变应性鼻炎更重,常伴有嗅觉下降或散失。变应原检测、鼻激发试验阴性。主要判断标准:鼻分泌物中嗜酸性粒细胞数超过粒细胞和单核细胞数的 20%,外周血嗜酸性粒细胞数>5%。

(三) 感染性鼻炎

由病毒或细菌感染引起,与变应性鼻炎症状相似,但常伴有发热、头痛、乏力、四肢酸痛等全身症状。急性者外周血白细胞总数和中性粒细胞数增加。

(四) 脑脊液鼻漏

有外伤史,主要表现为清水样涕,多无鼻痒、喷嚏。鼻腔漏出液含糖量检测有助于鉴别。

五、治疗要点

变应性鼻炎的治疗原则:环境控制、药物治疗、免疫治疗和健康教育。

(一) 环境控制

避免暴露接触变应原,对花粉过敏患者,在空气中花粉浓度过高的季节尽量避免户外活动,如户外活动需做好防护准备;注意室内空气流通,勤晒被褥,勤清洁空调滤过网等。

(二) 药物治疗

1. 糖皮质激素 糖皮质激素具有显著的抗炎、抗过敏和消水肿的作用。鼻用糖皮质激素作为变应性鼻炎的一线治疗药物,临床推荐使用,病程不少于 2 周,对于鼻塞、鼻痒、喷嚏、流涕均有显著改善,其局部不良反应为鼻腔干燥、鼻出血等。不同鼻用激素有不同适用年龄,需谨慎选用,口服糖皮质激素尽量避免用于儿童。

2. 抗组胺药 口服、鼻用第二代抗组胺药均作为一线药物推荐使用。鼻用抗组胺药相当于或优于口服抗组胺药,特别是对鼻塞症状的改善。鼻用抗组胺药和鼻用糖皮质激素的联合应用,对中 - 重度变应性鼻炎的治疗优于单一用药。

3. 抗白三烯药 口服抗白三烯药作为一线药物推荐使用,对变应性鼻炎和哮喘有效。药物安全性良好,不良反应有头痛、口干,无嗜睡。

4. 鼻用减充血药 严重鼻塞患者可短期使用(疗程少于 7 天)。

(三) 免疫治疗

免疫治疗为变应性鼻炎的一线治疗。主要通过舌下含服或皮下注射,反复、递增变应原剂量的方法,使机体对致敏变应原提高耐受能力,当再次暴露于致敏变应原时能不再发病或者虽发病但症状明显减轻。皮下免疫治疗通常在 5 岁以上患儿中进行,舌下免疫治疗一般适用于 4 岁以上儿童。

(四) 健康教育

目前尚无法根治,其治疗目标仅是达到并维持临床控制,因此健康教育尤为重要。

六、预后

经规范、阶梯性治疗常能达到控制症状,尚难以根治。

七、预防

预防的重点是避免接触变应原。例如对于尘螨过敏,应注意保持室内空气流通,勤晒被褥,空调过滤网需定期清洗;远离毛绒玩具,不用地毯,避免饲养猫、狗等宠物;季节交替时衣柜内衣服需晾晒后再穿着。对于花粉过敏,应尽量避免在花粉播散季节进行户外活动,可于花粉播散前2周采用抗组胺药、肥大细胞稳定剂、鼻用糖皮质激素等进行预防治疗。

(杨径)

【专家点评】

　　流行病学调查显示儿童变应性鼻炎发病率正逐年增高,考虑与环境变化、饮食结构调整等有关,越来越多的患儿受此困扰。变应性鼻炎常见,容易误诊或漏诊,基层医生需注意甄别,必要时转耳鼻喉专科或上级医院协助诊治。

第六节　鼻　出　血

鼻出血是耳鼻喉科常见急诊之一,多因鼻腔、鼻窦疾病引起,也可以是某些全身疾病的局部表现。轻者仅表现为涕中带血,重者可出现出血性休克,危及生命。

一、病因

可分为局部病因和全身病因两大类,鼻出血时可单病因或多病因发病。

(一) 局部病因

1. 外伤　外伤或手术等致鼻骨、鼻中隔、鼻窦甚至颅底骨折出现鼻出血;挖鼻、抠鼻、用力擤鼻或用药不当等损伤鼻黏膜血管亦可出现鼻出血。

2. 鼻腔异物　常见于儿童,多表现为一侧鼻腔出血或血涕,伴臭味。

3. 炎症　鼻腔、鼻窦的各种特异性或非特异性炎症均可致鼻腔黏膜血管受损出血。

4. 肿瘤　良性的血管瘤会出现反复鼻出血,青少年鼻出血常需警惕鼻咽纤维血管瘤,鼻腔、鼻窦、鼻咽部的恶性肿瘤可因肿瘤溃烂出现鼻出血。

5. 其他　鼻中隔偏曲、鼻中隔黏膜糜烂、鼻中隔穿孔是鼻出血的常见原因;萎缩性鼻炎因黏膜萎缩、干燥,毛细血管易破裂出血。

(二) 全身病因

1. 心血管疾病　高血压、动脉硬化、心力衰竭等多因动脉血压升高而出血。二尖瓣狭窄、肺水肿等静脉压增高亦可出现鼻出血。

2. 血液疾病　再生障碍性贫血、血小板减少性紫癜、白血病等血小板质或量的异常,血友病、长期抗凝药物使用等凝血机制异常均可引起出血。多以双侧鼻腔渗血多见,常伴其他部位的出血。

3. 急性发热性传染病　流感、疟疾、猩红热、麻疹、伤寒、出血热等,因高热,鼻腔黏膜充血、干燥,易致出血。

4. 严重营养障碍及维生素缺乏　如维生素C、维生素K、维生素P或钙缺乏,引起血管脆性改变和影响凝血过程,易出现鼻出血。

5. 化学药品及药物中毒　汞、砷、磷、苯等中毒,可破坏造血系统引起出血。

6. 遗传性出血性毛细血管扩张症　有家族史,是一种常染色体显性遗传的疾病。临床特点为自发性或轻度外伤后某些特定部位反复出血。

二、诊断要点

(一) 临床表现

多为单侧鼻腔出血,如为全身因素者,亦可出现双侧出血;可间歇反复出血,亦可呈持续性出血。出血量多少不一,可表现为渗血或出血数滴,重者大出血可出现失血性休克。出血部位多见于鼻中隔前下部的易出血区(Little区),有时可见波动性或喷射性血管出血,少年、儿童鼻出血多见于此处。

（二）检查

1. 前鼻镜检查　多能发现鼻腔前部的出血点。对于查体难以配合的患儿,耐心劝导的同时,由家长或护士环抱患儿坐于大腿上,将患儿双腿夹紧,一手固定其头部,另一手固定其上肢和身体。

2. 鼻内镜检查　用于发现鼻腔后部或较隐匿部位的出血。

3. 数字减影血管造影术　对头颅外伤后出现的鼻腔大出血,应高度警惕颈内动脉破裂、假性动脉瘤出血可能,行此检查有助于明确诊断,同时亦可进行治疗。

4. 其他检查　如血常规、凝血功能、肝肾功能检查,以及血压监测、鼻部 CT 和 / 或 MRI 检查等。

三、治疗要点

（一）一般处理

鼻出血患儿家属常情绪紧张,需注意安抚,在准备止血物品的同时,询问病史,有利于了解出血情况,如出血量的多少、哪侧先出血,判断出血原因及全身情况。患儿一般取坐位或半坐卧位,以免误将血液咽下引起呕吐。休克时取平卧位,尽快建立输液通道,按低血容量性休克进行抢救。

（二）局部处理

多数情况下鼻出血位于鼻中隔前下部,嘱家属用手指紧捏患儿两侧鼻翼 10~15 分钟,同时用冷水袋或冰袋敷患儿前额和后颈,促使血管收缩减少出血。出血较剧时,用 0.1% 肾上腺素棉片收缩鼻腔黏膜血管,暂时止血后再寻找出血点。亦可在鼻内镜下边吸引边寻找出血点边止血。常用的止血方法有填塞法、烧灼法、血管结扎、血管栓塞法。

（三）全身治疗

因鼻出血病因较多,出血程度也不一,因此出血的治疗不应仅是鼻腔止血,对于鼻腔、鼻窦有复杂病因或全身疾病引起的鼻出血,以及出血量较大者,应视病情采取必要的全身治疗。

（四）其他治疗

鼻中隔前下方反复出血者,可考虑局部注射硬化剂或无水乙醇。遗传性出血性毛细血管扩张症者,如病情允许,可待患儿成年后行转移皮瓣或植皮术。

四、预防

儿童需避免抠鼻、挖鼻等不良习惯;冬季需避免长期暴露在干燥的空调房内;多进食蔬菜、水果,维持营养均衡;避免有害气体损害鼻腔黏膜;有鼻腔、鼻窦疾病及可引起鼻出血的全身疾病时,需积极治疗原发病。

（杨径）

【专家点评】

儿童鼻出血多因局部炎症刺激、黏膜干燥及抠鼻、挖鼻引起,属耳鼻喉科常见急诊,通过对症处理多可缓解。治疗局部疾病的同时需警惕白血病、凝血功能异常等可能。

第七节　咽喉部炎症性疾病

一、急性咽炎

急性咽炎为咽部黏膜与黏膜下组织的急性炎症,咽部的淋巴组织亦常被累及。

（一）病因

分为感染性和非感染性。

1. 感染性因素　常见为病毒性和细菌性,病毒主要以柯萨奇病毒和腺病毒为主,可通过密切接触和飞沫传染;细菌主要以 A 组链球菌为主。

2. 非感染性因素 粉尘、烟雾和刺激性气体均可导致此病。

（二）诊断要点

1. 临床表现 一般起病较急,患者可以感觉咽部干燥、灼热、粗糙、微痛,咽痛症状逐渐加重,后出现吞咽疼痛。咽痛可以放射至两侧耳部及颈部。若炎症累及喉部,可以出现咳嗽及声音嘶哑等症状。此外,患者可以出现全身不适,如畏寒、发热、头痛、食欲缺乏、口干及四肢酸痛等症状。

2. 检查 查体时可见咽部黏膜充血肿胀,分泌物增多。咽后壁淋巴滤泡肿大,充血。软腭及扁桃体亦可充血。有时可见悬雍垂水肿下垂,软腭肿胀。感染较重患者,可以出现咽侧淋巴结红肿。同时患者可以出现鼻腔黏膜的急性炎症性改变。常可触及颈部肿大淋巴结,有压痛。

实验室检查可完善血常规、C 反应蛋白、咽拭子检查等。

（三）鉴别诊断

急性会厌炎:临床表现为咽痛、发热,起病急,进展快,可迅速发生吞咽困难和呼吸困难,纤维喉镜下可见会厌明显肿胀,可以鉴别。

（四）治疗要点

一般嘱患者多休息,多饮水,进食容易消化的食物,注意大便通畅。选用糖皮质激素雾化吸入治疗可以迅速改善患者的症状。对于细菌感染者可以采用抗生素治疗。一般首选青霉素类,因为其对溶血性链球菌疗效较佳。

（五）预防

增强体质,预防感冒,避免粉尘和刺激性气体的接触,对于已确诊的急性咽炎要积极治疗,防止转化成慢性或产生严重的并发症。

二、慢性咽炎

慢性咽炎为咽部黏膜、黏膜下及淋巴组织的慢性炎症。本病在临床中常见,病程长,容易反复发作。

（一）病因

1. 急性咽炎的反复发作是导致慢性咽炎的主要原因。

2. 咽部邻近的上呼吸道病变 如鼻腔、鼻窦、鼻咽部的慢性炎症,炎性分泌物经后鼻孔倒流至咽部刺激咽部黏膜;慢性鼻炎、鼻中隔偏曲、慢性鼻窦炎、腺样体肥大、鼾症、鼻腔鼻窦及鼻咽部占位性病变等疾病由于影响鼻腔通气,造成长期张口呼吸,引起咽部黏膜长期过度干燥而导致慢性咽炎;慢性扁桃体炎的慢性炎症可直接蔓延至咽后壁,引起慢性咽炎;口腔炎症如果不能得到及时控制,随着炎症扩散也可导致慢性咽炎。

3. 气候及地域环境变化 温度及湿度的变化、空气质量差、烟酒刺激、辛辣刺激性食物、粉尘、有害气体及放射性照射也是导致慢性咽炎的原因。

4. 全身因素 如贫血,消化不良,胃食管反流,支气管哮喘,肝、肾疾病等,也可引发慢性咽炎。内分泌紊乱、自主神经失调、维生素缺乏及免疫功能紊乱等均与萎缩性及干燥性咽炎相关。

5. 过敏因素 吸入性过敏原(包括季节性与常年性过敏原)、药物、工作环境中的化学刺激物及食物过敏原都可以引起变应性咽炎。

（二）诊断要点

1. 临床表现 慢性咽炎多见于成年人,儿童也可出现。全身症状均不明显,以局部症状为主。各型慢性咽炎症状大致相似,如咽部不适感、异物感、咽部分泌物不易咳出、咽部痒感、烧灼感、干燥感或刺激感,还可有微痛感。由于咽后壁通常因咽部慢性炎症造成较黏稠分泌物黏附,以及由于鼻、鼻窦、鼻咽部病变造成夜间张口呼吸,常在晨起时出现刺激性咳嗽及恶心。由于咽部异物感可表现为频繁吞咽。咽部分泌物少且不易咳出者常表现为习惯性的干咳及清嗓子咳痰动作,若用力咳嗽或清嗓子可引起咽部黏膜出血,造成分泌物中带血。

2. 体格检查

(1)慢性单纯性咽炎:检查可见咽黏膜慢性充血,小血管曲张,呈暗红色,表面有少量黏稠分泌物。

(2)慢性肥厚性咽炎:咽部检查可见咽后壁多个颗粒状滤泡隆起,呈慢性充血状,有时融合为一体,在淋巴颗粒隆起的顶部可形成囊状白点,破溃时可见黄白色渗出物,咽侧索淋巴组织可增厚呈条索状。

(3)慢性萎缩性咽炎或慢性干燥性咽炎:咽部附有干痂,伴有口臭。检查见咽黏膜干燥、菲薄,重者呈鳞状、发亮,可覆盖脓性干痂。

（三）治疗要点

1. 去除病因 积极治疗引起慢性咽炎的原发

病(急性咽炎、鼻和鼻咽部慢性炎症、反流性胃食管疾病),改善生活环境。

2. 生活方式改变 进行适当体育锻炼、正常作息、清淡饮食等,以通过增强自身整体免疫功能状态来提高咽部黏膜局部功能状态。

3. 局部治疗

(1)慢性单纯性咽炎常用复方氯己定含漱液含漱,保持口腔、咽部的清洁;雾化吸入可以缓解慢性咽炎的症状;一般不需要抗生素治疗。

(2)慢性肥厚性咽炎治疗较困难,可以参照慢性单纯性咽炎。除上述方法外,还可以对咽后壁隆起的淋巴滤泡进行治疗,可用化学药物或电凝固法、冷冻或激光治疗法等。化学药物多选用20%的硝酸银或铬酸溶液,烧灼肥大的淋巴滤泡。电凝固法因副作用较多,目前已很少采用,多采用激光或射频治疗仪治疗咽后壁淋巴滤泡。上述处理淋巴滤泡的方法可能会增加黏膜瘢痕,有加重症状的可能。

(3)萎缩性及干燥性咽炎一般处理同慢性单纯性咽炎,超声雾化治疗也可减轻干燥症状。服用维生素 A、维生素 B_2、维生素 C、维生素 E 等,可促进咽部黏膜上皮组织增长。对于干燥性咽炎的患者,考虑行扁桃体切除术时应慎重,以免术后病情加重。

(4)慢性变应性咽炎要避免接触各种可能的过敏原,应用抗组胺类药物、肥大细胞稳定剂及免疫调节剂等。

(四) 预防

1. 避免急性咽炎反复发作。

2. 进行适当体育锻炼、清淡饮食、保持口腔清洁,提高自身整体免疫力。

3. 避免接触粉尘、有害气体、刺激性食物空气质量差的环境等对咽部黏膜不利的刺激因素。

4. 积极治疗可能引发慢性咽炎的局部相关疾病,如鼻腔、鼻窦、鼻咽部的慢性炎症;慢性鼻炎、鼻中隔偏曲、慢性鼻窦炎、腺样体肥大、鼾症等阻塞性疾病;慢性扁桃体炎;口腔炎症;胃食管反流。

5. 积极治疗可能引发慢性咽炎的全身相关疾病,如贫血,消化不良,胃食管反流,肝、肾疾病等。

6. 尽量避免接触导致慢性过敏性咽炎的致敏原。

(杨径)

【专家点评】

对于慢性咽炎的治疗,关键是找出病因,积极治疗原发病。胃食管反流是引起成人慢性咽炎的重要病因,儿童的慢性咽炎中,胃食管反流的作用有待进一步研究。

第八节 扁桃体及腺样体疾病

一、急性扁桃体炎

急性扁桃体炎是指腭扁桃体的急性非特异性炎症,常继发于上呼吸道感染,伴有不同程度的咽部黏膜及淋巴系统的急性炎症,是小儿的常见病。分为急性卡他性扁桃体炎、急性滤泡性扁桃体炎及急性隐窝性扁桃体炎三类。

(一) 病因

在正常人的咽部和扁桃体的隐窝内存在着某些病原体,机体防御能力正常时通常不发病,而当人体抵抗力降低时,病原体大量繁殖,毒素破坏隐窝上皮,细菌侵入其实质而发生炎症,炎症多从隐窝开始蔓延至整个扁桃体。

（二）诊断要点

1. 临床表现

（1）全身症状：多见于急性滤泡性和急性隐窝性扁桃体炎。起病急，可有畏寒、高热、头痛、食欲减退、疲乏无力、全身不适等，儿童可因高热引起抽搐、呕吐及嗜睡。

（2）局部症状：剧烈咽痛为其主要症状，常放射至耳部，多伴有吞咽困难，婴幼儿表现为流口水、拒食。

（3）体征：患儿为急性面容，面色潮红，体温可高达 39℃ 以上，不愿说话，怕做吞咽动作。

2. 检查

（1）一般检查：可见咽部黏膜弥漫性充血，以双侧扁桃体及腭弓最为严重，腭扁桃体肿大。急性化脓性扁桃体炎可见黄白色脓点或在隐窝口处有黄白色或灰白色点状豆渣样渗出物，形似假膜。

（2）辅助检查：血常规白细胞增高，中性粒细胞可占 80%~90%，扁桃体分泌物培养多为 A 组乙型溶血性链球菌。

（三）治疗要点

1. 一般疗法　注意休息，流质饮食，多饮水，加强营养，咽痛剧烈或高热时可口服镇痛药及退热药。

2. 抗感染治疗　青霉素类为首选抗生素，也可用头孢类或红霉素代替，疗程一般为 10 天。如果儿童不配合，可选用阿奇霉素 3~5 天，如条件允许可根据药敏选择合适抗生素。

3. 局部治疗　较大患儿可用复方氯己定含漱液漱口。

（四）预防

平时多注意个人卫生，多漱口，提高机体免疫力。

二、慢性扁桃体炎

慢性扁桃体炎通常表现为反复咽痛至少 3 个月且伴有扁桃体的炎症，多由急性扁桃体炎反复发作转变而来，是临床上最常见的疾病之一，链球菌和葡萄球菌为本病的主要致病菌。

（一）病因

常由急性扁桃体炎反复发作，使隐窝上皮坏死，隐窝引流不畅，细菌和炎症渗出物积存于扁桃体窝导致。

（二）诊断要点

1. 临床表现

（1）咽痛反复发作：年龄稍大患儿发作时常诉咽痛。

（2）口臭：由于扁桃体内细菌的繁殖生长及残留于扁桃体内的脓性栓塞物，常可致口臭。

（3）小儿患者如扁桃体过度肥大，可能出现呼吸不畅、睡眠打鼾、吞咽或言语共鸣障碍。

（4）全身表现：扁桃体内的细菌、脓栓常随吞咽进入消化道，从而引起消化不良。如细菌毒素进入体内，可有头痛、四肢乏力、容易疲劳或低热等表现。

2. 检查　可见扁桃体慢性充血，扁桃体表面不平、瘢痕，与周围组织有粘连，有时可见隐窝口封闭，呈黄白色小点，其上盖有菲薄黏膜或粘连物。隐窝开口处可有脓性分泌物或干酪样分泌物，挤压时分泌物外溢。舌腭弓及咽腭弓充血。下颌淋巴结肿大。

（三）鉴别诊断

应注意与扁桃体症状性肥大、扁桃体角化症、扁桃体肿瘤相鉴别。

1. 扁桃体症状性肥大　系某些全身性疾病的局部表现，如患白血病时，扁桃体可呈对称性肿大。有时咽部症状可为其首发症状。根据周围血象及骨髓象进行诊断。

2. 扁桃体角化症　为扁桃体隐窝口上皮细胞过度角化，形如黄白色角状或尖形砂粒样角化物，触之坚硬，根基牢固，不能拭掉，可无明显自觉症状，或感觉咽部不适或异物感，可同时发生于咽后壁、咽侧束和舌根等处。病因尚不明确，一般不需要特殊治疗。

3. 扁桃体肿瘤　一侧扁桃体迅速增大或扁桃体肿大而有溃疡，均应考虑肿瘤的可能性。如扁桃体肉瘤，早期可局限于扁桃体黏膜下，表面光滑，主要症状为一侧扁桃体迅速增大，常有颈淋巴结转移，活检可确诊。

（四）治疗要点

1. 一般治疗

（1）保持口腔清洁，每天睡前刷牙、饭后漱口，以减少口腔内细菌感染的机会。

（2）用淡盐水漱口，简单又方便，可于饭后及睡前，取温开水一杯，加少许食盐，口感有咸味即可，反复漱口，每次 5 分钟左右。

（3）体质虚弱常易发作者，应在医生指导下使用提高机体免疫力功能的制剂。非急性发作时,不要滥用消炎药。

(4)体能锻炼,参加体育锻炼,增强体质和抗病能力。

2. 手术治疗的选择

(1)扁桃体过度肥大,影响呼吸、吞咽或有睡眠呼吸障碍患儿。

(2)反复急性发作,每年3~4次以上,或有扁桃体周围脓肿病史。

(3)长期低热,全身检查除扁桃体炎外无其他病变者。

(4)由于扁桃体炎而导致肾炎、风湿等,应在医生指导下择期手术。

(五)预防

平时多注意个人卫生,多漱口,提高机体免疫力。

三、腺样体肥大

腺样体也叫咽扁桃体,是一个类似于三角形的块状淋巴组织,位于鼻咽顶部、后壁中线处,表面呈橘瓣样。腺样体出生后即存在,在生理情况下,2~6岁时为增殖旺盛的时期,10岁以后逐渐萎缩。所以腺样体疾病多发于儿童。

(一)病因

腺样体反复炎症发作或邻近部位如鼻腔、鼻窦、扁桃体的炎症波及鼻咽部,刺激腺样体发生病理性增生。2岁以下儿童尤其要考虑胃食管反流引起的腺样体炎反复发作,导致腺样体增生。

(二)诊断要点

1. 临床表现

(1)局部症状:儿童鼻咽腔狭小,如腺样体肥大堵塞后鼻孔及咽鼓管咽口,可引起耳、鼻、咽、喉等处症状。

1)耳部症状:咽鼓管咽口受阻,引起分泌性中耳炎,导致听力减退和耳鸣。

2)鼻部症状:常并发鼻炎、鼻窦炎,有鼻塞及流鼻涕等症状。说话时带闭塞性鼻音,睡时发出鼾声,严重者可出现睡眠呼吸暂停。

3)咽、喉和下呼吸道症状:因分泌物向下流并刺激呼吸道黏膜,常引起夜间阵咳,易并发气管炎。

4)腺样体面容:由于长期张口呼吸,致使面骨发育发生障碍,颌骨变长,腭骨高拱,牙列不齐,上切牙突出,唇厚,缺乏表情,出现所谓"腺样体面容"。

(2)全身症状:患儿表现为厌食、呕吐、消化不良,继而营养不良。因呼吸不畅,肺扩张不足,可导致胸廓畸形。夜间呼吸不畅,会使儿童长期处于缺氧状态,内分泌功能紊乱,引起生长发育障碍,家长可发现孩子有注意力不集中、情绪多变、夜惊、磨牙、盗汗、尿床等症状。

腺样体肥大是阻塞性睡眠呼吸暂停低通气综合征最常见的病因之一。鼾声过大和睡眠时憋气为两大主要症状,睡眠时张口呼吸、汗多、晨起头痛、白天嗜睡、学习困难等也是常见的症状。

2. 辅助检查

(1)纤维鼻咽镜或硬性鼻内镜检查:在鼻咽顶部和后壁可见表面有纵行裂隙的分叶状淋巴组织,呈橘瓣样外观,常堵塞后鼻孔2/3以上。这是目前腺样体检查最常用的方法。

(2)鼻咽侧位片测量:可测量鼻咽气道的阻塞程度。

(3)触诊:用手指作鼻咽触诊,在鼻咽顶部及后壁可扪及柔软块状物。

(4)CT检查:CT轴位像可见鼻咽气腔变形变窄,后壁软组织增厚,密度均匀。

(三)治疗要点

有的患儿伴有鼻炎、鼻窦炎,经过恰当的治疗鼻腔通气好转,临床症状可以减轻。如保守治疗无效,应尽早手术切除腺样体,手术常同扁桃体切除术一并进行,如果扁桃体不大且很少发炎则可单独行腺样体切除。

(四)预防

1. 对腺样体肥大要早期发现、早期治疗。当儿童有听力不好或经常鼻塞、流鼻涕时,要想到可能不仅是耳朵或鼻子的病,还要检查是否有腺样体肥大。

2. 在日常生活中,家长应特别注意儿童感冒等情况。尤其是儿童在2~10岁期间,应尽量避免长期感冒、流鼻涕、鼻塞、咳嗽、搓鼻子、揉眼睛、打喷嚏等症状,如伴有听力不好、明显打鼾等症状,则应去医院诊治。

(杨径)

【专家点评】

儿童阻塞性睡眠呼吸暂停综合征的病因和临床特点与成人有较大的区别,多导睡眠图是诊断的金标准。一般分为手术治疗与非手术治疗。目前,扁桃体和腺样体切除术仍是治疗儿童阻塞性睡眠呼吸暂停综合征最主要的治疗方法。

第九节　呼吸道异物

一、咽部异物

咽部异物较为常见,且因为症状明显和暴露较好,临床上较易发现。咽部异物常发生于进食匆忙,误将鱼刺、肉骨、果核等咽下;儿童喜将玩物放入口中,哭闹、跌倒、大笑时,也容易导致异物坠入咽部。

(一)诊断要点

1. 临床表现

(1)症状:常有咽痛不适,吞咽时症状明显,部位大多比较固定,如果刺破黏膜,可见少量血液(血性唾液)。当异物存留时间较长、异物位置较深或异物发生迁徙而导致继发感染,可见局部或迁徙之处皮肤或黏膜红肿、压痛,或有包块形成,有时有波动感。

(2)体征:异物大多数存留于扁桃体窝内、舌根、会厌谷、梨状窝等处,有时也可发现鼻咽部有异物存留,当异物位于深部或发生迁徙时,则往往局部未见异物,但局部或远处部位可见包块。

2. 咽部异物的诊断　咽部异物一般经询问病史、口咽部视诊、鼻咽镜检查及喉镜检查等确诊,较大的患儿可采用间接喉镜检查,较小儿童多采用纤维(电子)喉镜检查,X线及CT检查可以发现不透X线的异物及其形态、大小和位置。

(二)治疗要点

1. 口咽部异物如鱼刺、竹片等,可用镊子夹出;舌根、会厌谷、梨状窝等处异物,可在间接或直接喉镜下用异物钳取出;隐匿异物或微小异物可以用纤维(电子)喉镜检查取出。

2. 对已发生感染者,应用抗生素控制炎症后,再取出异物。

3. 异物穿入咽壁而并发咽后或咽旁脓肿者,酌情选择经口或颈侧切开排脓,同时取出异物。

4. 对于迁徙性异物,则根据起迁徙到的位置不同,采用不同的入路,但要注意避开周围的血管及神经,以免损伤。

【专家点评】

咽部异物造成了临床上严重后果的,多是因为未及时发现,应引起临床的重视。

二、气管支气管异物

气管支气管异物为耳鼻咽喉科常见急危疾病之一,多见于5岁以下儿童,3岁以下最多,严重性取决于异物的性质和造成气道阻塞的程度,轻者可致肺部损害,重者可窒息死亡。

(一)病因

1. 幼儿牙齿发育不全,不能嚼碎坚果类食物,如花生、豆类、瓜子等,而喉的保护性反射功能也不健全,当进食此类食物时,嬉笑、哭闹、跌倒都易将食物吸入气道。这是气管、支气管异物最常见的原因。

2. 儿童喜欢口含小文具(如橡皮、塑料笔帽等)、小玩具玩,突然说话、大笑或摔倒时,可将异物吸入呼吸道。

3. 全麻或昏迷患儿吞咽功能不佳,可将异物误吸入呼吸道。

4. 鼻腔异物钳取不当、咽喉滴药时注射器针头脱落也可落入气管。

(二) 诊断要点

1. 临床表现　反复咳嗽、喉鸣、气促、呼吸困难等。吸入异物后突然发生剧烈呛咳、憋气、呼吸困难、气喘、声嘶,经过阵发性咳嗽后,异物如贴于气管壁或卡在支气管分支中不动,则症状暂时缓解。但经活动、体位变动后异物又活动,则重新引起剧烈咳嗽和呼吸困难。在主气管的异物向上撞击声门时,产生冲撞声门的拍击声,在咳嗽和吸气期末可听到;较大异物完全堵塞主气管时则发生窒息。如异物落入支气管,早期症状同气管异物;落入支气管后活动范围小,因而咳嗽症状也轻。因植物性异物刺激性较大,常引起肺部感染,出现发热、痰多,如果完全堵塞支气管,则症状更明显,导致肺不张。

2. 检查

(1)影像学检查:胸片检查,不透射线的异物可立即显现,透射线的异物可行胸片 + 胸透检查。结合异物误呛病史,可发现肺不张、肺气肿、支气管肺炎及纵隔偏移等。必要时可做胸部 CT 三维重建,以帮助诊断。

(2)其他检查:如病史长、治疗效果不佳、异物史不详,高度怀疑呼吸道异物者而难以明确诊断者,可行纤维支气管镜检查。

(三) 治疗要点

1. 取出异物　全麻下直接喉镜或硬性支气管镜取出异物。个别经支气管镜钳取有困难者需做开胸手术取出。

2. 药物治疗　存在肺部感染或肺不张、气胸等其他并发症时,应迅速行相应的治疗。

(四) 预防

1. 教育儿童不要养成口内含物的习惯　当孩子口中含有物品的时候,不要引逗他们哭笑、说话或惊吓,也不能用手强行掏取,以防孩子将物品吸入气管。把孩子容易吸入的小物品放在其拿不到的地方;避免玩能放入口、鼻的小玩具,以保证安全。

2. 养成良好进食习惯　儿童进食时不要嬉笑、哭闹、打骂;如果儿童已经哭闹,不能再硬逼其进食,以免异物进入呼吸道。

3. 咽部异物应对方法　如咽部有异物,绝不可用手指挖取,也不可用吞咽大块食物的方法将异物压下去,应设法诱其吐出或到医院处理。

4. 幼儿勿食容易引起咳呛的食物　3 岁以下小儿应尽量少吃干果、豆类,家长及保育员平时应注意,不要给其瓜子、花生一类食物吃。

5. 加强对昏迷和全麻患儿的护理　防止呕吐物吸入下呼吸道,有牙齿松动者务必注意,过松的牙齿应予以拔除以免掉入呼吸道。

6. 呕吐应对　呕吐时,应把儿童的头偏向一侧,使其容易吐出,以免吸入气管。

(杨径)

【专家点评】

5 岁以内儿童呼吸道异物以有机异物为主,可能是由于过早给小儿进食坚果类食物,不能完全将坚果类食物嚼碎,而且喉头保护性反射功能不健全,在进食时更容易将这类食物误吸入呼吸道。6 岁以上儿童呼吸道异物以无机异物为主,可能是由于这个年龄段的儿童经常口含异物玩耍、嬉戏、学习,稍有疏忽不慎误吸入气管、支气管内,而且这类患儿误吸异物后因害怕老师或家长的责备,故意隐瞒病史,造成临床诊治时发生误诊误治,延误病情。因此,临床医生诊断时应详细询问病史,消除患儿紧张心理,尤其是对长期阵发性咳嗽、反复积极抗炎对症治疗无好转及病情迁延者,耐心询问病史,从而尽早诊断,尽快取出异物。

第二十四章

口腔科疾病

第一节　儿童口腔基础知识及健康教育

一、儿童口腔基础知识

儿童口腔科学作为口腔医学中的一门独立学科,是以处于生长发育过程中的儿童为对象,研究其口颌系统内牙、牙列、颌骨及软组织等的形态和功能,预防、阻断和治疗这一过程中可能出现的牙颌发育异常、牙齿龋坏、牙根病变及外伤所致口腔疾病等一系列问题,强调早期发现、早期预防和早期治疗,并进行定期口腔健康宣教,保障儿童健康成长。从人的胚胎形成至 18 岁生长发育接近完成的整个阶段都属于儿童口腔科学的研究范畴。

儿童的口腔健康管理应遵循"预防为主,防治结合"的原则,对生长发育时期的儿童通过每年 2~4 次的口腔健康检查,尽早发现儿童口腔健康问题并实施干预措施,降低其口腔疾病发生的风险,维护其口腔健康。对于已经出现的牙龋问题,应该及时治疗。

牙的正常发育和萌出以及维护其正常的功能,对儿童一生的口腔健康和全身健康至关重要。婴幼儿拥有一副健康的乳牙是培养良好饮食习惯的基础,健康完整的牙齿发挥咀嚼功能,可以促进颌面部及全身正常发育。

(一)乳牙萌出顺序

乳牙一般在出生后 6~7 个月开始陆续萌出,至 2.5~3 岁左右全部萌出(表 24-1-1)。根据不同的个体,牙齿的萌出时间存在差异(图 24-1-1)。大多数情况下,下颌同名牙萌出时间早于上颌同名牙。儿童在 1 岁左右若乳牙尚未萌出,则应行全身健康检查。

上

55	54	53	52	51	51	52	53	54	55

右 ———————————————————— 左

55	54	53	52	51	51	52	53	54	55

下

图 24-1-1　乳牙 FDI 牙位记录法

表 24-1-1　乳牙萌出顺序

萌出 (出生后)	上颌	萌出 (出生后)	下颌
7.5 个月	乳中切牙	6 个月	乳中切牙
9 个月	乳侧切牙	7 个月	乳侧切牙
14 个月	第一乳磨牙	12 个月	第一乳磨牙
18 个月	乳尖牙	16 个月	乳尖牙
24 个月	第二乳磨牙	20 个月	第二乳磨牙

(二)对恒牙萌出时间和顺序的管理

替牙一般从 5~6 岁开始,到 12~13 岁替换完成(图 24-1-2)。乳牙、恒牙替换的时间有较大的个体差异,但通常情况下,上颌或下颌的左右侧同名牙大致同时萌出,下颌牙萌出早于上颌同名牙。恒牙萌出顺序(表 24-1-2)常出现异常,最常见的是下颌第一前磨牙和下颌尖牙,约有 40% 儿童第一前磨牙先于尖牙萌出,此外,上颌第二前磨牙也可能先于上颌尖牙萌出。牙萌出顺序在咬合诱导中有特别的意义,可以利用序列拔牙法引导恒牙萌出到正常牙位。

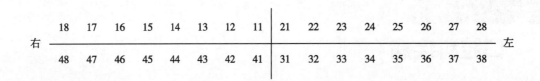

图 24-1-2　恒牙 FDI 牙位记录法

表 24-1-2　恒牙萌出顺序及时间

萌出	上颌	萌出	下颌
6~7 岁	第一磨牙	6~7 岁	第一磨牙
7~8 岁	中切牙	6~7 岁	中切牙
8~9 岁	侧切牙	7~8 岁	侧切牙
10~11 岁	第一前磨牙	9~10 岁	下尖牙
10~12 岁	第二前磨牙	10~12 岁	第一前磨牙
11~12 岁	上尖牙	11~12 岁	第二前磨牙
12~13 岁	第二磨牙	11~13 岁	第二磨牙

二、口腔健康教育

因年龄段的不同,儿童的认知能力和牙齿萌出发育也存在不同,所以针对每个年龄段,采取相应的口腔保健措施是十分必要的。

(一)胎儿期

随着人们生活水平的提高和保健意识的加强,在孕育新生命的过程中,全身保健越来越受到重视,口腔保健也不例外。有些口腔疾病,将直接影响孩子的出生状况。文献报道,母亲如果患有牙周病,则早产和低出生体重儿的发生率将明显增加。

孕期是胎儿口腔器官快速发育和形成的时期,任何影响孕妇健康的局部或全身因素,都有可能成为影响口腔器官正常发育和形成的因素,导致一些发育缺陷和不全,如牙釉质发育不全、矿化不良等。

(二)婴儿期(0~1 岁)

孩子出生后的第一年开始,一些基本的口腔保健措施是非常重要的。清除菌斑应从第一颗乳牙萌出开始,而这一工作完全靠孩子的父母来完成。父母可以手指缠上湿润的纱布或手指牙套清洁儿童的牙面和按摩牙龈组织。

孩子第一次口腔科检查时间应在大约第一颗牙萌出的时间或最迟在 1 岁之前。但如果孩子有特殊的口腔疾病,例如创伤等应立即就诊。第一次检查的目的:首先,告诉父母使用上述口腔保健的必要性;此外,孩子的口腔检查、氟状况的评估、与喂养和低龄儿童龋有关的饮食建议及其健康状况咨询也应完成。

(三)幼儿期(1~3 岁)

这个年龄阶段是变形链球菌在婴幼儿口腔定植的时间,变形链球菌是目前公认的主要致龋菌。变形链球菌在口腔的初始定植时间为出生后 19~31 月龄(平均 26 月龄),避免变形链球菌的早期定植是预防婴幼儿龋齿的关键。一方面要注意看护人保持良好的口腔卫生,避免其口腔致龋菌传播给孩子;另一方面要保持婴幼儿的口腔健康,这个阶段提倡开始刷牙和使用牙线去除菌斑。第一次口腔科检查也是孩子开始熟悉口腔科环境、口腔科工作人员的时间,这样可以避免或减少将来的口腔治疗恐惧。

(四)学龄前期(3~6 岁)

孩子在这个年龄正处于刷牙能力显著提高的阶段,但父母仍是口腔卫生保健的主要提供者。虽然大多数父母觉得孩子也有足够的能力自己刷牙,但此时儿童常尚未完全掌握刷牙方法,加上孩子自律性差,因此需强调家长必须继续帮助孩子刷牙。

此外,这个年龄可训练孩子自己使用牙线,但在磨牙区还是需要家长来进行清洁,因乳磨牙邻面接触为面与面的接触,使用牙线清洁接触区域的使用牙线清洁接触区域的菌斑是十分有效的。

(五)学龄期(6~12 岁)

这一时期最显著的标志是孩子责任心增强。孩子应树立自己进行口腔保健的责任心,家长的责任转变为积极的监督。在这一阶段的前半期,大多数孩子能够自己提供基本的口腔卫生保健(刷牙和使用牙线),父母仅需帮助他们用牙刷或牙线清洁一些孩子难以达到的区域。

随着早期错𬌗畸形的治疗增加,这一年龄组的孩子经历更多的口腔科治疗,随之而来的是增加了龋及牙周疾病的风险,因此需特别关注这些孩子的口腔卫生健康。建议增加刷牙和使用牙线的频率及程度。

(六)青少年期(12~18 岁)

当青少年具有足够的口腔保健能力时,是否自觉地进行彻底的口腔保健措施成为这个年龄的主要问题。此外,不良的饮食习惯和青春期激素的改变,增加了青少年患龋和牙龈炎症的风险。

这个时期的青少年,饮用碳酸饮料的问题变得越来越严重,经常一天多次饮用,因口腔卫生维持不到位,使牙齿经常处于脱矿的环境中,往往导致广泛的早期龋,甚至猖獗龋及酸蚀症,因此,应科学地饮用碳酸饮料、改变饮用方式。

(向俊)

【专家点评】

1. 儿童口腔健康管理应遵循"预防为主,防治结合"的原则。
2. 进行定期口腔健康宣教,早期发现,早期治疗,保障儿童生理和心理的健康成长。

第二节　儿童口腔预防常规操作

一、局部用氟

(一)适应证

1. 儿童龋齿预防,含光滑龋及根面龋,也可用于成人。
2. 带有正畸矫治器、头颈部放疗、口干症等龋易感人群。
3. 预防和治疗牙本质敏感和酸蚀症。

(二)禁忌证

1. 患有口腔炎、溃疡性牙龈炎者。
2. 对含氟材料中任何物质过敏者或过敏体质。
3. 需要住院的支气管哮喘患者。
4. 不配合操作的儿童。

(三)操作要点

1. 避免引起不适　为儿童操作时,应与家长充分沟通,同时得到儿童的信任和理解,减低其恐惧心理;操作时,动作应轻柔、快速,避免引起患儿的不适。

2. 避免遗漏牙或牙面　将含氟涂料涂布在所有牙的所有面上,对易患龋、可疑龋或已患龋部位重点涂布。不可遗漏牙邻面的涂布,可借助牙线将涂料带到牙邻面。

(四)操作步骤

1. 牙齿局部常用含氟涂料和含氟泡沫两种方式。
2. 使用前清洁牙面,可以用慢速手机毛刷或牙刷清洁。
3. 在使用含氟涂料时,隔湿后用棉球擦干或用气枪吹干牙面。用小刷子或棉签将 0.3~0.5ml 涂料直接涂抹于各个牙面上,可借助牙线将涂料带到邻面。考虑唾液分泌情况,一般先涂下颌牙,再涂上颌牙。龋危险性低的儿童一般每半年使用一次,龋危险性高的儿童建议每 3 个月使用一次。
4. 使用含氟泡沫时,用大小合适的托盘装入含氟泡沫放于口内,轻轻咬住 3~4 分钟后取出,但不适用于 5 岁以下的儿童。
5. 涂布完,在半个小时内不漱口、不进食,当晚不刷牙。

二、窝沟封闭

(一) 适应证

1. 有深的窝沟,特别是可以插入或卡住探针的牙齿(包括可疑龋)。

2. 对侧同名牙患龋或有患龋倾向。

3. 牙萌出达到咬合平面。

(二) 禁忌证

1. 牙面无深的点隙窝沟、自洁作用好。

2. 牙尚未完全萌出,被牙龈覆盖。

3. 患者不能配合。

(三) 操作要点

1. 不能遗漏点隙裂沟　包括主沟和点隙,尤其注意上下颌牙齿较深的舌沟和颊沟。

2. 封闭剂保留完整　每一步都要严格按照操作步骤进行,尤其应注意酸蚀后不能被唾液污染。

(四) 治疗步骤

1. 清洁牙面　在低速手机上装好锥形小毛刷或橡皮杯,蘸取适量清洁剂刷洗牙面。彻底冲洗牙面后应冲洗漱口,再用尖锐探针清除窝沟中残余的清洁剂。

2. 酸蚀　清洁牙面后即用棉卷隔湿,将牙面吹干后用细毛刷或小棉球蘸取酸蚀剂放在封闭的牙面上,酸蚀面积一般为牙尖斜面 2/3。恒牙酸蚀的时间一般为 20~30 秒,乳牙酸蚀为 60 秒。

3. 冲洗和干燥　酸蚀后用水枪或注射器加压冲洗牙面 20 秒,边冲洗边用吸唾器吸干,冲洗后立即交换干棉卷隔湿,随后用无油无水的压缩空气吹干牙面约 15 秒,牙面应出现白垩色变。

4. 涂布封闭剂　用细毛刷或专用的供应器,将窝沟封闭剂均匀覆盖所有窝沟,以探针或毛头帮助排出气泡。

5. 固化　自凝封闭剂涂布后 1~2 分钟即可自行固化,光固化封闭剂涂布后,立即用可见光源照射,一般为 20~40 秒,照射的部位要大于封闭剂涂布的部位。

6. 检查　封闭剂固化后,用探针进行全面检查,了解固化程度、黏结情况、有无气泡存在,寻找遗漏或未封闭的窝沟并重新封闭,观察有无过多封闭材料和是否需要去除,发现问题及时处理。

(五) 注意事项

1. 清洁牙面的清洁剂可以用浮石粉或不含氟牙膏,不能使用含有油质的清洁剂、含氟牙膏或过细磨料。

2. 酸蚀过程中不要擦拭酸蚀牙面,放置酸蚀剂时要注意酸的用量适当,不要溢出到口腔软组织。

3. 封闭前保持牙面清洁干燥。

三、预防性充填

(一) 适应证

1. 牙齿咬合面窝沟和点隙有龋损,能卡住探针。

2. 深的点隙窝沟有患龋倾向,可能发生龋坏。

3. 沟裂有早期龋迹象,釉质混浊或呈白垩色。

(二) 操作要点

1. 尽可能保留多的健康牙体组织:仅去除窝沟点隙处的病变牙釉质或牙本质,不做预防性扩展。

2. 对未涉及的沟裂进行窝沟封闭。

(三) 注意事项

1. 彻底去除点隙窝沟龋坏组织,不做预防性扩展。

2. 裂隙及洞深达牙本质,深层应先行护髓处理。

3. 洞深者需涂布黏结剂后用后牙复合树脂充填;中等深度直接使用含有填料的封闭剂充填;洞浅者可使用含有或不含填料的封闭剂。

预防性树脂充填除去龋坏组织和使用黏结剂外,其操作步骤与窝沟封闭大致相同。

(向俊)

【专家点评】

1. 儿童口腔常规预防操作必须掌握好适应证,才能事半功倍。

2. 口腔龋病的早期预防,可在一定程度上减少患龋风险,此外,应培养儿童建立良好口腔卫生习惯。

第三节 儿 童 龋 病

一、乳牙龋病

（一）流行病学

2015 年第四次全国口腔健康流行病学调查结果显示：5 岁以上儿童的乳牙患龋率为 71.9%，未治疗率达 96.0%；3 岁儿童乳牙患龋率高达 50.8%，龋均 2.28 个，未治疗率达 92.8%。

我国乳牙患龋状况在 1 岁左右开始直线上升，7~8 岁时达高峰，对口腔局部和机体都有不良影响。乳牙在萌出不久即可患龋，临床上可见 6 个月的婴儿上颌乳中切牙尚未完全萌出其唇面即已发生龋坏。低龄儿童患龋病的趋势越来越明显，应强调儿童龋病重在预防，乳牙龋的防治工作刻不容缓。

（二）好发部位

乳牙患龋的好发牙位，以上颌乳切牙、下颌乳磨牙多见，其次是上颌乳磨牙、上颌乳尖牙，下颌乳尖牙和下颌乳切牙较少见。乳中切牙的近中面、唇面；乳尖牙的唇面和远中面；第一乳磨牙多见于咬合面，其次为远中面；第二乳磨牙则多发于咬合面和近中面。

各年龄段的乳牙龋病发生部位有其明显特点：1~2 岁时，主要发生于上颌前牙的唇面和邻面；3~4 岁时，多发的乳磨牙𬌗面的窝沟；4~5 岁时，好发于乳磨牙的邻面。

由于左右侧同名乳牙形成期、萌出期、解剖形态及所处的位置等相似，又处在同一口腔环境内，加上乳牙龋有多发、易发的特点，故在乳牙中，左右侧同名牙同时患龋的现象较为突出。

（三）常见患龋类型

由于乳牙自身的解剖和组织结构特点及特殊的饮食习惯，乳牙龋除根据临床上龋坏波及的程度分为浅、中、深龋以外，还可表现为不同于恒牙龋的特殊类型，如低龄儿童龋、环状龋、猖獗龋等。

1. 低龄儿童龋 小于 6 岁的患儿口腔中存在一个或一个面以上的龋坏均可称为低龄儿童龋。低龄儿童龋患儿在 2~4 岁时具有典型的临床特征，早期可累及上颌乳前牙，也可累及上、下颌第一乳磨牙，上颌乳前牙光滑面患龋是其主要特征，且病损牙位呈明显的对称性，下颌乳前牙少有累及。

2. 重症低龄儿童龋 是指 3 岁以下的儿童出现光滑面龋即为重症低龄儿童龋；或患儿口内龋失补牙面 ≥4（3 岁），≥5（4 岁），≥6（5 岁）。

3. 环状龋 在乳前牙唇面、邻面快速发展可形成围绕牙颈部、环绕牙冠的广泛性环形龋坏。多见于牙冠中 1/3 至颈 1/3 处，呈卷脱状。其发生与乳牙新生线的矿化薄弱或乳牙牙颈部釉质矿化度低有关，还与幼儿的牙自洁作用较差及局部食物滞留相关。

4. 奶瓶龋 又称喂养龋，主要是由于不良的喂养习惯所导致。不良的喂养习惯包括：含奶瓶入睡、牙齿萌出后喂夜奶、延长哺乳或奶瓶喂养时间、过多饮用含糖饮料等。幼龄儿童上颌乳前牙早期可呈现较为严重的广泛性龋患。奶瓶喂养虽与奶瓶龋的发生相关，但不是唯一因素。

5. 猖獗龋 又称猛性龋，即突然发生、涉及牙位广泛、迅速形成龋洞，早期波及牙髓，且常发生在不易患龋的牙位和牙面上，如下颌前牙的唇面、近切端部位。多发生于喜好食用含糖量高的糖果、糕点或饮料而又不注重口腔卫生的幼儿，严重乳牙釉质发育不全、局部或全身疾病导致唾液分泌量下降也是重要病因。

（四）乳牙龋病的治疗

目的是终止龋的发展、保护牙髓的正常活力，避免因龋而引起的并发症。

1. 药物治疗 是指不采用机械方法去除或少去除牙体龋损组织，仅在龋损部位涂抹适当的药物使龋损停止发展或消失。适用于龋损面广泛的不易制备洞形的浅龋或环状龋。常见于乳前牙邻面和唇面，偶尔也可见于乳磨牙的𬌗面和颊面。常用药物：氟保护漆、2% 氟化钠溶液、1.23% 酸性氟磷酸钠溶液、10% 氨硝酸银溶液、38% 氟化铵银溶液等。

2. 修复治疗 目的是去除病变组织，恢复牙体外形，提高咀嚼功能。制订乳牙龋病治疗计划时不仅要考虑龋坏的程度,还应考虑患牙被替换的时间、牙根的吸收程度及继承恒牙的发育状况、罹患龋病的风险,以及患儿对治疗的合作程度等。可选择成形充填、嵌体修复及预成冠修复等方法修复缺损,恢复牙体外形。

二、年轻恒牙龋病

年轻恒牙是指恒牙已萌出,在形态和结构上尚未形成和成熟的恒牙。保护并及时治疗年轻恒牙,形成健全的恒牙列,是儿童口腔科的主要任务之一。

(一) 临床特点

1. 发病早　年轻恒牙矿化度低,不耐酸,龋齿进展快,隐匿龋多见,第一恒磨牙患龋率高。

2. 耐酸性差易患龋　年轻恒牙牙体硬组织矿化程度比成熟恒牙牙釉质差,萌出约 2 年才能完成进一步矿化,所以在牙齿新萌出 2 年内易患龋。

3. 龋损进展快,易形成牙髓炎和根尖周炎　年轻恒牙的髓腔大,又近牙齿表面,髓角尖高,牙本质小管粗大,病变快,容易引起牙髓感染和根尖周组织的炎症。

4. 第一恒磨牙常出现潜行性龋(隐匿性龋)　因窝沟、釉板、釉梭等结构的存在,致龋细菌可以在牙体内部形成龋洞,而牙齿表面相对完好。

5. 易受邻近乳牙患龋状态的影响　乳牙龋多发可使口腔处于龋的高危环境中,对于刚萌出的年轻恒牙存在较大的患龋隐患。

(二) 好发牙位

新萌出不久的第一、二恒磨牙咬合面、邻面,以及上颌中切牙邻面好发龋病。

(三) 年轻恒牙龋病治疗

年轻恒牙浅龋充填方法同上乳牙,年轻恒牙深龋去腐充填治疗需去齿科专科治疗。

(向俊)

【专家点评】

定期进行口腔检查非常必要:一方面可以预防龋齿的产生;另一方面可以实现早发现、早治疗。

第四节　口腔黏膜病

儿童常见的口腔黏膜溃疡多为创伤性溃疡,即由物理性、机械性、化学性刺激引起的病因明确的黏膜病损。当刺激因素较强、机体反应较迅速时,可引起血疱,长期慢性刺激则可引起溃疡。

(一) 创伤性溃疡的病因

1. 机械性刺激

(1)非自伤性刺激:指因乳牙残根、残冠及慢性根尖周炎而根尖外露,尖锐的边缘对黏膜长期慢性刺激;婴儿吸吮拇指、过硬的橡皮奶头、玩具等硬物刺激腭部翼钩处黏膜;下中切牙边缘过锐与舌系带过短引起的摩擦等不良刺激。这些刺激常引起相应部位的溃疡。

(2)自伤性刺激:下意识地咬唇、咬颊或用铅笔尖、竹筷等尖锐物刺颊黏膜等不良习惯。

2. 化学性灼伤　因误服强酸、强碱等化合物,例如幼儿误服高锰酸钾而损伤口腔黏膜等。

3. 热冷刺激伤　因开水、食物过烫等引起黏膜灼伤。

(二) 病理

表现为非特异性溃疡,上皮连续性破坏,表层脱落坏死形成凹陷,溃疡底部结缔组织有淋巴细胞、多形核白细胞和浆细胞浸润。后期可见肉芽组织增生。

(三) 诊断要点

不同病因引起的创伤性溃疡有不同病名,临床表现也有所不同。

(1)Riga-Fede 病:专指发生于儿童舌腹的溃疡,是因下中切牙边缘过锐与舌系带过短引起的摩擦等不良刺激。损害常位于舌系带中央的两侧,左右对称。局部起始为充血、糜烂,随后形成溃疡。由于常受摩擦刺激,溃疡面可扩大。病程长者,可形成肉芽肿,甚至局部发生质硬、颜色苍白的纤维瘤,影响舌的运动。

(2)Bednar 溃疡:专指发生于硬腭、腭部双翼钩处黏膜的溃疡。婴儿上腭黏膜较薄,常因吸吮拇指、过硬的橡皮奶头、玩具等摩擦,造成上腭黏膜损伤。为浅在性溃疡,常呈圆形或椭圆形,且左右对称。上腭翼钩处易致糜烂溃疡,用手指轻压即可触及翼钩。婴儿哭闹不安,拒食。

(3)创伤性溃疡:因乳牙残根、残冠及慢性根尖周炎而根尖外露,持续损伤相对应的黏膜,可形成局部溃疡。早期损害色鲜红,糜烂状,逐渐发展形成溃疡,且有渗出液,周围显示程度不等的红晕。陈旧性损害呈紫红色或暗红色,中央凹陷,溃疡底部可有灰白色或黄白色膜状物。长期未治疗者,边缘呈不均匀隆起,基底稍硬。损害形态多与创伤因子符合。

(4)自伤性溃疡:好发于性情好动的青少年或患多动症的儿童。常有铅笔捅刺黏膜等不良习惯。好发于对应侧颊脂垫尖或磨牙后垫处。有咬唇、咬颊、咬舌不良习惯者,溃疡好发于下唇黏膜或两颊、舌背。溃疡深在,长期不愈。溃疡外形不规则,周围因为长期的机械性刺激导致白色斑块。基底略硬或有肉芽组织,疼痛不明显。有时有痒感。

(5)化学灼伤性溃疡:因误服强酸、强碱等化合物,例如幼儿误服高锰酸钾而损伤口腔黏膜等。组织坏死表面有易碎的白色薄膜,溃疡表浅,疼痛明显。

(6)热灼伤性溃疡:有确切的开水或过烫的食物等热灼伤史,初始为疱,疱壁破溃后形成糜烂或浅表溃疡,疼痛明显。

(四)鉴别诊断

对于去除刺激因素后仍长期不愈的深溃疡应与一些特异性溃疡相鉴别。

腺周口疮:溃疡深大,常伴发小溃疡,有反复发作史,无创伤史和自伤性不良习惯,口内无机械性刺激因素存在,愈合后留有瘢痕。

(五)治疗要点

1. 尽快去除刺激因素是首要措施　包括去除残根、残冠;磨改过锐的牙尖和边缘嵴,纠正咬唇、咬颊、咬舌等不良习惯;改变婴儿喂食方式(不用奶瓶改用小匙喂食),手术矫正过短的舌系带。对于化学灼伤,应及时口腔清洗。

2. 局部治疗　局部可涂抹碘甘油等消炎防腐类药物,含漱氯己定液,以防继发感染。可局部喷重组人表皮生长因子,促进损害愈合。

3. 全身治疗　对有全身症状或继发感染者应服用抗生素。对于化学灼伤、热灼伤溃疡而影响进食者,应予以全身支持治疗,给予高维生素、高蛋白流质饮食,加强营养。必要时给予输液,补充营养、液体及电解质。

4. 长期不愈的深大溃疡应做细胞学活检。

(六)预防

避免不良理化因素的刺激,养成良好的进食习惯;定期检查口腔状况,正确使用药物。

(向俊)

【专家点评】

1. 儿童常见的口腔黏膜溃疡多为创伤性溃疡,通常具有明确的机械刺激因素,或自伤、灼伤等病史。溃疡部位的形态往往与机械刺激因子相符合。

2. 治疗首要措施是尽快去除刺激因素,局部药物消炎,促进愈合,必要时行全身抗感染及支持治疗。

3. 避免不良刺激因素、养成良好习惯、定期口腔检查是主要的预防措施。

第五节 全身性疾病在儿童口腔的表现

一、白血病

(一)口腔临床表现

白血病的口腔表现多为牙龈肿胀、出血,其中急性单核细胞白血病和急性粒细胞白血病最易出现牙龈肿胀和出血。大量幼稚、无功能的白细胞在牙龈组织中堆积浸润,肿胀的牙龈使口腔的自洁作用减弱,菌斑大量聚集,加重牙龈炎症。由于牙龈是白血病最易侵犯的组织,往往白血病的早期都是由口腔医生发现的。白血病侵犯牙龈可涉及龈乳头、边缘龈和附着龈。牙龈颜色苍白或暗红,质松软而脆弱,表面水肿光亮。龈缘可见组织坏死、溃疡和假膜,伴有疼痛。

(二)口腔疾病治疗

确诊为白血病者牙周处理要以保守治疗为主,强调控制菌斑和口腔卫生。在牙龈出血能够控制的基础上,可进行适当的龈上洁治,动作要轻柔,避免组织损伤,局部使用3%的过氧化氢冲洗,涂布或含漱抗菌药物,控制菌斑和炎症。牙龈出血不止时,可使用肾上腺素棉球压迫止血,仍无效可使用牙周塞治剂止血。口腔治疗不可进行手术或活检等创伤性处理,避免出血和感染。

二、糖尿病

(一)口腔临床表现

糖尿病未获得控制者,其口腔疾病较为严重,主要包括龈炎、牙周病、龋齿、根尖周炎、牙列缺损、口干症、唾液功能异常、佩戴义齿的适应能力下降、味觉异常、扁平苔藓和灼口症等。

(二)口腔疾病治疗

口腔医生重要的是认识糖尿病并及时针对处理。一旦发现与糖尿病密切相关的疾病或症状,如三多一少症状、口干症或念珠菌性口炎等,建议到内分泌科治疗并控制糖尿病。通常血糖控制良好的糖尿病患者与正常健康人口腔无明显差异,在口腔疾病治疗时需要考虑血糖控制的情况。

口腔医生需注意有些含皮质类固醇激素的乳膏或四环素抗炎类药物,有可能导致血糖增高,需要密切注意。

三、唐氏综合征

(一)口腔临床表现

唐氏综合征患者的口腔健康状况往往较差。口腔卫生情况与其他智力低下患者相似,有90%~96%的患者会发生严重、早发、动态进展的牙周病。这种牙周病的高发生率与牙石或菌斑的堆积程度无明显关系,但这些患者的抗感染或抵御炎症性疾病的免疫力低下。但唐氏综合征患者龋病发生概率较低,可能与牙齿的萌出时间延迟有关。

(二)口腔疾病治疗

对唐氏综合征患者的牙周疾病要进行积极主动的治疗。长期局部使用抗菌药物含漱液、凝胶或喷雾剂可能有帮助。全身给药推荐使用四环素类药物。早期预防性处理很重要,但目前缺少有关患者治疗成功的研究。对于龋齿的治疗可选择充填或义齿修复的方法。

(向俊)

【专家点评】

儿童时期患有某些血液病、传染性疾病、内分泌和遗传性疾病等,均有一定的口腔表现,应引起临床医师的重视。

第二十五章

皮肤科疾病

第一节　感染性皮肤病

一、单纯疱疹

(一) 病因

单纯疱疹(herpes simplex)是由单纯疱疹病毒Ⅰ和Ⅱ型(即人类疱疹病毒 1 型和 2 型)感染所致。单纯疱疹病毒Ⅰ型主要通过接触传播,Ⅱ型通过性传播,可致生殖器疱疹,如通过产道传播可致新生儿疱疹。单纯疱疹有自限性,但易复发。

(二) 诊断要点

1. 典型损害　为红斑基础上簇集分布的粟粒至绿豆大小的水疱,疱壁薄而紧张,疱液清亮,破溃后很快结痂,愈后可留有暂时性色素沉着。

2. 原发性单纯疱疹　即初次感染后出现的皮疹,症状较为严重,病程较长,一般为 2 周左右。90% 的初次感染可不出现临床症状。

(1)疱疹性龈口炎:最常见,伴高热、咽喉肿痛、局部淋巴结肿大,口腔、牙龈、舌、硬腭、咽部出现水疱、溃疡,上覆淡黄色假膜,可有剧痛。

(2)接种性疱疹:病毒直接接种于擦伤或正常皮肤所致。深部疼痛性水疱融合,可形成疱疹性瘭疽。

(3)新生儿单纯疱疹:出生时由产道感染。生后 5~7 天出现高热、肝脾大和黄疸,皮肤、口腔眼结膜发生疱疹,分为局限型、中枢神经系统型和播散型,后两者死亡率高达 15%~50%。

(4)疱疹性湿疹:又称 Kaposi 水痘样疹,在湿疹、特应性皮炎的皮肤上感染单纯疱疹病毒所致,以原皮损部位上出现簇集分布的水疱为特征。

(5)播散性单纯疱疹:发生于营养不良、恶性肿瘤、严重烧伤及使用免疫抑制剂的患儿。

3. 复发性单纯疱疹　相对症状轻,病程短,有自限性,病程 1~2 周。发作位置相对固定,恢复期可出现瘢痕。

(1)口唇疱疹:常见,好发于皮肤黏膜交界处。初有灼热、瘙痒、潮红,后现水疱,破溃后有糜烂、渗出、结痂。病程 1~2 周。

(2)生殖器疱疹:常为疱疹病毒Ⅱ型感染。感染后 1~4 个月内发生可复发 4~6 次,以后渐减。男性好发于包皮、龟头、冠状沟。女性好发于阴阜、阴蒂或宫颈,局部疼痛明显。

4. 实验室检查

(1)疱液涂片检查。

(2)血清抗体测定:HSV-IgM、IgG 检查。

(三) 鉴别诊断

本病应与带状疱疹、脓疱疮、手足口病鉴别。

(四) 治疗要点

1. 局部治疗

(1)收敛、干燥:外涂氧化锌软膏或炉甘石洗剂。

(2)抗病毒:外涂 3% 阿昔洛韦软膏或 1% 喷昔洛韦软膏。

(3)继发感染:外用抗生素软膏,如莫匹罗星软膏、0.5% 新霉素软膏。

2. 抗病毒治疗　严重的单纯疱疹多需要系统抗病毒治疗。

(1)阿昔洛韦:口服 10~20mg/(kg·d),每天 5 次;静脉滴注,15mg/(kg·d),每 8 小时 1 次。伐昔洛韦(2 岁以上):口服 10mg/(kg·d),每天 2 次。

(2)新生儿阿昔洛韦用法:静脉滴注,10~20mg/(kg·d),每 8 小时 1 次,疗程为 10~21 天。

(3)免疫力低下者,阿昔洛韦剂量加倍。

3. 免疫调节治疗　复发性单纯疱疹可加用免疫调节药物。

4. 中医治疗

(1)风热证

〔主症〕常见于感冒、发热后,多见于口唇、鼻周集簇小疱,疼痛,苔薄黄,舌红,脉浮数。

〔治则〕疏风清热解毒。

〔方药〕解毒清热汤加减:荆芥、防风、蒲公英、野菊花、大青叶、板蓝根、紫花地丁、赤芍、薏苡仁、生甘草。

〔用法〕每天1剂,水煎分2次服,7剂为1个疗程。

(2)肝胆湿热证

〔主症〕常见于性接触传染,或不洁接触史,阴部、臀部水疱,摩擦后糜烂或皲裂,局部疼痛,苔黄,脉滑数。

〔治则〕清热利湿。

〔方药〕龙胆泻肝汤加减:龙胆草、黄芩、生地黄、牡丹皮、当归、板蓝根、栀子、茯苓、陈皮、炙甘草。

〔用法〕每天1剂,水煎分2次服,7剂为1个疗程。

(3)阴虚内热证

〔主症〕间歇发作,反复不愈,口唇干燥,午后微热,舌红,苔薄,脉细数。

〔治则〕养阴清热,解毒利湿。

〔方药〕增液汤加减:玄参、麦冬、生地黄、板蓝根、马齿苋、紫草、石斛、薏苡仁。

〔用法〕每天1剂,水煎分2次服,7剂为1个疗程。

二、带状疱疹

(一)病因

带状疱疹(herpes zoster)是由人类疱疹病毒3型(即水痘-带状疱疹病毒)感染所致。初次感染后,在临床上多表现为水痘或隐性感染,儿童常见。恢复期病毒进入皮肤感觉神经末梢,潜伏于脊髓后根或三叉神经元中。一旦脊髓后根神经节潜伏的病毒复活,可导致带状疱疹发作,中老年人常见。

(二)诊断要点

(1)前驱症状:低热、乏力、患部皮肤自觉灼热或灼痛。

(2)典型损害:潮红斑基础上出现粟粒大小至黄豆大小成簇水疱,疱壁紧张,疱液清亮,周围红晕。严重时可出现血疱。水疱破溃后结痂,可留瘢痕。皮疹分布于某一脊髓后根神经分布区内,多发生于身体一侧,一般不超过中线。

(3)特殊类型

1)眼带状疱疹:症状重,疼痛剧烈,可累及角膜,形成溃疡性角膜炎,瘢痕形成可致失明,严重者可发生全眼球炎、脑炎。

2)耳带状疱疹:病毒侵犯面神经、听神经。膝状神经节受累可产生面瘫、耳痛、外耳道疱疹三联症,亦称 Ramsay-Hunt 综合征。

(三)鉴别诊断

本病应与单纯疱疹、脓疱疮鉴别。前驱期和无疹型应与肋间神经痛、坐骨神经痛等鉴别。

(四)治疗要点

1. 抗病毒治疗

(1)同单纯疱疹抗病毒治疗。

(2)免疫力低下者,阿昔洛韦剂量加倍。

2. 外用药治疗 以收敛、干燥、消炎为主。水疱未破时,可用炉甘石洗剂、阿昔洛韦乳膏等;破溃后,可用硼酸氧化锌软膏或莫匹罗星软膏。

3. 辅助治疗 口服维生素 B_1、维生素 B_{12}。疼痛明显时,可外用或口服止痛药。

4. 中医治疗

(1)湿热困阻证

〔主症〕水疱初起,灼热疼痛。四肢困倦,胃纳差,小便黄,大便稀烂不畅,舌红苔黄腻,脉数或滑数。

〔治则〕清肝利湿解毒。

〔方药〕龙胆泻肝汤加减:龙胆草、柴胡、地黄、赤芍、大青叶、郁金、土茯苓、茵陈、泽泻、炙甘草。

〔加减〕疼痛明显者,可加延胡索、田七粉(冲服)。

〔用法〕每天1剂,水煎分2次服,7剂为1个疗程。

(2)湿毒火盛证

〔主症〕水疱多而胀大,基底鲜红,灼热疼痛明显,或水疱混浊破溃,或伴有脓疱脓痂,或伴有发热、头痛、全身不适,口干口苦,尿黄赤,大便干结,舌红苔黄干,脉滑数。

〔治则〕清肝泻火,解毒止痛。

〔方药〕清肝泻火解毒汤:龙胆草、柴胡、地黄、赤芍、大青叶、郁金、栀子、贯众炭、蒲公英、鱼腥草、紫草、炙甘草。

〔加减〕疼痛明显者,加延胡索、田七粉(冲服)。

(3)气滞血瘀证

〔主症〕发病后期,水疱已干敛结痂,但疼痛不减或减而不止,口干心烦,舌质暗红有瘀点,苔薄白或微黄,脉弦细。

〔治则〕养阴活血,通络止痛。

〔方药〕疏肝化瘀止痛汤:地黄、柴胡、郁金、制香附、延胡索、炒白芍、桃仁、牡丹皮、红花、麦冬、南沙参、炙甘草。

〔用法〕每天1剂,水煎分2次服,7剂为1个疗程。

三、脓疱疮

(一)病因

脓疱疮(impetigo)俗称"黄水疮",主要是由金黄色葡萄球菌,其次是由溶血性链球菌感染所致的急性化脓性皮肤病。脓疱疮具有高度的传染性,可通过直接接触和自身种植传染,容易在儿童中流行。高温、潮湿、搔抓、免疫能力低等可诱发本病。

(二)诊断要点

1. 多见于夏秋季节,学龄前儿童为高发。

2. 好发于面部,尤其是口周、外鼻孔附近和四肢。

3. 皮损开始为粟粒至黄豆大小的红斑,之后迅速发展形成小水疱或脓疱,疱壁很薄,极易破溃,其渗液干燥后形成典型的蜜黄色痂覆盖在浅表糜烂的表面。

4. 大疱型脓疱疮皮损为散在性大疱,1cm左右,疱液先清亮后浑浊,疱壁先紧张后松弛,可见典型半月形积脓。

5. 自觉有不同程度的瘙痒。重症者伴有邻近淋巴结肿大,可有发热、畏寒等全身症状。

6. 新生儿脓疱疮起病急、传染性强,多为广泛分布的大疱,容易破溃形成糜烂面。高热等全身中毒症状严重,易并发败血症、脑膜炎、肺炎等而危及生命。

7. 实验室检查

(1)疱面、脓液细菌培养为金黄色葡萄球菌和/或溶血性链球菌。

(2)血常规:白细胞总数、中性粒细胞和C-反应蛋白可增高。

(三)鉴别诊断

1. 丘疹样荨麻疹 好发于躯干和四肢的丘疹或丘疱疹,成批出现,反复发作,瘙痒剧烈。

2. 水痘 好发于冬春季节,常伴有发热等全身症状。皮疹呈向心性分布,基本损害为绿豆至黄豆大小水疱,基底绕以红晕,部分水疱可有脐凹。还可同时见到斑疹、丘疹和结痂等各个时期的皮疹,口腔黏膜、头皮等部位常受累。

(四)治疗要点

1. 注意个人卫生;隔离患者。

2. 局部治疗原则为清洁、消炎、杀菌、干燥、收敛,防止感染进一步扩散。可外用莫匹罗星软膏、夫西地酸乳膏。

3. 清洁液常用1%~3%硼酸溶液或1:5 000高锰酸钾溶液等。

4. 泛发或全身症状严重应及时使用抗生素,选择针对金黄色葡萄球菌的抗生素或根据药敏试验选择。

5. 中医治疗

(1)暑湿热蕴证

〔主症〕脓疱多而密集,色黄,周围绕以红晕,破溃后糜烂面红,或有发热,口渴,尿色黄等,舌红,苔黄腻,脉滑数或濡数。

〔治则〕解暑清热利湿。

〔方药〕清暑汤加减:连翘、天花粉、赤芍、金银花、甘草、滑石、车前子、泽泻。

〔用法〕每天1剂,水煎分2次服,7剂为1个疗程。

(2)脾虚湿滞证

〔主症〕脓疱少而稀疏,色淡,周围红晕不显,破溃后糜烂面色红,伴有纳少,面色㿠白或萎黄,便溏,舌淡胖,苔白润或白腻,濡细。

〔治则〕健脾渗湿。

〔方药〕参苓白术散加减:白扁豆、白术、茯苓、甘草、桔梗、莲子、党参、砂仁、山药、薏苡仁。

〔用法〕每天1剂,水煎分2次服,7剂为1个疗程。

四、葡萄球菌性烫伤样皮肤综合征

(一)病因

由凝固酶阳性、噬菌体Ⅱ组71型金黄色葡萄球菌引起的一种严重皮肤感染。该致病菌可释放一种表皮剥脱毒素,直接破坏表皮细胞间桥粒芯蛋白导致表皮松解剥脱。

(二)诊断要点

1. 多累及5岁以内的婴幼儿,骤然起病,初在口周和眼周发生弥漫性红斑伴明显触痛,在1~3天内皮损逐渐波及全身。

2. 在红斑基础上出现松弛性大疱,表皮很快发生剥脱,露出潮红糜烂面,尼氏征阳性,状似烫伤。手足皮肤可呈手套或袜套样剥脱。

3. 1~2天内口周、眼周渗出结痂,口周可见放射性皲裂,但无口腔黏膜损害,此种现象具有特殊性诊断意义。

4. 部分患儿可出现低度至中度发热,同时可伴有哭闹、厌食、呕吐、腹泻等全身症状。病情严重者可继发肺部感染、细菌性心内膜炎或败血症等导致死亡。

5. 恢复期头皮及躯干呈糠秕样脱屑,皮肤干痒明显。愈后无瘢痕,少数患儿遗留暂时性色素减退斑。

6. 实验室检查

(1)血常规检查:大致正常或白细胞轻度升高。

(2)细菌培养:原发皮损处取材常可培养出金黄色葡萄球菌。

（三）鉴别诊断

中毒性表皮坏死松解症:多发生于大龄儿童,主要由于药物过敏引起皮损,常有口腔黏膜损害,死亡率高。病理为表皮全层坏死。

（四）治疗要点

1. 全身治疗

(1)尽早使用有效抗生素治疗是关键。首选对金黄色葡萄球菌敏感的头孢类抗生素。

(2)重症病例可早期联合应用丙种球蛋白,每天1g/kg,静脉滴注3天。

(3)加强支持治疗,注意维持水和电解质平衡。

2. 局部治疗

(1)原发皮损处可外用莫匹罗星软膏、夫西地酸乳膏。

(2)口周、眼周明显干裂处可外用妥布霉素眼膏。

(3)红斑处可外用湿润烧伤膏。

3. 局部皮肤护理

(1)避免皮肤局部受压,减少触摸,尽量减少搬动患儿的次数。

(2)由于皮损似烫伤,因此护理亦如护理烫伤患儿,保持室内合适的温度、湿度;护理和陪住人员严格执行消毒隔离制度。

五、疖与疖病

（一）病因

疖为金黄色葡萄球菌侵犯毛囊引起的毛囊及其周围组织的急性化脓性感染,多发及反复发作者称为疖病。长期携带金黄色葡萄球菌、糖尿病、肥胖、不良的卫生习惯及免疫功能缺陷状态的患者易患本病。

（二）诊断要点

1. 好发于颜面、头皮和臀部。典型皮损为红、肿、热、痛的小结节,以后逐渐肿大呈锥形隆起。数天后,结节中央因组织坏死而变软,出现黄白色小脓栓;脓栓脱落后,排出脓液,炎症逐渐消失而愈。

2. 患者可伴有发热、头痛、淋巴结肿大等全身中毒症状。

3. 若发生在血液丰富的面部,尤其是上唇周围和鼻部("危险三角区"),如被挤压或挑破,感染容易沿内眦静脉和眼静脉进入颅内的海绵状静脉窦,可引起海绵状血栓性静脉炎、败血症,甚至脑脓肿等。

（三）鉴别诊断

1. 汗腺炎　浸润较局限,周围症较轻,不形成脓栓,仅发生于腋窝、肛周、外阴及乳晕等顶泌汗腺分布处。

2. 痈　皮损处浸润较明显,表面有多个脓头,形成蜂巢状,疼痛较剧烈,全身症状明显。

（四）治疗要点

1. 局部治疗　对炎症结节可用热敷,早期外用莫匹罗星软膏、夫西地酸乳膏。有波动时,应及早切开引流。对未成熟的疖,不应挤压,以免引起感染扩散。

2. 全身治疗　对顽固性疖病者可给予对金黄色葡萄球菌敏感的头孢菌素。青霉素过敏或耐药者也可给予克林霉素等。同时,应加强个人卫生,注意营养,提高抵抗力。

3. 中医治疗

(1)暑湿热蕴证

〔主症〕多发于夏秋季,局部皮肤红、肿、热、痛,或有发热、口渴、尿黄等,舌红,苔黄腻,脉滑数或濡数。

〔治则〕解暑清热利湿。

〔方药〕清暑汤加减:连翘、天花粉、赤芍、金银花、甘草、滑石、车前子、泽泻。

〔用法〕每天 1 剂,水煎分 2 次服,7 剂为 1 个疗程。

(2)热毒蕴结证

〔主症〕好发于项部发际、背部、臀部,轻者疖肿 1~2 个,多可泛发全身,或疖肿成簇,或此愈彼起,伴发热、口渴、溲赤,舌红苔黄,脉数。

〔治则〕清热解毒。

〔方药〕五味消毒饮:金银花、野菊花、蒲公英、紫花地丁、紫背天葵子。

〔用法〕每天 1 剂,水煎分 2 次服,7 剂为 1 个疗程。

(3)阴虚内热,体虚邪恋证

〔主症〕疖肿此愈彼起,疖肿较大,易转成有头疽,口渴引饮,午潮热,五心烦热,舌瘦红,苔薄,脉细数。

〔治则〕养阴清热祛邪。

〔方药〕增液汤和防风通圣散加减:玄参,麦冬,生地黄,防风、川芎、当归、白芍、大黄、薄荷叶、麻黄、连翘、芒硝各 6g,石膏、黄芩、桔梗、滑石,生甘草,荆芥穗、白术、栀子。

〔用法〕每天 1 剂,水煎分 2 次服,7 剂为 1 个疗程。

(4)脾胃气虚,体虚邪恋证

〔主症〕全身泛发,溃脓、收口时间较长,脓水稀薄,面色萎黄,神疲乏力,纳少,便溏,舌淡边有齿痕,苔薄腻,脉濡。

〔治则〕健脾和胃,清热化湿。

〔方药〕防风通圣散加减:防风、荆芥、连翘、川芎、当归、白芍、白术、栀子、甘草、土茯苓、黄芪。

〔加减〕脾虚者,去栀子,加山药,砂仁(后下)6g。

〔用法〕每天 1 剂,水煎分 2 次服,7 剂为 1 个疗程。

六、丹毒

(一)病因

丹毒(erysipelas)是由乙型溶血性链球菌(haemolytic streptococci)所致的急性皮肤炎症。病原菌常潜伏于淋巴管内,引起复发。鼻炎、足癣、甲真菌病、小腿溃疡、慢性湿疹、糖尿病、机体抵抗力低下常为诱发因素。

(二)诊断要点

1. 起病急剧,表现为水肿性红斑,界限清楚,表皮紧张灼热,皮损迅速扩大,局部皮损具有红、肿、热、痛的表现。好发于足背、小腿和面部等处,多为单侧发病。

2. 可有不同程度的全身中毒症状和邻近淋巴结肿大。

3. 皮损一般在 4~5 天达到高峰,消退后局部留有轻度色素沉着和脱屑。

(三)鉴别诊断

1. 蜂窝织炎 局部呈弥漫性红肿、浸润,境界不清,表面无多个脓头。愈后有瘢痕。

2. 接触性皮炎 有接触史,皮疹多局限在接触部位,自觉瘙痒,无疼痛和发热。

3. 癣菌疹 足背或小腿多数大小不等的红斑,常为双侧对称性,无压痛,无全身发热。

(四)治疗要点

1. 积极治疗原发病 如鼻炎、足癣等。

2. 局部治疗 抬高患肢,有水疱破溃时可用硫酸镁或醋酸铅粉兑水湿敷。外用莫匹罗星软膏、夫西地酸乳膏。

3. 全身治疗 早期、足量、高效、全程抗生素治疗可缓解全身症状,防止复发。首选青霉素或阿莫西林,也可选择第一代头孢菌素、克林霉素。一般疗程为 2 周,在皮损消退后应持续应用一段时间。支持治疗,对高热、全身症状明显者,应及时给予对症处理。

4. 中医治疗

(1)风热毒蕴证

〔主症〕发于头面部,皮肤焮红灼热,疼痛肿胀,甚则发生水疱,眼睑肿胀难睁,伴恶寒、发热、头痛,舌红,苔薄黄,脉浮数。

〔治则〕疏风清热解毒。

〔方药〕普济消毒饮加减:黄芩、黄连、陈皮、甘草、玄参、柴胡、桔梗、连翘、板蓝根、马勃、牛蒡子、薄荷(后下)、僵蚕、升麻。

〔用法〕每天 1 剂,水煎分 2 次服,7 剂为 1 个疗程。

(2)肝经湿热证

〔主症〕发于胸腹腰胯部,皮肤红肿成片,疼痛,按之灼手,伴咽干口苦,舌红,苔黄腻,脉弦滑数。

〔治则〕清肝泻火利湿。

〔方药〕龙胆泻肝汤加减:龙胆草、黄芩、栀子、泽泻、车前子、当归、生地黄、柴胡、生甘草。

〔用法〕每天 1 剂,水煎分 2 次服,7 剂为 1 个疗程。

(3)湿热下注证

〔主症〕发于下肢,局部红、肿、热、痛,或见水疱,紫斑,甚或化脓,皮肤坏死,伴轻度发热,纳差,舌红,苔黄腻,脉滑数。

〔治则〕清热利湿。

〔方药〕五神汤合萆薢渗湿汤加减:五神汤(茯苓、车前子、金银花、牛膝、紫花地丁);萆薢渗湿汤加减(萆薢、薏苡仁、土茯苓、滑石、鱼腥草、牡丹皮、泽泻、通草、防风、黄柏、蝉蜕)。

〔用法〕每天1剂,水煎分2次服,7剂为1个疗程。

(4)胎火蕴毒证

〔主症〕发生于新生儿,多见于臀部,常呈游走性,局部红肿,肤温较高,或伴壮热、烦躁,甚则神昏,恶心呕吐,舌红绛,苔薄,脉数。

〔治则〕凉血清热解毒。

〔方药〕犀角地黄汤合黄连解毒汤加减:犀角地黄汤〔犀角(水牛角代)、生地黄、白芍、牡丹皮〕;黄连解毒汤加减(黄连、黄芩、黄柏、栀子)。

〔用法〕每天1剂,水煎分2次服,7剂为1个疗程。

七、浅部真菌病

(一) 病因

浅部真菌病主要是指皮肤癣菌(包括毛癣菌属、小孢子菌属和表皮癣菌属,共同特点是亲角质蛋白)侵犯人和动物的皮肤、毛发、甲引起的感染,统称为皮肤癣菌病,简称癣。浅部真菌病按发病部位命名,如头癣、体癣、手癣、足癣等。

(二) 诊断要点

1. 头癣 儿童常见,主要表现为脱发、断发、头皮脱屑伴瘙痒,重症者可有脓肿形成,伴全身中毒症状,如发热、头部肿胀和淋巴结肿大等。按致病菌和临床表现不同,可分为:

(1)白癣:头皮灰白色鳞屑性脱发斑。病发在距头皮2~4mm处折断,病发根部有灰白色菌鞘包绕,称之为菌鞘。本型炎症反应小,不破坏毛囊,不造成永久性脱发。

(2)黑点癣:多数散在点状鳞屑斑,病发出头皮即折断,呈黑色小点状,故名黑点癣。

(3)黄癣:典型损害为蝶形黄色痂,中心有毛发贯穿,发无光泽,长短不一,久之可形成萎缩性瘢

痕,造成永久性脱发。

(4)脓癣:是由亲动物性皮肤癣菌引发的头皮严重超敏反应。典型损害是化脓性毛囊炎,形成暗红色境界清楚的圆形或椭圆形脓肿,表面柔软,易形成多个蜂窝状排脓小孔。症状严重者可形成萎缩性瘢痕,造成永久性脱发。常伴耳后、颈部、枕部淋巴结肿大。

(5)实验室检查:①真菌直接镜检:白癣可见发外包绕密集排列的圆形孢子。黑点癣为头发内成串排列的链状孢子。黄癣可见发内菌丝或关节孢子和气泡,黄癣痂中可见鹿角菌丝和孢子。②真菌培养:白癣致病菌多为小孢子菌,黑点癣致病菌多为毛癣菌,黄癣致病菌为黄癣菌。真菌培养可进一步帮助确定致病菌种。必要时可根据药敏试验结果调整用药。③伍德灯检查:白癣为亮绿色荧光,黑点癣无荧光,黄癣为暗绿色荧光。④脓癣患儿血常规检查可有白细胞明显升高,中性粒细胞为主,CRP显著升高。

2. 手足癣 手癣是发生在手掌和指间的皮肤癣菌感染,可累及手背。足癣主要发生于足跖部及趾间,可延及足背及踝部。手足癣的主要致病菌是红色毛癣菌、须癣毛癣菌。白念珠菌感染常见于指/趾间糜烂型。

(1)病程长,发病率高,皮疹可伴有明显痒痛。

(2)急性损害为丘疹、丘疱疹和水疱。慢性损害为鳞屑和角化过度,皮肤粗糙增厚,足跟及手指关节面易发生皲裂。足癣发生在足趾间,特别是第4~5趾间,常表现为浸渍、糜烂;手癣往往从单侧发病,逐渐发展至双手。剧烈搔抓可继发细菌感染,如丹毒、蜂窝织炎等。

(3)急性期足癣如过度使用刺激性药物可出现癣菌疹及湿疹样改变,甚至出现自身敏感性皮炎,损害泛发全身。

(4)实验室检查:①真菌直接镜检:皮疹鳞屑中可见真菌菌丝;②真菌培养:根据培养物的菌落形态、颜色、边缘、生长速度及显微镜下形态做菌种鉴定。

3. 体癣和股癣 除手、足、毛发、甲板及阴股部以外皮肤的浅表性皮肤真菌感染,统称为体癣。股癣是指发生于腹股沟、会阴和肛门周围的皮肤癣菌感染,是特殊部的体癣。本病可由于患者直接接触污染的澡盆、毛巾或患病动物的皮毛等引起。亦可由患者原有手癣、足癣、头癣、甲癣蔓延来。体癣和股癣的主要致病菌是红色毛癣菌、须癣毛癣

菌等。

（1）体癣多见于面部、躯干和上肢；股癣则见于腹股沟、股内侧、会阴和臀部。

（2）儿童的炎症反应常较成人重。

（3）一般急性期自觉瘙痒明显，炎症反应较重时，可出现既痒又痛的感觉；慢性期可无自觉症状或明显减轻。

（4）典型皮疹为首先在受侵犯的局部出现红斑或丘疹，甚至水疱或脓疱皮疹成离心性扩大，形成一个表面脱屑的圆形损害。此后中心可逐渐好转，边缘则高起，可有活动性红斑、丘疹及水疱出现，慢慢向外扩大并可互相融合。

（5）实验室检查：①真菌直接镜检：皮疹鳞屑中可见真菌菌丝；②真菌培养。

4. 甲癣　甲癣是指由皮肤癣菌侵犯甲板所致的病变。甲真菌病在皮肤真菌病中约占 30%，手足癣患者中有 50% 合并有甲真菌病。

（1）甲癣主要有 4 种类型：①白色浅表型：表现为甲板表面出现小白点，逐渐扩大，致甲板变软下陷；②远端侧位甲下型：最多见，由手足癣发展而来，先从甲游离缘和 / 或侧壁开始，使甲板出现小凹陷或甲横沟，逐渐发展至甲板变脆、易碎、增厚，呈黄褐色，甲板表面凹凸不平，粗糙无光泽；③近端甲下型：病变从甲小皮开始，表现为甲半月和甲根部增厚粗糙、凹凸不平；④甲板内在型：较为罕见，主要是指真菌侵犯指甲板全层，但是不再向下发展，病甲表面以黄褐色、灰白色为主。

（2）病史迁延，一般无自觉症状。甲损毁可出现疼痛，还可继发甲沟炎，引起红、肿、热、痛。

（三）鉴别诊断

1. 头癣

（1）斑秃：皮损部位皮肤光滑，无任何炎症和鳞屑，断发少见。

（2）脂溢性皮炎：皮疹处常有细小干性或油腻性鳞屑，无明显断发。

（3）银屑病：头皮皮疹表面有白色或银白色鳞屑，较厚，皮疹处头发呈束发状，无断发。

（4）头皮脓肿：易与脓癣混淆。脓癣断发、结痂、脱屑更为明显，表现为趾隆起性斑块，挤压可见脓液，为蜂窝织炎，波动感不明显，细菌培养为阴性。头皮脓肿波动感明显，为细菌感染，细菌培养可明确致病菌，真菌镜检为阴性。

2. 手足癣

（1）慢性湿疹：一般双侧同时起病，发展较快，

复发发作。手足可有多处皮疹且互不连接，边缘也常不明显。发作与季节关系不大。真菌镜检为阴性。

（2）汗疱疹：季节性发作，对称发生，损害多为小水疱，干后脱皮为本病特征。真菌镜检为阴性。

（3）剥脱性角质松解症：皮损以鳞屑为主，无水疱，无炎症，不痒，可合并局部多汗，通常有自限性。真菌镜检为阴性。

（4）掌跖脓疱病：局限于掌跖，在红斑基础上周期性发生无菌性小脓疱，伴角化过度、鳞屑形成。病理变化为表皮内脓疱。

（5）掌跖角化症：以掌跖皮肤增厚、角化过度为主要表现。大多为先天性，常有家族史。皮疹无炎症、水疱。

3. 体癣和股癣

（1）神经性皮炎：好发于颈部。以阵发性剧痒和皮肤苔藓样变为特征。皮疹多为正常皮色或淡红色、褐黄色扁平丘疹，表面光滑或少量鳞屑。丘疹簇集成片或苔藓样变。

（2）玫瑰糠疹：典型皮疹为躯干和四肢近端为主的泛发性椭圆形玫瑰色斑疹，皮疹边缘有细薄鳞屑，长轴与皮纹平行，具有自限性和不易复发等特点。

4. 甲癣　甲癣及甲真菌病应与银屑病、湿疹、扁平苔藓引起的甲改变、甲营养不良症，以及手足口病恢复期的甲剥离等鉴别。主要靠病甲的真菌学检查进行鉴别，必要时可结合组织病理学检查帮助确诊。此外，系统性疾病所致的甲改变也应有相应的皮肤症状。

（四）治疗要点

1. 头癣

（1）系统用药：首选灰黄霉素，$15\sim20\text{mg}/(\text{kg}\cdot\text{d})$，分 2~3 次口服，疗程为 6~8 周，如病发镜检仍为阳性，需延长疗程，服药期间同时进高脂餐可便于药物吸收。

特比萘芬：体重<20kg，62.5mg/d；体重 20~40kg，125mg/d；体重>40kg，250mg/d，疗程为 4~6 周。

伊曲康唑：$3\sim5\text{mg}/(\text{kg}\cdot\text{d})$，最大剂量为 200mg/d，最好在进餐后服药。

系统用药时，治疗前、后和治疗中每间隔 2 周应查肝肾功能及血常规。治疗前作真菌镜检和培养，之后每两周复查一次真菌镜检，连续三次镜检为阴性再结合临床方可认为治愈。

脓癣治疗在内服抗真菌药基础上,急性期可短期口服小剂量糖皮质激素,一般可用泼尼松 1~2mg/(kg·d)。如同时有细菌感染需加用抗生素。

(2)外用药物治疗:局部的洗头、理发、擦药、消毒等措施对缩短疗程也是非常重要的。具体做法:①每周理发 1 次,持续 8 周;②每天早晚各用硫黄皂或 2% 酮康唑洗剂洗头一次;③患儿头部接触的用品均要煮沸消毒;④ 2% 碘酊、1% 联苯苄唑、5%~10% 硫黄软膏、1% 特比萘芬外用,每天 2 次,疗程至少 8 周。

2. 手足癣、体癣、股癣

(1)首选抗真菌外用药,如萘替芬酮康唑、联苯苄唑和特比萘芬等,疗程需 2~4 周。急性损害忌用刺激性药物。浸渍糜烂型足癣外用粉剂,干燥后再用抗真菌制剂。对角化肥厚性损害可选择水杨酸苯甲酸软膏。对足癣继发感染应先治疗细菌感染。足癣继发癣菌疹、湿疹,则应先行抗过敏治疗,可短期外用含糖皮质激素及抗真菌药的复方制剂,如曲安奈德益康唑。

(2)全身治疗:对于局部治疗无效的顽固病例除外用药外,可口服伊曲康唑、特比萘芬 1~2 周。

3. 甲癣　局部治疗病甲要不断清除,直至正常甲完全长出。

(1)先去除病甲,选用 40% 尿素软膏封包脱甲,再加用抗真菌药物。每次用尿素软膏封包,指甲敷裹 1 周,趾甲敷裹 2 周。待软化后清除病甲,以后每天抗真菌药涂甲床及甲后皱襞两次。

(2)1% 酮康唑糊膏或阿莫罗芬涂甲剂:每次搽药前宜先用刀片轻刮病甲以利药物渗入,每天 1~2 次,待甲变薄或涂药后有痛感时停止刮甲,改 2~3 天涂甲一次,直至好甲长出。

(3)局部用 30% 冰醋酸或乳酸碘酊液(10% 碘酊与乳酸各 50% 混匀)、复方水杨酸软膏等。涂药前要将病甲甲板刮薄,涂药时要注意保护周围皮肤,每天 2 次。

(4)系统治疗适用于多个指甲病变或迁延难治病例。服药期间注意肝功能监测。

4. 中医治疗

(1)风湿毒聚证

〔主症〕皮损泛发,浸渍痒甚;苔薄白,脉濡。

〔治则〕清热解毒,除湿止痒。

〔方药〕苦参汤加减:苦参、蛇床子、白芷、金银花、野菊花、黄柏、地肤子、石菖蒲。

〔用法〕每天 1 剂,水煎分 2 次服,7 剂为 1 个疗程。

(2)湿热下注证

〔主症〕足趾糜烂,或伴抓破染毒,化脓,足背高肿,或见红丝上窜,胯下淋巴结肿痛,舌红,苔黄腻,脉滑数。

〔治则〕清热利湿,杀虫解毒。

〔方药〕龙胆泻肝汤:龙胆草、黄芩、栀子、泽泻、车前子、当归、生地黄、柴胡、生甘草。

〔用法〕每天 1 剂,水煎分 2 次服,7 剂为 1 个疗程。

八、花斑癣

(一) 病因

花斑癣又称花斑糠疹、汗斑,是由马拉色菌(糠秕孢子菌)所致的皮肤浅表慢性真菌感染。该菌正常情况下在皮肤寄生,发病与高温潮湿、多脂多汗、营养不良、慢性疾病及应用糖皮质激素等因素有关。

(二) 诊断要点

1. 好发于面部、前胸、肩背、腋窝等皮脂腺丰富的部位,婴幼儿尤以额部、颈后部多发。

2. 一般无自觉症状,常在炎热季节发病,秋冬季缓解。

3. 典型皮疹为黄豆大的圆形或类圆形斑疹,表面覆盖淡棕褐色细薄糠状屑。婴幼儿主要表现为白色斑疹。

4. 实验室检查　①真菌直接镜检:皮屑直接镜检可见马拉色菌的菌丝及芽孢;②伍德灯检查:可见黄褐色荧光。

(三) 鉴别诊断

1. 白癜风　皮疹为分散、界限清楚的色素脱失斑,白斑明显,表面光滑无屑或萎缩,部分边缘绕以色素加深带。伍德灯检查可鉴别。

2. 脂溢性皮炎　油腻性鳞屑性黄红色斑片,常自头部开始向下蔓延。

3. 玫瑰糠疹　躯干或四肢先出现一个母斑,经 1~2 周,相继出现许多子斑。皮疹表现为圆形或椭圆形淡红或黄褐色斑片,上覆糠秕样鳞屑,常与皮纹平行。自觉瘙痒,真菌直接镜检阴性。

(四) 治疗要点

患儿应勤洗澡、勤换衣服,内衣应煮沸消毒,以防止再感染。

1. 局部治疗

(1)抗真菌制剂外用:如联苯苄唑、咪康唑、克霉唑、益康唑、特比萘芬等,也可用 5% 水杨酸乙醇、50% 丙二醇溶液。

(2)2.5% 二硫化硒香波或酮康唑、联苯苄唑香波洗浴。

2. 全身治疗 皮疹面积大且单纯外用效果不佳者,可口服伊曲康唑 5mg/(kg·d),最大剂量 200mg/d,连续 7 天。

九、先天性梅毒

(一)病因

先天性梅毒是一种由苍白螺旋体感染引起的性传播疾病,由母体垂直传播给胎儿。一般孕 16 周后,梅毒螺旋体可以经过胎盘、脐静脉感染胎儿。多数先天性梅毒是由于母体梅毒未治疗或驱梅治疗不成功所致。胎传梅毒无一期损害(硬下疳),直接出现二期梅毒表现,早期病变较重,影响患儿生长发育。

(二)病理

梅毒的基本病理改变是血管内膜炎和血管周围炎;三期梅毒主要为肉芽肿性损害。

(三)诊断要点

1. 早期先天性梅毒

(1)一般 2 岁以内发病。患儿父母有感染史。患儿常早产,发育营养差,有消瘦、纳差、脱水等。

(2)皮损出现较早,多在生后 3~8 周内出现,一般无自觉症状。多形性,泛发对称,类似获得性二期梅毒。最常见的为两型:水疱 - 大疱型,斑丘疹及丘疹鳞屑型。其中后者较常见,多见于掌跖、外生殖器、臀部,表现为铜红色丘疹、斑疹,可有或无鳞屑;外阴及肛周等潮湿部位可见扁平湿疣,无痛可有瘙痒;头部可有虫蚀样脱发。口周及肛周常形成皲裂,愈后遗留放射状瘢痕,有特异性诊断意义。

(3)皮肤外损害:①梅毒性鼻炎及喉炎:表现为鼻部分泌物多、鼻塞,严重时可导致鼻中隔穿孔、鼻梁塌陷,形成马鞍鼻;②骨梅毒:有软骨炎、骨髓炎、骨膜炎、梅毒性指炎等;③可有肝脾淋巴结肿大、贫血、血小板降低、蛋白尿和低蛋白血症等表现;④神经系统受累可有梅毒性脑膜炎表现。

2. 晚期胎传梅毒

(1)多发生于出生 2 岁以后,最常发生于 7~15 岁。症状类似于获得性三期梅毒,以角膜炎、骨损害和神经系统损害为主。

(2)特征性损害包括:哈钦森三联症(哈钦森齿、间质性角膜炎、神经性耳聋)、桑葚齿、马鞍鼻、腔口周围放射状皲裂、硬化性骨损害(前额圆凸、胸锁骨关节肥厚、配刀胫、Clutton 关节肿)等。

(3)炎症性损害:肉芽肿性损害及树胶肿;视网膜炎、肝脾大、关节积液、骨膜炎;神经系统受损(无症状神经梅毒、麻痹性痴呆、脊髓结核);心血管损害(主动脉瘤、主动脉关闭不全、心肌梗死)。

3. 隐性胎传梅毒 即胎传梅毒未经治疗,无临床表现,梅毒血清学试验阳性,脑脊液检查正常。年龄 <2 岁发病者为早期隐性胎传梅毒,>2 岁者为晚期隐性胎传梅毒。

4. 实验室检查

(1)常规检查:血常规检查有红细胞、血红蛋白降低;尿常规检查可提示梅毒肾病改变,如蛋白尿;肝酶、心肌酶可增高,可出现低蛋白血症。

(2)影像学检查:X 线检查可发现下肢长骨出现软骨炎、骨炎及骨膜炎。

(3)梅毒螺旋体暗视野显微镜检查:皮损处可阳性。

(4)梅毒血清特异性检查

1)RPR(快速血浆反应素环状卡片试验)/TRUST(甲苯胺红不需加热血清试验):是筛查、疗效观察、判断复发和再感染的指标,可作为常规试验或者大量人群的筛查,患儿抗体滴度 4 倍升高或为母体的 4 倍时有诊断意义。

2)TPHA(梅毒螺旋体血凝试验)/TPPA(梅毒螺旋体颗粒凝集试验):属于梅毒抗原血清学试验,是用梅毒螺旋体成分、抗原决定簇及重组抗原及合成肽来检测抗螺旋体抗体,特异性和敏感性均高,一般用来做确诊试验。

3)其他:① FTA-ABS(荧光螺旋体抗体血清试验):特异性高,阳性可确诊,70% 患者治疗后仍为阳性;② 19-S-IgM 抗体:梅毒感染最早的抗体,不能通过胎盘,由感染患儿产生,阳性可确诊;③神经梅毒时脑脊液白细胞数及蛋白量增高,性病研究实验室玻片试验阳性。

(四)鉴别诊断

1. 银屑病 一般无全身系统症状,皮损表现为红色斑疹,鳞屑较厚,无领口状脱屑;薄膜现象、蜡滴现象阳性。梅毒血清学反应阴性。皮肤病理改变角化不全,角质层可见中性粒细胞小脓肿(Munro 微脓肿),颗粒层变薄、棘层增厚、皮突延长,真皮乳头血管扩张。

2. 新生儿红斑狼疮 是由于母体内狼疮抗

体经胎盘进入胎儿体内所致。胎儿多生后 1 个月内发病,系统症状一般较轻。皮损表现为浸润、水肿性红斑,尤以面部分布为著。血清学检查:Ro/SSA、La/SSB 抗体阳性,梅毒血清学反应阴性,部分患儿可伴有心室传导阻滞。

(五) 治疗要点

1. 先天性梅毒首选青霉素治疗,治疗应及时、足量、正规,母乳喂养患儿应停母乳喂养,患儿父母确诊后应同时治疗。

2. 驱梅方案

(1)早期胎传梅毒

1)脑脊液异常者:水剂青霉素,疗程 10~14 天:1 周以内新生儿每次 5 万 U/kg,静脉滴注,每 12 小时 1 次;>1 周新生儿,每次 5 万 U/kg,每 8 小时 1 次。或普鲁卡因青霉素 G:每次 5 万 U/kg,肌内注射,10~14 天。青霉素皮试阳性时选用口服红霉素,每天 7.5~12.5mg/kg,分 4 次服,疗程 30 天。8 岁以下儿童禁用四环素。

2)脑脊液正常者:苄星青霉素 5 万 U/kg,肌内注射,共 1 次(分两侧臀肌),如无条件检查脑脊液者,可按脑脊液异常者治疗。

(2)晚期先天性梅毒:普鲁卡因青霉素 G,每天 5 万 U/kg,肌内注射,连续 10 天为一个疗程;对较大儿童的青霉素用量,不应超过成人同期患者的治疗量。

(3)吉海反应:由于青霉素治疗后引起大量螺旋体死亡,释放异种蛋白导致治疗者 3~12 小时出现发热、无力、全身皮疹。多发生于 RPR 滴度较高患者的治疗初期。预防方法:泼尼松(1~2mg/kg)预防治疗 3 天;半量青霉素治疗 3 天后开始正规驱梅治疗。

(4)随访:驱梅疗程结束后,第 1 年,每 3 个月复查血清一次,第 2 年,每半年复查血清一次,复查 2~3 年。如 RPR/TRUST 滴度不变且 >1:8 或滴度升高,需重新治疗。

(5)治愈标准:正规驱梅治疗后临床症状消失,且随访 2 年内梅毒血清反应由阳性转为阴性或血清学固定(RPR/TRUST<1:8 不变),CSF 检查阴性。

(易宇欣,汤建萍)

【专家点评】

1. 感染性皮肤病治疗相对简单明确,关键在于病原体的诊断。即使限于医疗条件不能确认具体菌种,也应对感染种类(病毒、细菌、真菌)作出判断,即可制订治疗方案。

2. 病毒感染具有自限性和反复性,治疗以对症治疗为主,调节免疫能力对减少复发有一定帮助。真菌感染相对顽固,其治疗应全程、足量。细菌感染最为常见,且易与其他感染合并,因此要注意预防和治疗。

第二节　过敏性皮肤病

一、湿疹

(一) 病因

湿疹(eczema)是由多种复杂的内、外因素引起的有多形性皮损和渗出倾向的皮肤炎症。病因复杂,瘙痒剧烈,易反复,可迁延多年不愈。

(二) 诊断要点

1. 分类　自觉瘙痒剧烈,慢性病程,易反复发作。皮损多形性,可分为急性、亚急性及慢性三种:

(1)急性湿疹:表现为红斑、丘疹、丘疱疹或水疱,可伴糜烂、渗出、脓疱和结痂。

(2) 亚急性湿疹：表现为小丘疹、鳞屑或结痂，亦可有轻度浸润。

(3) 慢性湿疹：表现为皮肤肥厚、干燥、苔藓样变及皲裂。

2. 皮损分布　可发生于任何部位，以外露部位及躯体屈侧为多见，对称性分布。其中耳、手、乳头、肛周和阴囊为好发部位。

3. 实验室检查

(1) 血常规：可有嗜酸性粒细胞增多。

(2) 血清 IgE：可有增高，有助于寻找可疑致敏原。

(3) 斑贴试验：可用于鉴别诊断接触性皮炎。

（三）鉴别诊断

1. 接触性皮炎　本病接触史明显，病变多局限于接触部位，皮疹多为单一形态，境界清楚，多是急性病程。去除接触性病因后易治愈或自愈。

2. 特应性皮炎　本病具有典型的年龄分布特点，患者本人及其家族中多有遗传过敏史（哮喘、过敏性鼻炎、特应性皮炎）、嗜酸性粒细胞增高和血清 IgE 升高等特点。

3. 疥疮　由疥螨感染引起，表现为手指缝、手腕屈侧、小腹、腋窝等皱褶部位小丘疹伴抓痕，阴部可见绿豆至花生米大小红色结节，瘙痒剧烈。家中或集体中多数人同时发病。皮屑显微镜检查可找到疥螨或虫卵。

4. 手足癣　应与手足湿疹相鉴别。本病皮损界限清楚，从单侧手掌、足或趾间发病，皮损部位真菌镜检阳性。

（四）治疗要点

主要目的是控制症状、减少复发。

1. 基础治疗　健康教育，避免诱发或加重因素，使用润肤剂保护皮肤屏障功能。

2. 局部治疗

(1) 外用糖皮质激素制剂：轻度湿疹可选用弱效糖皮质激素，如氢化可的松、地塞米松乳膏及布地奈德乳膏；中度湿疹可选择中效激素，如曲安奈德、糠酸莫米松及丙酸氟替卡松乳膏等；重度肥厚性皮损可选用强效激素，如哈西奈德和卤米松乳膏等。小婴儿、面部及皮肤皱褶部位一般选用弱效或中效激素。

(2) 钙调神经磷酸酶抑制剂：如 0.03% 的他克莫司软膏、0.1% 的吡美莫司乳膏，适用于 2 岁以上的湿疹患儿

(3) 继发感染：局部外用抗生素。

3. 中医治疗

(1) 湿热浸淫证

〔主症〕主要为急性湿疹。症见丘疱疹密集，色红，局部灼热，瘙痒剧烈，有明显渗出，浸渍成片，伴身热不扬，胸闷，纳呆，尿黄，舌红，苔黄腻，脉滑数。

〔治则〕清热解毒，利湿止痒。

〔方药〕龙胆泻肝汤合三妙丸加减：龙胆泻肝汤（龙胆草、黄芩、栀子、泽泻、车前子、当归、生地黄、柴胡、生甘草）；三妙丸加减（苍术、黄柏、牛膝）。

〔用法〕每天 1 剂，水煎分 2 次服，7 剂为 1 个疗程。

(2) 脾虚湿蕴证

〔主症〕多见于亚急性湿疹。症见皮损潮红，搔抓后糜烂渗出，伴有鳞屑，伴神疲乏力，腹胀纳呆，便溏，舌淡胖，苔白腻，脉濡缓。

〔治则〕健脾利湿止痒。

〔方药〕参苓白术散加减：白扁豆、白术、茯苓、甘草、桔梗、莲子、党参、砂仁、山药、薏苡仁。

〔用法〕每天 1 剂，水煎分 2 次服，7 剂为 1 个疗程。

(3) 血虚风燥证

〔主症〕多见于慢性湿疹。症见皮损反复发作，色暗或色素沉着，或粗糙肥厚，瘙痒剧烈，遇热或肥皂水后加剧，舌淡苔白，脉细。

〔治则〕养血祛风止痒。

〔方药〕当归饮子加减：当归、川芎、白芍、生地黄、防风、刺蒺藜、荆芥、何首乌、黄芪、甘草。

〔用法〕每天 1 剂，水煎分 2 次服，7 剂为 1 个疗程。

二、特应性皮炎

（一）病因

特应性皮炎（atopic dermatitis，AD），原称异位性皮炎、遗传过敏性皮炎，是一种与遗传过敏体质有关的慢性复发性炎症性皮肤病，多在婴幼儿时期发病，不同年龄阶段有特征性表现，容易合并过敏性鼻炎、哮喘，以及对多种食物过敏。病因不明，遗传、基因突变、免疫失调、皮肤屏障功能异常及环境因素在特应性皮炎的发病中均起到重要作用。

（二）诊断要点

1. 自觉顽固性剧烈瘙痒，病程规律，常反复发作，秋冬加重，夏季自行缓解。

2. 皮损具有年龄阶段性

(1)婴儿期(出生~2岁):为急性或亚急性湿疹表现,多累及头皮、面部及肢体伸侧。至2岁时,80%左右的婴儿会基本痊愈,余者进入儿童期。

(2)儿童期(2~12岁):苔藓样变为其特征,表现为湿疹型和痒疹型。屈侧肘窝、腘窝受累明显,可波及颈部、腕屈侧和腹股沟区,小腿伸侧、双手、口周和眼周也可累及。

(3)青少年期或成年早期(>12岁):皮肤干燥和苔藓样变仍是最显著的特征。皮损好发于面、颈、屈侧和躯干上部。

3. 其他伴发疾病或体征　特应性皮炎可伴随有一系列皮肤特征性改变,包括干皮症、耳根裂隙、鱼鳞病、掌纹症、毛周角化、Dennie-Morgan 眶下皱褶、眶周黑晕、毛周隆起、非特异性手足皮炎、白色糠疹、颈前皱褶、乳头湿疹、复发性结膜炎、白色划痕征等,这些体征有助于特应性皮炎的辅助诊断。

4. 实验室检查

(1)血嗜酸细胞计数:升高。

(2)过敏原检测

1)体外试验:①过敏原特异性IgE(sIgE):主要检测血清中过敏原的sIgE水平,浓度越高过敏可能性越大;②血清总IgE水平:大约80%的AD患者的血清总IgE水平升高。

2)体内试验:①皮肤点刺试验:主要检测IgE介导的速发型变态反应;②斑贴试验:主要用于接触性过敏原诊断。

3)激发试验:双盲安慰剂对照的激发试验,是食物过敏诊断的金标准。

5. 诊断标准　目前国内外有多种诊断标准,其中 Williams 标准内容简洁,被广泛使用。诊断必须具备12个月的皮肤瘙痒加上以下标准中的3条或3条以上。

(1)2岁以前发病。

(2)全身皮肤干燥史。

(3)身体屈侧皮肤受累史(包括肘窝、腘窝、踝前或颈周,10岁以下儿童包括颊部)。

(4)个人史中有其他过敏性疾病,如哮喘或花粉症,或一级亲属中有过敏性疾病史。

(5)有可见的身体屈侧湿疹样皮损。

(三)鉴别诊断

见"湿疹"部分。

(四)治疗要点

特应性皮炎是慢性反复性疾病,控制病情需要制订合理的诊疗计划,以及患儿及家庭护理人员的良好配合。

1. 健康教育　让患儿了解特应性皮炎的病因和刺激因素,并积极采取预防措施。提倡母乳喂养,如明确为牛奶蛋白过敏的患儿,可选用深度水解蛋白配方奶或氨基酸营养粉喂养。衣物以纯棉为佳、宽松柔软为宜,衣物厚度较同龄儿略薄,居室环境凉爽、通风、清洁。

2. 皮肤护理　适当减少洗澡和使用肥皂的次数,外用润肤剂改善皮肤屏障功能。

3. 药物治疗

(1)局部治疗

1)外用糖皮质激素制剂:轻、中度特应性皮炎选择弱-中效激素制剂,中重度特应性皮炎选择中-强效激素制剂。面部、颈部、腋下和腹股沟等皮肤薄嫩处应使用弱效激素制剂。慢性顽固性皮损可使用强效激素制剂,疗程不超过8周。

2)钙调神经磷酸酶抑制剂:0.03%的他克莫司软膏和0.1%的吡美莫司乳膏适用于2岁以上的面颈部及外用糖皮质激素治疗效果不佳的特应性皮炎患儿。

3)抗生素:局部继发感染时使用。

(2)系统治疗:适用于顽固的特应性皮炎患儿。

1)抗组胺药:如西替利嗪或氯雷他定。

2)糖皮质激素:一般足量使用1~2周,病情控制后,在1周内减停。原则上尽量不用或少用此类药物。

3)免疫抑制剂:环孢素,可用于对常规治疗方法无效的16岁以上儿童及严重复发的成人特应性皮炎患者,推荐剂量3~5mg/(kg·d),每天2次。

4)抗感染治疗:继发大面积细菌感染或出现发热等全身症状时,可选用耐酶半合成青霉素或头孢类抗生素,疗程5~7天。如继发病毒感染和真菌感染需要给予相应治疗。

4. 物理治疗紫外线疗法　窄谱 UVB(310~315nm)对本病具有较好疗效。

5. 心理咨询　对合并有心理疾病的特应性皮炎患儿,可进行心理疏导。

三、接触性皮炎

(一)病因

接触性皮炎(contact dermatitis)是由外界物质接触皮肤造成的皮肤炎症,分为原发刺激性接触性皮炎和变态反应性接触性皮炎。前者是指接触物本身具有刺激性,任何人接触后均可能发病,包括强酸、强碱等化学物质;后者史指接触物本身不具有刺激性,仅少数人接触后发病,属Ⅳ型变态反应。

(二) 诊断要点

1. **急性接触性皮炎** 表现为边界清楚的红斑、丘疹及小水疱;严重时可出现大疱,搔抓后伴糜烂渗出。一般皮损与接触部位一致,但变态反应接触性皮炎则可超出接触部位。

2. **亚急性接触性皮炎** 以丘疹和鳞屑为主,水肿及水疱相对少见。

3. **慢性接触性皮炎** 以鳞屑、皲裂及皮肤苔藓化为主,有时可伴表皮剥脱。

4. **常见的接触性皮炎**

(1)尿布皮炎:是婴儿最常见的刺激性接触性皮炎。由于尿布更换不勤,产氨细菌分解尿液刺激皮肤所致。多累及会阴部,皮损为大片潮红,可发生斑丘疹和丘疹,边界清楚,与尿布包扎范围一致。

(2)化妆品皮炎:多由护肤品、指甲油、唇膏及眼影等引起。

(3)激素性皮炎:多发生于外用糖皮质激素治疗某种皮肤病时,其特征是原有皮损变得更红。

(4)镍皮炎:多见于含金属镍的物质,如纽扣、耳环、手链、手表、眼镜架及戒指与皮肤接触的部位。

(5)舌舔皮炎:儿童常见,好发于干燥季节,因经常用舌舔口唇及口周围皮肤所致,表现为口周出现一圈红斑、脱皮及放射状小裂口。

(6)芒果皮炎:好发于儿童,为口周接触芒果汁刺激所致,表现为吃芒果后在口周出现红斑、丘疹及脱皮,伴有瘙痒或轻度疼痛。西红柿汁、菜汤及口水等也可引起类似表现。

5. **实验室检查** 斑贴试验:将受试物置于铝制小室斑贴试验器内,贴于背部脊柱两侧或前臂屈侧的健康皮肤。每次试验时应设对照。一般在48小时去除斑贴,间隔30分钟观察结果,视情况可在72小时或96小时后观察。受试部位无反应为阴性(-);有淡红斑为可疑阳性反应(±);轻度红斑、浸润及少量丘疹为阳性反应(+);水肿性红斑、丘疹或水疱为强阳性反应(++);显著红肿或浸润、聚合性水疱或大疱为超强阳性反应(+++);对照有皮损或激惹反应为刺激性反应。

(三) 鉴别诊断

本病的诊断较为简单,根据接触史,在接触部位或身体暴露部位突然发现边界清晰的急性皮炎,皮疹多为单一形态,除去原因后皮疹很快消退等特点,易与其他皮炎鉴别。当病因不明或与多种接触物质接触,需要寻找病因时,可做斑贴试验。

(四) 治疗要点

治疗原则是寻找病因、迅速脱离接触物并积极对症处理。治愈后应避免再次接触致敏原,以免复发。

1. **局部治疗**

(1)立即脱离并去除接触物:接触强刺激物后,立即用大量流动清水冲洗至少10~30分钟。

(2)应用中和剂:在清水充分冲洗基础上,对碱性物质损伤用醋酸、柠檬汁等弱酸性溶液中和;对酸性物质损伤用肥皂液、碳酸氢钠等弱碱性溶液中和。注意用中和剂不宜过早,中和时间不宜过长,以免中和反应过程中产热,加重皮肤损伤。

(3)药物治疗

1)急性期:有渗液时,用3%硼酸溶液、生理盐水或醋酸铅溶液作冷湿敷。根据渗出量每次湿敷30~60分钟,每天2~4次,间歇期或晚间可外用25%氧化锌油。无渗液时,外用炉甘石洗剂,每天3次。

2)亚急性期:有少量渗出时外用氧化锌糊剂或氧化锌油,无渗液时外用糖皮质激素霜剂;有感染时外用抗生素。

3)慢性期:可外用糖皮质激素或其他有抗炎作用的霜剂或软膏。

4)继发感染:对继发感染者,可外用抗生素治疗。

2. **系统治疗**

(1)抗组胺药:有瘙痒者可选用抗组胺药,如马来酸氯苯那敏片、苯海拉明、氯雷他定及西替利嗪等。

(2)糖皮质激素:皮疹严重或泛发者,可酌情短期口服或注射糖皮质激素,以早期、足量、短程为原则。

四、荨麻疹

(一) 病因

荨麻疹(urticaria)是由于皮肤、黏膜小血管反应性扩张及渗透性增加而产生的一种局限性水肿反应,主要表现为边缘清楚的红色或苍白色的瘙痒性风团。荨麻疹的病因复杂,大多数患者不能找到确切原因。常见的原因包括食物、药物、感染、物理因素、精神因素、动物及植物因素等。荨麻疹的发病机制有变态反应性和非变态反应性两种:前者多数为Ⅰ型变态反应,少数为Ⅱ型或Ⅲ型;后者是由药物、毒素、食物等物质进入体内,使补体激活或直接刺激肥大细胞释放组胺、激肽等引起。

(二) 诊断要点

1. 疹为复发性的皮肤黏膜潮红或风团,呈淡红色、鲜红色或苍白色,大小不等,形态不规则,有时可以融合成大片,时起时消,单个风团常持续不超过24~36小时,消退后不留痕迹。可合并手足、眼睑,甚至整个面部水肿,自觉剧烈瘙痒。如果消化道受累,可出现恶心、呕吐、腹痛及腹泻等症状。支气管及喉头受累,则出现咽喉发堵、胸闷、气促、呼吸困难,甚至窒息。

2. 可分为急性荨麻疹和慢性荨麻疹。急性荨麻疹,发病急骤,病程在6周以内;慢性荨麻疹,风团反复发作,病程>6周。

3. 特殊类型的荨麻疹包括皮肤划痕症(人工荨麻疹)、寒冷性荨麻疹、胆碱能性荨麻疹、日光荨麻疹、压力性荨麻疹、血管性水肿等。

4. 实验室检查一般无特殊发现。外周血嗜酸性粒细胞计数可增多;中性粒细胞增高提示可能有细菌感染。

(三) 鉴别诊断

1. 丘疹样荨麻疹　多由虫咬所致,皮损常群集分布,为1~2cm大小的淡红色风团样丘疹,中心可有水疱,持续数天后消退。

2. 荨麻疹性血管炎　皮损瘙痒不明显,持续数天,消退后常遗留紫癜、鳞屑和色素沉着。病理表现为血管炎,可有补体降低。

(四) 治疗要点

1. 停止接触可能的致敏物质。

2. 抗过敏治疗　口服抗组胺药,如苯海拉明、马来酸氯苯那敏、赛庚啶、氯雷他定或西替利嗪。一种抗组胺药无效时,可2~3种联合使用或交替使用。

3. 糖皮质激素治疗　水肿严重,合并腹痛、关节痛等全身症状者,可酌情应用糖皮质激素。地塞米松0.3~0.5mg/(kg·d)或氢化可的松6~10mg/(kg·d),给药1~2周,1周撤停。

4. 抗感染治疗　由于儿童急性荨麻疹多与上呼吸道的细菌感染有关,如有咽痛、白细胞升高等感染指征应给予抗感染治疗。

5. 出现喉水肿、呼吸困难等症状时,给予肾上腺素。必要时行气管切开。

6. 外用炉甘石洗剂止痒。

7. 中医治疗

(1) 风寒外束证

〔主症〕风团色淡,得温则减,遇寒加重,恶寒较甚,口淡不渴,舌淡红,苔薄白,脉浮紧,指纹淡红。

〔治则〕疏风散寒止痒。

〔方药〕麻黄桂枝各半汤加减:桂枝、白芍、生姜、炙甘草、麻黄、杏仁、大枣。

〔用法〕每天1剂,水煎分2次服,7剂为1个疗程。

(2) 风热袭表证

〔主症〕风团色红,灼热,剧痒,遇冷则减,遇热加重,发热重,恶寒轻,口渴咽痛,舌红,苔薄黄或薄白,脉浮数,指纹浮紫。

〔治则〕疏风清热止痒。

〔方药〕消风散加减:当归、生地黄、防风、蝉蜕、知母、苦参、胡麻仁、荆芥、苍术、牛蒡子、石膏、甘草。

(3) 胃肠湿热证

〔主症〕大片红色风团,瘙痒剧烈,伴胃脘胀满、纳呆,或恶心呕吐,便秘或腹泻,舌红,苔黄腻,脉滑数,指纹紫红。

〔治则〕通腑泄热,解表止痒。

〔方药〕土茯苓茵陈汤:土茯苓、茵陈、金银花、生山楂、炒枳实、厚朴、连翘、炙甘草。

〔用法〕每天1剂,水煎分2次服,7剂为1个疗程。

(4) 气血两虚证

〔主症〕病情反复,迁延日久,皮疹色淡红,劳累时加重,伴神疲乏力,舌质淡,苔薄白,脉沉细,指纹色淡。

〔治则〕益气养血,息风止痒。

〔方药〕八珍汤加减:党参、白术、茯苓、炙甘草、熟地黄、当归、川芎、白芍。

〔用法〕每天1剂,水煎分2次服,7剂为1个疗程。

五、丘疹性荨麻疹

(一) 病因

丘疹性荨麻疹(urticaria papulosa)多见于婴

儿和儿童,夏秋季常见。本病为昆虫叮咬所致,以臭虫、跳蚤、蚊、蠓及虱等最为常见,又称为虫咬皮炎。反复叮咬可产生脱敏作用,一般7岁左右停止发病。

(二)诊断要点

1. 急性发病,瘙痒明显。

2. 皮损为孤立、散在分布的纺锤形丘疹,可有伪足,顶部常有小水疱或大疱。7~10天后皮疹渐消退,留有色素沉着。可分批反复发生,新旧皮损可同时存在。部分皮损消退后遗留质地坚硬丘疹,剧痒。

3. 个别敏感者,叮咬处可以出现大片红肿斑,发生于眼睑、手足背、阴囊包皮、口唇等组织疏松部位,则水肿更加明显。

(三)鉴别诊断

1. 水痘 皮损以水疱为主,可同时见到丘疹、水疱及结痂等多种损害;呈向心性分布;痒感较轻;发病前有水痘或带状疱疹接触史,有流行性。

2. 传染性软疣 为传染性软疣病毒引起的病毒性皮肤病,皮疹为直径2~4mm的蜡样光泽的珠状丘疹,顶端凹陷,能挤出乳酪样软疣小体。

(四)治疗要点

治疗原则是脱敏、止痒和防治继发感染。

1. 去除可能的病因,注意环境卫生,消灭蚤、蚊及螨等。

2. 局部治疗 皮损处可外用炉甘石洗剂,重者可外用糖皮质激素;继发感染,加用抗感染药物;有大疱者抽吸疱液。

3. 系统治疗

(1)抗组胺药:可选用马来酸氯苯那敏、苯海拉明、氯雷他定或西替利嗪。

(2)继发感染:给予抗生素治疗。

六、药疹

(一)病因

药疹(drug eruption)是药物通过各种途径进入人体内所引起的皮肤、黏膜反应。严重者可影响到机体其他系统。常见的药物有解热镇痛药、抗痛风药、磺胺类药、抗生素类药、镇静安眠药、异种血清制品、各类生物制剂、抗甲状腺药及吩噻嗪类药物等。发病机制可以是免疫性的,也可以是非免疫性的。

(二)诊断要点

1. 有明确用药史,皮疹多在用药后2周发生。

瘙痒剧烈,还可伴有恶寒、发热、恶心、乏力等全身中毒症状。

2. 皮损表现多种多样,分布具有全身性、对称性特点。

(1)固定红斑型药疹:常见致敏药物为磺胺类药物及解热镇痛药物。好发于口周、肛周和外生殖器等腔口部位,表现为鲜红色、紫红色或青紫色水肿斑,呈圆形或椭圆形,界限清楚,严重时可出现水疱及黏膜糜烂,红斑消退后可留有色素沉着。重复用药可在原处复发,但症状加重。

(2)红斑性发疹型药疹:以青霉素类、头孢类药物致敏多见。表现为全身性、对称性分布的弥漫性鲜红色鸡皮样丘疹,或泛发性红色斑片,皮疹消退后出现程度不等的脱屑。

(3)荨麻疹型药疹:各种药物均可诱发。表现为全身分布的风团,大小不一、形态不规则,伴有明显瘙痒。部分患儿伴有发热、乏力、关节痛和腹痛等症状。

(4)多形红斑型药疹:详见多形红斑章节。

(5)红皮病型药疹:全身或近全身皮肤红斑和脱屑,有乏力、寒战、高热或低体温,全身淋巴结可肿大。

(6)脓疱性药疹:又称急性泛发性发疹性脓疱病,可由β-内酰胺抗生素、大环内酯类抗生素引起。表现为泛发红斑,迅速出现大量非毛囊性表浅小脓疱,1~2周后发生脱屑。

(7)中毒性表皮坏死症:又称大疱表皮松解型药疹,解热镇痛、抗惊厥药物引起多见。起病急,进展快,为重症药疹之一。皮疹初发于患儿的面部大片,并迅速发展至全身,部分红斑中央很快出现水疱,进而融合成大疱,尼氏征(+),疱破裂后形成大片糜烂面,皮肤触痛明显。患儿常伴有高热、嗜睡等严重的中毒症状,并伴有口腔、眼、尿道口和肛周等黏膜损害,严重者出现心、肝、肾等损伤。

(8)药物超敏反应综合征(drug-induced hypersensitivity syndrome,DIHS):是药物引起的特异质反应,特点是发热、皮疹及内脏器官损害。

1)DIHS的前驱症状多为发热,可先于皮疹数天发生,体温波动在38~40℃,可持续数周。

2)DIHS的皮肤表现呈多样性,最常见为麻疹样发疹,表现为弥漫分布的瘙痒性红色斑疹。皮疹通常最先累及面部、躯干上部和上肢,随后扩展至下肢,表现为有浸润感的坚实皮疹伴有水肿。皮疹可播散至全身,进展为剥脱性皮炎或红皮病。颜面水肿,尤其是眼周和面中部水肿是 DIHS 的典型特征。

3)DIHS 伴有多器官系统受累,最常见的是淋巴结、血液系统和肝脏,其他依次为肾脏、肺和心脏,严重的不典型 DIHS 还可出现神经系统、胃肠道和内分泌系统异常。

4)DIHS 区别于其他药疹的特点:①延迟性:在用药 2~6 周后延迟发作。②迁延性:停药后常有症状迁延不愈、加重,甚至数次复发,往往经过 1 个月以上缓解。③双峰性:典型临床表现呈现双峰性,第一峰表现为轻微的麻疹样发疹,停用可疑药物后皮损自行消退,可能为药物过敏所致;第二峰则表现为严重的剥脱性皮炎,甚至红皮病,伴有发热和嗜酸性粒细胞增多,并可依次出现多脏器损伤。

临床上将病情严重、死亡率较高的重症多形红斑型药疹、中毒性表皮坏死症、红皮病型药疹及药物超敏反应综合征称为重型药疹。

3. 实验室检查

(1)血常规检查:白细胞增多,常伴有嗜酸性粒细胞增多。

(2)重症患者可出现水、电解质紊乱,心、肝、肾功能受损的指标。

(三)鉴别诊断

1. 发疹性传染病(如猩红热、麻疹) 无服药史而有传染病接触史,皮疹颜色较暗,瘙痒较轻。猩红热常有咽痛、草莓舌、口周苍白圈和帕氏线,外周血象升高、中性粒细胞比例上升及 CRP 升高;麻疹常有发热、畏光、咳嗽、卡他症状及口腔黏膜 Köplik 斑,麻疹 IgM 抗体检查可助诊断。

2. 大疱性皮肤病 可表现为全身红斑、大疱、糜烂,临床表现类中毒性表皮坏死症,但无特殊用药史。可通过组织病理学和免疫病理学检查鉴别。

(四)治疗要点

1. 立即停用致敏药物及一切可疑药物。嘱患儿多喝水,必要时静脉补液以加速药物代谢。

2. 系统治疗

(1)轻型药疹:口服马来酸氯苯那敏、苯海拉明、氯雷他定或西替利嗪等抗组胺药,以及维生素 C、钙片等,外用炉甘石洗剂。必要时口服小剂量激素,如泼尼松。

(2)重型药疹

1)糖皮质激素:足量尽早使用,如地塞米松 0.3~0.5mg/(kg·d)静脉滴注,足量维持 3~5 天,必要时可予以甲泼尼龙冲击治疗,10~20mg/(kg·d),3~5 天依病情变化逐渐减量并改为口服。

2)丙种球蛋白静脉滴注:宜早期使用,单次用量 1g/(kg·d),疗程 3 天。

3)防止继发感染:酌情选用非致敏抗生素。

4)支持疗法:注意水、电解质平衡,纠正低蛋白血症。

5)肝、肾等脏器受累时,对症治疗。

3. 局部治疗 以消炎、止痒、保护皮肤黏膜、防止继发感染为原则。

(1)皮肤:皮疹无渗出时,可选用炉甘石洗剂外用。应及时抽取水疱、大疱的疱液;小片糜烂面用依沙吖啶溶液或醋酸铅溶液湿敷;继发感染的创面,去除创面的坏死组织,外涂莫匹罗星软膏抗感染。

(2)眼部:用生理盐水定时清除分泌物,抗生素眼药水及可的松眼药水交替使用,一天数次,及时处理假膜粘连及角膜溃疡,以免引起眼睑粘连及失明。

(3)口腔:用生理盐水定时漱口,每天 4 次。

(4)肛门及外生殖器部位:外用金霉素软膏,加强局部清洁,防止继发感染。

4. 中医治疗

(1)风热侵袭证

〔主症〕发病急,皮损集中于上半身,为红斑、丘疹、风团,局部红肿明显,痒甚,可伴有发热恶寒,头痛身楚,舌红,苔薄白或薄黄,脉浮数,指纹浮紫。

〔治则〕疏风清热解毒。

〔方药〕消风散加减:当归、生地黄、防风、蝉蜕、知母、苦参、胡麻仁、荆芥、苍术、牛蒡子、石膏、甘草、木通。

〔用法〕每天 1 剂,水煎分 2 次服,7 剂为 1 个疗程。

(2)湿毒蕴肤证

〔主症〕起病急,可有丘疹,红斑,风团,渗出,糜烂,表皮剥脱,瘙痒剧烈,伴胸闷烦躁,便秘或便溏,舌红,苔黄腻,脉滑数,指纹紫红。

〔治则〕清热利湿解毒。

〔方药〕萆薢渗湿汤加减:萆薢、薏苡仁、土茯苓、滑石、鱼腥草、牡丹皮、泽泻、通草、防风、黄柏、蝉蜕。

〔用法〕每天 1 剂,水煎分 2 次服,7 剂为 1 个疗程。

（3）热入营血证

〔主症〕皮疹鲜红或紫红，可有血疱，瘀斑，局部灼痛，伴高热，口渴，大便干结，小便短赤，甚或神昏谵妄，舌红绛，少苔或镜面舌，脉洪数，指纹深紫。

〔治则〕清营凉血解毒。

〔方药〕清营汤加减：犀角（水牛角代）、生地黄、玄参、淡竹叶、麦冬、金银花、连翘、黄连、丹参。

〔加减〕神昏谵妄者，可加安宫牛黄丸或紫雪丹。

〔用法〕每天1剂，水煎分2次服，7剂为1个疗程。

（4）气阴两虚证

〔主症〕见于严重药物皮疹后期，病损处大片脱屑，伴有低热，口渴咽干，气短乏力，舌红少苔，脉细数，指纹色淡。

〔治则〕益气养阴清热。

〔方药〕增液汤合益胃汤加减：增液汤（玄参、麦冬、生地黄）；益胃汤加减（北沙参、麦冬、生地黄、冰糖、玉竹）。

〔用法〕每天1剂，水煎分2次服，7剂为1个疗程。

（易宇欣，汤建萍）

【专家点评】

1. 湿疹、特应性皮炎易反复发作，迁延不愈，因此，家长的健康教育及患儿的心理辅导非常重要。

2. 药疹是少数危及生命的皮肤病之一，医生要提高警惕，尤其是重症药疹，应随时做好准备，挽救患儿生命。

第三节 丘疹鳞屑性皮肤病

一、多形红斑

（一）病因

多形红斑（erythema multiforme），病因不明，单纯疱疹病毒、细菌、真菌、原虫、支原体及药物等可诱发本病。单纯疱疹病毒感染是本病最常见的致病因素。重症多形红斑则大多与药物异常代谢有关。

（二）诊断要点

1. 前驱症状 有头痛、低热、四肢倦怠、食欲缺乏和关节、肌肉疼痛。发病前可有扁桃体炎及上呼吸道感染史。

2. 分型 临床上根据基本皮损类型、皮损分布、黏膜受累及系统症状分为以下三型。

（1）红斑丘疹型：典型皮损为暗红色斑或风团样皮损，中央为青紫色或为紫癜，如同心圆状靶形皮损或虹膜样皮损，融合后可形成回状或地图状。主要分布于四肢（肘、膝、腕和手）和面部。多无黏膜受累。一般无系统症状。

（2）丘疹大疱型：由红斑丘疹型发展而来，皮损发展成浆液性水疱、大疱、血疱。主要分布于四肢及面部，可累及眼、口腔及外生殖器黏膜。常伴关节肿胀疼痛及不典型肺部表现。而肾、肝及血液系统异常少见。

（3）Stevens-Johnson综合征：即重症多形红斑，皮损为水肿性鲜红色或暗红色虹膜样斑疹或瘀斑，迅速扩大、融合，可有水疱、大疱或血疱。皮损以躯干及面部分布为主黏膜损害广泛而严重，口腔、鼻、咽、眼、尿道、肛门、呼吸道及消化道黏膜广泛受累，可发生大片糜烂和坏死。可伴有肝肾功能异常，也可继发感染引起败血症，病情进展迅速，短期可进入衰竭状态。

3. 实验室检查　重症患者可出现水、电解质紊乱，以及肝、肾功能损害、心肌酶升高。

（三）鉴别诊断

1. 轻症多形红斑需与以下疾病鉴别

（1）荨麻疹：皮损表现为风团，中央可有正常皮肤，皮损在同一部位持续时间不超过 24 小时。可伴有颜面及手足水肿。

（2）亚急性皮肤型红斑狼疮：慢性病程，皮损可为环形或弧形水肿性红斑呈光敏性，消退后可有色素改变及毛细血管扩张。Ro/SSA 和 / 或 La/SSB 抗体阳性及组织病理检查可协助鉴别。

2. 重症多形红斑需与以下疾病鉴别

（1）大疱性类天疱疮：疱壁紧张，不易破裂，有时为血疱，黏膜损害轻。组织病理示大疱位于表皮下，有数量不等的嗜酸性细胞浸润。直接免疫荧光示基底膜带 IgG、C3 沉积，血液中有抗基底膜抗体。

（2）寻常型天疱疮：疱壁薄，尼氏征阳性，疱易破裂，形成大片糜烂面，常伴口腔黏膜损害。组织病理示表皮内水疱，疱内可见棘层松解细胞。直接免疫荧光示棘细胞间 IgG 沉积，血液中有抗棘细胞间物质抗体。

（四）治疗要点

1. 去除病因　积极寻找病因，如果为药物引起者应停用一切可疑药物。

2. 局部治疗　原则为消炎、收敛、止痒及预防感染。无糜烂处可选用炉甘石洗剂，大疱处先抽吸疱液，糜烂渗液处用浸有醋酸铅溶液的纱布湿敷，局部破溃者可外用莫匹罗星防止继发感染，加强眼、鼻、口、肛周、外生殖器黏膜损害的护理及治疗。

3. 系统治疗

（1）轻症患者可口服抗组胺药，必要时可给予泼尼松 1mg/（kg·d）口服。

（2）重型及 Stevens-Johnson 综合征：早期应考虑给予系统糖皮质激素治疗。可给予地塞米松 0.3~0.5mg/（kg·d）或甲泼尼龙 10~20mg/（kg·d）冲击治疗。同时给予支持治疗，维持水、电解质平衡，保证热量、蛋白质和维生素的需要。

4. 中医治疗

（1）寒湿阻络证

〔主症〕多发于冬季。皮损好发于肢体末端，皮疹色暗，痒痛兼作，遇寒加重，恶风重，形寒肢冷，或有腹痛腹泻，舌淡苔白，脉濡缓，指纹浮红。

〔治则〕温经散寒，活血通络。

〔方药〕当归四逆汤合桂枝汤加减：当归四逆汤（当归、桂枝、白芍、细辛、通草、大枣、炙甘草）；桂枝汤加减（桂枝、白芍、生姜、大枣、甘草）。

〔用法〕每天 1 剂，水煎分 2 次服，7 剂为 1 个疗程。

（2）湿热蕴结证

〔主症〕多发于春夏。皮损为水疱、大疱等，周围红晕明显，可有黏膜损害，痒痛显著，发热，咽痛，关节肿胀、酸痛，纳呆，恶心，舌红，苔黄腻，脉弦滑，指纹色紫。

〔治则〕祛风解毒，清热利湿。

〔方药〕消风散和龙胆泻肝汤加减：消风散（当归、生地黄、防风、蝉蜕、知母、苦参、胡麻仁、荆芥、苍术、牛蒡子、石膏、甘草）；龙胆泻肝汤加减（龙胆草、黄芩、栀子、泽泻、车前子、当归、生地黄、柴胡、生甘草）。

〔用法〕每天 1 剂，水煎分 2 次服，7 剂为 1 个疗程。

（3）毒火炽盛证

〔主症〕起病突然，全身泛发红斑，水疱，大疱，糜烂，出血，黏膜损害，高热寒战，头痛，恶心，呕吐，关节肿痛，大便秘结，小便短赤，舌红苔黄，脉洪数，指纹青紫。

〔治则〕清热解毒凉血。

〔方药〕清瘟败毒饮合导赤散加减：清瘟败毒饮〔生石膏、生地黄、犀角（水牛角代）、黄连、栀子、桔梗、黄芩、知母、赤芍、玄参、连翘、甘草、牡丹皮、竹叶〕；导赤散加减（生地黄、木通、生甘草梢、淡竹叶）。

〔用法〕每天 1 剂，水煎分 2 次服，7 剂为 1 个疗程。

二、白色糠疹

（一）病因

白色糠疹（pityriasis alba）又名单纯糠疹。本病病因不明，为儿童和青少年常见的慢性皮炎。营养不良、维生素缺乏、强烈阳光照射等可诱发本病，肠道寄生虫、局部真菌感染均可能与本病有关。

（二）病理

表皮轻度海绵形成，呈中度角化过度，灶性角化不全。可见毛囊角质栓，皮脂腺略萎缩。

（三）诊断要点

1. 本病与季节有关，多在春天起病，夏秋后消退。一般无自觉症状,少数患者可有轻度瘙痒。病程缓慢,数月至 1 年。鳞屑消退后,白斑仍可持续 1 年以上。

2. 皮肤损害主要为色素减退性圆形或卵圆形斑片,通常约 0.5~2cm,也有达 4cm 大小,常多发,边缘稍清晰,早期为红斑或淡红色斑,数周后为淡白色斑,上覆少量细小灰白色鳞屑。多见于面部,尤其颊、前额多发。亦发于颈、肩、上臂,甚至躯干和臀部。

(四) 鉴别诊断

1. 白癜风　本病为色素脱失斑,表面光滑无鳞屑,边缘有色素加深带。

2. 花斑癣　本病多为圆形淡白色斑,表面少许糠秕状鳞屑,好发于头面、颈胸等皮脂腺丰富的部位,刮取鳞屑,查到真菌便可确诊。

(五) 治疗要点

无特效疗法,外用 5% 硫磺霜或软膏有一定疗效,红斑期可短期使用弱效糖皮质激素制剂。亦可内服复合维生素 B,有肠寄生虫时定期驱虫治疗,避免日光照射有助本病消退。

(六) 中医治疗

1. 风热蕴肤证

〔主症〕颜面可见淡红色斑片,上覆糠秕状鳞屑,微痒,舌红,苔薄,脉数。

〔治则〕疏风清热,和胃止痒。

〔方药〕消风散加减:荆芥、炒牛蒡子、杭菊花、浮萍、连翘、牡丹皮、生地黄、白茅根、蝉蜕、黄芩、焦栀子。

〔用法〕每天 1 剂,水煎分 2 次服,7 剂为 1 个疗程。

2. 脾失健运证

〔主症〕面部淡白斑,搔之白屑,纳谷不香,胃脘不适,舌红,舌腻,脉滑。

〔治则〕健脾和胃,佐以杀虫。

〔方药〕香砂六君子汤加减:广木香、党参、炒白术、茯苓、砂仁、荆芥、防风、槟榔、使君子、蝉蜕。

〔用法〕每天 1 剂,水煎分 2 次服,7 剂为 1 个疗程。

三、玫瑰糠疹

(一) 病因

玫瑰糠疹(pityriasis rosea)是一种常见的具有特征性皮损的炎症性自限性皮肤病。好发于青少年,春秋季易发病。病因尚不明确,可能与感染、药物因素、自身免疫、遗传性过敏等有关。有学者认为,本病病程有自限性,较少复发,皮疹有先出现母斑和急性泛发等特点,所以病毒感染学说可能性最大。

(二) 诊断要点

1. 大多无全身症状,少数患者可出现轻度头痛、咽喉痛、低热及颈部淋巴结肿大等前驱症状。

2. 大多数无明显自觉症状,部分病例可有轻度或中度瘙痒。

3. 本病有自限性,约 6~8 周后可自行消退。

4. 多数患者在躯干或四肢近端先出现一个或数个直径 2~5cm 的圆形或椭圆形橙红色斑疹,上覆细小鳞屑,称为母斑或前驱斑。母斑出现后 1~2 周即出现大量子斑或继发斑,子斑直径 0.5~2cm,边缘略高于皮肤,呈玫瑰红色,中心略呈黄色,圆形或椭圆形,表面有少许细碎糠秕状鳞屑,其长轴与皮纹走向一致。皮疹呈向心性对称分布,以躯干或四肢近端为著,也可见于头颈部和四肢远端。

(三) 鉴别诊断

1. 体癣　皮疹呈圆形,边缘有丘疹水疱,渐向外扩大,中心炎症较轻。真菌检查为阳性。

2. 二期梅毒疹　皮疹呈铜红色或暗红色,广泛分布,手掌及足跖部有孤立角化性圆形脱屑性斑丘疹,有不洁性交史、生殖器硬下疳史。梅毒血清反应呈阳性。

3. 银屑病　好发于四肢伸面、头皮及骶尾部,浸润性红斑上可见银白色鳞屑,刮除后可见薄膜现象和点状出血,常反复发作,病程较长。

(四) 治疗要点

1. 系统治疗　与病毒感染明显相关者,可加用抗病毒药物;瘙痒明显者可口服抗组胺药物,如马来酸氯苯那敏、氯雷他定、西替利嗪等;全身严重及泛发病例,可加用雷公藤多苷、复方甘草酸苷等抗炎治疗,必要时短期使用糖皮质激素。

2. 外用药治疗　外用炉甘石洗剂、糖皮质激素霜剂等。

3. 物理治疗　紫外线照射可明显缩短病程,适用于 6 岁以上儿童。

4. 中医治疗

(1) 风热蕴肤证

〔主症〕起病急,皮损呈淡红色圆形或类圆形斑片,中央有细的皮纹,表面覆盖糠秕状鳞屑,伴口渴,发热,烦躁,舌红,苔薄黄或薄白,脉浮数,指纹色紫。

〔治则〕疏风清热止痒。

〔方药〕消风散加减：当归、生地黄、防风、蝉蜕、知母、苦参、胡麻仁、荆芥、苍术、牛蒡子、石膏、甘草。

〔用法〕每天1剂，水煎分2次服，7剂为1个疗程。

(2)风热血燥证

〔主症〕病损范围较大，疹色鲜红或紫红，鳞屑多，痒甚，常有抓痕、血痂等，舌红少苔，脉细数。

〔治则〕疏风清热，养血润燥。

〔方药〕当归饮子加减：当归、防风、刺蒺藜、制何首乌、白芍、玄参、白鲜皮、鸡血藤、甘草。

〔用法〕每天1剂，水煎分2次服，7剂为1个疗程。

（易宇欣，汤建萍）

【专家点评】

儿童丘疹鳞屑性皮肤病中银屑病不常见，本节内容未予叙述。但一旦得了银屑病不可治愈，易反复发作，治疗不应以彻底消除皮损为目的，应以外用药为主，口服为辅，控制疾病，与之共存。

第四节　皮 肤 肿 瘤

一、皮脂腺痣

(一) 病因

皮脂腺痣(nevus sebaceous)又称器官样痣，是一种由表皮、真皮和皮肤附属器官构成的错构瘤，其主要成分为皮脂腺。

(二) 病理

1. 儿童期　皮脂腺和毛囊发育不全。表皮轻度棘层肥厚，毛囊、皮脂腺很小。

2. 青春期　表皮呈疣状增生，基底层色素增加，真皮内可见大量成熟或接近成熟的皮脂腺小叶。

3. 成年期　表皮呈疣状增生，皮脂腺可呈肿瘤样增生。

(三) 诊断要点

1. 出生时即有或生后不久出现。

2. 最常见于头皮，也可见于面部和颈部。

3. 肿物的临床表现在不同年龄时期各不相同。

(1)儿童期：皮损表现为淡黄色的斑块，略高出皮面，表面有蜡样光泽，无毛发生长。

(2)青春期：因皮脂腺充分发育，皮损表面可呈结节状、分叶状或疣状。

(3)成年期：皮损呈疣状，质地坚实，可呈棕褐色。

(四) 鉴别诊断

表皮痣：初起为角化性丘疹，逐渐增多，演变为黄色或棕黑疣状损害，并呈带状分布，组织病理表现为表皮角化过度，棘层肥厚，乳头瘤增生，附属器一般无病变。

(五) 治疗要点

1. 首选手术切除。

2. 可采用CO_2激光和电干燥等方法治疗，但易复发。

二、血管瘤

(一) 病因

婴儿血管瘤(infantile hemangioma)是由胚胎期间的血管组织增生而形成，以血管内皮细胞异常增生为特点，发生在皮肤和软组织的良性肿瘤。血管内皮细胞在某些因素的刺激下,增殖旺盛,在血管内皮细胞生长因子参与下,肿瘤迅速增大。此后,肥大细胞释放的细胞因子及组织细胞释放的蛋白酶抑制物抑制细胞增殖,使肿瘤开始退化。随着内皮细胞衰老、死亡,瘤体组织发生纤维化和脂肪沉积,逐渐进入退化完成期。

(二)病理

主要表现为大量的血管内皮细胞增生,形成团块状。

(三)诊断要点

1. 血管瘤发展经历三个期　增殖期:损害迅速增大,一般自生后持续至 6~8 个月,尤以生后 2~3 个月生长旺盛。稳定期:损害倾向稳定,瘤体一般不再增大,持续数月。消退期:消退过程缓慢,色变暗,中心发白,瘤体充盈度降低,逐渐萎小。一般需持续数年。

2. 皮肤表现　浅表血管瘤表面似草莓状,表现为红色、淡红色斑块,柔软。深部血管瘤呈小结节状,表面皮肤可呈青色、淡蓝色。部分瘤体增殖旺盛,可呈球状隆起,突出于皮肤表面,充盈度高。瘤体一般无自觉症状,但过大的瘤体可出现局部压迫症状,位于眼部的瘤体可影响眼睑开启,位于鼻部的瘤体可阻塞鼻腔,位于唇部的瘤体可能导致进食困难。

3. 并发症　破溃是血管瘤最常见的并发症,严重时可导致疼痛、感染、出血或形成瘢痕。血管瘤出血时,直接压迫出血处即可止血;血管瘤破溃,可导致感染。

4. 实验室检查　血常规检查一般大致正常,如出现血小板减少,则应考虑 Kasabach-Merritt 综合征。

(四)鉴别诊断

Kasahach-Merritt 综合征:包括巨大和快速发展的血管瘤、血小板减少、广泛的瘀斑和出血。瘤体多呈暗紫红色,质硬。

(五)治疗要点

婴儿血管瘤有自行消退的特征,并且消退后多数不会出现严重后遗症,所以大部分患儿不需要治疗。但位于头面部、骶尾部等部位的重症血管瘤,可能引起溃疡、毁形性损害、功能损害或重要组织脏器结构改变等并发症;处于增殖期的血管瘤,也有可能在很短的时间内迅速增大。因此,血管瘤是否治疗一定要权衡治疗的疗效和治疗可能带来的不良反应。应根据其瘤体位置、是否处于增殖期、瘤体大小等因素综合评估,选择合适的治疗方法。

1. 口服普萘洛尔治疗　适用于大的血管瘤、具有明显生长增殖特征或伴随严重的功能损害者。主要用于头面部、骶尾部等重症血管瘤,或用于身体其他部位但面积较大、较厚的血管瘤。治疗时间越早效果越好,一般建议生后 1 个月开始治疗,效果较佳。

(1)剂量及疗程:$1.5~2mg/(kg \cdot d)$,分次服用。使用普萘洛尔者疗程持续至瘤体生长期结束,对于大的或深在性血管瘤,可用药至 1 岁以上。

(2)不良反应及服药期间注意事项:①在服用药物前,要对患儿做全面的体格检查,做心电图和心脏彩超检查,询问家族史及既往史。②在初次服药时严密监测血压、血糖、心率、呼吸等基本生命体征,如果有条件,最好能在最初服药 3 天内入院观察,以便严密监测患儿服药后的反应。③最好每 8~12 小时给药 1 次,初始剂量减半,若血糖和生命体征平稳,则可剂量加倍。④服药期间要定期复诊,以评估疗效及不良反应,建议 4~8 周复诊 1 次。⑤停药时要在 2 周以上的时间内逐渐减量至停药。⑥由于普萘洛尔副作用更容易发生在年龄小的患儿中,因此,新生儿接受治疗时一定要慎重。而对于早产儿,一般建议用药年龄为其足月后 4 周。若瘤体位于气道、鼻部等重要脏器周围,并在新生儿期已出现呼吸困难等症状,需在密切监护下小剂量给药,可从起始剂量 $0.25mg/(kg \cdot d)$ 给药,如果患儿未出现明显不良反应,则随着年龄和体重增长再逐渐将普萘洛尔加至足量。

2. 口服糖皮质激素治疗　主要用于有服药指征但存在服用普萘洛尔禁忌证的重症血管瘤患儿。

(1)治疗方案:口服泼尼松 3~5mg/kg(总量不超过 50mg),隔天早晨 1 次顿服,共服 8 周;第 9 周减量 1/2;第 10 周,每次服药 10mg;第 11 周,每次服药 5mg;第 12 周停服。完成 1 个疗程。如需继续,可间隔 4~6 周重复同样疗程。见效时间因人而异,敏感者 7~10 天即见病变变软,颜色从紫红色或深红色变为暗紫色是治疗有效的第一征兆。继而瘤体变软,表面开始发白,出现皮肤皱纹、生长停止等,但完全消退是一个长达数年的过程。对已进入消退期的血管瘤进行激素治疗是不必要的,因为激素只抑制婴儿血管瘤的生长,不能促进其消退。

(2)不良反应及服药期间注意事项:激素治疗疗程长、剂量大,伴有并发症的应严格掌握适应证。

其副作用也是明确的,如生长抑制、高血压、库欣综合征、免疫抑制、继发感染等。应该在治疗期间密切监测身高、体重和血压,服药期间应停止疫苗接种,直至停药后 6 周。

3. 激光治疗　主要用于浅表型婴儿血管瘤的治疗,常用的激光为脉冲染料激光。

4. 外用药物治疗　主要治疗小的、浅表型血管瘤。目前,0.5% 噻吗洛尔是外用药物治疗婴儿血管瘤的一线选择。其他 β 受体拮抗剂,如普萘洛尔、卡替洛尔等局部外用的疗效和安全性尚需进一步观察。

5. 局部注射治疗　建议用于局限性、深在性、非重要组织器官周围的血管瘤。常用的药物有糖皮质激素、无水乙醇、聚桂醇、平阳霉素等。

6. 外科手术治疗　主要用于血管瘤消退期完成后,对遗留皮损的修复。

（易宇欣,周斌）

【专家点评】

在充分监测其副作用的情况下,口服普萘洛尔是基层一线医院治疗大型或特殊部位血管瘤的主要方法。

第五节　其他皮肤病

一、白癜风

(一)病因

白癜风(vitiligo)为较常见的难治疾病,临床上以皮肤、黏膜和毛囊的黑素细胞缺失为特征。其黑素细胞破坏的机制目前尚不清楚,可能与自身免疫、遗传、黑素细胞自身破坏、神经精神因素和角质形成细胞功能障碍等多种因素有关。

(二)诊断要点

1. 可发生于任何年龄,约一半患者在 20 岁以前发病,无种族和性别的差异,女性初发年龄较男性早。好发于腔口周围和骨隆突摩擦部位。

2. 典型皮损表现为大小、形态不一的色素完全脱失斑,边界清楚,白斑周围皮肤可正常或黑素增加。如累及头皮,局部头发颜色可正常或呈白色。单侧或对称发生,也可沿神经呈节段性分布。皮损可以长期稳定于一处,也可以逐渐增多,甚至泛发全身。

3. 临床上分寻常型和节段型。寻常型又进一步分为局限型、散在型、泛发型和肢端型。

4. 本病可引起眼色素上皮或脉络膜黑素细胞破坏,导致葡萄膜炎、脉络膜视网膜脱色和色素性视网膜炎等,但一般不影响视力。耳蜗黑素细胞受累可导致听力损失。少数患儿伴发甲状腺功能亢进、甲状腺功能减退、艾迪生病、恶性贫血、糖尿病、斑秃、红斑狼疮、多发性骨髓瘤和硬皮病等。

5. 实验室检查

(1)典型皮损在伍德灯下呈亮白色荧光。

(2)甲状腺功能、自身免疫功能及 T 细胞亚类等检查,有助于排除其他伴发疾病。

(三)鉴别诊断

1. 无色素性痣　为先天性发病,白斑出生即有或生后不久出现;相对大小及形状终身不变;白斑边缘不规则,常呈锯齿状或泼溅状;为色素减少而非色素缺失;伍德灯下呈暗白色无荧光。

2. 结节性硬化症　叶状白斑常为结节性硬化症的最初表现,临床上有误诊为白癜风的可能,但患儿常有家族史,并可有其他系统受累(如颅内多发皮质结节、视网膜错构瘤、心脏横纹肌瘤及肾脏的囊肿性损害等),以及皮肤的其他改变(如面部血管纤维瘤、鲨革样斑、甲周纤维瘤等)。详细询问病史、体格检查、影像学检查及 *TSC1*、*TSC2* 基因检测等有助于本病的早期诊断。

3. 贫血痣　先天性发病,为受累区血管组织发育缺陷。与白癜风的鉴别要点在于:贫血痣用玻片压诊后白斑与周围正常组织不易区分;用手摩擦局部周围正常皮肤发红而白斑不红;伍德灯下白斑不明显。

4. 白色糠疹　好发于特应性皮炎患儿,以面部最为常见,为色素减退而非色素脱失,故其白斑呈淡白色,边界不清,表面常有细小鳞屑,伍德灯下呈暗白色无荧光。

(四)治疗要点

白斑累及面积<10%的稳定期患儿建议单纯局部治疗。快速进展期及皮损泛发者应给予全身治疗加局部治疗。

1. 激素治疗

(1)局部外用激素:适用于白斑累及面积<10%的患儿。婴幼儿或面部、皱褶等皮肤薄嫩处建议外用中效激素。年长儿或手足等皮肤较厚部位建议外用强效激素。长期外用需注意其副作用。

(2)系统用激素:口服激素治疗白癜风存在争议。对于泛发性或快速进展期白癜风患儿可以小剂量试用,如泼尼松10~15mg/d,连续2周,必要时可重复用。或泼尼松0.35mg/(kg·d),连续使用1~3个月,皮损稳定后1个月内渐减量至停用。

2. 光疗及光化学疗法

(1)局部及全身光疗:308准分子激光或窄谱UVB局部或全身照射是目前公认的操作简便、副作用小、疗效确切的治疗方法,可安全用于儿童。308准分子激光建议每周治疗2次,可以连续治疗40次。窄谱UVB建议每周3次,可以连续治疗3~6个月,国外有儿童连续治疗1年的报道。

(2)局部光化学疗法:局部外涂光敏药物(8-甲氧沙林、补骨脂酊等)加日晒是一种疗效好、实用性强的治疗选择。

(3)口服光化学疗法:口服8-甲氧沙林后配合UVA照射,适合全身泛发者。但儿童慎用。

3. 表皮移植治疗 适用于稳定期白癜风患者,尤其适用于局限型和节段型白癜风患者。

4. 免疫抑制剂 2岁以上儿童可以外用钙调神经磷酸酶抑制剂,如0.03%他克莫司软膏或1%吡美莫司乳膏。黏膜部位和生殖器部位也可以使用,无激素特别是强效激素引起的副作用。

5. 维生素D_3衍生物 外用卡铂三醇或他卡西醇,可以和光疗、外用激素或钙调神经磷酸酶抑制剂等联合使用。

6. 脱色治疗 主要适用于白斑累及面积>95%的患者。

7. 遮盖疗法 适用于暴露部位,改善外观。

8. 中医治疗

(1)肝肾不足证

〔主症〕多见于体虚或有家族遗传史的患儿。白斑局限或广泛,伴头晕耳鸣,发育迟缓,健忘,腰膝酸软,舌红少苔,脉细弱。

〔治则〕滋补肝肾。

〔方药〕六味地黄汤加减:熟地黄、山药、山茱萸、泽泻、茯苓、牡丹皮。

〔用法〕每天1剂,水煎分2次服,7剂为1个疗程。

(2)气滞血瘀证

〔主症〕多有外伤史。白斑局限或广泛,边界清晰,可有刺痛,舌质紫暗,有瘀点,苔薄白,脉弦涩。

〔治则〕活血理气。

〔方药〕通窍活血汤:赤芍、川芎、桃仁、大枣、红花、老葱、生姜、麝香。

〔用法〕每天1剂,水煎分2次服,7剂为1个疗程。

二、痤疮

(一)病因

痤疮(acne)是一种累及毛囊皮脂腺的慢性炎症性皮肤病,85%的青少年会发生痤疮。痤疮的发病主要与皮脂过量分泌、毛囊皮脂腺导管角化异常、细菌感染及免疫炎症反应相关。

(二)诊断要点

1. 发病年龄广泛,从新生儿期至青春期后均可发生,青少年阶段为发病高峰期。皮损好发于面颊和额部,其次是胸背部和肩部。

2. 初发损害为与毛囊一致的圆锥形丘疹,顶端呈黄白色或黑色,即为白头粉刺和黑头粉刺;随后可形成炎症性丘疹、脓疱,甚至大小不等的暗红色结节或囊肿,破溃后常形成窦道和瘢痕。

3. 痤疮分级 是痤疮治疗及疗效评价的重要依据,根据痤疮皮损性质及严重程度可将痤疮分为3度、4级。

(1)Ⅰ级(轻度):散发至多发的粉刺,可伴有散在分布的炎性丘疹。

(2)Ⅱ级(中度):Ⅰ级+炎性皮损数目增加,出现浅在性脓疱,但局限于面部。

(3)Ⅲ级(中度):Ⅱ级+深在性脓疱,分布于颜面、颈部和胸背部。

(4)Ⅳ级(重度):Ⅲ级+结节、囊肿,伴有瘢痕形成,发生于上半身。

（三）鉴别诊断

1. 酒渣鼻　多为面部外用糖皮质激素造成，除了痤疮的丘疹和脓疱之外，还可见到显著的毛细血管扩张和面颊、鼻部或下颌的持续发红。

2. 颜面播散性粟粒性狼疮　皮损主要为半球形或略扁平的丘疹、小结节，呈暗红色或褐色，触之柔软，典型皮损玻片试验呈苹果酱色。主要分布在下眼睑和鼻唇沟处。

（四）治疗要点

1. 一般治疗

(1) 局部护理：清洁、护肤，不要抠挤粉刺。

(2) 加强宣教：患者教育，注意饮食，避免诱发因素。

2. 药物治疗

(1) Ⅰ级痤疮：一般采用局部治疗，外用维A酸类制剂是最佳选择，如0.1%维A酸霜或0.1%阿达帕林。

(2) Ⅱ级痤疮：在上述Ⅰ级治疗的基础上，若效果不佳可加用口服抗生素，首选四环素类，其次是大环内酯类，其他如磺胺甲噁唑和甲硝唑可酌情使用，也可同时使用过氧苯甲酰。但四环素类药物不宜用于16岁以下儿童，因此青少年痤疮口服抗生素应首选红霉素或其他大环内酯类抗生素，如红霉素肠溶片30~50mg/(kg·d)，分3~4次服用，疗程为6~12周。

(3) Ⅲ级痤疮：通常采用联合治疗的方法，其中口服抗生素与外用维A酸联合治疗是目前轻、中度痤疮的标准疗法。

(4) Ⅳ级痤疮：口服异维A酸是这类患者最有效的治疗方法，可作为一线治疗。炎性丘疹和脓疱较多者，可先用口服抗生素联合外用过氧化苯甲酰，待皮损明显改善后再改用口服异维A酸。

3. 物理治疗

(1) 适用于不耐受或不愿接受药物治疗的患儿，或与药物治疗连用以增强疗效。

(2) 常用疗法：光动力疗法激光治疗和果酸疗法，可与上述Ⅱ~Ⅲ级痤疮的药物治疗合用。

4. 中医治疗

(1) 肺经风热证

〔主症〕丘疹色红，或有脓疱，可伴有痛痒，口渴喜饮，便秘，舌红，苔薄黄，脉浮数。

〔治则〕疏风清肺。

〔方药〕枇杷清肺饮加减：枇杷叶、桑白皮、黄芩、夏枯草、连翘、金银花、海浮石、甘草。

〔用法〕每天1剂，水煎分2次服，7剂为1个疗程。

(2) 肠胃湿热证

〔主症〕面部、胸背皮肤油腻，皮疹红肿热痛，伴有脓疱，口臭，便秘，溲黄，舌红，苔黄腻，脉滑数。

〔方药〕清肺愈痤丸：黄芩、枇杷叶、丹参、白花蛇舌草、夏枯草、赤芍、当归尾、生甘草。

〔用法〕每天1剂，水煎分2次服，7剂为1个疗程。

(3) 痰瘀互结证

〔主症〕皮疹暗红，以结节、囊肿、瘢痕为主，日久难愈，或有腹满纳呆，舌黯红，苔黄腻，脉弦滑。

〔治则〕化痰除湿，活血化瘀。

〔方药〕二陈汤合桃红四物汤：二陈汤（半夏、橘红、白茯苓、炙甘草、生姜、乌梅）；桃红四物汤（桃仁、红花、生地黄、赤芍、女贞子、墨旱莲、蒲公英、丹参、浙贝母、皂角刺、生甘草）。

〔用法〕每天1剂，水煎分2次服，7剂为1个疗程。

（易宇欣，周斌）

【专家点评】

1. 白癜风应注意与其他色素脱失性皮肤病鉴别，如无色素痣、炎症后色素脱失等。伍德灯是最为简便有效的诊断方法，基层一线容易开展，应作为常规使用。

2. 痤疮因其反复发作的特性，口服异维A酸应达到3~6个月，并应每月复诊以调整用药剂量。可外用保湿霜和润唇膏来对抗异维A酸引起的皮肤干燥，提高患者的依从性。

第二十六章

女童特殊健康问题

第一节　女童生殖系统发育特点

女童(female childhood)在本文中指从新生儿期到青春期的女孩。

一、新生儿期和婴儿期

新生儿出生后与母体分离,女婴生殖系统的表现依赖于母体激素的刺激,这种生理性反应可持续约5个月,突出表现在乳房发育。足月女婴乳房受母体激素影响,出生时乳腺增大,偶尔可分泌少许液体。在母体激素尤其是雌激素的影响下,新生儿大阴唇增大、变厚、水肿,呈球形。小阴唇增厚突出,阴蒂较大。处女膜肿胀增厚呈紫红色,遮盖尿道外口,处女膜开口与成人相比位置较高。阴道长约4cm,在母体雌激素的作用下,阴道黏膜为粉红色,有许多松弛而软的皱襞,阴道覆盖的鳞状上皮层增厚,富含糖原,出现底层、中层、表层细胞,阴道为酸性,pH值为5.0~5.7,以上特点决定新生儿不易患阴道炎。

新生女婴通常有生理性阴道分泌物,白色无味,类似于成年妇女的分泌物,主要为宫颈黏液和阴道脱落细胞,部分有子宫内膜细胞脱落。出生48小时后,阴道上皮开始脱落,7天后表层细胞逐渐减少并出现中层及基底层细胞。分娩后母体雌激素水平对新生儿的影响立即开始下降,大约在几周后生殖道变成低雌激素状态,这种状态将持续到青春期。

新生女婴刚出生时阴道为无菌状态,12小时后有乳酸杆菌出现,以后由于阴道的低雌激素水平,缺乏糖原酵解,pH值转为中性,然后逐渐变为碱性。随着阴道内pH值的升高,乳酸杆菌减少,出现革兰氏染色阳性球菌及白喉样杆菌,还可见到大肠埃希菌等各种杂菌。

新生儿期宫颈阴道部的上皮结构相当于阴道上皮,宫颈外口呈横裂隙形,如鱼嘴样张开,柱状上皮延伸到宫颈外口,形成一片红色带状区域,称生理性外翻。新生女婴的子宫大小与年龄不相称,体积大约与5岁女孩相当,位置较高,高于骨盆入口平面,质量约3g,B超下见长轴3.5~5cm,容积平均为3ml。新生儿的子宫外形为梨形,子宫肌层和子宫内膜较厚,与成人子宫相仿,宫体大于宫颈。新生儿子宫体积在1个月内呈负增长,而后开始缓慢生长,5岁时方恢复出生时子宫大小。子宫内膜由于受母体雌孕激素的影响,子宫内膜厚0.2~0.4cm,可由增生期转变为分泌期。出生后雌激素下降,内膜脱落可发生少量出血。约有10%的新生女婴发生阴道出血或血性分泌物,持续几天于出生后7~10天停止。出生5周后至月经初潮前子宫内膜处于静止状态。

卵巢在生命早期处于相对静止状态,表面光滑,其形态有长条形、卵圆形、肾形、三角形、锥体形5种,长约1cm,质量约0.3g,无发育的卵泡及激素分泌。新生儿期输卵管位于腹膜皱襞中,弯曲状,管壁较薄,各部位纤毛细胞数目不同,输卵管伞端含纤毛细胞数量最多,至月经初潮前处于静止不蠕动状态。

若在新生儿早期做激素检查,可以显示高水平的雌激素和低水平的垂体激素,如FSH和LH。当母体来源的雌激素水平下降,则FSH和LH水平增加,类似于绝经后期。

二、幼儿期和学龄前期

新生儿出生后,母体性激素下降,而幼儿本身性腺未发育,没有或很少有雌激素的刺激作用,因而生殖系统没有特殊的发育。生殖系统的增长只是在儿童身体增长中按比例的增长。此期大阴唇变平,外观同身体其他部位无毛皮肤,小阴唇变薄、变细,皮肤光滑,两侧小阴唇在阴道口中线不能合拢。新生儿期母体雌激素对处女膜的影响特别明显并且持续时间较长,出生后处女膜增大可持续约2年,2年后处女膜变成粉红色,边缘变薄较锐利。阴蒂肿胀消失,相对较小,阴蒂包皮隐藏于外阴的微小裂隙中。阴道较前略长,增加至5cm,阴道黏膜变薄而干,粉红色透明近萎缩状,由于较薄的黏膜下面的血管更贴近表面,其颜色比生育年龄妇女略红。阴道上皮失去糖原细胞,阴道pH值变成中性或碱性,pH值为7.2~8.0。阴道皱襞少,伸展性极差,对感染和创伤的抵抗力极差,又由于肛门和阴道口接近,易发生外阴阴道炎。阴道内含乳杆菌、表皮葡萄球菌、大肠埃希菌等需氧菌,或兼性厌氧菌及厌氧菌的混合菌群,极少发生真菌感染。因为阴道穹窿直到青春期才会发育,儿童早期宫颈充满阴道穹窿,宫颈口看上去如一个小裂隙。

子宫体积随雌激素的撤退而减小,子宫转变为婴儿型子宫,子宫肌层变薄,相对宫颈较突出,B超下子宫可被描述为泪滴状,但实际上更像圆柱状,5岁时恢复至出生时大小,8岁前子宫的容积和外形保持不变。宫体与宫颈之比为1:2,为幼稚型子宫。卵巢体积随雌激素的撤退而减少,保持相对静止状态到5岁左右,以后随着儿童身体生长发育而开始缓慢增长。B超可见到自出生到7岁卵巢的体积大约为0.7cm³。卵巢可见小的卵泡囊肿。此期卵巢体积小,接近骨盆入口。做妇科盆腔手术或剖腹探查术时需格外小心,盆腔脏器未发育成熟,不能仅靠视诊来确定子宫及双附件的大小和形状,子宫可能仅是阔韧带前正中区域的一片致密组织。触诊是必要的,在盆腔触及硬而圆的结构常为子宫颈。此期的卵巢以小卵泡为主。但也可见到一些大卵泡,在其退化之前,卵巢可呈囊状增大,但不需要做活检。行卵巢切除术时应格外小心,因易损伤邻近结构。

三、学龄儿童期

8岁以前生殖器呈幼稚型,8岁开始出现性发育。体内的雌激素开始少量分泌,外生殖器再次显示出雌激素作用的表现:阴阜脂肪组织逐渐储积而增厚,阴阜表面出现稀疏阴毛。大阴唇逐渐增大丰满,两侧大阴唇并拢遮盖阴道前庭,月经来潮前大阴唇表面皮肤发育成较为明显的细皱褶。小阴唇变圆而丰满。处女膜由原来薄透明状明显变厚,处女膜孔的直径随处女膜的形状、雌激素水平、受检时的体位和放松程度不同而异。处女膜口的形状存在许多正常变异,常见的为环形、半圆形、伞形。儿童期阴蒂长不应超过3mm、宽不应超过2mm。阴道口直径变为0.7cm,阴道长度增至8cm,黏膜变厚。宫颈仍充满阴道穹窿,并有少量分泌功能,宫体与宫颈之比为1:1。子宫容积开始生理性增长,月经初潮前迅速发育,但宫体增长速度超过宫颈,子宫肌层增生超过子宫内膜的发育,子宫增大是子宫肌层增生的结果。子宫外形由婴儿期的圆柱状变为成人特征的楔形,在激素作用下子宫内膜也稍增厚,临近初潮时子宫内膜急剧增生。在子宫体积增大后2年,卵巢受激素作用开始增大,并下降至盆腔,较大的儿童还可见到较大的卵泡囊肿,这是由于低水平间歇性促性腺激素分泌的结果。虽然自出生到7岁卵巢保持相对静止,8岁后大小稍有增加,但远不如子宫变化显著。卵泡增大、数目增加,于不同发育阶段退化,不导致排卵,卵巢质地不均匀,特别是在青春期,都不属于病理情况。

(李博)

【专家点评】

女童有着解剖、生理及心理的特殊性:①女童外生殖器娇嫩,且暴露在外,容易感染和受损伤;②生殖器官发育畸形及缺陷不仅影响生殖,还有心理问题,必须慎重;③有或无激素功能的良性及恶性肿瘤不仅是手术问题,还需进行细胞抑制及放射治疗,这些治疗措施将给生长中的机体带来一定的损害,对于女童这些生殖健康问题,需要引起妇科、儿科、保健医生及心理医生共同给予足够的关注。

第二节 月经相关性疾病

痛 经

痛经是指月经前后或月经期出现的子宫痉挛性疼痛,可伴有下腹部疼痛、坠胀,腰酸或其他不适,症状严重者可影响生活质量,是最常见的妇科症状之一,也是青春期女性常有的困扰。痛经分为原发性和继发性两类:原发性痛经是指生殖器官无器质性病变的痛经,发生率约占 36%,痛经始于初潮或其后 1~2 年;继发性痛经是指盆腔器质性疾病引起的痛经。青春期以原发性痛经多见,本节仅介绍原发性痛经。

一、病因

(一)内分泌及代谢因素

原发性痛经的病理机制与子宫内膜前列腺素类物质分泌量增多和失衡有关。痛经患者子宫内膜中前列腺素含量较正常女性明显升高,$PGF_{2\alpha}/PGE_2$ 的值更是明显升高,可以引起子宫过度收缩,引起疼痛。

(二)精神心理因素

情绪、抑郁和焦虑是痛经的原因之一。青年少女中,有性情不稳定、生殖机能不成熟、头痛、易倦、注意力不集中等者,其痛经发生率高。疼痛的主观感受也与个体的痛阈有关。经期冷水洗漱、睡眠不足、紧张、贫血,以及初潮早、经龄短、母亲有痛经史、月经与白带异常等生物及社会因素都对痛经的发生有不同程度的影响。

二、诊断要点

(一)临床表现

1. 原发性痛经在青春期多见,常在初潮后 1~2 年内发病。

2. 疼痛多自月经来潮后开始,最早出现在经前 12 小时,以行经第 1 天疼痛最为剧烈,持续 2~3 天后缓解;疼痛常呈痉挛性,位于下腹部耻骨上,可放射至腰骶部和大腿内侧。

3. 可伴有恶心、呕吐、腹泻、头晕、乏力等症状,严重时有面色发白、出冷汗。

4. 专科检查无异常发现。

(二)鉴别诊断

排除器质性疾病,如子宫发育不良、子宫过度屈曲、子宫颈口狭窄、盆腔感染、黏膜下子宫肌瘤等,临床基本可诊断。

三、治疗

治疗主要目的是缓解疼痛及其伴随症状。

(一)一般治疗

重视心理治疗,耐心开导、安慰,告诉患者当月经来潮时盆腔充血,在经期前后小腹或腰骶部有轻微疼痛、乳房胀痛、情绪焦虑不安、倦怠乏力等,是月经期正常的生理现象;消除患者对月经的紧张、恐惧心理;保持充足的休息和睡眠、规律而适度的锻炼等,均对缓解疼痛有一定帮助。

(二)药物治疗

如果疼痛无法忍受时可辅以药物治疗。

1. 前列腺素拮抗剂 第一类有吲哚美辛、阿司匹林、双氯芬酸。这类药有抑制子宫内膜中前列腺素合成酶的作用,可防止过强的子宫收缩和痉挛,从而减轻或消除痛经。第二类是"灭酸类"药物,常用的有氟芬那酸,这类药物不但能抑制前列腺素的合成,还能破坏经血中已存在的前列腺素的作用。用药方法:吲哚美辛 25mg,每天 3 次,经前 1 周开始服用至疼痛缓解;氟芬那酸 0.12g,每天 3 次,经前两天开始服用至月经第 1~2 天。美国 FDA 批准的用于治疗痛经的药物有布洛芬、酮洛芬等,布洛芬 200~400mg,每天 3~4 次,或酮洛芬 50mg,每天 3 次。

2. 抑制排卵药物 通过抑制下丘脑 - 垂体 - 卵巢轴,抑制排卵,抑制子宫内膜生长,降低前列腺素和加压素水平,缓解痛经程度。口服避孕药疗效可达 90% 以上,但临床上多适用于要求避孕的痛经妇女,青春期女性应用较少。

3. 其他 如子宫肌肉松弛剂、降钙剂、针灸、

中药治疗也有应用于痛经治疗。

（禹虹）

【专家点评】

青春期以原发性痛经多见,多见于初潮或其后 1~2 年。治疗主要目的是缓解疼痛及其伴随症状。针对青春期女生痛经的相关因素,通过进行月经生理知识的宣传教育,消除对月经的紧张、恐惧心理,认真做好自我卫生保健,平日注意生活规律,劳逸结合,多参加适宜的体育运动,保持良好的心态,可以很大程度避免和减少痛经的发生。

青春期功能失调性子宫出血

青春期功能失调性子宫出血是女性在青春发育阶段较常见的内分泌功能紊乱性疾病,是指由下丘脑 - 垂体 - 卵巢轴(hypothalamic-pituitary-ovarian axis, HPOA)的神经内分泌功能失调导致的异常子宫出血(abnormal uterine bleeding, AUB),多因排卵障碍引起。好发年龄是 13~18 周岁,多发生于初潮 1~2 年,主要表现为卵泡虽有发育但无排卵,子宫内膜受单一雌激素刺激持续增生或增生过长,子宫内膜不规则剥脱,容易发生撤退或突破性出血,出血多和时间长者常合并贫血。

一、病因

目前认为青春期功能失调性子宫出血主要病因是下丘脑 - 垂体 - 卵巢轴功能失调所致。青春期下丘脑 - 垂体 - 卵巢轴尚未完全成熟到可调控规律的月经周期,容易发生功能失调。无排卵型功能失调性子宫出血患者的卵巢有多个卵泡发育,无优势卵泡和黄体形成。发育中的卵泡持续分泌雌激素,因无排卵而无孕激素对抗,雌激素不断刺激子宫内膜增殖,甚至出现增生性病变。卵泡发育和退化无周期性规律,雌激素水平呈不规律波动,最后因雌激素的绝对或者相对不足,发生子宫内膜的不规则脱落,出现雌激素撤退性出血或突破性出血。

二、病理

排卵障碍性异常子宫出血(abnormal uterine bleeding-ovulatory dysfunction, AUB-O)患者子宫内膜由于受雌激素持续影响而无孕激素拮抗,可发生不同程度增生性改变,少数可呈萎缩性改变。主要分型有子宫内膜单纯性增生(最常见)、子宫内膜复杂性增生、增殖期子宫内膜及萎缩性子宫内膜。

三、诊断要点

主要诊断依据为临床表现、体格检查和辅助检查。以排除器质性病因为基础,分为盆腔病理、全身性疾病、异常出血(除外妊娠)的医源性原因三大类。

（一）临床表现

1. 无排卵型功能失调性子宫出血 青春期最常见,主要表现为出血失去规律性(周期性),间隔时长时短,出血量不能预计,一般出血时间长,不易自止。出现频繁或出血多者可引起严重贫血,甚至休克。

2. 有排卵型功能失调性子宫出血 有周期性排卵,有可辨认的月经周期。常表现为月经过多、经间期出血、经期延长,常在点滴出血后才有正式月经来潮,以后又常淋滴不尽;也可为周期缩短,经量可稍增多,出血期 ≤7 天,出血停止数天后又出

血,量少,多持续 1~3 天,时有时无。

（二）诊断

1. 病史 仔细询问月经情况,了解出血类型是鉴别功能失调性子宫出血与其他异常子宫出血的最主要依据(表 26-2-1)。了解异常子宫出血类型、发病时间、病程经过、出血前有无停经史、体重变化、情绪因素、近期有无服用干扰排卵的药物等;是否存在引起全身或生殖系统的相关疾病,如肝炎、血液系统疾病、糖尿病、甲状腺功能亢进或减退等。

表 26-2-1 正常子宫出血(月经)与 AUB 术语的范围

月经的临床评价指标	术语	范围
周期频率	月经频发	<21 天
	月经稀发	>35 天
周期规律性 (近 1 年的周期之间的变化)	规律月经	<7 天
	不规律月经	>7 天
	闭经	≥6 个月无月经
经期长度	经期延长	>7 天
	经期过短	<3 天
经期出血量	月经过多	>80ml
	月经过少	<5ml

2. 体格检查与专科检查 检查是否存在贫血、甲亢、甲减、多囊卵巢综合征及全身出血性疾病的阳性体征。专科检查需排除来自阴道、宫颈、子宫等生殖系统器质性病变。

3. 辅助检查 目的是鉴别诊断和确定病情严重程度,以及是否有合并症。主要包括凝血功能检查、血常规检查、尿妊娠试验或血 HCG 监测、超声检查(经直肠)、基础体温测定、血清性激素测定等。必要时可考虑诊断性刮宫,有 2~3 年及以上无排卵性月经周期而未治疗者推荐宫腔镜直视下取内膜送检或行诊刮术,术前需与患者及家属做好充分的沟通。有条件者可考虑微型宫腔镜直视下活检。

四、鉴别诊断

在诊断青春期功能失调性子宫出血前,需排除生殖器官器质性病变或全身性疾病,如生殖系统肿瘤、生殖器官感染、异常妊娠或妊娠并发症、生殖道损伤、性激素类药物使用不当、全身性疾病(血液系统疾病、肝肾衰竭、甲状腺功能亢进或减退)等。

五、治疗

（一）治疗原则

止血及调整月经周期,并希望恢复自发的排卵。

（二）主要治疗

性激素治疗为主。青春期排卵障碍性异常子宫出血的主要原因是下丘脑 - 垂体 - 卵巢轴的精细调节尚未成熟,导致无排卵或稀发排卵,孕激素缺乏。

1. 出血期止血 推荐孕激素内膜脱落法、短效复方口服避孕药(combined oral contraceptive, COC)治疗。不推荐高效合成孕激素内膜萎缩法。

（1）子宫内膜脱落法:孕激素治疗停药后短期内即有撤退性出血,适用于血红蛋白>80g/L 且生命体征稳定的患者。具体用法:①黄体酮:20~40mg,肌内注射,每天 1 次,共 3~5 天;②地屈孕酮:10mg,口服,每天 2 次,共 10 天;③微粒化黄体酮胶囊:200~300mg,口服,每天 1 次,共 10 天。

(2)子宫内膜修复法:用于出血时间长、量多致血红蛋白<80g/L 的青春期患者。具体用法:①苯甲酸雌二醇:初始剂量 3~4mg/d,分 2~3 次肌内注射,若出血明显减少,则维持;若出血量未见减少,则加量,也可从 6~8mg/d 开始,每天最大量一般不超过 12mg。出血停止 3 天后开始减量,通常以每 3 天递减 1/3 量为宜。②结合雌激素:每次 1.25mg 或戊酸雌二醇,每次 2mg,口服,每 4~6 小时 1 次,血止 3 天后按每 3 天递减 1/3 量为宜。各种雌激素治疗过程中,当血红蛋白增加至 90g/L 以上后,均需加用孕激素治疗,达到撤退性出血的目的。

(3)短效复方口服避孕药:适用于长期且严重的无排卵出血。如去氧孕烯 - 炔雌醇、孕二烯酮 - 炔雌醇或复方醋酸环丙孕酮,用法为每天 1~2 片,每 8~12 小时 1 次,3 天后逐渐减量至每天 1 片,维持 21 天本周期结束。

(4)雄激素:主要目的是拮抗雌激素作用使子宫平滑肌及其血管收缩,子宫内膜萎缩,减少盆腔充血,从而减少出血量,但单纯使用无法达到止血目的。一般选用剂型为丙酸睾丸酮,每支 25mg 或 50mg,每周期内(1 个月内)用量不超过 300mg,分 3 天给予。青春期女孩一般给予 25mg/d,连用 3 天。

(5)刮宫术:未婚、无性生活史的青少年,除非要排查内膜病变,否则不可轻易选择刮宫术,仅适用于大量出血且药物治疗无效需立即止血,或需要行子宫内膜组织病理学检查者。

(6)辅助治疗:一般止血包括氨甲环酸或酚磺乙胺、维生素 K 等。出血严重时可补充凝血因子,如纤维蛋白原、血小板、新鲜冻干血浆或新鲜血。矫正贫血:对中、重度贫血患者在上述治疗的同时,可给予铁剂和叶酸治疗,必要时输血。

2. 调整周期 推荐天然孕激素或地屈孕酮定期撤退法及使用短效复方口服避孕药,可连续使用 3~6 个月作为 1 个疗程,停药并观察效果。如复发,可积极重新开始治疗。不推荐常规使用雌孕激素序贯疗法。

3. 中医治疗 辨证论治止血。

(1)气弱阳虚型:治以补气温阳、固经止血法。选方固本止崩汤合右归丸加减。

(2)气阴两虚型:治以益气养阴、清热止血法。选方保阴煎合参脉散加减。

(3)气滞血瘀型:治以疏肝理气、化瘀止血法。选方四物汤合失笑散加减。但建立统一最佳的治疗方案尚有困难。

4. 中西医结合治疗 西医采用性激素治疗方法止血迅速,但用药量比较大,胃肠道反应重。中医辨证止血和中药人工周期法调经相对缓慢,但具有安全性和肯定的临床效果,复发率较低,还可以避免西药使用过程中的副反应,中西医结合治疗成为青春期功能失调性子宫出血的优势选择。

(禹虹)

【专家点评】

青春期功能失调性子宫出血的临床发病率较高,以排卵障碍性异常子宫出血常见。青春期女孩无排卵性子宫出血持续时间长,可导致严重的贫血、面色苍白和心理恐惧。基本治疗原则是止血调经。用药尽快在 24~48 小时内止血,不建议将内膜厚度作为选择止血方案的唯一依据,主要依据患者血红蛋白水平、各种性激素制剂的可得性、患者的反应性、合并的其他情况等选择止血方案。常用孕激素内膜脱落法、短效 COC 治疗止血;不推荐高效合成孕激素内膜萎缩法;不推荐常规使用诊刮或宫腔镜检查。如果 Hb<70g/L,可采用内膜修复法快速止血。Hb 在 70~80g/L 的患者,如果一般情况差、出血明显,建议应用雌激素快速止血;一般情况好,出血量不多的患者可应用内膜脱落法。Hb>80g/L 的患者一般无明显失血征象,可以采用子宫内膜脱落法。止血后调经,因青春期女性的 HPOA 发育不成熟,对于青春期排卵障碍性异常子宫出血,需要进行 3~6 个月调经,一般不需要诱导排卵。中西结合治疗青春期功能失调性子宫出血副反应小且远期疗效佳,有广阔的发展前景。

闭 经

闭经是妇科疾病中最常见的症状之一,表现为无月经来潮或月经停止。闭经对健康的影响包括:①雌激素水平低落的闭经可引起骨质疏松和生殖道萎缩;②有一定雌激素水平的闭经,由于无孕酮对抗可引起子宫内膜增生过长病变,甚至子宫内膜癌;③青春期女孩无月经者的精神心理障碍问题增加;④婚后因无排卵导致不孕不育;⑤引起闭经的疾病本身对健康的影响等。本节仅介绍病理性闭经。

一、定义

(一) 原发性闭经

是指有正常生长和第二性征(乳房、性毛)发育,15 岁无月经来潮,或乳房发育 2~5 年仍未有月经来潮。原发性闭经的发生率低,一般是由于遗传学因素或先天发育缺陷引起。

(二) 继发性闭经

是指曾有月经,以后月经停止,包括原来月经频率正常者停经 3 个月或原来月经稀发者停经 6 个月。继发性闭经的发生率较原发性闭经高,往往是下丘脑 - 垂体 - 卵巢轴病变和功能失调引起的。

二、病因及分类

(一) 原发性闭经分类

1. 第二性征存在的原发性闭经

(1) 米勒管发育不全综合征:属于副中肾管发育障碍,占青春期原发性闭经的 20%,染色体为 46,XX,卵巢功能正常。临床表现为始基子宫或无子宫、先天性无阴道,而外生殖器、输卵管、卵巢发育正常,女性第二性征正常,原发性闭经。还可表现为无孔处女膜、阴道横隔、阴道闭锁、宫颈闭锁等。

(2) 对抗性卵巢综合征:GN 受体缺陷,卵巢对 FSH 和 LH 无反应。临床表现为原发性闭经,第二性征发育近正常,卵巢有较多小卵泡,但对外来的 FSH 不敏感,血清 FSH 升高。

(3) 雄激素不敏感综合征:睾丸女性化完全型,染色体核型为 46,XY,为男性假两性畸形。睾酮受体缺乏,体内睾酮水平正常,睾酮可在外周

组织中转化为雄激素。临床表现为女性外型,乳房发育好,但乳头不发育,乳晕苍白,阴毛腋毛少,子宫、输卵管缺如,阴道闭锁,睾丸位于腹腔或腹股沟。

2. 第二性征缺乏的原发性闭经

(1) 低促性腺素性腺功能减退:下丘脑 GnRH 先天性分泌不足引起。主要有 Kallmann 综合征,临床表现为原发性闭经,第二性征缺乏,女性内生殖器官分化正常,嗅觉减退或丧失。

(2) 高促性腺激素性腺功能减退

1) 特纳综合征(Turner syndrome):先天性性腺发育不全。核型为 X 染色体单体(45,XO)或嵌合体(45,XO/46,XX 或 45,XO/47,XXX),卵巢不发育。临床表现为原发性闭经,第二性征发育不良。患者身材矮小,常有蹼颈、盾胸、后发际低、肘外翻、腭弓高、耳低、鱼样嘴等临床特征,可伴主动脉缩窄、骨骼畸形。

2) 46,XX 单纯性腺发育不全:卵巢呈条索状,无功能,子宫不发育,女性第二性征发育差,外生殖器为女性。无躯体发育异常。

3) 46,XY 单纯性腺发育不全:又称 Swyer 综合征,条索状性腺,具有女性生殖系统,女性第二性征发育不全,性腺容易发生肿瘤,无躯体发育异常。

(二) 继发性闭经分类

1. 下丘脑性闭经 是由中枢神经系统包括下丘脑各种功能和器质性疾病引起的闭经。特点是下丘脑合成和分泌促性腺激素释放激素(GnRH)缺陷或下降导致垂体促性腺激素(Gn),即 FSH 和 LH 特别是 LH 的分泌功能低下,故属低 Gn 性闭经。临床上按病因可分为功能性、器质性、药物性三大类。

(1) 功能性闭经:是由各种应激因素抑制下丘脑 GnRH 分泌引起的,治疗及时可以逆转。可分为应激性闭经、运动性闭经、神经性厌食所致闭经、营养相关性闭经等。

(2) 器质性闭经:包括下丘脑肿瘤,最常见的为颅咽管瘤,可引起肥胖生殖无能综合征。

(3) 药物性闭经:是指长期使用抑制中枢或下丘脑的药物,如抗精神病药物、抗抑郁药物、避孕药、甲氧氯普胺等,可抑制 GnRH 的分泌而致闭经;但一般停药后均可恢复月经。

2. 垂体性闭经 是由于垂体病变致使 Gn 分泌降低而引起的闭经。

（1）垂体肿瘤：是指位于蝶鞍内的腺垂体中各种腺细胞均可发生肿瘤，包括催乳素瘤、促肾上腺皮质激素瘤、促甲状腺素腺瘤和生长激素肿瘤等。

（2）空蝶鞍综合征：是指蝶鞍出现空隙，脑脊液流向垂体窝，垂体受压缩小，蝶鞍扩大，引起 PRL 水平升高和闭经。

（3）席汉综合征：是指产后大出血和休克导致的腺垂体急性梗死和坏死，可引起腺垂体功能低下。

（4）先天性垂体病变：包括单一 Gn 分泌功能低下的疾病和垂体生长激素缺乏症。

3. 卵巢性闭经　是由于卵巢本身原因引起的闭经，Gn 水平升高。

（1）卵巢早衰：是指 40 岁前由于卵巢功能减退引发的闭经，伴有雌激素缺乏症状，激素特征为高 Gn 水平，与遗传因素、病毒感染、自身免疫性疾病、医源性损伤或特发性原因有关。

（2）卵泡膜增殖综合征：活检可见卵巢间质岛状黄素化卵泡膜细胞；T 升高；月经稀发至继发性闭经；男性化表现。

（3）卵巢肿瘤：卵巢功能性肿瘤破坏卵巢结构，干扰卵巢功能以及手术、放疗、化疗等的破坏所致。包括卵巢门细胞瘤、睾丸母细胞瘤、卵泡膜细胞瘤、颗粒细胞瘤等。

（4）多囊卵巢综合征：是一类复杂的异质性疾病，病因尚不清楚。基本特征是排卵障碍和高雄激素血症，常伴有卵巢多囊样改变和胰岛素抵抗，可导致持续性稀发月经和高雄激素血症等症状。

4. 子宫性闭经　一般包括感染、创伤导致宫腔粘连引起的闭经。其中创伤性宫腔粘连（Asherman 综合征）比较常见。

5. 其他内分泌腺疾病　包括甲状腺疾病、肾上腺皮质疾病、糖尿病、多腺体自身免疫综合征和慢性肾衰竭等。

三、诊断要点

首先，应该除外妊娠。其次，询问病史，初步判断是否为闭经，是原发性闭经还是继发性闭经，是否有第二性征发育。

（一）病史

包括月经史、婚育史、服药史、子宫手术史、家族史及发病的可能起因和伴随症状，对原发性闭经者应了解青春期生长和发育过程。重点询问以下方面：

1. 有无周期性下腹痛（提示处女膜闭锁或阴道横隔等生殖系统、泌尿系统畸形）。

2. 是否近期压力较大、患有抑郁、体质量丢失较多、运动量较大或患有慢性系统性疾病（提示下丘脑功能失调）。

3. 有无头疼、视野缺损、泌乳等（提示泌乳素瘤）。

4. 性生活史。

5. 母亲及姐妹初潮年龄及月经情况（提示家族性月经初潮较晚，为生理性青春期发育延迟）。

6. 询问是否存在基因及染色体异常家族史（如雄激素不敏感综合征，其染色体核型为 46，XY）。

7. 近期服药史（如抗抑郁药、抗精神病药、可卡因等），有无放射线物质接触史、化疗史等。

（二）体格检查与妇科检查

包括智力、身高、体质量、第二性征发育、有无甲状腺肿大、有无溢乳、皮肤色泽及毛发分布、嗅觉有无缺失等。妇科检查注意内、外生殖器发育情况及有无畸形。盆腔检查：对于无性生活的年轻女孩，可通过超声辨别是否存在盆腔器官畸形，如子宫缺如等。对于有性生活的女性，行双合诊检查可以快速判断盆腔器官发育情况。

（三）实验室检查

1. 有性生活史的女性出现闭经，必须先排除妊娠。

2. 性激素水平测定　血催乳素、促甲状腺激素、FSH、LH、雄激素（若有高雄激素表现）、孕酮等。

3. 染色体核型分析。

4. 其他辅助检查　孕激素实验、雌孕激素实验、超声检查、基础体温测定、影像学检查（头颅和 / 或蝶鞍 MRI、CT）；有明显男性化体征者，还需行卵巢和肾上腺超声或 MRI 检查，以排除肿瘤。

四、诊断流程与鉴别诊断

1. 原发性闭经诊断流程，见图 26-2-1。

2. 继发性闭经诊断流程，见图 26-2-2。

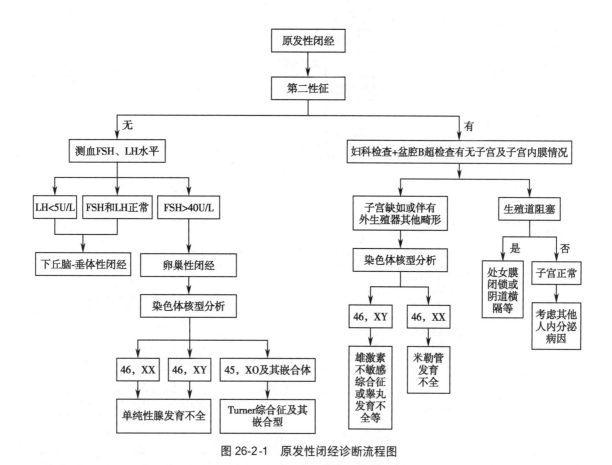

图 26-2-1　原发性闭经诊断流程图

五、治疗要点

(一) 病因治疗

部分患者去除病因后可恢复月经。如神经、精神应激起因的患者应进行有效的心理疏导;低体质量或因过度节食、消瘦所致闭经者应调节饮食、加强营养;运动性闭经者应适当减少运动量及训练强度;对于下丘脑(颅咽管肿瘤)、垂体肿瘤(不包括 PRL 的肿瘤)及卵巢肿瘤引起的闭经,应手术去除肿瘤;含 Y 染色体的高 Gn 性闭经,其性腺具恶性潜能,应尽快行性腺切除术;因生殖道畸形经血引流障碍而引起的闭经,应手术矫正使经血流出畅通。

(二) 雌激素和 / 或孕激素治疗

对青春期性幼稚的性腺功能低下的闭经,应采用雌激素治疗。用药原则如下:对青春期性

幼稚患者,在身高尚未达到预期高度时,治疗起始应从小剂量开始,如 17β- 雌二醇或戊酸雌二醇 0.5mg,隔日或每日一次;在身高达到预期高度后可增加剂量,如 17β- 雌二醇或戊酸雌二醇 1~2mg/d,促进性征进一步发育,待子宫发育后,可根据子宫内膜增殖程度定期加用孕激素或采用雌、孕激素序贯周期疗法。青春期女性的周期疗法建议选用天然或接近天然的孕激素,如地屈孕酮和微粒化黄体酮,有利于生殖轴功能的恢复;有雄激素过多体征的患者,可采用含抗雄激素作用的孕激素配方制剂;对对有一定水平的内源性雌激素的闭经患者,则应定期采用孕激素治疗,使子宫内膜定期脱落。

(三) 内分泌治疗

根据闭经的病因及其病理、生理机制,采用有针对性的内分泌药物治疗以纠正体内紊乱的激素水平,从而达到治疗目的。

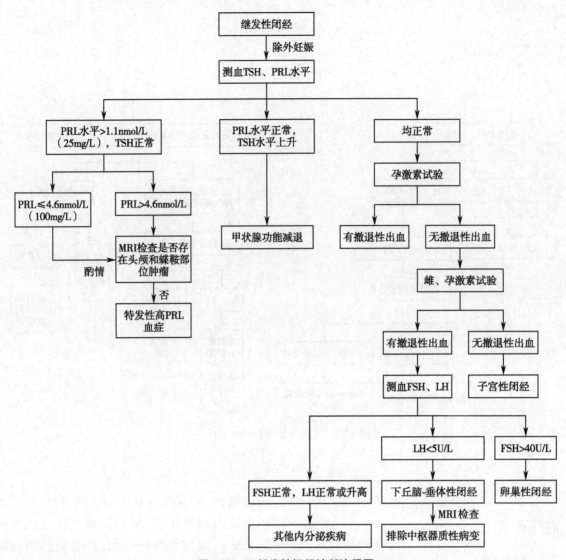

图 26-2-2 继发性闭经诊断流程图

(禹虹)

【专家点评】

闭经原因复杂,建议出现下列临床表现或检查结果异常的情况可以转诊至专科进行诊疗。

1. 染色体核型异常,可转诊至医学遗传科。

2. 有宫颈、子宫体、卵巢手术史等可建议转诊至妇科。

3. 可疑多囊卵巢综合征者、高催乳素血症者、雄激素水平升高者、闭经原因难以判定等可转诊至妇科内分泌科诊疗。

4. 发现饮食异常,如神经性厌食、抑郁症等建议转诊至精神病专科或心理医生。

5. 患者 BMI ≤ 19kg/m², 体形消瘦,建议转诊至营养科。

第三节　生殖系统感染性疾病

外阴阴道炎

女童生殖系统感染包括外阴阴道炎和内生殖器炎症,女童的生殖器官炎症多局限在外生殖器,即外阴及阴道,很少发生上行性感染而引起内生殖器即子宫与附件的炎症。婴幼儿雌激素水平低,局部抵抗力下降,也易发生感染。外阴炎与阴道炎可单独存在,也可两者同时存在。

一、解剖特征

1. 外阴缺少脂肪垫和阴毛,外阴阴道上皮组织薄,易被损伤和受外界各种病原体或化学物质的刺激,阴唇小而薄,对前庭的保护作用小,处女膜开口小而不利于引流。

2. 因缺乏雌激素影响,阴道 pH 值呈中性或碱性,乳酸杆菌不是优势菌,而有利于病原微生物生长,但假丝酵母菌(念珠菌)感染较少。

3. 肛门与阴道距离近,尿液和粪便易污染局部,儿童玩耍时外阴与地面或脏手接触。

4. 除上述解剖、生理和行为特征外,也可能与肥胖、全身性疾病、其他外阴皮肤病和免疫功能受抑制有关。

二、非特异性外阴阴道炎

女童外阴阴道炎以非特异性感染为主。

(一) 病因

1. 肮脏及污垢引起最常见　外阴与尿道、肛门邻近,外生殖器及肛门卫生不良,排便后卫生纸由肛门向前擦,未擦净的粪便污染内裤,肠道细菌如大肠埃希杆菌、肠球菌等到达外阴及阴道,引起炎症。

2. 肠寄生虫携带者　如蛲虫可由肛门入阴道刺激黏膜,引起感染。

3. 其他　如尼龙丝、人造纤维内裤、肥皂、洗涤剂及局部用药,均可引起过敏性外阴炎。

(二) 临床表现

多见于 3~7 岁女孩,主诉外阴皮肤黏膜瘙痒、疼痛、烧灼感,于排便、排尿时加重。检查见外阴充血肿胀、糜烂,常见抓痕,阴道口可见多量脓性分泌物,严重者形成溃疡或水疱,慢性炎症者可使皮肤增厚,粗糙皲裂,苔藓样变。

(三) 治疗

治疗原则为保持局部清洁、干燥,局部应用抗生素;重视消除病因。

1. 外阴清洁卫生,局部治疗可采用 1 : 5 000 高锰酸钾溶液坐浴,坐浴后涂抗生素软膏或紫草油、黄连素软膏、金霉素软膏等。

2. 阴道 pH 值呈碱性或中性时,将其转变为酸性,可用 1ml 乳酸溶液溶于 250ml 水中,用滴管滴入阴道内,每天 2 次;较大的女孩可用 14 号橡皮导尿管套在 20ml 注射器上,冲洗阴道,每天 2 次。

3. 对蛲虫携带者,应进行驱虫治疗。

4. 根据病原体种类和药物敏感试验选择相应的抗生素全身及局部应用。若治疗 2 周无效,应考虑行阴道检查,进一步寻找感染源,除外阴道异物、肿瘤,以及罕见的尿道阴道瘘、直肠阴道瘘。

(四) 预防

加强卫生指导,幼女尽早穿封裆裤,饭前便后洗手,养成便后由前向后揩抹习惯,勤洗外阴,勤换内裤,保持外阴清洁。

三、特异性外阴阴道炎

(一) 滴虫性外阴阴道炎

在幼女中较少见,阴道毛滴虫生长适宜的阴道 pH 值为 5.1~5.4,pH 值在 5.0 以下及 7.5 以上的环境中不生长,儿童 12 岁以前由于雌激素水平低,阴道上皮缺少糖原,阴道内 pH 值较高,不利于滴虫生长。初潮后阴道内 pH 值下降,其发病率直线上升。幼女患病多为间接传染,特别是与感染家庭成员共同生活接触而感染。临床表现同成人。治疗:酸性溶液(1% 乳酸或 0.5% 醋酸)外洗,甲硝唑 50~100mg 口服,每天 3 次,共 7 天,或用甲硝唑溶液行阴道冲洗(小导尿管插入阴道),每天2次,共5~7天,重复治疗2~3个疗程。每次月经后行滴虫检查,连续3次阴性为治愈。

(二)真菌性外阴阴道炎

主要由白色假丝酵母菌感染引起。婴幼儿感染多由母体传播,因出生后1~2周内阴道分泌物呈酸性,假丝酵母菌易生长。青春期前幼女若未应用抗生素则很少发生,若有反复发生的真菌感染,应除外糖尿病、免疫功能低下等疾病。青春期后真菌性炎症多见,表现与成年妇女相似,有外阴瘙痒、皮肤潮红,周围有卫星病灶分布,分泌物呈乳凝块样。分泌物中找到假菌丝和孢子可确诊。治疗:2%~4%碳酸氢钠溶液擦洗外阴阴道后局部涂咪康唑软膏,每天2~3次,连续2周。口服制霉菌素10万U,每天4次,连续3天,或伊曲康唑200mg,每天2次,用1天,重复治疗2~3个疗程。治疗后经3次真菌检查阴性者为治愈。孕期有真菌性阴道炎者必须在产前治愈,以减小传染给新生儿的可能性。对所有经阴道分娩的新生儿予以制霉菌素混悬液口腔喷雾或放入奶中预防性应用。

(三)淋菌性外阴阴道炎

幼女阴道发育不成熟,易受淋菌感染。幼女患病可由直接或间接接触而来,间接途径多见,如家庭成员或保姆患病,可通过人的接触或毛巾或厕所传染。一般在接触感染后的1周内出现症状,临床表现为急性外阴炎、外阴红肿、处女膜及阴道充血,有多量黏稠的黄色脓性分泌物,排尿困难,行走疼痛。由于淋病常引起多部位感染,除外阴、阴道取材外,同时对尿道、肛门、口咽部分泌物作涂片或培养等相关检查协助确诊。治疗:体重45kg以上按成人方案,体重45kg以下可采用头孢曲松钠125mg,单次肌内注射,或大观霉素40mg/kg,单次肌内注射(最大计量2g)。

(四)阴道异物

常见于3~6岁的女童因出于好奇心或企图解除外阴瘙痒,将手纸、铅笔头、橡皮及玩具等异物放入阴道内,导致继发感染使阴道分泌物增多,呈脓性或血性,有恶臭,甚至形成溃疡和肉芽组织。若有血性或脓性白带久治不愈应考虑阴道异物的可能。探针、肛查、超声、X线透视及借用鼻腔镜或宫腔镜等检查阴道可协助诊断。阴道异物原则上应在麻醉下取出,采用肛诊推移法或在鼻腔镜、小窥器下取出异物,手术时需特别注意勿损伤直肠。对于位置较深的异物,可在宫腔镜下取出,取膀胱截石位,选用口径0.40~0.64cm的宫腔镜置入阴道,术者左手拇指、示指向中央夹紧两侧大阴唇,用生理盐水或葡萄糖作膨宫介质,用活检钳钳住异物取出。阴道炎症多在异物取出后自行消退,必要时涂抹抗生素软膏,一般不需要使用全身性抗生素。凡有尿瘘及粪瘘形成者,均需手术修补。

四、预防

幼女必须注意保持外阴清洁,浴巾、毛巾和脚盆要专人专用,防止间接传染。同时应加强对女童的卫生宣教,正确引导好奇心,不穿开裆裤。

女童性传播疾病

凡由性行为或类似性行为所传播的疾病统称为性传播疾病(sexually transmitted disease,STD)。我国规定重点监测8种性传播疾病:梅毒、淋病、非淋菌性尿道炎、尖锐湿疣、生殖器疱疹、软下疳、性病性淋巴肉芽肿、获得性免疫缺陷综合征。儿童性传播疾病近年呈上升趋势,尤其是淋病、梅毒、疱疹病毒、尖锐湿疣等,对下一代发育及身心健康、家庭、社会等带来严重影响。

一、流行病学

由于成人性传播疾病的增加,性病病原体通过胎盘、产道、意外、密切接触或性接触,包括性虐待等途径导致幼少女性传播疾病逐年增多。我国幼少女性传播疾病的病种依次为淋病、非淋菌性尿道炎、梅毒、尖锐湿疣、生殖器疱疹。

二、危险因素

(一)组织易感性

由于缺乏雌激素,幼女外阴阴道发育差,外阴与阴道上皮抵抗力低,容易导致外阴阴道感染,但因此时宫颈外口关闭,宫颈柱状上皮退至颈管内,颈管腺体尚未发育,颈管不易感染,因而病原体上行感染少见。青春期少女雌激素分泌开始增加,颈管柱状上皮腺体发育,柱状上皮腺体恰好是性传播疾病病原体(淋球菌和沙眼衣原体)入侵的主要组织,容易导致盆腔感染。

(二)免疫系统发育不成熟

(三)性行为

青春期少女正是性冲动、性好奇、爱尝试、敢冒险的时期,由于青春期少女月经初潮的年龄普遍提前,在缺乏性教育的情况下提前进行性尝试,更增加了性传播疾病的易患概率。特别是少女往往忽视性行为的安全性,常因不采用避孕套,容易感染性传播疾病。

(四)饮酒和吸毒

饮酒和吸毒的青春期少女是性传播疾病的高危人群。吸毒的青春期少女易患获得性免疫缺陷综合征。

三、感染途径

(一)垂直传播

孕妇可通过胎盘、产道或产褥期感染新生儿,占幼女性传播疾病的25%。

(二)间接感染

来源于父母或监护人(保姆、保育员等)感染性传播疾病,病原体通过手、衣物、浴盆、玩具等途径传染,占幼女性传播疾病的52%。

(三)性虐待

西方国家此传播途径明显高于我国。最常见的是尖锐湿疣和沙眼衣原体感染。

(四)性交传播

青春期少女感染性传播疾病,通常是性交传播导致。

四、女童易患的性传播疾病

(一)淋病

淋病是由淋病双球菌(也称淋病奈瑟菌)引起的以泌尿生殖系统化脓性感染为主要表现的性传播疾病,近年来其发病率居我国性传播疾病首位,儿童患病也随之增加,给患儿造成了严重的身心创伤。年龄越小危害越重,新生儿淋球菌性眼炎若不及时诊治,在短时间内会导致角膜溃疡、虹膜睫状体炎,甚至致盲;儿童淋球菌感染诊断不及时或治疗不彻底,会影响儿童健康,尤其是女童,严重者可发展为原发性不孕。因此,早期诊断、早期彻底治疗是诊治本病的关键。

(二)梅毒

梅毒是由梅毒螺旋体感染引起的一种性传播疾病,儿童可以通过胎传、性虐待及生活密切接触而感染。胎传梅毒是母体梅毒螺旋体在16~18周以后经胎盘通过脐血传给胎儿,引起胎儿全身感染。特别是当母亲在患二期梅毒时妊娠,最易传染给胎儿。此时,孕妇血液中大量梅毒螺旋体经胎盘、脐带进入胎儿体内致病。若在此之前孕妇得以正规治疗,则几乎不会引起胎儿宫内感染。

(三)生殖器疱疹

生殖器疱疹是指发生于生殖器部位的单纯疱疹,是由单纯疱疹病毒(HSV)引起的一种传染性皮肤病。HSV可分为2个血清型,即HSV-1和HSV-2。70%的新生儿单纯疱疹由HSV-2起,婴儿通过产道时被感染;新生儿HSV-1感染是在产后接触口唇单纯疱疹患者后受感染。

(四)尖锐湿疣

尖锐湿疣是由于人乳头状瘤病毒感染致病。随着成年人尖锐湿疣发病率的上升,儿童尖锐湿疣发病率也呈快速增长趋势。在儿童尖锐湿疣患者中女性多于男性,男女之比为2:3。

(李博)

【专家点评】

1. 女童的生殖器官炎症多局限在外生殖器,以外阴炎多见。因此,注意女童外阴部清洁卫生很重要。尤其是在夏季出汗多和冬季穿衣裤较多时,以及有遗尿症的女童,外阴部多潮湿,病原体易滋生,导致外阴部感染。加之女童淋浴不易清洁外阴部。母亲的有效监护和指导是防治女童外阴炎的关键。

2. 近年来幼少女性传播疾病逐年增多,应引起家庭、学校和社会的高度关注。加强青春期少女性知识教育,防止性虐待,远离毒品,对杜绝女童性传播疾病至关重要。

第四节　青春期多囊卵巢综合征

多囊卵巢综合征（polycystic ovary syndrome，PCOS）是一类复杂的异质性疾病，是妇科常见的内分泌代谢性疾病，发病率为 5%~10%，临床表现以慢性无排卵和高雄激素为特征。青春期 PCOS 患者同样会出现月经不调、多毛、痤疮、肥胖等临床表现，同时她们还可能成为代谢综合征、子宫内膜增生性病变甚至子宫内膜癌的高发人群。早期诊断与治疗青春期 PCOS，可有效改善其临床症状，对治疗和预后具有重要意义。

一、病因

PCOS 病因尚不清楚，可能是由某些遗传基因与环境因素相互作用引起。目前候选基因涉及胰岛素作用相关基因、雄激素相关基因和慢性炎性因子等。地域、营养和生活方式等环境因素，也可能是 PCOS 的风险因子。

二、诊断要点

（一）临床表现

青春期 PCOS 主要症状需与青春期生理变化进行区分。青春期 PCOS 主要以雄性激素过多、胰岛素抵抗、卵巢持续无排卵状态为临床特点，易导致肥胖、多毛、痤疮、月经不调等。

1. 高雄激素临床表现　患有 PCOS 的青少年常有多毛症和 / 或开始于初潮前或在初潮前后发生的痤疮；主要表现为多毛（上唇、下颌、乳晕周围、下腹正中线等部位出现粗硬毛发）、痤疮（复发性痤疮，常位于额、双颊、鼻及下颌等部位）。青春期痤疮可为暂时性，不单独作为高雄激素临床表现的诊断依据。青春期 PCOS 的高雄激素血症主要与卵巢性雄激素的升高有关，常合并肾上腺性雄激素分泌的增加，以及促性腺激素的异常分泌和胰岛素抵抗。

2. 月经不调　可表现为初潮 2~3 年不能建立规律月经；闭经、月经稀发，即月经周期 ≥35 天及每年 ≥3 个月不排卵者；月经初潮后>1 年，任何一个月经周期>90 天；15 岁时出现原发性闭经或青春期乳房开始发育后>3 年仍无月经来潮。

（二）辅助检查

1. 体格检查与专科检查　测血压、BMI、腰围、臀围；有无高血压和肥胖，确定肥胖类型；性发育情况，皮肤、毛发分布等。

2. 实验室检查

（1）高雄激素血症：血清总睾酮水平正常或轻度升高，通常不超过正常范围上限的 2 倍；可伴有雄烯二酮水平升高，脱氢表雄酮、硫酸脱氢表雄酮水平正常或轻度升高。

（2）抗米勒管激素：PCOS 患者的血清抗米勒管激素（anti-Müllerian hormone，AMH）水平较正常明显增高。

（3）其他生殖内分泌激素：非肥胖 PCOS 患者多伴有 LH/FSH 比值 ≥2。20%~35% 的 PCOS 患者可伴有血清催乳素水平轻度增高。

（4）代谢指标的评估：口服葡萄糖耐量试验（OGTT），测定空腹血糖、服糖后 2 小时血糖水平；空腹血脂指标测定；肝功能检查。

3. 超声检查　青春期无性生活史女性选择经直肠超声检查。月经初潮后<8 年的青春期女性，因卵巢多囊样改变在这一阶段可以正常存在，不推荐超声检查。

（三）诊断标准

2018 年 PCOS 中国诊疗指南指出青春期 PCOS 诊断必须同时符合以下 3 个指标，包括：

1. 初潮后月经稀发持续至少 2 年或闭经。

2. 高雄激素临床表现或高雄激素血症。

3. 超声下卵巢 PCOS 表现。同时应排除其他疾病。

三、鉴别诊断

排除其他类似的疾病是确诊 PCOS 的条件。

（一）高雄激素血症或高雄激素症状的鉴别诊断

1. 库欣综合征　为各种原因引起的以高皮质醇血症为特征的临床综合征。约 80% 的患者会出现月经周期紊乱,并常出现多毛。实验室检查血皮质醇无正常昼夜节律、尿游离皮质醇增高,过夜小剂量地塞米松抑制试验是筛查本病的简单方法。

2. 非经典型先天性肾上腺皮质增生　占高雄激素血症女性的 1%~10%。临床主要表现为血清雄激素水平和 / 或 17- 羟孕酮、孕酮水平升高,部分患者可出现超声下的 PCOS 及月经紊乱。血基础 17α- 羟孕酮水平 [≥6.06nmol/L(2ng/ml)] 和 ACTH 刺激 60 分钟后 17α- 羟孕酮反应 [≥30.3nmol/L (10ng/ml)] 可诊断非经典型先天性肾上腺皮质增生。鉴于以上相关检查须具备特殊的检查条件,可转至上级医院内分泌科会诊以协助鉴别诊断。

3. 卵巢或肾上腺分泌雄激素的肿瘤　患者出现男性化体征,血清睾酮或脱氢表雄酮水平显著升高。可通过超声、MRI 等影像学检查协助鉴别诊断。

4. 其他　药物性高雄激素血症须有服药史。特发性多毛有阳性家族史,血睾酮水平及卵巢超声检查均正常。

(二)排卵障碍的鉴别诊断

1. 功能性下丘脑性闭经。
2. 甲状腺疾病。
3. 高血清催乳素血症。
4. 早发性卵巢功能不全。

四、高危因素

初潮 2~3 年后月经仍不规律的少女,如有以下高危因素,应筛查 PCOS:

1. 有 PCOS 相关家族史,如 PCOS 雄性脱发、糖尿病、高血压、肥胖等。
2. 超重或肥胖、青春期前肥胖。
3. 胎儿时期生长受限、出生后生长过快或巨大儿。
4. 月经初潮提早出现。
5. 肾上腺皮质功能早现或阴毛提早出现。
6. 持续性排卵障碍。
7. 高雄激素血症。
8. 代谢综合征。
9. 高胰岛素血症。

对于具有 PCOS 特征但不符合诊断标准的青少年,可将其列为高风险人群,并在初潮后 8 年即完全性成熟时或之前重新评估。高风险人群包括在开始使用复方口服避孕药之前就具有 PCOS 特征的少女、长期具有 PCOS 临床表现的少女和在青春期体重明显增加的少女。

五、治疗要点

青春期 PCOS 治疗原则除不需要促排卵外,其他治疗同成人。

(一)生活方式干预

是首选的基础治疗。

1. 运动　可有效达到减轻体质量、降低体脂和预防体重增加。适量规律的耗能体格锻炼,每天 30 分钟,每周至少 5 次;青少年可选择至少每天 60 分钟的中度至剧烈强度的体力活动,以及减少久坐的行为。

2. 合理的饮食控制　限制热量摄入,选用低糖、高纤维饮食,以不饱和脂肪酸代替饱和脂肪酸。

3. 行为干预　包括对肥胖认知和行为两方面的调整,可在临床医师、心理医师、护士、营养学家等团队的指导下进行。

(二)调整月经周期

适用于青春期因排卵障碍引起月经紊乱的患者。月经稀发但有规律排卵的青春期 PCOS 患者,如周期长度短于 2 个月,可观察随诊,无须用药。

1. 周期性使用孕激素　青春期经期 PCOS 患者的首选。推荐使用天然孕激素或地屈孕酮,其优点是不抑制卵巢轴的功能或抑制较轻,对代谢影响小。缺点是无降雄激素、治疗多毛及避孕的作用。

常规用法:月经周期后半期添加孕激素。如地屈孕酮(10~20mg/d,10~14 天)、微粒化黄体酮(100~200mg/d,10~14 天)、黄体酮(肌内注射 20mg/d,每月 3~5 天)。至少每 2 个月撤退性出血 1 次;推荐首选口服制剂。

2. 短效复方口服避孕药　青春期患者酌情可用。

常规用法:自然月经期或撤退性出血的第 5 天开始服用,每天 1 片,连续服用 21 天,停药约 5 天开始撤退性出血,撤退性出血第 5 天或者停药 7 天后重复启用,3~6 个周期后可停药观察。

青春期女性应用短效复方口服避孕药前应进行充分的知情同意,用药时注意禁忌证。

3. 雌孕激素周期序贯治疗　伴有低雌激素症状的青春期 PCOS 患者可作为首选。极少数 PCOS 患者单一孕激素治疗后子宫内膜无撤药出血反应,需采取雌孕激素序贯治疗。可口服雌二醇 1~2mg/d(每月 21~28 天),周期的后 10~14 天加用孕激素,孕激素用法同上述的周期性使用孕激素。

(三)高雄激素血症的治疗

建议短效复方口服避孕药作为青春期 PCOS 患者高雄激素血症及多毛、痤疮的首选治疗。对于有高雄激素临床表现的初潮前女孩,若青春期发育已进入晚期(如乳房发育 ≥ Tanner Ⅳ级),可推荐使用短效复方口服避孕药。通常痤疮需治疗 3 个月,多毛需治疗 6 个月,但停药后症状可能复发。有中重度痤疮或体毛过多的患者也可到皮肤科就诊,配合相关的药物局部治疗或物理治疗。

(四)胰岛素抵抗的治疗

胰岛素增敏剂主要包括双胍类药物及噻唑烷二酮类化合物等,可有效改善内分泌及代谢异常。

二甲双胍属双胍类药物,可降低肝脏葡萄糖的生成,增加胰岛素敏感性,促进卵泡发育和排卵。二甲双胍常规用法:500mg,每天 2~3 次,治疗时每 3~6 个月复诊 1 次,了解月经和排卵恢复情况,有无不良反应,复查血清胰岛素水平。二甲双胍的副作用最常见的是胃肠道反应,如腹胀、恶心、呕吐及腹泻,这些症状为剂量依赖性的,2~3 周逐渐加至足量及餐中服用药物可减少副作用。严重的副作用是可能发生肾功能损害和乳酸性酸中毒,须定期复查肾功能。

罗格列酮和匹罗列酮属噻唑烷二酮类化合物,可有效改善外周葡萄糖利用,降低血糖水平。服用期间需要定期对肝功能进行复查。

(禹虹)

【专家点评】

PCOS 是影响女性一生健康的疾病,青春期女性 PCOS 诊断应基于临床和 / 或生化高雄激素表现及持续性稀发月经,并除外其他原因导致的高雄激素表现,同时需要青春期生理性变化相区分。对于初潮 2 年后仍无规律排卵月经的青春期女性应高度警惕 PCOS 的发生。治疗目标为调整月经周期,防止子宫内膜增生性病变及子宫内膜所的发生;改善卵巢功能,促进排卵功能的恢复;改善高胰岛素血症及高雄激素血症的临床表现;加强心理辅导;预防代谢综合征。首选基础治疗为生活方式干预。青春期 PCOS 患者调整月经周期首选周期性使用天然口服孕激素,预防无排卵导致的子宫内膜病变。

第二十七章

儿童康复

第一节　高危儿的早期干预

高危儿（high risk infant）是指在胎儿期、分娩时、新生儿期具有各种可能导致脑损伤高危因素的婴儿，他们可能在婴儿期表现出临床异常，但还不足以诊断为脑性瘫痪、认知障碍等。绝大多数高危儿能完全健康地生长发育，部分高危儿视疾病危重程度以后可能有运动障碍、智力障碍、语言障碍、癫痫、多动、学习困难、自闭、行为异常等后遗症发生。他们发生功能障碍后遗症或发育落后的风险较没有高危因素的婴儿高，因此，对这一特殊群体的早期监测、随访管理，必要时给予早期干预十分重要。

引起脑损伤的主要疾病包括早产儿脑损伤、新生儿缺氧缺血性脑病、新生儿颅内出血、胎儿和新生儿脑感染性疾病、新生儿胆红素脑病、遗传性疾病和新生儿低血糖脑损伤等。

一、高危儿评定

对高危儿的评估应该有全面观点，从发育史、发育性体格检查开始，进一步做发育性神经学检查；同时应进行主要实验室的评价，综合以上资料，才能作出正确判断。

（一）发育史

1. 正常儿童发育里程碑　头部控制 3~4 月龄，坐位控制 7 月龄，立位控制 12 月龄，步行控制 13~14 月龄。

2. 异常发育的常见早期症状　易惊、喜哭吵、打挺、进食困难、不笑、手握拳和尖足。

（二）发育性体格检查

儿童体格生长发育常用评价指标，包括头围、异常特征、对环境反应、各感觉器官功能活动和行为特点等。头围检查非常重要，反映脑和颅骨发育程度。同时应特别注意异常特征，如低耳位、宽而塌的鼻梁、腭弓高、通贯掌等，这些是先天性疾病的重要线索。

（三）发育性神经学检查

1. 神经行为发育评定

（1）新生儿神经行为测定（neonatal behavioral neurological assessment，NBNA）

1）适用范围：足月新生儿。早产儿孕周纠正至 40 周时。

2）总分：40 分，于生后 2~3 天、12~14 天、26~28 天 3 次测定，以 1 周内新生儿获 37 分以上为正常，37 分以下尤在 2 周内 ≤37 分者需长期随访。

3）内容：本量表分五部分，包括行为能力（6 项）、被动肌张力（4 项）、主动肌张力（4 项）、原始反射（3 项）、一般评估（3 项）共 20 个行为项目。

（2）0~1 岁神经运动 20 项检查：是系统观察婴儿神经运动发育是否正常的临床检查方法，可发现轻微脑功能异常引起的神经运动发育落后。通过系统检查可以发现运动落后，反射、肌张力和姿态异常。

主要内容：视觉追踪红球、视觉追踪说话的人脸、听觉反应、非对称性紧张性反射、持续手握拳、拉坐姿势和头竖立、俯卧位抬头和手支撑、围巾征、内收肌角、腘窝角、足背屈角、瞬间独坐姿势、主动抓物、翻身、主动爬、膝反射、侧面支撑反应、降落伞反应、立体悬垂反应和俯卧位悬垂反应。

2. 运动发育评定

（1）Alberta 婴儿运动量表（Alberta infant motor scale，AIMS）：在没有人为刺激或帮助的环境下，从俯卧、仰卧、坐位和立位 4 种体位观察婴儿在不同重力位置下的运动模式及技巧，并与以往经典的里程碑式的运动发育量表相比。适用年龄为 0~18 个月或从出生到独立行走阶段的婴儿。

（2）全身运动（general movements，GMs）：GMs是一种针对新生儿和小婴儿运动的新型神经运动评估方法，能敏感地提示特定的神经损伤，极大提高高危儿早期及超早期神经系统发育结局的预测，能够在3月龄内对脑瘫及严重神经学发育障碍作出早期预测。

（3）Peabody运动发育量表第2版（Peabody development measure scale，PDMS-2）：适用于评估0~72个月的所有儿童（包括各种原因导致的运动发育障碍儿童）的运动发育水平。包括两个相对独立的部分，可以分别对儿童的粗大运动和精细运动发育水平进行评估。粗大运动评估量表包括：反射、姿势、移动、实物操作四个技能区的能力；精细运动评估量表包括：抓握和视觉-运动整合两个运动技能区的能力。PDMS-2量表的发育商包括：粗大运动发育商（gross motor quotient，GMQ）、精细运动发育商（fine motor quotient，FMQ）及总体运动发育商（total motor quotient TMQ），发育商的平均分为100，标准差为15。

但需注意，PDMS-2是依照健康儿童编制的，它对于脑瘫儿童粗大运动发育变化进行评估时敏感性不如脑瘫儿童粗大运动功能评估（gross motor function measure，GMFM），在评估脑瘫儿童上有一定的局限性。

3. 智力评估

（1）贝利婴幼儿发育量表（Bayley scales of infant development）：是用于评定婴幼儿发育水平的量表，适用于2~30个月的婴幼儿。贝利婴幼儿发育量表由智能量表、运动量表和社会行为记录表三部分组成。智能量表的内容有知觉、记忆、学习、问题解决、发音、初步的语言交流、初步的抽象思维等活动；运动量表测量坐、站、走、爬楼等大动作能力，以及双手和手指的操作技能；社会行为记录表是一种等级评定量表，用来评价儿童个性发展的各个方面，如情绪、社会行为、注意广度及目标定向等。

该量表主要是用来测量儿童当时的发展状况，而不是预测将来的能力水平。

（2）婴幼儿智能发育量表（children's developmental center of China，CDCC）：主要是根据Bayley量表结合我国儿童的实际情况编制而成的。本量表是评价0~3岁儿童智能发育的诊断性量表，用来评价和分析儿童的早期发展。

（3）盖泽尔发育诊断量表（Gesell development diagnosis scale，GDDS）：适用于出生后4周到36个月的婴幼儿。测试领域有适应性行为、粗大运动、精细运动、语言及个人-社交行为五大领域。适应性行为包括手的摆弄、探究、觉醒程度等；粗大运动包括坐、走、跑等姿势；精细运动包括大把抓、捏取等；语言包括面部表情、发音、懂话及说话等；个人-社交行为包括生活自理、游戏、大小便，以及与成人往来等。

盖泽尔提出4周、16周、28周、40周、52周、18个月、24个月、36个月这8个年龄是发展的关键年龄。在关键年龄出现的新行为是某个阶段发育成熟的标志。因此，要把这几个年龄段出现的行为作为重点检查的项目。

4. 丹佛发育筛查测验（Denver development screen test，DDST）

适用年龄为0~6岁。包括四个能区，105个检测项目。主要内容：个人-社交能区：这些项目表明儿童对周围人们的应答能力和料理自己生活的能力；精细动作-适应性能区：这些项目表明儿童看的能力和用手取物及画图的能力；语言能区：组成本能区的项目表明儿童听、理解和运用语言的能力；大运动能区：本能区项目表明儿童坐、步行和跳跃的能力。筛查的结果分为正常、可疑、异常及无法解释四种。对于后三种情况的儿童应在一定时间内复查。本筛查方法的优点在于能筛查出一些可能存在但尚无临床症状的婴幼儿；还可对高危儿进行发育监测，同时还可辨别患儿属于哪一个能区的发育迟缓，从而可对该能区实施早期干预。

（四）主要影像学检查

1. 颅脑超声检查　颅脑超声检查对脑损伤的监测及对儿童后期是否可能发展为脑瘫的预判均有参考价值，被广泛应用于临床。颅脑超声检查的优势是无创、便捷、可床边操作。

2. 头部MRI检查　相对于颅脑超声检查能更敏锐、更准确、更特异地反映脑损伤的情况，并且有较好的诊断价值。对于脑损伤高危儿宜首选颅脑超声检查，结果异常者推荐头颅MRI检查。

二、高危儿早期干预的实施

（一）高危儿的家庭监测

如果有以下一条表现，应认为有脑病或发育异常可疑，请及时到开展高危儿治疗的神经康复科室就诊。

1. 整天哭闹、不睡，喂养困难，头、下颌、四肢频繁抖动。

2. 婴儿手脚经常用力屈曲或伸直、打挺。

3. 满月后头老往后仰，不能竖头。

4. 3个月俯卧位不能抬头（头部离床）、不会翻身。

5. 4个月仍紧握拳，拇指紧贴手掌、内收。

6. 5个月俯卧时前臂不能支撑身体。

7. 6个月扶站时尖足，足跟不能落地。

8. 7个月不能发"爸、妈"音。

9. 8个月不能独坐，不会爬。

10. 视、听反应差，眼神呆滞。

（二）干预指征

鉴于早期干预和/或康复的重要性，同时为避免过度医疗和加重家长负担，建议针对高危儿的早期康复干预指征为：

1. 存在脑损伤和神经发育不良的高危因素。

2. 神经系统检查异常，如肌张力异常、姿势异常。

3. 发育量表评测结果为边缘或落后。

4. 全身运动评估为痉挛同步性或不安运动缺乏。

5. Alberta 婴儿运动量表评估结果为小于第5百分位数。

符合其中两点或以上者，建议在专业人员的指导下进行早期干预和/或康复。

（三）高危儿早期干预方法

（1）新生儿期体位性干预：袋鼠式护理（将早产儿以皮肤贴皮肤的方式放置于妈妈的乳房之间）可以降低早产儿对疼痛的反应，有助于保持早产儿生命体征的平稳及增强其舒适度，并且可以改善早产妈妈的焦虑情绪。

（2）高危儿口面部运动干预：建议在 NICU 对早产或其他高危儿使用安慰奶嘴，可降低其疼痛反应，缩短住院时间。

（3）高压氧治疗：对足月新生儿缺血缺氧性脑病、脑外伤推荐高压氧治疗。

（4）水疗：可运用于对高危儿的早期干预。

（5）早期感觉 - 运动干预：视觉刺激、听觉刺激、皮肤感觉刺激。

早期康复干预可以改善高危儿的认知，但其对于运动发育的影响尚不明确。

婴儿运动发育干预应当按婴儿运动发育规律进行促通。

三、预防与预后

高危儿脑损伤的早期诊断和早期康复治疗，是降低其脑损伤后遗症、预防残疾的一个重要途径。脑瘫确诊前患儿通常已出现异常临床表现，依据脑的可塑性和多系统发育理论，对已出现临床异常表现的高危儿进行早期康复干预可以改善姿势和运动模式，促进发育，避免或减轻继发性残损的发生，从而降低脑瘫功能障碍程度。早期干预还可以增进家长和照顾者的信心，降低他们的焦虑感，为康复治疗奠定基础。目前，临床实践显示对高危儿进行早期康复干预有助于减轻脑损伤功能障碍程度。

（张惠佳）

【专家点评】

随着围产医学、新生儿重症监护和治疗技术的飞速发展，危重新生儿及早产儿存活率显著增高，如何早期识别那些处于神经发育伤残最大风险的婴儿并及时进行干预显得越来越重要。必须结合新生儿脑损伤的基础知识、神经影像学脑损伤的部位和程度，以及随时的神经发育学评估结果进行综合分析，做到准确诊断，不漏诊，也不过度治疗。

第二节　体适能测试与评估

体适能从 20 世纪 50 年代在美国开始兴起,经过长期的发展,直到后来被世界卫生组织定义为:人们在应付日常工作之余,身体不会感到多余疲倦,还有余力去享受休闲及应付突发情况的能力。体适能分为健康体适能(心血管适能、力量、肌肉耐力、柔韧性和身体成分)和竞技体适能(敏捷、平衡、协调性、暴发力、速度和反应)。适量的运动对儿童青少年的健康有着重要意义,不仅有助于减少儿童青少年心血管疾病的生理性风险因素,还与儿童健康的心理状态有着密切的关系。

国家极度重视儿童青少年体能素质的提高,根据教育部印发《国家学生体质健康标准(2014 年修订)》,要求各学校每学年开展覆盖本校各年级学生的《标准》测试。2018 年教育部基础教育质量监测中心发布的《中国义务教育质量监测报告》指出:当下学生肥胖比例较高,并且随着年级上升,学生的身体素质在不断下降。儿童青少年的体适能训练对儿童青少年本身的健康有着至关重要的作用。

一、体适能测试分类

根据年龄分为 3~6 岁及 7~12 岁体适能测试。3~6 岁儿童体适能测试内容包括:坐位体前屈,立定跳远,网球掷远,双脚连续跳,10 米 ×2 折返跑,走平衡木。7~12 岁儿童体适能测试内容包括:肺活量,50 米跑,坐位体前屈,跳绳,仰卧起坐,50 米 ×8 往返跑。

二、体适能测试评定内容及意义

(1)坐位体前屈:主要反映躯干和下肢柔韧性。

(2)立定跳远:主要反映儿童下肢的暴发力。

(3)网球掷远:主要反映儿童上肢腰腹肌肉力量。

(4)双脚连续跳:主要反映儿童协调性和下肢肌肉力量。

(5)10 米 ×2 折返跑:主要反映儿童的速度和灵敏性。

(6)走平衡木:主要反映儿童的平衡能力。

(7)肺活量:主要反映儿童摄氧和排出废气的能力。

(8)50 米 ×8 往返跑:主要反映儿童的灵敏及耐力素质。

(9)跳绳:主要反映儿童下肢的力量及平衡。

(10)仰卧起坐:主要反映儿童腰腹部肌肉力量。

三、体适能测试的评分

(一)评分说明

各项测试指标采用 5 分制,5 分为优秀,4 分为良好,3 分为及格,2 分为中下,1 分为差。分数>3 分为及格,分数 ≤3 分其对应的项目建议进行体适能训练。

(二)评分标准

请参见教育部《国家学生体质健康标准(2014年修订)》。

四、体适能基本训练方法

(一)训练主题:速度

(1)定义:是指人体进行快速运动的能力,按其在运动中的表现形式可分为:反应速度、动作速度和位移速度。

(2)训练方法:四点折返跑;50 米跑。

(二)训练主题:灵敏

(1)定义:是指在复杂条件下对刺激作出快速和准确的反应,灵活控制身体和随机应变的能力。

(2)训练方法:跳短棒;S 形躲障碍跑;躲沙包。

(三)训练主题:协调

(1)定义:是指在中枢神经系统控制下,与特定运动或动作相关的肌群以一定的时空关系共同作用,从而产生平稳、准确、有控制的运动。

(2)训练方法:踢球;连续跳;开合跳。

(四)训练主题:下肢暴发力

训练方法:立定跳远;原地纵跳摸高。

（五）训练主题：上肢腰腹肌肉力量

训练方法：攀岩；网球掷远。

（六）训练主题：躯干下肢柔韧性

训练方法：双手触脚尖；坐位体前屈。

（七）训练主题：平衡

训练方法：单脚站立；平衡木训练。

（曹贝）

【专家点评】

儿童体适能训练必须结合儿童的运动发育特点、营养情况进行科学规划，做到趣味、安全、规范，引领儿童青少儿体能素质发展。

第三节 专注力的评估与训练

专注力又称注意力，一般是指人们集中于某种特殊内、外环境刺激而不被其他刺激分散的能力，包括有意注意和无意注意。儿童注意维持时间为年龄 × (3~5)分钟，比如 2~3 岁能注意 10~12 分钟，5~7 岁儿童注意集中时间平均为 15 分钟左右。

注意是儿童学习和生活的基本能力，注意力的好坏直接影响儿童的认知和社会性情感等身心各方面的发展程度，以及入学后的学业成绩。对 3 岁以前的儿童要提供感觉环境，扩大经验，发展感知觉。3 岁以上的儿童需培养他们的兴趣、意志力，发展有意注意。

一、专注力的评定

对于注意力不集中的儿童需及时进行专业评估，以便及早进行干预。

1. Conners 父母症状问卷

适用范围：是 1978 年版的 48 项量表，主要用于评估儿童多动症。苏林雁教授等于 2001 年在全国 20 个大中城市 6~17 岁儿童取样制定了 PSQ 全国城市儿童常模。

PSQ 包括 5 个分量表：品行问题、学习问题、心身问题、冲动 - 多动、焦虑；还设计了仅有 10 条的简明症状问卷（即多动指数）。

评分标准：0= 无此表现；1= 偶尔有点；2= 常有（或明显）；3= 很常见（或十分常见）。

2. Achenbach 儿童行为量表 是美国心理学家 Achenbach T. M. 及 Edelbrock C. 于 1976 年编制、1983 年修订的父母用儿童行为量表，是一个评定儿童广谱的行为和情绪问题及社会能力的量表。

苏林雁教授等（1996）采用分层 - 随机 - 整群抽样的方法，在湖南省城乡采集 4~16 岁样本 1 248 例，以 1991 年版为蓝本制定了湖南常模。Achenbach 儿童行为量表（1991）在国内已经广泛应用于流行病学调查、科研和临床，用于评估儿童 ADHD、对立违抗障碍、品行障碍、焦虑障碍、抑郁障碍及其共患病。

二、专注力训练方法

1. 从感觉统合的角度训练注意力
(1) 视听觉：彩色圈对应放球。
(2) 前庭觉：平衡板。
(3) 触觉：戴眼罩摸球。
(4) 本体觉：跳短棒。
2. 从视觉方面训练注意力
(1) 视觉分辨：动物、水果分类。
(2) 视觉追踪：丢手绢游戏。
(3) 视觉转移：击鼓传花。
(4) 视觉记忆：少了什么。
(5) 视觉思维：卡片实物匹配站队。

（曹贝）

【专家点评】

　　专注力与儿童的学习及生活基本能力息息相关,持续稳定的专注力可以帮助儿童更好地感受环境,积累经验,对于儿童入学后成绩的提高也起到至关重要的作用。家长需多观察儿童日常的表现,对注意力不集中的儿童应尽早进行干预。

第四节　语言发育迟缓的识别与训练

　　语言发育迟缓(language retardation)是指儿童在发育过程中,语言发育遵循正常发育顺序,但落后于正常发育速度,未达到其年龄相应的水平,但不包括由听力障碍引起的语言发育迟缓及构音障碍等其他语言障碍类型。语言发育迟缓是儿童较常见的发育问题,学龄前儿童语言发育迟缓患病率高达 5%~8%。语言发育迟缓不但影响儿童的语言理解和表达能力,而且对社会适应能力、认知能力、交际能力及其他行为的发展也有一定程度的影响。约 50% 的语言发育迟缓儿童在学龄前可追赶上语言发育正常儿童,4 岁以后追赶上正常儿童的可能性大幅度减小。若未经任何治疗,有 40%~60% 将持续至学龄期,导致阅读和拼写技能受损,并伴发行为问题和社会行为受损。

一、病因学

　　造成儿童语言发育迟缓的原因较多,主要包括以下 4 个方面:

　　1. 智力发育迟缓　语言是智力的重要组成部分,智力发育迟缓(mental retardation,MR)是语言发育迟缓的常见原因。一般来说,智力发育迟缓儿童其语言落后与认知落后同步,表现为语言发育速度慢,达到的水平低,在听理解、言语表达、语言获得等方面都比普通儿童落后,在行为方面易伴有多动、注意力不集中等。

　　2. 特发性语言障碍　又称发育性语言障碍、语言滞后,是指单纯性语言功能或能力的某一方面或全面发育迟缓,妨碍了儿童用言语理解与表达。除语言障碍外,其他方面发育正常,并且不存在导致语言不能正常发育的一般原因,如听力障碍、智力发育迟缓等。其表现为多在 2 岁以后学会发第一个词,近 3 岁时才会发单词或双词句,4 岁时才会用 "我",词汇量少,不会说复杂句,不遵守正常词序。

　　3. 行为障碍　语言迟缓与行为问题密切相关,行为问题常继发于沟通障碍。突出的表现为不能听从指令或因不能表达感受或愿望所表现出的行为障碍或焦虑。行为障碍或注意力缺陷的发生率在语言发育迟缓儿童中较高,语言发育迟缓又可导致情绪障碍或加重心理创伤,从而加重行为问题。

　　4. 环境因素　儿童词汇量的发展和语言表达能力与其生活环境、带养人受教育程度、言语表达习惯和内容丰富性等因素密切相关。语言环境是影响儿童语言发展进程的一个重要因素,单因素分析显示先天因素(家族遗传史)、后天环境因素(与父母交流情况、与同伴玩耍频次等)与儿童语言发育迟缓密切相关,但多因素分析显示,先天因素(家族遗传)并不是影响儿童语言发育的独立危险因素,与父母交流少、与同伴玩耍频次少严重限制了儿童语言发育,提示后天环境因素影响更大。电子产品盛行、隔代带养、超前早期教育等因素致使儿童与父母交流少、与同伴玩耍频次少,语言环境剥夺,语言学习动机降低,从而导致儿童语言落后,甚至社会交往落后等。由于部分家长和部分医生对儿童语言发育迟缓认识不足,以及对儿童发育知识的欠缺,同时儿童语言发育迟缓在早期并不明显,导致大多数家长或医生持有 "观望" 的态度,或者只关注儿童语言问题,未意识到其他方面的异常,采取等待其自然转归的方法,这使得儿童错失早期诊断及干预的最佳时期。

二、早期识别与筛查

(一)早期识别

2~3岁是儿童语言发育的黄金时期,0~2岁是语言理解阶段,2~4岁是语言表达阶段。正常儿童1岁左右即可表达出有意义的单字,此刻儿童即进入语言发育阶段,当儿童1.5岁后语言发育进入高峰期,3岁左右基本能使用各种类型的简单句子,4岁时语言发育基本趋于完善。而语言发育迟缓儿童说话年龄较晚,2岁以后才能说出单字,甚至有儿童5~6岁时方能说出简短的句子。若儿童在1.5岁以后仍不能说出单字,或吐字不清、发音不准,家长应高度警惕,及时送医检查。

16~18个月时为儿童语言暴发期,此阶段儿童平均词汇量从7个猛增至40个。因为词汇量差异的影响,在此年龄阶段,正常发育儿童与语言发育迟缓儿童在语言理解和表达方面出现显著差异,所以在儿童2岁左右,家长才发现与同龄儿童比较,语言呈现出落后的现象而就医。而对于2岁之前表现出的系列语言问题,则家长往往无法做到及时发现。主要因为在2岁前,儿童掌握的系列词汇未呈现出暴发性增长的现象,从而使得语言发育迟缓儿童同正常发育儿童相比未表现出显著差异,但在语言理解方面却始终表现出差异。因为家长对于儿童语言理解能力表现出有限的敏感性,从而对此阶段儿童的系列语言问题无法及时发现,尤其对于轻度语言理解落后现象无法及时发现。对于语言发展而言,以语言理解及语言表达两方面尤为重要,并且同语言表达比较,语言理解呈现出显著降低。在未做到完善语言表达之前,主要通过表情、发音、肢体语言、手势、动作及眼神等方面给予语言理解。对此,针对此类语言符号进行早期识别意义显著。

(二)语言发育监测

语言发育监测是根据一般正常儿童语言发育的顺序,确定一些发育里程碑指标,以这些指标对一般人口的适龄儿童进行语言发育动态监测。这些指标通常称为红旗指标或预警指标,一旦监测到婴幼儿存在下列红旗(预警)指标异常,就要转诊至专科进行语言发育评估(表27-4-1)。

表27-4-1 6~36个月儿童语言监测红旗(预警)指标

监测年龄	感受性	表达性
6个月	听到声音没有转头、眨眼等反应	不会笑或叫出声
9个月	对呼唤名字没有反应	很少或没有咿呀发声
12个月	听不懂任何词汇	不会使用挥手或摇头等动作来交流
15个月	不能指出5个以上物品,或对"再见""不"等指令没有反应	不会使用妈妈、爸爸或其他任一词汇
18个月	不会指认身体部位	不会使用3个以上词汇
24个月	不会执行两步指令	不会使用50个以上词汇
30个月	不会以口头语言或使用点头、摇头来回应别人的提问	不会使用双词短语
36个月	不理解介词或动词,不能理解三步指令	词汇量少于200个,不会使用简单句

(三)语言发育筛查

语言发育筛查是指在某一年龄阶段采用专门的工具(量表)进行评估,筛查出可能有语言发育落后的儿童。美国儿科学会建议在初级保健机构对所有婴幼儿进行发育筛查,筛查内容包括语言发育、行为问题、孤独症和智力发育,而不是只单纯筛查语言发育。表27-4-2为国内使用或编制的儿童语言筛查量表。

(四)语言发育诊断评估

在进行语言发育监测和筛查后,一旦怀疑儿童语言发育迟缓,就要以标准化量表进行语言发育诊断评估。语言发育迟缓的诊断评估,必须放在一个整体发育的框架下进行,因此,在做语言评估同时或之前,要进行发育水平或智力评估,一些儿童要进行行为与情绪评估,部分儿童要进行感觉统合能力评估、听力评估、口腔功能评估,其目的是排除智力发育迟缓、孤独症、注意缺陷多动障碍、感觉障碍等导致的语言发育迟缓。常用儿童语言发育诊断评估量表见表 27-4-3。

表 27-4-2　常用儿童语言发育筛查量表

量表名称	筛查年龄	筛查内容	评定者
丹佛发育筛查测验	≤6 岁	大运动、语言、精细动作 - 适应性、个人 - 社会行为	专业人员
发育筛查测验	≤6 岁	运动能力、社会适应能力、智力(包括语言与操作能力)	专业人员
儿童发育筛查父母问卷	≤6 岁	语言、运动、认知等能力	养育者
年龄和发育进程问卷	1~66 个月	沟通、粗大动作、精细动作、解决问题、个人 - 社会	养育者
早期语言发育里程碑	≤36 个月	视觉理解、语言理解、语言表达	专业人员
小儿语言发育迟缓筛查量表	1~3 岁	听觉、语言理解、语言表达、运动能力、社会性发展	养育者

表 27-4-3　常用儿童语言发育诊断评估量表

量表名称	年龄范围	评估内容
早期语言发育进程量表	0~35 个月	语音和语言表达、听觉感受和理解、与视觉相关的理解和表达
语言发育迟缓检查法	1.0~6.5 岁	语言理解、语言表达、交流能力和操作能力
贝利婴儿发展量表	0~42 个月	智力量表(包含语言能力)和运动量表
0~3 岁婴幼儿发育量表	0~3 岁	智力量表(包含语言能力)和运动量表
GESELL 发育诊断量表	0~6 岁	适应行为、大运动、精细运动、语言、个人 - 社交行为
儿心量表	0~6 岁	大运动、精细运动、适应性、语言、社交行为
韦氏幼儿智力测验	4~6 岁	语言量表和操作量表
麦卡锡幼儿智力量表	2.5~8.5 岁	言语、直觉 - 操作、数学、一般智能、记忆、运动

三、诊断与鉴别诊断

(一) 诊断

1. 筛查标准　参考 2~3 岁儿童语言发育迟缓筛查标准:24 个月词汇量<30 个,30 个月男童结构表达量<3 个,30 个月女童结构表达量<5 个。

2. 诊断标准　参考中国康复医学会康复治疗学术大会制定的相关诊断标准:儿童 24 个月时词汇量<50 个,表示儿童存在语言发育迟缓的可能;18 个月不能说单字,24 个月时所说单词量<30 个,36 个月不能说短语(词组),表示儿童存在语言发育迟缓。

(二) 鉴别诊断

许多儿童疾病早期都表现为语言发育迟缓,但是不同疾病早期的发育特征不同。

1. 儿童孤独症　儿童孤独症是以社会交往障碍、语言交流障碍、刻板重复行为为特征的广泛发育障碍性疾病。临床上,语言迟缓往往是多数孤独症儿童就诊的原因。但是孤独症儿童早期发育结构较为特殊:动作能中粗大动作基本正常,精细动作和应物能发育商为中下水平,言语能发育商最低,语言理解和表达能力明显落后于一般儿童,语言理解落后更明显。常常自言自语,说话内容与环境不相关,鹦鹉学舌地仿说语言、重复语言、刻板语言;主动语言以需求性、描述性为主,缺乏分享性语言;语言与眼神、手势不配合使用。此外,非语言交流存在障碍,应人能也明显低下。

2. 单纯性语言发育迟缓　这类儿童的运动能、应物能均在正常范围之内,仅表现为语言能发育商低下,伴或不伴有应人能低下。研究表明,单纯性语言发育迟缓儿童"语言和语言理解"能力和"与视觉相关的理解和表达"能力基本正常,而孤独症和 MR 儿童"语言和语言理解"能力和"与视觉相关的理解和表达"能力明显落后。

3. 注意缺陷多动障碍　幼年起多动的儿童将更多注意力放在对周围环境探索和活动上,放在人身上并听人说话机会相对偏少,这会影响语言发育。所以,一部分多动症儿童语言发展偏慢,甚至在幼儿园表现为交流困难,出现攻击性行为,但这部分儿童对人感兴趣,甚至是"人来疯",社会性行为相对正常。

4. 复杂语言环境 一个家庭中存在多种方言和双语环境会对儿童语言发育产生一定的影响。这类儿童在生长发育过程中缺乏语言的交流和环境的刺激,发育商值大多在正常范围内,经过及时正确地干预,在学龄前其语言技能可赶上语言发育正常儿童。

四、康复训练

(一) 训练原则

训练要以儿童语言发育达到的阶段为基础,进行同一阶段的横向扩展,如儿童可以理解部分名词的意思要进一步扩大名词的理解;与此同时向下一个阶段(即提高一阶段)进行纵向提高,如果横向扩展达到一定水平,便以下一阶段的能力为目标,即可训练动词理解;而且还要把已经训练的内容尽量在生活中应用并加以巩固。同时,要求家长给儿童创造良好的语言训练环境,去除可能会影响其训练效果的因素。

(二) 训练方法

1. 游戏(活动)疗法 游戏对于儿童来说是本能的、自发的、以自身为主体的、以取得乐趣为目的的活动。语言发育迟缓儿童的语言训练,适当地加入游戏(活动),能使训练更容易进行,但是不同的发育阶段加入不同的游戏内容。认知水平<12个月的儿童,应选择发声类、敲打类等感觉运动性活动;认知水平在12~15个月的儿童,可在感觉运动性活动基础上,鼓励其参加积木等结构类游戏;认知水平>15个月以上的儿童,可进行过家家、看连环画等功能性活动。语言未掌握阶段的儿童,要通过游戏养成、提高他们对外界事物的反应能力;语言符号获得期的儿童,要通过游戏使其应用已学过的词汇和词句,增加新词汇和词句,促进交流行为的发展。

2. 手势符号的训练 手势符号是利用本人的手势作为一定意义的示意符号,可通过手势符号表示意愿,与他人进行非语言交流。对中、重度语言发育迟缓的儿童或未掌握言语符号及表达困难的儿童均可将手势语作为表达训练的导入方式,比如举起右手并左右挥动表示"再见",两手相合放在脸一侧表示"睡觉"等,逐步过渡到用幼儿语、口语进行表达的目标。

3. 文字训练 正常儿童的文字学习是在全面掌握了语言的基础上再进行的学习,但对于语言发育迟缓儿童言语学习困难时,如果将文字符号作为语言行为形成的媒介是一种非常有效的学习方法。另外,还可作为言语的暂时代替手段。文字学习的导入必须根据儿童具体情况进行。文字训练适用于:语言理解与表达发育均迟缓的儿童;言语理解好而表达困难的儿童;既有以上原因又伴有构音障碍、说话清晰度低下的儿童。文字训练的顺序为文字形状的辨别、文字符号与意义的结合、文字符号与音声的结合、文字符号与意义、音声的构造性对应的结合。

4. 符号形式与指示内容关系的训练 阶段1的训练:此阶段儿童对外界的刺激尚不能充分理解,训练时要利用各种方法(玩具等感兴趣的教具)使儿童能充分注意外界的人与物的存在。阶段2的训练:此阶段儿童要训练其能进行事物的匹配、选择能力,并能听懂要求和事物的名称。阶段3的训练:此阶段儿童为事物的概念形成阶段(图片、实物等的辨别、识认),训练顺序为概念形成、言语理解、言语表达。阶段4的训练:此阶段儿童要扩大词汇量,学习内容从名词到动词、形容词、量词、时间词、介词等,并把已学过的词组成词句,从不完整句到主谓句、谓宾句、主谓宾句、简单修饰句、词序(被动语态和主动语态)等形式进行训练。

5. 交流训练 交流训练不需要特殊教材,主要是根据儿童的发育水平选用合适的训练项目进行训练。可利用符号形式与指示内容关系法各阶段的训练内容促进儿童发挥其理解、表达及向他人传递信息的作用。交流训练不仅可以在训练室中(一对一或小组)进行,还可以在家中、社会中随时进行,尽可能帮助儿童参与家庭和社会的活动,鼓励他和其他儿童一样玩、一样活动,手段包括语言、手势语、表情等,充分引导儿童去与人主动交流。这不仅可促进儿童交流的能力,对语言发育有积极的推动作用,还可为其将来进入社会做准备。

6. 感觉统合训练 感觉统合是指通过视觉、听觉、触觉、前庭觉、本体觉等感觉通路从环境中获取信息,大脑对信息进行加工处理并发出指令使躯体作出适应性反应的过程。如果这一过程使机体不能和谐地运作,则形成感觉统合失调。大多数语言发育迟缓儿童存在感觉统合失调。感觉统合训练是通过特殊研制的器材,以游戏的形式对儿童进行一系列的行为和脑力活动强化训练,使大脑能将各种感觉信息进行综合处理,并作出正确决策,从而使机体能有效地运作。实践表明接受感觉统合训练后,儿童语言发育可得到明显改善。

(颜华)

【专家点评】

　　语言发育迟缓在儿童时期较常见,家长和医生需要增加对其的认识,不能持观望的态度导致错过最佳的干预时间。应在全面发育评估和鉴别诊断的基础上,认清康复重点,早期进行针对性干预。家长应为儿童创造良好的语言环境,配合康复训练,共同提高儿童语言发育水平。

第五节　儿童脑性瘫痪的早期识别

　　脑性瘫痪(简称脑瘫,cerebral palsy,CP)是一组持续存在的中枢性运动和姿势发育障碍、活动受限症候群,这种症候群是由于发育中的胎儿或婴幼儿脑部非进行性损伤引起的。脑瘫的运动障碍常伴随感觉、知觉、认知、交流和行为障碍,以及癫痫和继发性骨骼、肌肉问题。全球发病率为2.3‰,我国为1.2‰~2.7‰,是儿童时期最常见的肢体残疾。

一、病因学

　　CP的发病与母亲妊娠、分娩过程及生后疾病等多个环节的高危因素有关。这些高危因素导致胎儿或新生儿脑损伤、脑发育异常,临床可表现为运动障碍,其严重程度与脑部病变程度密切相关。围生期脑损伤主要包括早产儿脑损伤和足月儿脑损伤。在早产儿脑损伤中,脑室周围-脑室内出血尤其是Ⅲ~Ⅳ度的严重出血,特别是出血继发的脑室增宽、脑积水、出血性脑梗死,与CP关联更密切。另外,脑白质损伤,特别是多灶性脑室旁白质软化最容易引发痉挛型CP,而弥漫性脑白质损伤波及范围广泛,后期灰质、白质容积减少,在发生CP的同时,会出现明显的认知障碍。与CP相关的足月儿脑损伤主要包括缺氧缺血性脑病,还包括脑实质出血、脑梗死、炎症性脑损伤、低血糖脑损伤、胆红素脑病、代谢性脑病等。研究发现,70%~80%的CP与产前因素有关,产时因素占10%~20%,产后因素占10%~20%。研究还发现,在产前、产时及产后早期抢救高危儿的过程中,多种高危因素与后期发生CP有关,包括早产、多胎妊娠、通过人工助孕技术分娩的高危儿、感染、母亲并发症及分娩过程异常、影响胎儿及新生儿脑血流动力学的因素、脑发育异常、家族遗传因素及社会因素。

二、诊断要点

(一)必备条件

　　1. 中枢性运动障碍持续存在　婴幼儿脑发育早期(不成熟期)发生抬头、翻身、坐、爬、站、走等大运动功能和精细运动功能障碍,或显著发育落后。功能障碍是持久性、非进行性,但并非一成不变,轻症可逐渐缓解,重症可逐渐加重,最后可致肌肉、关节的继发性损伤。

　　2. 运动和姿势发育异常　包括动态和静态,以及俯卧位、仰卧位、坐位和立位时的姿势异常,应根据不同年龄段的姿势发育而判断。运动时出现运动模式的异常。

　　3. 反射发育异常　主要表现有原始反射延迟消失和立直反射(如保护性伸展反射)及平衡反射的延迟出现或不出现,可有病理反射阳性。

　　4. 肌张力及肌力异常　大多数CP儿童的肌力是降低的;痉挛型脑瘫肌张力增高,不随意运动型脑瘫肌张力变化(在兴奋或运动时增高,安静时减低)。

(二) 参考条件

1. 有引起 CP 的病因学依据。

2. 可有头颅影像学佐证。

三、早期诊断

出生后 6 个月内的诊断为早期诊断。只有早期诊断,才能早期康复,才有较好效果。婴儿脑组织在 6 个月前发育最快,脑的可塑性大,易恢复;婴儿早期脑损伤后,异常姿势尚未固定,对其纠正较容易;早期康复可以预防或避免继发性问题(关节挛缩、肢体畸形、癫痫等)。早期诊断的主要依据如下:

(一) 脑损伤高危因素

存在产前、产时、产后脑损伤高危因素。

(二) 早期症状

CP 是脑在生长发育过程中受到损伤而引起的,那么在新生儿和婴儿期内(1~6 个月)就一定会有这样或那样的临床症状,把这些症状称为早期症状,对于早期发现和早期诊断是十分重要的。

1. 新生儿或 3 个月内婴儿易惊、啼哭不止、厌乳和睡眠困难。

2. 早期喂养、进食、咀嚼、饮水、吞咽困难及有流涎、呼吸障碍。

3. 感觉阈值低,表现为对噪声或体位改变易惊,拥抱反射增强伴哭闹。

4. 婴儿到了 3 个月双下肢仍无站立表示或迈步者。

5. 过"百天"的婴儿尚不能抬头,4~5 个月挺腰时头仍摇摆不定。

6. 婴儿 4 个月后仍双手不张开而呈紧握拳、拇指内收(扣)状。

7. 婴儿 5 个月后还不能主动伸手抓物。

8. 肌肉松软,不能翻身,动作徐缓。

9. 肢体僵硬,尤其在穿衣时,上肢难穿进袖口;换尿布清洗时,大腿不易外展;擦手掌及洗澡时出现四肢僵硬;婴儿不喜欢洗澡。

10. 4~6 个月婴儿出现双下肢僵硬,像芭蕾舞演员那样的足尖站立姿势。

11. 出现固定姿势,如仰卧位头后仰背打挺呈角弓反张姿势、前臂内旋后伸的飞机手姿势、扶站时尖足交叉剪刀步姿势。

12. 有些脑损伤较轻微,在婴儿早期无明显症状,但在婴儿后期则有一些症状,包括:

(1) 6 个月后还不能翻身。

(2) 6~7 个月后双下肢仍不能支撑体重。

(3) 7~10 个月婴儿不会用单手抓玩,需警惕偏瘫。

(4) 7~10 个月婴儿手的精细动作(如捏小东西)不灵活、不协调。

(5) 7 个月仍不能直腰独坐玩。

(6) 10 个月婴儿仍不能扶站。

(7) 10 个月婴儿仍不会与人"再见"。

(8) 10 个月婴儿仍用脚尖站立。

(9) 12 个月后仍吃手及流涎。

(10) 13~15 个月仍不会迈步。

(三) 运动发育落后

婴幼儿期关键运动(抬头、翻身、抓物、坐、爬、跪、站、走、跑)较正常同龄婴幼儿发育水平落后 3 个月及以上。正常运动发育:① 1 个月瞬间抬头,2~3 个月抬头 45°,4 个月抬头 90°;② 4 个月主动翻身;③ 4 个月主动抓物;④ 6 个月拱背坐,7 个月直腰坐,9~10 个月自由坐;⑤ 8 个月腹爬,9 个月手膝爬(四爬),10 个月手足爬(高爬);⑥ 3 个月短暂支撑,4 个月尖足支撑,5~6 个月扶站跳跃,7~9 个月扶站,10~11 个月独站;⑦ 8~9 个月扶走,10~11 个月牵手走,12~13 个月独走,16~18 个月会跑。

(四) 姿势异常

姿势是指机体在静止时为克服地心引力所采取的自然位置,如仰卧位、俯卧位、坐位、立位等。机体保持一定的姿势,是产生自发运动和随意运动的基础。有正常的姿势才有正常的运动,姿势异常,运动必然发生障碍。

1. 肌张力低下姿势　蛙状姿势(俯卧时四肢屈曲紧贴床面,如青蛙状);W 形姿势(仰卧时四肢屈曲紧贴床面,似 W 形);折刀姿势(坐位时上半身全前倾,形如折刀);倒 U 形姿势(婴儿水平托起时头和四肢下垂,形如倒 U);头后垂姿势(拉起时头后垂)。

2. 肌张力增高姿势　头背屈;角弓反张;手紧握拳、拇指内收;前臂内旋后伸;下肢交叉伸展;尖足姿势;跪坐姿势;硬直伸腿坐;后倾坐姿势。

3. 原始反射残存及非对称性姿势　俯卧位紧张性迷路反射姿势(tonic labyrinthine reflex,TLR,即臀高头低姿势);仰卧位非对称性紧张性颈反射姿势（asymmetrical tonic neck reflex，ATNR，即拉弓反射姿势）；手足徐动姿势（屈肌伸肌不协调，造成手足口及躯干奇形怪状动作，越紧张越明显）。

4. 异常步态　剪刀步；偏瘫步态；共济失调步态。

（五）肌张力异常

肌张力是肌肉在静止或活动时的紧张度，其实质是一种反射现象，即牵张反射。可通过以下三个方面来评估肌张力。

1. 肌肉硬度　通过视诊和触诊检查肌肉的坚实度。肌张力高时肌肉发硬发紧，肌张力低时松软无抵抗。

2. 关节摆动度　固定肢体近端，使远端摆动，观察摆动度。肌张力高时摆动度小、有抵抗，肌张力低时摆动度大、无抵抗。

3. 关节伸屈度　被动伸屈关节，观察伸屈角度。肌张力高时伸屈受限，肌张力低时伸屈过度。

（六）反射异常

1. 原始反射　原始反射多于生后 2~6 个月内消失，原始反射缺如、减弱或残存，都是疾病的表现。拥抱反射 3 个月内缺如或减弱，为中枢神经系统功能低下，残存说明有脑损伤，亢进多见于早产儿、核黄疸。吸吮反射、觅食反射缺如提示脑干功能障碍，延迟消失提示有锥体束损伤。手把握反射减弱或消失见于脑损伤，残存则提示锥体束损伤。足把握反射 1~2 个月存在，会走前必须消失。ATNR、TLR 残存提示锥体外系障碍，是重度 CP 常见的症状。

2. 平衡反射　是身体位置发生变化时出现的保护性伸展反应及主动回到原来位置的反应，是皮质水平的反射，终身存在。坐位平衡反射前方 5 个月、侧方 8 个月、后方 10 个月时出现，立位平衡反射前方 12 个月、侧方 18 个月、后方 24 个月时出现，延迟出现有病理意义。

3. 病理反射　巴氏征阳性、踝阵挛阳性均见于锥体束损伤。

四、脑瘫早期转诊的临床特征和警告信号

近年来，儿童康复界确定了 6 个应立即转诊的临床特征和应加强监测的 2 个警告信号（表 27-5-1），项目简单明确，特异性强，基层儿童保健医师可利用它们在众多运动发育迟缓婴幼儿中识别出潜在的脑瘫高危儿，并推荐给二、三级医疗机构保健科或康复科医师做进一步明确诊断和干预，促进儿童发育，避免因延迟诊断而导致其父母抑郁或愤怒等不良情绪。

表 27-5-1　脑瘫儿童的临床特征和警告信号

临床特征	转诊 / 监测
需立即转诊的临床特征（以下任意 1 项或多项）	
4 月龄后仍保持握拳动作	立即转诊
4 月龄后表现出持续性的头滞后（拉坐时）	立即转诊
4 月龄后出现姿势和运动的持续不对称	立即转诊
6~12 月龄之间出现双腿僵硬或紧绷（如换尿布时不能把脚趾放到嘴里等）	立即转诊
9 月龄后独坐不稳（没有支撑的情况下）	立即转诊
12 月龄前即表现出对用某一侧手的偏好	立即转诊
暂不需转诊，但需要加强监测的警告信号（以下任意 1 项）	
6 月龄后表现出持续的惊吓（Moro）反射	警告、监测
12 月龄后表现出持续的足尖行走或不对称行走	警告、监测

（颜华）

【专家点评】

　　脑性瘫痪为儿童常见致残性疾病，强调早发现、早治疗，临床需关注脑损伤高危儿，动态监测其婴幼儿期内的姿势（运动）发育、肌张力及反射等方面的表现来进行早期识别，以便及时干预，减少脑性瘫痪的发生或减轻运动障碍程度。

第六节 智力低下的早期识别

智力低下(mental retardation,MR)是多种原因引起的发育时期的脑功能异常,一般是在发育阶段出现的,经标准化智力测验所测试的智商(intelligence quotient,IQ)<70,且伴有明显的社会适应功能障碍的一组疾病。在儿童青少年人群中,智力低下发生率为1.8%。智力低下影响儿童的身心健康,影响儿童、家庭的幸福指数和全民族的人口素质,已成为一个不容忽视的社会问题。

一、病因

造成儿童智力低下的原因十分复杂,涉及范围也很广泛。按照病因的性质可分为生物医学因素和社会心理文化因素。前者指脑在发育过程中受到的各种不利因素(如感染、中毒、缺氧、营养代谢和内分泌疾病、脑部疾病、脑的先天畸形或遗传性综合征、染色体畸变、围产期因素等),可使脑的发育不能达到应有水平,最终影响智力。后者指文化剥夺、教养不当、感觉剥夺等因素(如特殊感官缺陷、精神疾病、社会及家庭心理因素等),可使后天信息输入不足或不适当,从而影响智力。

二、早期发现

早期发现是指在儿童生活的早年或智力低下发生的早期,找出那些可能导致智力低下的因素或发现有智力低下表现的儿童。早期发现对早期诊断、早期治疗、早期教育都有益。智力低下儿童由于智能偏低、发展迟滞,在外表、行为、人格及认知等方面都有一些不同于正常儿童的特征。

(一)外表特征

一些先天性或遗传性疾病儿童,常有特殊外表特征,这些特征应引起高度重视,如先天愚型(21-三体综合征)儿童生来就有特殊面容,头小,舌头伸在外面,鼻梁塌陷,眶距宽,眼睛小,耳位低;苯丙酮尿症儿童毛发颜色很浅,皮肤特别白,小便有特殊气味(鼠尿臭味);猫叫综合征儿童哭声似猫叫,头小,脸圆,眶距宽,塌鼻梁,耳位低;黏多糖症儿童头颅大而圆呈舟形,浓眉,眶距宽,唇厚,颈短,角膜混浊;脑积水儿童头颅特别大;小头畸形儿童头颅特别小;甲状腺功能减退症儿童身材特别矮小。

(二)行为表现

如果新生儿的哭声发直或为尖叫,往往是脑部疾病的表现,新生儿时期的脑部疾病会影响智力发展。如果婴儿到了四五个月,仍躺在床上不哭不闹十分安静,肚子饿了也不哭,裤子湿了也无反应,双手从不抓握玩具,提示可能有潜在的影响智力发育的因素存在。婴儿反复或持续刺激或注射拔针后才引起哭闹,哭时发出喉音,有时尖锐或尖叫,或哭声无力,或哭时音调变化,也需警惕智力低下。

如果儿童成天安静,很少笑,逗引时也没有反应,不看人,不注意别人对他说话,不会用视觉、听觉追踪人物,表情冷漠,对环境人物漠不关心,是个很好带、挺省事、不需太操心的"乖孩子",需警惕智力低下。

如果婴儿吃奶困难,不会吸吮,特别容易吐奶,到6个月添加辅食后,咀嚼差,喂养困难,吃固体食物不易咽下,勉强咽下后不久就出现呕吐,提示神经系统有损伤,日后智力可能会受影响。2~3岁了仍在流涎,也需引起注意。

儿童总是处于睡眠状态或睡眠过多,而且不易唤醒。或者,注意力很不集中,不能安静地待一会儿,无时无刻不在活动,碰到什么就摸什么,碰到椅子和凳子也不知扶起来,喜自娱自乐,孤独不合群,需警惕智力低下。

婴儿3个月躺在床上会看自己的双手,5~6个月手功能熟练时,看手动作就会消失,如看手动作持续到6个月后,需警惕智力低下。

视觉和听觉是儿童与外界交流的主要渠道和主要方式,严重视听缺陷,如深度近视、远视、散光、眼球震颤、全聋、弱听等,因为渠道不畅通,获得的信息不完整,会影响理解和认知,可导致智力低下。

智力低下儿童主动性不强、意志薄弱、缺乏自制力、固执、感情分化慢;情绪不稳定,常无缘无故地傻哭、傻笑;自信心差,常把"我不会干""这太难了"挂在嘴边;但有些儿童自信心过强,认为自己无所不能,即人们常说的"盲目乐观"。总之,智力低下儿童的自我评价过低或过高,对自己缺乏正确的认识。

(三) 发育速度

有些儿童在一定年龄范围内,迟迟达不到所规定的行为标准,这种现象即通常所说的智力发育危险信号。运动是智力的表现,如果儿童 8~9 个月了仍不能独坐、10 个月不能扶站、1 岁半还不会走,就应怀疑智力低下。凡运动发育比正常同龄儿童落后在 3 个月以上者,应看作有智力低下的危险。

正常婴儿 7~8 个月时就会模仿声音,1 岁左右会叫爸爸妈妈,1 岁半会说 10 来个字,能听懂简单指令,2 岁左右会问简单问题,3 岁左右能基本表达自己的思想。凡是落后 3~4 个月,甚至落后 1~2 年才有这些表现,都应看作是智力低下的信号。

有些儿童,智力低下的症状要到更晚些时候才表现出来。如到了一定年龄,生活仍不能自理,如5~6 岁时仍不能控制大小便,不会穿脱衣服,洗完手擦不干净,别人的话似乎听不懂,语言表达能力也很差,行动缓慢笨拙,常出差错,不与小朋友一起玩,也需要重视。

(四) 认知特征

智力低下儿童感受外部刺激的能力较低,对别人的呼唤反应迟缓,对近似的音节听觉分辨也很困难,常把形近、音近的汉字混淆。智力低下儿童的知觉恒常性也比正常儿童差,当把相同的事物置于不同的环境中时,智力低下儿童往往缺乏辨认能力。例如,相同的一个字写在不同颜色的纸上,智力低下儿童可能就认不出来。

智力低下儿童注意范围狭窄,注意力易分散。研究表明,在单位时间内,智力低下儿童的注意广度仅为正常儿童的 50%。同时,注意的转移、分配也比正常儿童差。例如,正常儿童能够模仿老师边念歌谣边做动作,智力低下儿童则顾了说就顾不了做动作,顾了做动作就顾不了说,两者不能兼顾。而且,当老师要求儿童去做下一个游戏时,智力低下儿童往往还沉浸在前一个游戏的快乐之中。

智力低下儿童记忆速度迟缓,范围狭窄,容易遗忘,识记过的东西再次出现时常认不出来。智力低下儿童很少采用间接记忆的方法进行意义记忆,对老师要求记住的词汇往往按呈现的顺序死记硬背,而不会寻找规律和联系进行记忆。

无论何种程度的智力低下儿童,语言发展方面大致上都表现为语音不清、词汇量少、词不达意、表达不连贯等。

智力低下儿童思维缺乏目的性和灵活性,往往不能根据条件的变化来调整自己的思维定式。例如,即使外面大雨倾盆,负责浇花的智力低下儿童仍可能打着伞冒着雨去浇花。智力低下儿童思维缺乏独立性和批判性,对老师提出的问题往往只能鹦鹉学舌,人云亦云。

三、早期筛查

及时识别儿童智力发育问题,不能仅依赖临床判断或儿童发育里程碑检查,还应使用成本 - 时间效益较好的方法或工具(尤其是由父母来完成的发育评估量表)来定期筛查,比如年龄和发育进程问卷(the ages and stages questionnaire, ASQ)及发展状况父母评估(parents evaluation of developmental status, PEDS)。

1. 丹佛发育筛查试验(Denver development screen test, DDST) 适用于 0~6 岁儿童,包括个人 - 社交、精细动作 - 适应性、语言、大运动 4 个能区,测试耗时 15~20 分钟,结果表达为正常、可疑、异常、无法判断,提示儿童可能有或无发育问题。

2. 0~6 岁儿童智能发育筛查测试(developmental screening test for children aged 0-6 years, DST),国内 1992 年编制,分为运动、社会适应、智力 3 个能区,在 DDST 基础上增加了对新生儿和 4 岁以上儿童的测试,耗时 15 分钟,测试结果可以同时给出发育商和智力指数,也可定性表达。研究显示,该测试信度为 0.93~0.97,敏感度为 0.92,筛查效果明显优于 DDST。

3. ASQ 适用于 4~60 个月儿童,测试年龄分别为 4、6、8、10、12、14、16、18、20、22、24、27、30、33、36、42、48、54、60 个月龄。每个年龄的问卷由 3 个部分组成:第一部分是一组简短的人口统计学条目;第二部分是 30 个关于儿童发育评估的 5 个方面的问题,包括沟通交流、粗大运动、精细动作、问题解决能力和个人社会交往;第三部分是父母关注的 7 个开放式问题。由儿童的父母或主要带养人在家或医疗保健机构进行问卷测试,4~5 年级阅读水平即可。测试需 15 分钟,结果表达为高于、低于、接近界值。其敏感性为 85%,特异性为 86%。

4. PEDS 是一种完全依靠父母报告他们的担心而进行发育筛查的工具,由 2 个开放式问题和 8 个封闭式问题(回答是 / 否)组成,适合出生至 8

岁儿童筛查发育延迟和行为问题,完成仅需 2~5 分钟,4~5 年级阅读水平即可,测试不需要专业人员参与,在儿童就诊等候期间或在家均可进行测试,其灵敏度为 74%~80%,特异度为 70%~80%。

5. 0~6 岁儿童神经心理发育量表(儿心量表) 国内 2016 年编制,涵盖大运动、精细运动、语言能力、适应性行为、个人 - 社交行为 5 个维度指标,以功能区发育商对各维度进行评估。

6. 新生儿 20 项行为神经测查法(neonatal behavioral neurological assessment,NBNA) 适用于足月新生儿,涵盖行为能力、被动肌张力、主动肌张力、原始反射、常规评估 5 个维度指标,各项评价内容为 0~2 分,满分 40 分,37 分以上视为正常。

7. 儿童心理行为发育预警征象筛查问卷(简称预警征象) 国内 2015 年编制,适用于 0~6 岁儿童,每一年龄由 4 个项目组成,分别反映大运动、精细运动、言语能力、认知能力、社会能力等方面的能力,检查相应年龄阶段有无预警征象。若在某个年龄阶段存在任何一项阳性,则提示有发育偏异的可能,建议转诊。该问卷灵敏度为 86.3%~98.6%,特异度为 91.8%~100%。

(颜华)

【专家点评】

家长和儿科工作者应多观察儿童的言行,尤其是从认知行为方面所表现出的特征来早期发现智力低下儿童。可以通过使用主要由家长完成的筛查量表来初步了解儿童的智力发育情况,以期早发现、早治疗、早教育。

第七节 孤独症谱系障碍的识别

孤独症谱系障碍(autism spectrum disorder,ASD)是由遗传、环境等多因素协同作用导致的一种神经发育障碍性疾病,以社会交往障碍、交流障碍、狭隘兴趣及刻板行为为基本特征,又称儿童自闭症。随着生活水平提高和医学诊断技术发展,孤独症谱系障碍发病率呈逐年上升趋势,国外研究报道发病率达 1.5%~2.5%。国内 2013 年报道,18 岁以下儿童孤独症谱系障碍的患病率为 29.5/10 万,男女比例为(6~9):1,男孩患病率明显高于女孩,且有增高趋势。迄今孤独症谱系障碍缺乏特异性生物学指标和治疗方法,终身致残率较高,给家庭和社会带来沉重的负担,已成为全球性广泛关注的重大公共健康问题。

一、病因

孤独症谱系障碍目前被认为是一种多基因遗传病,是遗传及环境因素共同作用的结果。双胎和家系研究确定遗传学因素占 90% 以上。目前能够确定遗传学病因者见于 20%~25% 的孤独症谱系障碍儿童。已知的遗传学病因包括细胞遗传学上可见的染色体异常(5%)、拷贝数变异(10%~20%)、单基因病(5%)。孤独症谱系障碍儿童中,先天性代谢性疾病占 5%。多种环境因素,如母孕期和围产期压力和各种生物学因素、有毒化学物质和污染物、感染、免疫和代谢等都被报道与孤独症谱系障碍发病相关。有机杀虫剂、增塑剂,以及其他空气污染物如二氯甲烷、喹啉和苯乙烯等都被发现可能与孤独症谱系障碍发病风险相关。其他环境因素,如母孕期感染、长期用药史、先兆流产、分娩过程、抽搐史及新生儿 HIE、黄疸等也被发现可能是孤独症谱系障碍发生的高危因素。目前比较一致的观点认为,孕产期危险因素可能不是孤独症谱系障碍发病的“直接原因”,它只是加强了已存在的遗传易感性,增加发生的危险性,影响其患病的途径,可能是重要的“辅助原因”。孤独症谱系障碍是多病因性的,环境因素通过基因修饰作用促发该病。尽管相关致病基因不断被认识,但目前大多数孤独症谱系障碍的确切病因、发病机制、致病基因仍未明确,有待更多的研究。

二、诊断要点

(一) 临床症状及特征

1. 社会交往障碍　是该症的核心症状,儿童独自玩耍和独自发呆,听力正常却对他人的呼唤和指令常充耳不闻;缺乏与他人的交流,缺乏与人目光对视,不愿或不懂与其他儿童一起玩,不参与合作性游戏。通常不怕陌生人,与父母之间缺乏安全依恋关系,对母亲的离开无动于衷,缺乏分离焦虑。不能用语言和眼神表达需求,常牵拉大人的手示意自己想要的东西;肢体语言同样落后,极少用点头、摇头表示同意或拒绝。

2. 语言交流障碍　语言障碍表现多种形式,多数儿童语言发育落后,直至2~3岁仍然不会说话。有些儿童早期可出现正常语言发育,随后出现语言倒退,词汇急剧减少。部分儿童虽会说话,但不会进行语言交流,表现为重复刻板的语言或自言自语,词汇内容单调,语调平僵,内容奇特、难以理解,表现为"镜像言语",类似鹦鹉学舌,通常不能正确运用"你、我、他"等人称代词。

3. 狭隘的兴趣和重复刻板行为　儿童对正常儿童喜爱的活动和游戏通常不感兴趣,却对某些物件或活动表现超乎寻常的兴趣,并由此形成刻板重复的行为方式,如不停地旋转或迷恋旋转的物体、闻物品、嗅别人、玩弄电器开关、来回奔走、重复地排列玩具或积木、舞动双手、反复看电视广告或天气预报、不停地开关门、爱听某一首或几首音乐等。几种刻板行为可同时出现,但并非一成不变,后期可能与强迫行为或动作成为连续体。

4. 智力异常　约80%孤独症谱系障碍儿童智力落后,50%智商<50分,20%智力正常。儿童在智力测验中的表现是言语测验分数相对低、操作测验分数相对高,语言、智商越低其预后越差。约5%儿童表现出孤立而非凡的才能,如很强的记忆力、计算、智力拼图等。

5. 感知觉异常　大多数孤独症谱系障碍儿童存在感觉异常,表现为对某些声音、视觉图像或场景的特殊恐惧或喜好;或喜欢用特殊方式注视某些物品;很多儿童不喜欢被拥抱或触摸;对打针、跌

倒疼痛感觉迟钝;特殊的本体感觉,如喜欢长时间坐车或摇晃、特别喜欢或惧怕乘坐电梯等。

6. 其他　儿童普遍多动和注意力不集中,易被误诊为多动症。还常见发脾气、尖叫、攻击和自伤等行为。自伤行为主要表现为撞头、咬手、抓挠、摩擦等,若不制止则容易引致创伤性伤害。

7. 共患病　孤独症谱系障碍儿童常有多种精神障碍共存,一项研究发现,有70.8%有1种共患病,52%有2种共患病,38%有3种以上共患病。共患焦虑障碍为41.9%,共患强迫障碍为8.2%,共患注意缺陷多动障碍为28.1%,共患对立违抗为28.1%,共患品行障碍为3.2%。此外,许多儿童合并癫痫,且脑电图异常率高。也可共患抽动障碍和Tourette综合征。恐怖症、惊恐障碍、进食障碍等也很常见。年龄较大儿童会出现抑郁障碍,青春期可能共患品行问题、青少年违法和反社会人格障碍等。

8. 早发症状　婴儿期部分表现为睡眠少、好尖叫,只有在童车里推着走、被抛着玩、听音乐或其他节奏感强的声音时可安静下来。还表现为倔强、不愿被拥抱,或拥抱时不能与母亲身体贴近,洗澡和穿衣时挣扎、反抗。也有的特别安静,整天不声不响地躺着,不在乎父母的来去,即使饿了或不舒服也无表示,反复在童车里摇晃或撞头,对发光的物体、旋转的风扇和车轮子等感兴趣。7~8个月时不分亲疏,什么人拥抱都一样。常回避眼对视,忽视周围人包括父母的存在。他们对父母的关注和爱抚无动于衷,情感反应稀少。会走路后不愿与小朋友在一起,独自一人自得其乐。

(二) 诊断标准

目前国际上较通用的孤独症谱系障碍诊断标准是美国精神障碍诊断与统计手册第5版(the diagnostic and statistical manual of mental disorders, DSM-5)中ASD的诊断标准。分为以下两个维度:

1. 社会交往障碍　儿童在多种场合下,社交交流和社交互动方面存在持续性的缺陷,表现为目前或过去的下列情况:

(1)社交情感互动中的缺陷,例如,从异常的社交接触及不能正常地你来我往的对话,到分享兴趣、情绪或情感的减少,到不能启动或对社交互动作出回应。

(2)在社交互动中使用非语言交流行为的缺陷,例如,从语言和非语言的整合困难,到异常的眼神接触和身体语言,或在理解和使用手势方面的缺

陷到面部表情和非语言交流的完全缺乏。

（3）发展、维持和理解人际关系的缺陷，例如，从难以调整自己的行为以适应各种社交情境的困难到难以分享想象的游戏或交友的困难，到对同伴缺乏兴趣。

2. 刻板或重复的行为模式、兴趣或活动 表现为目前或过去有以下表现至少2项：

（1）刻板或重复的躯体运动、使用物体或言语，例如，简单的躯体刻板运动，摆放玩具或翻转物体，模仿言语，特殊短语，异常的用词等；对物体的使用、说话有刻板或重复的行为。

（2）坚持相同性，缺乏弹性的坚持常规或仪式化的语言或非语言的行为模式，例如，对微小的改变极端痛苦，难以转变，僵化的思维模式，仪式化的问候，需要走相同的路线或每天吃同样的食物。

（3）高度受限的、固定的兴趣，其强度和专注度是异乎寻常的，例如，对不寻常的物体的强烈的依恋或先占观念，过度局限或持续的兴趣。

（4）对感觉输入的过度反应或反应不足，或在对环境的感受方面不寻常的兴趣，例如，对疼痛／温度的感觉麻木，对特定的声音或质地的不良反应，对物体过度地嗅或触摸，对光线或运动痴迷。

3. 症状必须存在于发育早期，但是直到社交需求超过有限的能力时，缺陷可能才完全表现出来，或可能被后天学会的技巧所掩盖。

4. 这些症状导致社交、职业或目前其他重要功能方面的有临床意义的损害。

5. 这些症状不能用智力障碍（智力发育障碍）或全面发育迟缓更好地解释。智力障碍和孤独症谱系障碍经常共同出现，作出孤独症谱系障碍和智力障碍的合并诊断时，其社交交流应低于预期的总体发育水平。

（三）孤独症谱系障碍的严重程度分级

DSM-5 将孤独症谱系障碍的障碍程度划分为三级：需要支持（Ⅰ级）、需要较多支持（Ⅱ级）、需要极大支持（Ⅲ级），见表 27-7-1。

表 27-7-1　DSM-5 中 ASD 障碍程度的分级

障碍程度	社交交流	刻板／重复的行为
Ⅲ级：需要极大支持	言语或非言语社会沟通表现出严重损害，导致社会功能严重受损；很少主动发起社交行为，对他人发起的社交行为也极少回应	行为模式刻板，对环境中的改变极度不适应；重复刻板的行为显著影响各方面的功能；很难改变其对事物或兴趣的专注性
Ⅱ级：需要较多支持	言语或非言语社会沟通表现出明显损伤；即使在有支持情况下仍表现出社会功能的损伤；很少主动发起社交行为，对他人发起的社交行为也极少或异常回应	行为模式刻板，对环境中的改变很难适应；常表现出明显重复刻板行为，并影响着多种情景中的功能；很难改变其对事物或兴趣的专注性
Ⅰ级：需要支持	在无支持的情况下表现出明显的社会沟通损伤；较难主动发起社交行为，对他人发起的社交行为表现出明显的异常；可能表现出对社交行为较少的兴趣	行为模式的刻板显著影响单一或多情景中的功能；不同活动之间的转换表现出困难；组织和计划问题影响独立性

从 DSM-5 可以看到，一个显著的改变是将孤独症谱系障碍看作为一个从轻到重的连续体，轻者早期症状不明显，许多症状是在上学后因其异常的交流方式或不会和小朋友玩才被发现，此时已过了最佳干预期。因此，对孤独症谱系障碍儿童的干预，要从幼儿园就开始进行筛查，有些敏感的父母甚至在儿童 1~2 岁就发现儿童的与众不同，早期就诊，及时干预能更好地促进康复。

（四）早期识别

在婴幼儿早期体检与疾病筛查中建立孤独症谱系障碍的筛查工作是早期发现的关键，早期发现主要依赖于照顾者和社区初级儿童保健医生。具体实施上可采用国际通用的筛查量表和问卷，需到专门医疗机构进行。

三、预后

孤独症谱系障碍呈慢性病程，是一种终身性疾病，一经诊断没有治愈的可能，严重危害儿童身心健康，如果不能获得康复，严重者可造成终身残疾，影响儿童终身身心健康、社会交往、学习、生活、就业。干预越早，效果越好。尤其对于程度严重者，在 2 岁时及时干预会有很好疗效，严重孤独症谱系障碍儿童在 3 岁后再确诊、干预，疗效较差。程度较轻的孤独症谱系障碍患儿，6 岁以后仍有机会，12 岁以后基本上不会再有效果。至成年期，很多患者处于严重功能缺陷状态。影响预后的因素与儿童的智力发育水平、社会适应水平、语言能力、症状严重程度、是否存在合并症、是否早期诊断及干预程度、家庭支持及社会接纳等有关。已有证据表明，早期干预教会儿童良好的沟通技能可以改善其预后，减少不良行为的发生。

（颜华，苏林雁）

【专家点评】

孤独症谱系障碍是一种严重影响儿童身心健康、具有显著临床和病因异质性的神经发育障碍性疾病。近年来，孤独症谱系障碍的患病率急剧上升，已成为全球关注的公共卫生问题。孤独症谱系障碍的病因至今未明，许多学者认为是遗传因素和多种环境因素共同作用的结果，其中遗传因素起主要作用。典型的临床症状包括社会交往障碍，以及重复、刻板的行为。孤独症谱系障碍治疗应以个体化的综合干预为主，同时兼顾早期干预和终身照管。

第二十八章

小儿推拿疗法

小儿推拿有各种流派,本章主要依据湘西刘氏小儿推拿。湘西刘氏小儿推拿是传统中医小儿推拿与湘西苗族推掐术结合的一种诊疗法,由清朝咸丰年间京城名医刘杰勋及后代所创。历经数代传承,已发展成为我国小儿推拿最主要的流派之一,且被国家中医药管理局确定为首批中医学术流派传承工作室项目。作为传统医学的一种诊疗方法,其理论体系相对完善,技法体系十分丰富,在儿科疾病的临床应用中极具价值。

第一节　小儿推拿须知

推拿是运用各种不同的手法在患儿体表上进行点、面、线的操作,从而疏通经络,活利关节,行气活血,扶正祛邪,调整脏腑功能,增加机体的自然抗病能力,以达到预防和治疗儿科疾病目的的一种绿色自然疗法。它属于中医儿科外治法范畴。

一、小儿推拿的优点

(一)经济简便

小儿推拿治病,不需要医疗设备,不受过多场所条件的限制,在医院、社区及家庭均可进行。

(二)易于掌握

小儿推拿易于学习,只要刻苦练习,反复实践,就能熟练地掌握这种技术。

(三)安全可靠

小儿推拿是一种比较安全的治疗方法,只要诊断正确,并能辨证选用恰当穴位和手法,又能耐心细致地按操作规范施术,一般不会发生不良反应和医疗事故。

(四)疗效显著

目前推拿应用于临床,治疗儿科疾病的范围越来越广,尤其对儿童常见病、多发病,如感冒、夜啼、泄泻等疗效显著。

二、小儿推拿适应证和禁忌证

(一)小儿推拿适应证

小儿推拿治疗疾病范围广泛:一是常见病症,对发热、咳嗽、呕吐、厌食、便秘、疳积、泄泻、惊风、夜啼、遗尿、近视等常见病症推拿均有较好的治疗效果;二是疑难病症,脑性瘫痪、肌性斜颈、多动症等亦可用推拿治疗,但需结合其他疗法和康复训练;三是预防保健,儿童体质虚弱,常施以推拿能起到保健防病作用,如经常摩腹、按揉足三里、捏脊,能促进消化,增强食欲,强壮体质,达到防病保健的目的。

(二)小儿推拿禁忌证

推拿虽适用范围广、安全度大,但有些病症使用推拿治疗不仅无效,反而可能加重病情,故此类病症要禁用推拿治疗;有些病症可使用推拿治疗,但操作不当,会给患儿带来不必要的痛苦或造成不应有的医疗事故,此类病症要慎用推拿治疗。因此,临床上要严格掌握推拿的禁忌证。一般认为,以下病症宜禁用或慎用推拿治疗:一是各种急性传染病,如急性肝炎、白喉、肺结核、流行性乙型脑炎等;二是各种感染性疾病,如骨髓炎、化脓性关节炎、脑脓肿等;三是诊断不明者,如骨折、骨裂、关节脱位等,在明确诊断之前,不要轻易施以推拿;四是某些严重疾病,如器质性心脏病、白血病、恶性肿瘤、脓毒血症等;五是某些急腹症,如胃、十二指肠急性穿孔等;六是各种出血症,如外伤出血、便血、尿血等;七是烧伤、烫伤及溃疡性皮炎的局部;八是久病体虚、过饥过饱,暂不宜推拿。

三、小儿推拿注意事项

1. 室温应恒定,不可过凉过热;空气宜流通;在严寒季节,医生双手不可过凉,以免使小儿体验感不良,造成操作的困难。

2. 医者的指甲要修剪,每次操作前要洗手。

3. 患儿姿势要坐卧舒适,力求自然。

4. 在推拿时,患儿左右手皆可使用,但在习惯上无论男女,多采用患儿左手。

5. 医者操作时态度应和蔼镇静,特别是在患儿啼哭时,不能有急躁或厌烦情绪。

6. 手法操作时要按程序进行,不能操之过急,草草了事。刘氏小儿推拿一般操作顺序是头面部 - 上肢部 - 胸腹部 - 下肢部 - 肩背腰骶部,也可根据具体情况灵活运用。

7. 手法宜轻柔,不能过分用力,尤其是使用掐法时,应以不掐破皮肤为度。

8. 操作时需要一定量的介质,通常用姜汁、乙醇或用其他药物煎成的汤液。这样,操作时不但能润泽皮肤,防止皮肤破损,而且有一定药理作用,可增强疗效。但是,汤液作为介质要辨证论治、就地取材,一般春季或寒证取姜汁等温热性药物,夏秋季或热证宜用乙醇、凉水或薄荷汁之类,但不拘泥于季节,要根据治疗需求酌情选用。

9. 推拿以每天 1 次为度,必要时也可以每天推 2~3 次。

10. 推拿后注意避风,以免感受外邪侵袭,加重病情。特别在推拿后欲使患儿发汗的,更应注意。

11. 推拿一般适用于 10 岁以下的儿童,尤以 5 岁以下的儿童疗效更佳。

（曾舒婷,易晓盼,余知影,汤伟,邵湘宁）

第二节　常见病症推拿治疗

一、感冒

感冒,是儿童常见的外感疾病之一,以恶寒、发热、鼻塞、流涕、喷嚏、咳嗽、头身疼痛为主要临床特征。一年四季皆可发病,以冬、春季为多。俗称"伤风",相当于西医学的急性上呼吸道感染。

(一) 诊断要点

1. 有感受外邪病史或与感冒患者接触史。

2. 起病较急,病程较短(一般 3~7 天)。

3. 临床初起以卫表和鼻咽症状为主,先见鼻咽不适、鼻塞、流涕、喷嚏、微咳、恶寒、发热、头身痛,可伴呕吐、腹泻或高热惊厥。

4. 病毒感染者,白细胞总数正常或偏低;合并细菌感染者,白细胞总数及中性粒细胞增高。鼻咽部分泌物病毒分离或桥联酶标法检测,可作病毒学诊断。咽拭子培养可有病毒菌生长;链球菌感染者,血中抗链球菌溶血素"O"（ASO）滴度增高。

本病症需要与急性传染病早期、急性感染性喉炎、鼻渊等相鉴别。

(二) 推拿治疗

1. 风寒感冒

〔证候〕恶寒,发热,无汗,鼻流清涕,咽不红,头痛,舌苔薄白,脉浮紧或指纹浮红。

〔治法〕辛温解表,宣肺散寒。

〔处方〕常例开窍:开天门 24 次,推坎宫 24 次,推太阳 24 次,按总筋 24 次,分阴阳 24 次。推五经:先清脾经 100 次,再补脾经 50 次,清肝经 250 次,清心经 150 次,清肺经 300 次,补肾经 100 次;配穴:运太阳 24 次,揉风池、揉按外劳宫、二扇门各 60 次,推三关 150 次,推六腑 50 次,推胸法,推背法。捏脊 3~5 遍;关窍:按肩井 2~3 次。

2. 风热感冒

〔证候〕发热,微恶风寒,或有汗,鼻塞喷嚏,流稠涕,头痛,咽喉疼痛,咳嗽痰稠,舌苔薄黄,脉浮数,指纹紫。

〔治法〕辛凉解表,宣肺清热。

〔处方〕常例开窍:开天门 24 次,推坎宫 24 次,推太阳24次,按总筋24次,分阴阳24次。推五经:先清脾经100次,再补脾经50次,清肝经250次,清心经150次,清肺经300次,补肾经100次;配穴:揉内劳宫60次,清天河水、推大椎各30次,推三关50次,推六腑150次,推胸法,推背法。捏脊3~5遍;关窍:按肩井2~3次。

（三）注意事项

1. 加强体育锻炼,增强机体适应气候变化的能力。在气候变化时适时增减衣服,注意防寒保暖。

2. 感冒流行期间少去公共场所,避免与感冒患者接触。

3. 患儿应适当休息,多饮水,饮食以易消化、清淡为宜,慎食油腻难消化之物。

4. 居室空气应流通,但不可直接吹风。

5. 患儿感冒时出现高热应及时采取物理或药物降温,做好口腔护理。

【专家点评】

感冒是推拿的优势病种之一,感冒初期推拿疗效明显,风寒型感冒可配合艾灸肺俞效果更理想;风热型感冒咽喉肿痛者可点刺少商穴泻热。患儿体虚复感者,在对症治疗的同时,要注意调补脾肾,固护先天、后天之本,通过振奋正气,达到扶正祛邪的目的。感冒迁延不愈者,应及时查清病因,明确诊断,必要时结合其他中西医疗法治疗。值得一提的是,该病用汗法时应掌握推拿刺激强度,掌握汗出的程度,临床常发汗与止汗配伍应用,正如《伤寒论》所载:"遍身漐漐微似有汗者益佳,不可令如水流漓,病必不除"。

二、发热

发热,是儿童时期极为常见的一种症状,临床上以体温异常升高者而称之。临床上一般可分为外感发热、肺胃实热、阴虚内热三种。因疾病不同与病因病机的差异,儿童发热应按原发疾病进行辨病辨证治疗。

（一）诊断要点

1. 人体温度（腋温）≥37.5~38 ℃为低热,38.1~39℃为中热,39.1~40℃为高热,41℃以上为超高热,发热时间超过两周为长期发热。

2. 血白细胞计数及分类检查,胸部 X 线检查等有助于明确发热病因。

本病症需要与败血症、风湿热、中枢神经系统感染、颅内出血及脑瘤、亚急性细菌性心内膜炎、系统性红斑狼疮、结节性多动脉炎等相鉴别。

（二）推拿治疗

1. 外感发热

〔证候〕风寒:发热,无汗,鼻塞,流涕,咳痰稀薄,苔薄白;风热:发热,微汗,口干,咽痛,痰黄,苔薄黄。

〔治法〕解表宣肺退热。

〔处方〕常例开窍:开天门24次,推坎宫24次,推太阳24次,按总筋24次,分阴阳24次。推五经:清脾经200次,补脾经100次,清肝经200次,清心经100次,清肺经300次,补肾经150次。配穴:推三关90次,推六腑30次,推背法;关窍:按肩井2~3次。

风寒者加掐二扇门、拿风池4~5次;风热者加清天河水10次,推脊10次;兼咳嗽、痰鸣气急者加推胸法;兼脘腹胀满、不思饮食、嗳酸呕吐者加揉中脘150次、摩腹3分钟,推板门60次,推天柱60次;兼烦躁不安、睡卧不安、惊惕不安者加掐揉小天心30次。

2. 肺胃实热

〔证候〕高热,口鼻干燥,口渴引饮,便秘尿黄,舌红苔燥,脉实数,指纹深紫。

〔治法〕清肃肺热,泻火通便。

〔处方〕常例开窍:开天门24次,推坎宫24次,推太阳24次,按总筋24次,分阴阳24次。推五经:清脾经400次,补脾经200次,清肝经300次,清心经250次,清肺经350次,补肾经200次。配穴:清大肠120次,清后溪150次,推六腑150次,推三关50次,水底捞明月、推天河水各20次,推胸法,揉中脘(消导法)150次,推背法;关窍:按肩井

2~3 次。

若高热不退加推脊 20 次,打马过天河、掐大椎 20 次;兼见腹胀大便秘结加推下七节 150 次,摩腹 3 分钟。

3. 阴虚内热

〔证候〕发热不甚,午后潮热,五心烦热,盗汗,舌红苔剥,脉细数,指纹淡紫。

〔治法〕滋阴清热。

〔处方〕常例开窍:开天门 24 次,推坎宫 24 次,推太阳 24 次,按总筋 24 次,分阴阳 24 次。推五经:补脾经 300 次,清肝经 250 次,清心经 200 次,补肺经 350 次,补肾经 400 次。配穴:揉上马、清天河水、按揉涌泉各 80 次,揉按足三里 60 次,揉中脘 90 次,按揉内劳宫 100 次,捏脊 3~5 遍;关窍:按肩井 2~3 次。

若食纳差加掐四横纹 5 次;盗汗,自汗加运太阳 20 次。

(三) 注意事项

1. 保持居室空气的流通,避免冷风冷气直接吹袭,衣着不宜过多,并及时擦干汗液。

2. 发热患儿就诊时,需仔细询问病史,如既往有惊厥和癫痫病史者,推拿治疗的同时需慎重处理,并积极配合其他治疗,以免因体温过高,诱发既往疾病。

3. 高热不退或反复出现低热,应及时查清病因,明确诊断,必要时结合其他中西医疗法进行治疗。

4. 治疗期间,可嘱患儿多饮水,饮食宜清淡、富有营养,不宜进食难以消化的食物;对于食纳欠佳、精神欠佳的患儿,可适当服用口服补液盐以防脱水电解质紊乱;对于伴有喉咙红肿化脓或疱疹者,可配合少商、商阳点刺放血。

5. 注意观察体温、脉象、呼吸、神志、大小便、出汗等情况的变化。

6. 积极治疗原发病。

【专家点评】

外感发热、功能性发热、夏季热是推拿优势病种之一,推拿治疗可有较好的效果。也可配合十宣穴三棱针放血、耳尖放血等外治疗法。发热可见于多种疾病中,如麻疹、风疹、猩红热、急性扁桃体炎、肺结核、肺炎、伤寒、乙型脑炎、亚急性细菌性心内膜炎、败血症等,对危及生命的急性传染病、较严重的急性感染性疾病所致发热,应及早诊断,积极治疗原发病。对曾有过高热惊厥者在应用退烧药的同时,适当应用镇静剂。

三、咳嗽

咳嗽,是儿童常见的一种肺系病症,临床以咳嗽为主症。有声无痰为咳,有痰无声为嗽,有声有痰谓之咳嗽。咳嗽可分为外感咳嗽与内伤咳嗽,由于小儿肺常不足,卫外不固,很容易感受外邪引起发病,故临床上以外感咳嗽为多见。一年四季皆可发病,以冬、春季为多。本病相当于西医学中的气管炎、支气管炎。

(一) 诊断要点

1. 外感咳嗽多有感冒病史,内伤咳嗽多有其他兼症。

2. 咳嗽、咯痰为主要临床症状。

3. 肺部听诊两肺呼吸音粗糙,可闻及干啰音或不固定的粗湿啰音。

4. 咳嗽重者或久咳不愈者,肺部 X 线检查显示肺纹理增粗模糊,肺门阴影增深。

5. 实验室检查 病毒感染者血白细胞总数正常或偏低;细菌感染者血白细胞总数及中性粒细胞增高。取鼻咽或气管分泌物标本作病毒分离或桥联酶标法检测,有助于病毒学的诊断。血肺炎支原体抗体 IgG、IgM 检测用于肺炎支原体感染诊断。痰细菌培养,可作为细菌学诊断。

本病症需要与肺炎、原发性肺结核、支气管异物、百日咳、过敏性咳嗽等相鉴别。

(二) 推拿治疗

1. 外感咳嗽

〔证候〕风寒咳嗽痰稀,鼻流清涕,舌苔薄白,脉浮紧,指纹浮红;风热咳嗽痰黄黏稠,鼻流浊涕,舌红,苔薄黄,脉浮数,指纹浮紫。

〔治法〕疏风解表,宣肺止咳。

〔处方〕常例开窍：开天门 24 次，推坎宫 24 次，推太阳 24 次，按总筋 24 次，分阴阳 24 次。推五经：清脾经 200 次，补脾经 100 次，清肝经 250 次，清心经 150 次，清肺经 300 次，补肾经 100 次。配穴：揉外劳宫 60 次，推三关 150 次，推胸法，推背法。捏脊 3~5 遍。关窍：按肩井 2~3 次。

偏风寒者加掐二扇门、拿风池 4~5 次；偏风热者加清天河水、推大椎各 80 次；痰多而咳喘，加揉按天突、丰隆 60 次。

2. 内伤咳嗽

〔证候〕久咳不止，干咳少痰，舌淡红，脉细数，指纹青蓝。

〔治法〕养肺止咳，健脾益气。

〔处方〕常例开窍：开天门 24 次，推坎宫 24 次，推太阳 24 次，按总筋 24 次，分阴阳 24 次。推五经：补脾经 250 次，清肝经 200 次，清肺经 100 次，补肺经 300 次，补肾经 150 次。配穴：推胸法：揉中脘 120 次，按揉足三里 100 次。推背法：捏脊 3~5 遍；关窍：按肩井 2~3 次。

兼久咳气虚加捏脊、补肾经手次加倍；兼痰多喘咳，加揉按天突、定喘、创新、丰隆 80 次。

（三）注意事项

1. 慎着衣，适寒热，防外感。

2. 少食辛辣香燥炙热食物及肥甘厚味，防内伤乳食。

3. 外邪未解之前，忌食油腻腥味，咳嗽未愈之前，忌食过咸过酸食物。

4. 咳嗽时防止食物呛入气管引起窒息；经常变换体位及轻拍背部，有助于排出痰液。

【专家点评】

推拿治疗外感咳嗽及内伤咳嗽疗效确切，外感咳嗽以祛邪为主，内伤咳嗽重在补肺脾肾之气。此外，外感风寒咳嗽可配合艾灸肺俞、风池；或者配合穴位敷贴肺俞、膻中、天突等。对肺炎所致咳嗽，推拿亦是重要辅助疗法；对久咳不愈者可适当配合中西药物治疗。咳嗽是许多疾病的一个症状，临床需鉴别百日咳、肺炎、肺结核、气管异物等，积极针对病因治疗。对于过敏原因引起的过敏性咳嗽可配合药物及避开过敏原效果更佳。

四、哮喘

哮喘是儿童时期常见的肺系疾病，临床以反复发作性的喘促气急，喉间哮鸣，呼气延长，严重者不能平卧，张口抬肩，摇身撷肚，唇口青紫为特征。哮指声响言，喘指声气息言，哮必兼喘，故通称哮喘。本病包括了西医学所称的喘息性支气管炎、支气管哮喘。

（一）诊断要点

1. 多有婴儿期湿疹等过敏性病史、家族哮喘史，发作多与某些诱发因素有关。

2. 常突然发作，发作之前多有喷嚏、咳嗽等先兆症状。

3. 发作时喘促、气急、哮鸣、咳嗽，甚者不能平卧、烦躁不安、口唇青紫。

4. 查体可见桶状胸、三凹征，发作时两肺闻及哮鸣音，以呼气时显著，呼气延长。支气管哮喘如有继发感染，可闻及中细湿啰音。

5. 血常规检查可见白细胞总数正常，嗜酸性粒细胞可增高，伴肺部感染时，白细胞总数及中性粒细胞均可增高。肺功能检查气道阻力增加，气管激发试验及支气管舒张试验阳性均有助于确诊哮喘。胸部 X 线检查急性期正常或呈间质性改变，可有肺气肿或肺不张。

本病症需要与毛细支气管炎、支气管淋巴结结核、肺炎喘嗽等相鉴别。

（二）推拿治疗

1. 发作期

〔证候〕喘咳哮鸣，呼吸困难，胸闷。偏热者兼见痰稠色黄，舌苔薄黄或黄腻，脉滑数；偏寒者兼见咳痰清稀色白，舌苔薄白或白腻，脉浮滑。

〔治法〕降气平喘，化痰止咳。

〔处方〕常例开窍：开天门、推坎宫、推太阳、按总筋、分阴阳各 24 次；推五经：先清脾经 400 次，再补脾经 100 次，清肝经 350 次，清肺经 400 次；配穴：揉创新、定喘、天突各 100 次，推胸法，揉乳旁、乳根各 100 次，推背法；关窍：按肩井 2~3 次。

若偏热者加清天河水，清大肠；偏寒者加揉外劳，痰多者加揉丰隆。

2. 缓解期

〔证候〕咳嗽无力，喘促乏力。偏气虚者，可见气短自汗，神疲懒言，形瘦纳差，面白少华或萎黄；偏阳虚者，气短心悸，面色苍白，形寒肢冷，腹胀纳差，大便溏泄，夜尿多；偏阴虚者，可见面色潮红，形体消瘦，潮热盗汗，口咽干燥，手足心热，便秘。舌淡苔白，脉细无力。

〔治法〕补益脾肺，固肾纳气。

〔处方〕常例开窍：开天门、推坎宫、推太阳、按总筋、分阴阳各 24 次；推五经：补脾经 300 次，清肝经 250 次，补肺经 350 次，补肾经 400 次；配穴：

揉外劳宫 100 次，揉板门 120 次，安中调中法、揉丹田各 150 次，揉按足三里 120 次，推胸法，推背法，捏脊 5 遍；关窍：按肩井 3~5 次。

若偏气虚者加按揉气海穴，关元穴等；偏阳虚者加推三关等；偏阴虚者加清天河水，揉内劳宫，揉二人上马，按揉肾俞穴。

（三）注意事项

1. 居室宜空气流通，阳光充足，起居有常，寒温调适。

2. 积极治疗和清除感染病灶，避免各种诱发因素，如海鲜发物，冰冷饮料，咸、甜等食物，以及螨虫、花粉、油漆等刺激性气味。

3. 饮食有节，宜食清淡而富有营养，发物须忌。

4. 平素注意扶正强身，尤以益肺、健脾、补肾为宜。

【专家点评】

推拿是治疗哮喘的重要辅助疗法，用于缓解期有扶正固本作用，发作期治疗除推拿外，应该选用相应的中西药和针灸等多种方法综合治疗。哮喘多因禀赋不足，肺脾肾虚，外感风寒、风热邪气所致，推拿能够很好地改善幼儿体质，增强免疫力，对预防哮喘的发生有较好的作用。

五、口疮

口疮是婴儿时期常见的口腔疾患，临床以口腔黏膜、舌体及齿龈等处发生溃疡为特征。如发生于嘴唇两侧者，称为燕口疮；满口糜烂，舌红作痛者，称口糜。二者均可包括在口腔疾病范围之内，其发病原因和治疗方法，与口疮基本相同。口疮以婴幼儿多见，临床可单独发生，亦可伴发于全身疾病，如急性感染、腹泻、久病体弱时，本病属西医学口腔炎、口炎范畴。

（一）诊断要点

1. 有护养过温或喂养不当，过食炙煿厚味，或外感发热病史。

2. 2~4 岁婴幼儿多见，一年四季均可发病。

3. 常见齿龈、舌体、两颊、上颚等黏膜处出现黄白色溃疡、大小不等，甚则满口糜腐，疼痛流涎，进食困难，可伴发热或常有颌下臖核肿大、疼痛。疱疹性口炎先见散在或成丛的小疱疹，周围有红晕，继而疱疹破溃形成溃疡。

4. 口疮整个病程为 7~10 天。

5. 血常规检查可见白细胞总数及中性粒细胞偏高或正常。

本病症需要与鹅口疮、手足口病等相鉴别。

（二）推拿治疗

1. 实证

〔证候〕唇、颊、上颚黏膜、齿龈、舌面等处溃疡，糜烂程度重，或伴发热，脉浮数。

〔治法〕泻心清脾。

〔处方〕常例开窍：开天门、推坎宫、推太阳、按总筋、分阴阳各 24 次；推五经：先清脾经 350 次，再补脾经 100 次，清肝经 300 次，清心经 400 次，补肺经 150 次，补肾经 200 次。配穴：清大肠 200 次，推六腑 90 次，推三关 30 次，水底捞明月、推天河水、推后溪各 120 次；关窍：按肩井 2~3 次。

若大便干结不通，加推下七节、揉龟尾。兼见食欲减少，腹胀者加消食导滞法，捏脊，掐四横纹。

2. 虚证

〔证候〕病程长，口腔疼痛不堪，舌质红、苔少，脉细数。

〔治法〕滋阴降火。

〔处方〕常例开窍:开天门、推坎宫、推太阳、按总筋、分阴阳各 24 次;推五经:清脾经 200 次,补脾经 100 次,清肝经 200 次,清心经 150 次,补肺经 150 次,补肾经 350 次;配穴:揉二马 120 次,清后溪 100 次,揉按涌泉 120 次;关窍:按肩井 2~3 次。

(三) 注意事项

1. 哺乳期母亲不宜过食辛辣香燥之品等刺激食物,宜多食新鲜蔬菜和水果。

2. 注意保持儿童口腔清洁,防止口腔黏膜破损。常用淡盐水漱口;可用冰硼散、西瓜霜喷剂涂搽口腔患处;可用玄参、麦冬、金银花、薄荷等泡水作茶饮。

3. 餐具应煮沸消毒,避免感染。

4. 体质虚弱者应注意营养及护理。

5. 对急性热病、久病、久泻患儿应经常检查口腔,防止发生口疮。

【专家点评】

推拿强调归经施治,口疮归属脾经,治疗泻心清脾或滋阴降火,临床治疗有一定效果;针对口疮反复发作者,可配合中药内服或局部用药共同治疗。口疮临床上需与鹅口疮、手足口病等进行鉴别。

六、厌食

厌食是儿童常见的病症之一,以较长时期厌恶进食、食量减少为主要临床特征。一年四季均可发病,但夏季暑湿当令之时,可使症状加重。西医消化不良、慢性胃炎、慢性肠炎等以食欲不振为主诉者可参考本病治疗。

(一) 诊断要点

1. 有喂养不当、病后失调、先天不足或情志失调史。

2. 长期食欲不振,厌恶进食,食量明显少于正常同龄儿童。

3. 可伴面色少华,形体偏瘦,但精神尚好,活动如常。

4. 排除外感、内伤慢性疾病引起的食欲低下。

本病症需要与假性厌食症、缺铁性贫血、积滞、疳证等相鉴别。

(二) 推拿治疗

1. 脾失健运

〔证候〕面色少华,不思饮食,形体偏瘦,而精神状态一般无特殊异常,大小便均基本正常,舌苔白或微腻,脉尚有力或指纹淡红。

〔治法〕和脾助运。

〔处方〕常例开窍:开天门、推坎宫、推太阳、按总筋、分阴阳各 24 次。推五经:补脾经 300 次,清肝经 250 次,补肺经 150 次,补肾经 200 次。配穴:运水入土 20 次,掐揉四横纹 5 遍,揉中脘(调中法)、揉足三里各 100 次,捏脊 5~8 遍。关窍:按肩井 2~3 次。

2. 脾胃积热

〔证候〕厌食或拒食,形体偏瘦,精神尚好,口干多饮,大便多干结,口唇干红,舌质红,薄黄或无苔少津,脉细数或指纹深红。

〔治法〕清热养阴,健脾益气。

〔处方〕常例开窍:开天门、推坎宫、推太阳、按总筋、分阴阳各 24 次。推五经:清脾经 400 次,补脾经 200 次,清肝经 300 次,清心经 200 次,补肺经 150 次,补肾经 350 次。配穴:清大肠 150 次,推六腑 120 次,揉按足三里 100 次,掐揉四横纹 4~5 遍,运土入水 20 次,揉中脘、肚脐各 100 次,捏脊 5~8 遍。关窍:按肩井 2~3 次。

若兼便干结加推下七节 100 次,揉龟尾 60 次;兼见久热不退加揉按涌泉 60 次。

3. 脾胃虚寒

〔证候〕精神较差,面色萎黄不华,稍进食大便中夹有不消化残渣,或大便不成形。舌质淡,苔薄白,脉细弱或指纹淡红。

〔治法〕温中散寒,健脾益气。

〔处方〕常例开窍:开天门、推坎宫、推太阳、按总筋、分阴阳各 24 次。推五经:补脾经 400 次,补心经 150 次,清心经 80 次,清肝经 100 次,补肺经 200 次,补肾经 100 次。配穴:揉外劳 200 次,掐四横纹 4~5 遍，按揉足三里 60 次，揉中脘 200 次，摩腹 100 次，揉脐 100 次，揉丹田 200 次，揉龟尾 80 次，捏脊 5~8 遍。关窍：按肩井 2~3 次。

（三）注意事项

1. 掌握正确的喂养方法，饮食起居按时、有度，饭前勿食糖果、饮料，夏季勿贪凉饮冷。

2. 根据不同年龄给予富含营养、易于消化、品种多样的食品。出现食欲不振症状时，要及时查明原因，采取针对性治疗措施。

3. 对病后胃气刚刚恢复者，要逐渐增加饮食，切勿暴饮暴食而致脾胃复伤。

4. 纠正不良饮食习惯，做到"乳贵有时，食贵有节"，定时进食，注意心理疏导，引导儿童建立规律性的生活制度。

专家点评

厌食是推拿优势病种之一，治疗重在调脏腑，如辨证准确、尽早干预，临床疗效较好。对于顽固性厌食可适当应用微量元素对症治疗。儿童生长发育迅速，若长期食欲不振，可使气血生化之源，抗病能力下降，易影响生长发育从而转化为疳证。故本病应引起足够重视，并及早治疗。

七、疳证

疳证是喂养不当和多种脾胃疾病影响，导致脾胃受损，气液耗伤，不能濡养脏腑、经脉、筋骨、肌肤而形成的一种慢性消耗性疾病。临床以形体消瘦，面色无华，毛发干枯，精神萎靡或烦躁，饮食异常，大便不调为特征。"疳"，有两种含义：一为"疳者甘也"，说明其病因是由恣食肥甘厚腻所致；二为"疳者干也"，说明其病机和症状是指病见气液干涸，形体干瘪消瘦的临床特征。本病发病无明显季节性，各年龄段均可罹患，临床多见于 5 岁以下儿童。本病包括西医学蛋白质 - 能量营养不良、维生素营养障碍、微量元素缺乏等病。

（一）诊断要点

1. 有喂养不当或病后饮食失调及长期消瘦史。

2. 饮食异常，大便干稀不调，或脘腹胀满等明显脾胃功能失常症状。

3. 形体消瘦，体重低于正常平均值的 15% 以上，面色不华，毛发稀疏枯黄，严重者干枯羸瘦，体重可比正常平均值低 40% 以上。

4. 兼有精神不振，或好发脾气，烦躁易怒，或喜揉眉擦眼，或吮吸手指。

5. 贫血者，血红蛋白及红细胞减少。

6. 出现肢体水肿，属于营养性水肿者，血清蛋白量大多在 45g/L 以下，血清白蛋白约在 20g/L 以下。

本病症需要与厌食、积滞等相鉴别。

（二）推拿治疗

1. 疳气

〔证候〕形体消瘦，食欲不振，脘腹胀满，舌质略淡，苔薄微腻，脉细有力，指纹淡。

〔治法〕调和脾胃，益气助运。

〔处方〕常例开窍：开天门、推坎宫、推太阳、按总筋、分阴阳各 24 次。推五经：清脾经 300 次，补脾经 100 次，清肝经 100 次，补肺经 100 次，补肾经 200 次。配穴：推大肠 150 次，掐四横纹 4~5 遍，分推腹阴阳 20 次，揉中脘（调中法），摩腹 200 次，揉按足三里 100 次，揉脐 150 次，捏脊 5~8 遍。关窍：按肩井 2~3 次。

若腹胀甚，加摩腹 100 次；兼便秘或便溏者加推龟尾 100 次、七节 60 次。

2. 疳积

〔证候〕形体消瘦明显，四肢枯细，肚腹膨胀，烦躁不宁，舌质淡，苔白腻，脉沉细而滑，指纹紫滞。

〔治法〕消积理脾，调和脾胃。

〔处方〕常例开窍：开天门、推坎宫、推太阳、按总筋、分阴阳各 24 次。推五经：清脾经 400 次，补脾经 200 次，清肝经 250 次，补肺经 150 次，补肾经 300 次。配穴：推大肠 150 次，推六腑 60 次，揉板门 60 次，掐捻四横纹 6~8 遍，分推腹阴阳 20 次，揉中脘（消导法），摩腹 200 次，揉天枢 100 次，揉脐 150 次，揉按足三里 100 次，揉脾俞、胃俞各 100 次，捏脊 5~8 遍。关窍：按肩井 2~3 次。

3. 干疳

〔证候〕形体极度消瘦，精神萎靡，杳不思食，舌质淡嫩,苔花剥或无,指纹舌淡隐伏。

〔治法〕温补脾肾,益气补血。

〔处方〕常例开窍:开天门、推坎宫、推太阳、按总筋、分阴阳各24次。推五经:补脾经400次,清肝经250次,补心经300次,后清心经150次,补肺经200次,补肾经350次。配穴:推三关60次,揉外劳150次,运水入土60次,揉按足三里、三阴交各100次,揉中脘300次(补中法),揉脐100次,摩腹150次,揉脾俞、肾俞100次,捏脊5~8遍。关窍:按肩井2~3次。

(三)注意事项

1. 提倡母乳喂养,乳食定时定量,按时按序添加辅食,供给多种营养物质,以满足儿童生长发育

的需要。

2. 饮食物要富含营养,易于消化,不吃零食,纠正偏食,少进肥甘厚腻之品,更勿乱服滋补之品,防偏食、嗜食、异食,合理喂养。

3. 合理安排儿童生活起居,保持大便通畅,养成良好的排便习惯。保证充足睡眠,经常户外活动,呼吸新鲜空气,多晒太阳,增强体质。

4. 定期测量体重、身高,发现体重不增或减轻,食欲减退时,要尽快查明原因,及时了解和分析病情,必要时结合中药等其他治疗。

5. 病情较重的患儿要加强全身护理,防止褥疮及眼疳、口疳等兼证的发生。

【专家点评】

疳证为古代中医儿科四大要证之一,随着医疗条件改善,目前本病发病率明显下降,重症病例甚少。疳证初期,临床推拿疗效较好;晚期一般结合药膳等综合治疗,注重营养疗法,也可配合点刺四缝穴挑疳积。儿童稚阴稚阳,脏腑娇嫩,形气未充,体质和功能较弱,脾胃功能发育不完善,故除治标之外,重在治本。推拿推五经以调五脏,注重脏腑功能,通过增强五脏功能的"直接"效应,来改善患儿的体质状态,治病求本。

八、泄泻

泄泻是以大便次数增多、粪质稀薄或如水样为特征的一种儿科常见病。本病一年四季均可发生,以夏秋季节发病率为高,2岁以下儿童发病率高,年龄越小发病率越高。本病西医学称为腹泻,病因分为感染性和非感染性两类。感染性腹泻主要由病毒(如轮状病毒、柯萨奇病毒、埃可病毒等)、细菌(如大肠埃希菌、空肠弯曲菌、耶尔森菌等)引起;非感染性腹泻常由于饮食(如喂养不当、过敏性腹泻、乳糖酶缺乏)及消化功能紊乱等引起。

(一)诊断要点

1. 有乳食不洁、饮食不洁,或感受风寒、时邪病史。

2. 大便次数明显增多,严重者达每天10次以上。大便呈淡黄色或清水样;或夹奶块、不消化物,如蛋花汤状;或黄绿稀溏;或色褐而臭,夹少量黏液。同时可伴有恶心、呕吐、纳减、腹痛、发热、口渴等症。

3. 重症泄泻,可见小便短少,精神烦躁或萎靡,皮肤干瘪,眼窝、囟门凹陷,啼哭无泪等脱水症状,以及口唇樱红,呼吸深长,腹部胀满,四肢逆冷等症。

4. 大便镜检,可有脂肪球或少量白细胞、红细胞。

5. 大便病原学检查,可有轮状病毒等病毒检测阳性,或大肠埃希菌等细菌培养阳性。

本病症需要与痢疾等鉴别。

(二)推拿治疗

1. 湿热泻

〔证候〕大便水样,或如蛋花汤样,泻下急迫,量多次频,气味秽臭,或见少许黏液,腹痛时作,食欲不振,或伴呕恶,神疲乏力,或发热烦躁,口渴,肛门灼热发红,小便短黄,舌质红,苔黄腻,脉滑数,指纹紫。

〔治法〕清热利湿,调中止泻。

〔处方〕常例开窍。推五经:清脾经300次,后补脾经100次,清肝经250次,清心经200次,清肺经100次,补肾经150次。配穴:清大肠200次,

清后溪 150 次,推六腑 120 次,推三关 40 次,按揉足三里 60 次,揉中脘 150 次,揉脐 200 次,拿肚角 3~5 次,揉龟尾 100 次。按肩井 2~3 次。

若大便泻下不畅,有里急后重感,加推下七节;若患儿泻势急迫且病情较重者,推擦肺俞至发红,再结合针刺肺俞放血治之。

2. 寒湿泻

〔证候〕大便清稀,夹有泡沫,臭气不甚,肠鸣腹胀、腹痛,或伴恶寒发热,口不甚渴,鼻流清涕,咳嗽,舌质淡,苔白腻,脉浮缓或浮紧,指纹红。

〔治法〕温中散寒,化湿止泻。

〔处方〕常例开窍。推五经:补脾经 300 次,清肝经 250 次,清心经 100 次,补肺经 150 次,补肾经 200 次。配穴:清大肠 150 次,揉外劳 100 次,推三关 100 次,推六腑 50 次,按揉足三里 60 次,揉中脘 150 次,揉脐 200 次,按揉龟尾 100 次,推上七节 50 次,推肺俞至发红。按肩井 2~3 次。

3. 脾虚泻

〔证候〕久泻不愈,或经常反复发作,大便稀溏,色淡不臭,多于食后作泻,时轻时重,食欲不振,便稀夹有奶块及食物残渣,面色萎黄,形体消瘦,神疲倦怠,舌淡苔白,脉缓弱,指纹淡。

〔治法〕健脾益气,温阳止泻。

〔处方〕常例开窍。推五经:补脾经 400 次,清肝经 250 次,补心经 300 次,后清心经 150 次,补肺经 200 次,补肾经 350 次。配穴:清大肠 150 次,揉外劳 100 次,揉中脘(补中法)300 次,摩腹 100 次,捏脊 5 次,揉脐 200 次,揉龟尾 120 次,推上七节 60 次,推肺俞至发红。按肩井 2~3 次。

兼有肾阳虚者加重补肾经法,揉外劳;兼久泻不止有中气下陷者,加按揉百会或用灸百会法。

4. 吐泻兼作

〔证候〕吐泻并重,每日数次或 10 余次,口渴引饮,饮后即吐,中等度发热,烦躁不安,面色苍白无华,口干唇赤,舌尖边红,苔黄腻,脉洪数,指纹紫。

〔治法〕清泄肠胃湿热。

〔处方〕常例开窍。推五经:清脾经 400 次,后补脾经 150 次,清肝经 300 次,清心经 250 次,清肺经 350 次,补肾经 200 次。配穴:清大肠 200 次,清后溪 150 次,揉外劳 100 次,推六腑 150 次,推三关 50 次,揉中脘 150 次,揉脐 200 次,按揉足三里 80 次,揉龟尾 100 次,推上七节 60 次,推揉板门 100 次,推天柱 100 次,推擦肺俞至发红。按肩井 2~3 次。

(三)注意事项

1. 注意饮食卫生,保持饮食、食品清洁,饭前、便后要洗手。

2. 提倡母乳喂养,避免在夏季时断奶,遵守添加辅食的原则,注意科学喂养。

3. 对感染性腹泻患儿需要隔离治疗,避免与患儿接触。

4. 注意气候变化,防止感受外邪,避免腹部受凉。

5. 适当控制饮食,减轻脾胃负担,对吐泻严重及伤食泄泻患儿可暂时禁食,随看病情好转,逐渐增加饮食量。忌食油腻、生冷及不易消化的食物。

6. 保持皮肤清洁干燥,勤换尿布。每次大便后,用温水清洗臀部。

7. 密切观察病情变化,及早发现泄泻变证。

专家点评

泄泻是推拿优势病种之一,治疗重在调脏腑,五经配伍调理,加之揉脐、推七节、揉龟尾、捏脊等,如辨证准确、尽早干预,临床疗效较好,且患儿易接受,是临床治疗小儿泄泻的有效手段。也可配合贴敷疗法。泄泻的患儿要注意脱水的预防,轻、中度脱水,可采用口服补液;中度以上或重度泄泻患儿应当静脉补液。同时泄泻需注意与细菌性痢疾等鉴别。

九、便秘

便秘是儿科临床常见病症之一,以大便秘结不通,排便次数减少或间隔时间延长,或便意频而大便坚涩排出困难为主要临床特征。可单独存在,也可继发于其他疾病的过程中。本病可见于任何年龄段,一年四季均可发病。西医学将便秘分为器质性便秘和功能性便秘两大类,本节主要讨论功能性便秘。

（一）诊断要点

1. 常有喂养不当、挑食、偏食、外感时邪、情志不畅、脏腑虚损等病史。

2. 不同程度的大便干燥,轻者仅大便前部干硬,重者大便坚硬,状如羊屎。

3. 排便次数减少,间隔时间延长,常 2~3 天排便 1 次,甚者可达 6~7 天 1 次,或周期不长,但粪质干结,排出艰难,或粪质不硬,虽有便意,但排出不畅。

4. 常伴腹痛、腹胀、口臭、食欲不振、排便哭闹等症。可因便秘而发生肛裂、便血、痔疮。部分患儿左下腹部可触及粪块。

本病症需要与先天性巨结肠、机械性肠梗阻等相鉴别。

（二）推拿治疗

1. 实秘

〔证候〕大便干结,排便困难,甚至便秘不通,腹胀不适,或胸胁痞满,胃纳减少,噫气频作,欲便不能,甚则腹胀疼痛,或兼呕吐,或兼口臭唇红,面赤身热,小便短黄,舌苔黄燥,脉象滑实或指纹紫滞。

〔治法〕行气导滞,清热通便。

〔处方〕常例开窍:开天门、推坎宫、推太阳、按总筋、分阴阳各 24 次。推五经:清脾经 400 次,后补脾经 200 次,清肝经 300 次,清肺经 200 次,清心经 150 次,补肾经 300 次。配穴:清大肠 150 次,推六腑 90 次,推三关 30 次,揉中脘(消导法)、揉脐、摩腹各 100 次,按揉足三里 100 次,揉龟尾 80 次,推下七节 60 次,推揉肺俞至发红。关窍:按肩井 2~3 次。

兼身热、烦躁加清天河水 30 次,水底捞明月 30 次;兼小便短黄加清后溪 60 次。

2. 虚秘

〔证候〕面色㿠白无华,形瘦无力,神疲气怯,大便干燥,努力难下;或时有便意,大便不硬,但努则乏力,用力则汗出气短,便后疲乏,舌淡苔薄白,脉虚细或指纹淡红。

〔治法〕益气养血,滋阴润燥.

〔处方〕常例开窍:开天门、推坎宫、推太阳、按总筋、分阴阳各 24 次。推五经:补脾经 400 次,清肝经 200 次,补心经 300 次,再清心经 150 次,补肺经 300 次,补肾经 400 次。配穴:摩腹 60 次,揉中脘(补中法),揉脐、丹田各 100 次,揉龟尾 150 次,按揉足三里 80 次,捏脊 5~8 遍。关窍:按肩井 2~3 次。

（三）注意事项

1. 培养按时排便的习惯。

2. 宜食富含纤维素的蔬菜及水果,多饮水,少食辛辣香燥之品。

3. 积极锻炼身体,多运动,每天保持足够运动量。

4. 脾胃虚少食而便少者,应该注意扶养胃气。

5. 及时治疗原发疾病,如先天性巨结肠。

【专家点评】

便秘亦是推拿临床治疗的常见病症之一,推拿针对功能性便秘疗效较好,便秘主要根结在于脾胃功能不完善,在治疗时急则治其标,缓则治其本。前期以通便为主,后期以健脾益气为主。虚秘治疗疗程相对较长,可配合艾灸中脘、神阙、天枢、足三里等穴位。大便干结临时对症处理,可用开塞露通便。若由先天性巨结肠、机械性肠梗阻等所致便秘,需及时治疗原发病。

十、遗尿

遗尿是指 5 岁以上儿童不能自主控制排尿,经常睡中小便自遗,醒后方觉的一种病证,又称尿床、遗溺。类似西医学儿童单症状性夜遗尿。

（一）诊断要点

1. 可有不良排尿习惯及过度疲劳、精神紧张等病史。

2. 发病年龄在 5 周岁以上,寐中小便自出,醒后方觉。每周至少 2 次出现症状,持续 3 个月以上。或自幼遗尿,没有连续 6 个月以上的不尿床期。

3. 尿常规、尿细菌培养均无异常,泌尿系统 B 超检查或可见膀胱容量小。

4. 部分患儿腰骶部 X 线或 MRI 检查可见隐性脊柱裂。

本病症需要与热淋(尿路感染)、尿失禁、尿频(神经性尿频)等相鉴别。

(二) 推拿治疗

肾气不足型

〔证候〕睡中遗尿,一夜可发生 1~2 次或更多,醒后方觉。小便清长,神疲乏力,面色少白,舌质淡,脉沉细或指纹淡红或不显。

〔治法〕培元(补脾、肺、肾)固涩为主。

〔处方〕常例开窍:开天门、推坎宫、推太阳、按总筋、分阴阳各 24 次。推五经:补脾经 350 次,清肝经 250 次,清心经 200 次,补肺经 300 次,补肾经

400 次。配穴:推大肠 120 次,推后溪 100 次,揉外劳宫 150 次,揉中脘 200 次(补中法),推揉丹田(先揉丹田穴 400 次,再从丹田穴起向上直推至脐 200 次),推揉肺俞、肾俞。关窍:按肩井 2~3 次。

每天推 1 次,连推 3~5 次,如病情好转,亦须连推 2~3 次,以巩固疗效。

(三) 注意事项

1. 对于遗尿患儿要耐心教育引导,切忌打骂、责罚,鼓励患儿消除怕羞和紧张情绪,建立起战胜疾病的信心。

2. 每天晚饭后注意控制饮水量。

3. 临睡前提醒患儿起床排尿,睡后按时唤醒排尿 1~2 次,从而逐渐养成能自行排尿的习惯。白天不宜过度游玩,以免疲劳贪睡。

4. 推拿对于治疗伴有隐性脊柱裂的顽固性遗尿患儿效果欠佳,可配合心理暗示疗法进行治疗。

【专家点评】

遗尿是推拿优势病种之一,治疗时以肾为主,但不拘于肾,五脏整体调理;培元气,而根在固本。年龄偏大且病程较长者,临床常配合针灸和中药共同治疗;对于顽固性遗尿须明确诊断,积极寻找病因,必要时予以心理治疗。

十一、夜啼

夜啼是指婴儿入夜则啼哭不安,时哭时止,或每夜定时啼哭,甚则通宵达旦,但白天如常的一种病证。多见于新生儿及婴儿。本病证相当于西医学婴幼儿睡眠障碍症。

(一) 诊断要点

1. 有腹部受寒、护养过温、暴受惊恐等病史。

2. 多见新生儿或婴儿,入夜则啼哭,不得安睡,时哭时止,或每夜定时啼哭,甚则通宵达旦,而白天如常。

3. 全身一般情况良好,排除因外感发热、口疮、肠套叠、寒疝等疾病引起的啼哭;还需排除各种外界生理因素,如夜间饥饿或尿布潮湿等引起的啼哭。

4. 各项检查无异常发现。

本病症需要与新生儿中枢神经系统感染或颅内出血、急腹症时(如肠套叠)、佝偻病、手足搐溺症

等引起的病理性啼哭和生理性啼哭等相鉴别。

(二) 推拿治疗

1. 脾寒

〔证候〕神怯困倦,四肢不温,喜手按摩其腹,遇温则止,舌淡红,苔薄白,脉浮紧或指纹浮红。

〔治法〕温中散寒,安神宁志。

〔处方〕常例开窍:开天门、推坎宫、推太阳、按总筋、分阴阳各 24 次。推五经:补脾经 300 次,清肝经 200 次,补心经 200 次,清心经 100 次,补肺经 100 次,补肾经 150 次。配穴:揉外劳 100 次,按揉小天心 100 次,摩腹、揉中脘、肚脐各 100 次,揉足三里 100 次,捏脊 5~8 遍。关窍:按肩井 2~3 次。

2. 心热

〔证候〕面红目赤,烦躁不宁,手腹较热,舌尖红,苔薄黄,脉数或指纹紫。

〔治法〕清心导赤,安神宁志。

〔处方〕常例开窍:开天门、推坎宫、推太阳、按总筋、分阴阳各 24 次。推五经:清脾经 300 次,后补脾经 150 次,清肝经 250 次,清心经 350 次,清肺经 200

次,补肾经 150 次。配穴:清后溪 200 次,水底捞明月、按揉小天心各 100 次。关窍:按肩井 2~3 次。

3. 惊吓

〔证候〕面色乍白乍青,梦中啼哭,呈恐惧状,脉弦或指纹滞。

〔治法〕疏肝宁心,镇惊安神。

〔处方〕常例开窍:开天门、推坎宫、推太阳、按总筋、分阴阳各 24 次。推五经:补脾经 150 次,清肝经 250 次,清心经 300 次,补肺经 80 次,补肾经 150 次。配穴:推大肠 80 次,揉外劳宫 50 次,推三关 120 次,推六腑 60 次,揉中脘 100 次,推揉肺俞、按揉小天心 100 次。关窍:按肩井 2~3 次。

4. 食积

〔证候〕厌食吐乳,嗳腐泛酸,腹痛胀满,舌红,苔厚腻脉滑或数或指纹滞或紫。

〔处方〕消食导积,镇惊安神。

〔处方〕常例开窍:开天门、推坎宫、推太阳、按总筋、分阴阳各 24 次。推五经:清脾经 300 次,再补脾 100 次,清肝经 250 次,清心经 200 次,补肺经 150 次,补肾经 100 次。配穴:揉按小天心 100 次,清大肠 200 次,揉板门 60 次,捏脊 6~8 遍,揉中脘

(消导法)、揉脐、摩腹各 100 次,推下七节 30 次。关窍:按肩井 2~3 次。

若腹胀积滞除,脾经只补不清,中脘消导法改为调中法,减七节。

(三) 注意事项

1. 孕妇及乳母不可过食寒凉与辛辣热性食物,孕期适当补充钙剂。

2. 新生儿注意保暖而不过热,注意腹部保暖。

3. 保持环境安静,睡眠时光线、湿度适宜。

4. 乳儿喂食以满足需要而不过量为原则。

5. 不可将婴儿抱在怀中睡眠,不通宵开启灯具,养成良好的睡眠习惯。

6. 啼哭不止时,注意寻找啼哭原因,如饥饿、过饱、闷热、寒冷、虫咬、尿布浸渍、衣被刺激等,并予以解决。

7. 推拿治疗脾寒型夜啼可配合艾灸神阙;心热型夜啼可配合敷贴,将黄连、吴茱萸(2:1),以醋调和敷贴于婴幼儿涌泉穴;惊吓型夜啼可将茯神、远志比例为 1:1,研极细粉混合睡前醋调敷涌泉;食积型夜啼可配合陈皮 5g 与适量小米煮粥喝,效果更明显。

【专家点评】

　　排除生理性和新生儿中枢神经系统感染、颅内出血或急腹症等所致的病理性啼哭,推拿对夜啼的治疗具有较好的临床疗效,民间以手法善治"夜哭郎"而闻名。西医学认为,夜啼是婴儿时期常见的一种睡眠障碍,它可能与儿童中枢神经系统发育不完善或肠道功能不成熟有关。中医学认为,脾寒则痛而啼,心热则烦而啼,惊恐则神不安而啼,食积则胃不和而啼。婴幼儿夜啼不仅影响其睡眠质量和认知发育,还会导致某些神经内分泌疾病。

十二、鼻炎

鼻炎是由病毒、细菌、过敏原(如花粉)、各种理化因子(如刺激性气体),以及某些全身性疾病引起的鼻腔黏膜炎症,主要表现为鼻塞、鼻痒、流鼻涕、打喷嚏等症状。鼻炎类型很多,最常见的是过敏性鼻炎。

(一) 诊断要点

1. 由细菌、病毒、过敏原等引起的鼻腔黏膜炎症。

2. 表现为鼻塞、鼻痒、流鼻涕、打喷嚏等症状。

3. 过敏性鼻炎有一定遗传倾向。

4. 急性鼻炎预后较好,慢性鼻炎常反复发作。

本病症需要与急性鼻窦炎、慢性鼻窦炎、流行性感冒、鼻肿瘤性病变、脑脊液鼻漏等相鉴别。

(二) 推拿治疗

1. 急性鼻炎

(1) 外感风寒,邪滞鼻窍

〔证候〕鼻塞,喷嚏,流鼻涕,鼻音重,鼻黏膜色略红,或下鼻甲淡红带紫,鼻涕清稀,伴头痛,周身不适,微恶寒发热,口淡不渴,舌质淡,苔薄白,脉浮紧或指纹浮红。

〔治法〕疏风散寒,宣通鼻窍。

〔处方〕常例开窍:开天门,推坎宫,推太阳,按

总筋,分阴阳各24次。推五经:清脾经100次,再补脾经50次,清肝经250次,清心经150次,清肺经300次,补肾经100次;配穴:运太阳24次,揉风池、揉按外劳宫、二扇门各60次,推三关150次,推六腑50次,按揉印堂50次,按揉迎香穴、上迎香穴(鼻通穴)1分钟,擦鼻旁至发红,推胸法,推背法;捏脊3~5遍。关窍:按肩井2~3次。

(2) 外感风热,邪犯鼻窍

〔证候〕鼻塞,头痛,鼻息气热,喷嚏,涕黏或黏黄。鼻黏膜红肿,下鼻甲肿大,伴发热恶风,微汗出,或有咽痛,咳嗽不爽,口微干渴。舌苔薄黄,脉浮数或指纹紫。

〔治法〕疏风清热,宣肺通窍。

〔处方〕常例开窍:开天门,推坎宫,推太阳,按总筋,分阴阳各24次。推五经:先清脾经100次,再补脾经50次,清肝经250次,清心经150次,清肺经300次,补肾经100次;配穴:揉内劳宫60次,清天河水、推大椎各30次,推三关50次,推六腑150次,按揉印堂50次,按揉迎香穴、上迎香穴(鼻通穴)1分钟,擦鼻旁至发红,推胸法,推背法。捏脊3~5遍;关窍:按肩井2~3次。

2. 慢性鼻炎

〔证候〕病程长,间歇性或交替性鼻塞,伴有鼻音,或有少量流涕,或伴有嗅觉减退、头痛,或耳鸣,下鼻甲肿胀,鼻黏膜暗红或淡暗。舌淡苔白腻,脉滑或指板滞。

〔治法〕益脾补肺,宣通鼻窍。

〔处方〕常例开窍:开天门,推坎宫,推太阳,按总筋,分阴阳各24次。推五经:补脾经300次,清肝经150次,清心经100次,补肺经300次,补肾经250次;配穴:按揉印堂,迎香穴、上迎香穴(鼻通穴)2分钟,擦鼻旁至发红,推胸法,推背法。捏脊3~5遍;关窍:按肩井2~3次。鼻塞流清涕者加推上三关、揉外劳宫、揉一窝风等;鼻塞流浊涕者可加清天河水、退六腑、推脊等;伴有耳鸣者加按揉耳门、听宫、听会、翳风各50次。

(三) 注意事项

1. 加强体育锻炼,增强机体适应气候变化的能力。在气候变化时适时增减衣服,注意防寒保暖。

2. 经常进行温冷水交替洗鼻。

3. 感冒流行期间少去公共场所,避免与感冒患者接触。

4. 避免接触过敏原,如花粉、二手烟等。

5. 忌食寒凉生冷等刺激性食物,慎食鱼、虾、蟹类等海产食物。平时注意多吃补益肺气的食物。

(曾舒婷,易晓盼,余知影,汤伟,邵湘宁)

【专家点评】

鼻炎推拿治疗改善症状及体征效果明显,可配合针刺、艾灸、刮痧、拔罐等综合治疗效果更理想。急性鼻炎以解表宣肺为主;慢性鼻炎在对症治疗的同时,要注意调补肺脾肾,固护先天、后天之本,通过振奋正气,达到扶正祛邪的目的。慢性鼻炎重在调护,可以通过推拿治疗增强体质,平时注意加强身体锻炼,培养良好的卫生习惯,避免过度疲劳,提高机体免疫力,从而减少复发的次数。

第三节　小儿推拿常用穴位及手法操作

在小儿推拿穴位中,除了运用十四经及经外奇穴外,还有许多特定的穴位。这些特定穴,分布于全身各部,且以双手居多。特定穴不仅有"点"状,还有"线"状和"面"状。

本节穴位、手法、操作次数以治疗3岁左右的患儿为参考。临床具体应用时,需根据患儿年龄大小、体质强弱和病情轻重进行增减。上肢穴位,一般不分男女,习惯于推拿左手。

一、头面部

穴位	位置	操作	功效	应用
天门	两眉之间至前发际成一直线	用拇指末节桡侧从两眉间向上,两手交替直推至前额发际,称开天门,又称推攒竹。20~30次	发汗解表,镇惊安神,开窍醒神	开天门为推拿头部常规手法之一,为首推穴,临床用于各种外感内伤诸病症治疗
坎宫	自眉心起至眉梢成一横线	两拇指并列指间朝上,置于小儿两眉间,再沿眉棱骨上缘同时向两边分推至眉梢处,称推坎宫,又称头部分阴阳。20~30次	疏风解表,醒脑明目,止头痛	推坎宫为推拿头部常规手法之一,仅列开天门之后,临床用于各种外感内伤诸病症治疗
太阳	在头部,眉梢与目外眦中间,向后约一横指的凹陷中	推太阳(头部手法三):末节桡侧面从小儿眉梢处向后下方经太阳穴直推至耳门穴,称推太阳。20~30次。运太阳:拇指或中指端正面,按压于太阳穴,向眼方向运转为补法,20~30次;向耳的方向揉中按,为泻法,揉转5圈加按压1次,临床上称为一节,20~30节。上述两法统称运太阳	推太阳:祛风散寒,醒脑明目;运太阳:发汗解表,祛风止痛	推太阳为推拿头部常规手法之一;刘氏小儿推拿称开天门、推坎宫、推太阳为头部三法,三者合用为推拿起始,临床用于外感内伤诸病症治疗。运太阳为发汗手法,操作时男女有别。男:左太阳用泻法发汗,右太阳用补法止汗;女:左太阳用补法止汗,右太阳用泻法发汗。此穴能补能泻,能发汗能止汗,常用于外感表症。若外感表实无汗,头痛,热厥,目赤肿痛,用泻法;若外感表虚有汗,或自汗等症用补法
耳后高骨	耳后入发际,乳突后缘高骨下凹陷中	用拇指或中指指端按两耳后高骨,按后加揉,称按揉耳后高骨。按3~5次,揉30~50次	祛风散寒,发汗解表,化痰定惊,安神除烦	临床用于感冒、头痛、咳嗽、惊风等病症治疗
风池	在颈后区,枕骨之下,胸锁乳突肌上端与斜方肌上端之间的凹陷中	用拇指或中指端按两风池穴,按后加揉,称按揉风池。按3~5次,揉10~20次;或用拇指与示指对拿风池,称拿风池	发汗解表,祛风散寒,化痰定惊	临床用于感冒、头痛、咳嗽、惊风等病症治疗。拿风池发汗效果较显著,常按揉风池可预防感冒
天柱骨	颈后发际正中至大椎穴,沿颈椎棘突成一直线	用拇指或示指、中两指自上而下直推,称推天柱骨。推50~100次。或用匙边蘸水自上向下刮,刮至皮下轻度瘀血即可	降逆止呕,祛风散寒,定惊	临床用于恶心、呕吐、外感发热、项强等病症治疗。此穴为刘氏小儿推拿止吐专用穴,操作时习惯用湘西当地的苗银手镯或瓷汤勺的边缘蘸水做刮法。单用刮法亦多用治疗暑热发痧症
百会	在头部,前发际正中直上5寸。或:折耳,两耳尖向上连线的中点	用拇指甲掐之,掐后加揉,称掐揉百会;掐3~5次,揉20~30次。或用拇指端或中指端揉之,按后加揉,称按揉百会;按3~5次,揉20~30次。亦可用艾条灸之,称灸百会	通关开窍,镇惊安神,升阳举陷	百会为诸阳之会,掐揉或按揉百会能通关开窍、安神镇惊、升阳举陷。掐揉法临床用于昏迷、惊风、抽搐等病症治疗;按揉法临床用于虚证之目眩、遗尿、脱肛、虚脱久泻等病症治疗
印堂	在头部,两眉毛内侧端中间的凹陷中	用拇指甲掐或按印堂,掐按后加揉,称掐或按揉印堂。掐或按3~5次,揉20~30次	醒脑提神,祛风通窍	按揉法临床多用于感冒、头痛等病症治疗。掐揉法临床用于抽搐、昏迷等病症治疗。印堂又名大天心,本流派刘氏小儿推拿常用掐印堂治疗小儿惊吓

续表

穴位	位置	操作	功效	应用
人中	在面部,人中沟的上 1/3 与中 1/3 交点处	用拇指甲掐之,掐后加揉,称掐揉人中。掐 3~5 次,或掐之醒即止之,揉 20~30 次	通关开窍,定惊安神	临床主要用于昏迷不醒、窒息、惊厥、抽搐时急救
迎香	在面部,鼻翼旁 0.5 寸,鼻唇沟中	用示、中二指揉之,称揉迎香。30~50 次	宣肺气,通鼻窍	临床主要用于感冒、慢性鼻炎等病症治疗
承浆	在面部,颏唇沟的正中凹陷处	用拇指甲掐之,掐后加揉,称掐揉承浆。掐 3~5 次,揉 20~50 次	收敛津液,开窍醒神	临床主要用于惊风、昏迷时急救。单用主要用于治疗流涎

二、上肢部

穴位	位置	操作	功效	应用
总筋	手臂内侧,腕掌横纹的中点	以左手轻握小儿的手掌,右手拇指按在总筋处,与在腕背抵住的示指相对用力按之,按后加揉,称按揉总筋。按 3~5 次,揉 100~300 次。或用拇指甲掐之,掐后加揉,称掐揉总筋。掐 1 分钟,揉 20 次	清热息风止痉,通调全身气机	总筋为推上肢的首推穴,揉按总筋为刘氏小儿推拿常规手法之一。临床用于口舌生疮、夜啼、发热、惊风、抽搐等病症治疗。按揉总筋临床用于治疗口舌生疮、夜啼等实热证治疗。治疗惊风、抽搐时,可用掐法,其掐法操作手法宜快,并稍用力,增加刺激强度
阴阳	总筋穴两旁,小指侧为阴,又称阴池;拇指侧为阳,又称阳池	两手握住小儿手掌,两拇指并列,指面按在总筋穴上,朝左、右两边分推 20~30 次,称分推阴阳,又名手部分阴阳	平衡阴阳,调和气血,行气导滞	临床多用于阴阳不调,气血不和而致的寒热往来、烦躁不安、食滞腹胀、呕吐腹泻等病症治疗。手部分阴阳为刘氏小儿推拿常规手法之一,凡小儿推拿在头面部操作时须先开天门、推坎宫、推太阳;在上肢部操作时,须先揉按总筋、分推阴阳,此五者为常例,寓意推开治疗大门和疏通经络之意
脾经(脾土)	拇指末节螺纹面	以右手示、中指夹住小儿拇指,用拇指螺纹面贴在小儿拇指螺纹面上做顺时针旋转推动为补,称补脾经;由小儿拇指端直推向指根为清,称清脾经。补脾经和清脾经统称为推脾经,100~500 次	健脾胃,补气血,清湿热,止吐泻	补脾经临床主要用于脾胃虚弱、气血不足而引起的食欲不振、消化不良、形体消瘦等病症治疗。清脾经临床主要用于湿热内蕴、肌肤发黄、恶心呕吐、腹泻痢疾及热结便秘等病症治疗。因脾乃后天之本,小儿脾常不足,刘氏小儿推拿非常重视脾土的固护,故提出"脾经宜补不宜清",若确属实证用清法需清后加补,补法操作次数为清法一半
肝经(肝木)	示指末节螺纹面	以右手示、中指夹住小儿示指,用拇指螺纹面贴在小儿示指螺纹面上做顺时针旋转推动为补,称补肝经;由小儿示指端直推向指根为清,称清肝经。补肝经和清肝经统称为推肝经,100~500 次	平肝泻火,息风镇惊,解郁除烦	清肝经临床常用于急惊风、抽搐、烦躁不安、五心烦热、目赤、口苦、咽干等病症治疗。因肝乃刚脏,小儿肝常有余,刘氏小儿推拿提出"肝经宜清不宜补",故补肝经很少用,以免引动肝风。若确属肝虚,需补肝经时以补肾经代之,为补母实子法

穴位	位置	操作	功效	应用
心经（心火）	中指末节螺纹面	以右手示、中指夹住小儿中指，用拇指螺纹面贴在小儿中指螺纹面上做顺时针旋转推动为补，称补心经；由小儿中指端直推向指根为清，称清心经。补心经和清心经统称推心经，100~500次	清心泻火，除烦安神，补益气血	清心经临床常用于心火炽盛而引起的高热神昏、面赤、口疮、小便短赤等病症治疗。因心属火，小儿心常有余，刘氏小儿推拿提出"心经宜清不宜补，补心易动火，补后需加清"。若气血不足致面色无华、心烦不安、睡卧露睛等症需用补法时，可补后加清，清法操作次数为补法一半或以补脾经代之
肺经（肺金）	无名指末节螺纹面	以右手示、中指夹住小儿无名指，用拇指螺纹面贴在小儿无名指螺纹面上做顺时针旋转推动为补，称补肺经；由小儿无名指端直推向指根为清，称清肺经。补肺经和清肺经统称推肺经，100~500次	补益肺气，宣肺清热，疏风解表，化痰止咳	补肺经临床主要用于咳嗽、气喘、自汗怕冷、易感冒等肺气不足病症治疗。清肺经临床常用于感冒、发热、咳嗽、气喘痰鸣等肺经实证、热证治疗。因肺乃娇脏，不耐寒热，亦虚亦实，小儿肺常不足，刘氏小儿推拿提出根据临床具体辨证"肺经可补可清"
肾经（肾水）	小指末节螺纹面	以右手示、中指夹住小儿小指，用拇指螺纹面贴在小儿小指螺纹面上做顺时针旋转推动为补，称补肾经；由小儿小指端直推向指根为清，称清肾经。补肾经和清肾经统称推肾经，100~500次	滋补肾阴，温养下元，清利下焦湿热	补肾经临床主要用于先天不足、久病体虚、肾虚精亏所致的久泻、多尿、遗尿、虚喘等病症治疗。清肾经临床主要用于膀胱湿热、小便短涩等病症治疗。因肾乃先天之本，小儿肾常虚，刘氏小儿推拿提出"肾经宜补不宜清"。若见膀胱湿热、小便赤涩等实证之象常以清后溪代之
后溪	在手内侧，第5掌指关节尺侧近端赤白肉际凹陷中。或：半握拳，掌远侧横纹头（尺侧）赤白肉际处	用拇指指面从小儿小指尺侧端沿赤白肉际朝掌根方向直推，称直推后溪，又名清后溪。100~300次	清利下焦，泌别清浊	临床常用于膀胱湿热下注所致的小便短涩赤痛、癃闭或水泻不止等病症治疗。若肾有湿热，可用推后溪以清利湿热，以防直接清肾经而伤肾
大肠	在示指桡则缘，由示指尖至虎口的一直线	用右手示、中指两指抵住小儿拇指根部，以右手拇指末节桡侧面从小儿示指第一指节正面向上斜行直推至虎口，称清大肠。100~300次	消积导滞，清利湿热	临床常用于湿热、积滞肠道所引起的腹痛、腹泻、泻痢、便秘等病症治疗
小天心	内劳宫与总筋穴连线的中点	用拇指指端或中指端揉按该穴，称按揉小天心；20~50次。用拇指甲由小天心掐运至内劳宫，称掐运小天心。30~50次	镇惊息风，清心除烦，退虚热	揉按小天心主要用于治疗心火亢盛的烦躁不安或阴虚内热、久热不退等病症治疗。掐运小天心主要用于惊风、抽搐、夜啼、惊惕不安等病症治疗。若见握拳眼上翻者，则由小天心掐运至内劳宫3~5次，能眼平手直；若眼向下翻者，则由内劳掐运至小天心3~5次
内劳宫	手掌心，握拳屈指时中指指尖处	用拇指或中指按揉之，称按揉内劳宫；200~300次。另内劳宫滴一、二滴凉水，并用中指在其周围旋运，同时结合以对其掌心吹凉气（以不超过十八口气为限），称水底捞明月	清热除烦，退虚热	按揉内劳临床常用于心经有热、阴虚内热而致的口舌生疮、发热、烦渴及潮热、盗汗等病症治疗。水底捞明月为刘氏退热手法一，临床用于各种热证

穴位	位置	操作	功效	应用
板门	第一掌指关节横纹经大鱼际最高点到小天心的一条直线	用拇指按大鱼际肌最高点,示指抵住小儿拇指背部相对用力按揉约1分钟,称按揉板门;以左手撑开小儿手掌,固定小儿五指,用右手拇指甲沿穴位直线掐运 30~50 次,再按揉板门 10 余次,称掐运板门	止咳嗽,健脾胃,止吐泻	按揉板门化痰止咳平喘,临床多用于咳嗽、痰多、气促等病症治疗。掐运板门有调理胃肠气机的作用,能止吐止泻,从小天心掐运至第一掌指关节横纹能止呕吐;反之,第一掌指关节横纹经大鱼际掐运至小天心能止泻;若吐泻兼作,则两个方向均掐运后加按揉数下
四横纹	手掌面示指、中指、无名指、小指第一指间关节横纹正中处	用拇指甲掐之,掐后加揉捻,称掐揉四横纹。各掐 4~5 次,各揉 5~10 次	行气导滞,消积除满,清热除烦	临床多用于治疗疳积、腹胀、腹痛、消化不良、腹泻等病症治疗;也可用毫针或三棱针点刺本穴,挤黄色液体或少量血液治疗疳积腹胀,效果较好
十宣	手十指尖端,距指甲游离缘 0.1 寸,左右共 10 穴	用拇指甲掐之,称掐十宣。各掐 5 次,或醒后即止	开窍醒神,镇惊清热	临床主要用于高热、昏迷、惊厥、抽搐等病症治疗
老龙	中指背,指甲根后 0.1 寸正中处	用拇指甲掐之,称掐老龙	息风镇惊,开窍醒神	临床主要用于急救。若小儿急惊暴死或高热抽搐,掐之知痛有声者,一般可治;不知痛而无声者,一般难治
二扇门(左、右扇门)	手背中指掌指关节两旁凹陷处	用拇指甲掐之,掐后加揉,称掐揉二扇门;掐 3~5 次,揉 20~30 次。用拇指偏锋或示指、中指端按揉二扇门 100 次,称按揉二扇门	发汗解表,退热平喘,祛风解痉	按揉二扇门是发汗之要穴,揉时要稍用力,速度宜快,临床多用于风寒外感、高热无汗等病症治疗。掐二扇门可用于急惊抽搐、口眼歪斜等病症治疗,若口眼歪斜向左掐右手穴,歪斜向右掐左手穴
外劳宫	手背第 2、3 掌骨交接处凹陷中,与内劳宫相对	用拇指端或中指端揉按,称按外劳宫。揉 100~150 次,揉后加按 30~50 次	温阳散寒,升阳举陷,散寒解表	本穴性温,为温阳散寒,升阳举陷要穴,兼能散寒解表。揉按外劳宫主治一切寒证,不论外感风寒所致的头痛、恶寒、鼻塞、流涕等;还是脏腑积寒所致的完谷不化、肠鸣腹泻、寒痢腹痛、疝气等症皆宜;且能升阳举陷,故临床上可用于脱肛、遗尿等病症治疗
二人上马	在手背,第 4、5 掌指关节后方,当两掌骨间凹陷中。即中渚穴	用拇指甲掐 3~5 次,掐后加揉 3 分钟	滋阴补肾,利水通淋	阴虚阳亢,潮热盗汗,小便赤涩淋沥等病症治疗
合谷	在手背,第 2 掌骨桡侧的中点处	用拇、示指两指端对称掐之,称掐合谷;用拇、示指指腹相对拿捏,称拿合谷。掐、拿各半分钟	发汗解表,开窍醒神	掐、拿合谷临床常用于风寒感冒、牙痛、急惊风、昏迷等病症治疗
一窝风	手背腕横纹正中凹陷处	用拇指甲掐之,掐后加揉,称掐揉一窝风。掐 3~5 次,揉 100~300 次	温中散寒,行气止痛	本穴为治疗腹痛之要穴,操作时一般先掐 1 分钟,继而揉按 80~100 次。常用于受寒、食积等原因引起的腹痛等病症治疗。本法对寒滞经络引起的痹痛也有较好效果
三关	前臂桡侧,腕背横纹正中至肱骨外上髁成一直线	用拇指末节桡侧面或示、中指指面,从小儿腕背向肘方向推,称推上三关;从肘部推向腕背,称推下三关。推 100~300 次(按:男,推上三关;女,推下三关)	发汗解表,温阳散寒,补气行气	本穴性温热,主治一切虚寒证。临床上主要用于气血虚弱,命门火衰,下元虚冷,阳气不足引起的四肢厥冷、面色无华、食欲不振、疳积、吐泻等病症治疗

续表

穴位	位置	操作	功效	应用
六腑	前臂尺侧,腕横纹正中(总筋穴)至肘横纹正中成一直线	用拇指末节桡侧面或示、中指指面,从小儿前臂内侧肘部推向腕部,称推下六腑。从前臂内侧腕部推向肘部,或推至该处皮肤发凉为度,称推上六腑。推100~300次,或推至该处皮肤发凉为度(按:男,推下六腑;女:推上六腑)	清热凉血,泻火解毒	本穴性寒凉,常用于各种里、实、热证所引起的高热、烦渴、目赤咽痛、大便秘结等病症治疗。对温病邪入营血、脏腑郁热积滞、壮热烦渴、腮腺炎及肿毒等实热证也可应用。若患儿平素大便溏、脾虚腹泻者,本法慎用。刘氏小儿推拿认为推三关与推六腑为大热、大寒之法,一表一里,一寒一热,各持一端,而为避免大寒大热,伤其正气,临床常两穴相伍为用,以平衡阴阳。如表证:以推三关为主,退六腑为辅;里证:以退六腑为主,推三关为辅;辅穴的操作次数为主穴的1/3
天河水	前臂正中,总筋穴上方,相当于内关穴	本穴有两种操作方法。方法一:用示、中两指指面蘸水,由内劳宫起经总筋直推至曲泽穴处,每轻推一次结合吹气一口,以不超过十八口气为限,称大推天河水。方法二:示、中两指指面蘸水,由总筋处起,示、中两指一起一落交互拍打如弹琴状,直拍打至曲泽穴处,每拍打一番结合吹气一口,以不超过十八口气为限,称打马过天河。两法移动速度宜慢不宜快	清热解表,泻火除烦	本穴性凉,较平和,清热而不伤阴,临床多用于五心烦热、口燥咽干、口舌生疮、夜啼等病症治疗。打马过天河清热之力大于大推天河水,多用于实热、高热。大推天河水、打马过天河与月底捞明月合称为刘氏退烧三法;当持续高热不退时,三法合用效果更佳

三、下肢部

穴位	位置	操作	功效	应用
足三里	小腿前外侧,当犊鼻下3寸,距胫骨前缘一横指(中指)	用拇指轻掐之半分钟后,中指端按揉50~100次,称掐揉足三里	调理脾胃,通络导滞,强壮身体	掐揉足三里临床多用于消化系统疾病治疗;也可用于防病保健,常与捏脊、摩腹等合用
丰隆	小腿前外侧,当外踝尖上8寸,条口外,距胫骨前缘2横指(中指)	用拇指或中指端揉按50~100次,称按揉丰隆	健脾化痰,止咳平喘	本穴为化痰要穴,主要用于痰涎壅盛、咳嗽气喘等病症治疗
大敦(三毛)	足大趾末节外侧,距趾甲角0.1寸	用拇指指甲掐3~5次,掐后加揉20~30次,称掐揉大敦	解痉,开窍	临床主要用于惊风抽搐、昏厥等病症治疗。本穴主要用于急救,醒后即止
委中	腘横纹中点,股二头肌与半腱肌肌腱的中间	用拇指指甲掐3~5次,掐后加揉20~30次,称掐揉委中;用拇、示指指腹对称拿揉3~5次,称拿揉委中	解痉通络	本穴临床用于急惊抽搐及下肢痿软无力等病症治疗

续表

穴位	位置	操作	功效	应用
后承山（承山、鱼肚、后水）	小腿后面正中,委中与昆仑连线,当伸直小腿或足上提时腓肠肌肌腹下出现尖角凹陷处	用拇指指面按揉50~100次,称按揉承山;用拇、示两指拿两侧腓肠肌半分钟,称拿承山	止抽搐,通经络	临床多用于治疗惊风抽搐、下肢痿软、腿痛转筋等病症治疗
昆仑	足部外踝后方,当外踝尖与跟腱之间凹陷处	用拇、示指指腹置于昆仑穴与太溪穴对称用力掐拿半分钟,掐拿后揉50~100次,称掐拿昆仑	解痉止痛,醒神开窍	本穴为急救用,临床多用于惊风抽搐、昏迷不醒者救治
仆参	足外踝的后下方,昆仑穴直下,跟骨外侧赤白肉际处	用拇指指甲掐3~5次,掐后加揉20~30次,称掐揉仆参	开窍醒神	本穴也属急救用穴,用于惊风昏迷不醒者治疗
涌泉	在足底,屈足卷趾时足心最凹陷中	用拇指指腹揉中加按50~100次,称揉按涌泉	清热除烦,引火归元,退虚热,止吐止泻	临床主要用于五心烦热、久热不退、烦躁不安等阴虚内热之证治疗。推拿揉按涌泉有治疗呕吐、腹泻的功效。操作时男女有别。男孩:左揉转止吐,右揉转止泻;女孩:左揉转止泻,右揉转止吐;若吐泻兼作,则以左右揉按,且次数相等

四、胸腹部

穴位	位置	操作	功效	应用
天突	颈部,前正中线上,胸骨上窝中央	用中指端钩点、按揉20~30次,称按揉天突	化痰平喘,降逆止呕	临床主要用于气机不利,痰涎壅盛或胃气上逆所致之痰多、胸闷气喘、呕吐等病症治疗。刘氏小儿推拿按揉天突时,用示指或中指钩点法按揉;具有一定的镇咳作用
膻中（心演、演心、灵墟）	胸部,前正中线上,平第4肋间,两乳头连线中点	此穴操作由四部分组成,分别为按揉膻中、分推膻中、直推膻中、按压肋间。用拇指或中指指腹按在穴位上揉转50~100次,称按揉膻中;继用两手中指指腹,从膻中穴同时向左右分推至两乳头30~50次,称分推膻中;继用示指、中指、无名指并拢,以三指指腹从小儿胸骨上窝向下直推至胸骨下角30~50次,称直推膻中;接着用示、中指分开,以两指腹按压第1~5肋间的前正中线与锁骨中线之间的部位3~5遍,称按压肋间。以上四部操作一气呵成,亦称"推胸法"	宽胸理气,止咳化痰,降逆止呕	膻中穴为气之会穴,居胸中,胸背属肺,对各种原因引起的胸闷、气喘、咳嗽、呕逆均有效。推胸法为刘氏小儿推拿独创的特色复式操作法,四部操作一气呵成,调气、理气、降气,宽胸而止咳化痰,专用于肺系疾病的治疗
乳旁	乳头外侧旁开1横指(0.2寸),左右两穴	用拇指或中指指腹按揉20~30次,称按揉乳旁	理气宽胸,止咳平喘,降逆止呕	临床多用于肺系疾患咳喘症治疗。刘氏小儿推拿治疗小儿咳嗽有痰时,乳旁和乳根常配合运用
乳根	乳头直下,第5肋间隙中	用中指或拇指指腹按揉20~30次,称按揉乳根	宽心理气,止咳平喘	临床多用于肺系疾患咳嗽、气喘、气逆等病症治疗

穴位	位置	操作	功效	应用
中脘(胃脘、太仓)	上腹部,前正中线上,当脐中上4寸	此穴有三种操作方法,分别为安中调中法、补中法、消导法。用中指指腹做顺时针方向揉转100~200次,称安中调中法;用中指指腹做逆时针方向揉转100~200次,称补中法;先做安中调中法,继用示、中两指从小儿剑突下,轻轻直推至脐,次数为揉转次数的1/2,称消导法。以上三法总称"推腹法"	健脾和胃,消食导滞,补脾益气,降气通便	安中调中法具有调理脾胃、安抚中焦的功能,用于脾胃不和、中焦功能紊乱所致的各种病症治疗;补中法具有补脾益气,健胃助运的功能,常用于脾胃虚弱、气血不足等病症治疗;消导法具有消积导滞,降气通便的功能,用于食滞不化、脘腹胀满、大便不通等胃肠里实证治疗。推腹法为刘氏小儿推拿独创的特色复式手法,专用于脾系疾病的治疗,此穴三种操作方法,作用有别,临床运用时应注意辨证使用
肚脐(神阙)	腹中部,脐中央	用中指指腹揉100~300次,称揉肚脐。亦可用灸法	温阳散寒,健脾和胃,消食导滞,涩肠固脱	肚脐为止泻要穴,对脾胃疾病疗效亦佳,临床多用于腹泻、便秘、腹痛、积滞等病症治疗。临床上揉脐、摩腹、推上七节、揉龟尾常配合应用,简称"龟尾七节,摩腹揉脐",治疗腹泻效果较好。另治疗惊风时,刘氏小儿推拿常用灯火灸脐轮6穴
腹	腹部	自剑突下到脐,用两拇指从中间向两旁分推100~200次,称分推腹阴阳;用掌或四指沿顺时针方向做摩法3分钟,称顺时针摩腹;用掌或四指沿逆时针方向做摩法3分钟,称逆时针摩腹	消食理气	分推腹阴阳能消食理气且降气,善治乳食停滞或胃气上逆引起的恶心、呕吐、腹胀等病症;顺时针摩腹能促进胃肠道蠕动,常与大肠、龟尾、七节骨等配伍使用,用于便秘、腹痛等病症治疗;逆时针摩腹能降低肠道的蠕动,常与大肠、后溪等配合,用于腹泻等病症治疗
胁肋	腋下两胁至两髂前上棘	用两手掌从两胁下搓摩至髂前上棘处50~100次,称搓摩胁肋,又称按弦走搓摩	顺气化痰,除胸闷、消积滞	临床主要用于小儿因食积、痰壅气逆所至的胸闷、腹胀、气喘等病症治疗
丹田	腹部,脐下正中线2.5寸	用拇指或示、中两指指腹揉转100~300次,称揉丹田	温阳固脱	临床常用于遗尿、尿闭等病症治疗
气海	腹部,前正中线上,脐下1.5寸	以示、中、无名三指揉之30~50次,称揉气海	散寒止痛,培补元气,引痰下行	临床主要用于腹痛、腹泻、遗尿、脱肛、疝气等病症治疗
关元	腹部,前正中线上,脐下3寸	以示、中、无名三指揉30~50次,称揉关元	培元固本,温肾壮阳	临床主要用于腹泻、腹痛、遗尿、疝气、小便不畅等病症治疗
肚角	下腹部,脐下2寸,旁开2寸之大筋处	用拇、示、中三指相对用力,提拿穴处下的少许肌肉组织3~5次,称拿肚角	止腹痛	拿肚角是止腹痛之要法,对各种原因引起的腹痛均有止痛效果,特别是对寒性腹痛、伤食腹痛效果更显著。本法刺激较强,为防止患儿哭闹影响手法的进行,一般在诸手法操作完毕后,再拿此穴

五、肩背腰骶部

穴位	位置	操作	功效	应用
肩井	在肩胛区,第7颈椎棘突与肩峰最外侧点连线的中点	用拇指与示、中指三指相对用力提拿此处的肌肉皮肤3~5次,称拿肩井。用拇指指腹按3~5次,按后加揉20~30次,称按肩井	宣通气血,发汗解表	临床上多用于感冒、发热、呕吐、惊风及肩背部疼痛等病症治疗。拿按肩井为刘氏小儿推拿治疗结束手法,即关窍手法,寓意关闭疾病治疗之门
定喘	在脊柱区,横平第7颈椎棘突下,后正中线旁开0.5寸	用两拇指或中指指腹揉按20~30次,称揉按定喘	止咳平喘	揉按定喘临床常用于外感内伤之咳喘治疗
创新	第1胸椎棘突旁开2横指处,左右各1穴	用两拇指或中指指腹揉按20~30次,称揉按创新	止咳平喘	此穴为刘开运教授的经验穴,临床用于咳嗽治疗
肺俞	在脊柱区,第3胸椎棘突下,后正中线旁开1.5寸	此穴操作分三部分,分别是揉肺俞、推"介"字、盐擦"八"字。用拇指或中指指腹分别置于两侧肺俞穴上,右顺时针、左逆时针揉按50~80次,称揉肺俞;用两拇指或中指从风门穴沿肩胛骨下缘,经肺俞向外下方斜推至两肩胛骨下角50~100次,推呈"八"字形;继而从肺俞直向下推至膈俞50~100次,推呈"‖"形,称推"介"字;用中指指腹蘸盐粉或姜汁,沿肩胛骨内缘从上向下斜擦过肺俞,以皮肤发红为度,称盐擦"八"字。以上诸法一气呵成总称"推背法"	宣肺止咳,化痰退热	临床多用于感冒、发热、咳嗽、气喘、多痰等病症治疗。推背法为刘氏小儿推拿独创的特色复式手法之一,专用于肺系疾病的治疗。推胸法重在调节肺脏气机,偏于治疗肺气上逆所致的咳嗽、胸闷等;推背法重在调理肺脏功能,偏于祛痰退热
脊柱骨	大椎至长强成一直线	用示、中两指指腹从大椎直推至骶椎(长强)100~300次,称推脊	清热镇惊	推脊临床常用于各种发热病证治疗
捏脊	脊柱两旁,肺俞至肾俞之间	用捏法,示、中指与拇指对捏该处的皮肤,由肾俞朝上捏至肺俞处3~5遍,称捏脊,俗称"翻皮"。捏脊中,每捏三次将背脊皮提起一次,称捏三提一法	培育元气,调理气血	捏脊具有强健身体的功能,是儿童保健常用主要手法之一。临床上多与补脾经、补肾经、推三关、摩腹、按揉足三里等配合应用,用于先天和后天不足所致的慢性病症治疗。本法单用,常用于儿童疳积、厌食、腹泻等病症治疗
七节骨	第4腰椎至尾骨端(长强穴)成一直线	用拇指桡侧面或示、中指指腹自下向上直推100~200次,称推上七节;用拇指桡侧面或示、中指指腹从上向下直推100~200次,称推下七节	推上七节骨能温阳止泻;推下七节能泻热通便	临床推上七节骨多用于虚寒腹泻、脱肛、久痢、滑泄等病症治疗;临床推下七节骨多用于肠热便秘、痢疾等病症治疗,刘氏小儿推拿揉脐、揉龟尾和推七节骨常配伍,用于小儿的便秘和泄泻的治疗
龟尾(尾闾、长强、尾尻)	尾椎骨端	用拇指或中指指腹揉按50~100次,称揉龟尾	止泻,固脱,通便	龟尾穴即相当督脉经之长强穴,穴性平和,能止泻,也能通便。多与揉脐、推七节骨配合,用于腹泻、脱肛、便秘等病症治疗

(曾舒婷,易晓盼,余知影,汤伟,邵湘宁)

第二十九章

基层儿科适宜技术

第一节 先天性心脏病早期筛查

先天性心脏病（congenital heart disease，CHD）是指出生时即存在的心脏、血管结构和功能上的异常，是儿童最常见的心脏病。根据左右两侧及大血管之间有无分流分为三类：左向右分流型（潜伏发绀型），如房间隔缺损、室间隔缺损、动脉导管未闭等；右向左分流型（发绀型），如法洛四联症、大动脉转位、三尖瓣闭锁等；无分流型（无发绀型），如肺动脉狭窄、主动脉狭窄等。

CHD 在出生缺陷中居首位，且在近年还有所增高。CHD 发病与遗传、母体和环境因素有关，如未经治疗，约 1/3 的患儿在出生后 1 年内死亡。对 CHD 的早期筛查（早发现、早诊断），正确评估，及时治疗是降低 CHD 病死率、提高我国儿童健康水平的重要抓手。

一、筛查对象

1. 母孕 28 周常规行胎心多普勒超声心动图检查。

2. 出生后新生儿具有下列 7 项指标之一者：① CHD 家族史（指三代以内直系亲属中有 CHD 患者）；②呼吸急促；③发绀（特别是安静时）；④特殊面容；⑤心脏杂音；⑥其他先天畸形；⑦经皮血氧饱和度（SpO_2）<95%。

3. 产前发现胎儿已有或怀疑心脏异常者出生后复查。

二、筛查方法

（一）孕期筛查

母孕 28 周常规行胎心多普勒超声心动图（简称胎儿心脏彩超）检查，可疑复杂 CHD 的建议到上级医院进一步检查确诊，如一次不能确诊，建议多次复查。对于治疗效果良好的严重、单纯型先天性心脏病，产前早期诊断可以争取时间尽快进行手术治疗，以获得更好的疗效。复杂性先天性心脏病手术效果差，预后不良，病死率很高，早期诊断可及时终止妊娠或生后给予及时有效的治疗，可以降低新生儿病死率。

（二）出生后 7 项筛查指标

CHD 有明显的家族倾向，具有一定的遗传背景，可以作为 CHD 初筛指标之一。呼吸困难不能用心外因素（如肺源性、中毒等）解释时应警惕 CHD。发绀对于发绀型 CHD 诊断有重要提示作用，但易误判，部分唇周欠红润、唇色或肤色偏深的儿童易被误认为发绀，发绀结合心脏杂音作为 CHD 筛查指标有助于提高诊断价值。SpO_2 较发绀更客观，同时方便易行。CHD 是心脏胚胎发育异常所致，患儿可伴有特殊面容或其他畸形，对该类患儿应进一步完善心脏彩超确诊。上述 7 项筛查指标基层医生筛查出 1 项及 1 项以上阳性者，建议转诊市级或以上儿童心血管专科进一步复核；仍阳性者，至市级医院行心脏彩超检查。

（三）心脏彩超

通过孕期胎儿心脏彩超筛查及出生后 7 项筛查指标阳性患儿进一步做心脏彩超，可以筛查出大部分 CHD 患儿，但仍有一些单纯的室间隔缺损、房间隔缺损由于胎儿期特殊的血流动力学、仪器设备、分流量少暂不出现杂音等因素的影响，可能导致漏诊。因此，有可疑家族史或早期无症状，随着年龄增长出现喂养困难、声音嘶哑、呼吸急促等的患儿，可能需要多次心脏彩超检查确诊或排除诊断 CHD。

三、注意事项

1. 心脏杂音在 CHD 诊断中有重要作用,但其评估结果受医生的临床经验影响较大,特别是在基层医院;同时警惕少部分缺损小、分流少、尚未引起血流动力学改变的患儿易漏诊,结合喂养史、生长发育史等情况,必要时动态心脏彩超检查追踪观察。

2. 心脏彩超是 CHD 的金标准,可重复性高、无创伤,能更早期发现 CHD。但在基层由于费用相对较高,操作较为复杂,其准确性与仪器设备的配置、操作人员的经验有密切关系,在基层医院很难普及。

3. SpO_2 检测可以用于量化低氧血症,是一种快速、无痛且易执行的检测方法。任何受过专业训练的医护人员都可以进行操作,结果 5 分钟内可以获得,可以提高 CHD 的早期诊断率。

（康美华）

【专家点评】

心脏杂音是发现 CHD 最重要且有效的筛查指标;心脏彩超检查是 CHD 临床诊断的金标准,胎儿超声心动图是目前降低复杂 CHD 的出生率、早期根治并改善预后最有效的检查手段。基层医院结合母孕期胎儿心脏彩超,新生儿出生后 7 项筛查指标,阳性者进一步转诊到上级医院确诊有助于早期筛查出 CHD。

第二节　泌尿系统发育畸形筛查

先天性肾脏和尿路畸形（congenital anomalies of the kidney and urinary tract,CAKUT）是由各种原因所致的以先天性泌尿系统解剖学异常为临床特征、表型多样的一组疾病,包括肾脏异常（如肾不发育、肾发育不良、肾发育不全、多囊性肾发育不良、异位肾、马蹄肾）、输尿管及膀胱异常（如巨输尿管、肾盂输尿管连接处梗阻、输尿管膀胱连接处梗阻或关闭不全、异位输尿管开口、双集合系统）、尿道异常（如后尿道瓣膜）等。CAKUT 发病率较高,占儿童各系统先天畸形的 30%~40%,是引起儿童和青少年终末期肾病的主要原因之一。根据欧美出生缺陷数据显示,新生儿 CAKUT 的发生率为 0.2%~0.6%;欧洲出生缺陷监测网数据显示,CAKUT 占所有胎儿的 0.16%。我国 2012 年开展全国多中心新生儿生后早期泌尿系超声筛查,项目期间共筛查高危新生儿 23 145 例,其中男 13 436 例、女 9 709 例,男女比例为 1.38∶1,筛查阳性 1 257 例,占所有筛查人数的 5.4%。

因此,早期发现 CAKUT 并对其进行干预治疗对于保护 CAKUT 患儿的肾功能、延缓慢性肾脏病的发生发展具有重要意义。

一、筛查对象

常规筛查对象不限于产前超声检查提示肾脏和尿路异常的婴幼儿、高危新生儿、有泌尿系统症状或尿常规异常的儿童等,建议健康儿童体检均进行泌尿系统常规超声筛查。

（一）产前超声检查提示肾脏和尿路异常的婴幼儿

胎儿肾盂扩张（肾盂前后径值 ≥5mm）和 / 或其他肾脏和尿路结构异常;肾脏异常,如肾脏小（肾发育不良或肾发育不全）、肾缺如、异位肾、重复肾、多囊肾及囊性肾发育不良、肾囊肿等;输尿管、膀胱、尿道结构异常,如输尿管扩张（内径 ≥5mm）、输尿管末端囊肿、后尿道瓣膜等（肾脏实质性占位、钙化、结石等非本文内容)出生后复查。

(二)高危新生儿

1. 出生时伴有下列高危因素 窒息抢救史;出生体重小于 2 500g;早产(孕周小于 37 周);剖宫产;产钳助产。

2. 颅内出血。

3. 高胆红素血症。

4. 伴有先天性疾病(含出生缺陷)的儿童。

5. 双胞胎或多胞胎。

6. 有视力、听力、智力、肢体残疾的儿童。

7. 孕母疾病导致的高危儿童 中重度营养不良:按年龄测体重<X-2S 的范围;重度肥胖:按身高测体重数值>P_{50} 范围;中重度贫血:血红蛋白<80g/L。

8. 孕晚期(28 周)宫内超声检查发现肾盂分离、肾积水或其他泌尿系统畸形。

(三)有泌尿系统症状或尿常规异常的儿童

反复尿频尿急、血尿症状,或尿常规筛查发现红细胞尿、蛋白尿、白细胞尿、管型尿、细菌尿的儿童。

(四)所有健康体检儿童

二、筛查方法

(一)超声筛查

研究表明,泌尿系统超声检查是筛查和随访 CAKUT 的主要技术,其具有灵敏度高、不受肾功能的影响、无碘过敏、无逆行感染的危险、无损伤、无痛苦、可重复性强、费用低、省时、易行、无年龄限制、准确率较高等特点。

根据欧洲出生缺陷监测网研究组数据显示,产前超声检查敏感性为 82%,产前超声是发现致命和严重 CAKUT 的重要筛查手段,且产前发现者出生后可得到密切监测。但出生后筛查更具临床意义和应用价值,既可确认和评估产前发现的肾脏和尿路异常,又可检出产前漏诊的 CAKUT。比较产前和生后超声筛查 CAKUT 策略,生后早期筛查的敏感性明显高于产前(79.6% *vs.* 18.2%),但不论何时筛查,特异性均高达 99%,建议产前、产后同时开展筛查。

(二)筛查流程

1. 首诊医师评估儿童情况,进行必要的体格检查后,开具泌尿系统超声检查申请。

2. 超声科医师进行泌尿系超声检查,并出具报告。

3. 接诊医师收到超声检查结果后,对结果进行分析。

4. 对异常者需要完善尿常规、血常规、肾功能检查,酌情进一步行影像学检查或功能检查,如磁共振尿路造影、CT 尿路造影、核素肾显像等。

5. 对患儿及其家长进行有关的科普知识宣教,提出治疗与生活管理建议,或转诊肾专科、泌尿外科或遗传学专家进一步诊治。

三、注意事项

(一)质量控制

对超声科医师进行统一的标准化的培训,建立完善的儿童泌尿系统超声诊断的统一标准,并严格质控,包括超声探头、频率、位置。超声扫描内容包括泌尿系统发育情况,包括肾盂、肾盏,并测量肾实质厚度(最薄和最厚数值);按肾盂前后径值 APRPD 阈值对肾盂宽度分度:≥5mm 为肾盂扩张,其中 5~9.9mm、10~14.9mm 和 ≥15mm 分别为轻、中、重度肾盂扩张,其他肾脏和尿路异常按实描述。

(二)随访

对所检出的 CAKUT 患儿建档,根据严重程度定期随访,并定期复查泌尿系统超声、血常规、尿常规、肾功能等检查。

(文敏)

【专家点评】

超声筛查是早期发现 CAKUT 的重要手段,对于保护患儿的肾功能、延缓慢性肾脏病的发生发展具有重要意义。

第三节 尿液常规筛查

儿童肾脏疾病是一大类疾病的总称,泛指各种原因(免疫、感染和遗传等)导致的肾脏损害,如果未得到及时诊治,相当一部分病例会逐渐进展至肾功能不全、尿毒症,这在很大程度上会影响患儿的生活质量,甚至对其生命构成威胁。近年来,慢性肾脏病发病率呈逐年上升趋势,越来越受到关注。这部分患儿很可能在今后,尤其是进入成年期后需要接受透析或肾移植等替代治疗,成为高医疗费用支出的患病群体。如何才能做到对儿童肾脏疾病进行早期识别、诊断及干预治疗,进而最大程度地改善患儿的长远预后、节约有限的医疗资源以减轻社会及家庭的医疗负担。肾脏疾病在早期往往无明显的症状和体征,不易被觉察,但如进行尿液分析,大部分病例可发现不同程度的异常,因此,便捷的尿液常规筛查便成为早期发现肾脏疾病的有效手段之一,对及时诊治肾脏疾病,改善肾脏疾病的预后,以及患儿的生活质量和远期存活率有重要意义。

一、筛查对象

0~18 岁儿童健康体检每年至少尿检 1 次,凡有泌尿系统症状或发热、感染、剧烈运动、服用肾毒性药物和食物时需及时尿检。

二、筛查方法

(一) 尿液常规筛查的常用方法

尿干化学分析具有简便、快速、成本低等优点,是进行尿液筛查的首选方法。

(二) 尿液标本送检

尿液标本最好是送检晨尿。就诊时的随机尿常规检查也是必要的。如果第一次尿检有异常,通常于次日再查晨尿一次。

(三) 尿液筛查内容及临床意义

筛查内容主要包括尿液酸碱度、比重、酮体、亚硝酸盐、白细胞酯酶、潜血、胆红素、尿胆原、维生素C、葡萄糖、蛋白质、红细胞、白细胞等。

1. 酸碱度 正常波动在 4.5~8.0 之间,平均

6.0 左右,因此正常人的尿液呈弱酸性,依赖肾小管重吸收碱性物质或分泌酸性物质来调节,也受食物、药物的影响。尿中白细胞、蛋白质、葡萄糖、尿比重、隐血等测试受尿液 pH 值的影响,测试尿液 pH 值可得到更可靠的测试结果。酸中毒:肾炎、发热、糖尿病、痛风、白血病等可引起尿液 pH 值降低;碱中毒:严重呕吐、尿路感染等可引起尿液 pH 值升高。

2. 尿比重 反映肾小管对尿液的浓缩和稀释能力,正常在 1.015~1.025 之间。呕吐、腹泻、大量出汗、脱水、失血等大量丢失身体水分,或急性肾炎、蛋白尿、糖尿病会出现尿比重增高,尿量减少;而饮水较多,或存在肾小管功能异常、尿崩症、慢性肾炎时可引起尿比重降低。

3. 酮体 糖尿病患者由于糖利用减少,分解脂肪而产生过多酮体。另外,肺炎、伤寒、败血症、结核、严重呕吐、腹泻、饥饿、全身麻醉、妊娠、中毒(氯仿、乙醚、磷等)、服用苯乙双胍等也可引起尿酮升高。

4. 亚硝酸盐 可作为泌尿系统细菌性感染的筛选指标。正常人尿中含有硝酸盐是经细菌(特别是肠杆菌科细菌)还原而成。因此,当出现肠杆菌(如大肠埃希菌、变形杆菌等)尿路感染时(如膀胱炎、肾盂肾炎)可呈阳性。测试亚硝酸盐的尿液样本应在膀胱中停留 4 小时以上,且放置时间不能超过 2 小时。

5. 白细胞酯酶 是白细胞内含有的一种特异性酶类,可用来检测标本中有无白细胞存在,正常为阴性,增高则说明有泌尿系统感染的风险,需查看高倍视野下尿白细胞有无明显增加,从而进一步明确诊断。

6. 潜血 用于检测尿液中的血红蛋白尿和肌红蛋白尿。其阳性仅提示尿液中存在血红蛋白尿或肌红蛋白。此时我们应继续关注尿红细胞的变化,如尿中没有红细胞,则不考虑血尿。

7. 胆红素 是由衰老的红细胞破坏后释放的血红蛋白降解而成,正常人阴性。阳性结果见于胆石症、胆道肿瘤、胆道蛔虫、胰头癌等引起的梗阻性

黄疸和肝癌、肝硬化、急慢性肝炎、肝细胞坏死等导致的肝细胞性黄疸。

8. 尿胆原 经由粪便排泄,被肠道细菌作用还原而成,小部分在结肠被重吸收入血液中,再由肾脏排泄。正常人为阴性或弱阳性,在肝脏功能障碍、胆汁淤积、心力衰竭、溶血性黄疸、肠梗阻等情况下数量增加,而在胆总管梗阻及肝细胞性黄疸极期时数量减少。

9. 维生素C 维生素C浓度的高低取决于摄入量的多少。高浓度的维生素C会干扰胆红素、葡萄糖、亚硝酸盐、潜血等测试,导致这些测试结果偏低。

10. 葡萄糖 尿液葡萄糖持续阳性即为糖尿病。尿糖升高一般是由胰岛素不足引起的。摄入或输入大量糖、肾上腺素或胰高血糖素升高、妊娠、肾小球对葡萄糖的重吸收功能低、内分泌失常等也可引起尿糖升高。

11. 蛋白质 蛋白质阳性的尿液即为蛋白尿,主要由肾损伤引起。剧烈运动、发热、低温刺激、精神紧张、摄入过多蛋白、白带、经血、精液、前列腺液、妊娠等可引起暂时性蛋白尿。

12. 红细胞 是反映血尿的重要指标,且受多种因素如活动、药物、炎症、疾病等的影响。根据血尿程度是否肉眼可见可分为肉眼血尿和镜下血尿。肉眼血尿外观呈洗肉水样、浓茶色或可乐色。镜下血尿只能通过显微镜检查才能发现尿中红细胞。

血尿常见于急性肾小球肾炎、IgA肾病、遗传性肾炎、泌尿系统感染、肾结核、肾结石、肾肿瘤等。一旦发现肉眼血尿应立即至医院就诊。

13. 白细胞 用于检测由尿路感染、肾炎、肾结石、尿路结石等损伤引起的炎症。生殖系统炎症也可引起尿液白细胞检测阳性。

三、注意事项

1. 清晨第一次尿(晨尿)标本最理想,此时尿液浓缩,偏酸性,有形成分相对多且比较完整,无饮食因素干扰,对尿液化学测定的影响较小。

2. 避免阴道分泌物、月经血、粪便和化学物质等对尿液的污染,留尿前应清洁外阴,男孩应将包皮翻开洗干净。最好留中段尿。

3. 收集容器清洁、干燥、一次性使用、有较大的开口便于收集。容器一般应能容纳5ml以上尿液。收集24小时尿液时要加防腐剂。

4. 尿标本容器上标识清楚,要有患者姓名、性别、收集日期等。

5. 及时送检,一般不得超过2小时,以免细菌在尿中生长繁殖,菌体蛋白与病理性蛋白尿相互干扰;或尿素分解、葡萄糖酵解、尿pH值升高;或有形成分破坏(红细胞溶解),化学成分变性、分解,尿中盐类析出结晶等。

(文敏)

【专家点评】

尿液常规筛查是常规检查项目,简单便捷,是早期发现儿童泌尿统系统和一些全身性疾病的有效手段,值得临床广泛应用。

第四节 雾化吸入治疗

雾化吸入是一种以呼吸道和肺为靶器官的直接给药方法,具有起效快、局部药物浓度高、用药量少、应用方便及全身不良反应少等优点,已作为呼吸系统相关疾病重要的治疗手段。但雾化吸入治疗的不规范使用不仅会直接影响治疗效果,还可能带来安全隐患,威胁患者生命健康。

一、适应证

支气管哮喘;婴幼儿喘息(如毛细支气管炎);支原体肺炎;急性喉炎;急性喉气管支气管炎。

二、禁忌证

1. 有气管插管或气管切开者,以及危及生命的气管阻塞者。

2. 以氧气驱动的喷射式雾化器,由于氧浓度过高,对于低氧血症伴高碳酸血症者应当慎用。

3. 干粉吸入器不适用于婴幼儿。

4. 对雾化吸入药物过敏者。

5. 心肾功能不全、不能耐受雾化者。

三、操作方法

(一)常用雾化吸入装置的正确选择

1. 射流雾化器 适用于下呼吸道病变或感染、气道分泌物较多,尤其是伴有小气道痉挛倾向、有低氧血症的严重气促患者。

2. 超声雾化器 释雾量较大,但由于药物容量大,药雾微粒输出效能较低,不适用于哮喘等喘息性疾病的治疗。

3. 振动筛孔雾化器 雾化效率较高且残留药量较少(0.1~0.5ml),并具有噪声小、小巧轻便等优点。与射流雾化器和超声雾化器比较,振动筛孔雾化器的储药罐可位于呼吸管路上方,方便增加药物剂量。

(二)常见雾化吸入药物的临床合理应用

1. 吸入性糖皮质激素 理想的吸入性糖皮质激素(inhaled corticosteroid,ICS)应包括以下几个特点:空气动力学粒径<5μm,口服生物利用度低,受体亲和力高,肺内滞留时间长,蛋白结合率高,系统清除快等。目前中国已上市的雾化吸入用 ICS 有布地奈德、丙酸倍氯米松和丙酸氟替卡松,作用机制及适应证、禁忌证等相似,但也存在药效学、药动学等方面差异。

常见雾化吸入 ICS 和临床应用及推荐给药方案:

(1)支气管哮喘

1)急性发作期:①轻中度:在吸入短效 β_2 受体激动剂(shot-acting beta 2 receptor agonists,SABA)

的基础上联用雾化吸入大剂量布地奈德(每次1mg)作为起始治疗,每天 2 次,或必要时 4~6 小时重复给药 1 次,根据病情恢复情况酌情延长给药间隔时间,维持 7~10 天。②中重度:在第 1~2 小时起始治疗中,雾化吸入大剂量布地奈德(每次 1mg,每30 分钟雾化吸入 1 次,连用 3 次)能显著改善肺功能,并减少住院治疗率和口服糖皮质激素的使用。

2)慢性持续期:起始治疗剂量,每次 0.5~1.0mg,每天 2 次,1~3 个月后进行评估。

(2)婴幼儿喘息(如毛细支气管炎):①重度:布地奈德每次 1.0mg,与支气管舒张剂联合吸入。如病情需要可每 20 分钟 1 次,连续 3 次,雾化吸入间隔时间可逐渐延长为 4 小时、6 小时、8~12 小时。②中度:给予上述联合用药,每天 2 次,连续 2~3 天。③年龄<3 岁的哮喘高危儿,需长期雾化吸入布地奈德,起始剂量 1.0mg/d,逐渐减量,每 1~3 个月调整方案,直至最小有效维持量(布地奈德为0.25mg/d),疗程个体化,酌情吸入 3 个月、6 个月、9 个月或 12 个月。

(3)支原体肺炎:①急性期:在应用大环内酯类药物治疗肺炎支原体感染时,同时给予 ICS 雾化吸入辅助治疗,可减轻气道炎症反应。如有明显咳嗽、喘息、胸部 X 线检查肺部有明显炎症反应及肺不张,应用布地奈德每次 0.5~1.0mg,每天 2 次,同时联合使用支气管舒张剂,一般 1~3 周。②恢复期:如有气道高反应性或胸部 X 线检查有小气道炎症病变,或肺不张未完全恢复,可用布地奈德雾化吸入,0.5~1.0mg/d,1~3 个月后复查。

(4)急性喉炎:布地奈德每次 2.0~4.0mg,每 30 分钟重复 1 次,若 2 次或 3 次后呼吸困难不能缓解,应及时行气管切开。

(5)急性喉气管支气管炎:多数研究选择雾化吸入布地奈德的初始计量为 1.0~2.0mg,此后每 12 小时雾化吸入 1.0mg。也有研究应用布地奈德每次 2mg,12 小时一次,每天最多 4 次。

2. 短效 β_2 受体激动剂 目前中国已上市的短效 β_2 受体激动剂(SABA)有特布他林和沙丁胺醇。药学特性:特布他林雾化溶液经吸入后,在数分钟内起效,1.0~1.5 小时达到峰值,疗效持续 4~6 小时,主要用于缓解症状,按需使用。沙丁胺醇数分钟内起效,1.0~1.5 小时达到峰值,疗效持续 3~6 小时。

常用雾化吸入用 SABA 的临床应用及推荐用法:

（1）支气管哮喘

1）急性发作期：首先雾化吸入 SABA，中重度哮喘急性发作推荐联合应用短效胆碱 M 受体拮抗剂（short-acting muscarinic antagonist，SAMA）和 SABA。SABA 儿童用量：雾化吸入沙丁胺醇雾化液或特布他林雾化液 2.5~5.0mg。

2）慢性持续期：任何控制级别的哮喘患儿均可按需使用 SABA 以缓解症状。

（2）婴幼儿喘息：特布他林，体重<20kg，每次 2.5mg；体重 ≥20kg，每次 5.0mg，每 6~8 小时 1 次。沙丁胺醇，<5 岁，每次 2.5mg，用药间隔视病情轻重而定。

（3）支原体肺炎急性期：与布地奈德联用，其中 SABA 雾化吸入，每天 2 次，用 1~3 周。

3. 短效胆碱 M 受体拮抗剂（SAMA） 药效特性：M_3 受体主要存在于大气道，支气管收缩的作用最强，故 SAMA 对大气道的舒张作用强于对周围气道的作用。一般在 15 分钟内起效，1~2 小时达峰值，持续 4~6 小时。与 SABA 相比，SAMA 起效时间较慢，但持续时间较长。

常见雾化吸入 SAMA 的临床应用及推荐用法：

（1）支气管哮喘急性期：异丙托溴铵，>5 岁儿童：每次 0.5mg，每天 3 次或 4 次；<5 岁儿童：每次 0.25mg，每天 3 次或 4 次。

（2）婴幼儿喘息：与 ICS、SABA 联用，可有效缓解喘息症状。体重 ≤20kg（6 岁），每次 0.25mg；>20kg，每次 0.5mg，一般可用 5~7 天。

4. 常用祛痰药

（1）黏液溶解剂：如吸入用乙酰半胱氨酸溶液，雾化吸入后可快速到达肺部病变部位。在临床用于治疗浓稠黏液分泌物过多的呼吸道疾病，如急性支气管炎、肺气肿、黏稠物阻塞症及支气管扩张症。

用法用量：每次 300mg（3ml），每天雾化吸入 1 次或 2 次，持续 5~10 天，根据患儿的临床反应和治疗效果调整用药的相关剂量及频次。

（2）黏液调节剂：如吸入用盐酸氨溴索溶液，可调节浆液性和黏液性液体的分泌，降低痰液对纤毛黏着力，使痰液易于咳出。它与抗生素有协同作用，能够增加抗生素在肺组织浓度，在临床上常用于急慢性呼吸道疾病，如急慢性支气管炎、肺炎等引起的痰液黏稠、排痰困难。用法用量：12 岁以上儿童及成人，每次 2~3ml；2~12 岁儿童，每次 2ml；6 个月至 2 岁儿童，每次 1ml，每天吸入 1~2 次；推荐用药周期为 7 天，根据患儿的临床反应和治疗效果调整用药的相关剂量及频次。

四、注意事项

1. 雾化吸入治疗的时候，患儿口腔内不能留有食物残渣。一是避免将食物残渣吸入气管；二是避免药物沉积在食物残渣上影响药物治疗效果。

2. 最好选坐位，不能坐的患儿可稍微垫高头部和上身呈半坐卧位。

3. 雾化治疗前面部不能涂抹化妆品，因为面部有化妆品，药物更易沉积在面部。雾化结束后，及时清洁面部，用清水或 2%~4% 的小苏打溶液漱口。

4. 如果雾化过程中，出现胸闷、心慌、不适加重，应立即停止治疗，并就医咨询。

5. 家庭雾化吸入治疗不仅是治疗场所的转变，更是个体化治疗、自我管理理念的提升和治疗模式的突破。目前，哮喘等慢性气道炎症性疾病长期治疗状况并不理想，科学管理可提高长期治疗的依从性及改善预后。

（唐红平）

【专家点评】

雾化吸入治疗疗效可靠、安全性好和易操作，在临床得到广泛应用。但要注意雾化吸入装置及适宜药物的选择，并加强家庭雾化治疗的管理。

第五节 鼻腔负压吸引

鼻腔负压吸引是利用负压吸引吸出鼻腔以及鼻窦内的分泌物,治疗鼻炎、鼻窦炎的方法。其原理是通过间歇性吸引将鼻窦内的空气吸出,从而在鼻窦腔内形成负压,当停止吸引时,向鼻腔内滴入药物,在外部大气压作用下,药物会通过鼻窦口流入鼻窦腔,达到治疗效果。

一、适应证

1. 慢性鼻 - 鼻窦炎患者,特别是慢性上颌窦炎、筛窦炎者。
2. 过敏性鼻炎分泌物多、黏稠者。
3. 上呼吸道咳嗽综合征、鼻后滴漏明显者。

二、禁忌证

1. 鼻出血或血小板减少症及出凝血时间异常者。
2. 急性鼻 - 鼻窦炎、干燥性鼻炎鼻腔充血明显、鼻出血风险较高者。
3. 鼻前庭疖肿、局部红肿明显者。
4. 严重高血压者。
5. 配合度差者。

三、操作方法

(一) 操作准备

1. 护士准备 仪态端庄,着装整洁,评估患儿年龄、病情、意识、鼻腔黏膜是否完整,有无炎症、出血情况。
2. 物品准备 20ml 注射器(含生理盐水或药物),一次性吸引器连接管,一次性垫巾,薄膜手套。
3. 患者准备 使患儿及其家属了解操作的目的及注意事项,并积极配合。儿童最佳的鼻腔负压吸引压力为 0.02~0.03MPa。儿童鼻腔内的黏膜相对薄、嫩,负压过大易使患儿产生疼痛不适及鼻腔出血,再次操作很难配合且极易引起家长的恐惧和担忧心理。

(二) 操作步骤

1. 患儿取仰卧位,头后仰,使下颌部和两外耳道口连线与水平线(即床面)垂直。
2. 双侧鼻腔挤入两滴生理盐水,大拇指按摩双侧鼻翼,使鼻腔湿润。
3. 沿两侧鼻孔贴壁缓慢滴入生理盐水或治疗药物 2~3ml(鼻塞明显者可先滴入 0.5% 盐酸麻黄素滴鼻液或 0.025% 赛洛唑啉鼻喷剂 2~3 喷,以利于窦口打开,2~3 分钟后每侧鼻腔再滴入生理盐水或治疗药物)。用连接吸引器的橄榄头紧塞对侧鼻孔吸取,并不断按摩鼻翼,用大拇指将鼻外侧向外,不断按摩。可嘱患儿咳嗽,使分泌物松动,更易吸出。优先吸取鼻涕较多一侧。
4. 吸引完毕,告知医生及家属鼻涕颜色,是否黏稠,是否有出血。
5. 吸引期间可嘱患儿连续发"开、开、开"音,使软腭上举以关闭咽腔,随即进行间断吸引,重复 6~8 次,双鼻孔交替进行,可使鼻窦内分泌物吸出的同时,药液进入鼻窦。若幼儿不能合作者,其哭泣时软腭已自动上举,封闭鼻咽部,即使不发"开、开、开"音,也可达到治疗要求。
6. 根据病情,1~2 天可吸引 1 次。

(三) 观察指标

通过患儿的主观反应和专科客观检查判断鼻腔吸引效果。

1. 吸引效果好 患儿自觉鼻腔通气,鼻腔无疼痛。鼻内镜检查:鼻腔通畅,鼻腔黏膜、下鼻甲、中鼻甲充血水肿消失,中鼻道、总鼻道无脓性和黏脓性分泌物及鼻出血。鼻窦 CT 检查示正常。
2. 吸引效果较好 患儿觉鼻腔通气稍减轻。鼻内镜检查:鼻腔黏膜、下鼻甲、中鼻甲黏膜部分区域水肿充血,中鼻道、总鼻道有少量脓性或黏脓样分泌物。鼻窦 CT 检查示窦腔炎症减轻,黏膜增厚不明显,无明显积液。
3. 吸引效果不佳 患儿自觉鼻腔通气无减轻或出现并发症,如鼻腔出血、鼻窦区疼痛。鼻腔黏膜、下鼻甲、中鼻甲充血水肿,中鼻道及总鼻道可见脓性或黏脓性分泌物。鼻窦 CT 检查示窦腔（单组或多组）密度增高。

四、注意事项

1. 鼻腔负压吸引治疗并不是一次性治疗，一般要使用多次，可以每天 1 次或隔天 1 次。

2. 每次治疗时间不宜过长，压力不可过高，以免引起鼻出血或真空性头痛。

3. 如在鼻腔负压吸引治疗过程中出现鼻出血应及时终止治疗，寻找鼻出血的原因并作出相应处理。

（杨径）

【专家点评】

操作前，必须检查负压吸引设备的密闭性，除了理论上的负压选择外，还要根据患儿年龄、具体病情，以及患儿的全身情况随时调整。

第六节　惊厥的现场急救处理

惊厥是生活中的急症，多见于婴幼儿时期，主要表现为四肢抽搐、口吐泡沫、唇发绀、双眼上翻、意识障碍。惊厥症状如果频繁发作或是持续出现，可能会危及患儿生命或引发严重的后遗症，不利于儿童健康。

一、适应证

包括：①热性惊厥；②癫痫发作；③电解质紊乱，以及低血糖引起的惊厥发作；④大脑功能障碍：如大脑缺血缺氧、脑梗死、脑出血出现惊厥症状；⑤其他：如肝性脑病、肾性脑病、大脑神经递质异常与毒素堆积等引起的抽搐。

二、禁忌证

1. 生命体征消失者，应先进行现场心肺复苏。

2. 呼吸道阻塞者，应边清理呼吸道边实施抗惊厥治疗。

三、操作方法

当出现惊厥症状时需要紧急处理。

（一）一般处理

1. 首先要保持患儿呼吸道通畅，应尽量打开患儿的衣领，使呼吸通顺，以免出现窒息等症状。

2. 在家中发作时，家长需沉着冷静，应让患儿卧床，并使其头偏向一侧，以防呕吐物吸入气管。

3. 可以让患儿咬住毛巾或衣物，避免发生咬舌的情况。等患儿情况有所缓解，再送至就近医院治疗。

4. 有条件者，现场应给患儿吸氧和尽快建立静脉通道。

（二）药物治疗

针对 2~3 分钟无法止惊的患儿，应重视药物治疗。

1. 临床常用的止惊药物有地西泮 0.3~0.5mg/kg（单次最大剂量 5mg），静脉注射（每分钟 1~2mg），5 分钟内生效，必要时 15 分钟后重复，也可每次 0.4~0.5mg/kg，稀释至 3~6ml 肛门灌肠，同样有效，这是首选的治疗药物。用药期间应当留意本药对呼吸、心搏所产生的抑制作用。

2. 必要时使用 10% 水合氯醛（0.3~0.5ml/kg）加等量生理盐水，保留灌肠治疗（最大量不超过 10ml），可控制惊厥的发作。

（三）针灸疗法

1. 外感惊风证　治法为清热祛邪、开窍熄风。

针刺用捻转泻法。穴选人中、合谷、太冲、阳陵泉或大椎。手十二井穴或十宣点刺放血。热重者加曲池,呕吐者加中脘、内关。

2. 痰热惊风证　治法为清热豁痰、开窍熄风。针刺用捻转泻法。穴选人中、丰隆、中脘、神门、合谷、内关、太冲、曲池。

3. 惊恐惊风证　治法为镇静安神、开窍熄风。针刺用泻法。穴选印堂、内关、神门、阳陵泉、四神聪、百会。

四、注意事项

1. 惊厥经现场紧急救治处理后,为寻找病因及后续处理,应立即转送患儿至就近医疗机构进一步诊治。

2. 在惊厥现场处置过程中要注意避免意外摔伤。

3. 要保持患儿呼吸道通畅,防止呕吐物引起窒息。

4. 在现场止惊过程中,不要用掐人中穴或强行撬开牙关塞入压舌板、筷子、牙刷柄等硬物件防舌被咬伤或防止窒息。

5. 在现场救治过程中一定要监测心率、呼吸等生命体征,随时做好心肺复苏的准备。

(廖艳娥)

【专家点评】

惊厥多见于突然高热患儿,一般热性惊厥患儿预后都比较好,但在惊厥发作时要注意保持呼吸道通畅,以免出现窒息等,防止咬伤。如果患儿惊厥时间较长,精神不好,需送医院进一步检查。

第七节　清创缝合术

清创缝合术是一项外科基本手术操作,包括清创和缝合两个步骤。清创是指在细菌感染未形成前充分清除坏死或失活组织及血块、异物等有害物质,控制伤口出血,解除伤部炎症组织造成的压力,尽可能地将已被污染伤口变为清洁伤口,争取为伤口愈合创造良好的环境。缝合是指任何开放性损伤,均应争取尽早进行清创后闭合创口,以达到一期愈合的目的,有利受伤部位的功能和形态恢复。

一、适应证

适用于新鲜开放性污染伤口。对8小时以内的开放性伤口进行清洗去污、清除血块和异物、切除失去生机的组织,使之尽量减少污染,甚至变成清洁伤口,缝合伤口达到一期愈合。>8小时而无明显感染的伤口,如果患儿一般情况好,亦应行清创缝合术。

二、禁忌证

对于化脓感染伤口,如已有明显感染,则不做清创缝合,仅将伤口周围皮肤擦净,消毒周围皮肤后,敞开引流。

三、操作方法

(一) 术前准备

可先用无菌纱布覆盖伤口,再将周围较大范围的皮肤剃毛、清洗、擦干,做好备皮程序。手术体位需要根据伤口部位,选用仰卧或俯卧。伤口先用1%过氧化氢冲洗,再用生理盐水反复冲洗,用无菌纱布覆盖伤口,擦干伤口周围皮肤,按无菌要求再次消毒皮肤,更换伤口上的消毒纱布,碘伏(聚乙烯吡咯烷酮碘)消毒,面部、口腔黏膜用 0.1% 新洁尔灭消毒,亦可用碘伏。四肢做环形消毒,先后部、后前部,减少翻动,并铺盖无菌巾。大部分清创缝合术首选局部麻醉,复杂、难度大的清创缝合术应在手术室进行。

(二) 清创

1. 皮肤情况　先探查伤口情况,根据伤口部位、污染程度及损伤范围扩大伤口,解除其张力,充分显露伤口。四肢伤可沿其纵轴方向切开,关节处可按 "S" 形、"Z" 形或弧形切开。切除创缘的范围一般以 1~2mm 为宜,从浅至深清除异物。

2. 肌肉组织及肌腱　失去活性的肌肉组织色泽呈暗红色,无张力,钳夹之不收缩,切开不出血,触之软泥样,应予以切除,同时清除血块和异物。较深的盲管伤,必要时可从对侧切开,进行清创和引流。污染严重、失去生机的肌腱应予以切除,如为整齐的切割伤,应予以一期缝合。

3. 血管和神经　应在尽量切除其污染部分的情况下保留组织的完整性,以便予以修复。较小的血管损伤做结扎术。神经断裂如无功能影响,清创后不吻合。神经断裂如无功能影响,清创后不吻合,如为神经干损伤,清创彻底后可一期修复。但缺损严重或断端回缩不易吻合时,可以等二期处理。

4. 骨　骨外膜应尽量保留,以保证骨愈合。若已污染,可仔细将其表面切除。骨折端既要彻底清理干净,又要尽量保持骨的完整性,以利于骨折愈合。游离的小骨片可以去除,与软组织相连的骨片和较大的游离骨片应尽量保留,使其在骨再生中起支架作用,促进骨折愈合。骨折复位后,用石膏托或夹板固定,应将手指或足趾露出,以便随时观察末梢血液循环情况。发现有循环障碍时,应拆开重新固定。

5. 再次冲洗伤口　清创完毕后,再次用无菌生理盐水冲洗伤口及其周围 2~3 次,彻底去除组织碎屑、残渣。污染较严重的伤口,可先用碘附溶液冲洗创面或用碘附纱布湿敷创面数分钟,然后再用生理盐水冲洗。受伤时间较长者,可先用 3% 过氧化氢冲洗伤口,再立即用无菌生理盐水冲洗,以减少厌氧菌感染的机会。更换手套,重新铺盖无菌巾并更换已用过的手术器械。

(三) 缝合

依据致伤原因、伤后时间、伤口部位及污染程度等决定是否进行缝合。一般伤口伤后 6~8 小时内经彻底清创应行一期缝合。如超过 12 小时或 24 小时,伤口清洁,早期已给予抗生素,清创彻底者也可作一期缝合;但如伤口范围大,组织破坏多,污染严重,即使早期清创彻底也不应行一期缝合。一般仅伤及皮肤和皮下组织的伤口,如无皮肤缺损,可用细丝线按解剖层次分层缝合,皮下脂肪较薄时,也可将皮肤、皮下组织一次缝合。皮肤少量缺损、缝合后皮肤张力较大时,可在切口一侧或双侧做减张切口,使原伤口得到良好对合,减张切口可缝合也可以不缝合,使其自然愈合。如皮肤缺损较多,则可应用游离皮肤移植修复,如骨质、肌腱、关节及重要神经、血管裸露时,应进行适当的皮瓣移植修复。如有多种组织损伤,应按以下顺序进行修复,即先后修复骨关节、血管、神经、肌腱等组织。

(四) 特殊伤口

火器伤伤口早期清创后一般均不作一期缝合,但下列情况除外:头皮、颜面、眼睑、颈部皮肤伤;胸部穿透伤合并有开放性气胸者,应封闭胸膜并将胸壁肌肉和皮肤作疏松缝合;肌腱或神经外露的手部伤,需用皮肤覆盖并尽量缝合,如张力过大可用游离植皮闭合伤口;腹部伤时应缝合腹膜及腹壁各肌肉,但不缝合皮肤和筋膜;外阴部伤缝合或定位缝合;吻合血管后需作软组织覆盖和皮肤缝合。贯通伤,如伤道很深,应分别处理出入口,不应缝合。

(五) 术后护理

1. 体位　伤处位置抬高,有利于静脉回流,可减轻水肿和疼痛。注意保持有利于引流的体位和关节功能位。

2. 局部制动　对于某些受伤肢体或合并重要血管、神经、肌腱损伤时,应采取必要的外固定制动,防止修复组织的撕裂。

3. 抗生素的使用　对于复杂外伤或污染较重的伤口,可酌情应用抗生素,预防感染,有时术前即开始应用,以保证伤口内渗出的血液中有足够浓度的抗生素。

4. 预防破伤风感染　创伤后尽量在 24 小时内常规给破伤风抗毒素作被动免疫。若皮试阳性,可选用破伤风免疫球蛋白主动免疫。若条件限制接种免疫不及时,创伤后超过 24 小时,也需要接种,积极预防破伤风感染。

5. 术后镇痛　伤口疼痛明显者,应予以止痛或镇静剂治疗。

6. 伤口换药　一般未放置引流条的缝合伤口

可于术后 2~3 天第 1 次换药；有放置引流条的缝合伤口，可于术后 24~48 小时第 1 次换药，以后酌情换药。

7. 拔除伤口引流条时机　一般应根据引流情况，在术后 24~48 小时内拔除。

（六）心理干预

由于受伤突然，处于紧张焦虑恐惧中，再加上伤口的疼痛及行清创缝合手术等因素，更加剧了患儿的紧张、恐惧心理，使之处于高度的应激状态。因而在医生及护士处理伤口时患儿不能配合，缝合过程中哭闹挣扎，给操作带来很多困难，影响了缝合的效果。还有少数家长由于患儿的不断哭闹和拒绝配合而放弃缝合。只要求进行伤口的局部清洗及包扎，严重影响了伤口的愈合。针对患儿的这些情况，对外伤后行清创缝合手术的患儿和家长进行心理护理干预是必要和有效的。

1. 术前心理干预　患儿进入陌生的医院环境，会产生紧张情绪，加上伤口的疼痛，表现为哭闹不止、烦躁不安。为了提高患儿对手术治疗的依从性，应针对不同年龄段的患儿采取相应的护理措施。对于幼儿和学龄前儿童应用非语言沟通技巧给予安慰和鼓励。向患儿讲述童话中勇敢儿童的故事等。注意态度和蔼可亲、语速减慢、语调温和，在患儿哭闹时主动为其擦去泪水，轻轻触摸其额头，拉住患儿双手使患儿的情绪逐渐稳定下来。对于学龄儿童运用语言与非语言沟通技巧。与患儿沟通时和蔼地询问他在什么学校上学，鼓励他要勇敢，这样回学校就可骄傲地告诉老师和同学他在缝伤口时很勇敢等鼓励性语言。并结合患儿受教育程度采用良性暗示、听音乐讲故事等方式，以分散患儿注意力，取得患儿的配合。

2. 家长的心理护理干预　面对患儿的哭闹和即将进行的缝合手术，很多家长会表现出极度的烦躁与不安。特别是额面部外伤的患儿，家长会担心日后影响美观。应及时向家长解释缝合的必要性和重要性，介绍医生的技术水平，使家长对手术感到安全、放心。尽量用细小的针和缝线为患儿进行缝合，以减少瘢痕的形成。告诉家长随着时间的推移和孩子的成长，额、面部等部位留下的瘢痕和色素会逐渐淡化，以减轻家长的顾虑。告诉家长不要在患儿面前表现出不安的情绪，以免对患儿心理造成更大的影响。取得家属的理解和配合。

3. 术中心理护理　允许家长在旁陪伴，减少患儿的孤独、无助与恐惧感。伤口局部用 2% 利多卡因注射液局麻。患儿往往会把疼痛、手术创伤无限放大，特别是当看到医生拿起注射器准备局麻时更会陷入恐惧的状态，进行局麻时容易因疼痛导致恐慌、哭闹，甚至产生抵触情绪。此时可先把患儿引回自身体验的记忆。询问他过去打过针吗、打针会哭吗，从中试探其承受力然后再引申到手术介绍。先打麻醉针止痛，手术就不会痛了。打麻醉针就像平时打针一样，你要勇敢接受啊！患儿知道打麻醉疼痛与自己曾经相似。心理对疼痛就有了预知性的防线。同时告诉患儿如果真的忍受不了，可以哭、可以喊，只要身体不动，配合手术就可以了。在确定麻醉起效后，跟他说"现在帮你把皮肤弄漂亮，好吗？"等温和性的话语，促使其主动配合手术。

4. 术后心理护理　缝合手术结束后，要及时表扬患儿的勇敢精神，向家长详细交代术后注意事项、换药时间、拆线时间等，以消除紧张及焦虑的不良情绪。由于与患儿及家属建立了良好的医患关系，患儿复诊时可主动配合换药及治疗。

四、注意事项

伤口清洗是清创缝合术的重要步骤，必须反复用大量生理盐水冲洗，务必使伤口清洁后再作清创缝合术。选用局麻者，只能在清洗伤口后麻醉。清创时，既要彻底切除已失去活力的组织，又要尽量保留存活的组织，这样才能避免伤口感染，促进愈合，保存功能。组织缝合必须避免张力太大，以免造成缺血或坏死。

清创缝合术常见问题

1. 伤口周围皮肤清洗不当　为尽量减少感染，去除伤口周围的泥土、油污、异物是非常重要的。然而，这也是最易被省略或忽视的步骤，不少医疗单位特别是基层医院尤其应注意。

2. 伤口周围皮肤消毒不当　皮肤消毒范围太小，不能保证术区有效消毒，一般应使伤口周围消毒范围 >15cm。

3. 伤口清理不当　较严重损伤伤口内往往存在较多的失活组织，如清除不彻底，将导致伤口感染化脓，是伤口感染的主要原因之一。

4. 无菌操作不当　手术人员不注意无菌操作原则，术者手部消毒不彻底或手套达不到无菌要求；切口及周围消毒后，不能按要求铺盖无菌巾，或仅用几块无菌纱布覆盖伤口周围代替无菌巾，甚至不加任何铺盖物直接进行清创缝合术，未能达到无菌目的。

5. 止血或引流不当　伤口内积血形成血肿是术后感染的常见原因。术中止血不彻底可造成伤口内出血,加之缝合时留有无效腔,又未放置引流条,可造成伤口积血。因此,为了防止伤口积血,应在清创时妥善止血,并酌情放置引流条。

6. 缝合不当　皮肤、皮下脂肪的缝合技术及缝合材料也是影响切口愈合的关键,如缝合不当可致组织坏死,引起渗液,继而发生无菌性炎症,影响切口愈合,甚至切口裂开;缝合线选择不当、缝合时线头过多、异物刺激、切口对皮不佳、皮缘坏死等均可影响伤口愈合。

(董丽芬)

【专家点评】

清创缝合术是一项基本外科操作,操作流程与受伤时间有关。8 小时以内的开放性伤口应行清创缝合术。>8 小时无明显感染的伤口,如患儿一般情况好,行清创缝合术;如伤口已有明显感染,不作清创缝合,仅将伤口周围皮肤擦净,消毒周围皮肤后,敞开引流。清创后需交代家属换药时间及注意事项;换药过程中需注意观察伤口的恢复程度。清创缝合时要关注患儿的心理健康,避免心理应激不良事件发生。

第八节　温　水　浴

温水浴是指将患儿置于专用浴盆(浴桶),用温水泡浴,使皮肤的毛细血管扩张,汗孔张开,有利于散热,达到降低体温的作用。同时也能清洁皮肤,促进新陈代谢,增加皮脂腺的分泌和皮下组织的营养供应,进而增进肌肤健康,还能提神解乏,解暑驱寒,增强机体的免疫力。

一、适应证

药物退热效果不佳,需要辅助物理降温措施者。

二、禁忌证

1. 高热伴血容量不足者。
2. 腹泻脱水未纠正者。
3. 神志不清者。

三、操作方法

(一) 操作前准备

1. 物品准备　浴盆(浴桶)、浴盆支撑架、垫巾、沐浴露、润肤露、浴巾、水温计、纸尿裤。

2. 护士准备　护士着装整齐,已了解患儿皮肤状况。

3. 患儿准备　患儿家属已了解温水浴目的及方法,积极配合。

4. 环境准备　关闭门窗,保持室温在24~26℃。

(二) 操作方法

1. 洗手、戴口罩,携用物至患儿床旁,核对身份信息。

2. 将浴盆支撑架置于浴盆,铺好垫巾。

3. 测试水温在 37~39℃ (使用水温计)。

4. 患儿去除衣服及尿裤,放在支撑架上。水量以平齐患儿肩部为宜。将左手臂放于患儿头颈部,左手拇指和中指将患儿双耳廓折向前方,堵住患儿外耳道,防止水溅入耳朵内。

5. 右手清洗患儿头部、面部。将沐浴液涂于患儿颈部、腋下、前胸、手臂、后背、腹股沟、会阴部、腿部、双脚,用温水清洗干净。

6. 待患儿皮肤充血微红、额头微微出汗时,即可抱起患儿,用浴巾快速将患儿全身迅速擦干,穿好纸尿裤,取适量润肤露涂于患儿身上,穿好衣服。

7. 再次核对患儿信息,交代家属注意事项。

8. 整理用物。

9. 洗手,摘口罩。

（三）操作评价

患儿全身皮肤清洁、舒适,无烫伤、溺水、呛咳等意外发生。

四、注意事项

1. 调节水温时,先放冷水,再放热水,使用水温计测温至 37~39℃（以高出体温 1~2℃为宜,感觉热而不烫）,水温调节好后,再抱患儿进行沐浴,禁止在沐浴过程中添加热水,以免烫伤。

2. 沐浴前 1 小时暂不要进食,以防呕吐或溢奶引起窒息。沐浴过程中左手始终保护患儿头颈部,保持呼吸道通畅,预防水进入口、眼及外耳道引起不适。严防头面部被水淹。

3. 患儿皮肤皱褶处,如颈部、腋下、腹股沟注意清洗干净。

4. 洗浴和擦拭过程中如受凉,可能会加重病情。

（彭丽霞）

【专家点评】

温水浴有多种功效,如辅助退热、理气活血、驱寒、保持皮肤表面清洁等。但同时要注意温水浴时间不能过长;水温不宜太高;在饱腹、饥饿、休克或血容量不足的时候不宜温水浴,以防浴中或浴后出现晕厥;神志不清者不宜温水浴;不宜过分搓擦皮肤等。

第九节　针刺四缝穴疗法

针刺四缝穴疗法是儿科针法中常用的一种。四缝穴是针灸当中的经外奇穴。针刺四缝穴可以清热、除烦、畅通百脉、调和脏腑等。

一、适应证

常用于治疗疳证和厌食。

二、禁忌证

1. 穴位处皮肤有创伤、炎症、皮疹、溃烂。

2. 血小板减少症或凝血因子缺乏、出凝血异常。

3. 急、慢性传染病。

三、操作方法

（一）穴位定位

四缝穴（图 29-9-1）是经外奇穴,位置在示指、

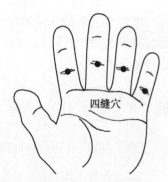

图 29-9-1　四缝穴

中指、无名指及小指间中节横纹中点,是手三阴经所经过之处。

（二）皮肤消毒

用安尔碘或 75% 医用酒精皮肤局部消毒。

（三）具体操作

穴位处皮肤消毒后,用三棱针、25mm 毫针或 5 号、6 号注射针头浅刺四缝穴（约 1 分深）,刺后用手挤出黄白色黏液或血珠少许。

四、注意事项

1. 注意局部皮肤消毒,防止皮肤继发感染。
2. 实施操作前,做好告知,取得家长知情同意。
3. 实施操作过程中,做好安抚,减轻患儿恐惧心理。

（王薇）

【专家点评】

选用四缝穴,屡用屡验,疗效显著且操作简单,值得推广,配合汤药、推拿效果更佳。

第十节 敷 贴 疗 法

敷贴疗法是以中医理论为基础,以整体观念和辨证论治为原则,以经络学说为理论依据,根据治疗需要将各种不同的中药或中药提取物与适当基质和/或透皮吸收促进剂混合后,制成相应的剂型,贴敷于一定的穴位或部位上,通过药力作用于肌表,传于经络、脏腑,以达到"内病外治"的作用,是中医治疗疾病的一种外治方法,有着悠久的历史。

一、适应证

包括:①哮喘;②厌食;③积滞;④疳证;⑤遗尿;⑥便秘;⑦汗证。

二、禁忌证

1. 穴位处皮肤有创伤、炎症、皮疹、溃烂。
2. 对敷贴的药物或敷贴贴膜过敏。
3. 瘢痕体质。

三、操作方法

(一)穴位敷贴常用器具及药物制备

1. 常用器具 药匙、调药碗、贴片、皮肤清理剂等。
2. 药物制备 将选取药物共研为细末(以80~100目细筛为佳),配合赋形剂(水、姜汁、醋、油、蜂蜜等)共调为药膏、药饼备用。
3. 穴位敷贴基本操作方法
(1)穴位定位
(2)常用穴位位置

1)天突:位于颈部,当前正中线上,胸骨上窝中央。
2)肺俞:位于背部第 3 胸椎棘突下,后正中线旁开 1.5 寸。
3)膈俞:位于背部第 7 胸椎棘突下,后正中线旁开 1.5 寸。
4)膻中:位于前正中线上,两乳头连线的中点。
5)中脘:位于上腹部,前正中线上,当脐上 4 寸,位于膻中穴与神阙穴连线中点处。
6)神阙:位于脐中部,脐中央。
7)涌泉:位于足底部,蜷足时足前部凹陷处,约为足底第 2、3 跖趾缝纹头端跟足跟连线的前 1/3 与后 2/3 交点上。

(3)体位选择:根据所选穴位,采取适当体位。

(4)敷贴局部皮肤的准备:选定穴位后,用温水将局部洗净,或用 75% 酒精棉球行局部消毒,然后敷药。

(5)敷贴药物的固定:一般可直接用胶布固定,也可先将纱布或油纸覆盖其上,再用胶布固定。若敷贴在头面部,需外加绷带固定,以防止药物掉入眼内。此外,目前有专供穴位敷贴的特制敷料,固定非常方便。

(6)换药:用消毒干棉球蘸温水、各种植物油或液状石蜡轻轻揩去黏在皮肤上的药物,用皮肤清理剂擦干后再敷药。

(二)几种常见慢性病的敷贴疗法

1. 哮喘 采用伏九贴,即"三伏"的一伏、二伏、三伏,以及"三九"的一九、二九、三九的第 1 天穴位贴敷。药物应用白芥子 7g、延胡索 7g、细辛

4g、甘遂 4g,用鲜生姜汁与醋适量搅匀,制成 3g 的块状软膏。选取天突、膻中、肺俞、膈俞穴,每次敷贴 2~4 小时,连用 3 年。

2. 厌食

(1)三术进食膏:苍术、白术、莪术各等分研末,取 1g,用料酒调成糊状,敷于神阙穴,每天 1 贴,每次敷贴 2~3 小时。适用于各种证型。

(2)青降膏:吴茱萸、山栀子等分研末,取 1g,用料酒调成糊状,外敷涌泉穴,1 天 1 次,每次敷贴 2~4 小时,5 天 1 个疗程。适用于脾胃不和证。

3. 积滞

(1)玄明粉 3g,胡椒粉 0.5g,研细粉拌匀,置于脐中神阙穴,外盖纱布,胶布固定,每天更换 1 次,3 天为 1 个疗程。用于乳食内积者。

(2)焦神曲 30g,麦芽 30g,槟榔 10g,生大黄 10g,芒硝 20g,共研细末,以麻油调上药,敷于中脘、神阙穴,先热敷 5 分钟后继续保留 24 小时,隔天 1 次,3 次为 1 个疗程。用于食积腹胀痛者。

4. 疳证

(1)疳积散敷脐:苦杏仁、桃仁、栀子、大枣、芒硝各 20g,共研末备用,每晚睡前取药末 20g,加葱白 7 根、黄酒 2 滴、鸡蛋清适量调匀,捏成圆形药饼,敷贴脐部神阙穴,翌日清晨取除,连敷 5 次为 1 个疗程。用于疳积证。

(2)消疳脐敷膏:胡黄连、玄明粉、白胡椒、大黄、栀子等共研细末,另将桃仁、苦杏仁、使君子仁至乳钵中边研边加上述药粉,调成稠膏状,灭菌即可。治疗时用消疳脐敷膏适量填满脐部,胶布或贴敷贴固定,每天或隔天换药 1 次,治疗 6 次为 1 个疗程,一般用药 2~4 个疗程。用于疳积证。

5. 遗尿　中药外敷神阙穴治疗。中药组方为五味子、桑螵蛸、补骨脂各 40g,将药物研成粉末,使用时用姜汁调匀,每次 1 贴,外敷脐部神阙穴,晨起取下。每晚 1 次,连用 7 天,停 2 天,30 天为 1 个疗程,总 3 个疗程。用于各种证型。

6. 便秘

(1)实证:大黄 30g,芒硝 20g,炒莱菔子 15g,芦荟 30g,焙干、研末,以香油或植物油调成糊状,敷于脐部神阙穴。每天 1 次,每次 4~6 小时,5 天为 1 个疗程。

(2)虚证:熟地、当归、火麻仁、郁李仁各 30g,研末,以香油或植物油调成糊状,敷于脐部神阙穴。每天 1 次,每次 4~6 小时,5 天为 1 个疗程。

7. 汗证　以五倍子、煅牡蛎为基本方。偏于自汗者,可加入防风、白术、黄芪、白矾、郁金等;偏于盗汗者,可加入五味子、丁香等。以上诸药各适量,研末,用温水或醋调成糊状,敷于神阙穴或涌泉穴,每天 1 次,晚敷晨取。

四、注意事项

1. 凡用溶剂调敷药物时,需随调配随敷用,以免药物挥发。

2. 谨防敷贴不实或外漏的情况。

3. 对胶布过敏者,可用绷带固定敷贴药物。

4. 对久病体弱、消瘦,以及有严重心、肝、肾脏等疾病的患儿,敷贴时间不宜过久,并在敷贴期间注意病情变化及有无不良反应。

5. 敷贴后局部皮肤如出现发红、微痒及灼热感,应揭去敷贴药,无须特殊处理;过敏严重者,应暂停敷贴,及时就诊。

(王薇)

【专家点评】

中药敷贴疗法作用直接,适应证广,用药安全,简单易学,疗效可靠,无创无痛。在临床实践中应找对思路,分清寒热虚实,做到辨证论治,可在基础方上适当加减变化。

第三十章

儿童健康体检

第一节　儿童定期健康体检的意义和频次

一、儿童定期健康体检的意义

0~18岁是人一生中不断生长发育的时期,其中包括了出生第一年及青春期两个快速生长的高峰,这一时期进行定期健康检查,对儿童、青少年的生长发育进行监测和评价,能早期、及时发现生长发育的偏离、异常和疾病,有利于早期干预、指导,并通过对家长的科学育儿和疾病预防指导,更好地促进儿童的生长发育,以及儿童、青少年的健康成长。

二、健康检查的频次

1. 新生儿满月体检　在出生后28~30天进行。

2. 婴儿期体检　至少完成4次,分别在3月龄、6月龄、8月龄和12月龄;鉴于1岁以内快速的生长发育,有条件的家长在儿童半岁前可每个月进行一次健康检查,半岁后每2个月进行一次健康检查。

3. 1~3岁儿童体检　每年至少2次体检,每次间隔6个月,时间在1岁半、2岁、2岁半和3岁;有条件的家长或生长发育有异常的儿童可每3~4个月进行一次体检,生长发育有偏离的儿童应适当增加体检频次,以便及时观察生长发育情况。

4. 3岁以上儿童体检　每年至少1次,参照我国《托儿所幼儿园卫生保健管理办法》规定,在园儿童每半年需测量身高、体重一次,每年完成至少一次体检。入学儿童每年体检一次。

（高璐,钱红艳）

第二节　新生儿健康检查

一、新生儿满月检时间

于新生儿出生满28天后进行。

高危新生儿应按照我国高危儿管理技术规范进行登记管理并根据具体情况酌情增加体检次数。

二、新生儿满月检内容

（一）问诊

1. 母孕期情况　母亲妊娠期患病史、用药史、

有无高危因素,以及孕周、分娩情况、分娩方式、是否双（多）胎。

2. 出生情况　出生时有无宫内窘迫、窒息、产伤、畸形,以及出生体重、身长、是否完成新生儿听力筛查和新生儿遗传代谢性疾病筛查等检查。

3. 新生儿一般情况　哭声是否洪亮、睡眠情况、有无惊厥、大便次数及性状、尿量（换尿布的次数及重量）、出生时及满月时预防接种情况。

4. 喂养情况　喂养方式、吃奶次数、奶量,有无吐奶、呛奶,以及其他问题。

（二）测量

进行体重、身高、头围、体温测量,将测量数据记录在儿童保健手册的新生儿体检栏内。

（三）体格检查

1. 一般状况　包括精神状态、刺激反应、面色、吸吮、哭声。

2. 皮肤黏膜　有无黄染,黄疸的部位、程度,有无发绀或苍白(口唇、指/趾甲床)、皮疹、出血点,皮肤有无糜烂、脓疱、硬肿、水肿。

3. 头颈部检查　毛发情况、前囟大小及张力、颅缝是否闭合,有无头颅血肿,头颈部有无异常包块。

4. 眼部检查　外观有无异常,结膜有无充血和分泌物,巩膜有无黄染,瞳孔有无异常,检查光刺激反应。

5. 耳部检查　外耳廓外观有无畸形(附耳、窦道等),外耳道是否有异常分泌物,外耳廓是否有湿疹。

6. 鼻部检查　呼吸是否通畅,有无鼻翼扇动,有无异常分泌物,外观有无畸形。

7. 口腔检查　口唇、口腔黏膜有无异常,有无唇裂、腭裂。

8. 胸部检查　胸廓外观有无畸形,呼吸是否平稳,有无呼吸困难和三凹征,计数1分钟呼吸次数和心率;心前区是否饱满,心尖冲动情况,心脏听诊有无杂音,肺部呼吸音是否对称,有无异常呼吸音。

9. 腹部检查　腹部外观有无异常如膨隆、包块,触诊肝脾有无肿大,重点观察脐部残端是否脱落,脐部是否干燥,有无红肿、渗出。

10. 肛门、外生殖器检查　外生殖器有无畸形,男性新生儿睾丸位置、大小,有无阴囊水肿、睾丸鞘膜积液,有无异常包块。

11. 脊柱四肢检查　有无脊柱、肢体畸形,指/趾端有无异常,臀部、腹股沟、双下肢皮纹是否对称,双下肢是否等长等粗,臀中线有无异常。

12. 神经系统检查　四肢肌张力是否对称、活动度有无异常,以及原始反射检查。

三、新生儿体格增长特点

1. 正常新生儿出生体重均值为男婴(3.38+0.4)kg,女婴(3.26+0.4)kg,出生后1周内因奶量摄入不足、粪便排出、水分丢失可出现一过性的生理

性体重下降,下降幅度可达出生体重的3%~9%,出生第3~4天体重可达最低值,随后逐渐回升,于出生第7~10天恢复至出生时体重。如果体重下降幅度达10%以上或出生第10天体重仍未恢复至出生时体重,应考虑病理状态,需积极寻找原因并及时处理。

2. 体重增长　新生儿期末平均体重增长1~1.7kg,男婴平均增长1.78kg,女婴平均增长1.19kg。

3. 身高增长　新生儿期末男婴平均增长6.4cm,女婴平均增长5.9cm。

4. 头围增长　新生儿期末男婴平均增长3.5cm,女婴平均增长3.2cm。

四、预见性指导

1. 强调母婴交流的重要性,母亲及家人应多与新生儿接触、说话、微笑和皮肤接触、怀抱等;让新生儿看人脸或鲜艳玩具、听悦耳铃声和音乐等,可促进其感知觉的发展。

2. 鼓励纯母乳喂养,指导乳母在母乳喂养时选择舒适的体位,注意新生儿含接姿势正确和吸吮情况等。喂养前母亲可洗手后将手指放入新生儿口中,刺激和促进其吸吮反射的建立,以便主动吸吮乳头。对吸吮力弱的早产儿,可将母亲的乳汁挤在杯中,用滴管喂养。

3. 学会辨识新生婴儿哭声,及时安抚情绪并满足其需求,如按需哺乳。

4. 新生儿喂奶1小时后可进行俯卧练习,每天可进行1~2次婴儿抚触、被动操。

5. 居住环境应保持清洁、安静,空气流通,阳光充足;室内温度调节在25~28℃为宜,湿度适宜,早产儿应注意保暖。

6. 新生儿衣物宜质地柔软、宽松,注意保持皮肤清洁。保持脐部干燥清洁,脐带未脱落前,每天用75%的酒精擦拭脐部一次。注意臀部护理,勤换尿布。

7. 监测生理性黄疸、生理性体重下降情况。"马牙"、"螳螂嘴"、乳房肿胀、假月经等新生儿期常见的现象无须特殊处理。

8. 疾病预防

(1)注意并保持居住环境的卫生,接触新生儿前要洗手,减少探视,家人患有呼吸道感染时要戴口罩,以避免交叉感染。

(2)生后数天开始给新生儿补充维生素D,足

月儿每天口服 400IU,早产儿每天口服 800IU。

（3）对未接种卡介苗和第 1 剂乙肝疫苗的新生儿,应提醒家长尽快补种。

（4）未接受新生儿疾病筛查的新生儿,告知家长到具备筛查条件的医疗保健机构进行补筛。

（5）有吸氧治疗史的早产儿,在生后 4~6 周或矫正胎龄 32 周转诊到开展早产儿视网膜病变筛查的指定医院进行眼底病变筛查。

9. 伤害预防 喂养时应注意喂养姿势、喂养后的体位,预防乳汁吸入和窒息。保暖时避免烫伤,预防意外伤害的发生。

五、转诊

临床接诊时出现以下情况应引起高度重视,积极查明病因,无法处理应及时转诊:

1. 一般情况 反应差(哭声弱、刺激反应差)、面色发灰;喂养困难(吸奶差、吸吮无力);脱水征象(眼窝或前囟凹陷、皮肤弹性差、尿少等);体温异常:≤35.5℃ 或 ≥37.5℃,排除保温过度等原因。

2. 皮肤异常 皮肤黄染明显,满月后仍明显黄染或严重黄染(黄染过膝关节、手掌或足跖均黄染);皮肤硬肿;皮肤苍白或发绀;异常皮疹(如皮肤脓疱、出血点、瘀斑),指/趾甲周红肿,脐轮红肿或周围皮肤发红,脐残端脱落处脓性分泌物、肉芽或黏膜样物形成等。

3. 呼吸异常 呼吸频率<20 次/min 或>60 次/min,呼吸暂停,面色发绀,出现呼吸困难表现(鼻翼扇动、呼气性呻吟等)。

4. 心脏检查异常 心率减慢或过快(<100 次/min 或 >160 次/min),心律不齐,心脏杂音等。

5. 腹部检查异常 膨隆、胀气、肝脾大、肠鸣音异常等。

6. 四肢肌张力异常 双下肢或双上肢活动不对称,四肢无自主运动,肌张力消失或明显增高;握持反射等原始反射无法引出等。

7. 惊厥出现 面部肌肉抽动、反复眨眼、凝视、四肢痉挛性抽动或强直、角弓反张、囟门隆起、张力高等。

8. 五官异常 眼睛溢泪、眼结膜重度充血、大量脓性分泌物、眼睑高度肿胀,外耳道脓性分泌物流出。

9. 畸形 首次发现各种畸形(五官、胸廓、脊柱、四肢畸形)、颈部包块等,未到医院就诊者。

六、高危新生儿的识别

有以下情况的新生儿为高危新生儿:

1. 早产儿(胎龄 < 37 周)或低出生体重儿(出生体重< 2 500g)。

2. 宫内、产时或产后窒息儿,缺氧缺血性脑病及颅内出血者。

3. 高胆红素血症。

4. 新生儿肺炎、败血症等严重感染。

5. 新生儿患有各种出生缺陷(如唇裂、腭裂、先天性心脏病等),以及遗传代谢性疾病。

6. 母亲有异常妊娠及分娩史、高龄分娩(≥35 岁)、患有残疾(视、听、智力、肢体、精神)并影响养育能力等。

(高璐,钱红艳)

第三节 0~6 岁儿童健康体检的内容、评价及指导

一、儿童体格生长及发育检查

（一）健康体格检查频次

满月后,婴儿期内至少完成 4 次健康体检,建议分别在 3 月龄、6 月龄、8 月龄和 12 月龄;1~3 岁儿童每年至少进行 2 次健康体检,每次间隔 6 个月,时间在 1 岁半、2 岁、2 岁半和 3 岁;3 岁以上儿童每年至少体检 1 次。

有高危因素、生长发育偏离或异常、疾病因素的儿童应增加体检频次,以利于监测儿童的生长发育,及时纠正异常情况,促进健康成长。

（二）健康检查内容

1. 问诊

（1）营养与喂养情况:询问喂养方式,纯母乳喂养婴儿应了解母乳喂养的频次,母乳是否充足,婴

儿每天尿量情况;4~6月龄儿童应了解食物转换(辅食添加)情况,包括添加食物的方法、品种、餐次和量;较大婴儿应了解饮食行为及饮食环境,营养素补充剂(如维生素D)的添加等情况。

(2)生长发育及家庭养育环境:询问体格生长情况、与年龄相关的心理行为发育情况,家庭养育环境是否有利于促进儿童的生长发育等。

(3)婴儿期疾病情况:了解体检前有无疾病因素影响儿童的体格生长和发育,包括疾病名称、治疗情况。

(4)过敏史:询问有无药物、食物、接触性过敏等情况;有过敏史者应了解可能的过敏原、治疗情况,以及是否反复发生。

(5)发育行为的培养:了解婴儿的睡眠情况,是否有抱睡、奶睡等不良睡眠习惯,以及排泄情况等。

2. 体格测量及体格检查

(1)体重增长特点及测量:婴儿期是出生后体重增长最快的时期,也是人生的第一个生长高峰,出生3个月体重增长可达出生时体重的2倍,婴儿期前3个月体重增长约为后9个月的体重增长总和,12月龄时体重增长可达出生时的3倍,平均为10kg。1~2岁体重增长开始变缓,年增长平均为2.5~3.5kg。2岁以后至青春前期体重增长相对稳定,平均年增长2kg。

(2)身高增长特点及测量:身高增长与体重增长相似,出生后第一年为第一个生长高峰期,身高增长约为25cm/年,其中1~3月龄增长约11~13cm,相当于4~12月龄9个月的身高增长总和。

(3)头围增长特点及测量:头围增长与脑、颅骨的生长相关,出生时平均头围为33~34cm,出生1~3个月增长最快可达6cm,约等于出生后4~12月龄增长的总和,1岁时头围可达46cm;1~2岁头围增长约2cm,2~15岁头围共增长6~7cm,故2岁以内头围增长监测意义最大,婴幼儿期应连续测量头围。

(4)体格检查

1)一般情况:观察儿童面容、面色、表情、精神状况、姿势和步态。

2)全身皮肤检查:皮肤有无苍白、黄染、发绀(口唇、指/趾甲床)、皮疹、出血点、瘀斑、血管瘤、痣,颈部、腋下、腹股沟部、臀部等皮肤皱褶处有无潮红或糜烂。

3)淋巴结检查:触诊全身浅表淋巴结,描述淋巴结的大小、个数、质地、活动度,有无粘连、压痛等。

4)头颈部检查:头颅形状、毛发颜色、有无异常脱落,有无特殊面容,有无方颅、颅骨软化,前囟大小及张力,颅缝,颈部有无包块、颈部活动有无受限等。

5)眼部检查:眼外观及瞳孔有无异常,眼结膜有无黄染、充血、异常分泌物,眼球有无震颤;婴儿可否引出注视、追视等。

6)耳部检查:耳郭外观有无异常,耳旁有无窦道、赘生物,外耳道有无异常分泌物。

7)鼻部检查:鼻外观有无异常,有无异常分泌物。

8)口腔及咽部检查:口唇是否红润,口唇及口腔黏膜有无异常,有无唇、腭裂,咽部有无充血、扁桃体是否肿大,乳牙数,有无龋齿及龋齿数。

9)胸部检查:胸廓形状是否正常、左右是否对称,有无鸡胸、漏斗胸、肋骨串珠、肋软骨沟等,呼吸是否平稳、双肺部呼吸音有无异常,心音是否有力,有无心律不齐、心脏杂音,如闻及心脏杂音应描述杂音的位置、性质、响度、时相及传导方向。

10)腹部检查:腹部外形,有无腹胀、肠型、包块、脐疝,肝脾有无增大、触痛,肠鸣音是否正常。

11)肛门、外生殖检查器:肛门、外生殖器外观有无畸形,男性儿童应检查阴囊有无水肿、睾丸位置及大小、包茎情况。

12)脊柱四肢检查:脊柱活动度、有无侧弯或后突,两侧肢体是否对称、有无畸形,臀纹、腿纹是否对称,可进行发育性髋关节发育不良筛查。

13)神经系统检查:四肢肌力、肌张力是否正常、活动对称性、活动度是否正常。

(5)神经行为发育检查

1)儿童生长发育监测图:在儿童不同年龄阶段监测8项儿童行为发育指标(抬头、翻身、独坐、爬行、独站、独走、扶栏上楼梯、双脚跳),了解儿童在监测图中相应月龄的运动发育情况。如果某项运动发育指标至箭头右侧月龄仍未通过,提示有发育偏异的可能。

2)儿童心理行为发育问题预警征象筛查评估:详见本节"儿童心理行为发育问题预警征象"。

3)丹佛发育筛查(DDST)评估:能及时了解婴幼儿发育差异,早期发现发育方面潜在的问题。

4)"0~6岁儿童发育行为评估量表"测评,对6岁以下儿童进行发育诊断评估。

(6)实验室检查

1)血红蛋白或血常规检查:6~9月龄儿童检查1次,1~6岁儿童每年检查1次。

2)尿常规检查:可与血常规检查同步进行。

3)维生素D检测:可根据儿童具体情况开展。

3. 儿童体格生长评价(见第二章第三节)

4. 异常情况的转诊 健康检查发现儿童出现任何不能处理的情况,本机构无条件查找病因及进一步诊治的,应及时转诊到有条件的医疗机构,如:

(1)低体重、生长迟缓、消瘦、肥胖、营养性缺铁性贫血及维生素D缺乏性佝偻病儿童经营养干预效果不好。

(2)头围过大或过小、头围增长过快、前囟张力过高,颈部活动受限或颈部包块,异常皮疹、糜烂、出血点等,淋巴结肿大、压痛。

(3)心脏杂音,心律不齐,肺部呼吸音异常,肝脾大,腹部触及包块。

(4)阴囊水肿或包块,外生殖器畸形,睾丸未降。

(5)脊柱侧弯或后突,四肢不对称、活动度和肌张力异常,疑有发育性髋关节发育不良。

(6)眼外观异常、溢泪、眼球震颤,婴儿不注视、不追视,4岁以上儿童视力筛查明显异常。

(7)听力筛查未通过或复筛仍未通过;耳、鼻有异常分泌物,龋齿等。

(8)存在儿童神经心理发育方面异常,如:出现明显"中国儿童心理行为发育问题预警征"中所列情况,或丹佛发育筛查(DDST)、"0~6岁儿童发育行为评估量表"测评存在明显异常,家庭干预指导无明显改善的。

5. 儿童心理行为发育的预见性指导 以儿童心理行为发育特点为基础,遵循发育的连续性和阶段性特点,根据个体化原则,给予预见性指导。

(1)1~3月龄儿童:指导家长注重亲子交流,在哺喂、护理过程中多与婴儿带有情感的说话、逗弄,对婴儿发声要用微笑、声音或点头应答,强调目光交流。拉起抬头、俯卧抬头、俯卧位、竖抱等练习、婴儿被动操等,锻炼婴儿头颈部的运动和控制能力。适度的听觉、视觉、触觉刺激,如悦耳的音乐、带响声的、鲜艳的玩具吸引婴儿注视和跟踪。

(2)3~6月龄儿童:指导家长及时有效的应答婴儿的生理与心理需求,逐渐建立安全的亲子依恋关系。培养规律的进食、睡眠等生活习惯,帮助孩子建立自主入睡的良好睡眠习惯。尽量避免奶睡、抱睡等不良行为的养成。

多与婴儿玩看镜子、藏猫猫、寻找声音来源等亲子游戏;家庭中应提供丰富的语言环境,通过多与婴儿说话、模仿婴儿发声等,鼓励婴儿发音,达到"交流应答"的目的。根据月龄逐步开展翻身、扶坐、手抓物训练,让婴儿多伸手抓握不同质地的玩具和物品,促进手眼协调能力发展。

(3)6~8月龄儿童:父母应多陪伴和关注婴儿,在保证安全的情况下扩大婴儿的活动范围,鼓励与其他人及外界环境的接触。丰富的语言环境,如叫婴儿名字、说出家中人员称呼、物品名称,引导婴儿发"ba ba"、"ma ma"等叠词类语音,提高其对发音的兴趣。

进行独坐、俯卧手支撑、匍匐爬行,扶腋下蹦跳、伸手够远处玩具等训练、鼓励双手传递玩具、撕纸等双手配合和手指抓捏动作,提高手眼协调能力。

(4)8~12月龄儿童:进行手-膝爬行训练及扶站、扶走训练,提供杯子、积木、球等安全玩具玩耍,发展手眼协调和相对准确的操作能力。

继续为婴儿提供丰富的语言环境,如与婴儿说话、看图说词;增加模仿性游戏,如捏有响声的玩具、拍娃娃等。教婴儿听指令及按指令做出相应的动作和表情,如"再见""欢迎""拍手"。

帮助婴儿识别他人不同表情;在婴儿生气、厌烦、不愉快等负性情绪出现时,通过转移其注意力的方法来化解不良的负面情绪;在婴儿受到挫折时应及时给予鼓励和支持。

(5)12~18月龄:1岁至1岁半年龄的儿童逐步具备良好的行走能力,可完成独立行走、扔球、踢球、拉着玩具走等活动,家长应为孩子提供一定安全的运动及探索环境,开展丰富的亲子互动游戏,如相互滚球等,也可开展一些功能性游戏,如模仿给娃娃喂饭、拍睡觉等;翻书页、盖瓶盖、涂鸦、垒积木等有利于提高认知及手眼协调能力。

鼓励语言表达,通过讲故事、说儿歌、指认书中图画、身体部位,帮助儿童将语言与实物相联系,并有意识地用语言表达自己的愿望和情绪。

(6)18~24月龄:通过扶着栏杆上下楼梯、踢皮球、踮着脚尖走和跑,握笔模仿画线,叠积木等活动促进儿童身体动作协调能力。

培养生活自理能力,鼓励儿童自主进食、用杯喝水，穿脱袜子、鞋子、固定场所排便，示意大小便等；在保证安全的前提下提供儿童自主做力所能及的事情，对儿童每一次的努力应及时给予鼓励和赞扬，培养其独立性和自信心。

该年龄的儿童可逐步掌握更多词汇，教宝宝其说出身边物品名称，用短句交流、语言表达需求和简单对话；学习区分大小，匹配形状和颜色。

(7)24~30个月让该年龄儿童可独自上下楼梯、单腿站，搭积木、串珠子、系扣子、画画等活动有利于提高精细动作能力。鼓励儿童参与一些简单的家务活动，如收拾玩具、帮忙拿东西、扫地等，但应注意安全，发现儿童出现危险动作可能时，应及时制止；让儿童逐步懂得日常行为的对与错，培养良好的行为习惯，当出现无理哭闹等一些不适宜的行为时，指导家长采用负性强化(不予理睬)或转移注意力等行为矫正方法。

教儿童说出自己的姓名、性别、身体部位、短句和歌谣，不断提高语言表达的准确性的需求；学习理解"里外""上下""前后"等空间概念。

(8)30~36个月：该年龄儿童可练习双脚交替上楼梯、走脚印、跳远等，提高身体协调能力；练习画水平线、画圆形、扣扣子、穿鞋子等，提高精细动作能力；提供与其他小朋友玩耍的机会，在"开火车""骑竹竿""过家家"等想象性和角色扮演游戏，培养儿童的想象力。儿童可在游戏玩耍中学习轮流、等待、合作、互助、分享，培养爱心、同情心和自我控制能力，发展同伴关系。

教会儿童说歌谣、唱儿歌、多给儿童讲故事，讲述图画，不断地丰富词汇，并鼓励其简单复述故事，提高语言表达能力。

培养规律的生活习惯，帮助儿童练习自己穿脱衣服、洗手、进食、大小便等生活技能，学会适应新环境，帮助儿童做好进入集体生活的准备。

(9)3~4岁：3岁是儿童开始体验集体生活的关键年龄，家长应关注儿童的分离焦虑情绪、伙伴关系的建立、机体环境生活的适应能力，及时发现和缓解儿童的消极情绪，以正确方法纠正不良行为；允许儿童在成长中犯错并帮助儿童学会从错误中汲取教训。培养儿童注意力及对事物的观察力，引导和培养兴趣爱好。鼓励儿童自由联想，保持其好奇心。帮助儿童学会遵守生活、游戏和学习的规则。

该年龄儿童可练习走直线、走、跑交替、骑三轮车、攀登、折纸、剪纸、画画、玩橡皮泥、使用筷子等，

应鼓励儿童独立完成进食、穿衣、如厕大小便等，培养生活自理能力。

家长应多与儿童交流，用丰富的词句与儿童开展对话，交流时注意与儿童眼睛平视，耐心听其说话，对孩子提出问题应给与认真回答。看图讲故事、复述故事，促进语言言语能力的发展。

(10)4~5岁：该年龄儿童独立意识不断增强，应鼓励儿童多接触社会，遵守各种规则，增强集体观念；注重生活自理能力培养，学习整理和保管自己的玩具和图书；强化其乐于助人的意识。开展儿歌、讲故事、表演节目；练习跳绳、扔球、接球；练习复杂图形剪纸、摆拼图、搭积木等活动；开展猜谜语等简单抽象思维游戏；学习了解物品的形状、大小、颜色、性质、用途等，并进行归类，认识事物的内在联系和规律。

正确认识性别差异，建立自我性别认同。

逐渐学会控制情绪和行为，鼓励用语言表达自己的感受和要求。

(11)5~6岁：该年龄儿童可设立适当的行为规范，引导遵守社会与家庭生活规则和要求；适度、适量体验挫折，对生活及各种活动中遇到的困难，培养其主动克服困难的信心及其坚持和忍耐的品质。对儿童的各种努力与进步及时给予肯定和鼓励，促进自尊和自信的发展。

培养儿童对周围事物及其相互关系观察能力，促进有意注意的发展。与儿童交流幼儿园及周围发生的事情，积极回答儿童提出的问题。帮助儿童学会了解他人的感受、需求，懂得与人相处所需的宽容、谦让、共享、合作、同情、抚慰，学会关心和帮助他人。

学习跳绳、单脚跳、拍皮球、画图画、做手工、玩创造性游戏；学会整理书包、文具及图书等物品，做好入学前的准备。

6. 儿童心理行为发育问题预警征象 不同年龄阶段儿童出现以下情况应进行进一步检查及神经评估，并给予针对性的早期干预。

(1)3月龄婴儿

1)对很大声音没有反应(周围环境突然出现较大声音时，婴儿无眨眼、皱眉、身体惊动、活动停止、活动增加或哭泣等反应)。

2)逗引婴儿时不会微笑、不发音(带养者面对面向婴儿微笑或说话，婴儿不会以微笑或发声回应)。

3)不注视人脸：带养者与婴儿面对面(相距

20~30cm)逗引婴儿时不会看人脸。

4)无追视移动人或物品动作(对出现在面前走动或缓慢移动的人或物品无关注,不会用头或目光追随移动的人或物品)。

5)俯卧位不会将头抬起离床面一会儿。

(2)6 月龄婴儿

1)发音少,不会笑出声(逗引婴儿时很少发音、不会笑出声)。

2)手握拳(清醒时手呈紧握拳、不松开状态)。

3)不会伸手抓物(不会主动伸手抓面前的物品或玩具)。

4)不能扶坐(扶着婴儿或背部支撑时不能坐一会儿)。

(3)8 月龄婴儿

1)对声音无反应(在婴儿耳后附近拍手或说话婴儿没有反应也不会将头转向声源侧)。

2)不会区分生人和熟人(看见陌生人无拒抱、哭、不高兴或惊奇的表现)。

3)不会两手传递玩具。

4)不能独坐(在没有支撑的情况下不能独自坐一会儿)。

(4)12 月龄

1)对名字无反应(在婴儿背后或附近呼唤其名字不会转头寻找呼唤人)。

2)不会模仿"再见""欢迎"等动作。

3)不能拇示指对捏小物品。

4)不会双手扶着物体站立。

(5)18 月龄

1)不会有意识的正确叫"爸爸"或"妈妈""爷爷""奶奶"等。

2)不会按要求指出家中熟悉的人或物。

3)与人无目光交流(成人跟宝宝说话时常无目光对视或回避目光接触)。

4)不会独走。

(6)2 岁

1)不能说出 3 个日常熟悉物品的名称。

2)不能听从指令做简单事情。

3)不会自己拿勺吃饭。

4)不能扶上楼梯 / 台阶。

(7)2 岁半

1)不会说 2~3 个字的短语(如"喝水""要出去"等)。

2)只喜欢玩弄某一两种物品或重复同一动作(如拿着汽车只玩汽车轮子)。

3)不会示意大小便。

4)不会跑。

(8)3 岁

1)不会正确地说出自己的名字或小名。

2)不会玩"拿棍当马骑""给娃娃喂饭""给娃娃打针"等假象游戏。

3)不会模仿成人用笔画圆。

4)不会双脚同时离地跳起。

(9)4 岁

1)不会说带形容词的句子(如红色的气球、漂亮的衣服等)。

2)玩或做事情时不能按要求等待或按顺序轮流进行。

3)无帮助的情况下不会自己穿开衫或内衣等。

4)不扶任何东西时不能单脚站立一会儿。

(10)5 岁

1)不能简单地告诉家长幼儿园或家里发生的事情。

2)不知道自己的性别。

3)不会用筷子吃饭。

4)不会单脚跳几下。

(11)6 岁

1)不会用语言表达自己的感受或想法(如"我想要这个""我想和小敏出去玩")。

2)不会在 3 人以上的集体游戏中扮演假象角色。

3)不会模仿成人用笔画方形。

4)不会挥动双臂协调地大步快跑。

二、儿童五官保健检查

(一)儿童眼保健检查

1. 眼保健频次　健康儿童应当在生后 28~30 天进行首次眼病筛查。

出生体重<2 000g 的早产儿和低出生体重儿,应当在生后 4~6 周或矫正胎龄 32 周,由眼科医师进行首次眼底病变筛查。

出生后 3、6、12 月龄和 2、3、4、5、6 岁健康检查的同时进行阶段性眼病筛查和视力检查。

具有以下眼病高危因素的新生儿,应当在出生后尽早由眼科医师进行检查:

(1)新生儿重症监护病房住院超过 7 天并有连续吸氧(高浓度)史。

(2)临床上存在遗传性眼病家族史或怀疑有

与眼病有关的综合征,例如先天性白内障、先天性青光眼、视网膜母细胞瘤、先天性小眼球、眼球震颤等。

(3)巨细胞病毒、风疹病毒、疱疹病毒、梅毒或毒浆体原虫(弓形体)等引起的宫内感染。

(4)颅面形态畸形、大面积颜面血管瘤,或者哭闹时眼球外凸。

(5)出生难产、器械助产。

(6)眼部持续流泪、有大量分泌物。

2. 眼保健检查内容和方法

(1)检查内容:0~6岁儿童健康检查时进行眼外观检查。4岁及以上儿童增加视力检查。有条件可增加与年龄相应的其他眼病筛查和视力评估:

1)满月时:光照反应检查,以发现眼部结构异常。

2)3月龄:瞬目反射检查和红球试验,评估婴儿的近距离视力和注视能力。

3)6月龄:视物行为观察和眼位检查(角膜映光加遮盖试验)。

4)1~3岁:眼球运动检查,评估儿童有无视力障碍和眼位异常。

(2)检查方法

1)眼外观检查:观察两眼大小是否对称,瞳孔是否居中、形圆、对称、黑色外观;眼睑有无缺损、炎症、肿物、眼睫毛内翻;有无结膜充血及结膜囊分泌物,有无持续溢泪;角膜是否透明呈圆形。

2)光照反应:检查者将手电灯快速移至婴儿眼前照亮瞳孔区,两眼分别进行,重复多次。婴儿出现反射性闭目动作即为正常。

3)瞬目反射:婴儿取顺光方向,检查者以手或大物体在婴儿眼前快速移动,但不接触到受检者,观察婴儿立刻出现反射性防御性的眨眼动作为正常;3月龄未能完成者,6月龄时继续此项检查。

4)红球试验:用直径5cm左右色彩鲜艳的红球在婴儿眼前20~33cm距离缓慢移动,观察婴儿出现短暂寻找或追随注视红球表现为正常;可以重复2~3次;3月龄未能完成者,6月龄时继续此项检查。

5)眼位检查(角膜映光加遮盖试验):将手电灯放至儿童眼正前方33cm处,吸引儿童注视光源;用遮眼板分别遮盖儿童的左、右眼,观察眼球有无水平或上下移动。正常儿童两眼注视光源时,瞳孔中心各有一反光点,分别遮盖左右眼时没有明显的眼球移动。

6)眼球运动:自儿童正前方,分别向上、下、左、右慢速移动手电灯,观察儿童眼球运动,正常儿童两眼注视光源时,两眼能够同时同方向平稳移动,反光点保持在两眼瞳孔中央。

7)视物行为观察:观察或通过询问家长了解儿童在视物时是否有异常的行为:与家人缺乏目光对视、对外界反应差、对前方障碍避让迟缓、暗处行走困难、视物歪头、近距离视物,畏光、眯眼、眼球震颤等。

8)视力检查:采用国际标准视力表或对数视力表进行视力检查,检测距离5m,视力表照度为500Lux,视力表1.0行高度为受检者眼睛高度。检查时遮挡一眼,但勿压迫眼球,按先右后左顺序,进行单眼检查。自上而下辨认视标,直到不能辨认的一行时为止,其前一行即可记录为被检者的视力。视力低常儿童(4岁视力≤0.6,5岁及以上视力≤0.8)或两眼视力相差两行及以上的儿童应在2周至1个月复查一次。

3. 眼及视力保健指导

(1)儿童眼部常见疾病可表现为眼红、畏光、流泪、分泌物多、瞳孔区发白、眼位偏斜、歪头视物、眼球震颤、不能追视、近距离视物、眯眼、暗处行走困难等,出现上述情况应当及时就诊,进行眼科检查。

(2)应定期接受眼病筛查和视力评估。

(3)注意用眼卫生:培养儿童良好的用眼卫生习惯,如正确的看书、写字姿势,正确的握笔方法,在良好的照明环境下读书、写字、游戏。

合理用眼,如持续近距离注视时间每次不宜超过30分钟,操作各种电子视频产品每次不宜超过20分钟,每天累计时间建议不超过1小时。2岁以下儿童尽量避免操作各种电子视频产品,眼睛与各种电子产品荧光屏的距离一般为屏面对角线的5~7倍,屏面略低于眼高。每天不少于2小时户外活动,合理膳食、营养。

(4)屈光不正儿童应到有资质的医疗机构或眼镜验配机构进行正规散瞳验光,调整眼镜屈光度,不可使用劣质及不合格眼镜。

(5)在专业医师指导下合理、适度使用眼保健产品。

(6)防止眼外伤:儿童活动场所应提供安全的玩具,不得放置锐利器械、强酸强碱等有害化学物品;儿童不在危险的场所活动,远离烟花爆竹、锐利器械、有害物质;防范宠物及其他动物对眼的伤害。异物进入儿童眼睛或眼球扎伤、撞伤应及时,及时就诊。

(7)传染性眼病预防：督促儿童经常洗手，不揉眼睛；患有传染性眼病的儿童应注意隔离，避免到人群聚集的场所活动，防止疾病传播蔓延。

4. 转诊 出现以下情况之一者，应当及时转诊至有眼科的医疗机构进一步诊治。

(1)出生时具有眼病高危因素的新生儿、出生体重<2 000g 的早产儿和低出生体重儿。

(2)眼睑、结膜、角膜和瞳孔等检查发现可疑结构异常。

(3)婴儿经反复检测均不能引出光照反应及瞬目反射。

(4)注视和跟随试验检查异常或具有任何一种视物行为异常表现。

(5)眼位检查和眼球运动检查发现眼位偏斜或运动不协调。

(6)复查后视力仍为 4 岁儿童≤0.6、5 岁及以上儿童≤0.8，或两眼视力相差两行及以上。

(二)儿童听力保健检查

1. 听力保健频次

(1)初步筛查过程(初筛)：指新生儿生后 3~5 天住院期间的听力筛查。

(2)第 2 次筛查过程(复筛)：指出生 42 天内的婴儿初筛没"通过"；或初筛"可疑"；甚至初筛已经"通过"，但有听力损失高危因素的儿童。有听力损失高危因素的婴幼儿，3 岁内每 6 个月应进行 1 次听力随访，若疑有听力损失，应及时进行听力学评估。

0~6 岁儿童健康检查的同时进行耳及听力保健，其中 6、12、24 和 36 月龄为听力筛查的重点年龄。

2. 听力障碍高危因素 包括：

(1)在新生儿重症监护室留观 48 小时及以上者。

(2)早产(小于 26 周)，或出生体重低于 1 500g。

(3)高胆红素血症。

(4)有感音神经性和 / 或传导性听力损失相关综合征的症状或体征者。

(5)有儿童期永久性感音神经性听力损失的家族史者。

(6)颅面部畸形，包括小耳症、外耳道畸形、腭裂等。

(7)孕母宫内感染，如巨细胞病毒、疱疹、毒浆体原虫病等。

(8)母亲孕期曾使用过耳毒性药物。

(9)出生时有缺氧窒息史，Apgar 评分 1 分钟 0~4 分或 5 分钟 0~6 分。

(10)机械通气 5 天以上。

(11)细菌性脑膜炎。

3. 听力保健检查内容及方法

(1)耳外观检查包括有无外耳畸形、外耳道异常分泌物、外耳湿疹等。

(2)听力筛查

1)运用听觉行为观察法：0~3 岁儿童听觉观察法听力筛查阳性指标包括：

6 月龄：不会寻找声源。

12 月龄：对近旁的呼唤无反应、不能发单字词音。

24 月龄：不能按照成人的指令完成相关动作、不能模仿成人说话(不看口型)或说话别人听不懂。

36 月龄：吐字不清或不会说话、总要求别人重复讲话、经常用手势表示主观愿望。

2)运用听觉评估仪技术指标：声音种类为纯音、啭音；频率范围为 0.5、1.0、2.0、4.0kHz；声音强度为插入耳机 25~100dB HL；声场测听扬声器的强度为 20~90dB SPL/HL，每 5dB 一档。筛查房屋应当安静，远离电梯、超声等辐射干扰，室内本底噪声≤45dB(A)。0~6 岁儿童听觉评估仪听力筛查阳性指标见表 30-3-1。

表 30-3-1 0~6 岁儿童听觉评估仪听力筛查阳性指标

年龄	测试音强度	测试音频率	筛查阳性结果
12 月龄	60(dB SPL,声场)	2kHz (啭音)	无听觉反应
24 月龄	55(dB SPL,声场)	2、4kHz (啭音)	任一频率无听觉反应
3~6 岁	45(dB HL,耳机或声场)	1、2、4kHz (纯音)	任一频率无听觉反应

4. 耳及听力保健指导

(1)婴儿期应正确的哺乳或喂奶，防止婴儿呛奶，出现溢奶应当及时、轻柔清理，避免奶汁进入外耳道。

(2)洗澡、游泳时应防止婴儿耳道进水或呛水。

(3)避免头部外伤和外耳道异物。

(4)带养人不要自行给儿童清洁外耳道，以防损伤。

(5) 远离噪声环境或过强声音刺激,避免使用耳机。

(6) 儿童患腮腺炎、脑膜炎等疾病时,应高度注意有无异常听力变化情况。

(7) 有耳毒性药物致聋家族史者应当主动告知医生。

(8) 出现以下异常情况应当及时就诊:①外耳道可见异常分泌物或异常气味;②耳部及耳周皮肤的异常;③出现拍打或抓耳部的动作或有耳痒、耳痛、耳胀等情况;④有语言发育迟缓的临床表现或对声音反应迟钝。

5. 转诊 出现以下任何情况应及时转诊至儿童听力检测机构做进一步检查及诊断:

(1) 听觉行为观察法筛查出现阳性结果。

(2) 听觉评估仪筛查出现阳性结果。

(3) 耳声发射筛查未通过。

(三) 儿童口腔保健检查

1. 口腔保健检查频次 0~6 岁儿童在进行儿童健康检查时应完成口腔疾病筛查及口腔健康检查。第一颗乳牙萌出后 6 个月内,由具备执业资质的口腔医疗机构检查儿童牙齿,判断牙齿萌出情况、评估患龋病的风险;此后每半年检查一次牙齿。

2. 检查内容与方法

(1) 询问儿童饮食情况及口腔护理情况,如询问儿童的喂养情况、是否喜食甜食、进食甜食的频率,有无吮指、咬唇、吐舌、张口呼吸等不良习惯,是否使用安抚奶嘴,每天是否进行口腔清洁、刷牙等。

(2) 检查面部,是否有发育异常、唇裂、腭裂等。

(3) 检查出牙情况,乳牙有无早萌、滞留、反咬合;牙齿的数目、形态、颜色、排列、替换及咬合情况,牙齿是否有褐色或黑褐色改变,或者出现明显的龋洞。

(4) 检查口腔黏膜有无口腔溃疡、鹅口疮、舌系带是否过短等。

3. 口腔保健指导

(1) 母乳喂养婴儿牙齿萌出以后应规律喂养;人工喂养婴儿应注意避免奶瓶压迫其上下颌;夜间睡眠前可喂服 1~2 口温开水清洁口腔,逐渐减少夜间喂养次数;不要养成含着乳头或奶瓶睡觉的习惯。

(2) 乳牙萌出时,婴儿可能出现喜欢咬硬物、咬手指、流涎等情况,个别婴儿会出现身体不适、哭闹、牙龈组织充血或肿大、睡眠不好、食欲减退等现象,待牙齿萌出后,症状逐渐好转,建议这一时期使用磨牙饼干或磨牙棒帮助婴儿减轻症状。牙齿萌出后应进行咀嚼训练,逐步进食富含纤维、有一定硬度的固体食物,逐渐规律饮食。

(3) 儿童 18 个月后停止使用奶瓶;幼儿期尽量不用安抚奶嘴;及早帮助儿童纠正吮指、咬唇、吐舌、口呼吸等不良习惯。

(4) 少吃甜食及饮用碳酸饮品,预防龋病的发生。

(5) 做好口腔清洁:牙齿萌出后,家长应用温开水浸湿消毒纱布、棉签或指套牙刷轻轻擦洗婴儿牙齿,每天 1~2 次。多颗牙齿萌出后,家长可选用婴幼儿牙刷为幼儿每天刷牙 2 次。3 岁以后可开始教儿童自己选用适合年龄的牙刷,用最简单的"画圈法"进行自主刷牙,帮助儿童掌握刷牙要领,即将刷毛放置在牙面上,轻压使刷毛屈曲,在牙面上画圈,每部位反复画圈 5 次以上,牙齿的各个面(包括唇颊侧、舌侧及咬合面)均应刷到。家长应在儿童每次进食后帮助其进行口腔清洁,每天刷牙 1 次(最好是晚上),保证刷牙的效果。当儿童学会含漱时,建议使用儿童含氟牙膏。

(6) 局部应用氟化物预防龋病;3 岁以上儿童可接受口腔专业人员实施的局部应用氟化物防龋措施,每年 2 次;对龋病高危儿童,可适当增加局部用氟的次数。

(7) 进行窝沟封闭预防龋病,由口腔专业人员对儿童窝沟较深的乳磨牙及第一恒磨牙进行窝沟封闭,用高分子材料把牙齿的窝沟填平,使牙面变得光滑易清洁,细菌不易存留,达到预防窝沟龋的作用。

4. 转诊 出现以下情况应及时转诊至专业口腔医疗机构进一步诊治。

(1) 唇裂、腭裂等颜面发育异常。

(2) 舌系带过短。

(3) 乳牙早萌或滞留。

(4) 乳牙反咬合。

(5) 龋齿。

(高璐,钱红艳)

【专家点评】

　　0~18 岁是儿童一生中不断生长发育的关键时期,容易受多种因素的干扰,影响正常的生长发育,对健康儿童进行定期体检,有利于及时发现生长发育过程中出现的偏离和异常,通过及时的医学干预进行纠正,可让儿童健康成长。

参考文献

1. 王卫平,孙锟,常立文. 儿科学.9 版. 北京:人民卫生出版社,2019
2. 易著文,吴小川. 儿科临床思维.3 版. 北京:人民卫生出版社,2019
3. 朱翠平,李秋平,封志纯. 儿科常见病诊疗指南. 北京:人民卫生出版社,2018
4. 金星明. 发育行为学分册. 北京:人民卫生出版社,2017
5. 黎海芪. 实用儿童保健学.2 版. 北京:人民卫生出版社,2022
6. 王天有,申昆玲,沈颖. 诸福棠实用儿科学.9 版. 北京:人民卫生出版社,2022
7. 赵祥文,肖政辉. 儿科急诊医学.5 版. 北京:人民卫生出版社,2022
8. 金星明,静进. 发育与行为儿科学. 北京:人民卫生出版社,2014
9. 申昆玲,易著文. 儿科临床技能. 北京:人民军医出版社,2010
10. 欧正武,张宝林. 现代中西医结合实用儿科手册.3 版. 长沙:湖南科技出版社,2009
11. 易著文. 小儿内科特色诊疗技术. 北京:科学技术文献出版社,2008
12. 朱宗函,申昆玲,任晓旭. 儿科疾病临床诊疗规范教程. 北京:北京大学医学出版社,2008

附录一　九市城区 7 岁以下男童体格发育测量参考值 (2005)

年龄组	体重（Wt）		身高（Ht）		头围（Hc）		胸围（Cc）	
	均值	S	均值	S	均值	S	均值	S
0~3d	3.33	0.39	50.4	1.7	34.5	1.2	32.9	1.5
1mo~	5.11	0.65	56.8	2.4	38.0	1.3	37.5	1.9
2mo~	6.27	0.73	60.5	2.3	39.7	1.3	39.9	1.9
3mo~	7.17	0.78	63.3	2.2	41.2	1.4	41.5	1.9
4mo~	7.76	0.86	65.7	2.3	42.2	1.3	42.4	2.0
5mo~	8.32	0.95	67.8	2.4	43.2	1.3	43.3	2.1
6mo~	8.75	1.03	69.8	2.6	44.2	1.4	43.9	2.1
8mo~	9.35	1.04	72.6	2.6	45.3	1.3	44.9	2.0
10mo~	9.92	1.09	75.5	2.6	46.1	1.3	45.7	2.0
12mo~	10.49	1.15	78.3	2.9	46.8	1.3	46.6	2.0
15mo~	11.04	1.23	81.4	3.1	47.3	1.3	47.3	2.0
18mo~	11.65	1.31	84.0	3.2	47.8	1.3	48.1	2.0
21mo~	12.39	1.39	87.3	3.4	48.3	1.3	48.9	2.0
2.0y~	13.19	1.48	91.2	3.8	48.7	1.4	49.6	2.1
2.5y~	14.28	1.64	95.4	3.9	49.3	1.3	50.7	2.2
3.0y~	15.31	1.75	98.9	3.8	49.8	1.3	51.5	2.3
3.5y~	16.33	1.97	102.4	4.0	50.1	1.3	52.5	2.4
4.0y~	17.37	2.03	106.0	4.1	50.5	1.3	53.4	2.5
4.5y~	18.55	2.27	109.5	4.4	50.8	1.3	54.4	2.6
5.0y~	19.90	2.61	113.1	4.4	51.1	1.3	55.5	2.8
5.5y~	21.16	2.82	116.4	4.5	51.4	1.3	56.6	3.0
6~7y	22.51	3.21	120.0	4.8	51.7	1.3	57.5	3.3

备注：

1. 此表来源：《2005 年中国九市 7 岁以下儿童体格发育调查研究》，由卫生部妇幼保健与社区卫生司、首都儿科研究所主编；

2. 表中 S 为标准差，围绕均值的正常波动范围，一般常定在加减 2 个标准差之内；

3. 考虑到及时监测动态发育指标的需要，最大限度避免出现儿童发育过程中出现偏离正常指标倾向，在体测均值超过 1 个标准差时需要给予关注。

附录二 九市城区 7 岁以下女童体格发育测量参考值 (2005)

年龄组	体重(Wt)		身高(Ht)		头围(Hc)		胸围(Cc)	
	均值	S	均值	S	均值	S	均值	S
0~3d	3.24	0.39	49.7	1.7	34.0	1.2	32.6	1.5
1mo~	4.73	0.58	55.6	2.2	37.2	1.3	36.6	1.8
2mo~	5.75	0.68	59.1	2.3	38.8	1.2	38.8	1.8
3mo~	6.56	0.73	62.0	2.1	40.2	1.3	40.3	1.9
4mo~	7.16	0.78	64.2	2.2	41.2	1.2	41.4	2.0
5mo~	7.65	0.84	66.1	2.3	42.1	1.3	42.1	2.0
6mo~	8.13	0.93	68.1	2.4	43.1	1.3	42.9	2.1
8mo~	8.74	0.99	71.1	2.6	44.1	1.3	43.8	1.9
10mo~	9.28	1.01	73.8	2.7	44.9	1.3	44.6	2.0
12mo~	9.80	1.05	76.8	2.8	45.5	1.3	45.4	1.9
15mo~	10.43	1.14	80.2	3.0	46.2	1.4	46.2	2.0
18mo~	11.01	1.18	82.9	3.1	46.7	1.3	47.0	2.0
21mo~	11.77	1.30	86.0	3.3	47.2	1.4	47.8	2.0
2.0y~	12.60	1.48	89.9	3.8	47.6	1.4	48.5	2.1
2.5y~	13.73	1.63	94.3	3.8	48.3	1.3	49.6	2.2
3.0y~	14.80	1.69	97.6	3.8	48.8	1.3	50.5	2.2
3.5y~	15.83	1.86	101.3	3.8	49.2	1.3	51.3	2.4
4.0y~	16.84	2.02	104.9	4.1	49.5	1.3	52.1	2.4
4.5y~	18.01	2.22	108.7	4.3	49.9	1.2	53.0	2.6
5.0y~	18.93	2.45	111.7	4.4	50.1	1.3	53.7	2.8
5.5y~	20.27	2.73	115.4	4.5	50.4	1.3	54.8	3.0
6~7y	21.55	2.94	118.9	4.6	50.7	1.3	55.7	3.1

备注:

1. 此表来源:《2005 年中国九市 7 岁以下儿童体格发育调查研究》,由卫生部妇幼保健与社区卫生司、首都儿科研究所主编;

2. 表中 S 为标准差,围绕均值的正常波动范围,一般常定在加减 2 个标准差之内;

3. 考虑到及时监测动态发育指标的需要,最大限度避免出现儿童发育过程中出现偏离正常指标倾向,在体测均值超过 1 个标准差时需要给予关注。

附录三 常用食品及水果营养成分表（以每100g 可食部计）

食物名称	食部(%)	水分(g)	能量(kcal)	蛋白质(g)	脂肪(g)	碳水化合物(g)	胆固醇(mg)	钙(mg)	磷(mg)	钾(mg)	钠(mg)	镁(mg)	铁(mg)	锌(mg)	硒(µg)	胡萝卜素(µg)	硫胺素(mg)	核黄素(mg)	尼克酸(mg)	维生素C(mg)
小麦	100	10.0	339	11.9	1.3	75.2		34	325	289	6.8	4	5.1	2.33	4.05		0.40	0.10	4.0	0
小麦粉(标准粉)	100	12.7	349	11.2	1.5	73.6		31	188	190	3.1	50	3.5	1.64	5.36		0.28	0.08	2.0	0
小麦粉(富强粉,特一粉)	100	12.7	351	10.3	1.1	75.2		27	114	128	2.7	32	2.7	0.97	6.88		0.17	0.06	2.0	0
挂面(X̄)	100	12.3	348	10.3	0.6	75.6		17	134	129	184.5	49	3.0	0.94	11.77		0.19	0.04	2.5	0
挂面(标准粉)	100	12.4	348	10.1	0.7	76.0		14	153	157	150.0	51	3.5	1.22	9.90		0.19	0.04	2.5	0
挂面(富强粉)	100	12.7	347	9.6	0.6	76.0		21	112	122	110.6	48	3.2	0.74	11.13		0.20	0.04	2.4	0
稻米(X̄)	100	13.3	347	7.4	0.8	77.9		13	110	103	3.8	34	2.3	1.70	2.23		0.11	0.05	1.9	0
粳米(标一)	100	13.7	345	7.7	0.6	77.4		11	121	97	2.4	34	1.1	1.45	2.50		0.16	0.08	1.3	0
籼米(标准)[机米]	100	12.6	349	7.9	0.6	78.3		12	112	109	1.7	28	1.6	1.47	1.99		0.09	0.04	1.4	0
早籼(标一)	100	12.3	352	8.8	1.0	77.2		10	141	124	1.9	57	1.2	1.59	2.05		0.16	0.05	2.0	0

续表

食物名称	食部(%)	水分(g)	能量(kcal)	蛋白质(g)	脂肪(g)	碳水化合物(g)	胆固醇(mg)	钙(mg)	磷(mg)	钾(mg)	钠(mg)	镁(mg)	铁(mg)	锌(mg)	硒(μg)	胡萝卜素(μg)	硫胺素(mg)	核黄素(mg)	尼克酸(mg)	维生素C(mg)
晚籼米(标一)	100	13.5	346	7.9	0.7	77.3		9	140	112	1.5	53	1.2	1.52	2.83		0.17	0.05	1.7	0
黑米	100	14.3	341	9.4	2.5	72.2		12	356	256	7.1	147	1.6	3.80	3.20		0.33	0.13	7.9	0
香大米	100	12.9	347	12.7	0.9	72.4		8	106	49	21.5	12	5.1	0.69	4.60		0.00	0.08	2.6	0
玉米(鲜)	46	71.3	112	4.0	1.2	22.8		0	117	238	1.1	32	1.1	0.90	1.63		0.16	0.11	1.8	16
玉米(白,干)	100	11.7	352	8.8	3.8	74.7		10	244	262	2.5	95	2.2	1.85	4.14		0.27	0.07	2.3	0
玉米(黄,干)	100	13.2	348	8.7	3.8	73.0		14	218	300	3.3	96	2.4	1.70	3.52	100	0.21	0.13	2.5	0
青稞	100	12.4	342	8.1	1.5	75.0		113	405	644	77.0	65	40.7	2.38	4.60		0.34	0.11	6.7	0
小米	100	11.6	361	9.0	3.1	75.1		41	229	284	4.3	107	5.1	1.87	4.74	100	0.33	0.10	1.5	0
高粱米	100	10.3	360	10.4	3.1	74.7		22	329	281	6.3	129	6.3	1.64	2.83		0.29	0.10	1.6	0
马铃薯[土豆,洋芋]	94	79.8	77	2.0	0.2	17.2		8	40	342	2.7	23	0.8	0.37	0.78	30	0.08	0.04	1.1	27
甘薯(白心)[红皮山芋]	86	72.6	106	1.4	0.2	25.2		24	46	174	58.2	17	0.8	0.22	0.63	220	0.07	0.04	0.6	24
甘薯(红心)[山芋,红薯]	90	73.4	102	1.1	0.2	24.7		23	39	130	28.5	12	0.5	0.15	0.48	750	0.04	0.04	0.6	26
山药	83	84.8	57	1.9	0.2	12.4		16	34	213	18.6	20	0.3	0.27	0.55	20	0.05	0.02	0.3	5
芋头	84	78.6	81	2.2	0.2	18.1		36	55	378	33.1	23	1.0	0.49	1.45	160	0.06	0.05	0.7	6

续表

食物名称	食部(%)	水分(g)	能量(kcal)	蛋白质(g)	脂肪(g)	碳水化合物(g)	胆固醇(mg)	钙(mg)	磷(mg)	钾(mg)	钠(mg)	镁(mg)	铁(mg)	锌(mg)	硒(μg)	胡萝卜素(μg)	硫胺素(mg)	核黄素(mg)	尼克酸(mg)	维生素C(mg)
黄豆(干)[大豆]	100	10.2	390	35.0	16.0	34.2		191	465	1 503	2.2	199	8.2	3.34	6.16	220	0.41	0.20	2.1	0
黑豆(干)[黑大豆]	100	9.9	401	36.0	15.9	33.6		224	500	1 377	3.0	243	7.0	4.18	6.79	30	0.20	0.33	2.0	0
青豆(干)[青大豆]	100	9.5	398	34.5	16.0	35.4		200	395	718	1.8	128	8.4	3.18	5.62	790	0.41	0.18	3.0	0
豆腐(又)	100	82.8	82	8.1	3.7	4.2		164	119	125	7.2	27	1.9	1.11	2.30		0.04	0.03	0.2	0
豆腐(内酯)	100	89.2	50	5.0	1.9	3.3		17	57	95	6.4	24	0.8	0.55	0.81		0.06	0.03	0.3	0
豆浆	100	96.4	16	1.8	0.7	1.1		10	30	48	3.0	9	0.5	0.24	0.14	90	0.02	0.02	0.1	0
绿豆	100	12.3	329	21.6	0.8	62.0		81	337	787	3.2	125	6.5	2.18	4.28	130	0.25	0.11	2.0	0
赤小豆[小豆,红小豆]	100	12.6	324	20.2	0.6	63.4		74	305	860	2.2	138	7.4	2.20	3.80	80	0.16	0.11	2.0	0
花豆(红)	100	14.8	328	19.1	1.3	62.7		38	48	358	12.5	17	0.3	1.27	19.05	430	0.25	0.00	3.0	0
花豆(紫)	97	13.2	330	17.2	1.4	65.8		221	169	641	19.6	120	5.9	3.40	74.06	280	0.14	0.00	2.7	0
芸豆(红)	100	11.1	331	21.4	1.3	62.5		176	218	1 215	0.6	164	5.4	2.07	4.61	180	0.18	0.09	2.0	0
芸豆(虎皮)	100	10.2	341	22.5	0.9	62.5		156	66	809	3.3	31	1.7	1.20	9.75		0.37	0.28	2.1	0
蚕豆	100	13.2	338	21.6	1.0	61.5		31	418	1 117	86.0	57	8.2	3.42	1.30		0.09	0.13	1.9	2
豌豆	100	10.4	334	20.3	1.1	65.8		97	259	823	9.7	118	4.9	2.35	1.69	250	0.49	0.14	2.4	0
花生仁(生)	100	6.9	574	24.8	44.3	21.7		39	324	587	3.6	178	2.1	2.50	3.94	30	0.72	0.13	17.9	2
白萝卜[莱菔]	95	93.4	23	0.9	0.1	5.0		36	26	173	61.8	16	0.5	0.30	0.61	20	0.02	0.03	0.3	21

续表

食物名称	食部(%)	水分(g)	能量(kcal)	蛋白质(g)	脂肪(g)	碳水化合物(g)	胆固醇(mg)	钙(mg)	磷(mg)	钾(mg)	钠(mg)	镁(mg)	铁(mg)	锌(mg)	硒(μg)	胡萝卜素(μg)	硫胺素(mg)	核黄素(mg)	尼克酸(mg)	维生素C(mg)
红萝卜	97	93.8	22	1.0	0.1	4.6		11	26	110	62.7	16	2.8	0.69	…	Tr	0.05	0.02	0.1	3
胡萝卜(红)	96	89.2	39	1.0	0.2	8.8		32	27	190	71.4	14	1.0	0.23	0.63	4 130	0.04	0.03	0.6	13
胡萝卜(黄)	97	87.4	46	1.4	0.2	10.2		32	16	193	25.1	7	0.5	0.14	2.80	4 010	0.04	0.04	0.2	16
扁豆[月亮菜]	91	88.3	41	2.7	0.2	8.2		38	54	178	3.8	34	1.9	0.07	0.94	150	0.04	0.07	0.9	13
豆角	96	90.0	34	2.5	0.2	6.7		29	55	207	3.4	35	1.5	0.54	2.16	200	0.05	0.07	0.9	18
荷兰豆	88	91.9	30	2.5	0.3	4.9		51	19	116	8.8	16	0.9	0.50	0.42	480	0.09	0.04	0.7	16
四季豆[菜豆]	96	91.3	31	2.0	0.4	5.7		42	51	123	8.6	27	1.5	0.23	0.43	210	0.04	0.07	0.4	6
黄豆芽	100	88.8	47	4.5	1.6	4.5		21	74	160	7.2	21	0.9	0.54	0.96	30	0.04	0.07	0.6	8
绿豆芽	100	94.6	19	2.1	0.1	2.9		9	37	68	4.4	18	0.6	0.35	0.50	20	0.05	0.06	0.5	6
豌豆苗	86	89.6	38	4.0	0.8	4.6		40	67	222	18.5	21	4.2	0.77	1.09	2 667	0.05	0.11	1.1	67
茄子(又)	93	93.4	23	1.1	0.2	4.9		24	23	142	5.4	13	0.5	0.23	0.48	50	0.02	0.04	0.6	5
番茄(西红柿)	97	94.4	20	0.9	0.2	4.0		10	23	163	5.0	9	0.4	0.13	0.15	550	0.03	0.03	0.6	19
辣椒(青,尖)	84	91.9	27	1.4	0.3	5.8		15	33	209	2.2	15	0.7	0.22	0.62	340	0.03	0.04	0.5	62
甜椒(灯笼椒,柿子椒)	82	93.0	25	1.0	0.2	5.4		14	20	142	3.3	12	0.8	0.19	0.38	340	0.03	0.03	0.9	72
白瓜	83	96.2	12*	0.9		2.6		6	11	70	1.0	8	0.1	0.04	1.10		0.02	0.04	0.1	16
冬瓜	80	96.6	12	0.4	0.2	2.6		19	12	78	1.8	8	0.2	0.07	0.22	80	0.01	0.01	0.3	18

续表

食物名称	食部(%)	水分(g)	能量(kcal)	蛋白质(g)	脂肪(g)	碳水化合物(g)	胆固醇(mg)	钙(mg)	磷(mg)	钾(mg)	钠(mg)	镁(mg)	铁(mg)	锌(mg)	硒(μg)	胡萝卜素(μg)	硫胺素(mg)	核黄素(mg)	尼克酸(mg)	维生素C(mg)
黄瓜[胡瓜]	92	95.8	16	0.8	0.2	2.9		24	24	102	4.9	15	0.5	0.18	0.38	90	0.02	0.03	0.2	9
南瓜[倭瓜,番瓜]	85	93.5	23	0.7	0.1	5.3		16	24	145	0.8	8	0.4	0.14	0.46	890	0.03	0.04	0.4	8
丝瓜	83	94.3	21	1.0	0.2	4.2		14	29	115	2.6	11	0.4	0.21	0.86	90	0.02	0.04	0.4	5
蒜苗	82	88.9	40	2.1	0.4	8.0		29	44	226	5.1	18	1.4	0.46	1.24	280	0.11	0.08	0.5	35
洋葱[葱头]	90	89.2	40	1.1	0.2	9.0		24	39	147	4.4	15	0.6	0.23	0.92	20	0.03	0.03	0.3	8
韭菜	90	91.8	29	2.4	0.4	4.6		42	38	247	8.1	25	1.6	0.43	1.38	1410	0.02	0.09	0.8	24
韭黄[韭芽]	88	93.2	24	2.3	0.2	3.9		25	48	192	6.9	12	1.7	0.33	0.76	260	0.03	0.05	0.7	15
大白菜(叉)	87	94.6	18	1.5	0.1	3.2		50	31		57.5	11	0.7	0.38	0.49	120	0.04	0.05	0.6	31
小白菜	81	94.5	17	1.5	0.3	2.7		90	36	178	73.5	18	1.9	0.51	1.17	1680	0.02	0.09	0.7	28
油菜	87	92.9	25	1.8	0.5	3.8		108	39	210	55.8	22	1.2	0.33	0.79	620	0.04	0.11	0.7	36
菠菜[赤根菜]	89	91.2	28	2.6	0.3	4.5		66	47	311	85.2	58	2.9	0.85	0.97	2920	0.04	0.11	0.6	32
苋菜(绿)	74	90.2	30	2.8	0.3	5.0		187	59	207	32.4	119	5.4	0.80	0.52	2110	0.03	0.12	0.8	47
茉花[花椰菜]	82	92.4	26	2.1	0.2	4.6		23	47	200	31.6	18	1.1	0.38	0.73	30	0.03	0.08	0.6	61
西蓝花[绿菜花]	83	90.3	36	4.1	0.6	4.3		67	72	17	18.8	17	1.0	0.78	0.70	7210	0.09	0.13	0.9	51
春笋	66	91.4	25	2.4	0.1	5.1		8	36	300	6.0	8	2.4	0.43	0.66	30	0.05	0.04	0.4	5
冬笋	39	88.1	42	4.1	0.1	6.5		22	56				0.1							

续表

食物名称	食部(%)	水分(g)	能量(kcal)	蛋白质(g)	脂肪(g)	碳水化合物(g)	胆固醇(mg)	钙(mg)	磷(mg)	钾(mg)	钠(mg)	镁(mg)	铁(mg)	锌(mg)	硒(μg)	胡萝卜素(μg)	硫胺素(mg)	核黄素(mg)	尼克酸(mg)	维生素C(mg)
莴笋	62	95.5	15	1.0	0.1	2.8		23	48	212	36.5	19	0.9	0.33	0.54	150	0.02	0.02	0.5	4
百合	82	56.7	166	3.2	0.1	38.8		11	61	510	6.7	43	1.0	0.50	0.20		0.02	0.04	0.7	18
金针菜[黄花菜]	98	40.3	214	19.4	1.4	34.9		301	216	610	59.2	85	8.1	3.99	4.22	1 840	0.05	0.21	3.1	10
茭白	74	92.2	26	1.2	0.2	5.9		4	26	209	5.8	8	0.4	0.33	0.45	30	0.02	0.03	0.5	5
蘑菇(鲜蘑)	99	92.4	24	2.7	0.1	4.1		6	94	312	8.3	11	1.2	0.92	0.55	10	0.08	0.35	4.0	2
蘑菇(干)	100	13.7	294	21.0	4.6	52.7		127	357	1 225	23.3	94	51.3	6.29	39.18	1 640	0.10	1.10	30.7	5
木耳(干)[黑木耳,云耳]	100	15.5	265	12.1	1.5	65.6		247	292	757	48.5	152	97.4	3.18	3.72	100	0.17	0.44	2.5	
香菇[冬菇]	100	91.7	26	2.2	0.3	5.2		2	53	20	1.4	11	0.3	0.66	2.58		Tr	0.08	2.0	1
香菇(干)[冬菇]	95	12.3	274	20.0	1.2	61.7		83	258	464	11.2	147	10.5	8.57	6.42	20	0.19	1.26	20.5	5
海带[江白菜]	100	94.4	13	1.2	0.1	2.1		46	22	246	8.6	25	0.9	0.16	9.54		0.02	0.15	1.3	
紫菜(干)	100	12.7	250	26.7	1.1	44.1		264	350	1 796	710.5	105	54.9	2.47	7.22	1 370	0.27	1.02	7.3	2
苹果(平均)	76	85.9	54	0.2	0.2	13.5		4	12	119	1.6	4	0.6	0.19	0.12	20	0.06	0.02	0.2	4
梨(平均)	82	85.8	50	0.4	0.2	13.3		9	14	92	2.1	8	0.5	0.46	1.14	33	0.03	0.06	0.3	6
桃(平均)	86	86.4	51	0.9	0.1	12.2		6	20	166	5.7	7	0.8	0.34	0.24	20	0.01	0.03	0.7	7
李子	91	90.0	38	0.7	0.2	8.7		8	11	144	3.8	10	0.6	0.14	0.23	150	0.03	0.02	0.4	5
杏	91	89.4	38	0.9	0.1	9.1		14	15	226	2.3	11	0.6	0.20	0.20	450	0.02	0.03	0.6	4
枣(鲜)	87	67.4	125	1.1	0.3	30.5		22	23	375	1.2	25	1.2	1.52	0.80	240	0.06	0.09	0.9	243

续表

食物名称	食部(%)	水分(g)	能量(kcal)	蛋白质(g)	脂肪(g)	碳水化合物(g)	胆固醇(mg)	钙(mg)	磷(mg)	钾(mg)	钠(mg)	镁(mg)	铁(mg)	锌(mg)	硒(μg)	胡萝卜素(μg)	硫胺素(mg)	核黄素(mg)	尼克酸(mg)	维生素C(mg)
樱桃	80	88.0	46	1.1	0.2	10.2		11	27	232	8.0	12	0.4	0.23	0.21	210	0.02	0.02	0.6	10
葡萄(X̄)	86	88.7	44	0.5	0.2	10.3		5	13	104	1.3	8	0.4	0.18	0.20	50	0.04	0.02	0.2	25
橙	74	87.4	48	0.8	0.2	11.1		20	22	159	1.2	14	0.4	0.14	0.31	160	0.05	0.04	0.3	33
蜜橘	76	88.2	45	0.8	0.4	10.3		19	18	177	1.3	16	0.2	0.10	0.45	1 660	0.05	0.04	0.2	19
菠萝 [凤梨,地菠萝]	68	88.4	44	0.5	0.1	10.8		12	8	113	0.8	8	0.6	0.14	0.24	18	0.06	0.05	0.7	9
桂圆	50	81.4	71	1.2	0.1	16.6		6	30	248	3.9	10	0.2	0.40	0.83	20	0.01	0.14	1.3	43
荔枝	73	81.9	71	0.9	0.2	16.6		2	24	151	1.7	12	0.4	0.17	0.14	10	0.10	0.04	1.1	41
香蕉 [甘蕉]	59	75.8	93	1.4	0.2	22.0		7	28	256	0.8	43	0.4	0.18	0.87	60	0.02	0.04	0.7	8
甜瓜 [香瓜]	78	92.9	27	0.4	0.1	6.2		14	17	139	8.8	11	0.7	0.09	0.40	30	0.02	0.03	0.3	
西瓜(X̄)	56	93.3	26	0.6	0.1	5.8		8	9	87	3.2	8	0.3	0.10	0.17	450	0.02	0.03	0.2	6
猪肉(肥瘦)(X̄)	100	46.8	395	13.2	37.0	2.4	80	6	162	204	59.4	16	1.6	2.06	11.97		0.22	0.16	3.5	
猪血	100	85.8	55	12.2	0.3	0.9	51	4	16	56	56.0	5	8.7	0.28	7.94		0.03	0.04	0.3	
猪肝	99	70.7	129	19.3	3.5	5.0	288	6	310	235	68.6	24	22.6	5.78	19.21		0.21	2.08	15.0	20
猪心	97	76.0	119	16.6	5.3	1.1	151	12	189	260	71.2	17	4.3	1.90	14.94		0.19	0.48	6.8	4
猪脑	100	78.0	131	10.8	9.8	0.0	2 571	30	294	259	130.7	10	1.9	0.99	12.65		0.11	0.19	2.8	
牛肉(肥瘦)(X̄)	99	72.8	125	19.9	4.2	2.0	84	23	168	216	84.2	20	3.3	4.73	6.45		0.04	0.14	5.6	
羊肉(肥瘦)(X̄)	90	65.7	203	19.0	14.1	0.0	92	6	146	232	80.6	20	2.3	3.22	32.20		0.05	0.14	4.5	

续表

食物名称	食部(%)	水分(g)	能量(kcal)	蛋白质(g)	脂肪(g)	碳水化合物(g)	胆固醇(mg)	钙(mg)	磷(mg)	钾(mg)	钠(mg)	镁(mg)	铁(mg)	锌(mg)	硒(μg)	胡萝卜素(μg)	硫胺素(mg)	核黄素(mg)	尼克酸(mg)	维生素C(mg)
驴肉(瘦)	100	73.8	116	21.5	3.2	0.4	74	2	178	325	46.9	7	4.3	4.26	6.10		0.03	0.16	2.5	
鸡(平均)	66	69.0	167	19.3	9.4	1.3	106	9	156	251	63.3	19	1.4	1.09	11.75		0.05	0.09	5.6	
鸭(平均)	68	63.9	240	15.5	19.7	0.2	94	6	122	191	69.0	14	2.2	1.33	12.25		0.08	0.22	4.2	
鹅	63	61.4	251	17.9	19.9	0.0	74	4	144	232	58.8	18	3.8	1.36	17.68		0.07	0.23	4.9	
牛乳(平均)	100	89.8	54	3.0	3.2	3.4	15	104	73	109	37.2	11	0.3	0.42	1.94		0.03	0.14	0.1	1
鲜羊乳	100	88.9	59	1.5	3.5	5.4	31	82	98	135	20.6		0.5	0.29	1.75		0.04	0.12	2.1	
人乳	100	87.6	65	1.3	3.4	7.4	11	30	13			32	0.1	0.28			0.01	0.05	0.2	5
母乳化奶粉	100	2.9	510	14.5	27.1	51.9		251	354	643	168.7	69	8.3	1.82	71.10		0.35	1.16	0.5	5
婴儿奶粉	100	3.7	443	19.8	15.1	57.0	91	998	457	703	9.4	100	5.2	3.50	23.71		0.12	1.25	0.4	
酸奶(平均)	100	84.7	72	2.5	2.7	9.3	15	118	85	15	39.8	12	0.4	0.53	1.71		0.03	0.15	0.2	1
巧克力	100	1.0	589	4.3	40.1	53.4		111	114	254	111.8	56	1.7	1.02	1.20		0.06	0.08	1.4	
奶酪[干酪]	100	43.5	328	25.7	23.5	3.5	11	799	326	75	584.6	57	2.4	6.97	1.50		0.06	0.91	0.6	
奶油	100	0.7	879	0.7	97.0	0.9	209	14	11	226	268.0	2	1.0	0.09	0.70			0.01	0.0	
炼乳(甜,罐头)	100	26.2	332	8.0	8.7	55.4	36	242	200	309	211.9	24	0.4	1.53	3.26		0.03	0.16	0.3	2
鸡蛋(平均)	88	74.1	144	13.3	8.8	2.8	585	56	130	154	131.5	10	2.0	1.10	14.34		0.11	0.27	0.2	
鸡蛋黄	100	51.5	328	15.2	28.2	3.4	1510	112	240	95	54.9	41	6.5	3.79	27.01		0.33	0.29	0.1	
鸭蛋	87	70.3	180	12.6	13.0	3.1	565	62	226	135	106.0	13	2.9	1.67	15.68		0.17	0.35	0.2	
草鱼	58	77.3	113	16.6	5.2	0.0	86	38	203	312	46.0	31	0.8	0.87	6.66		0.04	0.11	2.8	
鲫鱼	54	75.4	108	17.1	2.7	3.8	130	79	193	290	41.2	41	1.3	1.94	14.31		0.04	0.09	2.5	
鲤鱼	54	76.1	109	17.6	4.1	0.5	84	50	204	334	53.7	33	1.0	2.08	15.38		0.03	0.09	2.7	

续表

食物名称	食部(%)	水分(g)	能量(kcal)	蛋白质(g)	脂肪(g)	碳水化合物(g)	胆固醇(mg)	钙(mg)	磷(mg)	钾(mg)	钠(mg)	镁(mg)	铁(mg)	锌(mg)	硒(μg)	胡萝卜素(μg)	硫胺素(mg)	核黄素(mg)	尼克酸(mg)	维生素C(mg)
黄鱼(小)[黄花鱼]	63	77.9	99	17.9	3.0	0.1	74	78	188	228	103.0	28	0.9	0.94	55.20		0.04	0.04	2.3	
带鱼[白带鱼,刀鱼]	76	73.3	127	17.7	4.9	3.1	76	28	191	280	150.1	43	1.2	0.70	36.57		0.02	0.06	2.8	
黄鳝[鳝鱼]	67	78.0	89	18.0	1.4	1.2	126	42	206	263	70.2	18	2.5	1.97	34.56		0.06	0.98	3.7	
泥鳅	60	76.6	96	17.9	2.0	1.7	136	299	302	282	74.8	28	2.9	2.76	35.30		0.10	0.33	6.2	
河虾	86	78.1	87	16.4	2.4	0.0	240	325	186	329	133.8	60	4.0	2.24	29.65		0.04	0.03		
基围虾	60	75.2	101	18.2	1.4	3.9	181	83	139	250	172.0	45	2.0	1.18	39.70		0.02	0.07	2.9	
鲜贝	100	80.3	77	15.7	0.5	2.5	116	28	166	226	120.0	31	0.7	2.08	57.35		Tr	0.21	2.5	
猪油(练)	100	0.2	897*	—	99.6	0.2	93													
牛油	100	6.2	835*	—	92.0	1.8	153	9	9	3	9.4	1	3.0	0.79						
茶油	100	0.1	899*	—	99.9	0.0		5	8	2	0.7	2	1.1	0.34						
花生油	100	0.1	899*	—	99.9	0.0		12	15	1	3.5	2	2.9	0.48						

注:

1. 摘自《中国食物成分表》.北京大学医学出版社,2009年12月第2版。

2. 当供能营养素蛋白质、脂肪或碳水化合物没有确定的数值时(用 "Tr" "—" 表示),由此所计算的能量数值也是不确定的(表中在能量数值的右上角加 "*" 号表示)。

3. 1kcal=4.184J。